CLINIQUE MÉDICALE

PARIS. — IMPRIMERIE DE E. MARTINET, RUE MIGNON, 2

CLINIQUE

MÉDICALE

PAR LE DOCTEUR

NOËL GUENEAU DE MUSSY

MÉDECIN DE L'HOTEL-DIEU

MEMBRE DE L'ACADÉMIE DE MÉDECINE, DE LA SOCIÉTÉ DE THÉRAPEUTIQUE, DE LA SOCIÉTÉ DES HOPITAUX

MEMBRE HONORAIRE DE L'ACADÉMIE ROYALE DE BELGIQUE

MEMBRE CORRESPONDANT DE LA *British medical Association*, DES ACADÉMIES D'ATHÈNES, DE MOSCOU

DE LA SOCIÉTÉ MÉDICALE DE BORDEAUX, ETC., ETC.

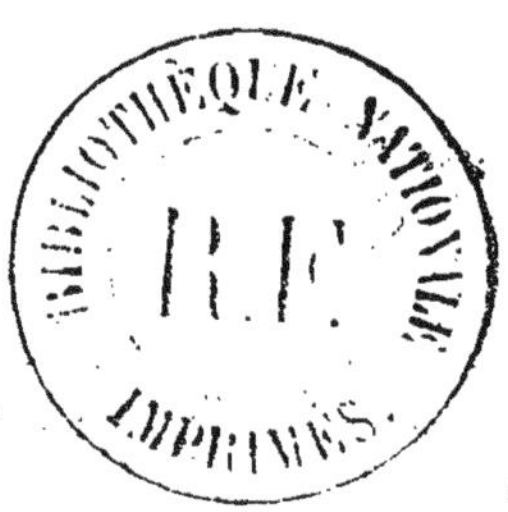

TOME SECOND

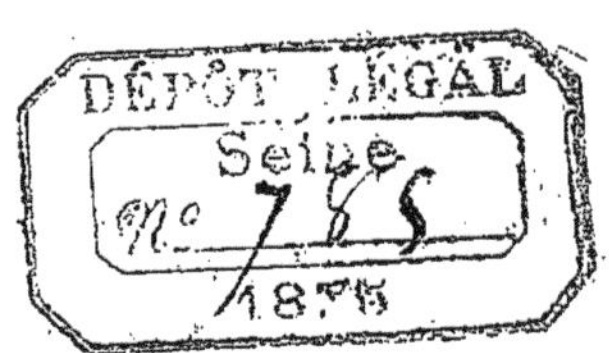

PARIS

ADRIEN DELAHAYE, LIBRAIRE-ÉDITEUR

PLACE DE L'ÉCOLE-DE-MÉDECINE

1875

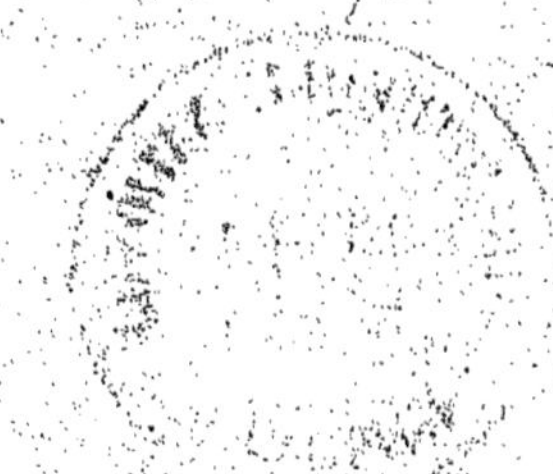

DEUXIÈME VOLUME

DISCIPULIS MEIS

qui mihi,

juventutis jucundi socii,

maturæ ætatis amici,

labentium annorum gaudium et solamen

fuerunt.

οτ'ἐγὼ νέων ὅμιλον
ἐσορῶ πἀρεστιν ἥβα.

CLINIQUE MÉDICALE

DU PHLEGMON PAROTIDIEN (1)

Sommaire. — Définition. — Conditions morbides dans lesquelles le phlegmon parotidien se développe. — Considérations anatomiques sur la loge parotidienne. — Terminaisons par suppuration, par délitescence.
Pronostic. — Gravité habituelle de cette affection.
Diagnostic différentiel, oreillons.
Traitement chirurgical. — Incision de la gaîne parotidienne. — Procédé opératoire. — Soins consécutifs.
Traitement interne.
Observations cliniques suivies de réflexions.

MESSIEURS,

Je donne le nom de *phlegmon parotidien* à l'affection plus habituellement désignée sous le nom de *parotide*. Elle est caractérisée par la tuméfaction inflammatoire de la glande de ce nom ; l'inflammation semble débuter par le tissu connectif interposé entre les acini, et envahit ensuite les éléments sécréteurs.

Le phlegmon parotidien ne saurait être confondu avec les oreillons, qui ont été également appelés *parotides* par quelques médecins. Les oreillons constituent une maladie contagieuse, épidémique, dont le gonflement de la parotide est la manifestation principale, mais qui peut envahir simultanément ou même exclusivement les autres glandes salivaires; le travail morbide peut même se porter sur d'autres organes sécréteurs, comme les testicules, les mamelles, les ovaires, etc.

Les oreillons, comme l'a si judicieusement remarqué Trousseau,

(1) Leçon publiée dans la *Gazette hebdomadaire de médecine et de chirurgie* (nos 40-43. — 1868).

offrent les plus grandes analogies avec les fièvres éruptives; et si mes observations personnelles ne m'ont pas fait illusion, ce rapprochement deviendrait plus étroit encore par la coexistence d'un état congestif, avec tuméfaction de la muqueuse buccale, plus accusée vers les dernières molaires, vers la face interne des joues, autour de l'orifice du canal de Sténon, dans la partie antérieure de la voûte palatine, et qui m'a paru constituer un véritable enanthème, et être sur le système tégumentaire la manifestation de cette maladie (1).

Le phlegmon parotidien se développe habituellement dans le cours d'autres maladies, et surtout des maladies graves à formes adynamiques: on l'observe dans le déclin des fièvres typhoïdes, des fièvres éruptives, des dysentéries, des pneumonies; quelquefois il se montre en même temps que les érysipèles, et se trouve imputable aux mêmes conditions pathogéniques. Quand il paraît primitif, je l'ai vu toujours précédé de troubles sérieux dans la santé; il se développe chez des sujets débilités, maladifs. Je ne connais pas une seule observation où il ait paru d'emblée au milieu d'une santé florissante. Cependant, à ces conditions générales de l'organisme, certaines causes occasionnelles peuvent servir d'auxiliaires, et déterminer l'action morbide dans la glande parotide: ainsi une de mes malades avait eu la joue exposée, pendant une soirée, à un courant d'air froid; elle en avait senti l'impression, et ce fut presque immédiatement après que des douleurs éclatèrent, bientôt suivies de tuméfaction dans cette région. — Une autre, atteinte de périmétrite puerpérale, avait été mercurialisée; les deux parotides s'étaient tuméfiées, puis l'action morbide s'était localisée dans celle du côté gauche; il n'est pas inadmissible que la fluxion produite par le mercure sur les glandes salivaires ait pu favoriser l'inflammation phlegmoneuse qui lui a succédé.

Dans la plupart des cas que j'ai observés, l'intervention de causes occasionnelles n'a pu être constatée, et les conditions morbides très-graves dans lesquelles cette affection s'est développée dominaient et effaçaient toutes les causes banales auxquelles on aurait pu l'attribuer; ces conditions morbides impriment certainement un cachet propre aux

(1) Dernièrement encore, je retrouvais ces caractères dans trois cas d'oreillons, dans l'un desquels la tuméfaction des glandes sous-maxillaires et des glandes sublinguales remplaçait la tumeur parotidienne; la muqueuse palatine était boursouflée, blafarde, comme si elle avait été macérée; les rides qu'elle présente en avant étaient exagérées, très-saillantes; les bords de la langue festonnés, conservaient l'impression des dents.

symptômes qui accompagnent le phlegmon parotidien; elles peuvent en modifier la marche et les symptômes, qui peuvent varier suivant les caractères, la période d'évolution de la maladie à laquelle vient s'ajouter cette complication, suivant aussi les dispositions individuelles. Ainsi, chez deux malades dont J. L. Petit nous a rapporté l'histoire, et qui étaient affectés de fièvres malignes, le phegmon parotidien fut accompagné, dans un cas, de phénomènes convulsifs, de délire, de grincements de dents, et dans l'autre, d'un état comateux; et ces accidents ne disparurent qu'après l'ouverture de l'abcès. Mais, outre ces manifestations, qui varient, je le répète, suivant la maladie dont le phlegmon parotidien est un épiphénomène, il en est qui dépendent des conditions anatomiques de la glande, qui sont constantes et deviennent une source d'indications.

La parotide est renfermée dans une gaîne aponévrotique à peu près inextensible comme tous les tissus fibreux, et dans cette gaîne, en rapport avec les acini de cette glande, se trouvent des vaisseaux et des nerfs importants, tels que la carotide interne et le nerf facial; au devant de l'aponévrose passent la veine jugulaire et des rameaux du plexus cervical; en avant, la parotide embrasse la branche verticale du maxillaire inférieur; en arrière, elle appuie sur le conduit auditif; en dedans, elle s'enfonce vers le pharynx et les muscles styliens; dans ce point, au niveau de l'apophyse styloïde, la cage aponévrotique est interrompue, et la glande se trouve en rapport médiat avec les muscles pharyngiens, dont la sépare un peloton de tissu connectif.

La disposition anatomique que nous venons d'indiquer est importante à connaître, car elle nous fait prévoir l'extrême gravité du phlegmon parotidien, et elle fournit à la thérapeutique des indications précieuses. On comprend que la tuméfaction inflammatoire amène rapidement des accidents d'étranglement dans cette glande, dont l'expansion est limitée par la résistance de son enveloppe fibreuse. Les nerfs et les vaisseaux renfermés dans cette gaîne aponévrotique subissent une compression considérable, cause de violentes douleurs et de troubles circulatoires manifestés par la congestion des parties auxquelles se distribuent les vaisseaux comprimés.

La tumeur phlegmoneuse tend à se porter vers le pharynx, au défaut de la gaîne aponévrotique; elle en repousse la paroi, fait saillie dans la bouche et gêne la déglutition; les mouvements de la mâchoire sont très-douloureux et très-limités; les malades peuvent à peine écarter les arcades dentaires; le conduit auditif comprimé s'enflamme par voisinage, et cette complication ajoute encore aux souffrances déjà si cruelles qu'éprouve le malade. Dès le début des accidents, le tissu cellulaire de la joue et des paupières s'infiltre de sérosité; la conjonctive est injectée; la peau est d'un rouge vineux, violâtre; les lèvres sont turgescentes, renversées en dehors; la bouche reste entr'ouverte, et le malade n'avale qu'avec une extrême difficulté et au prix de vives douleurs. Si l'on parvient à écarter les mâchoires, ce qui est quelquefois impossible, on aperçoit la saillie latérale du pharynx qui rétrécit l'isthme du gosier; toute la région parotidienne est tuméfiée, et donne au toucher la sensation d'un œdème superficiel et d'une élasticité profonde; elle est le siége de douleurs lancinantes qui arrachent au malade des plaintes continuelles; ces douleurs sont accompagnées de jactitation, d'insomnie, d'inappétence, quelquefois de désordres cérébraux. En général, un frisson accompagné de céphalalgie ouvre la scène morbide; il est suivi de réaction fébrile, qui, si la parotide survient dans le cours d'une maladie aiguë, ranime ou augmente la fièvre qui l'avait précédée; l'appétit est, ordinairement, nul; la soif est vive, et ne peut être satisfaite qu'au prix d'un redoublement de souffrances; des frissonnements erratiques ou des frissons plus intenses accusent le travail phlegmoneux, qui, au bout de deux ou trois jours, a envahi tout le tissu glandulaire; l'œdème, la rougeur, les élancements, l'accentuent davantage. Souvent la fluctuation demeure obscure, alors que le pus est déjà collectionné. Arrivée à cette période, ainsi que l'a observé J. L. Petit, la tumeur peut, en quelques heures, faire une saillie considérable sous la peau, et la fluctuation se prononcer alors avec une grande netteté; l'aponévrose s'est éraillée, et le pus s'est répandu sous les téguments. Le plus souvent, au lieu de suivre cette voie, le pus se crée une issue au dehors par le conduit auditif : soit qu'il éraille le tissu cellulo-fibreux qui unit au rocher le cartilage du conduit auditif, soif qu'il pénètre par les fissures de Santorini. Il est rare, si je dois m'en rapporter à mes observations personnelles, que cette ouverture soit suivie de guérison: le foyer mis en contact par sa partie supérieure avec l'air extérieur ne se vide qu'incomplétement et avec peine; le pus que les lois de la pesanteur entraîne dans une autre direction fuse vers le pharynx, vers la fosse ptérigoïdienne, ou bien, détruisant en bas l'enveloppe aponévrotique de la glande, il pénètre derrière le sterno-cléido-mastoïdien, et peut descendre dans la poitrine, comme on en a cité des exemples.

Il peut encore, suivant la branche horizontale de la mâchoire, se diriger vers le menton, et former des collections multiples sous le *fascia superficialis*. Mis en contract avec l'air, il peut s'altérer, devenir fétide, et donner lieu à des accidents d'infection putride. J'ai vu à la suite de pneumonies et de fièvres typhoïdes succomber plusieurs malades chez lesquels le foyer s'était ouvert dans l'oreille, et ces observations m'ont conduit à adopter la méthode des incisions prématurées ou hâtives.

En général, l'inflammation paraît, avons-nous dit, débuter par le tissu connectif interglandulaire, mais elle finit par envahir les éléments sécréteurs ; et alors en comprimant la tumeur on fait sourdre du pus par l'orifice du canal de Sténon. Dans des cas plus heureux, l'inflammation phlegmoneuse se termine par résolution. Chez la malade dont j'ai parlé, qui avait été mercurialisée, le phlegmon parotidien a avorté d'un côté, dans la parotide droite, qui avait été affectée la première, et puis la gauche fut envahie à son tour et suppura.

Les anciens auteurs ont beaucoup parlé de la terminaison par délitescence, dans laquelle la tumeur s'affaisse tout à coup, et bientôt surviennent des accidents très-graves et ordinairement mortels. On a le droit de se demander si l'on n'a pas pris l'effet pour la cause, si cet affaissement de la tumeur inflammatoire n'a pas été, comme celui qui survient dans les varioles malignes, le signe d'une dépression profonde des forces, de l'anéantissement de cette faculté réactionnelle, qui est l'expression de la résistance vitale, bien plutôt que la cause des troubles fonctionnels graves dont ce phénomène a été l'avant-coureur.

Les anciens distinguaient encore, depuis Hippocrate, les parotides en *symptomatiques* et en *critiques*.

La *parotide symptomatique* est très-fâcheuse, dit Baglivi, *car tous ceux qui en sont affectés succombent*. Les *parotides critiques* sont favorables ; mais il explique ensuite naïvement qu'il appelle symptomatiques toutes celles dans lesquelles les symptômes persistent et s'aggravent après le développement du phlegmon parotidien, de sorte que cette distinction n'est pas fondée sur les conditions pathogéniques de la maladie, mais sur son issue.

Tous les auteurs sont d'ailleurs d'accord sur la gravité habituelle de cette affection, et cette gravité du pronostic serait plus absolue, si beaucoup n'avaient pas confondu les oreillons et le phlegmon parotidien, comme il appert de ce passage d'Hippocrate : « *Parotis epidemica benigna, laxa, alba, magna, fusa, citra inflammationem.* »

La diffusion, le volume rapidement considérable de la tumeur, l'absence des phénomènes inflammatoires très-accentués, sont caractéristiques des oreillons; il les distingue par là des phlegmons parotidiens, qu'il appellera ailleurs : *parotides rubræ et nimium dolorosæ sive participes sive expertes suppurationis periculosæ;* voilà bien les traits distinctifs de la maladie qui nous occupe. La suppuration, malgré ses dangers, et Hippocrate cite dans les *Épidémies* deux malades qui y ont succombé, en offre moins que la gangrène, et c'est à celle-ci que s'applique probablement cette prognose : *Si les parotides ne suppurent pas, la mort survient, à moins qu'elles ne se jugent par de la diarrhée bilieuse, par de la dysentérie, par des urines sédimenteuses ou par des abcès dans d'autres parties du corps.* Ceci est beaucoup plus éloigné des idées modernes, mais ne doit peut-être pas être condamné sans appel : l'urologie a montré, pendant la solution de certaines maladies, l'apparition dans l'urine de dépôts uriques ou albumineux, qui témoignaient d'une élimination de matières protéiques produites ou altérées par la maladie; et l'apparition d'une diacrise intestinale peut très-bien faire dérivation à une fluxion inflammatoire développée dans un autre appareil organique. Les modernes sont plus explicites sur le pronostic de la parotide quand elle survient dans le cours des fièvres graves, des dysentéries, des fièvres éruptives, des pneumonies. La CLINIQUE de Trousseau affirme en plusieurs passages l'extrême gravité de cette complication. Cette gravité, dont j'avais été témoin, m'a porté à modifier la médication généralement adoptée : admettant comme des faits établis par l'observation que le travail de suppuration marche avec une extrême rapidité dans le phlegmon parotidien, que le pus est déjà infiltré, et quelquefois même en partie collectionné dans la glande avant qu'on perçoive une fluctuation très-caractérisée; sachant d'ailleurs que l'ouverture spontanée par le conduit auditif était très-fâcheuse, et que la gangrène pouvait être la conséquence fatale de la temporisation, je pris la résolution d'inciser la gaîne parotidienne dès que les phénomènes généraux, l'empâtement œdémateux, la rougeur des téguments, l'extrême violence des douleurs, et cette élasticité particulière qui est comme le premier degré de la fluctuation, m'auraient averti que la suppuration se formait. J'eus le bonheur de voir cette opération couronnée de succès chez une première malade, dont je rapporterai plus loin l'observation, et qui était placée dans les conditions les moins favorables; depuis lors, je l'ai vue quatre fois réussir chez des malades confiés à mes soins ; deux ont été opérés par moi, et deux autres par mon ami le docteur Richet, qui m'a dit avoir, de son côté, et déterminé par les mêmes motifs, depuis longtemps déjà adopté la même méthode. Ces cinq succès, comparés aux désastreux effets de l'expectation, m'ont convaincu que cette expectation était une très-mauvaise pratique, et que le pronostic des phlegmons parotidiens eût été formulé dans des termes moins désespérants si l'on avait eu plus souvent recours au débridement hâtif.

Du reste, cette méthode n'est pas nouvelle; je lisais ces jours-ci un passage de Celse, qui s'exprime ainsi : « *Modo in secunda valetudine inflammatio orta* (ceci s'applique probablement aux oreillons) *modo in adversa valetudine post longas febres, illuc impetu morbi converso; illud inimicum est; maturarique et quam primum aperiri commodius est* » ; et Baglivi, longtemps après, répétait le même précepte dans des termes plus explicites encore : « *Ob metum graviorum malorum expectari non potest suppuratio; candenti ferro statim urenda, et ita procuranda statim suppuratio et exitus maligno humori, ne morâ raptum faciat ad caput et vicinas partes ac suffocet.* »

Quelle que soit la valeur du procédé opératoire, l'indication est nettement posée ; la solution de cette question pratique a occupé plusieurs médecins du XVIIIe siècle; ainsi, parmi les thèses de la Faculté de Paris, nous en voyons une de Baron en 1744, qui a pour titre : « *An omnes ante maturitatem parotides aperiendæ?* » En 1768, Lebègue de Presle prenait pour sujet de dissertation : « *Ergo omnes ante maturitatem parotides aperiendæ.* »

Pour pratiquer cette opération, il faut faire une grande incision parallèle à la branche de la mâchoire et n'intéressant que la peau, en évitant les grosses veines et les branches transverses du plexus cervical; on gratte ensuite l'aponévrose avec la pointe du bistouri au-dessous de la partie moyenne de la glande, et par conséquent au-dessous de la branche terminale du nerf facial ; on glisse alors la sonde cannelée de haut en bas sous l'aponévrose, qu'on coupe lentement sur cette sonde; on peut, avec le bec de celle-ci écarter doucement les acini superficiels pour favoriser l'issue du pus, mais je crois inopportun de les déchirer profondément. Pour moi, je m'abstiens ordinairement de toucher à la glande; si le pus ne sort pas en nappe, on en voit toujours quelques gouttelettes mêlées au sang qui s'écoule; il faut introduire dans la plaie une mèche épaisse pour prévenir l'adhésion prématurée de ses lèvres, et on la recouvre de cataplasmes laudanisés; le malade doit garder le lit, la tête presque horizontale et inclinée du côté affecté. Chez deux malades qui restèrent assis dans leur lit, qui se levèrent prématurément, j'ai vu survenir des fusées purulentes qui se sont étendues jusqu'aux attaches inférieures du sterno-cléidomastoïdien, ont menacé la poitrine, et ont exigé chez l'un d'eux, en se reproduisant, quarante contre-ouvertures, tandis que deux ont suffi, chez l'autre, pour remédier à ces accidents ; il ne s'est pas produit chez trois malades qui ont été soumis à mes prescriptions, et qui sont restés dans le décubitus horizontal jusqu'à la période de réparation.

Quand la parotide tuméfiée s'affaisse et se rétracte, l'ouverture cutanée peut être séparée du foyer par une épaisseur considérable de tissus infiltrés de sérosité et de matières plastiques ; obéissant aux lois de la pesanteur, le pus presse sur le fond du foyer et le déprime ; il pèse sur la membrane pyogénique, qui le limite inférieurement ; il peut finir par la perforer ; il fuse alors dans des directions diverses, et vient former sous les téguments des collections à trajets sinueux dans les points où le *fascia superficialis* a cédé à ses efforts. Ces collections peuvent s'ouvrir spontanément à travers la peau amincie, quelquefois par des ouvertures multiples. Il faut, avons-nous dit, après le débridement, maintenir les lèvres de la plaie écartées pendant plusieurs jours à l'aide de mèches de charpie ; on reviendrait plus tard à leur emploi si le travail cicatriciel menaçait de rendre trop étroite la voie laissée à l'écoulement du pus.

Dans le cas où une contre-ouverture devient nécessaire, il est utile de la réunir à la première incision par un séton ou par un drain quand la distance qui les sépare n'est pas trop considérable, et quand la direction du trajet fistuleux permet d'opérer cette réunion sans violence.

Le traitement interne sera subordonné aux indications fournies par l'état morbide, dont le phlegmon parotidien est un épiphénomène ; les toniques seront souvent indiqués, car, en général, ce phlegmon se développe dans des organismes débilités et dans des maladies à formes adynamiques. Il sera nécessaire de soutenir et de réveiller, au besoin, l'activité des organes digestifs. Les calmants seront opposés aux douleurs et à l'insomnie ; on en restreindra l'usage interne dans les limites du strict nécessaire, pour ne pas affaiblir l'activité de l'estomac.

Après la cicatrisation reste une induration des tissus enflammés qui peut gêner les mouvements du cou, s'il y a eu des trajets fistuleux ; des onctions avec une pommade faiblement iodurée, de légers massages, des bains alcalins hâtent la résolution et assouplissent les muscles rigides.

Après avoir indiqué les principes généraux qui doivent régler le traitement du malade après l'incision, nous dirons quelques mots des accidents auxquels cette opération peut donner lieu.

Je ne parlerai pas de la lésion de la carotide et de ses divisions, qu'on peut toujours éviter.

On peut également éviter le nerf facial, dont la section entraînerait la paralysie de la face ; mais l'inflammation peut envahir le névrilème de ce nerf, et déterminer une contraction des muscles de la face, que Jean-Louis Petit a vu persister pendant plusieurs mois. Cet illustre chirurgien s'était demandé si cette contraction ne dépendrait pas de la section de petits rameaux du nerf facial, quoique, ajoute-t-il, il semble que cette section devrait produire une paralysie.

En parlant des phénomènes consécutifs à la suppuration, nous avons dit que le pus se dirigeait très-souvent vers le conduit auditif, quelquefois vers le tissu connectif sous-cutané, c'est-à-dire vers la périphérie, tandis que l'interruption de l'aponévrose parotidienne semblerait devoir favoriser la communication du foyer avec la cavité pharyngienne ; mais la structure musculeuse du pharynx, la disposition des artères qui l'alimentent, lui donnent des conditions de résistance supérieures à celles de l'aponévrose et de la peau. On trouve là, d'ailleurs, l'expression d'une loi générale en vertu de laquelle la suppuration développée dans la profondeur des tissus tend à se porter au dehors, soit directement à travers la peau, soit indirectement par l'intermédiaire des organes creux qui communiquent avec l'extérieur. Plus rarement les foyers purulents s'ouvrent dans les cavités séreuses qui se ferment au devant d'eux par adhérence de leurs parois opposées (1).

(1) Cette migration du pus et des corps étrangers vers l'extérieur a frappé les anciens observateurs. Hunter s'est contenté de la signaler comme une manifestation des causes finales et des efforts conservateurs de l'organisme. Je suis convaincu que l'organisme a en lui la puissance non-seulement de former et de renouveler les organes pour une génération incessante, mais de lutter contre les causes qui peuvent troubler ses harmonies fonctionnelles, de tendre à éliminer les substances qui lui sont nuisibles et à limiter le mal par ses produits mêmes. Mais la physiologie ne s'arrête pas à une stérile contemplation des faits vitaux ; elle doit rechercher par quels moyens la nature réalise ses fins et s'efforcer d'arriver aux formules générales ou aux lois qui régissent ces faits. Ainsi Hunter, en proclamant les causes finales, n'a fait que poser le problème sans le résoudre.

Le docteur Palmer, son commentateur, fait remarquer avec raison que les parties centrales, constituées par des os et par des plans musculaires, offrent une résistance supérieure à celle des parties périphériques. La collection purulente exerce sur les parois de son foyer une pression qu'augmentent par intervalles les contractions des muscles voisins. Elle doit se porter du côté le moins résistant, c'est-à-dire vers la périphérie. Les battements des artères situées au-dessous d'elles agissent dans le même sens : l'effort diastolique, qui se brise contre les plans profonds, se porte vers la surface. Je

OBS. I. — Le 29 janvier 1861, je reçus dans mon service une femme âgée de trente-huit ans, bien constituée, et qui avait toujours joui d'une bonne santé, quand, dix jours avant son entrée, elle éprouva un frisson suivi de fièvre, de toux et de douleur dans le côté droit de la poitrine. Un médecin appelé par elle lui fit mettre douze sangsues à l'anus; le lende-

reconnais la réalité et l'importance de ces conditions mécaniques, mais elles me paraissent insuffisantes pour expliquer dans tous les cas cette migration du pus, et surtout la destruction des tissus qui lui font obstacle. Il y a bien des années que j'ai proposé une explication qui me semble pouvoir éclairer ce que les autres théories laissent encore d'obscur dans le phénomène que nous étudions ici.

Les parties superficielles reçoivent leurs éléments nutritifs des troncs artériels auxquels elles sont superposées. Toutes les fois qu'une cause quelconque viendra interrompre la communication entre ces artères et les tissus auxquels elles se distribuent, ceux-ci seront frappés de mort, à moins qu'une circulation collatérale ne vienne suppléer à la circulation directe.

Supposons un abcès développé sous la peau; le pus en s'accumulant a nécessairement détruit, au niveau du foyer, les nombreux ramuscules vasculaires qui des parties profondes se rendaient vers le tégument externe; mais les réseaux capillaires qui entrent dans la structure du derme sont alimentés par les vaisseaux qui y pénètrent sur les limites de la collection purulente. On comprend cependant que cette suppléance par les artères collatérales, que l'action de la *vis à tergo* seront d'autant moins puissantes pour rétablir la circulation qu'on s'éloignera davantage des vaisseaux qui en sont les agents, ou en d'autres termes qu'on se rapprochera davantage du centre du foyer. Ajoutez à cela que précisément au centre du foyer le liquide, qui tend à prendre une forme sphéroïdale, forme une couche plus épaisse, exerce par conséquent sur la peau une pression plus énergique. Cette pression tend à effacer et à rétrécir le calibre des vaisseaux cutanés, et plus qu'ailleurs dans le centre, c'est-à-dire dans le point où ils subissent le maximum de compression. De ces deux conditions qui agissent dans le même sens peut résulter, à un moment donné, l'arrêt de la circulation, et, par conséquent, la mortification des téguments, mortification en général très-limitée, moléculaire en quelque sorte ou ulcérative, ce qui est une même chose.

Au lieu d'être sous-cutanée, que la collection soit placée sous le *fascia superficialis* ou plus profondément dans le tissus connectif intermusculaire; si elle est interposée entre la périphérie et le tronc artériel principal de la région où elle s'est développée, le même phénomène se produira; l'abcès s'avancera ainsi vers la superficie par l'ulcération progressive des parties qui le recouvrent quand il ne pourra pas glisser dans leurs interstices. Je ne veux pas dire que ce procédé physiologique ne trouvera pas un puissant auxiliaire dans les conditions mécaniques signalées par Palmer et par d'autres; ces conditions peuvent quelquefois peut-être exercer une action prédominante; mais celle que j'indique ici doit, dans certains cas au moins, concourir à cette marche centrifuge des collections purulentes. Elle explique leur ouverture, ordinairement centrale; elle peut faire comprendre comment un abcès développé dans l'épaisseur d'une partie limitée par deux surfaces libres pourra se porter vers l'une ou l'autre de ces surfaces, suivant ses rapports avec les troncs artériels qui nourrissent cette partie, à moins qu'une autre cause n'intervienne pour neutraliser l'influence de celle-ci.

main, assure-t-elle, elle crachait et vomissait du sang rouge. A partir de ce moment son état alla en empirant ; on le jugea tellement grave qu'on lui administra les derniers sacrements, et, la croyant perdue, on la transporta à l'hôpital. M. Almagro, interne de mon service, la trouva, en faisant la visite du soir, dans un état d'asphyxie imminente : la face injectée, violacée ; les lèvres bleuâtres ; les forces étaient profondément déprimées ; le pouls, petit, battait 140 fois par minute ; dans le même espace de temps on comptait 50 respirations ; la poitrine donnait un son mat dans une grande étendue en arrière, surtout du côté droit ; de ce côté on entendait du haut en bas du souffle tubaire ; à gauche on retrouvait le souffle au niveau du lobe inférieur, faisant place, dans le lobe supérieur, à un bruit vésiculaire rude ; aux deux bases, des bulles de râle crépitant se mêlaient au souffle.

M. Almagro lui prescrivit 1 gramme et demi de poudre d'ipéca dans 30 grammes de sirop d'ipéca, et des sinapismes ; la malade vomit très-peu et avec de grands efforts ; elle s'est assoupie ensuite pendant deux ou trois heures, s'est réveillée avec une dyspnée intense, et a déliré pendant tout le reste de la nuit. Le 30, à ma visite je la trouvai cyanosée, haletante, le pouls était aussi fréquent et aussi misérable que la veille, et je constatai les phénomènes stéthoscopiques déjà observés le jour précédent ; les bronches paraissaient s'engouer. Pour ne pas abandonner la lutte, je prescrivis l'administration de $1^{gr},50$ d'ipéca dans de l'eau tiède, précédée et suivie d'application de sinapismes, pour stimuler le système nerveux ; du vin chaud devait être donné à la malade après l'effet du vomitif. Je priai l'interne d'en surveiller et d'en favoriser l'action, au besoin, en titillant la luette et le pharynx, pour ne pas laisser une malade aussi affaiblie dans l'état de dépression qui accompagne les nausées. Après la réaction, dans le cas où celle-ci offrirait une certaine énergie, je prescrivis une potion que j'emploie souvent dans les pneumonies, composée d'infusion de tilleul, d'eau de fleurs d'oranger, de sirop d'opium à la dose de 8 à 15 grammes, de 1 gramme de nitre, et de 5 à 10 centigrammes d'émétique, mélange préconisé par Boerhaave et par Graves. Je l'emploie depuis plus de vingt ans, dans les pneumonies, associée aux vésicatoires à titre de sédatif et d'expectorant toutes les fois que je ne rencontre pas l'indication des toniques. Quant à la saignée, depuis plus de vingt-cinq ans je n'ai pas rencontré les conditions qui peuvent l'indiquer, et je me félicite d'avoir été un des premiers à l'abandonner. Je fis appliquer, en outre, deux grands vésicatoires sous chaque aisselle, et pour aliment j'ordonnai du bouillon. Les vomissements furent suivis d'un peu de calme ; la respiration fut moins anxieuse ; il n'y eut plus de délire pendant la journée ; le soir, l'interne la trouva dans cet état d'apaisement, mais toujours prostrée, le crachoir renfermant des crachats purulents et d'autres de couleur vert de mer.

Le 31 (matin) : — il y a eu du délire pendant la nuit, le pouls est d'une fréquence telle qu'on peut à peine le compter ; il y a 60 respirations par minute. J'abaisse à 5 centigrammes la quantité de l'émétique dans la potion. Je fais mettre deux autres vésicatoire sous les clavicules ; la malade boira quatre bouillons.

Le 1er février, l'état de la malade semble désespéré ; elle a eu du délire pendant toute la nuit ; actuellement elle est dans une prostration profonde et semble indifférente à tout ce qui l'entoure ; les signes stéthoscopiques sont à peu près les mêmes : la respiration ne s'entend pas dans la moitié du poumon gauche ; dans le reste de la poitrine on entend du souffle bronchique uni à des grosses bulles sous-crépitantes un peu humides ; l'expectoration est toujours purulente. Je prescris, pour alterner avec la potion expectorante, une potion avec 2 grammes d'extrait de quinquina et 50 centigrammes de musc.

Le 2, je supprime la potion expectorante, et j'ajoute à la potion tonique 250 grammes de vin de Bordeaux.

L'état reste stationnaire pendant cinq jours : délire nocturne, dyspnée extrême, pouls dépressible, petit, très-fréquent ; la malade semble être dans les préludes de l'agonie, et tout en soutenant la lutte, chaque jour je la quittais avec la pensée que je ne la trouverais pas le lendemain. L'expectoration devenant très-difficile, et la malade paraissant dans un état asphyxique imminent, je me décidai le 3 à lui donner un troisième vomitif, et les jours suivants je fis alterner avec la mixture quinique une potion légèrement kermétisée.

Le 7 février, nous constatâmes une amélioration sensible, la malade semblait s'éveiller un peu au monde extérieur, la prostration était moins prononcée, la respiration tendait à devenir moins difficile, et le chiffre de sa fréquence était descendu de 60 à 36 par minute ; dans le côté gauche, le murmure vésiculaire était perçu au niveau des trois quarts supérieurs ; dans le quart inférieur seulement on trouvait du râle muqueux, et parfois quelques fusées de râle crépitant.

Le côté droit offrait de la submatité dans ses trois quarts supérieurs ; le souffle y était moins fort, moins dur, et remplacé dans quelques endroits par une respiration sèche et rude. L'expectoration avait considérablement diminué.

Les jours suivants, le mieux fit de rapides progrès ; on continua le traitement en y ajoutant deux potages.

Le 14 février, la malade paraissait être entrée en convalescence, lorsque, sans cause appréciable, survint un violent accès de fièvre, accompagné de nausées et suivi de gonflement œdémateux de la région parotidienne. Je prescrivis des cataplasmes de fécule et 2 grammes d'alcoolature d'aconit dans une potion.

Le 15 février, le gonflement a augmenté, les douleurs sont violentes, les téguments sont rouges et tendus ; je réclamai les avis du docteur Michon, qui conseilla d'attendre. Le lendemain 16, redoutant les conséquences funestes que j'avais plusieurs fois observées, je fis parallèlement à la branche verticale du maxillaire une incision de 6 centimètres ; je m'arrêtai à l'aponévrose parotidienne, espérant que ce large débridement suffirait pour prévenir les accidents d'étranglement, et affaiblirait suffisamment la résistance de l'aponévrose pour lui permettre de céder à la pression du pus. Je préférais ne pas m'aventurer sans nécessité au milieu de la parotide, à une profondeur considérablement augmentée par l'engorgement du tissu sous-cutané, tout disposé cependant à le faire le lendemain si je n'obtenais pas l'effet voulu. Dans la journée, la malade éprouva un soulagement considérable ; les douleurs lancinantes, incessantes depuis trois jours, disparurent ; mais en même temps l'état général devint grave de nouveau, la prostration et le délire nocturne reparurent, et je conçus de sérieuses inquiétudes sur l'issue de la maladie. La situation resta la même les jours suivants ; le 17 au soir la malade fut prise de diarrhée ; le 18, le pus se fit jour par la plaie restée béante ; ce pus était fétide ; la langue était rouge, sèche ; la malade éprouvait des nausées ; on constatait de la sensibilité épigastrique. Attribuant ces phénomènes à une gastro-entérite provoquée par l'usage prolongé des toniques, accident qui n'est pas très-rare, je les fis supprimer. Je mis la malade à la diète lactée, à l'eau de Seltz et à l'eau de riz pour boisson ; je lui fis donner un quart de lavement avec douze gouttes de laudanum.

Le lendemain (19 février), la malade allait notablement mieux ; la diarrhée avait diminué, son état général était meilleur, quoique pendant la nuit elle ait encore eu du délire. Le pus coulait en abondance par la plaie ; on appliqua des cataplasmes ; j'ajoutai à la prescription de la veille 6 grammes de sous-nitrate de bismuth.

Le 20, malgré son libre écoulement au dehors, le pus s'ouvre une issue par l'oreille, et coule en abondance par ces deux ouvertures ; la diarrhée a diminué sans disparaître, l'état général s'améliore chaque jour. Examinant les organes thoraciques, je constate que le poumon gauche est perméable dans toute son étendue, le droit présente encore un noyau d'induration vers sa partie moyenne. Les phénomènes de gastrite avaient disparu rapidement sous l'influence de la diète lactée, comme cela a lieu ordinairement pour la gastrite quinique. Je lui fis prendre 75 centigrammes d'iodure de potassium dans un julep, avec quelques gouttes de teinture thébaïque, dans l'espérance de stimuler le travail nutritif et d'achever la résolution. J'ai souvent vu ce résultat se produire sous l'influence de ce médicament dans les phlegmasies subaiguës tendant à la chronicité. J'y ajoutai un peu d'opium à cause de l'état de l'intestin, qui ne s'était pas aussi rapidement modifié que celui de l'estomac ; il y avait encore un peu de diarrhée. Au bout de trois jours, du reste, cet accident cessa complétement ; la suppuration diminua rapidement ; les forces et l'appétit avaient fait des progrès rapides.

Le 15 mars, la malade était complétement guérie de sa pneumonie et de son abcès parotidien ; les digestions étaient bonnes, elle songeait à quitter l'hôpital, quant à la suite d'une légère conjonctivite survint un érysipèle de la face et en même temps un abcès axillaire ; l'érysipèle fut bénin et ne dura que quatre à cinq jours ; quelques jours après, l'abcès de l'aisselle fut ouvert. Ces accidents terminèrent la longue série d'actes morbides qui se succédèrent chez cette pauvre femme ; elle se plaignait seulement, quelque temps avant sa sortie, de douleurs rhumatoïdes dans les genoux.

Obs. II. — Il y a cinq ans environ, je reçus dans mon service une jeune femme récemment accouchée et présentant les symptômes d'une péritonite grave. Je la soumis à l'usage interne et externe du mercure. La péritonite fut enrayée en même temps que survenait une stomatite. Le chlorate de soude fut prescrit en collutoires et en potions ; quelques instants après la parotide droite se tuméfia. J'ajoutai aux prescriptions précédentes des frictions avec une pommade composée d'extrait de belladone et de chlorhydrate d'ammoniaque. La tuméfaction diminua, mais la parotide gauche se prit et les topiques résolutifs furent impuissants pour arrêter son développement. Les douleurs devinrent extrêmement violentes ; un empâtement élastique avec coloration rougeâtre de la peau me fit penser que la suppuration était formée, et sans attendre la fluctuation, je me décidai à pratiquer le débridement. J'incisai d'abord la peau, puis l'aponévrose avec la plus grande précaution ; le pus n'était pas collectionné, mais il était infiltré dans le tissu glanduleux ; il s'en écoula cependant une petite quantité, mêlée en grande partie au sang auquel il donnait un aspect oléagineux ; le lendemain il coulait en nappe. Le soulagement fut presque immédiat, et trois ou quatre semaines après la guérison était complète.

Obs. III. — Madame X..., âgée de cinquante-quatre ans, a cessé d'être réglée depuis plusieurs années ; elle a des goutteux parmi ses ascendants ; elle est sujette à de la dyspepsie et à des névralgies sous forme de céphalée opiniâtre avec vomissements, durant un à trois septénaires. Ces accès de céphalée reviennent assez périodiquement au printemps, c'est-à-dire dans une des saisons où la goutte fait le plus souvent subir ses attaques, caractère que j'ai souvent observé dans les névropathies et autres affections d'origine arthritique. Les amers, l'hygiène, avaient modifié l'état gastrique ; le bromure de potassium avait amoindri et abrégé les attaques de céphalée vernale, qui alternait parfois avec une névralgie intercostale du côté gauche.

Cependant madame X... restait faible et nerveuse, quand au printemps de 1866 elle fut, dans une soirée, exposée à un courant d'air; elle en sentit l'impression sur la joue droite et éprouva, immédiatement après, une douleur qui augmenta pendant la nuit; bientôt des frissons, de la fièvre, s'y ajoutèrent, les souffrances devinrent intolérables, et quand, vingt-quatre heures après le début, madame X... me fit appeler, je constatai une tuméfaction et une tension énorme de la région parotidienne. La malade était dans un état de jactitation continuelle, elle poussait des cris plaintifs arrachés par la violence des douleurs; l'appétit était nul. Reconnaissant dès lors l'existence d'un phlegmon parotidien, je fis faire des onctions avec une pommade calmante, des applications de cataplasmes, et je prescrivis un purgatif. La malade n'en éprouva qu'un médiocre soulagement, et dès le troisième jour on observait un empâtement élastique de la tumeur, avec une rougeur un peu violette des téguments; les douleurs persistaient avec la même violence. J'annonçai alors à la malade la nécessité de faire une incision. J'appelai en consultation M. le docteur Richet, qui émit un avis semblable au mien, et voulut bien se charger de l'opération. Elle fut pratiquée le lendemain. Le pus était infiltré et ne sortit que par gouttelettes mêlées au sang qui s'écoulait des tissus incisés. Dès le lendemain, la suppuration avait pris franchement son cours, et les parties enflammées commençaient à se dégorger; le soulagement avait été presque immédiat. La malade dormit, pour la première fois depuis le début des accidents, pendant la nuit qui suivit l'opération. Au bout de quelques jours elle voulut se lever; une fusée se forma le long du sterno-mastoïdien et exigea une contre-ouverture; il en fallut faire une seconde dix ou douze jours après. A part cette petite complication, la maladie marcha vers la guérison, qui ne fut complète qu'au bout de six semaines. Pendant le cours de cette affection, madame X... commença à tousser, et quelques mois plus tard, après une pneumonie du sommet gauche, des craquements très-persistants dans cette région, avec des sueurs, de la fièvre, de l'amaigrissement, vinrent témoigner de l'existence d'une affection tuberculeuse, qui était en incubation quand la parotide éclata. Après un an de traitement, cette affection fut enrayée, ne laissant d'autres traces de son existence, après l'apaisement des troubles fonctionnels, que des craquements secs, qu'on retrouve encore aujourd'hui dans les grandes inspirations.

Obs. IV. — M. M..., trente-six ans, dyspeptique, hypochondriaque, après avoir été exposé à l'action du froid au printemps de 1867, sentit une douleur dans la parotide gauche. Il était à la campagne. Après huit jours d'atroces souffrances, il revint à Paris. Je constatai un énorme phlegmon parotidien, faisant saillie vers l'oreille et vers le pharynx. La pression sur la tumeur faisait suinter une gouttelette de pus par l'orifice du canal de Sténon. Il n'y avait pas de temps à perdre. Dès le lendemain, le docteur Richet, prévenu par moi immédiatement, se trouvait chez le malade, et le débridement fut pratiqué. Les acini superficiels furent écartés avec le bec de la sonde pour favoriser l'écoulement du pus, qui coulait lentement au dehors; le malade fut soulagé presque immédiatement. Au bout de quelques jours, le pus, malgré l'incision, se fit jour par l'oreille; on fit des injections plusieurs fois par jour dans le conduit auditif. Cette ouverture spontanée du foyer dans l'oreille est en général insuffisante pour amener la guérison quand elle existe seule, et ne laisse écouler, en quelque sorte, que le trop-plein de la collection purulente; mais elle ne semble pas constituer une complication fâcheuse quand une large incision laisse écouler librement le pus à mesure qu'il se forme dans la partie déclive du foyer. Le malade ne voulut pas se soumettre à la position horizontale; au bout de quelques jours il se leva; et bientôt, à mesure que l'ouverture extérieure se rétrécissait, des fusées s'établirent, les unes le long du sterno-mastoïdien jusqu'à la clavicule, où très-heureusement elles s'arrêtèrent; d'autres en avant, le long du bord inférieur de la mâchoire jusqu'au menton; d'autres en arrière, dans la région mastoïdienne. Quarante contre-ouvertures furent nécessaires; plusieurs fois la peau s'ouvrit spontanément pour donner issue au pus amassé au-dessous d'elle. Enfin, après trois mois de traitement, le malade fut guéri. Nous le soumîmes à un régime tonique, puis à une cure sulfuro-thermale dans les Pyrénées. Sa santé se rétablit meilleure qu'avant cet accident, sans cependant le laisser complétement exempt de dyspepsie et de ces accès hypochondriaques, si souvent superposés à un substratum arthritique.

Les fusées purulentes laissèrent à leur suite un peu d'induration du tissu connectif sous-cutané. Un de ces noyaux d'engorgement devint, au printemps de 1868, le siége d'un petit abcès, qui s'ouvrit spontanément au dehors.

Obs. V. — Un jeune homme de vingt-huit ans, garçon boulanger, fort bien musclé, entre à l'Hôtel-Dieu le 8 février. Il ne se rappelle pas avoir été malade avant l'affection qui l'amène dans mon service; il y a cinq jours, il fut pris de fièvre avec céphalalgie, douleurs lombaires, mal de gorge, vomissements, et depuis hier une éruption variolique très-abondante, pointe sur les téguments de la face et sur la muqueuse bucco-pharyngienne. Ce malade affirme n'avoir jamais été vacciné et l'on ne trouve sur ses bras aucune cicatrice vaccinale.

L'éruption, les jours suivants, se complète, devient confluente, envahit non-seulement les bords des paupières, mais encore la conjonctive oculaire, qu'elle couvre de petites plaques pultacées, arrondies, s'étendant jusqu'à la circonférence de la cornée; une conjonctivite catarrhale très-intense accompagna cette localisation rare de la variole et fut efficacement combattue par des cautérisations des bords palpébraux et des injections, répétées toutes les deux ou trois heures, d'une solution très-faible d'azotate d'argent.

Sur le déclin de l'éruption, une exacerbation de la fièvre fut le signal de l'explosion d'une bronchite intense avec une congestion pulmonaire, qui n'alla pas cependant jusqu'à la pneumonie.

Le malade avait traversé toutes les phases dangereuses et semblait toucher à la convalescence, quand il sentit une douleur dans l'oreille et dans la région parotidienne gauche ; la fièvre se ralluma, les douleurs augmentèrent, accompagnées d'un gonflement très-considérable, et j'acquis bientôt la conviction qu'un travail phlegmoneux s'accomplissait, non pas dans le tissu connectif comme cela a lieu habituellement après la variole, mais qu'il avait son foyer dans la lande parotidienne.

Au bout de quatre jours, du pus s'écoula par l'oreille. Comme la tension était médiocre malgré le volume des parties malades et comme la douleur avait diminué, je me contentai d'appliquer des cataplasmes et de faire injecter dans l'oreille, plusieurs fois par jour, une solution de permanganate de potasse.

Cependant, au bout de trois ou quatre jours, la tuméfaction ne diminuant pas, le malade souffrant toujours, je me décidai à faire une incision parallèle à la branche de la mâchoire, sur la partie inférieure de la région parotidienne. Je donnai à l'incision une étendue de 5 centimètres environ, et l'infiltration séro-plastique du tissu cellulaire sous-cutané était telle, que je dus enfoncer le bistouri à plusieurs centimètres de profondeur avant d'arriver à l'aponévrose, que je me contentai d'érailler avec le bout de la sonde, n'osant pas agir à cette profondeur avec le bistouri. Je fis placer une mèche entre les lèvres de la plaie, espérant que, n'étant plus soutenue par les téguments, l'aponévrose amincie céderait à la pression du pus.

Deux jours après, en effet, le pus coulait en masse par la plaie, il sortait encore par l'oreille ; mais au bout de quelques jours, cet écoulement se tarit, la plaie de l'incision se détergea, les bords s'affaissèrent rapidement ; quinze jours après, la cicatrisation était à peu près complète et le malade entrait en convalescence.

Dans la première observation, nous voyons une malade qui a eu successivement une pneumonie des plus graves, et qui semblait arrivée au troisième degré ; un phlegmon parotidien, une gastro-entérite, une conjonctivite, un érysipèle ; la multiplicité même de ces actes morbides indique combien l'organisme était profondément troublé, et justifie l'opinion que nous avons émise sur l'étiologie du phlegmon parotidien, en disant qu'il accusait toujours un désordre sérieux dans l'économie. On n'est pas en droit de regarder ici la parotide comme critique ; car elle ne s'est développée que plusieurs jours après que la tendance vers la guérison de la pneumonie s'était franchement décidée ; elle semble même avoir retardé la résolution, et, pour ma part, je n'ai pas vu de phlegmon parotidien qu'on pût appeler critique. L'amélioration de la santé générale observée chez mon quatrième malade me paraît pouvoir être imputée au régime qu'il suivit après la maladie. Dans ma troisième observation, une tuberculisation pulmonaire débute ou au moins se prépare pendant la durée de la suppuration parotidienne.

L'incision arrêtée à l'aponévrose a suffi, dans deux cas, pour faire cesser les douleurs et apaiser les accidents locaux ; si l'on peut lui reprocher d'avoir permis une fusée vers l'oreille, nous nous rappellerons que chez notre quatrième malade, opérée par M. Richet, avec débridement de l'aponévrose et déchirement des acini, cette fusée n'en a pas moins eu lieu. Chez ma deuxième malade, j'ai débridé l'aponévrose, et je crois qu'il faut le faire toutes les fois que l'épaisseur extrême des parties molles n'y met pas obstacle ou ne la rend pas périlleuse pour des mains peu expérimentées. Je ferai remarquer aussi que vingt-quatre à quarante-huit heures après l'incision, dans les deux cas où j'ai pratiqué ce débridement partiel, le pus s'est écoulé librement par la plaie.

DU MÉTÉORISME ET DE LA TYMPANITE (1)

Sommaire. — Définition de la tympanite. — Ses deux principales conditions pathogéniques :

1° Lésion mécanique de l'intestin ;

2° Affaiblissement de la contractilité intestinale.

États morbides dans lesquels se montre la tympanite.

Traitement de la physogastrie : aromatiques, amers, absorbants, etc.

Traitement du météorisme de la fièvre typhoïde.

Les purgatifs sont contre-indiqués dans la tympanite consécutive à une phlegmasie péritonéale. Examen de cette médication dans les autres formes de tympanite. — Traitement de la tympanite hystérique. (Méthode de Récamier.)

Traitement des tympanites de cause mécanique.

Ponction intestinale.

Recherches de l'auteur sur la condition mécanique qui retient les gaz emprisonnés dans les anses intestinales.

Expériences. — Théorie de l'auteur.

De la tympanite stomacale. — Ses caractères. — Son traitement. — Méthode nouvelle des docteurs Wyman et Kussmaul.

Messieurs,

Le météorisme est la distension exagérée de l'abdomen par des gaz. Portée à un degré extrême, elle prend le nom de tympanite. On a admis une tympanite péritonéale due à l'accumulation de gaz dans la cavité du péritoine ; mais en dehors des perforations, cette tympanite est tellement rare que quelques médecins en ont contesté l'existence. Nous ne nous occuperons ici que de la tympanite gastro-intestinale. Quand par le développement qu'elle a acquis elle met obstacle aux mouvements du diaphragme en même temps qu'elle cause un trouble considérable de la circulation intra-abdominale, elle constitue un danger sérieux et réclame l'intervention active de l'art. Mais pour en déterminer les indications thérapeutiques, il faut en connaître les conditions pathogéniques. Elles se résument en deux principales : dans certains cas, la tym-

(1) Leçon faite à l'Hôtel-Dieu, en 1869.

panite reconnaît pour cause un obstacle au cours des matières contenues dans le tube digestif. Cet obstacle peut être purement mécanique comme celui qui résulte de l'étranglement de l'intestin par une bride, par un anneau aponévrotique, ou de son obstruction soit par des fèces accumulées, soit par des corps étrangers; il peut aussi être le résultat d'une altération organique, d'une tumeur, d'un rétrécissement, etc.

Quand la distension de l'intestin par des gaz, que nous désignerons sous le nom de *physogastrie* (1), ne dépend pas d'une lésion mécanique de l'intestin, elle paraît le plus souvent liée à un affaiblissement de la contractilité intestinale, à une sorte de paralysie du grand sympathique (2). Il y a en effet une remarquable connexité entre ces deux faits : la diminution de la contractilité du tube digestif et le développement du gaz dans sa cavité ; à mesure que la tension de ses parois tend à diminuer par l'akinésie de ses fibres musculaires, le développement des gaz qui les distendent la remontent et l'exagèrent.

Cette parésie intestinale peut dépendre de l'inflammation des tuniques de l'intestin et surtout de la séreuse qui le recouvre : le météorisme est un des symptômes les plus constants de la péritonite. La phlogose du péritoine immobilise et paralyse les fibres musculaires sous-jacentes.

Tous les états morbides qui exercent une action débilitante sur l'innervation abdominale peuvent produire la physenterie : ainsi la fièvre typhoïde est accompagnée d'un météorisme d'autant plus prononcé que les forces sont plus déprimées.

Le météorisme est un des symptômes de la forme adynamique, on pourrait dire de l'*adynamie*, car on l'observe dans le plus grand nombre des maladies qui présentent ce caractère, et en particulier dans les états puerpéraux et septiques. Dans les pneumonies typhoïdes, dans les catarrhes suffocants, la physogastrie me paraît exprimer un trouble plus direct de l'innervation du système nerveux ganglionnaire et peut-être du pneumogastrique.

La coïncidence fréquente du météorisme et des affections dyspnéiques, signalée par Graves, serait un argument en faveur de cette hypothèse.

C'est encore par anervie que la physogastrie se développe dans l'hy-

(1) De φῦσα vent, et γαστήρ ventre, comme on dit physométrie, emphysème ; ce mot exprime l'existence anomale de gaz dans le tube digestif dont les termes *météorisme* et *tympanite* indiquent des degrés différents.

(2) Je me place ici au point de vue de la doctrine physiologique généralement admise, et que je crois être l'expression de la vérité ; car, d'après les idées de M. Rouget sur la contraction musculaire, il faudrait donner aux faits une tout autre interprétation.

pochondrie et dans l'hystérie. La tympanite peut dans cette dernière affection acquérir un développement tel que les malades soient menacés d'asphyxie. On peut expliquer, je crois, de la même manière le météorisme qui accompagne la congestion menstruelle, et un grand nombre de congestions utérines, celui qui se développe parfois après la ménopause et celui qui se montre souvent au début de la grossesse qui se prolonge parfois pendant plusieurs mois et qui peut par son développement et par sa durée masquer l'état de l'utérus en rendant la palpation très-difficile.

La pneumatose intestinale ou la physogastrie peut encore se montrer dans la paralysie complète des muscles abdominaux, telle qu'on l'observe à la suite des lésions de la moelle épinière. Il n'est pas rare d'observer une tympanite excessive avec refoulement du cœur et des poumons, immédiatement après la fracture d'une vertèbre occasionnant la compression ou l'écrasement de l'axe spinal.

Quel traitement convient-il d'opposer à la physogastrie?

Souvent elle est peu accentuée ; elle se montre sous forme d'un léger météorisme ou d'un simple ballonnement dont l'estomac est le siége principal et qui se développe surtout après les repas, conséquence d'une fermentation irrégulière des matières alimentaires. Dans ce cas, on s'adressera aux modificateurs de l'action gastrique; on prescrira les amers et surtout les amers aromatiques comme la camomille, la menthe, la feuille d'oranger, l'écorce d'oranges amères, la germandrée ou les substances franchement aromatiques et doucement stimulantes, comme l'anis, la menthe, la cannelle, les stimulants névrosthéniques comme la noix vomique, la fève de Saint-Ignace. On administrera ces médicaments sous forme d'infusés, de macérés, de teintures ou de poudres. On y joindra les substances dites absorbantes qui, outre les propriétés physico-chimiques qu'on leur suppose, modifient probablement l'action de la muqueuse gastro-intestinale. Ainsi on combinera souvent avec avantage le charbon de bois blanc, la magnésie, la craie, le sous-nitrate de bismuth, le bicarbonate sodique avec les amers et les aromatiques (1). La pepsine, la pancréatine, les eaux digestives seront encore dans ce cas employées avec avantage, et en réglant le régime on en excluera les substances qui sont d'une digestion difficile et celles qui comme les farineux paraissent favoriser le développement des gaz.

(1) Dans les cas de dyspepsie flatulente, je prescris souvent avant les repas un petit verre d'infusé de camomille ou de germandrée, ou du mélange de deux parties de colombo et d'une partie d'écorces d'oranges amères; je fais ajouter à ces infusés

Ces moyens seront encore conseillés à titre de traitement préventif dans les cas où le malade est sujet à des crises aiguës de douleurs abdominales avec distension de l'estomac ou des intestins par des gaz. Pendant ces accès, on prescrira l'éther sulfurique, l'essence de menthe, les infusés aromatiques, l'ammoniaque à petites doses à l'intérieur, en même temps qu'on fera sur la peau des applications chaudes ou calmantes.

Dans le météorisme de la fièvre typhoïde, j'ai plusieurs fois donné avec avantage le charbon, la craie et le bismuth qui, outre leurs propriétés absorbantes, ont l'avantage d'exercer une action désinfectante sur les gaz et les matières de l'intestin ; et je prescris en même temps des fomentations sur le ventre avec des infusions aromatiques, du vin aromatique ou de l'alcool camphré. Je fais prendre en boisson de l'infusé de semences d'angélique édulcoré avec du sirop d'écorces d'oranges amères et additionné de teinture de cannelle.

Les purgatifs ont été préconisés par quelques médecins d'une manière banale dans presque toutes les formes de tympanite. Ils y sont très-rarement utiles ; dans le cas où la tympanite est consécutive à une phlegmasie intestinale ils sont ordinairement contre-indiqués. Dans la péritonite ils sont presque toujours dangereux : les mouvements intestinaux qu'ils provoquent, peut-être même la stimulation qu'ils exercent sur la muqueuse digestive, peuvent surexciter la phlegmasie péritonéale. S'il y a de la constipation, je me suis quelquefois bien trouvé de suppositoires avec 2 grammes de beurre de cacao et 2 centigrammes d'extrait de belladone. J'ai prescrit également à l'intérieur, dans ce cas, des pilules de 1 centigramme d'extrait de belladone, dans la double intention de modérer les douleurs et de favoriser les évacuations.

Quand par sa résistance et par sa durée la constipation offre des inconvénients sérieux, on essayera des demi-lavements, avec un décocté de graine de lin ou de guimauve, additionné de lait ou de glycérine ;

3 à 9 gouttes de teinture amère de Beaumé, et je fais prendre en même temps un paquet des poudres,

Charbon de bois blanc........	0,50 à 1	gramme.
Magnésie..................	ãã 0,25 ou 0,50	—
Craie précipitée.............		
Bicarbonate de soude.........		

S'il y a tendance à la diarrhée, je remplace la magnésie par le sous-nitrate de bismuth. Souvent aussi, au lieu des gouttes de Beaumé, j'ajoute, à chaque paquet de poudres, 3 à 5 centigrammes de poudre de noix vomique.

on les injectera doucement et lentement pour éviter tout choc et tout ébranlement ; et s'ils restent inefficaces, si l'indication de provoquer des évacuations est incontestable, je préfère en général aux autres laxatifs le calomel associé à de petites doses d'extrait de belladone, 0,10 du premier pour 0,01 du second, dont on pourra répéter l'administration deux à trois fois dans les vingt-quatre heures.

Le sel hydrargyrique, outre ses propriétés évacuantes, paraît avoir une action antiphlogistique qui le fait prescrire à doses fractionnées dans un grand nombre d'inflammations et dans celles des membranes séreuses en particulier.

J'insiste sur la réserve avec laquelle il faut employer les purgatifs dans la péritonite : l'immobilité de l'intestin est dans beaucoup de cas, en même temps qu'un effet de la maladie, une condition de la guérison. Une suspension des évacuations pendant plusieurs jours peut être alors un bienfait, et c'est seulement après l'apaisement des douleurs aiguës et des phénomènes réactionnels qu'il est prudent de tenter l'emploi des laxatifs.

Dans les autres formes de tympanite, les purgatifs sont rarement efficaces. Quand la physogastrie paraît due à un appauvrissement de l'innervation, comme dans le météorisme de la fièvre typhoïde, les purgatifs en stimulant passagèrement la contractilité de l'intestin entraînent une dépense d'influx nerveux qui en augmente l'épuisement ; et presque toujours on voit le météorisme s'accroître après leur emploi. Dans le météorisme hystérique où l'action nerveuse est plutôt suspendue qu'épuisée, quand avec l'accumulation gazeuse il y a, comme cela est si habituel, de la constipation, les purgatifs semblent indiqués. Il ne paraît pas irrationnel d'espérer que la contractilité intestinale pourra se réveiller sous cette incitation ; cependant je les ai vus souvent échouer dans ce cas, alors que des modificateurs de l'innervation, la belladone, la noix vomique, l'électricité, le massage, l'hydrothérapie, parfois de simples impressions morales, comme j'en ai cité ailleurs un exemple, pourront ramener l'innervation dans ses voies normales et restituer à l'intestin sa puissance contractile.

Récamier racontait l'histoire un peu burlesque d'une dame hystérique, affectée de tympanite, qu'il avait guérie par un procédé excentrique : après l'avoir fait étendre par terre, il ordonna à une grosse servante de venir s'asseoir sur le ventre de sa maîtresse et d'y exécuter, en se relevant et se rasseyant alternativement, des mouvements compressifs rhythmés, qui eurent, assurait-il, un plein succès.

En dégageant cette prescription de la forme fantaisiste que lui avait donnée ce maître éminent, esprit éminemment inventif, d'une originalité féconde (1), mais parfois un peu bizarre, nous voyons là un massage dont le procédé, que nous ne recommandons pas d'ailleurs à votre imitation, par cela même qu'il était étrange, pouvait agir sur l'imagination de la malade, et à ce titre même devenir plus efficace.

Quand tous ces moyens ont échoué, quand les malades sont menacés d'asphyxie, la ponction avec un trocart capillaire, suivie ou non d'une aspiration prudemment ménagée, deviendra parfois une précieuse ressource. Si l'on acquiert par la palpation et par la percussion la conviction que le côlon ascendant est distendu par des gaz, c'est sur lui qu'on devra diriger la première ponction. Ses dimensions considérables permettent d'espérer une déplétion plus efficace que si l'on ponctionnait une des anses de l'intestin grêle ; l'affaissement de celui-ci pourrait faire dans l'abdomen un vide insuffisant pour que les anses voisines aient la liberté de se redresser et de se vider à leur tour. On répétera cette ponction, en général inoffensive, si elle ne donne pas d'emblée le résultat désiré.

Dans les tympanites de cause mécanique, comme les étranglements internes et les invaginations intestinales, les ponctions doivent autant que possible être pratiquées au-dessus de l'obstacle ; elles peuvent favoriser le dégagement de l'intestin en faisant cesser cette pression *autoclave* qui empêche la portion étranglée ou invaginée de reprendre sa position normale.

Il y a, en effet, dans les conditions mécaniques de la tympanite un problème qui mérite de fixer l'attention et dont je crois avoir donné la solution. Comment, sous la pression due à la contraction active ou même à l'élasticité des parois abdominales, les gaz ne s'échappent-ils point par les orifices naturels ? comment ne s'échappent-ils pas quand on presse sur le ventre à l'aide des mains ou d'un bandage ? On ne peut expliquer ce phénomène par la résistance qu'opposerait la contraction des sphincters, car l'introduction d'une sonde dans le rectum ne fait pas cesser la tympanite. D'ailleurs, et c'est un argument sans réplique, la tympanite peut persister après la mort. Il y a donc là une

(1) En renouvelant et généralisant l'usage du spéculum, tombé en désuétude, il a jeté les bases de la pathologie utérine, et il a enrichi cette partie de la science de faits nombreux et de procédés thérapeutiques nouveaux. Il a été, après Currie, un des fondateurs de l'hydrothérapie scientifique. Il a inventé la méthode de traitement des collections liquides intra-abdominales, de la fissure à l'anus, du cancer du rectum, etc.

condition mécanique qui retient les gaz emprisonnés dans les anses du tube digestif. Voici quelle me paraît être cette condition : je crois que les anses intestinales distendues, limitées, d'une part, dans leur extension par les parois du ventre, et fixées, d'autre part, au mésentère, se plient, se coudent et se ferment par leurs plicatures, que compriment les anses voisines, et qui deviennent ainsi des espèces de soupapes autoclaves, d'autant plus exactement fermées que la distension est plus considérable. Cette distension peut appliquer, en la redressant, la fin de l'intestin grêle contre le côlon ascendant et intercepter la communication entre le jéjunum et le cæcum. Pour justifier cette manière de voir, j'ai fait les expériences suivantes (1) :

1re *expérience.* — Sur le cadavre d'un enfant, après avoir placé une sonde dans le rectum et plongé le corps dans une terrine pleine d'eau, je produisis une tympanite artificielle en insufflant de l'air par l'œsophage. Ce conduit lié, je pressai avec force sur la paroi abdominale, et pas une bulle d'air ne s'échappa par l'anus.

2e *expérience.* — Sur le cadavre d'un autre enfant, placé dans les mêmes conditions, on insuffla de l'air par l'œsophage, de manière à distendre faiblement l'intestin ; la pression exercée sur le ventre fit aussitôt sortir par l'anus des bulles nombreuses. On recommença l'insufflation et on la poussa aussi loin que possible ; dans ce cas, la tympanite ne fut pas modifiée par la pression, qui ne fit sortir aucun gaz par l'orifice rectal. Je disséquai alors avec soin la paroi antérieure de l'abdomen pour m'assurer de la situation des anses intestinales ; je constatai leurs plicatures, et je vis que la fin du jéjunum était comprimée contre le côlon, qui ne participait point à la distension de l'intestin grêle. Cette dernière circonstance prouvait que la communication entre les deux parties de l'intestin était interrompue, par la plicature de l'intestin grêle, à son abouchement dans le cæcum.

Cette théorie de la tympanite permet de supposer que, dans certains cas où elle est portée à l'extrême, une seule ponction puisse ne pas suffire pour faire sortir les gaz accumulés. Elle fait comprendre aussi ce fait chirurgical, mis en lumière par M. Maisonneuve, que, dans l'étrangle-

(1) Ces considérations sur la tympanite et ces expériences ont été publiées dans la *Gazette hebdomadaire de médecine et de chirurgie*, n° 31, août 1867. En 1871, cette question a été discutée à l'Académie de médecine)Séance du 18 juillet).

ment interne, l'incision d'une anse intestinale éloignée du siége de l'étranglement amène souvent la réduction spontanée de celui-ci. Dans ce cas, en effet, la distension de l'intestin par des liquides et par des gaz augmente la résistance de l'obstacle en proportion du degré de cette distension. Quand, au contraire, on a établi un anus artificiel, les anses intestinales se vident de proche en proche, leurs plicatures se redressent, le ventre s'affaisse, et si l'obstruction n'est pas insurmontable, elle cède alors plus facilement à l'effort des contractions intestinales et des mouvements péristaltiques du tube digestif, qui peuvent s'accomplir librement.

La guérison de la tympanite suppose un procédé analogue; il faut que les contractions de l'intestin, spontanées ou sollicitées par des agents thérapeutiques, redressent ces plicatures qui font soupapes ou surmontent leur résistance pour chasser, par les orifices naturels, les gaz qui distendent l'abdomen. Ceux-ci, dans d'autres cas, paraissent avoir été absorbés, car on a cité des observations de tympanites qui avaient disparu sans issue de gaz au dehors.

La distension de l'estomac par des gaz, que nous venons de montrer sous une de ses formes rudimentaires, complication et étiquette de la dyspepsie flatulente, peut acquérir un développement considérable, alors surtout que l'estomac est dilaté. On observe quelquefois cette dilatation chez les buveurs à la suite de la gastrite alcoolique, chez les gros mangeurs adonnés à des excès habituels, et plus souvent encore lorsque l'orifice pylorique ou le duodénum sont rétrécis par des dégénérescences ou des cicatrices. Dans ce cas, l'estomac élargi peut descendre jusque dans le voisinage du pubis, couvrant tous les viscères, et sa distension gazeuse peut constituer une variété de tympanite dont il est important de déterminer le siége et la condition pathogénique.

La percussion, dans ce cas, donne dans tout l'abdomen un son homotone, en général plus grave que le son intestinal, quand la tension n'est pas excessive.

Quand l'estomac contient des liquides ou après qu'on en a fait ingérer au malade, les mouvements brusques imprimés au tronc font entendre une sorte de gargouillement (bruit de succussion abdominale qui résulte de la collision des liquides et des gaz). Chomel insistait sur l'importance de ce signe. Le point où le gargouillement se fait entendre, [et c'est habituellement vers la partie inférieure de l'estomac] fournit quelques indications sur l'étendue de la dilatation. Quand l'estomac est presque vide, on peut encore en fixer la limite inférieure en engageant le malade à boire pendant qu'on applique l'oreille sur l'abdomen. On entend le liquide tomber dans la grande courbure de l'estomac. Ce mode d'exploration permet encore de distinguer la tympanite gastrique de la tympanite intestinale.

Les commémoratifs, les habitudes de régime, la présence ou l'absence de tumeurs, la nature des vomissements, l'état constitutionnel, serviront à reconnaître les dilatations simples, et celles qui sont consécutives à une altération organique du pylore ou de l'intestin. Dans les carcinomes gastriques ou duodénaux, il y a non-seulement du météorisme gastrique, mais des éructations bruyantes très-fréquentes, surtout après les repas, que je n'ai pas observées au même degré dans les dilatations simples qu'il m'a été donné d'observer. Peut-être est-ce un hasard, et je signale ce résultat de mon expérience personnelle sans lui attribuer plus d'importance qu'il n'en mérite. Dans les dilatations liées à des lésions organiques, le régime, la diète lactée avec l'eau de chaux ou l'eau de Vichy, la viande crue pilée, la pepsine, l'abstention des farineux et des légumes, les absorbants, peuvent atténuer les inconvénients de la tympanite sans la guérir.

Dans la dilatation simple, outre ces conditions de régime et de médicamentation qui s'adressent à toutes les tympanites, les toniques, la noix vomique, l'électricité, le massage, l'hydrothérapie peuvent intervenir utilement. Mais dans ces derniers temps on a préconisé un traitement qui compte de nombreux succès. Il a été inauguré en Amérique par le docteur Wyman, et employé en Allemagne par les docteurs Reich, Bartels, Köhler, Ziemkoa, et plus récemment encore par le docteur Kussmssen. Ce sont les injections répétées d'eau dans l'estomac, suivies de l'aspiration du liquide injecté à l'aide d'une pompe aspirante et foulante. Sous l'influence de ce moyen on a vu la contractilité de l'estomac se réveiller, et l'organe revenir sur lui-même en même temps qu'il reprend son activité fonctionnelle.

CANCER DU PÉRITOINE

ET SIGNES DE LA PÉRITONITE CHRONIQUE (1)

Sommaire. — Observation clinique suivie de réflexions.

Considérations générales sur la péritonite chronique. — Symptôme de la péritonite cancéreuse. — Importance de l'engorgement ganglionnaire dans cette maladie.

Lésions anatomiques.

Messieurs,

Il y a quelques semaines, je vous entretenais d'une malade offrant les signes d'une ascite et chez laquelle j'avais diagnostiqué un carcinome du péritoine.

Un nouvel incident, survenu depuis notre dernière entrevue étant venu apporter des éléments nouveaux et confirmatifs de l'opinion que j'avais énoncée, je veux, avant de vous en rendre compte, revenir aujourd'hui sur l'histoire de cette malade.

La malade dont je veux vous parler est âgée de cinquante-neuf ans; sa figure est amaigrie, mais sa physionomie est pleine de vie et d'énergie; sa poitrine, ses bras sont également profondément émaciés, les côtes dessinent leur relief sous la peau du thorax; et puis, par un contraste saisissant, la moitié inférieure du corps présente un développement considérable; le ventre est surtout énorme, projeté en avant, presque conique : les jambes et les cuisses sont œdématiées sans avoir des dimensions proportionnées à celles du ventre. Cette femme nous raconte qu'elle a toujours joui, jusqu'à la maladie actuelle, d'une excellente santé. Son père paraît avoir succombé à une maladie accidentelle; sa mère est morte hémiplégique. Sans commettre d'excès d'aucun genre, elle avait l'habitude de se préparer le matin aux travaux de la journée, en avalant un petit verre de liqueur.

(1) Leçon publiée dans la *Gazette des hôpitaux*, n°s 30 et 31, août 1867.

Elle a perdu ses règles à quarante-quatre ans. Il y a quatre ans, environ, onze ans par conséquent après la ménopause, elle fut prise, sans cause appréciable, d'un flux sanguin par la vulve : ce flux, qui n'était accompagné d'aucune douleur, qui ne l'empêchait pas de se livrer à son travail, cessa spontanément au bout de six mois, et fut remplacé par une leucorrhée séreuse qui n'a disparu que depuis deux à trois mois. Il y a cinq à six mois, ses jambes et ses cuisses commencèrent à se tuméfier, la tuméfaction était plus prononcée le soir à la suite des fatigues de la journée, elle devint considérable, puis diminua il y a deux mois et demi, et en même temps le ventre commença à augmenter de volume. Le développement morbide fit de rapides progrès sans causer d'autre sensation pénible que celle qui résulte de la tension excessive des parois abdominales.

Forcée de s'arrêter il y a quelques semaines, cette femme nous a demandé un lit, mais la diminution de l'œdème des jambes s'était manifestée plus d'un mois avant qu'elle fût obligée de garder le repos : depuis un mois elle a des selles molles et quelquefois liquides. Le teint de la malade est un peu vergeté; ses joues, d'un rouge jaunâtre, sont arborisées de vaisseaux capillaires hypertrophiés, les artères radiales dures, cannelées, athéromateuses, battent régulièrement et avec une fréquence modérée. Les membres inférieurs sont œdématiés sans offrir des dimensions très-anomales. La peau du ventre est tendue, soulevée par des veines dilatées qui témoignent de la gêne qu'éprouve la circulation veineuse profonde : un trouble même léger de cette circulation comme celui qui résulte du météorisme de la fièvre typhoïde suffit pour amener cette dilatation supplémentaire des vaisseaux superficiels. En appuyant le doigt sur la peau, on voit converger vers le point comprimé de très-longs plis radiés qui témoignent ordinairement de l'œdème des téguments; mais l'œdème devient plus évident quand on appuie le stéthoscope sur l'abdomen, il laisse une rigole profonde, circulaire, qui circonscrit un espace saillant; c'est le meilleur procédé que je connaisse pour constater l'infiltration des parties molles superficielles, dans les régions où elles ne reposent pas sur un plan osseux résistant.

La percussion fait constater un son clair, tympanique dans toutes les parties moyennes de l'abdomen.

Dans l'épigastre et les hypochondres, cette sonorité se prolonge à droite dans la région iliaque et vers le flanc où elle devient plus obscure, et dans la partie la plus déclive est remplacée par un son mat.

L'hypochondre, le flanc, la région iliaque gauche sont le siége d'une matité qui est sensiblement limitée en dedans par le bord externe du muscle droit. Ainsi, les limites de la matité et de la sonorité sont marquées par une ligne très-irrégulièrement brisée qui, suivant la partie externe du flanc droit, longe la fosse iliaque, remonte au niveau de l'hypogastre, et suit le bord externe du muscle droit du côté gauche pour se porter en dehors au niveau du flanc gauche.

En faisant coucher alternativement la malade sur l'un, puis sur l'autre côté, ces limites ne subissent pas un changement subit et complet, la matité du côté gauche devient incomplétement sonore, tandis que la sonorité droite diminue partiellement sans disparaître tout à fait. D'autre part, si on produit un petit choc sur un des côtés de l'abdomen, la main appuyée sur le côté opposé reçoit ce choc très-net, très-circonscrit, et il n'est pas modifié par une pression exercée sur la ligne médiane.

Le foie, refoulé en haut, remonte jusqu'au mamelon ; en bas, la matité hépatique s'arrête à la septième côte, et fait place au son intestinal qu'on trouve dans la zone supérieure. Les dernières côtes sont écartées et comme étalées sur les hypochondres élargis. On trouve au niveau de l'anneau ombilical un petit disque dur, aplati, du volume d'une grosse amande, tenant par un pédicule à l'orifice de l'anneau. La malade nous raconte qu'elle avait une petite hernie facilement réductible qui depuis un mois a pris cette consistance et est restée au dehors.

Les ganglions inguinaux des deux côtés sont volumineux, durs, indolents. Le toucher vaginal permet de constater l'existence d'une tumeur dure, mamelonnée, remplissant le cul-de-sac postérieur, et repoussant contre le pubis l'utérus qui paraît sain, quoique peu mobile, et dont elle embrasse la face postérieure.

L'orifice du museau de tanche est lisse et légèrement entr'ouvert.

Cette tumeur est indolente; on la retrouve par le rectum, avec les mêmes caractères, s'étendant peut-être un peu plus à droite qu'à gauche. Une sonde introduite dans la vessie, pour apprécier la part qui pourrait être faite à cet organe dans la matité hypogastrique, en a fait sortir une petite quantité d'urine pâle, louche, muqueuse, qui n'a pas laissé, en se refroidissant, de sédiment briqueté, et qui, essayée par la chaleur et par l'acide nitrique, ne contient pas d'albumine.

L'examen de la poitrine n'y fait reconnaître aucune lésion appréciable des organes respiratoires; à la pointe du cœur, on constate un léger bruit de souffle systolique, indiquant une insuffisance de la valvule mitrale.

Ainsi donc, en résumant l'ensemble des phénomènes morbides observés chez cette malade, nous trouvons une ascite à forme inégale, compliquée de tympanite, une tumeur pelvienne avec induration des ganglions inguinaux, une infiltration des membres inférieurs, qui a précédé l'ascite et a notablement diminué pendant le développement de l'hydropisie péritonéale, et enfin au second plan et comme pouvant être la note d'un état diathésique antérieur à la maladie actuelle des lésions cardio-vasculaires qui n'avaient produit ni essoufflement, ni palpitations, ni aucun trouble fonctionnel appréciable de la fonction circulatoire.

J'ai dit que notre malade avait une ascite ; la forme du ventre, l'exercice régulier des grandes fonctions auraient pu faire penser à un kyste ovarique, mais la présence du paquet intestinal surnageant au-dessus de la masse liquide, la mobilité même partielle de celle-ci, constatée par la percussion et la palpation, ne permettaient pas de s'arrêter un moment à cette pensée repoussée déjà par la rapidité avec laquelle s'était développée l'intumescence abdominale.

Mais l'ascite est le plus souvent symptomatique ; on admet une ascite primitive ou essentielle, résultat d'une hypersécrétion péritonéale ; je crois en avoir observé un cas chez un malade qui avait passé une nuit couché sur un pré humide ; mais ces ascites essentielles ne sont pas seulement très-rares, elles sont aiguës et passagères ; nous avons affaire ici à une péritonite chronique.

Une des causes les plus communes de l'ascite, c'est la cirrhose ; mais dans la cirrhose, le foie, comme ratatiné, a presque constamment diminué de volume. Je sais qu'on a observé quelques cas de cirrhose avec augmentation de volume du foie (1) ; mais c'est là une exception, et chez notre malade le foie présente ses dimensions normales. Chez elle, les urines ne sont pas briquetées, phénomène commun dans la cirrhose. Du reste, cette affection, si elle existait, ne suffirait pas pour expliquer cet œdème des membres inférieurs qui a précédé l'ascite, tandis que dans la cirrhose il ne se montre que consécutivement à l'hydropisie péritonéale, et n'offre pas, en général, le développement qu'il a présenté ici.

Nous trouverons bientôt, dans les caractères de l'épanchement abdominal, des différences plus décisives.

Si la cirrhose produit l'ascite par la gêne qu'elle apporte à la circulation de la veine porte, on comprend que d'autres conditions morbides puissent gêner la circulation veineuse abdominale, et amener le même résultat. Les tumeurs du foie, de l'estomac, de la rate, peuvent être compliquées d'ascite. Mais alors même que le médecin n'aurait pas assisté à l'évolution de la maladie, et n'aurait pas antérieurement constaté l'existence de ces tumeurs ; alors même qu'on ne pourrait pas les sentir en refoulant, par une pression brusque de la paroi abdomi-

(1) Chomel dans ses cliniques disait en avoir observé deux cas.

nale, la couche liquide qui les recouvre, il existe dans ces cas des troubles fonctionnels graves que nous n'observons pas chez notre malade.

L'ascite n'est, d'autres fois, qu'un épisode d'une hydropisie plus générale. Ainsi, quand il survient dans le cours d'une maladie de Bright, il est précédé et accompagné d'anasarque. Chez notre malade, les parties supérieures n'ont jamais été œdématiées, et d'ailleurs, ce qui est péremptoire, l'urine n'est pas albumineuse.

Nous ne songerons pas davantage à ces ascites qui surviennent à une période avancée des affections cardiaques. Loin de remplacer l'œdème des membres inférieurs, elles en marquent en général le degré extrême, quoique les altérations hépatiques puissent concourir à en avancer le développement. D'ailleurs, chez notre malade, jusqu'à ces derniers temps, il n'y avait ni essoufflement, ni palpitations, ni aucun trouble des fonctions du cœur et du poumon. La légère altération que nous avons notée dans la valvule mitrale est une de ces lésions qui restent silencieuses tant que le muscle cardiaque conserve, comme ici, toute son activité, et qui sont extrêmement communes après l'âge moyen de la vie.

Après toutes ces éliminations, nous arrivons à une cause d'ascite moins commune sans être rare, et sur laquelle, je le dis d'avance, s'arrête mon diagnostic : c'est la péritonite chronique.

Le mot *péritonite* rappelle ordinairement à l'esprit l'idée d'une maladie violente accompagnée de douleurs véhémentes, parfois intolérables, de vomissements, de réaction fébrile intense. Ce tableau représente la péritonite aiguë ; on en retrouve passagèrement quelques traits affaiblis dans certaines formes de péritonite chronique. Mais, il faut le savoir, la péritonite chronique peut être complétement indolente ; elle peut se développer sans réaction fébrile notable ou au moins perçue par le malade. Or il ne faut pas toujours, sur ce point, accepter son témoignage sans contrôle, et vous voyez des phthisiques qui, avec une fièvre ardente, croient n'en point avoir.

M. Grisolle a cité l'observation d'un malade qui est resté longtemps dans son service avec une ascite attribuée, par ce professeur, à une péritonite tuberculeuse ; il souffrait si peu, qu'il faisait parade de se donner de grands coups de poing dans l'estomac, pour montrer combien son ventre était indolent. Il succomba, et l'exactitude du diagnostic fut confirmée par l'autopsie.

Ce qui nous a d'abord fait croire, dans le cas qui nous occupe, à une péritonite chronique, c'est la délimitation irrégulière de la sonorité et de la matité : quand les intestins flottent, libres de toute adhérence, dans le liquide ascitique, en vertu de leur légèreté spécifique, ils en occupent la couche supérieure, quelle que soit la position du malade ; et, dans le décubitus dorsal, ils forment une région sonore, limitée par des lignes courbes presque circulaires ; ici, au contraire, nous voyons la matité, partant de l'hypogastre, s'étendre dans le flanc gauche beaucoup plus que dans le flanc droit en suivant une ligne brisée. Le déplacement de la sonorité et de la matité n'est pas instantané, complet, quand on fait coucher la malade alternativement sur l'un et sur l'autre côté : si on la fait coucher sur le côté gauche, le flanc droit devient sonore, mais la réciproque n'a pas lieu : quand elle est couchée sur le côté droit, le flanc gauche conserve une sonorité obscure dans une grande étendue. D'une autre part, si la matité occupe à droite un plus large espace, elle n'est point partout complète, et au niveau du muscle droit, sous le son obscur qui remplace le son tympanique intestinal, une percussion énergique découvre une sonorité profonde attestant que l'intestin ne s'est pas déplacé, et qu'il se trouve au-dessous de la couche liquide qui s'est glissée entre lui et les parois du ventre.

Cette délimitation irrégulière de la matité, cette difficulté dans le transport du liquide d'un côté à l'autre, cette sonorité profonde sous une obscurité superficielle, quand elles existent, sont des signes que je crois importants pour distinguer la péritonite chronique de l'ascite qui accompagne la cirrhose.

Il y a des cas où le diagnostic est plus difficile, c'est quand les intestins sont maintenus fixés au rachis par des adhérences, et sont recouverts en avant par le liquide épanché ; mais il est rare alors que le son intestinal ne se révèle pas en quelques points, surtout en faisant varier les positions du malade, ou ne se laisse pas deviner sous une percussion profonde. D'ailleurs dès que la forme de la tumeur, celle du ventre, les résultats du toucher vaginal, ne sont pas en rapport avec les caractères d'un kyste ovarique, on doit penser à une ascite, et explorer le ventre dans différentes situations pour arriver à des signes plus positifs.

Nous pouvons invoquer, en faveur de la péritonite, une autre présomption tirée de cette tympanite qui coexiste avec l'ascite ; elle témoigne de l'inertie paralytique des fibres intestinales sous-jacentes au péritoine enflammé, et on la retrouve à des degrés divers dans toutes les formes de péritonite. Ici les anses intestinales ne sont pas seulement distendues, elles sont immobiles, donnent à la main une sensation d'empâtement que Chomel regardait comme un des signes les plus importants de la phlegmasie chronique du péritoine.

Mais la péritonite chronique est presque constamment symptomatique; on l'a vue quelquefois succéder à des péritonites partielles aiguës; cependant ici nous ne pouvons admettre cette origine, puisque jamais chez notre malade on n'a observé aucun travail morbide à marche aiguë, et nous ne regardons pas, pour cette raison, la tumeur pelvienne comme pouvant être la conséquence d'une ancienne pelvi-péritonite.

La péritonite chronique est due le plus souvent à la diathèse tuberculeuse, et l'on trouve alors dans le péritoine, sur les organes abdominaux, dans les néoplasmes inflammatoires organisés, des myriades de petites granulations regardées déjà par Bayle et par Chomel comme distinctes du tubercule, opinion que M. le docteur Empis a reprise dans un récent travail, en donnant aux granulations de Bayle et de Chomel le nom de granulie. Mais la péritonite tuberculeuse est presque toujours accompagnée de productions tuberculeuses dans les poumons, d'antécédents de scrofule, d'entérite chronique. Ici il y a eu, depuis quelques semaines, de la tendance à la diarrhée; mais c'était un fait accidentel, et depuis quelques jours cette diarrhée a cessé. Le malade ne présente pas à la face ce dépôt pigmentaire dont j'ai signalé la fréquence dans la tuberculose abdominale. Le poumon n'offre à l'auscultation aucun point douteux; la respiration est partout ample et moelleuse. Je ne crois pas, chez cette femme, à une péritonite tuberculeuse; mais quand je rapproche dans ma pensée cette tumeur pelvienne dure, mamelonnée, de ces ganglions inguinaux volumineux, indurés, je suis porté à supposer, derrière l'ascite et derrière la péritonite, un cancer du péritoine.

Outre les raisons que nous avons fait valoir contre la tuberculose, l'âge de la malade est plutôt l'âge du cancer que l'âge du tubercule.

Je vous disais que, dans ce cas, le liquide contenu dans le ventre serait probablement sanguinolent. Le cancer des membranes séreuses produit, en général, des épanchements sanguinolents. Du reste, le liquide qui accompagne les inflammations tuberculeuses de ces membranes, peut offrir le même caractère.

J'ai observé et ponctionné plusieurs fois un malade qui avait un épanchement sanguinolent dans le péritoine, lié à une péritonite tuberculeuse, pendant que j'étais interne à l'Hôtel-Dieu, et je me rappelle l'émotion que j'éprouvai en voyant la couleur du liquide extrait par la ponction, et la crainte que j'eus un moment d'avoir blessé l'artère épigastrique. On voit des pleurésies et des péricardites hémorrhagiques liées à la tuberculose.

L'importance que j'attache à l'engorgement ganglionnaire comme signe d'une affection cancéreuse m'a été enseignée par Chomel. Sans doute, il ne peut pas y avoir de rapport entre la tumeur pelvienne et ces ganglions; les lymphatiques du bassin se rendant aux ganglions profonds de l'abdomen. Mais dans le cancer du péritoine, il y a souvent des plaques cancéreuses sous la séreuse de la paroi abdominale, quelquefois dans cette paroi elle-même, et les ganglions inguinaux peuvent sentir le retentissement de ces localisations morbides. Dans le cancer abdominal, le péritoine est souvent couvert de granulations analogues à celles qu'on observe chez les tuberculeux. Faut-il en conclure, comme le veut M. Empis, que ces granulations soient purement inflammatoires et primitivement indépendantes de toute diathèse? Cette conclusion ne me paraît pas rigoureuse. En admettant, ce qui est contesté, que dans le cancer et dans le tubercule ces granulations présentent sous le microscope la même structure, qu'est-ce qui prouve qu'au centre de ces granulations, et comme point de départ de leur développement, il n'y ait pas des noyaux cancéreux ou tuberculeux provoquant la formation de ces petits néoplasmes, et y développant ensuite leur structure propre par une sorte de prolifération. Il y a bien longtemps que j'ai demandé qu'on injectât, dans les séreuses de certains animaux, de la matière tuberculeuse et cancéreuse. Quelques faits m'ont porté à soupçonner que ces granulations peuvent se développer consécutivement à l'ulcération d'agglomérats tuberculeux, comme par une sorte de dissémination de leur contenu. D'ailleurs, les éléments primitifs du cancer et du tubercule, cellules, noyaux ou nucléoles, peuvent être charriés avec le sang et déposés dans les tissus. Ce sont sans doute des hypothèses, et je les donne pour telles : mais je les énonce pour solliciter des expérimentations qui éclairent ces questions si essentielles et encore si obscures. Les expérimentations sont, comme le disait Kant, des interrogations adressées à la nature qui la forcent quelquefois à nous livrer ses secrets (1).

(1) Dans certains cas on peut observer une sorte de transition entre ces granulations qui dans leur aspect extérieur semblent n'avoir rien de caractéristique et des productions cancéreuses incontestables. Le fait suivant en est un exemple.

Chez une femme affectée d'un cancer encéphaloïde de l'utérus, existait autour du foie une masse de même nature qui paraissait extérieure à l'organe. La partie inférieure

Telle avait été la série de considérations que je vous avais exposées, et qui m'avaient conduit à admettre chez notre malade un cancer du péritoine. Je vous disais alors que la ponction pourrait fournir des données importantes à la solution du problème, en rendant palpables ces lésions que le raisonnement me portait à admettre; mais que je ne pratiquerais cette ponction qu'autant qu'elle me paraîtrait commandée par l'intérêt du malade. Cette indication n'a pas tardé à se présenter, et quelques jours après, la malade condamnée à l'immobilité et à de vives souffrances, privée de sommeil et d'appétit, réclamait notre intervention active; nous nous décidâmes à pratiquer la ponction du côté gauche où la matité était plus profonde et plus étendue, et au lieu d'élection, c'est-à-dire à la réunion du tiers externe avec les deux tiers internes d'une ligne étendue de l'épine illiaque antéro-supérieure à l'ombilic pour éviter à la fois l'artère épigastrique et le gros intestin. Il vaut mieux aller un peu en dehors qu'en dedans de ce point. Voici, en effet, ce qui m'est arrivé une fois, quand j'étais interne à l'Hôtel-Dieu : on m'amena un homme affecté d'ascite, ponctionné plusieurs fois auparavant, presque sans pouls, et dans un état d'asphyxie imminente. Mon chef de service ordonna la paracentèse qui fut immédiatement pratiquée, elle donna issue à une énorme quantité de liquide citrin, mais la vie avait été trop profondément déprimée pour pouvoir se relever, l'engouement pulmonaire parvenu à ses dernières limites ne fut pas modifié, et quelques heures après le malade succomba. A l'autopsie, je trouvai un caillot de l'épaisseur d'une mince feuille de carton et de la largeur de la paume de la main, étendu sur la masse intestinale dilatée. L'artère épigastrique avait été touchée, le malade n'avait pas perdu une cuillerée de sang et la faiblesse extrême du mouvement circulatoire avait empêché l'hémorrhagie de prendre des proportions plus considérables. Mais il est évident

de l'épiploon était farcie de petites tumeurs semblables, arrondies, parcourues par des vaisseaux, et desquelles, par la pression, on faisait suinter un liquide blanchâtre lactescent.

L'intestin était couvert de granulations miliaires, sous-jacentes au péritoine, et qui ne différaient en rien par leurs caractères extérieurs de celles qu'on observe dans la péritonite tuberculeuse. La plèvre, siége d'un épanchement hémorrhagique présentait des granulations analogues; il n'y avait pas de tubercules dans le poumon. Les petites tumeurs de l'épiploon semblent marquer le passage des granulations miliaires aux masses volumineuses situées dans le bassin et l'hypochondre droit. Bien qu'on trouve des épanchements sanguinolents avec les tubercules des séreuses, ils sont beaucoup plus communs avec le cancer; cette pleurésie hémorrhagique est donc déjà une présomption en faveur de la nature spécifique des granulations.

que dans d'autres conditions, cet accident, qui a été ici sans importance, eût pu être cause de dangers sérieux. Le muscle droit, consécutivement à la distension prolongée de la paroi abdominale, avait subi un élargissement considérable, et comme un éparpillement de ses fibres, qui avaient entraîné l'artère épigastrique bien en dehors de son trajet ordinaire. En examinant la cicatrice d'une ancienne ponction pratiquée à l'autre côté, je vis que le trocart avait pénétré entre l'artère et la veine; qu'ainsi la lésion des vaisseaux n'avait été évitée que par un effet du hasard.

Pour revenir à notre malade, chez elle la ponction donna issue à dix litres et demi d'un liquide sanglant, d'un rouge de plus en plus foncé à mesure qu'il s'écoulait, la matière colorante s'étant accumulée dans les couches inférieures. Ainsi nos prévisions s'étaient réalisées quant à la nature du liquide épanché; elles n'étaient pas moins fondées quant à la maladie qui avait causé l'ascite; la palpation nous fit sentir dans l'hypochondre droit le bord antérieur du foie, abaissé et devenu inférieur par l'affaissement du ventre, hérissé de petites tumeurs dures, arrondies; une tumeur analogue, plus volumineuse, était perçue à gauche de l'épigastre et paraissait adhérente à la paroi abdominale. Les probabilités d'un cancer du péritoine sont donc devenues presque une certitude. Le développement de cancers abdominaux sans douleur, avec épanchement sanguinolent dans le péritoine, n'est pas un fait exceptionnel, et vous en lirez plusieurs observations dans la clinique de M. Andral.

Il y a dans l'histoire de cette malade un fait assez curieux, c'est cette métrorrhagie indolente qui dura six mois, et fut suivie pendant trois ans d'une perte séreuse. Cette circonstance m'a frappé d'autant plus, qu'elle m'a rappelé un autre fait, offrant avec celui-ci quelque analogie, observé par moi à la Salpêtrière, en 1836, chez une femme de soixante-douze ans, affectée d'ascite et de complications pleuro-pulmonaires. Cette femme avait alternativement des crises de douleurs vives accompagnées d'une injection comme érythémateuse des téguments et un flux métrorrhagique qui durait plusieurs jours.

A l'autopsie je trouvai des ulcérations tuberculeuses de l'intestin, une péritonite granuleuse et une sérosité rougeâtre surnageant à des dépôts de fibrine et de pseudo-membranes infiltrées de sang.

Quelle a été l'origine de cette métrorrhagie dans ces deux cas? Dans le dernier, l'utérus était sain, et paraît également sain chez celle qui est le sujet de cette conférence. L'utérus a-t-il participé à la congestion péritonéale? Cette explication me paraît le plus vraisemblable; et chez la malade atteinte de péritonite tuberculeuse, la violence des douleurs qui alternaient avec les pertes semblaient bien accuser dans ces régions un travail congestif; mais chez l'autre, cette congestion utérine a été silencieuse comme celle qui a précédé l'hémorrhagie péritonéale.

Appendice. — Au commencement de février, nous trouvâmes un jour cette malade avec une expression d'étonnement et d'abattement; son pouls était plus fréquent que de coutume, sans chaleur de la peau; une légère suffusion rouge colorait les joues; la langue était un peu collante; nous soupçonnâmes immédiatement une pneumonie ultime dont la percussion et l'auscultation nous confirmèrent l'existence; deux jours après, la malade avait succombé.

Autopsie. — Un liquide sanguinolent, au milieu duquel nagent de nombreux flocons fibrineux, remplit la cavité péritonéale; les viscères abdominaux offrent une coloration noire; les intestins sont réunis, comme soudés entre eux et fixés aux parties latérales de l'abdomen par de nombreuses adhérences, ils sont plus intimement et plus étroitement unis au côté droit, ce qui explique la persistance partielle de la sonorité dans le décubitus sur ce côté, et l'étendue plus grande qu'elle y présentait dans le décubitus horizontal.

Dans l'hypochondre gauche, on trouve une tumeur oblongue, de la grosseur d'une pomme, fixée à la paroi abdominale et à la grande courbure de l'estomac.

Une tumeur semblable occupe la face antérieure du même organe; l'une et l'autre sont constituées par du tissu encéphaloïde. Ces masses cancéreuses paraissent développées dans le tissu cellulaire sous-péritonéal qui a subi un développement considérable, est infiltré, et présente, dans certains points, une épaisseur d'un centimètre. On peut facilement détacher ce tissu et la séreuse qu'il double des organes sous-jacents; ceux-ci montrent alors leur coloration normale qui était masquée par la couleur noire de l'enveloppe péritonéale. Au niveau de l'intestin grêle, cette séparation de la tunique externe de la tunique musculeuse s'exécute avec une extrême facilité.

Dans l'excavation pelvienne existe une tumeur volumineuse, molle, friable, vasculaire, qui remplit le cul-de-sac rétro-utérin, rejette le rectum à droite et la matrice à gauche. Cette masse encéphaloïde a environ le volume de la tête d'un fœtus à terme.

Sur le péritoine pariétal, et principalement au niveau du flanc droit, on trouve un grand nombre de granulations cancéreuses. Le chapelet des ganglions lombaires est complétement envahi par la dégénérescence carcinomateuse. Dépouillés de leur tunique péritonéale, tous les organes splanchniques paraissent sains, excepté le foie, qui présente à sa face inférieure de petits noyaux cancéreux.

Les poumons ne contiennent pas de tubercules, le lobe inférieur du poumon gauche est splénisé.

DE LA PÉRITONITE TUBERCULEUSE (1)

Sommaire. — Symptômes. — Troubles digestifs. — Douleurs abdominales. — Fièvre, etc. — Signes physiques. — Formes cliniques de la péritonite tuberculeuse. — Signes fournis par la palpation abdominale (empâtement, gargouillements, crépitations et craquements, etc.). — *Idem*, par la percussion (tympanite).

Dilatation vasculaire et œdème de la paroi abdominale. — Terminaisons. — Durée.

Lésions anatomiques. — Lésions du péritoine, des intestins, des ganglions mésentériques, du foie, de la rate, etc.

Pathogénie de la péritonite tuberculeuse.

Diagnostic. — Pronostic. — Traitement.

Messieurs,

La péritonite cancéreuse est, avons-nous dit, une des formes de la péritonite chronique; mais elle n'en est pas, à beaucoup près, la forme la plus commune; le tubercule se rencontre le plus souvent derrière l'inflammation chronique du péritoine et s'offre tout d'abord à la pensée du médecin quand il cherche la cause de cette affection. Au milieu du nombre toujours croissant de phthisiques qui envahissent nos salles nous en avons plusieurs qui présentent les signes de la tuberculose abdominale.

Avant de vous faire l'histoire de ces malades je vous présenterai quelques considérations générales sur la péritonite tuberculeuse. Cet épisode important de la phymatose n'a été étudié avec soin que dans ces dernières années; les phthisiographes du commencement de ce siècle l'avaient un peu laissé de côté, dans la préoccupation du rôle dominateur des lésions pulmonaires et de la merveilleuse découverte de Laennec, qui permettait d'en suivre l'évolution dans ses détails les plus délicats.

Je ne vous parlerai pas de ces péritonites rudimentaires qui aboutissent à la formation de quelques néomembranes organisées ou organisables, en même temps qu'on aperçoit sur le péritoine quelques

(1) Leçon inédite faite à l'Hôtel-Dieu en 1869.

granulations disséminées, peu nombreuses, parfois entourées d'un cercle vasculaire ou pigmentaire. Leur développement passe souvent aussi inaperçu que celui des néomembranes pleurales ou péricardiques dans les mêmes conditions. Leur symptomatologie s'efface en général au milieu de troubles fonctionnels plus graves et plus accusés; on les soupçonne le plus souvent sans pouvoir en affirmer l'existence.

A un degré plus accentué la péritonite est presque toujours précédée de phénomènes morbides qui accompagnent l'éclosion de la tuberculose et ses localisations dans d'autres organes. Le plus souvent les poumons, qui en sont le siége de prédilection, ont dénoncé leur envahissement. Ce n'est pas cependant, comme l'a dit Louis, que cette complication pulmonaire soit nécessaire et constante. La phymatose peut exceptionnellement étendre son action sur d'autres viscères sans attaquer le poumon; et d'autres fois la part que celui-ci prend au travail morbide est si limitée qu'elle demeure sans importance et peut échapper à l'observation.

L'évolution des maladies graves est, comme nous l'avons déjà dit, ordinairement accompagnée d'un ébranlement général qui se manifeste surtout par des altérations de l'innervation et de la nutrition. L'organisme exprime en quelque sorte par ces anomalies fonctionnelles, qu'il a conçu un germe hostile dont le développement peut lui être funeste. Outre ces symptômes communs, la péritonite tuberculeuse est le plus souvent précédée de troubles digestifs, c'est qu'en effet, la phymatose envahit presque toujours les organes abdominaux avant d'atteindre la séreuse qui les revêt. La tuberculisation suit la même marche dans les organes thoraciques : elle peut se limiter aux ganglions bronchiques; plus rarement on l'a vue se développer dans la plèvre avant de pénétrer dans le parenchyme pulmonaire; mais dans l'immense majorité des cas le processus morbide suit un ordre inverse. Sans nier la possibilité de péritonites tuberculeuses primitives, dans toutes nos observations les intestins ou les ganglions mésentériques présentaient des lésions tuberculeuses qui, d'après leurs caractères objectifs et la marche des phénomènes morbides, paraissaient avoir précédé l'envahissement du péritoine.

Cet envahissement est précédé pendant quelque temps de malaise et de troubles des fonctions digestives : l'appétit est languissant, ou il fait complétement défaut; d'autres fois il est capricieux; les malades ont du dégoût pour la viande, quelquefois de la soif; dans beaucoup de cas survient une diarrhée, intermittente d'abord puis continue. Les déjections peuvent être glaireuses ou même sanguinolentes par une sorte d'hémoptysie intestinale.

La langue est parfois un peu sèche, plus souvent humide; après l'ingestion des aliments les malades éprouvent de la pesanteur et du gonflement de la région épigastrique; d'autres fois ils accusent des tiraillements d'estomac plus prononcés quand ils sont à jeun.

En même temps ils se plaignent de douleurs qui souvent se font sentir dans le même point alors même qu'elles ne sont pas constantes. D'autres sont erratiques, provoquées quelquefois par le travail de la digestion; elles sont accompagnées de borborygmes. Ordinairement le ventre est météorisé et sensible à une pression profonde; un refoulement de la région cæcale peut y développer des gargouillements. En même temps le facies s'altère habituellement; le teint prend une couleur anémique, souvent nuancée, d'une coloration jaune verdâtre, plus accentuée au niveau des sillons naso-labiaux et qu'on retrouve parfois sur les conjonctives. Dans beaucoup de cas, un dépôt pigmentaire s'étale par plaques ou forme une teinte continue sur le fond que nous venons de décrire; la face devient terreuse, *squalida*, phénomène que les anciens avaient déjà noté parmi les signes des complications abdominales de la phthisie.

Si le malade n'a pas de sueurs hectiques provoquées par des lésions pulmonaires, la peau peut rester sèche; j'ai observé dans ce cas des sueurs limitées à l'abdomen ou aux membres inférieurs.

Le pouls est en général accéléré, avec des paroxysmes fébriles le soir ou pendant la digestion. Le malade maigrit et ses forces déclinent.

C'est au milieu de ces phénomènes morbides, symptômes de l'entérite tuberculeuse, que la péritonite débute le plus souvent. Elle peut évoluer sourdement, lentement. En général elle est accusée par des douleurs abdominales plus constantes, plus vives, plus diffuses, mais qui ont ordinairement des foyers d'irradiation et de concentration; elles se font sentir le plus souvent sur le trajet du côlon et dans les régions iliaques. En même temps la pression révèle une sensibilité anomale, non plus seulement cette sensibilité profonde qui accompagnait l'entérite, mais une sensibilité *superficielle* que le moindre choc éveille, soit qu'on refoule doucement la paroi abdominale en arrière, soit qu'après l'avoir comprimée on retire brusquement la main, ce qui amène une contraction des muscles de cette paroi et un retentissement douloureux sur la séreuse sous-jacente. Quelquefois les téguments eux-mêmes sont hyperesthésiés.

Le volume du ventre augmente souvent en même temps que l'amaigrissement des autres parties s'accentue davantage. La locomotion est plus difficile.

L'inappétence est plus prononcée; quelquefois cependant l'appétit se conserve pendant les premiers temps de la maladie. On observe quelquefois des nausées et des vomissements; rarement ils sont alimentaires. La diarrhée persiste ou quelquefois alterne avec de la constipation; la miction est souvent rare, quelquefois difficile; d'autres fois le malade éprouve de fréquentes envies d'uriner. Si jusque-là il n'y avait pas de fièvre, il est très-rare qu'elle ne se développe pas à cette époque avec des exacerbations qui revêtent parfois un type régulier.

Dans son estimable thèse sur la péritonite chronique, M. Hemey signale parmi les symptômes du début, une céphalalgie opiniâtre, en général caractérisée par une douleur sourde, plus rarement lancinante, dans quelques cas compliquée d'amblyopie, de dilatation de la pupille, de tintements d'oreille. Dans la plupart de mes observations j'ai noté l'absence de douleurs de tête, et je suis porté à croire qu'elles se montrent plutôt dans les formes aiguës que dans les formes chroniques de la péritonite tuberculeuse.

Dans d'autres cas le début de la péritonite se dessine plus nettement : le malade éprouve tout à coup une douleur très-vive dans un point déterminé de l'abdomen. Il attribue ordinairement cette douleur aux circonstances au milieu desquelles elle s'est développée, et qui n'ont le plus souvent avec elle qu'un rapport de coïncidence. Cette douleur se généralise, mais demeure habituellement plus intense vers son point d'origine.

La fièvre, l'inappétence, les nausées, les vomissements que nous avions quelquefois rencontrés comme symptôme de la forme précédente, sont plus prononcés et plus fréquemment observés dans celle-ci. Mais, en général, ces symptômes d'acuité sont passagers; après quelques jours, quelques semaines, la maladie rentre dans l'évolution des phénomènes hectiques que nous avons décrits plus haut. Cependant j'ai vu les vomissements ne survenir que dans la dernière période; ils étaient verts, porracés, fétides et ont persisté jusqu'à la fin.

Cette marche chronique, les antécédents, les complications thoraciques, peuvent déjà éclairer le diagnostic; mais c'est l'état local qui en fournit les principaux éléments.

Le ventre est presque toujours tuméfié; cette tuméfaction peut être exclusivement causée par la distension gazeuse des intestins. Quelquefois elle est surtout due à la présence d'une collection liquide dans le péritoine. Souvent ces deux conditions morbides se trouvent réunies :

il y a à la fois collection liquide et tympanite. Mais l'une et l'autre offrent des caractères spéciaux qui les distinguent des autres tympanites et des autres épanchements péritonéaux. Il n'est pas rare de constater un léger œdème de la paroi abdominale, qui donne aux téguments blafards un aspect lisse et comme vernissé; la pression du doigt y produit de longs plis capillaires qui rayonnent en divergeant du point comprimé, le stéthoscope y laisse une empreinte en rigole circulaire. Si l'œdème est très-considérable et s'étend aux membres inférieurs, il peut dépendre de la compression directe de la veine cave par des masses tuberculeuses. A un moindre degré, il peut exprimer l'état cachectique; il se rattache quelquefois à des complications rénales.

Au *palper*, le ventre donne, en général, une sensation d'empâtement: c'est une élasticité incomplète et résistante, comme si l'on enfonçait les mains dans une pâte consistante. Chomel insistait beaucoup sur ce caractère, qu'il avait appris de Bayle, disait-il.

En même temps que l'on constate cet empâtement, qui peut être général ou partiel, la main sent des résistances irrégulières, des rénitences circonscrites, quelquefois des tumeurs constituées par l'agglomération des viscères abdominaux, par les néoplasies inflammatoires et par les productions morbides accumulées dans leurs intervalles.

Une sensation plus constante, plus générale, est celle de l'immobilité des intestins : on sent qu'ils sont arrêtés, inertes, comme enchaînés dans le lieu qu'ils occupent. On dirait le ventre d'un cadavre.

Très-souvent dans cette exploration on développe de *petits gargouillements*, des frémissements superficiels intestinaux qui ont le plus souvent leur siége autour de la région ombilicale. Si ces gargouillements n'appartiennent pas exclusivement à cette affection, du moins ils s'y rencontrent plus fréquemment que dans toute autre.

Quelquefois encore, on perçoit des crépitations dues aux frottements des feuillets péritoneaux, tapissés de fausses membranes et de granulations. Cette crépitation est quelquefois provoquée par les mouvements respiratoires et leur est isochrone. D'autres fois, ce sont des craquements plus fins, une sorte de frémissement vibratoire, comme si l'on pressait entre ses doigts de la neige ou de l'amidon.

La pression éveille très-souvent, avons-nous dit, une sensibilité anomale, surtout dans certains points qui sont les foyers habituels des douleurs spontanées. Il y a cependant des cas où le ventre reste complétement indolent. Le docteur Grisolle citait dans ses cours l'observation d'un malade qui était resté longtemps dans ses salles de l'Hôtel-Dieu avec un développement anomal du ventre, mais sans y éprouver aucune douleur, et qui, pour témoigner de ce fait, s'administrait de grands coups de poing dans l'abdomen. La sensibilité diminue parfois après les évacuations (1).

(1) A..., âgé de trente-sept ans, marchand de cartons, après avoir été longtemps broyeur de couleurs, d'une constitution moyenne. Malgré les excès alcooliques auxquels il est adonné, il avait toujours joui d'une bonne santé, lorsqu'il y a dix-huit mois, il eut pendant quinze jours de la diarrhée avec des coliques; les matières étaient sanguinolentes et leur excrétion douloureuse; il n'avait pas, croit-il, d'hémorrhoïdes à cette époque; ces accidents ne l'empêchaient pas de continuer son travail.

Six mois après, il eut une pleurésie du côté gauche, pour laquelle il fit un séjour de six semaines à l'hôpital. On lui fit de nombreuses applications de vésicatoires, il sortit, dit-il, guéri, et il n'éprouvait aucun trouble appréciable dans sa santé, lorsque, il y a six semaines, au mois de janvier 1838, il perdit l'appétit; de la diarrhée survint, accompagnée de douleurs dans le ventre et dans le fondement; ses évacuations étaient bilieuses et renfermaient parfois des matières opaques qu'il compare à des morceaux de blanc d'œuf cuit. Les urines étaient rougeâtres; pendant quinze jours il avait chaque soir un frisson intense; il dormait peu, son sommeil était troublé par des rêves pénibles, et il se réveillait baigné de sueur.

Il toussait, et pendant quelques jours il éprouva des douleurs sourdes dans le côté droit; il n'avait pas de céphalalgie.

Depuis le début de ces accidents, quand il était couché, il sentait une boule qui gênait la respiration et se déplaçait dans les mouvements, en se portant du côté vers lequel il était incliné; elle semblait diminuer et descendre vers le bas-ventre dans la station verticale.

Après quinze jours de souffrances, le malade entre à la Pitié; il avait complétement perdu l'appétit, avait considérablement maigri et était très-faible; on constata à la base du côté droit une matité s'étendant en avant du bord supérieur de la cinquième côte jusqu'à deux travers de doigt au-dessous du rebord costal, matité qu'on limita avec du nitrate d'argent et qu'on attribua à un engorgement du foie; on le saigna et on lui fit boire de l'eau de Vichy. Après treize jours de ce traitement, le malade demanda sa sortie et entra à l'Hôtel-Dieu dans le service de M. Gueneau de Mussy, mon oncle, le 17 février 1838. Son ventre a acquis un volume considérable sans être douloureux; il a éprouvé seulement, à mesure que le gonflement augmentait, une gêne de plus en plus grande dans la respiration; la fluctuation est très-manifeste; la matité dans le côté droit occupe l'hypochondre, le flanc, l'hypogastre, et s'avance transversalement jusqu'au niveau de l'ombilic, tandis qu'à gauche elle s'arrête à 12 centimètres de ce point; des veines volumineuses et saillantes se dessinent sur la paroi abdominale; en comprimant celle-ci, on constate une légère sensibilité dans la région épigastrique; en refoulant brusquement la couche liquide qui occupe la région hépatique on ne trouve aucune résistance qui témoigne d'une augmentation de volume du foie. Le malade n'a ni douleur d'épaule, ni céphalalgie; les dernières côtes sont écartées, et leur bord inférieur est rejeté en dehors. L'émaciation est considérable, le teint est jaunâtre, de nombreuses taches pigmentaires sont éparses sur la peau. Le malade ne peut se coucher que sur le dos et sur le côté droit. Il n'a plus de frissons, son pouls est

Si la cavité péritonéale renferme un épanchement liquide, la palpation et la pression feront constater une sorte de ballottement; et si avec l'extrémité des doigts on refoule brusquement la paroi abdominale au niveau

fréquent et petit, il dort à peine et a très-peu d'appétit; sa bouche est habituellement mauvaise, cependant il n'a pas de nausées et l'ingestion des aliments ne provoque aucune souffrance; mais il a une diarrhée constante et huit ou dix selles liquides par jour. Depuis quelques jours, des tumeurs hémorrhoïdales se sont développées au fondement, et les évacuations sont douloureuses et mêlées de sang. Il a une toux fréquente, et expectore avec difficulté des mucosités visqueuses.

Les urines sont troubles et laissent un dépôt abondant qui paraît surtout formé de phosphate amoniaco-magnésien. Très-peu de temps après leur sortie de la vessie, elles deviennent ammoniacales, l'acide azotique y détermine une effervescence considérable sans précipité.

On lui prescrivit des diurétiques, du décocté de chiendent avec du nitrate de potasse; des frictions sur le ventre avec de la teinture de scille et de digitale; le volume du ventre diminua, mais la faiblesse augmenta de plus en plus; le pouls était toujours très-fréquent et très-petit, le ventre resta indolent et à peu près insensible à la pression.

Sans aucun nouveal accidents, sans aggravation notable de ceux qu'il éprouvait à son entrée à l'Hôtel-Dieu, il s'affaiblit graduellement et s'éteignit le 20 mars 1838.

Autopsie. — L'adomen renferme plusieurs litres de sérosité limpide au milieu de laquelle flottent de nombreuses fausses membranes molles et friables; le péritoine présente une coloration d'un rouge vif, due à l'injection de la couche vasculaire sous-jacente; les anses intestinales sont réunies en paquet au devant de la colonne vertébrale, leurs bords contigus sont réunis par des adhérences résistantes et solides.

Le grand épiploon est transformé en une lame solide, épaisse de 2 à 3 centimètres à sa base et se terminant inférieurement par une extrémité amincie. Le côlon rétréci est caché au milieu de cette masse que forment d'innombrables granulations tuberculeuses, développées au milieu d'un tissu conjonctif infiltré de sérosité.

L'intestin offre un aspect granuleux dû à la présence de myriades de petites granulations blanches opalines dont la couleur tranche sur le fond grisâtre qui les entoure. Elles ne font pas de relief notable, et paraissent développées dans le tissu sous-séreux. Celui-ci est infiltré d'une matière plasmatique, et est parcouru par des vaisseaux gorgés de sang.

La membrane musculeuse paraît épaissie, le tissu cellulaire qui l'unit à la fibreuse est infiltré de sérosité, et tellement friable qu'on peut détacher et entraîner au dehors avec facilité le cylindre formé par les deux tuniques internes.

La muqueuse examinée du côté de sa surface libre est pâle, le tissu connectif qui la double est infiltré de sérosité, surtout entre les deux lames des valvules conniventes; plusieurs ulcérations à fond induré existent dans le voisinage de la valvule iléo-cæcale.

Le foie est recouvert dans une partie de son étendue par une couche épaisse de fausses membranes, son tissu est pâle et exsangue.

Poitrine. — Le poumon droit adhère aux côtes et au médiastin dans toute son

d'un organe résistant, comme le foie, par exemple, on a la double sensation d'un liquide qui fuit sous la pression et d'une surface impénétrable qui arrête l'impulsion.

Si le liquide est en quantité notable, on pourra percevoir de la fluctuation; mais elle sera en général moins nette, moins franche, moins étendue que dans l'ascite proprement dite. Au lieu d'être perçue d'un côté de l'abdomen à l'autre, elle pourra n'être appréciable que dans un espace limité ou dans plusieurs points indépendants les uns des autres. La cavité abdominale est alors cloisonnée en plusieurs loges distinctes.

Comme nous l'avons déjà dit à propos de la péritonite cancéreuse, la percussion indiquera une délimitation de la matité et de la sonorité moins régulière que dans l'ascite. Au lieu d'occuper dans le décubitus dorsal une zone à peu près régulière, ayant pour centre l'ombilic, encadrée dans une matité dont la limite suit une courbe ovalaire, la partie sonore a des contours irréguliers. La matité pourra s'avancer d'un côté plus près de la ligne médiane et de l'autre reculer vers le flanc opposé; elle peut occuper la plus grande partie de la périphérie abdominale,

étendue, excepté au niveau de la région hypochondriaque et dans l'étendue correspondant à cette matité de la partie antéro-inférieure du thorax qui avait été attribuée au foie, et qui en représentait si exactement la forme. Cet organe avait été refoulé en bas, et faisait saillie au-dessus des côtes, tandis que l'espace resté libre dans la plèvre était occupé par un épanchement séro-purulent.

Le sommet du poumon droit contient des tubercules dont quelques-uns sont ramollis, tandis que d'autres sont transformés en matière crétacée; les bronches de ce poumon sont notablement dilatées, quelques tubercules peu nombreux existent dans le poumon gauche.

Le cœur renferme du sang fluide, son tissu est pâle, le tissu connectif qui l'unit au péricarde est infiltré de sérosité.

Nous voyons dans cette observation la péritonite marcher sourdement, sans douleur; le ventre est même presque insensible à une forte pression; le retrait brusque de la main ne produit aucune sensation anomale; il y a anesthésie du péritoine; la péritonite prend d'emblée la forme ascitique, et c'est à l'épanchement amassé dans la cavité abdominale qu'il faut probablement attribuer cette sensation de boule qui se déplace dans les mouvements.

Il est possible que le début de la tuberculisation remontât aux premiers troubles de la santé, que cette diarrhée dysentérique et que cette pleurésie de l'année précédente en fussent les premières manifestations.

Nous ferons remarquer cette matité sous-mammaire liée à un épanchement qui occupait si exactement la région hépatique, et devint une cause d'erreur difficile à éviter. Cependant l'examen de *la direction* des dernières côtes eût probablement éclairé le diagnostic.

quand la masse intestinale est retenue par des adhérences contre le rachis; et alors le liquide épanché ne pouvant la soulever, s'accumule entre elle et la paroi antérieure de l'abdomen.

Si l'on fait varier le décubitus en faisant coucher successivement le malade sur l'un et l'autre côté, les limites de la sonorité et de la matité subissent des changements moins étendus, moins rapides; elles peuvent même demeurer invariables. Ce liquide emprisonné par des adhérences, ou bien ne se déplace pas, ou ne le fait qu'incomplétement, ou ne franchit qu'avec lenteur les obstacles que ces adhérences lui opposent.

Lorsque l'épanchement est nul ou très-peu abondant, la tuméfaction abdominale est imputable à la tympanite. En dehors de l'hystérie, la tympanite chronique est suspecte : elle se rattache le plus souvent ou à une affection organique de l'intestin, ou à la péritonite chronique. Chomel, dans ce cas, conseillait, si l'exploration de l'abdomen n'éclairait pas la cause de la tympanite, de pratiquer le toucher rectal ; il tenait ce précepte de Bayle, et il avait été plusieurs fois amené, par cette exploration, à découvrir des carcinomes du rectum qu'on n'avait pas soupçonnés. Dans la péritonite chronique comme dans l'hystérie, la tympanite est consécutive à la parésie des fibres musculaires de l'intestin : parésie toute nerveuse dans le dernier cas, et consécutive dans le premier à l'inflammation de la membrane séreuse qui les revêt.

Dans des cas où la percussion et la palpation ne donnent, dans le décubitus dorsal, d'autres signes que ceux de la tympanite, on peut quelquefois constater l'existence d'un épanchement en faisant coucher le malade sur le côté : le liquide éparpillé sous les anses intestinales météorisées entre les viscères et les replis du mésentère, filtre et s'accumule par le décubitus latéral dans les parties déclives, et peut alors y produire une matité mobile qui en accuse la présence.

Ordinairement, sur la paroi abdominable se dessinent des veines saillantes, témoignage de la gêne qu'éprouve la circulation profonde. Cette circulation supplémentaire, en effet, se développe toutes les fois qu'un obstacle, même temporaire, gêne le cours du sang dans les vaisseaux intra-abdominaux.

Dans la péritonite tuberculeuse, les veines profondes, comme nous l'avons dit plus haut, peuvent subir une pression plus directe encore par le développement morbide des masses ganglionnaires ou par des agglomérations de tubercules. Dans ce cas, on observe, outre un léger œdème de la paroi abdominale assez commun dans cette affection, une infiltration œdémateuse de la moitié inférieure du corps (1).

Les douleurs manquent rarement pendant le cours de cette évolution morbide : comme nous l'avons dit, elles en marquent le début, signalent les lésions intestinales qui précèdent la péritonite, s'exaspèrent avec celle-ci et présentent des variétés sur lesquelles nous nous arrêterons quelques instants.

Il y en a de continues, qui peuvent ne pas être augmentées par la pression, quoique le contraire arrive le plus souvent ; elles sont sourdes,

(1) Dans l'observation qui suit, à l'ascite s'ajoute un œdème de la moitié inférieure du corps, dû à la compression de la veine cave par des masses tuberculeuses.

B... âgé de vingt-deux ans, entre le 14 avril 1840 dans le service de Chomel. Il habite Paris depuis trois mois ; il ferait remonter à deux mois seulement l'origine de sa maladie. Elle a débuté par de la faiblesse et des troubles gastriques. Jamais dans son enfance il n'avait eu ni engorgement ganglionnaire ni disposition aux rhumes. Depuis un mois seulement il tousse et il a ressenti une douleur au-dessous du sein droit ; depuis la même époque il a des sueurs nocturnes, depuis quinze jours il a de la diarrhée. Son appétit a diminué sans être aboli ; il a peu de soif, il n'a jamais eu ni hémoptysies ni selles sanguinolentes.

Ce malade est très-émacié.

Les membres inférieurs sont un peu œdématiés ; le ventre a un volume considérable et présente les signes d'un épanchement ascitique ; la peau qui le recouvre est sèche, fendillée, squameuse ; elle conserve l'impression du doigt, et la dépression ombilicale est remplacée par une saillie ; l'œdème s'étend aux parois thoraciques, sur lesquelles se dessinent des veines saillantes.

Les régions sous-claviculaires sont déprimées ; les sommets sont peu sonores ; la percussion développe à droite une sensation douloureuse. Dans la fosse sus-épineuse de ce côté et dans la région axillaire on entend des craquements humides, et du retentissement de la voix. La peau est sèche et aride ; le pouls est petit ; la toux est très-fréquente. Cet homme meurt deux jours après son entrée.

Autopsie. — On trouve des tubercules nombreux dans les deux poumons et dans le péritoine ; une masse tuberculeuse comprime la veine cave vers le bord postérieur du foie ; il y a à la fois ascite et œdème sous-péritonéal. Des tubercules, dont quelques-uns sont plus gros que des noisettes, soulèvent la plèvre qui est en même temps semée de granulations.

On trouve des tubercules dans les disques intervertébraux.

L'intestin est le siége d'ulcérations à fond tuberculeux.

Nous ferons remarquer la rapidité avec laquelle la maladie a évolué, elle n'aurait duré que six semaines d'après les renseignements fournis par le malade. La forme et le degré de développement des tubercules permettent de conserver quelque doute sur l'exactitude de cette assertion.

L'abdomen et le péritoine sont envahis simultanément. Ce serait un cas de phthisie aiguë. Nous avons signalé en commençant cette tumeur qui comprime la veine cave et la gêne qu'elle apporte à la circulation.

tensives ; d'autres sont aiguës, lancinantes, intermittente, mais à peu près fixes dans leur siége, Il y en a d'erratiques qui n'ont rien de constant, ni dans leur siége, ni dans leur retour. Elle se développent souvent pendant le travail digestif et sous l'influence du besoin d'évacuer. Ces douleurs se montrent assez souvent par accès qui peuvent durer plusieurs heures, quelquefois plusieurs jours, et reviennent après un temps variable.

Un de mes malades m'accusait la sensation d'une boule mobile qui se déplaçait dans les mouvements du tronc.

Tels sont les caractères habituels de la péritonite tuberculeuse chronique; mais elle peut suivre une marche aiguë. Dans ce cas, elle est un épiphénomène de cette affection qu'on a désigné sous le nom de phthisie aiguë (1), phthisie granuleuse dont M. Empis a voulu faire dans ces derniers temps une lésion inflammatoire, distincte du tubercule et du cancer et pouvant être cependant le point de départ et l'origine commune de l'un et de l'autre. Déjà Chomel avait séparé cette lésion du tubercule auquel Laennec l'avait rattachée, opinion à laquelle la science moderne revient après quelques dissidences. Dans ce cas, avec la péritonite, coïncident souvent des pleurésies, des péricardites, des méningites de même nature. Cette forme aiguë offre quelquefois une grande analogie symptomatique avec la fièvre typhoïde. On y a même quelquefois constaté une éruption cutanée qui ressemblerait aux papules lenticulaires. Je n'ai, pour ma part, jamais rencontré dans cette affection des lésions cutanées, identiques avec les papules typhoïdes, et de nombreux observateurs repoussent cette assimilation. Un examen attentif des localisations morbides, la marche de la maladie, la nature des complications thoraciques et cérébrales, les caractères des troubles abdominaux, les sueurs, l'aspect même du malade, permettront d'arriver au diagnostic.

(1) Les granulations tuberculeuses et cancéreuses, à leur origine, offrent en effet la plus grande ressemblance extérieure avec les néoplasies inflammatoires; mais elles en diffèrent essentiellement par leur nature intime et par ce germe de spécificité qui est en elles et qui déterminera leur évolution ultérieure. Les produits morbides sont constitués extérieurement par les éléments des tissus communs, mais ils n'en sont pas moins spécifiques, soit qu'ils diffèrent des tissus communs par la constitution intime et le mode de vitalité de chacun de ces éléments, soit que ceux-ci n'ayant en eux-mêmes rien de spécifique se groupent autour d'agents spécifiques qui jusqu'ici ont échappé à notre observation ; il en est ainsi dans les galles des végétaux où les éléments communs du type végétal ne diffèrent de ceux qui constituent les tissus normaux que par leur siége et leur groupement, et se développent autour du *Cynips* qui a été la cause incitatrice de leur évolution.

La péritonite tuberculeuse comme les autres formes de la phymatose se termine le plus souvent par la mort; mais dans cette terminaison l'affection du péritoine n'a souvent qu'une part secondaire; elle est, dans le plus grand nombre des cas, l'auxiliaire et comme l'appoint d'autres conditions morbides qui suffisent pour détruire la vie. Il n'est pas rare cependant de rencontrer des malades chez lesquels les lésions pulmonaires sont peu développées; quelquefois même elles manquent complétement; alors la péritonite joue le principal rôle; c'est dans ces cas surtout que son expression symptomatique offre le plus de relief; et elle peut entraîner la mort par les réactions et les troubles fonctionnels qu'elle provoque.

Quand une collection purulente est amassée dans la cavité péritonéale, elle peut amener une ou plusieurs ulcérations des intestins à travers lesquelles elle se fraye une voie au dehors, pendant que les matières intestinales s'épanchent dans le péritoine, et l'on voit se terminer par une scène d'acuité une maladie qui jusque-là avait les allures d'une affection chronique.

Le pus peut également s'ouvrir une issue à travers la paroi antérieure de l'abdomen, et je l'ai vu après avoir fusé entre les muscles de cette paroi venir soulever la peau de la région ombilicale.

Dans quelques cas la péritonite tuberculeuse est aiguë à son début : c'est quand elle succède à la rupture, soit d'un ganglion transformé en collection purulente, soit d'un tubercule ramolli de l'intestin (1) ou à une

(1) M... âgé de vingt-sept ans, tonnelier, grand, à large poitrine, offre les apparences d'une forte constitution; comme les gens de sa profession, il est adonné aux boissons alcooliques. A part la variole dont il fut atteint dans son enfance, sa santé n'avait pas subi de choc sérieux, il n'était pas sujet aux rhumes, lorsque, il y a cinq ans, (1833) pendant un de ses repas, il fut pris d'une douleur vive dans l'abdomen, douleur d'une telle violence qu'il fut forcé de s'aliter. Il se crut empoisonné; son ventre était dur, tendu; il avait une constipation opiniâtre. On lui appliqua des sangsues; il ne put reprendre ses occupations qu'au bout de quatre semaines. Depuis ce temps, il a conservé de la répugnance pour la viande et il est sujet à la diarrhée. Au mois de janvier 1838, il commença à tousser et expectora des crachats striés de sang, il éprouvait de la gêne dans la respiration; on lui pratiqua une saignée qui ne lui procura aucun soulagement, la toux persista. Vers le mois de février, la dyspnée devint plus prononcée ; il avait quelquefois des sueurs nocturnes ; à la même époque il fut pris d'une diarrhée continue qui n'a pas cessé depuis lors.

Il entra à l'Hôtel-Dieu le 16 mars dans le service où je remplissais les fonctions d'interne, il accusait une douleur vive dans le côté gauche de la poitrine, et une toux fatigante. Dans le tiers moyen du côté gauche, en arrière, on trouvait par la percussion un son caverneux, des gargouillements, de la pectoriloquie et une toux caverneuse; en

perforation de ce dernier organe. Quand cette perforation est peu étendue, que les viscères voisins viennent faire paroi et boucher la solution de continuité, l'inflammation aiguë peut s'apaiser et la maladie reprend ses allures habituelles.

Quand la péritonite tuberculeuse n'est pas compliquée de lésions in-

avant, dans la région sous-claviculaire, le son était obscur, le murmure vésiculaire était remplacé par du souffle caverneux. La prescription du chef de service fut une saignée et un cautère au niveau de la caverne.

Dans la nuit du 18 au 19, le malade ressentit une douleur vive, subite, qui partant de la fosse iliaque gauche irradiait dans tout l'abdomen, accompagnée de nausées, de vomituritions et du rejet d'une petite quantité de liquide bilieux. Le ventre présentait une sensibilité très-vive à la pression; la diarrhée s'arrêta, le malade n'éprouvait pas de céphalalgie.

Le lendemain matin je trouvai cet homme anxieux; ses pommettes étaient injectées; son pouls était très-fréquent, petit, concentré. L'abdomen avait une sensibilité exquise à la moindre pression, d'ailleurs peu météorisé, mais résistant; on constatait de la matité et une fluctuation obscure dans la région du flanc droit. Le malade n'eut dans la journée qu'une seule selle liquide et n'urina qu'une fois dans les vingt-quatre heures; il continua à avoir des hoquets et des vomituritions; il accusait peu de soif; sa langue était humide; il y avait anorexie complète.

Le lendemain 21, le malade présenta les mêmes symptômes; les hoquets et les vomissements persistèrent; le pouls était d'une petitesse et d'une fréquence extrême; il succomba dans la nuit.

Autopsie. — L'abdomen renferme du pus floconneux, les anses intestinales sont agglutinées entre elles par des fausses membranes molles.

L'intestin grêle présente sur sa convexité un grand nombre d'ulcérations à fond tuberculeux; la matière tuberculeuse est infiltrée dans le tissu cellulaire et dans l'intervalle des fibres musculaires sous forme d'une substance grisâtre, demi-transparente offrant dans quelques points une couleur jaunâtre. Dans quelques endroits, l'infiltration tuberculeuse paraît récente, et la muqueuse qui la recouvre, n'est pas ulcérée. Ailleurs la muqueuse est détruite, les fibres musculaires elles-mêmes ont disparu, le fond de l'ulcère est formé par le péritoine.

Les ganglions lymphatiques sont tuméfiés et tuberculeux; l'un d'eux, dans la fosse iliaque gauche, est creusé d'une caverne ouverte dans le péritoine, et dont la rupture semble avoir été l'origine de la péritonite.

Les poumons sont farcis de granulations tuberculeuses; çà et là ils sont creusés de cavernes dont deux, volumineuses, occupent le sommet du poumon gauche.

Les bronches, dont plusieurs sont dilatées, offrent dans quelques points un infiltration tuberculeuse au-dessous de leur membrane muqueuse.

Si je rapporte cette observation, c'est comme exemple d'un ganglion tuberculeux et ramolli rompu dans le péritoine, car il s'agit plutôt d'une péritonite aiguë chez un tuberculeux que de la péritonite tuberculeuse, affection le plus souvent chronique; mais le tubercule en a été la cause déterminante et nous voyons dans ce fait, à son plus haut degré de violence, un accident qui peut se produire dans la péritonite tuberculeuse sous des formes moins aiguës.

compatibles avec la vie, elle peut guérir comme guérissent les affections tuberculeuses : la fièvre, la douleur s'apaisent ; les épanchements séreux se résorbent (1) ; les néomembranes s'organisent ; les intestins reprennent leurs mouvements limités par des adhérences ; le météorisme s'affaisse, et la rétraction de la paroi abdominale peut succéder à son soulèvement. Le ventre prend, comme on dit, la forme *en bateau*. Le malade

(1) Le fait suivant, recueilli en 1838, nous montre cette résorption qui se fait quelquefois, au déclin de la maladie, du liquide épanché dans le péritoine.

B..., âgé de vingt ans, manouvrier, habite Paris depuis un an. Il est né, dit-il, de parents sains ; cependant il est grêle, délicat, son teint est pâle.

Il y a six mois, il ressentit une douleur dans une épaule, à laquelle quelque temps après en succéda une autre qui siégeait dans la région ombilicale. Cette dernière, qui revenait par accès, le forçait parfois à suspendre son travail ; elle durait quelquefois de quatre à huit jours, et ne reparaissait qu'au bout d'un mois. Il n'a pas eu de diarrhée habituelle, assure-t-il ; il consulta un empirique qui lui fit prendre des purgatifs et des lavements de lait ; les accidents persistèrent. Vers le milieu de février il remarqua que ses jambes étaient enflées ; des transpirations provoquées firent disparaître cette enflure. Il entra à l'Hôtel-Dieu le 10 mars 1838.

Le ventre était météorisé et présentait un volume considérable ; la région ombilicale était saillante, et l'on y sentait des gargouillements superficiels, en même temps que la pression y éveillait une vive sensibilité. D'un côté à l'autre on constatait une fluctuation évidente.

Les anses intestinales paraissaient agglutinées et immobiles.

La peau était blafarde ; il y avait de l'œdème autour des malléoles, phénomène qui n'aurait reparu que depuis cinq jours.

Le malade était sans fièvre ; il n'avait pas de sueurs nocturnes ; il n'avait pas d'appétit ; la langue était pâle et humide.

Pendant le séjour du malade à l'hôpital ces symptômes persistèrent, il s'y ajouta de la diarrhée ; l'amaigrissement s'accentua de plus en plus ; il restait sans fièvre bien caractérisée, cependant les pommettes étaient injectées ; il toussait à peine et n'accusait aucun trouble des fonctions respiratoires.

Au bout de quelque temps, le ventre, toujours douloureux à la pression, diminua de volume et la fluctuation cessa d'y être perceptible.

Il succomba le 29 avril.

Autopsie. — La paroi antérieure de l'abdomen est adhérente aux organes sous-jacents, à l'aide de fausses membranes organisées et parcourues par de nombreux vaisseaux.

La portion du péritoine qui la revêt est doublée en dehors par une couche de tubercules jaunes, du volume d'un gros pois, dont quelques-uns commencent à se ramollir.

Les anses intestinales sont agglutinées entre elles et réunies par des adhérences ; d'innombrables tubercules se montrent à leur surface.

Trois ou quatre granulations grises existent au sommet de chaque poumon ; quelques autres sont éparses dans le reste de l'organe. A la surface d'un des poumons existait

retrouve une sorte d'équilibre fonctionnel qui se maintiendra plus ou moins longtemps jusqu'à ce qu'une nouvelle évolution de la phymatose vienne le troubler et créer de nouveaux dangers.

Cette guérison de l'affection péritonitique et cette rétraction du ventre succédant au météorisme peuvent se produire alors même que d'autres lésions tuberculeuses continuent à évoluer, et habituellement l'extinction de ce foyer abdominal qui faisait à l'action morbide une dérivation puissante est suivie d'une exacerbation des complications pulmonaires qui s'étaient apaisées ou atténuées quand elles n'étaient pas trop avancées (1).

Le travail morbide concentré alors dans les organes respiratoires y manifeste une activité funeste ; les sueurs, qui quelquefois avaient cessé, reparaissent ; la toux et l'expectoration augmentent ; l'auscultation constate la marche envahissante des lésions.

une petite cavité qui aurait pu loger un pois, circonscrite par des fausses membranes qui unissaient entre elles les deux feuillets opposés de la plèvre ; elle avait évidemment succédé à la fonte et à la rupture d'un petit tubercule sous-pleural.

Nous voyons ici un exemple de la concentration du travail morbide dans l'abdomen. Les lésions pulmonaires sont insignifiantes à côté de celles que nous trouvons dans le ventre.

On s'expliquerait mal l'apyréxie et l'intermittence des douleurs avec des altérations aussi profondes et aussi étendues. Il est probable qu'elles sont restées quelque temps plus limitées, et que sous l'influence d'une mauvaise hygiène, d'un traitement inopportun, elles ont acquis un développement considérable, qui a forcé ce jeune homme à s'arrêter définitivement.

Il n'est pas improbable que cette douleur scapulaire qui a été un des premiers symptômes perçus par le malade doive être attribuée à cette petite perforation pulmonaire dont les adhérences préalables ont limité les effets irritatifs sur la plèvre.

(1) L'observation suivante nous montre d'une manière frappante l'alternance, l'espèce de balancement qui s'établit quelquefois entre les troubles thoraciques et les troubles abdominaux. Quoique le poumon fût le siége de lésions assez avancées, les symptômes qui les exprimaient cessent brusquement quand le ventre est envahi. L'action morbide se concentre sur un autre terrain où elle produit rapidement des désordres mortels.

L..., âgé de vingt et un ans, ferrailleur, habite Paris depuis trois ans. Son père, d'après les renseignements qu'il fournit, paraît avoir succombé à une phthisie pulmonaire. Il a eu dans son enfance des engorgements ganglionnaires ; jusqu'à l'hiver dernier il n'était pas sujet aux rhumes, il n'a jamais craché le sang. Avant de tomber malade il se nourrissait bien mais il se livrait à quelques excès de boisson.

Il a éprouvé, il y a huit mois, une douleur de la face dorsale du pied gauche avec gonflement de cette région.

Il y a quatre mois il contracta, dit-il, *un rhume ;* la toux était fréquente, accompagnée de sueurs nocturnes ; il y a deux mois, après dix jours de diarrhée séreuse, il

La durée de la péritonite tuberculeuse est très-variable, la phthisie aiguë dont elle est quelquefois une complication se termine en quelques semaines. Dans les formes chroniques elle peut durer plusieurs mois ou plusieurs années, mais il est à peu près impossible de fixer les limites de temps qui lui sont propres au milieu des complications qui l'enveloppent et qui exercent souvent une influence dominante sur l'évolution de l'état morbide dont elle n'est habituellement qu'un élément.

ressentit tout à coup une douleur vive dans la région ombilicale. Cette douleur s'étendit bientôt à tout l'abdomen, il éprouvait des envies de vomir surtout après l'ingestion des boissons. Depuis lors, la toux a cessé brusquement, la diarrhée a persisté, accompagnée de gargouillements. Depuis un mois les envies de vomir ont cessé.

Il entra à l'Hôtel-Dieu le 11 juin. Son émaciation était extrême, squelettique; son teint présentait une coloration jaune verdâtre, sur laquelle tranchait l'injection des pommettes; sa faiblesse était telle qu'il ne pouvait se tourner dans son lit et il restait habituellement couché sur le côté droit; il accusait un peu de surdité.

La langue était un peu sèche et pâle, le ventre était volumineux, tendu, très-sensible à la pression, surtout dans la région iliaque gauche. Cette sensibilité diminuait quand il avait été à la selle. On y sentait des gargouillements et comme des frémissements superficiels. Les anses intestinales étaient agglutinées et immobiles. La percussion donnait un son mat dans une grande étendue.

Le malade avait peu d'appétit, il dormait très-mal; il n'avait plus de sueurs, la miction était fréquente.

Il succomba quelques jours après son entrée.

Autopsie. — Le grand épiploon adhère à la paroi antérieure de l'abdomen et aux anses intestinales sous-jacentes, on ne l'en peut séparer qu'avec une extrême difficulté et en produisant des lacérations.

Le péritoine offre dans toute son étendue une teinte opaline grisâtre. Son feuillet pariétal est soulevé par un grand nombre de tubercules situés dans le tissu sous-jacent. Ils égalent ou même dépassent le volume d'un pois, sont jaunes; plusieurs commencent à se ramollir. Quelques-uns sont ramollis et enkystés.

Dans les intervalles que laissent entre elles les adhérences de l'intestin et de l'épiploon, la cavité abdominale est remplie par un liquide couleur chocolat, fétide et renfermant des coagulums sanguins; ailleurs on trouve du sang pur en petite quantité. Dans quelques points la membrane séreuse offre une teinte d'un noir vif, résultat probable de la transformation en matière pigmentaire d'une infiltration sanguine.

Le grand épiploon a un centimètre et demi d'épaisseur. Les lames qui le composent sont épaissies; elles renferment de gros tubercules dont plusieurs sont ramollis. Les intestins sont réunis en une seule masse hérissée de tubercules; il est impossible au milieu de cette intrication de les dérouler. On peut cependant en isoler des anses considérables et l'on constate leur extrême friabilité : elles se déchirent sous la plus légère traction. Leur surface interne présente un grand nombre d'ulcérations ovalaires, qui paraissent avoir pour origine les plaques de Peyer; leur diamètre est de 2 à 3 centimètres; leurs bords amincis offrent une coloration noire.

Un grand nombre de gros tubercules qui paraissent enkystés soulèvent la mem-

Sa marche est très-irrégulière comme les autres localisations du tubercule, l'éclosion du produit morbide dans le péritoine peut se faire par poussées successives ; elle peut présenter des alternatives de rémission et d'exacerbation. Certains accidents peuvent lui imprimer une activité foudroyante : nous avons déjà parlé des perforations. Les nombreuses néoplasies auxquelles le travail inflammatoire donne naissance, peuvent former des brides qui deviennent des causes d'étranglement ; accident fort rare du reste, ce qu'on peut expliquer suivant la judicieuse remarque de M, Hemey par le peu de mobilité des anses intestinales et l'obstacle que les adhérences qui les unissent oppose à leur déplacement.

Avant d'étudier la pathogénie de la péritonite tuberculeuse, il est utile d'en indiquer succinctement les caractères anatomiques

Souvent chez les malades affectés de péritonite tuberculeuse, le liquide épanché dans la cavité péritonéale est résorbé pendant la dernière phase de la maladie, comme le remarque le docteur Hemey. Cependant l'abdomen peut renfermer des liquides séreux, purulents ou sanguinolents ; quand il contient du sang, des dépôts fibrineux à surface réticulée peuvent s'être déposés sur les viscères, le foie et la rate principalement.

Dans des épanchements plus anciens, le liquide sanguinolent présente une couleur chocolat ; parfois le sang forme des couches membraniformes étalées entre les viscères ou sur les replis du péritoine,

brane muqueuse, et si l'on enlève la matière tuberculeuse, il reste à sa place une perforation. Examinés du côté de la membrane séreuse, on voit que le péritoine est détruit à leur niveau ; ils font saillie à la surface de l'intestin et sont revêtus par la muqueuse seule qui dans certains points commence à s'ulcérer.

L'agglutination des intestins est telle qu'ils se forment mutuellement une paroi au niveau des perforations. Le tissu connectif, interposé aux tuniques intestinales, est infiltré de sérosité. Les papilles offrent une couleur noire. Les ganglions mésentériques sont d'une couleur rouge pâle, infiltrés de sérosité ; des granulations nombreuses occupent leur partie périphérique.

On trouve des tubercules au sommet des deux poumons ; quelques-uns sont ramollis ; d'autres ont été éliminés et ont laissé à leur place de petites excavations.

Nous ferons remarquer ces hémorrhagies intra-péritonéales, ces colorations noires qui sont très-probablement des transformations de l'hématine, ces tubercules intestinaux qui déterminent l'ulcération de la tunique séreuse, et nous montrent le mécanisme des perforations. Au lieu de se développer dans la muqueuse même ou au-dessous d'elle, ce qui est le cas le plus fréquent, les productions tuberculeuses du tube digestif paraissent avoir leur origine sous la tunique séreuse ; leur évolution est plus avancée vers la surface externe de l'intestin que vers sa cavité.

rouges ou noirâtres suivant leur ancienneté. La tendance aux hémorrhagies accompagne partout les productions tuberculeuses.

Généralement le péritoine offre dans toute son étendue une teinte grisâtre, opaline, quelquefois tigridée de taches noirâtres, vestiges d'extravasations sanguines ; il est tapissé, par places, de fausses membranes à différents degrés d'évolution. Quand elles sont anciennes elles sont organisées, vasculaires, parcourues par de longs vaisseaux grêles, filiformes qui se perdent parfois dans des taches ecchymotiques. Quelquefois elles ont une consistance cartilagineuse, elles peuvent même, comme cela arrive dans la plèvre, s'infiltrer de matières ostéo-calcaires.

La surface du péritoine est hérissée de granulations tuberculeuses, tantôt grises, blanchâtres, ressemblant à de petites fausses membranes; tantôt plus dures, ayant l'aspect et la consistance du cartilage ; d'autres fois, ramollies formant comme de petites pustules sous la séreuse qu'elles soulèvent.

On les trouve sur le feuillet viscéral et sur le feuillet pariétal du péritoine dans les néomembranes qui les recouvrent, entre les lames de l'épiploon.

Elles paraissent quelquefois développées à la surface de la séreuse, mais le plus souvent elles naissent au-dessous d'elle et dans son épaisseur.

Leur volume varie depuis celui d'une tête de camion jusqu'à celui d'une lentille ou d'un pois. Examinées à la loupe, les plus grosses paraissent constituées par l'agglomération de granulations très-fines. Il n'est pas rare de les voir traversées par de petits vaisseaux ; très-souvent elles sont entourées d'un cercle vasculaire qui peut être transformé en matière noire. Dans les degrés les plus avancés de leur évolution, elles sont parfois comme enkystées dans une coque de tissu conjonctif parcouru par des vaisseaux.

La membrane séreuse est épaisse et le tissu connectif qui la double est infiltré de sérosité.

Le grand épiploon acquiert une épaisseur considérable, qui peut dépasser 3 et 4 centimètres. En même temps, il est en général raccourci et descend rarement au-dessous de l'ombilic. Souvent il contracte des adhérences, soit avec la paroi antérieure de l'abdomen, soit avec les viscères sous-jacents.

Entre ses lames on aperçoit des myriades de granulations, souvent groupées autour des vaisseaux, entourées d'une matière séreuse ou gélatiniforme, quelquefois des ecchymoses ou des coagulums sanguins.

Les agglomérations tuberculeuses, les ganglions tuméfiés et les néo-membranes groupées autour des viscères, forment parfois des tumeurs irrégulières, des plaques dures en forme de plastron, ou des espèces de végétations; elles peuvent, comme nous l'avons dit, comprimer la veine cave, peut-être même le canal cholédoque. J'ai observé récemment chez un malade offrant tous les signes d'une péritonite, un ictère chronique que j'ai considéré comme devant très-probablement être imputé à cette cause. On sentait dans la région épigastrique une tumeur assez superficielle, très-légèrement mobile, qui m'a paru avoir son origine dans le grand épiploon.

J'ai plusieurs fois observé que les granulations tuberculeuses semées sur la surface péritonéale paraissaient avoir à peu près le *même âge :* elles offraient des caractères extérieurs semblables, le même degré d'évolution; toutes ou presque toutes étaient à la fois grises ou transformées en matière jaune, ou en évolution caséiforme. On aurait dit que leur origine était contemporaine. D'autres fois, au contraire, elles présentent tous les degrés et toutes les formes de l'évolution des produits tuberculeux.

Les intestins sont réunis par des adhérences récentes ou organisées en une masse quelquefois inextricable, cachée dans certains cas sous un épanchement liquide, auquel elle surnage le plus souvent. Leur aspect extérieur est le même que celui des autres parties du péritoine; le tissu connectif interposé entre la séreuse et la musculeuse est quelquefois infiltré de sérosité et l'on peut alors les séparer avec facilité, et l'on peut même retirer le cylindre constitué par les deux tuniques internes de la couche musculaire et de la séreuse qui la recouvre.

Le calibre de l'intestin grêle est habituellement rétréci, ses parois sont épaissies et sa longueur est considérablement diminuée, souvent d'un tiers ou de moitié. Les valvules conniventes sont alors plus nombreuses, plus serrées et descendent jusque vers la fin de l'iléum.

La membrane muqueuse, injectée par places, présente parfois dans d'autres une teinte ardoisée ou des taches noires; quelquefois les papilles sont noires.

Il n'est pas rare d'observer un développement anomal des follicules isolés ou des plaques de Peyer.

Des tubercules soulèvent la membrane muqueuse : quelques-uns ramollis forment de véritables pustules ou sont comme enkystés; leur évolution paraît en général plus avancée que celle des tubercules péritonéaux.

Ordinairement on aperçoit sur la surface interne de l'intestin de nombreuses ulcérations; les unes arrondies, superficielles, la plupart irrégulièrement ovalaires, allongées transversalement. Elles se rencontrent en général, comme les ulcérations de la fièvre typhoïde, sur la convexité de l'intestin. Leurs bords sont déchiquetés, décollés, saillants ou amincis, tomenteux, noirs ou purpurins. Leur fond grisâtre est très-souvent formé par des granulations tuberculeuses qui pénètrent entre les fibres musculaires, les écartent, les atrophient. Le fond de l'ulcération est quelquefois exclusivement formé par la séreuse. Sur les limites de l'infiltration tuberculeuse, on trouve parfois une plaque fongoïde qui a l'aspect d'un tissu érutile; d'autres fois on y aperçoit les traces d'un travail réparateur, et une membrane de nouvelle formation remplace dans quelques points la muqueuse. Ces ulcérations sont en général plus nombreuses et plus étendues dans le voisinage du cæcum, où elles offrent quelquefois une très-large étendue.

Il n'est pas rare de trouver l'intestin perforé, soit que le travail ulcératif ait marché de dedans en dehors, ce qui arrive presque toujours; soit, au contraire, qu'il ait marché de dehors en dedans. Souvent la perforation est bouchée par une anse intestinale contiguë et adhérente au point ulcéré, par un autre viscère ou par l'épiploon. Quelquefois, dans le processus ulcératif, l'intestin a contracté des adhérences avec la paroi abdominale. Sa rupture a donné lieu à un abcès de cette paroi, qui peut fuser entre les plans musculaires qui la composent ou devenir l'origine d'une fistule stercorale. Les ulcérations de l'appendice cæcal ne sont pas rares; elles peuvent donner lieu à des abcès iliaques ou à une phlébite de la veine porte, comme j'en ai rapporté ailleurs un exemple.

Avec les lésions intestinales coïncident des lésions ganglionnaires; les ganglions peuvent être le foyer principal du travail morbide. Ces organes se tuméfient, s'infiltrent de matière tuberculeuse, qui forme quelquefois une zone circulaire dans les couches superficielles, d'autres fois la tuberculisation envahit toute leur épaisseur. Ils offrent souvent une coloration rose pâle ou sont marbrés de matière noire; souvent ils sont infiltrés de sérosité. Quelquefois ils sont ramollis, détruits, réduits à une coque membraneuse qui peut se rompre et verser son contenu dans les cavités voisines.

Le foie est ordinairement tuméfié, d'une couleur brune rosée; d'autres fois jaune pâle et complétement stéatosé; dans certains cas, il est comme truffé de masses tuberculeuses.

La rate est en général volumineuse et molle. J'ai trouvé les reins tuméfiés, congestionnés, marbrés. Chez les enfants, la tuberculisation tend à se généraliser plus que chez l'adulte : les organes génitaux, les reins, la vessie, les uretères, sont souvent le siége de dépôts tuberculeux.

Ainsi, dans la péritonite tuberculeuse, nous constatons presque toujours des lésions graves du tube digestif. Il y a des cas cependant dans lesquels il reste inattaqué, ou ses lésions sont si peu importantes qu'on ne peut leur attribuer aucune part, ni dans l'évolution de la péritonite, ni dans la terminaison funeste. Quelquefois c'est dans les ganglions mésentériques que le travail morbide semble avoir fixé ses premières et ses principales manifestations, soit qu'ils aient été primitivement atteints par la phymatose, soit qu'ils aient subi le retentissement d'un processus irritatif situé dans un organe de leur département lymphatique, et que cette irritation secondaire absorbe et concentre l'action morbide qui, sous une influence diathésique, prend le caractère tuberculeux. Cette phthisie ganglionnaire du mésentère, comme la phthisie ganglionnaire des bronches, se rencontre surtout chez les enfants.

L'ovaire peut être le foyer primitif de la tuberculisation abdominale. La tuberculose ovarienne est une cause fréquente de périmétrites, de phlegmons iliaques interminables. L'inflammation développée dans le péritoine pelvien peut se généraliser et envahir le péritoine abdominal, et y prendre le cachet de la diathèse dont la lésion ovarique était la première manifestation.

Si par l'étude comparée des symptômes et des lésions nous cherchons à comprendre la pathogénie de la péritonite tuberculeuse, nous voyons que, comme les autres péritonites, elle constitue le plus souvent une lésion secondaire, mais qui peut acquérir une importance dominante. La tuberculisation intestinale précède habituellement l'envahissement du péritoine; soit que le processus tuberculeux arrivant aux limites de la séreuse y produise une action irritative qui prend la note diathésique ; soit que les pustules tuberculeuses sous-jacentes au péritoine s'ouvrent dans sa cavité comme peuvent s'y ouvrir également des ganglions ramollis ; et l'on peut se demander si cette matière tuberculeuse versée dans la poche séreuse n'agit pas autrement que comme un irritant banal, si elle n'est pas un agent de dissémination de la matière tuberculeuse. Les résultats de l'inoculation prêtent quelque vraisemblance à cette hypothèse, qui expliquerait cette circonstance souvent notée dans les observations, d'une douleur aiguë, soudaine, marquant le début de la péritonite tuberculeuse. J'ajouterai que souvent la plupart des granulations éparses sur la surface du péritoine présentent les mêmes caractères, le même degré d'évolution et semblent accuser une origine commune ou au moins contemporaine, comme si elles avaient été *semées* en même temps. Cette question appellerait de nouvelles recherches de pathologie expérimentale.

J'ai fait remarquer cette tendance hémorrhagipare du tubercule que nous retrouvons dans ses localisations abdominales. Ces hémorrhagies ont été attribuées à la dégénérescence graisseuse des capillaires ; peut-être aussi sont-elles parfois imputables à la rupture de ces longs et grêles vaisseaux qui rampent dans les néomembranes ; peut-être sont-elles favorisées par la compression que subissent les troncs vasculaires du mésentère ; peut-être enfin ces ruptures des vaisseaux sont-elles provoquées par des fluxions congestives dont leur tissu altéré ne peut pas supporter l'effort (1).

Les pleurésies, les péricardites, les péritonites hémorrhagiques, sont

(1) L'observation suivante, que j'ai déjà citée à propos de la péritonite cancéreuse, nous montre une péritonite tuberculeuse à forme hémorrhagique dans des conditions d'âge exceptionnelles et avec des symptômes qu'on n'observe pas habituellement.

Au mois d'avril 1836 entre à la Salpêtrière, dans le service dont j'étais chargé comme interne, une vieille femme de soixante-douze ans, aveugle.

Sa vie menstruelle avait duré trente-quatre ans, de seize à cinquante; elle a eu cinq filles qui toutes sont vivantes, et jusqu'à ces quatre dernières années, elle avait joui d'une bonne santé. A cette époque elle fit une maladie caractérisée par de l'anasarque, des palpitations et une faiblesse extrême ; ces symptômes se dissipèrent, mais à partir de ce moment sa vue se troubla, des altérations se manifestèrent dans la forme, la couleur, la coordination des images et elle fut affectée de ptosis, elle était obligée de soulever les paupières avec ses doigts pour les entr'ouvrir. Depuis quatre ans, elle a eu à plusieurs reprises des métrorrhagies abondantes auxquelles on a opposé le remède alors banal des saignées ; l'obscurcissement de la vue a depuis lors notablement augmenté.

Le 1er novembre, elle eut une métrorrhagie abondante qu'aucun phénomène précurseur n'avait annoncée. Après cette perte, elle éprouva des douleurs abdominales revenant par accès, pendant lesquels les téguments s'injectaient, et la malade devenait *rouge écarlate.* Au bout de quinze jours elle eut une nouvelle perte qui dura deux à trois heures, et pendant deux jours elle fut exempte de douleurs ; mais elles recommencèrent après ce court répit avec une violence extrême ; il semblait à la malade qu'on lui *arrachait les entrailles.* Ces douleurs paraissaient suivre le trajet de l'arc du côlon. Elle entra à l'infirmerie, où sous l'influence des calmants les douleurs s'apaisèrent. Après y être restée quatorze jours, elle en sortit, mais le lendemain de sa

presque toujours liées à la présence du cancer ou du tubercule, à moins qu'elles ne soient dues à la rupture dans la cavité séreuse d'un foyer hémorrhagique ou d'une tumeur vasculaire.

sortie elle eut une nouvelle perte; quinze jours plus tard elle y rentra de nouveau accusant les mêmes douleurs; elles étaient plus violentes la nuit que le jour.

Mon ami, le docteur Perrochaud, interne alors dans le même hôpital, écrivait le 24 janvier sur cette malade la note suivante : les crises de douleurs ont commencé à 8 heures du matin et doivent, suivant le dire de la malade, durer trois ou quatre jours; il lui semble qu'on lui arrache les entrailles, et à la fin des accès se font entendre des gargouillements perceptibles à distance; pendant ces accès la peau prend une teinte rouge, comme érythémateuse qui disparaît avec l'apaisement des crises. Pendant leur durée, les selles sont régulières et non douloureuses, il y a des nausées, une inappétence absolue. Le toucher et l'examen au spéculum n'ont fait constater aucune lésion des organes pelviens.

Elle quitta l'infirmerie au bout de cinq semaines, ayant eu deux métrorrhagies et deux crises de coliques qui ne durèrent chacune que deux ou trois jours, on les avait combattues par des applications de sangsues à l'anus.

A sa sortie, le ventre restait tuméfié, les jambes étaient maigres, elles commencèrent à enfler au bout de quelques jours, en même temps que le volume du ventre augmenta; elle n'avait plus d'appétit.

Le 5 avril, elle rentra à l'infirmerie et fut placée dans le service auquel j'étais attaché : elle se plaignait d'un sentiment de rongement et d'élancement dans la région épigastrique, elle avait une diarrhée constante, mais qui pouvait être entretenue par le régime qu'elle avait adopté, car elle ne prenait que du bouillon et de la salade; il y avait eu pendant quinze jours une telle diminution de la sécrétion urinaire, qu'elle urinait à peine; l'usage des diurétiques avait fait disparaître cette dysurie.

L'examen de la malade me fit constater les phénomènes suivants : Les battements du cœur s'entendent dans toute la poitrine, ils sont irréguliers; en arrière, aux deux bases et à droite dans une plus grande hauteur on trouve de la matité, une faiblesse extrême du bruit respiratoire et du retentissement de la voix.

Le ventre est tuméfié, des veines dilatées se dessinent à sa surface; on y constate de la fluctuation et une matité étendue sur les côtés, matité qui se déplace par le changement de position de la malade.

Les membres inférieurs présentent quelques traces d'œdème et des veines variqueuses; le pouls est fréquent.

Le lendemain de son entrée, mon chef de service lui fit appliquer des sangsues qui ne la soulagèrent pas. La malade se plaint d'une gêne considérable de la respiration, on lui prescrit la teinture de digitale à la dose de 25 à 40 gouttes et des frictions avec la teinture de scille et de digitale sur le ventre. Sous l'influence de cette médication, le ventre se détend un peu; les urines deviennent très-abondantes et limpides, elles renferment un peu d'albumine. Après un soulagement momentané, les accidents reparurent; la malade tomba dans un affaissement profond; la respiration était très-anxieuse; le côté gauche s'était dégagé, mais le côté droit était mat dans toute son étendue; les crachats, après avoir été sanguinolents, devinrent puriformes.

Le pouls était fréquent et dépressible, les pommettes rouges, la peau chaude.

Comme dans les autres cavités séreuses, quand il ne produit pas d'extravasation sanguine, le tubercule tend à produire du séro-pus, ce qui aggrave le pronostic des épanchements péritonitiques liés à la tuberculose. Le processus qui amène l'ulcération de l'intestin et son ouver-

L'haleine présentait une odeur fétide, la diarrhée de plus en plus abondante avait résisté à toutes les médications qu'on lui avait opposées.

Les urines étaient devenues très-rouges et laissaient déposer un sédiment abondant.

Des pétéchies se montaient sur les jambes, elle succomba le 20 mai.

Autopsie. — La cavité droite de la plèvre est remplie par un épanchement séreux très-abondant ; le poumon comprimé adhère à la paroi costale ; un caillot membraniforme est étalé sur la surface convexe du diaphragme.

Le cœur et tous les vaisseaux renferment un sang diffluent, défibriné : à peine y trouve-t-on un très-petit coagulum.

Une sérosité abondante remplit la cavité abdominale.

Le péritoine est tapissé de fausses membranes épaisses, striées, présentant une coloration d'un rouge vif, rayé par des lignes blanchâtres, ce qui lui donne un aspect vergeté ; on trouve au-desous des granulations tuberculeuses ; la couche vasculaire sous-jacente est injectée, quelques anses intestinales adhèrent à la paroi abdominale ; au niveau de cette adhérence, le péritoine pariétal est revêtu d'une épaisse fausse membrane grisâtre.

La rate est enveloppée d'une fausse membrane épaisse et comme aréolée ; tout le mésentère est couvert d'une éruption tuberculeuse constituée par de petites granulations dures, blanchâtres, au-dessus de laquelle s'étale une exsudation sanguine moins épaisse que celle qui recouvre l'intestin ; le tissu de la rate est dur et très-dense.

Les reins et l'utérus n'offrent aucune lésion appréciable. L'intestin grêle très-raccourci, n'a que deux fois un quart la longueur du corps ; les valvules conniventes sont serrées les unes contre les autres, et descendent jusqu'au voisinage de la valvule iléo-cæcale.

Au niveau de cette dernière, on aperçoit une ulcération profonde, analogue d'aspect à celles qu'on observe dans la fièvre typhoïde ; une autre ulcération, plus profonde encore, existe au niveau du point où l'intestin adhère à la paroi abdominale ; là-même se trouve une perforation dont les bords sont taillés à pic ; dans le reste de l'intestin les plaques de Peyer sont saillantes et piquetées de noir, ulcérées en quelques points ; le fond de quelques-unes de ces ulcérations est tapissé par une membrane d'apparence muqueuse.

Cette observation manque de beaucoup de détails importants, cependant elle m'a semblé assez intéressante pour trouver place ici : nous y voyons une péritonite hémorrhagique coïncidant avec une éruption tuberculeuse du péritoine chez une femme de soixante-douze ans, fait déjà très-exceptionnel ; bien que la note ne dise pas que les ulcérations de l'intestin fussent de nature tuberculeuse, il me paraît difficile de leur en attribuer une autre ; leur localisation dans les plaques de Peyer, ce travail de réparation qui a tapissé d'une membrane cicatricielle le fond de certains ulcères est rare dans les ulcères tuberculeux, mais on l'y observe quelquefois ; à coup sûr on ne l'observerait pas dans une affection cancéreuse. Le silence de l'observation sur l'état des

ture dans le péritoine est facile à comprendre quand des adhérences préalables, véritable effort de la nature médicatrice, n'ont pas paré aux conséquences de cet accident. On se rend plus difficilement compte de ces ulcérations de l'intestin qui se font de dehors en dedans contrairement aux lois habituelles du travail ulcératif. (Voyez leçon sur le *phlegmon de la parotide.*) Peut-être dans ce cas quelque lésion du tissu sous-séreux est-elle venue favoriser cette ulcération.

Diagnostic. — Le point important du diagnostic des péritonites chroniques est la détermination de la condition pathogénique qui leur a donné naissance : dans l'immense majorité des cas, les péritonites chroniques sont tuberculeuses ; et, quand on ne trouve dans aucun organe des manifestations de la diathèse cancéreuse, la pensée du médecin se dirige habituellement vers l'existence probable d'un élément tuberculeux. Cependant il y a des péritonites chroniques qui ne relèvent ni du tubercule ni du cancer, elles peuvent être une des manifestations de l'alcoolisme ; les autres se développent habituellement chez des sujets strumeux, ou tuberculeux ou du moins disposés aux tubercules. On observe dans les mêmes conditions des pleurésies et des méningites derrière lesquelles on ne trouve pas la lésion caractéristique qui les ferait ranger parmi les inflammations tuberculeuses dont elles offrent l'expression symptomatique. Ce fait est digne d'attention : Qu'une inflammation suive une marche chronique ou subaiguë chez un sujet dont la constitution est faible, dont la vitalité est languissante, c'est là une loi très-générale ; mais d'où vient chez les tuberculeux cette tendance aux inflammations des membranes séreuses ? Ici la condition

poumons ne prouve pas qu'ils fussent sains, c'était au début de mon internat, j'étais chargé d'un service très-considérable, et dans la rédaction précipitée de l'observation j'ai pu omettre ces renseignements importants. Les crises violentes de douleur sont probablement imputables aux processus ulcératifs de l'intestin et à l'inflammation des tissus voisins de la perforation. Pendant ces crises de douleur survenait cette singulière congestion de la peau que j'ai notée, que M. Perrochaud avait observée avant moi, qu'on pourrait peut-être expliquer par une paralysie réflexe des vaso-moteurs : on peut se demander si c'est une congestion connexe ou analogue qui a provoqué les hémorrhagies utérines et a fait pleuvoir dans le péritoine la sérosité sanguinolente qui remplissait sa cavité, l'éruption tuberculeuse dont il était couvert suffit sans doute pour provoquer cette exhalation sanguine ; il y a d'ailleurs chez cette malade une tendance prononcée aux congestions hémorrhagiques. Elle a des pertes utérines sans lésion locale qui les puisse expliquer. A la fin de la maladie, nous voyons des pétéchies apparaître sur la peau.

pathogénique nous échappe, et cette question appelle de nouvelles études (1).

Le diagnostic des péritonites chroniques sera fondé sur l'observation attentive de l'évolution de la maladie, sur l'absence ou l'existence de complications tuberculeuses appréciables dans d'autres organes, sur l'étude du terrain constitutionnel et des conditions héréditaires, bien que, nous venons de le dire, une inflammation de séreuses chez les tuberculeux ou dans les races tuberculeuses ne soit pas toujours compliquée de productions phymateuses. Cette distinction, qui dans beaucoup de cas ne peut être exprimée que d'une manière dubitative, a une grande importance pour le pronostic ; évidemment la péritonite sans lésions tuberculeuses appréciables est moins grave que celle qui est accompagnée de ces lésions. Celle-ci peut guérir sans doute ; mais cette guérison n'est ordinairement que relative ou temporaire : si le processus tuberculeux s'arrête dans le péritoine, en général il poursuit ailleurs ses ravages et le malade n'échappe à cette complication que pour succomber à d'autres localisations de la même diathèse.

Dans la péritonite chronique qui a pour point de départ une lésion des organes pelviens, outre les renseignements fournis par la marche de la maladie, par les localisations morbides qui l'ont précédée, par le toucher vaginal et rectal, la physionomie de la maladie n'est pas en tous points celle des péritonites qui ont une autre origine : le travail morbide a toujours son foyer principal dans le bassin, c'est là qu'on trouve les rénitences les plus accentuées, la sensibilité la plus vive, tandis que dans la péritonite tuberculeuse commune les douleurs, comme la sensibilité, ont habituellement leur maximum dans les régions sus-ombilicales.

On ne confondra pas la péritonite tuberculeuse avec l'étranglement interne. On trouve dans celui-ci la tympanite, les douleurs, les vomissements qui peuvent accompagner la péritonite ; mais l'absence com-

(1) Il ne faut pas désespérer d'arriver à la solution de ce problème pathogénique qui se dérobe actuellement à nos explications. Le tubercule existe probablement dans ses formes histologiques élémentaires avant de se présenter à nos regards dans ces agrégats dont les caractères sont appréciables à la vue. Quand on voit des hydatides microscopiques ou même des crochets d'hydatides tombés dans le péritoine y produire de violentes inflammations, on conçoit que des éléments morbides figurés qui échappent à nos yeux puissent exister dans l'organisme et y incarner sous des formes matérielles déterminées ces conditions pathogéniques auxquelles nous donnons la vague dénomination de prédispositions. Il y a là un intéressant sujet de recherches.

plète des évacuations intestinales, la marche aiguë des symptômes, l'anxiété plus grande, l'apyrexie au début, l'immobilité des anses intestinales distendues sans empâtement, les commémoratifs, rendront la diagnostic facile à moins que l'étranglement, ce qui peut avoir lieu, ne vienne compliquer la péritonite ; mais dans celle-ci les évacuations gazeuses et liquides ne manquent pas aussi complétement et aussi opiniâtrément que dans l'obstruction intestinale.

Dans l'entérite tuberculeuse on ne trouve ni l'empâtement ni l'immobilité des anses intestinales qui accompagnent la péritonite. Le météorisme y est moins prononcé ; les douleurs et la sensibilité à la pression sont habituellement plus profondes et sont en général limitées sur le trajet du côlon et dans les régions iliaques.

Dans la péritonite la douleur est plus diffuse, plus *superficielle*, la moindre pression la réveille et quand, après avoir déprimé la paroi abdominale, on retire brusquement la main, elle éclate très-vive ; tandis que par la même manœuvre la douleur peut être nulle ou peu accentuée, quand le péritoine n'est pas intéressé. Cette sensibilité douloureuse, qu'excite une pression superficielle ou un brusque relâchement de la paroi ventrale, n'a pas, au point de vue du diagnostic de la péritonite, toute l'importance qu'on lui a attribuée. On l'observe, en effet, dans les névralgies lombo-abdominales, qui compliquent fréquemment les affections des organes profonds.

Dans la tympanite hystérique ou hypochondriaque, accompagnée rarement de diarrhée, habituellement de constipation, le ventre est ordinairement indolore, il n'y a pas de fièvre, pas d'*empâtement*, et l'intégrité des autres organes, les autres troubles d'innervation qui précèdent ou accompagnent la tympanite éclairent le diagnostic.

Le traitement de la péritonite tuberculeuse présente deux indications principales : la première est tirée des localisations morbides dont la péritonite a été une complication : le plus souvent par conséquent de l'entérite tuberculeuse. Nous ne répéterons pas ce que nous avons dit à propos de la diarrhée chronique.

Le lait de chèvre avec l'eau de chaux, la viande crue assistée de la pepsine, les œufs, les fécules, les jus de viande, les bouillons, seront la base du régime alimentaire.

Les calmants, les astringents, les toniques seront les principaux éléments du traitement pharmaceutique. Le traitement de la péritonite exigera en outre le repos absolu, les narcotiques qui apaisent la douleur, les vésicatoires, le collodion, les pommades ou les fomentations calmantes au début, plus tard les pommades iodurées. J'emploie souvent la formule suivante :

℞ Axonge	40	grammes.
Extrait de ciguë	6	—
Extrait de jusquiame		
Extrait de belladone	aa 3	—
Extrait thébaïque		
Iodure de potassium	4	—
Camphre	2	—

Ou bien on fera des applications de teinture d'iode ou de coton iodé. On peut combiner les topiques iodés avec le collodion en incorporant dans celui-ci de la teinture d'iode ou en étendant sur une couche de celle-ci une couche de collodion. Plus tard, pour favoriser la résorption des liquides épanchés, on exercera une douce compression à l'aide d'une ceinture de flanelle, qui dans tous les cas sera utile pendant quelque temps, même après la guérison, pour soutenir la paroi abdominale et la soustraire à l'impression du froid.

L'hygiène est l'auxiliaire indispensable de toutes ces médications. Dans les maladies constitutionnelles, on ne saurait trop le répéter, il faut faire la plus grande part à ces modificateurs cosmiques qui enveloppent l'organisme, stimulent et entretiennent son action et lui fournissent les éléments de la réparation.

APPENDICE.

Nous avons en ce moment dans nos salles un exemple de péritonite chronique dont la tympanite est un des symptômes dominants.

X..., repasseuse, habite Paris depuis quelques mois. Elle est sujette à des érysipèles de la face, accompagnés de fièvre et durant généralement de cinq à sept jours ; on ne peut saisir aucun rapport appréciable entre ces congestions érysipélateuses et la fluxion menstruelle, rapport que j'ai plusieurs fois observé chez les femmes dans les érysipèles à répétition.

Elle a été réglée à l'âge de treize ans, mais toujours d'une manière irrégulière, et cette irrégularité a augmenté dans ces derniers temps ; elle a été très-sujette aux migraines.

Mais si ce symptôme semble lui donner, à mes yeux, la note de l'arthritisme, une autre diathèse est venue de bonne heure imprimer son cachet sur sa constitution : elle a eu des coryzas chroniques de très-longue durée, phénomène commun chez les sujets lymphatiques ainsi que les autres catarrhes chroniques.

Elle porte au devant des sterno-mastoïdiens des chapelets ganglionaires. Il y a quatre mois qu'elle tousse et qu'elle expectore des crachats muqueux; depuis un mois elle souffre de dyspepsie flatulente, de douleurs dans les hypochondres, et en même temps son ventre a commencé à se tuméfier. Elle accuse une soif vive ; depuis la même époque elle a des accès fébriles, d'abord irréguliers, qui depuis quinze jours ont revêtu la forme de la fièvre vespérale quotidienne, forme qui dans nos climats appartient le plus souvent aux fièvres symptomatiques.

Jamais elle n'a eu de diarrhée.

Depuis un mois elle a considérablement maigri et depuis quinze jours elle a été forcée d'interrompre son travail ; elle est obligée de garder le repos.

Son ventre a pris un volume considérable, ses flancs sont soulevés ; la tension en est diffuse et ne ressemble pas à la tumeur saillante des kystes de l'ovaire. Cette tuméfaction donne à la main qui l'explore une sensation d'empâtement. La pression du doigt sur la peau de la paroi abdominale produit de longs plis radiés, indice de l'œdème du derme ; le stéthoscope y laisse une impression circulaire, saillante, entourée d'une rigole.

Quand on applique la main gauche sur un des côtés et que sur l'autre on frappe avec la droite de petits coups brusques, on a la sensation de la transmission de l'ébranlement, qu'il ne faut pas confondre avec la fluctuation. Les téguments œdématiés ou les intestins, surtout quand ils sont réunis en masse par des adhérences infiltrées de sérosité, peuvent transmettre un mouvement ondulatoire qui simule la fluctuation. On interrompt du reste cette transmission en faisant appuyer une autre main posée de champ, sur la ligne médiane, où en y excerçant soi-même une compression à l'aide du pouce de la main gauche, écarté des autres doigts. D'ailleurs le ventre est généralement sonore, et le changement de décubitus ne modifie pas cette sonorité. A gauche cependant le long du côlon descendant on trouve une obscurité du son qui tient à la présence de matières dans cette partie de l'intestin, car elle est fixe et ne s'est développée que depuis deux jours.

Comme cela arrive dans tous les cas où l'abdomen est distendu, les veines sous-cutanées sont dilatées. L'examen de la poitrine fournit des renseignements importants pour le diagnostic : du côté droit la percussion donne dans les régions sus- et sous-claviculaires un son plus obscur que du côté gauche, en même temps que la tonalité y est plus élevée. Elle fait aussi constater une diminution de l'élasticité et provoque des quintes de toux. Il y a dans la même région une augmentation des vibrations thoraciques pendant la phonation.

La respiration présente une notable différence des deux côtés : à droite elle est plus faible, moins ample, moins vésiculaire, saccadée et suivie d'expiration prolongée.

A la réunion du tiers interne avec les deux tiers externes de la région claviculaire on entend, quand la malade tousse, ce retentissement particulier qui me paraît être un signe d'induration centrale du poumon. C'est comme un écho de la toux buccale qui succède à celle-ci et présente un timbre plus aigu.

La face est colorée, les pommettes sont plaquées de rouge, mais les lèvres sont pâles, un bruit de souffle est perçu au niveau des vaisseaux du cou. Les membres inférieurs présentent un léger œdème dû à l'anémie et à la compression des vaisseaux.

Ainsi donc, comme phénomène objectif saillant, nous trouvons chez cette malade une tympanite intestinale, c'est-à-dire une distension des intestins par des gaz.

Cette tympanite peut être aiguë ou chronique. Aiguë elle peut être due à un étranglement de l'intestin, à des obstructions fécales ou organiques. Elle est alors accompagnée de douleurs vives, de nausées, de hoquets, de vomissements bilieux ou alimentaires, qui souvent deviennent stercoraux. Un des symptômes caractéristiques est l'absence de toute évacuation de fèces ou de gaz.

Chez notre malade, la tympanite est déjà ancienne, les gaz sont expulsés, les matières fécales sont rendues avec leur forme et leur consistance normales. Cette circonstance doit encore faire écarter la pensée d'un rétrécissement organique, surtout d'un rétrécissement du gros intestin, siége le plus habituel de ces coarctations : car dans ce cas les matières seraient filées, rubanées ou ovillées. D'ailleurs, dans les tympanites causées par un obstacle à la circulation des matières fécales, on trouve dans un point quelconque du ventre des tumeurs, des rénitences, des foyers de sensibilité anomale qui font complétement défaut chez notre malade.

Toutes ces conditions pathologiques étant éliminées, la tympanite chronique reconnaît deux causes principales : l'hystérie et la péritonite chronique. Dans ce cas l'hystérie se dénonce par d'autres troubles nerveux de même nature ; en général la tympanite hystérique est accompagnée de constipation ; les malades peuvent rester vingt et trente jours sans évacuations, et sans qu'il en résulte ces troubles graves de la santé qu'une pareille rétention des matières fécales provoque habituellement dans d'autres conditions.

Souvent les malades n'éprouvent d'autres douleurs que celles qui résultent de la distension des parois abdominales et de la gêne de la respiration ; mais ces parois, le péritoine et l'intestin peuvent ne manifester aucune sensibilité anomale. De plus la tympanite hystérique est complétement apyrétique.

Nous sommes donc conduit à soupçonner derrière cette tympanite, qui refuse d'autres explications, l'existence d'une péritonite chronique dont la péritonite tuberculeuse est la forme la plus commune.

L'état constitutionnel de la malade, les lésions pulmonaires révélées par l'auscultation, la toux qui dure depuis quatre mois, cette fièvre vespérale accompagnée de soif vive, l'amaigrissement, l'engorgement des ganglions, sont autant de présomptions en faveur de cette opinion.

L'évolution de la phymatose dans la poitrine paraît peu avancée ; elle y est circonscrite dans des limites assez restreintes ; mais l'invasion du péritoine a pu faire une diversion active à l'affection pulmonaire et absorber, pour ainsi dire, l'action morbide par une sorte de balancement pathologique qu'on a souvent d'ailleurs l'occasion d'observer.

La malade nous raconte que sa fièvre du soir était accompagnée de sueurs restreintes à la région lombaire ; dans les mêmes conditions je les ai vues limitées à l'abdomen ou aux membres inférieurs ; on ne peut s'empêcher de rapprocher ce fait de ce qui se passe habituellement dans la phthisie pulmonaire où la transpiration est plus abondante ou limitée à la tête et à la poitrine. Faut-il invoquer une action réflexe pour expliquer ces transpirations partielles dont le siége semble varier avec le foyer du travail morbide? Nous sommes disposé à l'admettre sans pouvoir l'affirmer.

A l'appui du diagnostic de péritonite chronique nous invoquerons encore l'*empâtement* du ventre perçu par la palpation, l'immobilité des anses intestinales, l'existence de gargouillements circum-ombilicaux, enfin les nausées et les vomissements.

La diarrhée a fait défaut, et pourrait faire supposer qu'il n'y a pas de lésions tuberculeuses de l'intestin. Mais, comme je l'ai dit ailleurs, cette conclusion ne serait pas rigoureuse.

Le pronostic est évidemment grave, mais il n'est pas désespéré, et notre opinion sur la nature de la lésion ne doit pas paralyser la lutte qui peut offrir encore quelques chances de succès ; car, comme je vous le répète sans cesse, nous avons un auxiliaire dont nous ne pouvons jamais apprécier les ressources avec une rigueur absolue : c'est la nature qui combat avec nous.

Pour faire diversion à la congestion péritonéale, nous appliquerons sur l'abdomen un large vésicatoire, moyen que j'ai vu parfois suivi d'un affaissement du ventre, considérable et rapide. Quand il sera sec, si je ne juge pas opportun d'en prescrire un autre, je ferai une application de collodion superposée à un badigeonnage de teinture d'iode ; ou si la résolution semble en progrès je me contenterai d'onctions avec une pommade résolutive comme la suivante :

℞ Axonge	30	grammes.
Extrait de ciguë	6	—
Iodure de potassium	3	—
Camphre	2	—

Nous ne dédaignerons pas les poudres absorbantes, de charbon et de bismuth, sans compter beaucoup cependant sur leur efficacité; mais leur action désinfectante peut être utile.

Nous prescrirons un régime très-doux, composé surtout d'aliments liquides : bouillons, potages, lait associé à l'eau de chaux, jus de viande, pour soutenir les forces sans solliciter une action trop énergique du tube digestif.

Enfin nous surveillerons les organes thoraciques avec cette prévision que l'apaisement du travail péritonitique pourrait être suivi de l'excitation et de l'aggravation des lésions pulmonaires.

DE LA LITHIASE BILIAIRE

Sommaire. — La lithiase biliaire est souvent d'origine arthritique. — Traitement de la disposition lithiasique.
Congestion pulmonaire compliquant la lithiase.
Coincidence de l'ictère avec l'œdème sous-cutané.
Forme chronique de la lithiase biliaire. — Observations cliniques. — Diagnostic de cette forme. — Calcul biliaire formant le noyau d'une concrétion intestinale. — Observation.

Messieurs,

La lithiase biliaire est incontestablement, dans le plus grand nombre des cas au moins, d'origine arthritique; il n'est pas rare de la voir coïncider ou bien alterner avec la gravelle urique; dans les familles goutteuses, on l'observe fréquemment accompagnant ou remplaçant l'arthrite goutteuse, formant souvent dans la race l'anneau intermédiaire entre des manifestations franchement arthritiques chez les ascendants et les descendants de malades atteints de coliques hépatiques.

Dans les pays chauds, où l'arthrite goutteuse est relativement rare, cette lithiase est avec les névralgies, les névroses, la gravelle rénale et les affections cutanées, l'expression la plus habituelle de l'arthritisme; on a décrit minutieusement les symptômes des coliques hépatiques aiguës : le siége de la douleur, son caractère exacerbant, rémittent, ses irradiations vers l'épigastre, vers l'épaule, quelquefois jusque vers le côté gauche; l'ictère apparaissant d'abord dans les urines, sur les conjonctives, et se montrant plus tard sur le tégument externe; la jactitation qui différencie si profondément les douleurs lithiasiques de celles qui accompagnent la péritonite et le rhumatisme musculaire : dans ces dernières affections, le malade s'immobilise autant que possible, évitant tout ébranlement qui ravive ou augmente ses souffrances.

Petit a publié un très-intéressant mémoire sur la rétention de la bile dans la vésicule et sur les fistules biliaires. Peu d'affections ont été mieux connues et mieux étudiées que la lithiase biliaire. L'éther, l'opium, la belladone en potion ou en lavement et surtout en injections sous-cutanées, nous offrent les meilleurs moyens de combattre ces coliques, d'atténuer ces douleurs, dont la violence provoque quelquefois des syncopes.

Le régime, les alcalis, combinés quelquefois avec l'éther, sont les bases du traitement qui doit être opposé à la disposition lithiasique. Avec la congestion hépatique qui accompagne très-souvent les coliques, j'ai plusieurs fois observé une complication qui mérite d'être signalée, c'est un état congestif de la base du poumon droit, attesté par un râle crépitant, fin et nombreux, de la toux, de la fièvre, une expectoration visqueuse. Cette congestion est restée limitée à la base du poumon, a disparu après deux ou trois jours de durée sous l'action de ventouses scarifiées et de vésicatoires. Ce n'était pas évidemment une combinaison fortuite de pneumonie et de coliques hépatiques, c'était une congestion limitée, passagère, connexe à l'irritation et à la congestion hépatique, et disparaissant avec elles, exprimant dans un ordre inverse cette solidarité entre le foie et le poumon, dont témoigne l'extrême fréquence des congestions hépatiques dans les pneumonies.

Je signalerai encore, à propos de l'ictère symptomatique de l'obstruction du canal cholédoque, un phénomène qu'on observe dans tous les ictères quand leur durée se prolonge pendant plusieurs jours, c'est un léger degré d'œdème qui accompagne la suffusion des éléments de la bile dans les tissus. Il est très-rare que sur la face interne du tibia la pression ne laisse pas une empreinte : voilà plus de vingt ans que j'ai signalé cette coïncidence peu connue, je crois, de l'ictère et de l'œdème souscutané.

Je suis porté à croire que cet œdème est lié [à] une modification de l'action vaso-motrice : la stimulation de la peau avec l'ongle laisse en général une large traînée rouge qui l'atteste ; il n'est pas rare d'observer dans l'ictère des bruits vasculaires qui ont la même origine.

Je veux surtout appeler aujourd'hui votre attention sur une forme de lithiase biliaire qu'on pourrait appeler les coliques hépatiques chroniques. Les symptômes qui la caractérisent peuvent durer plusieurs mois, plusieurs années; la symptomatologie n'en est pas toujours assez nette pour trancher toute incertitude sur l'origine et la nature du mal. Je résumerai deux observations qui montrent cette affection sous deux formes très-différentes.

Une dame d'une cinquantaine d'années, éprouvée par de longs chagrins, fut prise d'inappétence et en même temps d'une sensation de pesanteur douloureuse dans l'hypochondre droit, sans douleurs très-aiguës. Elle éprouvait presque tous les soirs un petit mouvement fébrile avec chaleur sèche de la peau. Elle maigrissait, s'affaiblissait; la peau avait une teinte légèrement jaune plus accentuée sur les conjonctives. Le foie dépassait les côtes; il était douloureux à la pression, et l'on sentait une tuméfaction au niveau de la vésicule. Après avoir essayé, en Prusse, plusieurs médications, qui étaient demeurées inefficaces, cette dame fut envoyée par Chomel à Vichy. Vers la fin de sa cure thermale, elle commença à rendre par les selles une bouillie blanchâtre qui, soumise à l'analyse, fut trouvée constituée par de la cholestérine. A partir de ce moment, cette malade fut guérie d'une maladie qui durait depuis plus d'un an. Cette cholestérine devait être accumulée dans la vésicule distendue, y produisait une irritation qui troublait les fonctions hépatiques et provoquait cette fébricule quotidienne, rebelle à tout traitement. Après cette évacuation, cette dame reprit de l'appétit, des forces, du teint, de l'embonpoint, et après l'avoir observée pendant qu'elle était sous la direction de Chomel, je la suivis pendant plusieurs années, sans que son rétablissement se démentît.

Dans l'observation suivante, pendant quatre ans, le canal cholédoque fut obstrué par un calcul qui finit par tomber dans l'intestin.

Mme P..., âgée de quarante ans, fille d'un goutteux, a eu plusieurs atteintes de coliques hépatiques : plusieurs fois Vichy lui a réussi et a assuré son repos pendant quelques années ; la dernière fois qu'elle y a été, elle n'a éprouvé aucun soulagement, les souffrances ont plutôt augmenté, et la peau a pris une teinte ictérique. Cette teinte, de plus en plus foncée, est devenue noire; les conjonctives étaient vert-bouteille, les selles décolorées, les urines couleur de vieil acajou ; l'appétit languissait ; sans être très-maigre, elle avait beaucoup maigri.

Elle accusait une sensation de tension pénible dans l'hypochondre, et sans qu'elle éprouvât les crises douloureuses violentes qui caractérisent les coliques hépatiques, cette tension se changeait parfois en douleurs de côté intenses. Au bout de deux ou trois ans, elle eut des épistaxis, des ménorrhagies et quelques pétéchies qui m'inspirèrent des inquiétudes. Le foie était volumineux, descendait à trois ou quatre travers de doigt au-dessous des côtes. Derrière le muscle droit, on sentait une rénitence que j'attribuai à la vésicule distendue. L'extrait de quinquina rouge, donné à la malade, parut diminuer cette disposition hémorrhagique. Délivré de ces accidents, de concert avec mon ami le docteur Barth, je prescrivis l'usage quotidien du sirop d'éther à la dose de 4 à 6 cuillerées à café chaque jour, délayé dans de l'infusion de saponaire.

La malade prit également chaque jour un quart de lavement avec la solution d'une cuillerée à café de bicarbonate de soude dans un demi-verre d'eau. Le traitement fut assez exactement suivi, et la malade finit par rendre un calcul volumineux; sa santé depuis lors s'est rétablie, et elle n'a pas eu de nouvelles atteintes de coliques.

Dans ce cas, nous ferons remarquer la longue durée de l'ictère, la tendance hémorrhagique qui semble résulter du mélange des éléments de la bile avec le sang et qu'on observe non-seulement dans l'ictère grave, mais dans les cas où la fonction cholopoiétique est profondément et longtemps troublée. J'ai vu deux fois des hémorrhagies multiples terminer la vie dans des cas où l'ampoule de Vater était comprimée par des tumeurs cancéreuses. Le sang s'échappait à la fois par la pituitaire, les gencives, l'estomac, les bronches, l'intestin, la vessie, et s'étalait sous la peau en vastes ecchymoses.

La durée des accidents chez notre malade était une présomption contre l'existence d'une tumeur cancéreuse. L'apaisement des crises douloureuses est expliqué par la situation fixe du calcul, au contact duquel s'étaient habitués les tissus qu'il distendait.

Le docteur Barth attache de l'importance à l'emploi de l'éther, qui a sur les calculs biliaires une action dissolvante bien plus puissante que celle de la térébenthine; celle-ci est, en outre, beaucoup plus mal supportée. D'ailleurs, il est plus que douteux que la quantité absorbée puisse avoir aucun effet lithonthriptique.

Dans la première observation, les alcalins ont eu un effet heureux et rapide; ils semblent favoriser l'expulsion des calculs, et cette action, comme le remarque M. le docteur Senac, est une des raisons de l'efficacité des eaux de Vichy dans le traitement des coliques hépatiques. Chez notre malade, la nature de la concrétion a permis qu'elle fût expulsée sans douleurs vives.

Ces lithiases biliaires à forme chronique peuvent être confondues avec des indurations chroniques du foie, avec des dégénérescences cancéreuses. La tumeur vésiculaire a pu être prise pour un abcès : j'ai observé dernièrement un cas où cette erreur avait été commise.

Quand la concrétion biliaire est très-volumineuse, elle peut, en arrivant dans l'intestin, soit par dilatation du canal cholédoque, soit par un travail ulcératif de ce canal et de l'intestin, s'y arrêter et former le noyau de concrétions intestinales; je crois avoir observé un fait de cette nature : un malade, qui avait longtemps souffert du foie, éprouva pendant plus d'une année des crises de douleurs abdominales, accompagnées de phénomènes péritonitiques : fièvre, vomissements, ballonnement et sensibilité extrême du ventre à la pression. Le foyer principal de la douleur paraissait correspondre au côlon transverse, au niveau duquel on trouvait une rénitence que l'extrême sensibilité du ventre et la contraction des muscles abdominaux ne permettaient pas de bien limiter. Dans une période de rémission, en allant à la garderobe, ce malade sentit un besoin irrésistible de pousser ; malgré des douleurs très-vives et une sensation de déchirement à l'anus, il rejeta un corps dur semblable, disait-il, à un petit moellon, qui tomba avec un bruit de pierre dans la cuvette sur laquelle il était assis ; il aperçut en se retournant une masse solide, grisâtre, striée de sang, et, dans son trouble, ne songea pas à la conserver. Je le vis le lendemain, il avait le ventre endolori, mais rien qui ressemblât à ses souffrances habituelles ; l'anus était fendillé et éraillé, et à partir de ce moment le malade recouvra la santé, et depuis lors, il y a plus de cinq ans, il n'a rien ressenti qui lui rappelât le souvenir de ses anciens accidents.

DE LA CARDIALGIE

Sommaire. — Définition. — Caractères de la gastralgie. — La gastralgie est souvent une manifestation de la diathèse arthritique.

Observations cliniques.

Canses occasionnelles de l'explosion des crises cardialgiques.

La cardialgie peut précéder l'apparition du cancer de l'estomac ou du foie. (Observations cliniques.

Diagnostic de la cardialgie.

Indications thérapeutiques (opium, belladone, morphine, éther, ammoniaque, glace, etc.). — Applications topiques (emplâtre de thériaque belladonée, applications chaudes, etc.).

Traitement général et moyens hygiéniques. — Eaux minérales : Néris, Luxeuil, La Malou, Royat, Plombières, Bagnols, Eaux-Chaudes, Cauterets.

Observations de cardialgie chronique compliquée d'entéralgie.

MESSIEURS,

De toutes les affections qu'on peut confondre avec les coliques hépatiques, la cardialgie est la plus commune. La cardialgie, vulgairement appelée *crampe d'estomac*, est caractérisée par une douleur très-vive dans la région épigastrique, accompagnée ordinairement d'une sensation d'angoisse et de défaillance. C'est dans ce sens que le mot cardialgie a été employé par les médecins des derniers siècles, et je ne crois pas qu'il puisse être remplacé par celui de gastralgie. Ce dernier, par sa précision même, a l'inconvénient de préjuger des questions indécises, de supposer l'action névropathique circonscrite dans des limites qu'elle franchit le plus souvent, et en même temps de réunir en un seul groupe des formes morbides très-différentes. Toute sensation douloureuse imputée à l'estomac porte le nom de gastralgie; ce qui constitue la cardialgie, c'est une douleur violente soudaine, revenant par accès plus ou moins rapprochés, ayant en un mot tous les caractères d'une névralgie.

Elle débute le plus souvent pendant le travail de la digestion, plus rarement à jeun; elle peut acquérir subitement une intensité extrême ou se développer graduellement; elle peut être compressive, tensive, pongitive, térébrante; elle devient atroce, angoissante, accompagnée d'une sensation de défaillance et souvent d'oppression; très-souvent la douleur retentit dans la région rachidienne. Le malade pousse des cris, se désespère, se croit menacé d'une mort prochaine; il est dans un état d'agitation et d'anxiété indicibles.

En général, l'estomac est tuméfié, dur, tympanisé, il serait quelquefois rétracté selon Romberg; le malade éructe des gaz dont l'expulsion lui procure ordinairement un léger apaisement; il éprouve généralement un soulagement plus prononcé quand après des efforts de vomiturition il a rejeté des matières bilieuses ou alimentaires. Quelquefois cependant les vomissements ne le soulagent pas, ou sont même suivis d'une aggravation de ses souffrances.

Pendant ces crises, le pouls est accéléré ou ralenti, habituellement petit et dépressible. La peau est froide; les traits sont grippés, anxieux. Ces accidents durent en général quelques heures; ils se répètent quelquefois plusieurs jours de suite; dans certains cas avec une périodicité régulière qui n'appartient guère qu'à certaines formes de fièvres larvées.

Romberg place le siége de cette névralgie dans le plexus solaire; cette opinion n'a rien d'invraisemblable, elle n'a d'autre tort que de ne pouvoir être démontrée. Ce que je puis dire, c'est que dans la cardialgie comme dans la plupart des viscéralgies, en même temps que la douleur interne, profonde, rapportée par le malade à la région de l'estomac, j'ai observé habituellement une névralgie superficielle accusée par des douleurs spontanées au niveau des nerfs intercostaux et par des foyers de sensibilité anomale sur le trajet de ces mêmes nerfs. On peut regarder ces névralgies superficielles qui compliquent les profondes comme des phénomènes de sensibilité réflexe.

La cardialgie est, comme beaucoup d'autres névralgies, le plus souvent une manifestation de la diathèse arthritique; elle peut précéder ou remplacer des attaques de goutte articulaire. Romberg raconte que lui-même fut affecté de cardialgie avant de devenir goutteux.

Par sa marche, par ses retours périodiques, par la violence des douleurs et la rapidité du rétablissement, elle a une frappante analogie avec la migraine, avec laquelle elle alterne quelquefois, et qui est, comme la cardialgie, une névrose arthritique. Comme la migraine elle paraît quelquefois provoquée par la crise menstruelle.

Obs. I. — Un de mes amis, de race arthritique, a présenté dans le cours de sa vie de nombreuses manifestations morbides imputables à une disposition arthritique héréditaire : rhumatisme musculaire, rhumatisme articulaire, goutte, etc., et il a succombé à un anévrysme de l'aorte à l'âge de cinquante-huit ans; il avait eu dans sa jeunesse des crises de cardialgie très-violentes, très-pénibles, accompagnées d'un état anémique qui avait cédé ainsi que les accidents cardialgiques sous l'influence de l'hydrothérapie.

Voici un autre exemple de cardialgie précédant la goutte.

Obs. II. — Madame P..., âgée de cinquante-quatre ans (Polonaise), est d'une constitution forte mais un peu lymphatique. Son père était sujet aux coliques hépatiques, elle a eu de très-fréquentes et très-violentes migraines, des névralgies erratiques ; ses urines renferment souvent des dépôts d'acide urique. Elle a eu en 1872 une attaque de cardialgie d'une violence extrême avec vomissements, météorisme, refroidissement, altération des traits, aspect cholériforme, et en même temps une douleur très-vive sur le trajet d'un des nerfs intercostaux. Quand ces douleurs cessèrent, elle eut une attaque de goutte aux mains, qui a laissé sur les articulations des doigts de légères nodosités.

Depuis lors, cette dame éprouve après les repas de la flatulence, de la tympanite stomacale, accompagnée d'une sensation douloureuse dans l'estomac. Elle accuse en même temps des douleurs sur le trajet d'un des derniers nerfs intercostaux du côté gauche ; ce nerf présente, près du rachis, en dehors de l'omoplate et à l'épigastre, des points sensibles à la pression ; on en trouve d'autres au niveau de l'os des iles et d'un des trous sacrés.

Cette malade n'a jamais supporté les ferrugineux, circonstance qui n'est pas rare chez les anémiques arthritiques. Je lui prescrivis un mélange de teinture de Baumé, de solution de Fowler et de teinture de belladone, qui m'a souvent réussi dans ce genre de dyspepsie, et une saison à Luxeuil.

Chez ces deux malades, avant de se montrer sous sa forme caractéristique, la diathèse goutteuse s'était exprimée par des migraines, des névralgies, une disposition aux rhumatismes et par des attaques de cardialgie dont la nature arthritique s'affirmait par toutes ces manifestations concomitantes.

Ainsi que je l'ai dit plus haut, j'ai vu la cardialgie remplacer la migraine, névrose essentiellement arthritique, revenir par accès comme cette dernière et constituer une sorte de migraine épigastrique.

Obs. III. — Ainsi chez une de mes malades la migraine fut remplacée successivement par des coliques hépatiques, par des coliques néphrétiques et par des accès de cardialgie très-violents; cette dame éprouvait alors une douleur poignante derrière l'appendice xiphoïde, retentissant sur la partie correspondante du rachis et remontant jusqu'à la nuque, plus pénible et plus angoissante encore dans son foyer postérieur qu'elle ne l'était en avant, avec une sensation de torsion, d'étouffement, de défaillance et de terreur; du ballonnement du ventre, de la tension épigastrique et des vomissements répétés. La malade distinguait parfaitement ces crises névralgiques des coliques lithiasiques qui les avaient précédées; la plus longue dura quatre heures. Une fois, dans la folie de la douleur, elle avala d'un trait quarante gouttes de laudanum et la douleur s'apaisa.

Cette malade était pâle, son teint était jaunâtre; elle était très-vive, quoique ses chairs fussent molles et empâtées, on sentait chez elle une innervation centrale active dans un milieu lymphatique. Elle se plaignait de dypepsie flatulente habituelle et de constipation. Je lui prescrivis, dans un infusé d'écorces d'oranges amères et de colombo, le mélange de solution de Fowler, de teinture de Baumé et de teinture de belladone, puis l'hydrothérapie; ce traitement eut un résultat excellent. La malade reprit du teint, de l'appétit; les fonctions digestives s'accomplirent avec plus d'activité et de régularité; les crises névralgiques cessèrent; bien entendu je ne la regarde pas comme guérie.

Quand nous éloignons des goutteux les souffrances qui menacent la vie ou qui la rendent insupportable, quand nous les mettons en état d'en remplir les devoirs ou d'en goûter les jouissances, nous avons atteint le but auquel notre art peut prétendre, sans espérer guérir la goutte qui ne lâche jamais complétement l'organisme qu'elle a fait son vassal; car, véritable tunique de Nessus, quand elle se détache d'un côté, le plus souvent elle se fixe sur un autre.

Dans beaucoup de cas, la cardialgie se montre comme complication de l'hypochondrie ou de l'hystérie, ces névroses qui, le plus souvent au moins, ont l'arthritisme pour racine; elle peut remplacer ou précéder, chez des arthritiques, des affections dartreuses, des catarrhes bronchiques ou intestinaux, de l'asthme, et des coliques néphrétiques ou hépatiques; et c'est dans ce cas surtout que le diagnostic peut offrir de sérieuses difficultés.

Quelquefois, des causes occasionnelles ont paru favoriser l'explosion de la névralgie : des aliments indigestes, le froid, des corps étrangers tels que des noyaux ou des arêtes, certains médicaments : Trnka en cite des exemples; j'ai rencontré une malade qui attribuait ses douleurs gastriques à l'usage immodéré de l'éther.

Comme les autres névralgies, celle-ci peut avoir pour cause une lésion organique; de même qu'on voit de véritables accès d'asthme accompagner l'évolution d'une affection cardiaque, une névralgie de la face avoir pour prétexte une carie dentaire; ainsi j'ai vu plusieurs fois chez des sujets névropathes la cardialgie accompagner l'ectopie rénale; elle coexiste d'autres fois avec des anévrysmes ou avec d'autres tumeurs abdominales.

La cardialgie a quelquefois précédé l'apparition du cancer de l'estomac ou du foie. Le docteur Gendrin a fait la même remarque au sujet des migraines, ce qui reviendrait peut-être à dire que le cancer se développe volontiers sur le terrain de l'arthritisme, comme le tubercule aime le terrain du lymphatisme. Il n'est pas invraisemblable que la localisation de la névralgie favorise celle de la production cancéreuse : bien entendu on ne confondra pas ces névralgies précédant le cancer avec celles qui en sont les premières manifestations, quand le tissu morbide se développe dans le voisinage des cordons ou de centres nerveux.

Obs. IV. — Ainsi, j'ai vu un cancer du foie précédé de douleurs atroces venant par accès, partant du rachis et irradiant dans les flancs. Plus tard, en même temps que le carcinome hépatique se développait avec ses symptômes propres, des troubles graves de l'innervation spinale prouvèrent que la formation cancéreuse avait envahi le canal rachidien et qu'elle avait même probablement débuté par cette région.

La cardialgie symptomatique se distingue par son opiniâtreté, par la fréquence de ses attaques et bientôt par les troubles généraux de nutrition qui l'accompagnent.

Obs. V. — J'ai soigné avec les docteurs Patissier et Gendrin, un homme de cinquante ans, qui pendant plusieurs mois eut des crises de cardialgie de plus en plus rapprochées, si violentes que le malheureux se roulait par terre en poussant des hurlements. Le teint devint jaune paille, la nutrition s'altéra profondément, nous n'avions aucun doute sur l'existence d'un cancer abdominal, bien que l'examen le plus attentif ne nous permit pas d'en déterminer le siége : l'autopsie nous fit découvrir une tumeur cancéreuse située près du rachis dans le voisinage du duodénum.

Bien que les douleurs des coliques hépatiques ne soient pas circonscrites dans des limites invariables, elles occupent habituellement l'hypochondre droit, l'épigastre, la région sous-scapulaire, et nous avons vu dans une des observations précédentes qu'une de mes malades qui les avait éprouvées les distinguait parfaitement des douleurs de la cardialgie. Celles-ci retentissaient sur le rachis, remontaient jusqu'à la nuque; elles étaient accompagnées d'une sensation d'étouffement et de défaillance qu'on peut observer d'ailleurs dans les coliques hépatiques.

Le signe le plus important de ces dernières est l'ictère, coïncidant avec les douleurs; il peut être borné aux narines, aux conjonctives, mais il manque rarement, pour peu que la crise se prolonge; on ne concevrait guère son absence que dans les cas où la colique aurait pour cause un calcul arrêté dans le canal cystique; le canal cholédoque restant libre, la fonction cholopoiétique pourrait n'être pas troublée. On sent alors au niveau du ventre supérieur du muscle droit du côté droit le relief formé par la vésicule distendue. Je crois avoir rencontré quelques faits de ce genre.

Quelle que soit la valeur de l'ictère, il peut manquer si le passage du calcul est très-rapide, et d'une autre part la cardialgie comme toute autre douleur violente, comme tout trouble véhément et soudain de l'innervation, peut provoquer le développement d'un ictère; mais si cette complication peut se présenter, elle est une très-rare exception. Le foie est en général congestionné et augmenté de volume dans les coliques hépatiques. Tous ces signes, dans le plus grand nombre des cas, permettront de distinguer les deux affections; cependant la distinction n'est pas toujours facile, et Chomel rattachait à la lithiase biliaire la plupart des douleurs attribuées à de l'hépatalgie, à de la cardialgie, à des *coliques d'estomac*. Je crois, malgré l'autorité de cet illustre maître, que la cardialgie n'est pas une affection rare, et que le plus souvent on pourra la distinguer des coliques hépatiques.

Dans le traitement de la cardialgie, la première indication est d'apaiser les douleurs : l'opium, la belladone, l'éther à l'intérieur, ou la solution de morphine injectée sous la peau, sont dans la cardialgie comme dans les coliques hépatiques les moyens par excellence; il faut, en administrant l'opium, se rappeler cette belle loi de Sydenham, que Chomel invoquait sans cesse : c'est que la tolérance de l'organisme pour ce médicament est proportionnelle à l'intensité des douleurs. L'ammoniaque à la dose de quelques gouttes dans un verre d'eau sucrée est utile, surtout dans les cas où l'estomac est distendu par des gaz, en même temps qu'il peut agir comme antispasmodique. La glace sera quelquefois employée avec avantage pour apaiser les vomissements ou les nausées. J'ai fait mettre également dans ce cas l'emplâtre de thériaque et de belladone, j'ai fait faire des frictions avec une pommade renfermant de l'opium, de la belladone et du chloroforme ou du cyanure de potassium. Les applications très-chaudes soulagent quelques malades.

Tel doit être le traitement de la crise, traitement palliatif sans doute, mais d'une grande importance pour les malades, qui réclament avant tout l'apaisement de leurs atroces souffrances. Le traitement curatif variera suivant les conditions dans lesquelles la névralgie apparaît : si la note anémique domine, on prescrira une alimentation succulente, dont l'assimilation pourra être aidée par les amers et par la pepsine, un milieu hygiénique favorable, l'hydrothérapie, dont j'ai plusieurs fois constaté l'efficacité dans ces circonstances; on tentera, si elles sont supportées, les préparations martiales souvent mal tolérées dans les névroses arthritiques, dans celles surtout qui sont accompagnées de manifestations tégumentaires.

Obs. VI. — Dans ce dernier cas, des applications successives de vésicatoires sont quelquefois très-efficaces : j'ai été consulté cette année par une dame de race arthritique qui a eu des eczémas, et qui depuis plusieurs mois souffrait de crises cardialgiques revenant au moins une fois par semaine avec une violence extrême. Je lui fis mettre toutes les semaines un vésicatoire volant sur la région épigastrique, et je lui administrai à l'intérieur un mélange de teinture de belladone et de solution de Fowler dans un infusé de camomille; ajoutant à ces médications les prescriptions hygiéniques et diététiques convenables, elle fut guérie en trois ou quatre semaines. La nutrition, qui était très-altérée, revint à son type normal et j'ai eu l'occasion de revoir cette dame dont la santé depuis ne s'est pas démentie.

Obs. VII. — L'arsenic m'a réussi chez une autre jeune dame de race arthritique; son père est goutteux et eczémateux, cette dame est très-sujette aux migraines, aux névralgies, à des attaques d'hystérie, je l'ai traitée pendant plusieurs mois pour une angine granuleuse, elle a eu de l'acné, de l'urticaire, de la dyspepsie, de l'hypochondrie. Depuis quelques années elle est devenue sujette à des attaques de cardialgie atroces; la douleur se fait sentir dans la région sus-ombilicale et retentit dans le dos avec angoisses et oppression excessives, refroidissement, faiblesse du pouls, pâleur, disposition à la lipothymie, météorisme, sensibilité extrême de la région épigastrique et vomissements répétés chaque fois qu'elle prend quelque boisson. Ces vomissements sont ordinairement bilieux, et jamais ils ne sont alimentaires, même quand ils surviennent après les repas; ils exaspèrent les souffrances plutôt qu'ils ne les atténuent. Des frictions sur le dos la soulagent un peu. Vers la fin des accès elle a des éructations continuelles après lesquelles les douleurs diminuent. Quelques gouttes d'ammoniaque dans un verre d'eau sucrée sont de tous les moyens internes celui qui réussit le mieux.

Ces crises durent d'un quart d'heure à six ou huit heures, presque toujours elles arrivent quelques jours avant la période menstruelle ou quelques jours après. Elles laissent après elles un sentiment de courbature sans douleurs, et la malade reprend sa vie habituelle.

Deux fois après un séjour à Aix-les-Bains, les crises sont survenues violentes, puis ont été suspendues pendant deux ans, probablement sous l'action tonique de cette médication. La dernière crise a duré huit heures, je l'ai soumise à un régime convenable, lui interdisant les soirées et les veilles dont elle avait abusé : je lui ai fait prendre tous les jours quatre à cinq granules d'arséniate de soude d'un milligramme : depuis quatre mois, malgré des épreuves morales très-pénibles, la santé de cette jeune dame s'est notablement améliorée, et les crises de cardialgie se sont éloignées.

Voici une autre observation dans laquelle la cardialgie avait succédé à la suppression d'une affection herpétiforme.

Obs. VIII. — M. B..., âgé de quarante-cinq ans, fort vigoureux, né d'un père goutteux qui a succombé à une pneumonie, a contracté il y a deux ans un chancre mou qui a servi de support à ses terreurs hypochondiaques, et de prétexte à des traitements mercuriels prolongés et répétés sans mesure comme sans motifs, car il n'a jamais eu aucun symptôme secondaire bien avéré ; mais il a eu des manifestations herpétoïdes : acné, eczéma, etc. Ses urines sont habituellement sédimenteuses. Il y a trois ans, à la suite d'un eczéma de l'oreille traité par les astringents et rapidement guéri, il fut pris de douleurs violentes dans la région gastrique, avec dyspepsie, ballonnement considérable du ventre et turgescence de l'estomac après chaque repas ; ce malade maigrit beaucoup, tomba d'abord dans une tristesse profonde, et après trois ans de souffrances vint me consulter : je lui prescrivis des frictions tous les matins avec des gants de crin, avant les repas une petite tasse d'infusé de camomille avec quatre gouttes de teinture amère de Baumé, de l'eau de Soultzmatt, et le régime de la dyspepsie flatulente. La guérison fut très-rapide ; en quelques semaines le malade recouvra des forces, de l'embonpoint ; son esprit se rassérénit ; mais l'acné rosacea lui parut augmenter. Peut-être délivré de ses autres souffrances, y fit-il plus attention ; je l'engageai à saupoudrer la face avec un mélange de poudre d'amidon et d'oxyde de zinc, et je lui fis prendre deux fois par jour une cuillerée du sirop :

℞ Sirop de saponaire............ } Sirop d'écorces d'oranges amères. }	aa 150 grammes.
Arséniate de soude............	2 centigrammes.

L'amélioration s'accentua de plus en plus : l'estomac devint meilleur, il éprouvait la nuit, quand il était très-couvert, des douleurs profondes dans les membres qui disparurent.

Au mois d'avril, sous l'influence de chaleurs excessives, survint une petite poussée eczémateuse derrière l'oreille, elle s'éteignit spontanément. J'augmentai la dose de l'arsenic ; depuis trois ans j'ai souvent revu ce malade, et son rétablissement ne s'est pas démenti, l'acné n'a pas disparu mais elle a diminué ; les phénomènes hypochondriaques ont fait place au sentiment du calme et de la santé.

Nous avons vu dans les observations précédentes la cardialgie se montrer par accès, revenant à des intervalles plus ou moins éloignés ; elle peut revenir tous les jours pendant des mois, des années, sans perdre son caractère névralgique. Ces cardialgies quotidiennes ont, plus que les autres, la forme gastralgique, elles sont habituellement accompagnées de dyspepsie, et presque tous les malades chez lesquels je les ai observées étaient des dartreux, ce qui permettrait peut-être de soupçonner une affection herpétoïde du tégument interne, ou au moins une névrose herpétique de l'estomac, chez ces sujets qui présentaient à la fois des douleurs et des troubles de l'action digestive.

Obs. IX. — M. M..., âgé de cinquante-huit ans est petit, sec, nerveux, énergique. Sa mère a succombé à une affection du cœur ; son père est mort d'un cancer de l'estomac ; dans sa jeunesse il a eu de l'eczéma. Il y a vingt ans, il eut une diarrhée qui dura dix ans et fut guérie à Plombières, elle fut remplacée par de la gravelle, ce qui peut faire penser que cette diarrhée avait ouvert à l'acide urique une porte d'élimination.

On l'envoya à Vichy : après douze jours de l'usage des eaux, il éprouva une vive irritation de l'estomac, la sensation d'un fer chaud, de la gastralgie, de l'inappétence ; la langue était pâteuse ; il s'amaigrit rapidement. Depuis lors, plusieurs fois par jour et surtout à quatre heures, il éprouve dans la région de l'estomac une douleur vive qui le force à s'arrêter, à s'étendre ; elle est soulagée par la pression, elle est accompagnée de flatulence, de tension de la région épigastrique. S'il dort quelques minutes pendant ces crises, la douleur disparaît pour reparaître au bout de quelques instants.

Pendant la guerre, malgré les émotions, le froid rigoureux, les mauvaises conditions hygiéniques, les crises furent suspendues, circonstance que j'ai vue se produire dans un grand nombre d'affections hystériques et hypochondriaques, et qui affirmait chez ce malade la nature essentiellement névropathique de sa maladie.

Cependant, sa nutrition était profondément altérée : il était pâle, jaune, maigre, et l'on pouvait craindre que cette névrose prolongée des organes digestifs ne fût le prélude de l'affection à laquelle son père avait succombé.

J'essayai successivement la noix vomique, la belladone, l'arsenic, les poudres absorbantes, l'opium, les bains arsenicaux, les révulsifs cutanés, sans obtenir de modification décisive. Deux années consécutives, j'envoyai le malade aux eaux de Bagnoles dans l'Orne ; elles amenèrent une transformation complète dans la nutrition, le malade reprit de l'appétit, du teint, des forces, de l'embonpoint ; mais après avoir été suspendues, les douleurs reparurent, quoique affaiblies et de moins longue durée ; seulement, elles semblaient tout à fait indépendantes du travail digestif qui s'accomplissait de la manière la plus régulière. Les variations atmosphériques paraissaient au contraire exercer sur leur retour une certaine influence ; en tenant compte de cette note arthritique, j'ai engagé cette année le malade à se rendre à Royat.

Voici un autre exemple de cardialgie chronique.

Obs. X. — Madame V..., âgée de cinquante-deux ans, fille de goutteux, est nerveuse et lymphatique, elle a eu des éruptions abondantes d'acné, de l'angine granuleuse, des bronchites violentes, interminables pendant plusieurs hivers, compliquées d'emphysème et d'une dyspnée asthmatique. Elle fut, d'après mon conseil, envoyée aux Eaux-Bonnes qui la délivrèrent de ses congestions bronchiques. Vers 1870, ses règles devinrent d'une abondance et d'une durée anomale. J'attribuai ces ménorrhagies, à un fibrome implanté dans la paroi antérieure de l'utérus, je cherchai à les modérer par le repos, l'usage du quinquina ; leur abondance avait provoqué un état anémique très-accentué. Ce fut dans ces conditions, et après avoir été soumise aux épreuves morales les plus pénibles, qu'elle commença à éprouver des crises de douleurs qui débutaient par le dos, irradiaient dans l'hypochondre droit et l'épigastre, montaient le long du sternum, augmentaient graduellement, devenaient atroces, angoissantes, accompagnées d'oppression, d'altération des traits, d'anxiété, de jactitation. La malade est quelquefois soulagée en se couchant sur le ventre, d'autres fois elle s'entoure de coussins épais ; les crises durent quelques heures, rarement plus de vingt-quatre. Au printemps, elles reviennent presque tous les soirs : périodicité vernale et vespérale qui est commune dans les affections de racine arthritique. Pendant les crises, l'estomac est météorisé ; la malade sent le besoin d'expulser quelque chose qui le distend et cause de l'oppression ; les éructations paraissent la soulager. Ces accès de cardialgie sont habituellement accompagnés de vomissements répétés, après lesquels la malade tombe épuisée dans une sorte de torpeur somnolente. Si le sommeil arrive, elle se réveille dans un calme parfait, délivrée de toute sensation douloureuse, ne conservant qu'un peu de fatigue comme souvenir de la crise qui l'avait torturée. Cette influence si remarquable du sommeil est souvent observée dans la migraine, et établit un nouveau rapport entre ces deux névroses qui ont d'ailleurs plus d'une affinité.

Je lui fis porter un emplâtre de thériaque et de belladone, je lui fis prendre la mixture Baumé, Fowler et belladone. Pendant un mois, elle n'eut qu'un seul vomissement, mais elle n'en souffrait pas moins; me rappelant les bons effets des eaux-bonnes, je l'envoyai aux Eaux-Chaudes : sa santé s'est améliorée ; les accidents sont plus rares, mais ils reviennent. Je suis porté à croire que le travail de la ménopause, retardé par la présence du fibrome utérin, joue un rôle dans cette scène névropathique qu'ont prolongée et aggravée les conditions morales vraiment exceptionnelles dans lesquelles la malade a été placée, et l'anémie consécutive aux métrorrhagies.

Dans ces formes chroniques de la cardialgie, les eaux minérales sont l'élément principal du traitement, les grands modificateurs de ces états névropathiques trop souvent rebelles aux moyens pharmaceutiques.

Nous avons vu l'hydrothérapie intervenir avec avantage chez quelques malades, chez ceux surtout qui présentent un état anémique très-accentué ; chez ceux qui sont dyspeptiques, dont les fonctions digestives et nutritives sont languissantes ; car l'hydrothérapie, on le sait, est souvent le plus efficace des toniques et des reconstituants.

Quand la note névralgique domine, suivant que l'élément névropathique paraît isolé ou qu'il se montre entouré de phénomènes arthritiques, on pourra dans le premier cas choisir les eaux calmantes de Néris, de Luxeuil et surtout de Lamalou, qui serait peut-être une des premières de l'Europe si l'on modifiait leur détestable installation ; dans le second cas, aux eaux précédentes, nous ajouterons Royat et Plombières ; dans les mêmes conditions, et surtout si des manifestations herpétoïdes ont précédé la gastralgie, les eaux sulfureuses faibles de Bagnoles (Orne), d'Eaux-Chaudes, des sources faibles de Cauterets, pourront être très-utiles.

Bien que la localisation de la cardialgie dans l'estomac ne soit pas démontrée, les nerfs gastriques sont certainement compris dans le foyer douloureux, et toute excitation anomale de ces nerfs peut éveiller la névralgie ; il faut donc prescrire au malade un régime qui éloigne les stimulations inutiles, qui rende aussi facile que possible le travail digestif; il doit d'ailleurs s'abstenir de ragoûts épicés, de crudités, d'acides, de boissons stimulantes comme le thé, le café, les liqueurs, le vin pur, des aliments féculents qui favorisent la flatulence, de ceux qui sont d'une digestion difficile ou qui ne sont pas en harmonie avec les dispositions individuelles.

La belladone ou l'opium pris avant le repas à très-petites doses dans un amer aromatique comme l'infusé de camomille ou de germandrée, modéreront l'action nerveuse; on préférera la belladone s'il y a tendance à la constipation, l'opium dans le cas contraire. Chez les sujets tourmentés par la dyspepsie flatulente, j'associe aux stupéfiants la noix vomique ou la fève de Saint-Ignace. Dans les névroses arthritiques, l'arsenic trouve sa place, aussi je donne souvent aux malades avant les repas un mélange ainsi formulé :

Teinture de Baumé................	3 à 9	gouttes.
Solution de Fowler.................	2 à 6	—
Teinture de belladone...............	1 à 4	—

Comme la plupart des névralgies, après avoir duré un certain temps, la cardialgie cesse ordinairement, mais avec cette tendance aux récidives ou aux transformations morbides qui est un des caractères des affections névropathiques.

Voici un autre exemple de cardialgie chronique compliquée d'entéralgie, celle-ci, à vrai dire, est le phénomène dominant et est accompagnée d'un trouble sécrétoire de l'intestin.

Obs. XI. — M. V..., âgé de trente-quatre ans, a dans sa famille des antécédents arthritiques. Sa grand'mère était goutteuse; il n'a jamais eu de manifestations herpétiques. Mais dans sa première jeunesse, il a été affecté d'une syphilis à marche aiguë, qui fut traitée par des spécialistes éminents et qui depuis lors semblait n'avoir laissé aucune trace.

Au début de sa carrière militaire, il a passé plusieurs années en Afrique, il y a été soumis à des fatigues de tout genre ; jamais il n'a eu ni dysenterie, ni de fièvres intermitentes.

Depuis cinq ans, M. L... a des accidents diarrhéiques presque continuels, et il est en outre sujet à des crises qui se répètent tous les deux ou trois jours ; il éprouve d'abord un sentiment de malaise dans l'estomac, puis cet organe se tuméfie, se météorise, devient le siége de douleurs vives, qui irradient sur la région antérieure du thorax et jusque vers l'épaule, accompagnées de gêne respiratoire, d'éructations répétées. Puis la douleur descend dans le ventre, l'envahit, devient très-violente, très-angoissante, le malade rejette des selles liquides et surtout éprouve le besoin incessant d'expulser au dehors ce qui lui semble être la cause de ses souffrances ; il fait des efforts continuels et sans résultat, le ventre est rétracté, la sensation douloureuse occupe presque tout le tronc et s'étend jusqu'aux testicules; le malade a des nausées et des vomissements.

Après un temps qui varie de deux à douze heures, les souffrances s'apaisent et laissent le malade brisé, épuisé, abattu. Parfois, les crises, quand elles sont courtes, reviennent deux fois dans les vingt-quatre heures. Dans leur intervalle, il éprouve habituellement une sensation douloureuse dans la tête, qui prend souvent le caractère névralgique, occupant principalement les tempes et le front.

Quand je le vis, sans être très-maigre, ce jeune homme était pâle, jaune décoloré, cireux; il était sans force ; son appétit était presque nul, sa digestion laborieuse ; ses facultés génésiques étaient à peu près abolies. Il toussait sans que l'examen de la poitrine y fît constater aucune lésion. Cette altération de sa santé lui était d'autant plus pénible qu'avant sa maladie il était très-vigoureux, et avait dans la carrière militaire, qu'il avait embrassée, supporté facilement les plus dures fatigues.

Je commençai par réformer son régime, je lui interdis les veilles dont il avait l'habitude, le tabac dont il abusait. Je lui prescrivis des frictions tous les matins avec des gants de crin, et de l'exercice quotidien en plein air dans la mesure des forces. Je réglai son régime alimentaire et je lui fis prendre avec un infusé de camomille, deux fois par jour avant les repas, un paquet de la poudre suivante :

Sous-azotate de bismuth................	0,50	centigrammes.
Yeux d'écrevisses	0,30	—
Bicarbonate sodique	0,20	—
Poudre de noix vomique................	0,03	—

Mêlez.

En même temps il devait boire en mangeant de l'eau de Vals [source Saint-Jean]. Si la diarrhée persistait il devait s'injecter tous les deux jours un lavement avec l'infusion de 2 grammes d'ipécacuanha dans 125 grammes d'eau.

Toutes ces prescriptions furent fidèlement exécutées :

Sous l'influence de ce traitement l'état du malade s'améliora notablement; la diarrhée diminua et ne se montra plus que par intervalles, les forces revinrent, la nutrition se modifia et le teint reprit des couleurs plus saines.

Sur ces entrefaites M. V... contracta une bronchite très-aiguë, accompagnée de fièvre, et à la suite de cette maladie qui dura deux ou trois semaines, la diarrhée et les phénomènes dyspeptiques apparurent de nouveau. Je lui conseillai alors de boire deux fois par jour avant les repas une petite tasse d'infusion de racine de colombo et d'écorces d'oranges amères :

Racine de colombo	2 grammes.	pour 250 grammes d'eau.
Écorce d'oranges amères	1 —	

En même temps il prenait un des paquets :

Sous-azotate de bismuth...............	1gr,50 centigr.
Craie précipitée	0 ,50 —
Codéine	0 ,01 —

Il continua l'usage de l'eau de Vals, et il terminait ses repas par une cuillerée d'élixir de pepsine.

Le matin il devait boire une tasse de lait de chèvre avec une cuillerée d'eau de chaux.

Tous les dix jours je lui fis appliquer sur le ventre un emplâtre de thapsia.

L'effet de cette médication fut aussi heureux que rapide; le malade recouvra ses forces au point qu'il pouvait supporter sans fatigue les exercices les plus violents.

Quand la diarrhée fut définitivement arrêtée, je supprimai les poudres et l'infusion amère, et en continuant l'eau de chaux, la pepsine et les applications périodiques de thapsia, je lui fis prendre avant ses repas des granules d'un milligramme d'acide arsénieux, deux à quatre par jour. Il passa six mois sans éprouver une seule crise. Après ce laps de temps, il en eut une qui dura huit heures seulement et qui fit brusquement disparaître une douleur au-dessous de l'omoplate droite dont il souffrait depuis huit jours.

Depuis que les accidents cardio-entéralgiques ont cessé, les névralgies de la tête sont revenues plus souvent. Quoique profondément modifié, le teint n'était pas encore normal; je conseillai un traitement hydrothérapique pendant les mois de juillet et d'août, et au mois de septembre les eaux ferro-arsenicales de Lamalou pour combattre à la fois l'état anémique et cette disposition névralgique qui existait depuis si longtemps. Le malade me raconta que depuis le début de son affection il avait été deux fois à Plombières, et que loin d'en retirer aucun avantage, tous les accidents et spécialement la diarrhée y avaient considérablement augmenté.

Mes conseils furent ponctuellement suivis, et depuis lors il y a plus de trois mois aujourd'hui qu'il suit le traitement arsenical, il est dans un état très-satisfaisant, à part quelques douleurs névralgiques de la tête qu'il modère par l'application d'une pommade au cyanure de potassium quand elles deviennent plus intenses, mais qui habituellement ne troublent l'exercice d'aucune fonction. Observant qu'elles semblaient avoir pour foyer principal une petite exostose du frontal droit et me rappelant que ce malade avait eu, il y a seize ou dix-huit ans des accidents spécifiques, je lui prescrivis de l'iodure de potassium à petites doses en tenant compte de l'état si longtemps troublé des fonctions digestives ; quoique depuis six mois elles s'accomplissent avec une régularité qu'il n'avait pas connue pendant cinq ans.

Je lui conseillai alors de prendre tous les jours en deux doses 50 centigrammes seulement d'iodure dans un mélange de sirop d'écorces d'oranges amères et de sirop de quinquina.

Quelques semaines après le commencement de ce traitement les douleurs névralgiques avaient presque complétement cessé, et la saillie de l'exostose avait diminué d'une manière sensible.

Par une circonstance assez remarquable, en même temps que le malade a retrouvé l'équilibre de ses fonctions, l'intégrité de ses forces, et que la couleur de la peau atteste une modification radicale de l'hématopoïèse, le malade a maigri d'une vingtaine de livres, ce qu'il attribue aux violents exercices musculaires auxquels il se livre chaque jour, exercices qui lui étaient absolument impossibles quand il vint se placer sous ma direction.

DE LA DIARRHÉE CHRONIQUE (1)

Sommaire. — Observations de diarrhée chronique avec congestion du foie.

Lésions anatomiques pouvant accompagner la dysenterie et certaines formes de diarrhée chronique.

Principales causes de la diarrhée chronique : tuberculose intestinale. — Rhumatisme et goutte. — L'influence de l'arthritisme peut se manifester dès l'enfance. — Observation venant à l'appui de ce fait.

Diarrhée coïncidant avec des manifestations herpétoïdes.

Diarrhées succédant à une affection de la muqueuse respiratoire.

Alternance de la diarrhée chronique avec une dermatose parasitaire.

Parallèle de la diarrhée dartreuse et de la diarrhée arthritique.

Caractères des selles.

Traitement. Lavement à l'azotate d'argent (observation de diarrhée guérie par ce moyen). — Préparations opiacées. — Ipécacuanha. — Astringents. — Amers. — Toniques. — Absorbants (sous-nitrate de bismuth, craie, charbon). — Purgatifs. — Efficacité du sulfate de quinine dans les diarrhées périodiques.

MESSIEURS,

Un homme de cinquante-cinq ans, cordonnier, est entré dans la salle Sainte-Agnès, le 17 octobre 1868. Il ne put donner aucun renseignement sur la santé de ses ascendants. La sienne a été très-bonne, dit-il, et aucune maladie grave n'était venue la troubler jusqu'au développement de l'affection dont il est aujourd'hui atteint, malgré des excès de tout genre auxquels il affirme avoir renoncé depuis dix-huit à vingt ans.

Cependant, il y a trois ans, il contracta un chancre reconnu induré, et fut soumis, pendant dix mois, à un traitement antisyphilitique, quoiqu'il n'eût éprouvé aucun accident secondaire. Il n'a jamais eu de douleurs rhumatismales. Il y a un an, il constata, dans ses selles, la présence d'entozoaires qui, d'après sa description, étaient des fragments de ténia. Un médecin qu'il consulta lui fit prendre, à plusieurs reprises,

(1) Ces leçons, faites en 1858, ont été en partie rédigées par M. Colette, interne des hôpitaux, et publiées dans la *Gazette des hôpitaux*, février 1872

de la décoction de racine de grenadier. Il y a quatre mois qu'il en prenait pour la dernière fois, un mois avant le début de la diarrhée qui l'amène aujourd'hui à l'hôpital. Il a rendu, dit-il, en quatre fois, plus de 12 mètres de tænia, et après la dernière dose du vermicide, la tête du parasite aurait été expulsée.

Pendant le dernier été, en même temps qu'il se livrait à un travail très-fatigant, il eut beaucoup à souffrir de l'excessive chaleur de la saison dans la petite chambre qu'il habitait et qui était située sous les toits. Ce fut dans ces conditions, auxquelles il impute l'origine de son mal, qu'il fut pris de diarrhée, il y a huit mois environ.

Au début, il y avait huit à dix selles par jour, semi-liquides, jaunâtres ou verdâtres. Il prit sans résultat de l'eau de chaux et du sirop de coings; la diarrhée persista; les selles mêmes devinrent plus nombreuses et en même temps moins copieuses. Trois semaines après, le malade y constatait un peu de sang, et les évacuations étaient accompagnées de ténesmes douloureux; mais jamais, quoique son attention fût constamment éveillée sur ce point, il n'y remarqua la présence de parasites.

Ainsi, chez ce malade, nous avons observé une diarrhée qui a persisté pendant plusieurs semaines sans offrir aucun caractère spécial. Elle n'empêchait pas cet homme de se livrer à ses occupations habituelles; puis, après quinze ou vingt jours de durée, elle prit une forme dysentérique bien accentuée avec ténesmes, excrétions glaireuses, sanguinolentes, très-fréquentes. Malgré ces accidents, cet homme continua à travailler jusqu'au moment où il tomba en quelque sorte vaincu par la faiblesse. L'épuisement avait été d'autant plus rapide que la perte complète de l'appétit ne permettait pas à l'organisme de regagner ce qu'il avait perdu.

Quand il entra dans notre service, il était amaigri et présentait un aspect cachectique. Son visage était ridé; le sillon naso-labial était fortement accusé; son teint était d'un jaune pâle un peu terreux. Les conjonctives offraient une teinte subictérique qui appelle toujours mon attention vers l'examen du foie. Il n'est pas rare de rencontrer cette teinte dans la pneumonie, et la congestion hépatique en est une complication fréquente (1). Elle est commune dans cet état morbide assez mal défini qu'on désigne sous le nom d'embarras gastrique, et qui,

(1) Je l'ai très-souvent rencontrée. La sympathie morbide de ces deux organes est-elle la conséquence de leur synergie physiologique, ou le trouble circulatoire du poumon amène-t-il consécutivement un trouble de la circulation hépatique? J'ai plusieurs fois également vu des hépatites compliquées de congestion de la base du poumon.

d'après mes observations, est le plus souvent accompagné de congestion du foie.

En effet, chez notre malade, le foie était volumineux et dépassait les côtes de deux travers de doigt. Son bord antérieur était saillant et dur, sans inégalités de la surface. Il était douloureux à la pression, comme il l'est toutes les fois qu'il devient le siége d'un travail congestif, quelle qu'en soit la cause.

Le ventre était ballonné; on y sentait, par la palpation, des anses intestinales immobiles, comme elles le sont ordinairement dans le météorisme, et l'on y éveillait, par la pression, une sensibilité diffuse qui devenait beaucoup plus accentuée au niveau de l'*S* iliaque du côlon, phénomène très-habituel dans la dysenterie.

L'examen des organes thoraciques n'y fit rien constater d'anomal; le pouls était fréquent et faible; la peau était sèche, mais sans chaleur.

Les dents étaient cariées et encroûtées de tartre, en partie recouvertes par les gencives molles, fongueuses et saignantes. La bouche était mauvaise et pâteuse; la langue était blanchâtre; le malade éprouvait du dégoût pour les aliments et mangeait peu; ses digestions étaient pénibles; deux heures après les repas, souvent plus tôt, il éprouvait des douleurs intenses dans le ventre. Les évacuations se répétaient environ dix fois par jour, glaireuses, rouges, ressemblant à du frai de grenouille teint de sang.

Depuis le début des accidents, cet homme a maigri, ses forces ont diminué : la vue, l'ouïe et même sa mémoire lui semblent affaiblies.

En présence de ces symptômes, de cette congestion hépatique, de cette colite dysentérique déjà ancienne, je prescrivis, deux fois par jour, une pilule contenant 2 centigrammes de calomel et 10 centigrammes de conserve de roses. Dans les congestions subaiguës de la glande hépatique, et même dans les congestions aiguës, après avoir rempli les indications qui ressortent de l'état réactionnel, le calomel est souvent un admirable médicament; il sollicite l'action de la glande, et c'est probablement ainsi que se juge alors l'état congestif.

D'une autre part, c'est un fait d'expérience que, dans la dysenterie, en même temps que l'action sécrétoire est exagérée dans la partie inférieure de l'intestin, elle est en général diminuée ou suspendue dans le foie, et le rétablissement des selles bilieuses annonce ou même favorise la guérison de la recto-colite.

En même temps, pour agir topiquement sur l'intestin, j'ordonnai des lavements avec du sous-nitrate de bismuth suspendu dans un mucilage de gomme additionné de quelques gouttes de laudanum. Des cataplasmes laudanisés furent appliqués sur le ventre. Je donnai pour boisson de l'eau de riz avec du blanc d'œuf, et pour aliment des potages gras féculents, qui devaient être pris deux heures au moins après les pilules de protochlorure.

L'effet thérapeutique répondit à mon attente; avec trois petites doses de calomel, les selles devinrent bilieuses, plus rares, presque indolentes. Le foie rentra dans ses limites normales, et j'eus affaire à une diarrhée simple. La maladie avait repris sa forme initiale, mais très-atténuée; au lieu de dix ou douze évacuations, il n'en avait plus que cinq à six.

Je donnai alors le bismuth par la bouche, associé d'abord au laudanum, puis, plus tard, au diascordium. L'amélioration obtenue demeura stationnaire. Je me décidai à recourir à des lavements avec une solution d'azotate d'argent. *Quinze*, *vingt*, *vingt-cinq* centigrammes de sel lunaire furent successivement ajoutés à *cent* grammes d'eau distillée. Chaque injection fut suivie de vives douleurs, que je calmai par des applications de cataplasmes laudanisés et par des lavements avec de la décoction de pavots et de l'amidon.

Cette sensibilité de l'intestin m'engagea à éloigner ces injections rectales que j'avais d'abord fait administrer tous les deux jours.

Le nombre des selles se réduisit à trois dans les vingt-quatre heures; leur consistance devint pultacée; des grumeaux solides s'y mêlaient habituellement; à peine, de temps en temps, y trouvait-on encore un peu de sang. Cependant, ce nouveau progrès ne conduisit point le malade, comme je l'espérais, à un rétablissement complet.

Comme la peau était habituellement sèche, je cherchai à en activer les fonctions à l'aide de douches de vapeur d'armoise. Elles provoquèrent une transpiration passagère; mais l'état de l'intestin ne fut point modifié.

Je me demandai alors si l'affection parasitaire dont cet homme avait été récemment atteint ne serait pas pour quelque chose dans ce désordre opiniâtre des fonctions intestinales. Le tænia habite le jéjunum et l'iléon, et ne produit point ordinairement, de diarrhée. Cependant, comme les troubles fonctionnels provoqués par sa présence sont très-variables, je prescrivis *vingt* grammes de kousso. Ce médicament eut une action purgative assez énergique. Dès le lendemain, le malade reprit du bismuth.

Depuis ce jour, un nouveau progrès s'est accompli ; la consistance des selles a augmenté, et au lieu de six en deux jours, dans le même espace de temps, le malade n'en a eu que trois.

Le kousso a-t-il agi comme purgatif? A-t-il, à ce titre, exercé sur la muqueuse cette action modificatrice, quelquefois utile dans certaines formes de diarrhées chroniques, action que Trousseau appelait substitutive, mais dont le mode intime n'est pas encore déterminé? Je l'ignore. Je me suis demandé encore si certains parasites, difficiles à retrouver dans les selles, comme les trichocéphales, qui habitent le gros intestin, n'auraient pas contribué à entretenir, dans la muqueuse intestinale, une irritation sécrétoire, et si le kousso n'aurait pas agi sur eux comme vermicide, ou si le principe actif de ce médicament n'aurait pas détruit des ferments intestinaux qui peuvent, en se reproduisant, troubler l'action digestive? Je n'exprime ici ces hypothèses qui traversaient mon esprit que comme des questions à résoudre et des jalons posés pour des observations ultérieures.

Revenons un moment sur l'histoire de ce malade pour étudier les phénomènes morbides observés chez lui ; cherchons à deviner les lésions qui leur correspondent, à déterminer les conditions pathogéniques auxquelles on peut imputer ce trouble fonctionnel, et surtout celles qu'il faut accuser de la chronicité des accidents. C'est sur toutes ces données réunies que nous fonderons les indications thérapeutiques.

Dans la diarrhée ordinaire, tous les éléments sécréteurs du tube intestinal, en y comprenant le foie, peuvent être affectés et fournir leur contingent aux produits excrétés, en même temps que l'activité digestive normale est altérée.

Dans la dysenterie, le gros intestin est le foyer principal du travail morbide, et je suis porté à croire que celui-ci débute par les follicules muqueux ou glandes utriculaires ; on trouve leurs orifices dilatés conduisant dans de petites cavités remplies d'une matière gélatiniforme. La forme souvent arrondie des ulcérations, à leur début, semble un argument en faveur de cette origine. Dans des cas de diarrhée chronique chez des vieillards, j'ai trouvé la muqueuse intestinale constellée de petites taches blanches régulièrement distribuées, arrondies, souvent entourées d'un cercle rose, pâle ou rouge foncé ; au niveau de ces taches, le tissu muqueux était ulcéré et la membrane fibreuse mise à nu. La forme arrondie de ces ulcérations, leur dissémination régulière, me paraissent rendre très-probable qu'elles sont le résultat de la destruction des follicules intestinaux. Comme nous l'avons dit : dans la dysenterie, en même temps que l'action morbide se concentre principalement sur le gros intestin, l'action de l'intestin supérieur est affaiblie, la sécrétion biliaire est diminuée par une sorte de dérivation morbide que semble attester l'efficacité des médications propres à la provoquer. Il est probable que les sécrétions gastriques sont simultanément modifiées; l'inappétence, la dyspepsie en témoignent non moins que les altérations des sécrétions linguales et buccales, si souvent connexes aux altérations de l'estomac. L'hypercrinie des glandes mucipares du côlon et du rectum, la congestion qui l'accompagne, produisent ces espèces de crachats rouillés de l'intestin, brusquement expulsés sous l'influence de l'irritation qu'ils provoquent. Ces sécrétions viciées irritent la partie inférieure de l'intestin et le tégument externe de la région anale, comme le mucus du coryza irrite la peau sous-nasale. Les fibres musculaires sous-jacentes à la muqueuse sont agitées de spasmes réflexes; puis elles finissent, dans les cas graves, par se paralyser, et comme l'a remarqué M. Pidoux, l'anus reste quelquefois béant.

Dans les formes les plus graves, à l'irritation sécrétoire succèdent l'ulcération et même la gangrène des tuniques intestinales.

En indiquant les lésions qui peuvent accompagner la dysenterie et certaines formes de diarrhée chronique, nous ne voulons pas affirmer que le trouble sécrétoire ne puisse exister, persister même longtemps sans altérations graves ou même sans altérations appréciables des tuniques intestinales. L'observation a prouvé le contraire. Bien moins encore oserions-nous prétendre que les traces de congestion, que les ulcérations observées après la mort nous révèlent la forme initiale du travail morbide, que ces lésions aient été la cause primordiale des anomalies fonctionnelles observées pendant la vie. La connexité qui les unit peut ne pas constituer un rapport de causalité; les unes et les autres, simultanément développées, peuvent dépendre d'une condition pathogénique commune et plus profonde qui a échappé jusqu'ici à notre appréciation.

La dysenterie sporadique peut se manifester sous l'influence de ces causes extérieures qui favorisent le développement des maladies à forme congestive, comme les brusques variations de température. Il faut noter aussi qu'elle est plus commune pendant les grandes chaleurs. Elle semble quelquefois provoquée par des erreurs de régime, par l'ingestion d'aliments insalubres, par l'absorption de miasmes. Je me rappelle en avoir été atteint après avoir fait, pendant un été très-chaud, des exercices de médecine opératoire sur un cadavre en putréfaction.

Quand notre malade est entré dans notre service, la nature des selles, le ténesme, le siége de la sensibilité abdominale, mettaient hors de doute la localisation morbide; et c'est là un point d'une extrême importance dans le traitement de la diarrhée.

La présence de mucosités distinctes, isolées au milieu des fèces, accuse en général un trouble sécrétoire du gros intestin; la sensibilité perçue sur le trajet du côlon descendant et de l'S iliaque est un signe qui vient corroborer cette présomption. C'est dans le gros intestin que s'accomplit le dernier acte de la digestion, celui qui transforme les matières excrémentitielles en bols solides et qui leur donne leur odeur spéciale. La liquidité de ces matières peut dépendre d'une lésion fonctionnelle des parties supérieures du tube digestif; mais souvent aussi le trouble de l'action du gros intestin en est le point de départ.

Notre malade attribue aux chaleurs de l'été l'origine des accidents qui l'ont conduit à l'hôpital; mais il s'exprime en termes trop vagues à cet égard pour qu'on puisse affirmer que telle en a été la cause réelle, et qu'il ne s'agit pas d'une de ces hypothèses banales, dont les malades nous payent si souvent et se payent si souvent eux-mêmes quand nous les interrogeons sur les circonstances qui ont précédé leurs souffrances. Mais pourquoi cette dysenterie a-t-elle persisté si longtemps?

Messieurs, je vous le répète, quand une maladie à marche habituellement aiguë suit une marche chronique, il faut presque toujours chercher dans l'état constitutionnel la cause de cette chronicité. Dans quelques cas, la persistance des causes occasionnelles qui ont favorisé, dès le début, l'évolution du travail morbide, la mauvaise direction du traitement, une hygiène inintelligente, entretiennent le trouble fonctionnel, et quand il a duré pendant un certain temps, quand il est devenu une manière d'être invétérée de l'organisme, il tend à persister sous l'influence de cette loi d'habitude, qui n'a pas moins d'influence sur les anomalies des fonctions que sur leur exercice régulier et normal.

Il nous a donc fallu passer en revue dans nos investigations les principales causes de diarrhée chronique : l'aspect cachectique du malade aurait pu nous faire penser à une affection organique, à des tubercules intestinaux par exemple; mais les tubercules, chez l'adulte, se développent bien rarement dans l'intestin sans se manifester en même temps dans les poumons, et ces organes, soigneusement examinés, n'en ont présenté aucun signe. Sans être aussi absolue que M. Louis l'avait présentée, cette loi reste généralement vraie.

Chez notre malade, l'absence de tubercules pulmonaires est une forte présomption contre l'existence de lésions tuberculeuses abdominales; d'ailleurs, l'entérite tuberculeuse est fréquemment accompagnée d'une teinte jaune verdâtre et de dépôts pigmentaires sur la face, d'empâtement du ventre lié ordinairement à des adhérences intestinales et, à une période plus avancée, d'un développement et d'une sensibilité anomale du foie qui accompagnent sa dégénérescence stéatique ou amyloïde; or nous ne constatons chez notre malade aucun de ces symptômes.

Les membranes tégumentaires sont souvent le siége de la fluxion arthritique ; elle peut se manifester par des lésions herpétoïdes ou par des diacrises : sueurs pour la peau, catarrhes pour les membranes muqueuses.

Il n'est pas rare de voir des goutteux qui, pendant leurs attaques, ont des catarrhes pulmonaires intenses. J'ai connu un goutteux qui à chaque accès expectorait tous les jours une demi-cuvette de crachats sanglants; il me rassura la première fois que je constatai ce phénomène sur la signification qu'il fallait lui donner ; une longue expérience lui en avait appris le peu d'importance. L'examen attentif de la poitrine n'y montrait, en effet, aucune lésion du parenchyme pulmonaire. Au lieu de se montrer sous forme aiguë et d'escorter l'affection articulaire, le catarrhe peut revêtir la forme chronique et paraître isolé de toute autre affection caractéristique de la goutte. C'est dans les antécédents du malade et dans ceux de sa race qu'on trouvera l'étiquette de l'affection constitutionnelle qu'il faut toujours supposer et chercher derrière une altération fonctionnelle chronique.

Le rhumatisme et surtout la goutte peuvent intervenir dans l'étiologie de la diarrhée ; mais celle-ci est en général intermittente. Les vicissitudes atmosphériques, l'impression du froid, les émotions morales, certains aliments ou certaines boissons en provoquent souvent le retour. Elle pourra se montrer plus fréquente et plus opiniâtre à l'automne et au printemps, et chez beaucoup de malades, elle est précédée ou accompagnée de dyspepsie flatulente, de gastralgie, de migraine, d'urines sédimenteuses, de phénomènes hypochondriaques, de congestions hémorrhoïdaires; elle alterne quelquefois avec des arthrites, des myalgies ou des névralgies goutteuses.

Contenue dans certaines limites, elle peut persister pendant un grand nombre d'années sans troubler la nutrition d'une manière notable; elle semble quelquefois une espèce de crise; elle devient pour ainsi dire un élément de l'équilibre fonctionnel, et tout en cherchant à la modérer et à la combattre, il n'est pas toujours prudent d'employer une médication assez active pour la supprimer brusquement.

Je connais une dame âgée de quatre-vingt-quatre ans, encore vigoureuse de corps et d'esprit. Elle est issue d'une race goutteuse : son père était goutteux et calculeux. Pendant le cours de sa vie, elle a souffert de névralgies, de troubles de la circulation centrale ressemblant à des attaques d'angine de poitrine ; elle a eu vers la ménopause quelques douleurs articulaires dans les pieds, donnant d'une manière plus explicite la note arthritique. En 1832, sous l'influence de l'épidémie cholérique, elle fut prise de diarrhée, et depuis lors jusqu'en 1869, c'est-à-dire pendant trente-sept ans, elle en eut de continuelles atteintes ; malgré une scrupuleuse attention dirigée sur son régime : plusieurs fois par semaine elle éprouvait des coliques passagères, suivies d'évacuations liquides, sans que ses forces en fussent sensiblement affectées. Le froid, les émotions, les acides, ramenaient cette indisposition, qu'elle contenait par l'usage presque habituel du diascordium et du sous-nitrate de bismuth. Pendant l'hiver de 1851, peut-être sous l'action de doses plus considérables et plus soutenues de ces médicaments, cette diarrhée parut céder ; mais bientôt cette dame fut atteinte d'une pneumonie compliquée de péricardite ; et, bien qu'elle eût alors soixante-quatre ans, Chomel qui lui donnait des soins lui fit pratiquer quatre ou cinq saignées qu'elle supporta vaillamment, et qui ne l'empêchèrent pas de se rétablir assez rapidement. Depuis trois ans, sans cause appréciable, la diarrhée a presque complétement cessé. La malade jouit d'une santé excellente ; restée à Paris pendant le siége, elle en a supporté sans faiblir les privations et les émotions ; et ce qui est plus curieux, elle a abandonné tout régime et peut faire usage de toute espèce d'aliments sans être indisposée ; mais, depuis la guérison de sa diarrhée elle a été affectée à plusieurs reprises d'un gonflement douloureux du gros orteil, qui avait évidemment un caractère goutteux.

L'influence de l'arthritisme sur la diarrhée peut se manifester dès l'enfance. L'observation suivante en est pour moi un exemple.

Il y a quelques années, je fus consulté pour un enfant de race arthritique un peu croisée de lymphatisme, qui présentait un enrouement habituel et une toux inquiétante par sa violence et par sa durée. Le pharynx était très-granuleux, la poitrine ne révélait aucune lésion appréciable ; je conseillai un voyage à Cauterets ; la toux disparut ; mais à partir de ce moment, cet enfant devint sujet à des crises de diarrhée revenant plusieurs fois par semaine, accompagnées de douleurs violentes au niveau de l'épigastre, pendant lesquelles l'enfant pâlissait, se tordait et était obligé de garder le lit. Je dépensai inutilement, pour combattre cette affection, tout ce que je savais d'hygiène et de pharmacie.

Malgré ces accidents pénibles, l'enfant se développait et conservait de l'embonpoint ; seulement, le fond de son teint était un peu pâle. Enfin, après deux ans de lutte, guidé par les observations d'une mère aussi distinguée par son intelligence que par son caractère, je constatai que, quand quelque mouvement fluxionnaire se manifestait vers un autre organe, quand l'enfant avait un rhume ou une angine catarrhale, affection à laquelle il était très-sujet, les fonctions digestives revenaient à leur état normal.

Je profitai de cette remarque pour prescrire l'application, répétée à huit jours d'intervalle, de vésicatoires sur la paroi abdominale ; puis quand depuis quelques semaines aucun trouble intestinal ne fut survenu, je transportai l'action révulsive, et la maintins à demeure sur le bras gauche. L'enfant garda ce vésicatoire pendant sept ou huit mois, au bout desquels voyant que la santé ne s'était pas démentie, que l'enfant était devenu fort et vigoureux, je profitai de la saison chaude pour faire sécher graduellement cet exutoire ; je diminuai peu à peu son étendue, en surveillant attentivement l'hygiène du jeune malade, et en lui faisant faire tous les matins des frictions avec une brosse de crin sur toute la périphérie cutanée. Sept ou huit années se sont écoulées depuis cette époque ; cet enfant est devenu un jeune homme vigoureux et la guérison ne s'est pas un seul moment démentie.

Il est difficile de contester ici l'intervention utile de ces exutoires à demeure, qui sont aujourd'hui généralement proscrits, parce qu'on en mettait à tout le monde il y a cinquante ans. L'abus en était certainement déplorable : mais il y a des circonstances où cette médication devient une ressource très-précieuse, et remplit efficacement une indication très-importante.

Nous avons vu chez ce jeune malade la diarrhée remplacer une congestion de la muqueuse respiratoire ; les phénomènes morbides peuvent se succéder dans un ordre inverse chez les arthritiques.

Il y a deux ans, j'étais consulté par un malade gastralgique depuis son enfance et de race arthritique. Il avait contracté dans les Indes une diarrhée chronique, qui l'avait réduit à un extrême degré d'émaciation. L'examen le plus minutieux ne révélait aucune autre lésion qu'une légère hypertrophie du foie. Je l'adressai au docteur Fleury, pour suivre un traitement hydrothérapique. M. Fleury tout en lui administrant des douches froides, le soumit à la diète lactée et lui fit prendre chaque jour de 45 à 50 grammes de sous-nitrate de bismuth.

La guérison fut aussi rapide que complète ; mais quelques mois après, le malade fut atteint de ce catarrhe spasmodique auquel on a donné le nom assez impropre d'*asthme de foin*.

Il serait intéressant de déterminer les modifications particulières que subissent les sécrétions intestinales dans la diarrhée arthritique.

Le fils de la vieille dame dont j'ai rapporté plus haut l'observation, après avoir eu dans sa jeunesse de fréquentes migraines, de la gravelle urique, de la gastralgie, des troubles hypocondriaques et un léger accès de goutte, fut atteint du choléra en 1849; depuis lors, il est tourmenté par de fréquentes crises de diarrhée ordinairement bilieuse, pultacée, accompagnée de flatulence et dégénérant de temps en temps en flux séreux, presque cholériforme. Ses selles sont habituellement fétides et présentent souvent une odeur acide très-prononcée ; depuis qu'il a cette diarrhée, les migraines ont à peu près disparu, et les urines sont beaucoup moins sédimenteuses.

Chez le malade qui est le sujet de cette leçon, l'examen attentif des antécédents personnels ou héréditaires ne nous a permis de découvrir aucune trace d'arthritisme. Pas davantage nous n'avons trouvé chez lui aucune manifestation herpétiforme.

Qu'il soit, comme je le pense, une dérivation de l'arthritisme ou qu'il constitue une diathèse distincte, l'herpétisme est une cause très-fréquente de dyspepsie et de diarrhée. Il s'exprime sur la peau sous des formes sèches ou humides ; il peut, dans l'intestin, donner lieu à ces deux troubles fonctionnels opposés : la constipation et la diarrhée.

On voit des diarrhées qui coïncident avec des manifestations herpétoïdes ; plus souvent peut-être elles alternent ; tantôt la diarrhée succède à une affection cutanée réprimée ou spontanément guérie, tantôt celle-ci la remplace.

J'ai cité ailleurs l'observation d'une diarrhée rebelle ayant succédé à la guérison d'un eczéma chronique. J'ai rencontré depuis d'autres faits analogues. Les manifestations morbides peuvent se montrer dans un ordre inverse.

J'ai raconté, quand j'ai étudié le vertige, l'histoire d'un jeune homme tourmenté pendant deux ans par des coliques avec diarrhée, de la dyspepsie, des vertiges très-fréquents et très-pénibles. Tous ces troubles disparurent après une saison à Cauterets, en même temps que se développa un eczéma impétigineux, qui envahit le scrotum et une grande partie de la paroi abdominale. Je lui avais conseillé cette cure thermale, après avoir tenté inutilement une foule d'autres médications. Elle me paraissait d'autant mieux indiquée, qu'une de ses tantes avait été guérie par les eaux des Pyrénées, d'accidents analogues. Il était de race arthritique; son père et sa mère avaient succombé à des affections cardiaques.

Je ne combattis qu'avec une extrême prudence la manifestation cutanée, et le malade se rétablit aussi complétement qu'on peut le faire quand on est tributaire de l'arthritisme, délivré de ces accidents gastro-intestinaux et de ces vertiges, qui pendant plusieurs années lui avaient rendu la vie très-pénible.

Voici un autre exemple de diarrhée, succédant à une affection de la muqueuse respiratoire, et c'est également sous l'influence des eaux de Cauterets que s'est produit ce déplacement de l'action morbide.

M. R..., âgé d'une quarantaine d'années, est né d'ascendants goutteux; il est grand, fort, mais une tendance très-prononcée vers l'obésité et le développement exagéré du système pileux accuse chez lui un tempérament lymphatique. Il y a huit ans, souffrant d'une angine granuleuse, il fut envoyé par son médecin à Cauterets; il obtint de la cure thermale une amélioration considérable. Encouragé par ce succès, il y retourna l'année suivante; mais il y contracta la dysenterie, et depuis lors la diarrhée ne l'a presque point quitté. Son premier repas passe bien et est suivi d'une évacuation solide; mais après le dîner, il a une ou deux selles liquides ou en partie liquides.

Ce malade est très-hypochondriaque, et il avoue que la crainte de ces accidents paraît contribuer à les provoquer. Son foie dépasse un peu le rebord costal; ses urines sont parfois sédimenteuses.

Il ne souffre plus du pharynx, et à peine y aperçoit-on quelques granulations.

Je lui prescrivis : 1° des frictions avec des gants de crin tous les matins; 2° l'usage d'une ceinture de flanelle; 3° de prendre, avant son repas, quelques gouttes d'élixir parégorique américain, et en même temps des paquets de charbon, bismuth et craie; 4° une cuillerée de vin de pepsine aux repas à viande; 5° pendant la belle saison, si ces moyens n'avaient pas amené une guérison complète, il se rendrait aux eaux de Plombières.

Ce malade habitant la province, je ne l'ai vu qu'en passant, et depuis je n'ai pas eu de nouvelles. Il est probable que la selle solide, venant après le déjeuner, était le produit de la digestion du dîner, qui, pendant le repos et le calme de la nuit, s'accomplissait mieux que celle du déjeuner ; et le mouvement péristaltique de l'intestin, sollicité par l'ingestion des aliments, provoquait le soir l'évacuation des aliments mal élaborés qui avaient été pris au repas du matin.

J'ai rencontré des névropathiques qui avaient de la diarrhée, si elles ne restaient pas couchées après leurs repas. Il semble que, dans ce cas. il y ait une incitabilité exagérée du muscle intestinal, que le moindre mouvement met en jeu. Chez une malade qui accusait dernièrement ce trouble morbide, je conseillai l'usage d'une ceinture ventrale pour immobiliser, autant que possible, les anses intestinales ou, du moins, pour atténuer le retentissement des ébranlements causés par les mouvements du tronc.

Chez un plus grand nombre de malades, la diarrhée ne se montre que le matin. Le malade se réveille avec des borborygmes et du malaise abdominal; il a une ou plusieurs selles liquides, et le reste du jour il n'a pas d'évacuations, ou quand il en a elles sont solides. Comme si, pendant le sommeil, l'action de l'intestin était incomplète ou troublée ; ou comme si, encore, le tube digestif, après avoir satisfait à l'élaboration d'un premier repas, n'était pas apte à en digérer un second. Il y a en effet un certain nombre de personnes (et j'ai vu cette disposition être héréditaire) qui arrivées à l'âge moyen de la vie ne peuvent supporter qu'un seul repas, et qui, à cette condition, jouissent d'une excellente santé.

Sous quelle forme la fluxion herpétique se manifeste-t-elle dans l'intestin ? L'observation directe ne l'a pas encore déterminé. On peut suivre jusqu'à l'anus les affections herpétiformes. On les retrouve sur la langue, le voile du palais et le pharynx ; au delà, nous n'avons aucun renseignement sur le mode morbide qu'elles peuvent revêtir. S'expriment-elles sous une forme commune, ou la spécialité de la cause produit-elle des lésions spéciales ? J'ai discuté cette question à propos de l'herpétisme utérin ; et elle se pose ici dans les mêmes termes.

Certaines affections de la peau, regardées comme parasitaires, peuvent intervenir dans l'étiologie de la diarrhée, au même titre que les affections herpétiques proprement dites. Ainsi, j'observais, il y a quelques semaines, une récidive de diarrhée chez un homme arthritique, sujet à cette indisposition depuis dix-huit ans, mais qui avait cessé d'en souffrir depuis plusieurs mois ; le trouble intestinal avait succédé à la guérison rapide, à l'aide de lotions sulfureuses, d'un pytiriasis versicolor qui avait pris des proportions gênantes, et qui se reproduisait assez périodiquement vers le printemps.

Cette alternance d'un trouble sécrétoire de l'intestin avec une affection parasitaire peut paraître une objection à la doctrine que je soutiens ici, qui admet les rapports pathogéniques, la connexité diathésique de certaines affections des membranes muqueuses avec l'herpétisme. Il n'en est rien. Quand la lésion cutanée est ancienne, étendue, elle constitue une habitude congestive de la peau qui peut exercer une action révulsive efficace au profit du tégument interne.

En outre, la plupart des affections parasitaires ne doivent pas être considérées comme purement extérieures et accidentelles ; elles se développent sur un terrain morbide spécial. Comme je l'ai fait remarquer ailleurs (1), on peut les comparer à ces lichens qui, au milieu d'une forêt, vont choisir les végétaux affaiblis par l'âge ou par la maladie, et respectent les arbres voisins de même âge, de même essence. Je suis convaincu qu'il en est de même du pytiriasis. Comme le muguet, il suppose une altération des sécrétions tégumentaires, développées sous les mêmes influences que les affections dartreuses proprement dites, et il ne paraît pas en différer essentiellement. Le phytoderme qui le caractérise est plutôt l'expression que la cause de la maladie (2).

La diarrhée dartreuse me paraît, en général, atteindre plus profondément la nutrition que la diarrhée arthritique proprement dite : elle amène quelquefois rapidement l'anémie et l'amaigrissement. Dans la diarrhée herpétique comme dans la diarrhée arthritique, les caractères des selles m'ont paru variables. Souvent accompagnées de coliques, elles renferment parfois des mucosités ressemblant à du frai de grenouille. Dans ce cas, la diarrhée paraît avoir surtout pour point de départ une altération du gros intestin.

Dans d'autres cas, une sensation de besoin impérieux, gênante plutôt que douloureuse, précède immédiatement l'expulsion de matières pultacées, offrant parfois une odeur très-fétide. Dans ce cas, une flatulence intestinale accompagne et annonce habituellement la diarrhée.

J'ai connu plusieurs hypochondriaques, de race arthritique, qui rendaient des matières vermicellées, multicolores, mélange, probablement,

(1) *Traité de l'angine glanduleuse*. 1855.

(2) Des parasites qui ont une vie bien plus considérable, comme les entozoaires, ne vivent pas également bien dans tous les milieux intestinaux. Il en est où ils se complaisent particulièrement. L'âge peut même modifier cette disposition ; ainsi les lombrics et les oxyures sont plus communs chez les enfants que chez les adultes.

de mucosités concrètes et de matières mal digérées, filées à travers des bourrelets hémorrhoïdaux.

Chez quelques malades, les évacuations n'ont lieu qu'une fois par jour, mais elles ne sont qu'en partie moulées, et, après l'expulsion de quelques bols fécaux, qui adhèrent au vase et semblent renfermer une proportion considérable de bile, ils rendent une matière pultacée évidemment bilieuse. Dans ce cas, le trouble fonctionnel qui produit la diarrhée paraît avoir son origine dans le foie.

Les caractères des selles sont, du reste, variables chez le même sujet : tantôt pultacées et bilieuses, peu fréquentes; tantôt glaireuses, elles peuvent devenir séreuses, et alors se répéter vingt à trente fois dans les vingt-quatre heures, pour reprendre ensuite la consistance pultacée. Chez les arthritiques, ces exaspérations ont paru quelquefois provoquées par l'impression du froid.

J'ai dit comment j'avais combattu le flux dysentérique et rétabli, à l'aide de très-petites doses de calomel, l'action de la glande hépatique, dont l'état congestif s'est rapidement modifié. Les lavements à l'azotate d'argent réclament une part importante dans le résultat obtenu. Je vous ai indiqué comment je les administrais, suivant l'âge, les forces, l'excitabilité du sujet, et le mode du travail morbide. Je commence ordinairement chez l'adulte par *dix* ou *vingt* centigrammes d'azotate d'argent cristallisé, dissous dans *cent vingt-cinq* grammes d'eau distillée; on verse cette solution dans une seringue de verre et on l'injecte rapidement; puis à la seringue de verre on substitue la canule d'un irrigateur rempli au tiers d'eau distillée pour pousser et étendre l'action du topique sur une plus grande partie de l'intestin. Ces lavements sont répétés à des intervalles plus ou moins rapprochés, suivant l'effet produit : s'ils causent d'emblée une vive douleur, si la sensibilité de l'organe malade est très-développée, on met un jour d'intervalle entre chaque lavement; le soir, on pourra administrer un demi-lavement avec de la décoction de pavots et de l'amidon. S'ils sont bien supportés, on les répète plusieurs jours de suite. Puis, après avoir obtenu la modification thérapeutique qu'on espérait, après avoir arrêté ou du moins considérablement diminué la diarrhée, on reviendra encore aux lavements de nitrate d'argent à des intervalles de plus en plus éloignés, et on y reviendra d'autant plus longtemps que l'affection diarrhéique aura été plus ancienne et plus rebelle. C'est une loi très-générale en thérapeutique, applicable à presque toutes les affections qui ont persisté pendant longtemps, ou à celles qui, sans être anciennes, ont profondément impressionné l'organisme : il ne faut pas cesser brusquement l'emploi des modificateurs qui les ont fait disparaître ; il faut en prolonger l'usage au delà du moment où les fonctions sont redevenues normales.

Ainsi, quand par l'hygiène et par l'emploi de certains médicaments internes on fait disparaître des diarrhées qui duraient depuis plusieurs années, il faut prévenir les malades qu'à la diarrhée succédera la constipation, mais qu'ils ne doivent pas pour cela abandonner immédiatement le traitement ; que cette constipation est une phase presque nécessaire, par laquelle ils doivent passer avant de retrouver l'équilibre fonctionnel. Seulement la présence prolongée des fèces dans l'intestin peut y ramener une irritation qui aboutisse à une rechute : il est alors important de vider l'intestin toutes les vingt-quatre, toutes les quarante-huit heures au plus, par des lavements émollients, tout en insistant sur les médications antidiarrhéiques.

Quand pendant huit à quinze jours les malades auront rendu des selles solides, on diminuera alors la dose des médicaments employés. Je dis quand les malades auront rendu des selles solides : beaucoup se croient guéris quand ils n'ont plus d'évacuations ou quand ces évacuations n'ont lieu qu'à plusieurs jours d'intervalle ; il faut les avertir que la fréquence des selles n'est qu'un élément secondaire de la diarrhée ; son caractère fondamental est leur liquidité.

C'est après avoir bien éprouvé la solidité du rétablissement qu'on peut diminuer les doses des médicaments antidiarrhéiques ; on les administrera ensuite à des intervalles de plus en plus éloignés : pendant quelque temps, on ne les donnera que tous les deux jours, puis tous les trois jours, puis pendant quelque temps encore, une ou deux fois par semaine seulement.

Ces règles sont surtout applicables aux médicaments internes, qui vont bientôt nous occuper. Pour les lavements avec le nitrate d'argent, je n'ai jamais eu l'occasion d'en donner plus de 10 ou 12, et un nombre moindre a été en général suffisant ; la dose a été rarement au delà de *trente* centigrammes de sel lunaire ; chez les petits enfants, je m'en tiens ordinairement à *un* ou *deux* centigrammes.

Avant de recourir à la solution d'azotate d'argent, j'avais prescrit des quarts de lavement avec *cent* grammes de mucilage de gomme, *six* à *huit* grammes de sous-azotate de bismuth et *huit* à *dix* gouttes de laudanum de Sydenham. Cette formule convient dans la période aiguë après l'emploi des émollients.

Si l'irritabilité de l'intestin est très-modérée, on pourra employer avec avantage la décoction de ratanhia ou d'autres composés tanniques, en les additionnant de laudanum, dans les cas où le gros intestin est le foyer principal du travail morbide.

Je me rappelle qu'en 1843, remplaçant Magendie à l'Hôtel-Dieu, je reçus dans le service dont j'étais chargé une femme affectée de diarrhée depuis sept ans. Elle était cachectique au plus haut degré, jaune, maigre, rendue incapable par sa faiblesse de se livrer à aucun travail. Beaucoup de médications avaient échoué contre cette diarrhée si invétérée; les lavements à l'azotate d'argent en triomphèrent; et quelques années après je rencontrai cette malade, méconnaissable, tant elle était engraissée; elle se fit reconnaître pour m'apprendre que sa guérison ne s'était pas démentie depuis sa sortie de l'hôpital.

Voici une autre observation de diarrhée rebelle, datant de cinq ans et demi, guérie par les lavements à l'azotate d'argent.

Jean C..., charbonnier, âgé de vingt-sept ans, entra à la Pitié le 6 février 1866. Il était affecté d'un érysipèle de la face à son déclin. C'était la troisième fois que cet exanthème se manifestait dans l'espace de trois mois. L'examen du cœur faisait constater une hypertrophie de l'organe avec induration et insuffisance des valvules sygmoïdes aortiques, exagération de la matité précordiale, double bruit de souffle à la base se propageant suivant la direction de l'aorte, le premier faible et doux, le second rude et fort. Mais le trait saillant de la maladie était une altération générale de la nutrition portée jusqu'à la cachexie, et qui s'expliquait par une diarrhée chronique très-intense. Depuis cinq ans et demi, ce malade rendait chaque jour 10 à 12 selles liquides. Cet état paraissait entretenu par une mauvaise hygiène alimentaire, et il n'avait jamais rien fait pour y remédier.

Le trouble de la circulation cardiaque porté à un certain degré produit une congestion passive de la muqueuse intestinale, qui peut s'exprimer par la diarrhée. On pouvait se demander si les lésions constatées dans le cœur n'avaient pas contribué à la résistance de celle-ci. L'examen des fonctions circulatoires me conduisit à repousser cette interprétation. Quand l'érysipèle eut complétement disparu et que les forces eurent été un peu relevées par les toniques, j'opposai à cette diarrhée opiniâtre le diascordium, la thériaque, le sous-nitrate de bismuth; mais tous ces médicaments demeurèrent sans effet. Guidé alors par la direction des douleurs qui suivaient le contour du gros intestin, je pensai qu'il était le foyer du travail morbide, et je me décidai à diriger sur lui l'action médicatrice. En conséquence, après avoir prescrit un régime sévère, composé exclusivement de bouillons et de potages, je fis prendre au malade des lavements avec une solution de *trente* centigrammes d'azotate d'argent dans *cent vingt-cinq* grammes d'eau. On continua ces injections tous les deux jours, en portant la dose du sel lunaire à *trente-cinq* et *quarante* centigrammes.

A partir du second lavement, une amélioration considérable fut obtenue ; il n'y eut même qu'une selle par jour ou même tous les deux jours, mais ces selles étaient encore liquides.

Le 6 mars, il n'y avait pas eu d'évacuations depuis trois jours ; on donna un sixième lavement après quatre jours d'intervalle. Le lendemain il y eut une selle solide ; l'alimentation fut peu à peu augmentée ; les lavements furent de plus en plus espacés, puis abandonnés complétement, et le malade sortit le 22 mars, parfaitement guéri de sa diarrhée.

La nature des selles, la présence de mucosités distinctes dans les fèces, la localisation de la sensibilité et des douleurs sur le trajet du gros intestin, me paraissent constituer des indications importantes pour l'emploi des lavements médicamenteux, et en particulier pour l'injection d'un soluté d'azotate d'argent, quand la diarrhée a résisté aux autres médications.

Depuis plusieurs siècles, l'ipécacuanha est regardé comme un des agents les plus efficaces dont l'art dispose dans le traitement de la dysenterie ; la racine antidysentérique, momentanément proscrite sous le règne exclusif du broussaisianisme, a repris dans la thérapeutique de cette affection le rang que les siècles précédents lui avaient assigné. On l'administre généralement aujourd'hui en décocté à doses fractionnées, d'après la méthode dite brésilienne ; quelques médecins le donnent à doses concentrées pour provoquer un effet vomitif. J'ai adopté cette dernière méthode toutes les fois que la dysenterie est accompagnée d'embarras gastrique, complication très-fréquente, et si je n'obtiens pas en même temps d'effet purgatif, je cherche à le provoquer en donnant après le vomissement soit du décocté d'ipéca, soit de petites cuillerées à café de sirop d'ipéca.

Quand à l'attaque de dysenterie aiguë succède un catarrhe chronique de l'intestin, et dans les autres formes de côlite chronique, l'ipéca peut intervenir encore d'une manière efficace, administré en lavement.

Ce mode d'administration est d'un usage populaire dans le Pérou ; il m'a été enseigné par des malades péruviens qui ont rapidement guéri sous mes yeux, grâce à cette médication, de récidives de diarrhée, dont ils avaient contracté le germe en Amérique, et qui avaient résisté à d'autres médications. Un praticien distingué de Paris, le docteur Acosta, qui a longtemps exercé en Amérique, m'a dit s'être souvent servi avec succès de ce remède dans les colites chroniques. Le docteur Leclerc, de Plombières, qui a appris cette méthode des mêmes Péruviens qui me l'ont enseignée, m'a dit en avoir fait un très-fréquent et très-heureux usage. J'ai eu plusieurs fois l'occasion de constater l'efficacité de ce moyen : en ce moment j'ai dans mes salles plusieurs malades guéris, par cette méthode, de diarrhées qui duraient depuis plusieurs mois. Parmi eux est une jeune fille tuberculeuse, dont la diarrhée remontait à plus de deux mois; les premiers lavements l'ont fait disparaître.

[Faites bouillir pendant un quart d'heure 2 grammes d'ipéca concassé dans 125 grammes d'eau et passez.]

On administre d'abord au malade un lavement de guimauve pour nettoyer les intestins, et on injecte ensuite ce décocté tiède. Ces lavements produisent habituellement une sensation de calme et d'apaisement et font disparaître la douleur et le ténesme; ils sont retenus avec une très-grande facilité, j'ai vu des malades les garder vingt-quatre heures et plus.

On les donne d'abord tous les jours ou tous les deux jours, selon l'effet produit; puis, quand la diarrhée est arrêtée, on en donne quelque temps encore tous les deux jours, puis seulement une à deux fois par semaine, prolongeant plus ou moins l'emploi du modificateur, suivant l'ancienneté et l'opiniâtreté de l'action morbide.

En présence de ces résultats, il est difficile de ne pas admettre que l'ipéca exerce une action topique sur la muqueuse malade.

Bien que dans la dysenterie et dans certaines diarrhées chroniques le gros intestin soit particulièrement affecté, cette localisation n'est pas absolue et les médicaments administrés par la bouche, ceux-là mêmes qui sont destinés à exercer une action topique, sont d'utiles auxiliaires du traitement. A plus forte raison on administrera efficacement de cette manière les médicaments qui doivent être absorbés et agissent par l'intermédiaire du système nerveux, comme les préparations opiacées. Dans les autres formes de diarrhée chronique, ce mode d'administration est bien plus puissant encore.

Les principaux médicaments qu'on introduit dans l'estomac pour combattre la diarrhée chronique sont l'opium et ses préparations, les astringents, les poudres absorbantes, les modificateurs topiques dits substitutifs.

L'opium convient surtout dans les cas où il existe une grande irritabilité de l'intestin, où la diarrhée est accompagnée de douleurs gastro-intestinales. L'opium, outre son action sur la sensibilité de la tunique interne et sur la contractilité de l'intestin, exerce encore une influence incontestable sur les sécrétions des membranes muqueuses, qu'il diminue en même temps qu'il exagère celles de la peau. On peut le donner seul ou uni aux astringents et aux absorbants, Trousseau le prescrivait avec l'ipéca et le calomel dans certaines formes de diarrhée.

Il faut se rappeler que l'opium, chez certains sujets, est mal toléré et provoque ou augmente les phénomènes de l'embarras gastrique; aussi, quand la langue est pâteuse, quand l'activité digestive est languissante, je m'abstiens autant que possible de préparations opiacées, ou du moins je ne les administre pas par la bouche; mais on n'en évite pas toujours les inconvénients en les donnant en lavement : on rencontre des personnes chez lesquelles les plus petites doses d'opium, quelle que soit la voie par laquelle on les introduit dans l'organisme, produisent des troubles gastriques et même des vomissements. L'extrait thébaïque, la codéine, le diascordium, la thériaque, sont les préparations les plus usitées, soit seules, soit associées aux amers ou au sous-nitrate de bismuth.

Pour simplifier ces électuaires dont la complexité est injustifiable aux yeux de la science moderne, j'en ai fait une sorte d'extrait qui renferme avec de l'extrait thébaïque en quantité définie des amers, des astringents et des aromatiques. Ces derniers, que j'ajoute habituellement à l'opium, lui servent de passeport et le font mieux supporter par l'estomac. Aussi, quand je prescris l'opium en teinture, je lui associe habituellement la teinture d'anis et l'alcoolat de menthe. Voici la formule de cet électuaire :

Poudre de colombo		6	grammes.
Extrait de ratanhia		6	—
Cachou (1)		4	—
Cascarille		4	—
Poudre d'anis	aa	1	—
— de fenouil	aa	1	—
Essence de menthe		0,50	centigr.
Extrait thébaïque		0,40	—
Conserve de roses		q. s.	Divisez en 80 pilules.

Conservez ces pilules dans un mélange de 6 grammes de craie précipitée et de 4 grammes de sous-azotate de bismuth.

J'en donne de quatre à six par jour, vingt à trente minutes avant les repas, ou au réveil chez les malades qui ont des diarrhées matinales périodiques.

Chez quelques malades, la teinture thébaïque, le laudanum, l'élixir

(1) Quelquefois je remplace le cachou par l'extrait de monésia.

parégorique agiront mieux que les préparations solides, ce que nous constatons également pour d'autres médicaments; on les administre à la dose de quelques gouttes, dans une boisson aromatique ou amère, quelques minutes avant les repas.

Parmi les astringents, ce sont les composés tanniques auxquels on a le plus souvent recours : le cachou, la gomme Kino, le ratanhia à petites doses, et mêlés à d'autres substances, comme le sous-nitrate de bismuth ou la craie.

Le guarana, le monesia, l'inga, ont été préconisés dans la diarrhée chronique; on administre ces médicaments aux mêmes doses que le ratanhia, et ils paraissent avoir des propriétés très-analogues. Le monesia, suivant quelques expérimentateurs, devrait lui être préféré.

L'alun a été également préconisé comme antidiarrhéique. J'ai vu des malades qui se trouvaient bien de mettre une pincée de poudre d'alun dans du vin ou dans du lait.

J'ai vu l'infusé d'écorces d'oranges amères et la poudre de cannelle guérir une diarrhée qui, depuis deux ans, avait résisté à toutes les médications. La malade avait été même inutilement à Plombières. Elle suivit ce traitement sur le conseil d'un médecin anglais. On peut prendre la poudre de cannelle à la dose d'un demi-gramme à un gramme, le soir en se couchant, délayée dans l'infusé amer; on répète l'usage de celui-ci avant les principaux repas.

La cannelle renferme du tannin, son principe aromatique est tonique. On emploie quelquefois l'écorce d'oranges amères desséchée et pulvérisée. Elle renferme un principe aromatique, un principe amer et une variété de tannin. Je fais assez souvent prendre la poudre de cannelle dans du lait auquel elle communique une saveur agréable.

Parmi les amers, on préfère surtout ceux qui renferment un principe astringent, comme le quassia amara, le quassia simarouba, le colombo; ils exercent sur les organes digestifs et sur l'estomac en particulier une action tonique souvent très-utile dans les diarrhées chroniques. On emploie à ce titre, en Angleterre, une écorce de fruit de la famille des aurantiacées, désigné sous le nom de Bail ou Baël; je l'ai remplacée avec succès par le sirop d'écorces d'oranges amères, que j'associe ordinairement à la décoction de colombo et, dans quelques cas, à la teinture de noix vomique, ou à la teinture amère de Baumé, si la diarrhée est compliquée de flatulence ou d'autres phénomènes dyspeptiques.

Plusieurs fois, j'ai vu la bière, substituée à l'eau rougie, faire cesser des diarrhées qui persistaient depuis plusieurs années; tandis que chez d'autres personnes elle provoque des selles liquides ; elle m'a paru surtout utile chez les malades qui ne peuvent supporter les acides : l'eau-de-vie ou les vins alcoolisés, étendus dans une grande quantité d'eau ordinaire, ou mieux encore d'une eau minérale digestive comme celles de Renaison, Pougues, Vals, Saint-Jean, etc., pourront, dans ce cas, être mieux supportés que les vins légers, qui s'acidifient trop facilement dans l'estomac.

Je n'emploie guère les sels de fer par la bouche que dans les diarrhées compliquées d'anémie ; je préfère alors les persels, qui ont une propriété astringente. Cependant, dans certaines colites, on peut prescrire des lavements avec du perchlorure de fer à petites doses, additionné de laudanum. Graves a préconisé le sesquinitrate de fer dans les diarrhées chroniques.

Le sous-nitrate de bismuth, dont Monneret a puissamment contribué à rappeler les propriétés antidiarrhéiques, est d'une incontestable utilité chez un grand nombre de malades. Je ne l'ai jamais administré aux doses énormes préconisées par Monneret, et je ne vais guère, chez l'adulte, au delà de *six* à *douze* grammes par jour : à l'exemple de Trousseau, je l'associe souvent à la craie précipitée, surtout dans les cas de flatulence, de selles vertes et de rapports acides. Chez quelques malades, on le suspendra dans un mucilage de gomme, avec quelques gouttes de laudanum. Ordinairement on le donne immédiatement avant le repas, enveloppé dans du pain azyme ou suspendu dans un liquide. La bière, par sa densité et son caractère mucilagineux, est un véhicule très-commode chez ceux qui la supportent bien. Pour les enfants, la gelée de coings est un excellent excipient, et se mêle facilement au sel de bismuth.

Le sous-nitrate ou magistère de bismuth a probablement une action doucement astringente sur les membranes muqueuses ; quel que soit le mode intime de cette action, il diminue les sécrétions catarrhales, et on l'a employé à ce titre dans la blennorrhagie et le coryza. Il a une autre action qui me paraît plus facilement explicable : il neutralise les gaz hydrosulfurés qui se trouvent dans l'intestin, et forme un sulfure noir de bismuth qui peut communiquer sa couleur aux selles plusieurs jours après qu'on a cessé l'emploi du médicament. Il diminue la fétidité des fèces et des gaz intestinaux ; il est désinfectant. L'hydrogène sulfuré, quand il existe en grande quantité dans l'intestin, stimule douloureusement la muqueuse malade, peut-être aussi ce gaz forme-t-il un milieu favorable à certaines fermentations putrides, et je suis tenté d'attribuer à l'action chimique du sous-nitrate de bismuth sur l'hydrogène sulfuré l'apaisement presque immédiat des douleurs intestinales qui succède parfois à son administration. Une observation récente me porte à croire que le sel de bismuth peut diminuer la sécrétion hépatique; chez un sujet qui en prenait depuis plus d'un an, bien qu'il n'y eût aucune trace d'ictère, les selles, lorsqu'il en cessa l'usage, furent pendant plusieurs semaines grises et décolorées. Elles ne reprirent que graduellement leur coloration normale, passant du jaune au brun clair, et ce ne fut qu'après six ou huit semaines qu'elles acquirent une teinte normale, qu'elles ont conservée depuis que ce malade a renoncé à l'usage du sel de bismuth.

Un de mes clients m'a dit avoir observé sur lui-même le même phénomène de décoloration des fèces toutes les fois qu'il prenait de l'opium.

Dans quelques cas rares, le sous-nitrate de bismuth augmente la diarrhée au lieu de la diminuer. J'ai rencontré plnsieurs sujets chez lesquels du sous-nitrate de bismuth parfaitement pur, pris successivement dans plusieurs des meilleures pharmacies de Paris, agissait comme purgatif. Deux de ces sujets, dont l'observation est présente à ma mémoire, étaient herpétiques, et, dans un de ces cas, une diarrhée chronique avait succédé à la guérison d'un eczéma ancien de la région temporo-auriculaire (1).

Le nitrate d'argent a été vanté par Graves dans certaines formes de diarrhées chroniques, surtout dans celle qui survient chez les tuberculeux avant la lésion tuberculeuse de l'intestin, et qu'il appelle diarrhée sudorale.

La craie, le charbon pulvérisé, sont, dans certains cas, prescrits avec succès; je les associe ordinairement aux médicaments précédemment indiqués. Il y a plus de quarante ans que le charbon, dont on a fait une nouveauté, était prescrit par Récamier dans la diarrhée, et il l'administrait sous le nom de magnésie noire, bien des années avant que M. le docteur Belloc eût préconisé le charbon de peuplier (2). M. Belloc n'en a

(1) D'après certains chimistes, le sous-azotate de bismuth abandonnerait dans l'intestin de l'acide azotique. Si cette théorie est exacte, ne se pourrait-il pas que cet acide, devenu libre, ne trouvant pas dans certains intestins une quantité d'alcalis suffisante pour le saturer, provoquât alors de la diarrhée? S'il en était ainsi, on devrait, il semble, prévenir cet effet en ajoutant au sel de bismuth de la craie ou du carbonate sodique.

(2) Je me rappelle, en 1832, en avoir fait prendre avec succès, suivant l'exemple de Récamier, à un de mes camarades atteint de cholérine. Nous le fabriquâmes nous-mêmes avec des planchettes de sapin qui fournit un charbon très-léger et d'un usage commode.

pas moins le mérite d'en avoir mieux précisé les effets et de l'avoir vulgarisé.

Il est certain que, dans certaines diarrhées chroniques indépendantes, bien entendu, de lésions graves des tuniques intestinales, les eaux minérales laxatives ont été employées avec avantage; on peut les remplacer par l'usage de sels purgatifs administrés à petites doses: 4 ou 5 grammes de sulfate de soude donnés tous les matins dans un demi-verre d'eau chaude. Après avoir quelquefois exaspéré d'abord le flux intestinal, souvent cette médication l'arrête. Serait-ce, comme l'ont pensé quelques médecins, par une action substitutive, hypothèse qui n'offre à l'esprit rien de bien net et de bien défini? A petites doses, les sels purgatifs sont-ils plus aisément absorbés et produisent-ils la constipation comme ils l'ont produite entre les mains de M. Claude Bernard quand ils étaient injectés dans les vaisseaux? Toutes les fois que nous voulons pénétrer dans l'action intime des médicaments, nous entrons dans le domaine des conjectures, les phénomènes sont trop complexes et la science est trop peu avancée pour qu'on puisse, sans témérité, affirmer la théorie des actions thérapeutiques.

Quand cette médication a produit le résultat qu'on désirait, on la continue pendant huit à dix jours; puis, pendant le même laps de temps, on l'administre tous les deux jours, pour la donner ensuite tous les trois jours pendant un temps égal. M. le docteur Acosta, que j'ai déjà eu l'occasion de citer plus haut, m'a dit s'être servi de cette méthode avec succès.

Je ne doute pas de son utilité dans certains cas, mais il n'est pas toujours facile d'en déterminer l'indication, et j'ai rencontré des malades qui s'en étaient mal trouvés. Je la crois surtout applicable aux cas où la diarrhée est compliquée d'embarras gastrique, de troubles de la fonction chloropoiétique ou de congestion du foie.

Les purgatifs, souvent indiqués dans certaines formes de diarrhée aiguë, dans celles surtout qui sont compliquées d'embarras gastriques, ont été préconisés dans la diarrhée chronique par plusieurs médecins et en particulier par Trousseau, qui les prescrivait surtout dans la forme catarrhale de cette affection. Il les administrait à petites doses continuées pendant plusieurs jours.

L'emploi des purgatifs a généralement pour effet d'amener de la constipation; il n'est donc pas étonnant qu'on y ait eu recours dans certaines formes de diarrhées constituées par un trouble sécrétoire de l'intestin sans lésion de la membrane muqueuse. La teinture de rhubarbe employée d'une manière continue a réussi dans les mêmes circonstances.

Pour remplir la même indication, j'ai conseillé, dans des cas où la diarrhée paraissait d'origine côlique, de prendre tous les jours un lavement qui est rendu immédiatement et auquel je fais ajouter 15 à 20 gouttes de laudanum pour exercer sur l'intestin une action calmante très-passagère et en même temps affaiblir son excitabilité par l'action répétée d'un stimulus mécanique.

Lorsque la diarrhée a succédé à un état dyspeptique bien accusé ou qu'une congestion hépatique chronique coïncide avec ce symptôme, l'eau de Vichy peut être très-utile ; j'ai vu guérir, après plusieurs saisons à Vichy, une dame qui depuis plusieurs années souffrait d'une diarrhée qui, à certain moment, avait revêtu la forme dysentérique, avec un ensemble de symptômes très-alarmants. Au-dessous du foie, on sentait une tumeur grosse comme le poing, et d'autant plus suspecte que son père avait succombé à une affection carcinomateuse de l'estomac. Cette dame, réduite à un état cachectique des plus prononcés, fut, d'après le conseil du professeur Cloquet et d'après le mien, conduite à Vichy. Sa faiblesse était telle, qu'on fut obligé de s'arrêter en route et qu'on se demanda si elle pourrait arriver au but de son voyage. Après la première saison thermale, la diarrhée fut considérablement atténuée ; elle ne se reproduisait qu'une ou deux fois par semaine, et l'activité digestive se releva sensiblement. L'hiver suivant, elle continua à faire, par intervalles, usage de l'eau de Vichy, et elle s'en trouvait bien ; cependant la tumeur ne diminua pas, et même, pendant l'hiver, il en parut une seconde au-dessous de la première, à laquelle elle semblait adhérer.

L'été suivant, une nouvelle saison à Vichy amena une amélioration plus complète dans les fonctions gastro-intestinales. La diarrhée ne se montrait plus qu'à de rares intervalles ; les forces et l'appétit revenaient à leur type normal, et, malgré cela, une troisième tumeur, du volume d'un œuf de pigeon, vint terminer en cul-de-lampe la masse formée par les deux premières.

La transformation si remarquable obtenue dans l'état constitutionnel m'engagea à insister sur la cure thermale. Chaque année, la malade retourna à Vichy. Après la quatrième saison, j'eus la satisfaction de constater une diminution dans le volume des tumeurs, qui, à partir de ce moment, s'effacèrent graduellement dans un ordre inverse à celui de leur apparition : la plus petite disparut la première, et, après la cure de l'année suivante, on ne trouva plus de traces de ces tumeurs, dont la plus ancienne existait au moins depuis cinq ans. Depuis lors, il y a aujourd'hui vingt ans, cette dame, qui avait été longtemps dyspeptique et névropathique, jouit d'une santé excellente, qui, malgré de rudes épreuves de tout genre, ne s'est point démentie.

Certains sujets ont des diarrhées périodiques qui reviennent constamment aux mêmes heures, la nuit principalement. Dans un cas de cette nature qui menaçait sérieusement la vie, M. le docteur Simon, soupçonnant une infection palustre, donna du sulfate de quinine, et le malade guérit. Depuis lors, on a rapporté plusieurs observations de diarrhées périodiques dans lesquelles le sulfate de quinine avait amené la guérison sans que l'origine infectieuse de la maladie fût bien démontrée. Ces jours-ci même, je l'ai administré à un phthisique qui pendant la nuit, et pendant la nuit seulement, avait plusieurs selles liquides ; je lui ai prescrit du sulfate de quinine associé au bismuth qu'il prenait déjà, et, pour la première fois depuis plusieurs mois, il a eu des selles solides ; mais cette amélioration ne s'est pas maintenue. Cette périodicité de la diarrhée peut tenir à des causes diverses : la nature des aliments mangés aux dernières heures de la journée, leur abondance plus ou moins grande aux derniers repas, l'intervalle insuffisant qui sépare ce repas du précédent, le défaut d'exercice après le repas du soir peuvent amener une indigestion périodique ; elle peut être aussi provoquée par l'habitude de se coucher trop tôt après avoir mangé, car si certains sujets ne digèrent bien que dans la position horizontale, il en est un bien plus grand nombre chez lesquels les occupations sédentaires ou le sommeil succédant trop tôt à l'ingestion des aliments, troublent l'action des organes digestifs. Il faut tenir compte de ces diverses circonstances dans le traitement des diarrhées périodiques, elles ne relèvent pas toutes des préparations quiniques.

L'efficacité du sulfate de quinine dans ces diarrhées ne prouve pas qu'elles doivent être imputées à une influence miasmatique ; la périodicité est souvent l'expression du rôle dominant que jouent les troubles d'innervation dans la scène morbide, et le sulfate de quinine est un puissant modificateur de l'action nerveuse, de l'innervation ganglionnaire en particulier.

J'ai été consulté dernièrement par un malade atteint de diarrhée chronique. Tous les matins, peu de temps après son réveil, il éprouvait des borborygmes, puis un léger malaise abdominal ; enfin, le besoin d'évacuer une ou plusieurs selles pultacées ou liquides, jaunâtres, bilieuses, légèrement glaireuses; le reste du jour il n'avait pas d'évacuation, ou s'il en avait elles étaient solides.

Pourquoi, pendant le sommeil, l'élaboration intestinale ne se fait-elle pas comme dans la veille? Quelle est la partie de l'appareil digestif dont le concours fait défaut dans le travail synergique auquel prennent part des organes si nombreux? Chez ce malade, je n'ai pu trouver dans les conditions de son hygiène, qui est très-sévère, l'explication de ce trouble périodique; le sommeil seul me paraît en cause; et comme le sommeil est un acte essentiellement nerveux, je fus conduit à regarder cette diarrhée comme la manifestation d'un trouble nerveux, peut-être de l'affaiblissement de l'innervation intestinale pendant le sommeil, et peut-être aussi, ce qui ne contredit pas cette première hypothèse, d'un trouble sécrétoire, d'une hypersécrétion dont le produit accumulé dans le gros intestin provoquait les contractions de celui-ci au moment du réveil.

Le sulfate de quinine administré à petite dose le soir à l'heure du sommeil, pendant quinze jours, diminua notablement la diarrhée, qui reparut dès qu'on en cessa l'usage. J'engageai alors ce malade à prendre un centigramme d'extrait thébaïque avant le repas du soir, un autre en se couchant et un troisième au moment où il se réveillait avant que le mouvement péristaltique commençât à se faire sentir, accompagné de ces borborygmes qui ne se faisaient entendre que quatre ou cinq minutes après le réveil. Ce moyen réussit; quelques minutes après l'ingestion de l'opium, le malaise abdominal s'apaisait, et le malade pouvait avec cet auxiliaire différer jusqu'au soir l'acte de la défécation; il rendait alors des matières solides ou plutôt solidifiées, car s'il en rendait le matin, elles étaient constamment liquides ou pultacées.

Il semblait dans ce cas que l'opium engourdissait la contractilité de l'intestin et favorisait ainsi l'absorption des produits d'une sécrétion anomale. Dans tous les cas, il ne pouvait être qu'un palliatif, et comme le malade était dartreux et arthritique, je l'engageai d'abord à prendre de l'arsenic et ensuite à se rendre à Plombières.

Dans les anervies ou hyponervies intestinales, on a encore administré la noix vomique ou la fève de Saint-Ignace, quelques gouttes de teinture avant le repas du soir.

L'arsenic peut encore être utile dans ce cas à cause de son action sur les nerfs ganglionnaires, non moins que dans les diarrhées arthritiques ou herpétiques. Je connais un médecin éminent qui attribue à l'acide arsénieux la guérison d'une diarrhée qui durait depuis plusieurs années et avait résisté à toutes les autres médications, même à l'arséniate de soude; il prenait chaque jour 4 milligrammes d'acide arsénieux.

Dans le traitement de toutes les affections chroniques, l'hygiène doit occuper une place très-importante; elle peut même suffire à la guérison, alors surtout que la maladie consiste dans un trouble fonctionnel entretenu par de mauvaises habitudes diététiques. Dans les maladies des organes digestifs, l'alimentation doit, en première ligne, attirer l'attention, et dans les formes aiguës, où la maladie est plus diffuse, où l'excitabilité est excessive, le repos de ces organes est nécessaire : un régime sévère, une diète liquide, seront alors commandés. Mais dans la diarrhée chronique, le travail morbide est, en général, plus limité, les parties restées saines sympathisent moins énergiquement avec les parties malades; l'abstinence trop prolongée provoquerait la faiblesse, et la faiblesse augmente la durée des actions morbides, favorise les évolutions diathésiques. D'ailleurs, en général, l'instinct des malades appelle les aliments. Or, il faut tenir grand compte de ces instincts, qui sont comme la voix des organes, quand ils ne sont pas pervertis par l'habitude ou par la maladie.

Dans ce cas, comme Graves l'a noté, le régime animal est loin d'être toujours préjudiciable aux malades; la viande crue pilée, à laquelle je mêle quelquefois de la pepsine, est, en général, bien supportée (1). Quand les malades y répugnent ou quand l'activité gastrique est conservée, ils prendront des viandes rôties ou grillées, des œufs et du poisson frais; la pepsine pourra encore y être ajoutée comme auxiliaire utile. On peut leur permettre quelques légumes, comme les artichauts, les cardons, la chicorée au jus, la laitue cuite; quelques fruits, comme les nèfles, les coings, la compote de poires et les goyaves (2). J'ai vu des malades se trouver très-bien de cures de raisin. En général, ils

(1) On peut la donner roulée, en pilules, dans de la chapelure fine ou de la gomme pulvérisée, ou mêlée à des aliments de consistance pultacée, comme la chicorée, les purées, ou sous la forme de sandwichs entre deux tranches de pain, ou en faire un potage en la délayant dans du bouillon tiède, auquel on peut ajouter une pincée de poudre de cannelle lorsque la saveur de la viande crue répugne aux malades.

(2) La confiture de goyaves est utilisée dans les Antilles contre la diarrhée. On a préconisé au même titre la confiture de baies de sureau. Une personne m'a assuré s'être guérie, par son emploi, d'une diarrhée rebelle. Je ne l'ai pas expérimentée. J'ai vu dans les Pyrénées un homme atteint de diarrhée se trouver bien de l'usage des baies de l'*arbutus uva ursi*, qui abondent dans ces montagnes et qui, d'après le témoignage de Murray, contiennent du tannin. La confiture de myrtille, *vaccinium myrtillus*, m'a réussi dans un cas de diarrhée qui avait résisté à l'opium et au bismuth.

doivent s'abstenir de crudités, de ragoûts, d'épices, de graisses, de pâtisseries, de sucreries, de crèmes, de salaisons, de boissons excitantes, comme le thé et le café. Trousseau a cité l'observation d'un malade qui s'était guéri d'une diarrhée chronique en renonçant au thé. Le vin de Bordeaux, plus ou moins coupé avec une eau digestive ou avec de l'eau gommée, constitue une excellente boisson chez les sujets affaiblis. Certains sujets ne supportent pas les vins rouges. On peut les remplacer par du xérès, du marsalla, du madère ou même du cognac, pris en petite quantité dans une de ces eaux naturelles que nous avons indiquées plus haut. Les liqueurs, les vins mousseux, comme le vin de Champagne, doivent, en général, être interdits.

Pour le laitage, on voit des malades guérir par la diète lactée, et d'autres que le lait purge constamment; il faut, avant de le prescrire, s'enquérir de la manière dont le lait est supporté dans l'état de santé : il y a des personnes chez lesquelles le lait provoque de la constipation ; le contraire a souvent lieu. Si l'ingestion du lait est suivie de renvois aigres, on y ajoutera une petite proportion d'eau de chaux ou d'eau de Vichy. Il est nécessaire de s'assurer de la bonne qualité du lait qu'on emploie. Le lait de chèvre, chez les enfants surtout, est un excellent remède dans la diarrhée chronique ; il renferme beaucoup moins de beurre et plus de caséine que le lait de vache, et c'est sans doute à cette circonstance qu'il doit ses propriétés constipantes. Chomel conseillait d'ajouter au lait des farines ou des fécules : il est certain que quelquefois les liquides sont bien moins supportés que les aliments solides ou pultacés : il y a là des dispositions individuelles qu'il faut tâter et qu'on ne peut pas prévoir. Les malades atteints de diarrhée doivent renoncer au tabac, cause fréquente de dyspepsie et nuisible à ceux qui en sont atteints.

Il ne suffit pas de bien choisir les aliments, il faut les distribuer de manière qu'ils suffisent aux besoins de la réparation, tout en laissant aux organes digestifs le repos nécessaire ; il faut qu'ils soient bien mâchés, bien imprégnés de salive : cette élaboration préliminaire est d'autant plus importante que l'activité des organes digestifs est rendue moins puissante par l'âge et par la maladie, et qu'ils ne peuvent plus suppléer par leur énergie à l'insuffisance de la mastication. L'observation suivante vous montrera combien cette condition du travail digestif mérite toute votre attention.

Joseph X..., chapelier, âgé de quarante-quatre ans, est entré dans mon service, à l'hôpital de la Pitié, le 10 décembre 1855.

Depuis douze ans, les fonctions digestives de cet homme étaient profondément troublées. Depuis cette époque, il était affecté d'une diarrhée presque constante, qui durait pendant des périodes de six et huit mois chaque année, et qui avait déterminé une maigreur portée jusqu'à l'étisie et un épuisement considérable des forces. Cet état était entretenu par le régime que suivait ce malade. Il disait qu'il ne pouvait jamais digérer de viande ni de légumes, et depuis longtemps il se nourrissait exclusivement de charcuterie, de harengs saurs et d'autres substances analogues.

Au premier abord, tous ceux qui virent ce malade le crurent tuberculeux; mais l'examen attentif des organes thoraciques ne nous permit pas d'y constater aucune anomalie des bruits respiratoires; d'ailleurs le malade ne toussait pas. D'une autre part, le ventre était souple; on n'y sentait ni empâtement, ni agglutination des anses intestinales immobilisées. La durée même des accidents rendait peu vraisemblable l'existence d'une affection organique de l'appareil digestif; et si la tuberculose avait été l'origine de ces troubles fonctionnels, elle n'aurait pas tardé à se révéler par des phénomènes plus accusés.

En examinant la langue, je constatai que les organes de la mastication étaient dans un état tout à fait incompatible avec l'exercice régulier de leurs fonctions. Au dire du malade, cette altération des dents avait précédé le début de la diarrhée. Plusieurs dents manquaient; celles qui restaient étaient presque toutes cariées et déchaussées; les gencives étaient rouges, fongueuses, saignantes. Plusieurs racines de dents dont les couronnes étaient détruites y entretenaient des abcès qui fournissaient une quantité considérable de pus; et de ces foyers, l'inflammation irradiait souvent sur la muqueuse du palais et des joues; cette stomatite chronique était accompagnée de douleurs peu intenses, il est vrai, d'ordinaire, mais sujettes à des exacerbations qui duraient quatre ou cinq jours et qui revenaient plusieurs fois par mois. Le résultat inévitable d'un pareil état des mâchoires était l'impossibilité de triturer les aliments; ils étaient ingérés sans être préalablement divisés et imprégnés de salive, et ces circonstances devaient avoir puissamment contribué à développer une dyspepsie rebelle. Dans cette pensée, je prescrivis à ce malade une alimentation légère; je lui fis prendre chaque jour *deux à quatre* grammes de sous-nitrate de bismuth. L'état des gencives fut combattu à l'aide d'un collutoire composé de :

Décoction de pavots.............	200	grammes.
Sirop de mûres..................	30	—
Teinture d'iode.................	4	—
Iodure de potassium............	20	centigrammes.

En outre, je les touchais tous les jours avec un pinceau trempé dans de la teinture d'iode.

Sous l'influence de cette médication, l'amélioration fut prompte et considérable : du 12 au 18 janvier, j'enlevai successivement plusieurs chicots déchaussés, qui agissaient sur les gencives comme des corps étrangers, et entretenaient la suppuration dans laquelle ils baignaient.

Le 8 janvier, cet homme avait pu manger avec appétit deux portions de légumes. La diarrhée était arrêtée et les selles n'ont pas cessé d'être régulières depuis cette époque. Les gencives, dont les alvéoles étaient autant de petits foyers, se modifièrent, se raffermirent et cessèrent d'être douloureuses.

Mon malade put manger de la viande rôtie, qui était parfaitement digérée; on lui donna deux portions de viande. En même temps, le teint devint meilleur, l'amaigrissement, qui était excessif, fit place à un embonpoint progressif.

Mais le malade nous apprit alors (22 janvier) que depuis plusieurs mois il éprouvait des douleurs dans le rachis, dans les membres supérieurs et plus encore dans les membres inférieurs. Tout occupé de sa dyspepsie, il n'avait pas fait mention de cette complication lors de son entrée à l'hôpital; mais depuis que la diarrhée était arrêtée et à mesure que son affection gastro-intestinale s'était améliorée, ces souffrances avaient augmenté et constituaient aujourd'hui la maladie principale.

Il ne pouvait marcher qu'avec de grandes difficultés, en se faisant soutenir des deux côtés ; il ressentait dans les membres inférieurs des douleurs très-vives qui ne siégeaient pas au niveau des articulations, mais dans la continuité des membres. A ces douleurs s'ajoutait un affaiblissement considérable de la contractilité musculaire; lorsqu'il essayait d'étendre la jambe sur la cuisse, l'effort était lent, douloureux, et avant qu'il eût redressé le membre, les muscles extenseurs se relâchaient subitement et sa jambe était ramenée brusquement dans la flexion, comme poussée par un ressort.

La progression et la station lui étaient impossibles ; il sentait un frémissement continuel avec engourdissement dans ses membres qui étaient agités de fréquents soubresauts. Il y éprouvait une sensation constante de froid qui était très-pénible. La sensibilité tactile, sans être absolument détruite, était notablement émoussée. Les fonctions du rectum et de la vessie étaient restées instactes; mais les érections étaient abolies. On retrouvait dans les membres supérieurs les mêmes troubles d'innervation, mais moins intenses. On constatait du souffle au niveau des carotides.

Le traitement fut ainsi modifié : l'usage du sous-nitrate de bismuth et du collutoire avec la teinture d'iode fut continué ; on y ajouta deux pilules de tartrate ferrico-potassique, des frictions sèches avec une brosse de crin matin et soir sur toute la périphérie cutanée, et tous les deux jours un bain avec polysulfure de sodium, *vingt* grammes. Les bons résultats de ce traitement se firent rapidement sentir.

Au bout de quelques jours seulement (31 janvier), il y avait déjà une élévation dans la température des jambes; bientôt après (9 février), le refroidissement avait complétement disparu ; en même temps, la sensibilité se rétablissait graduellement et la myotilité elle-même faisait quelques progrès ; mais le malade accusait toujours (22 février) une grande faiblesse dans les jambes et des douleurs vives, non-seulement dans les membres inférieurs, mais dans la région lombaire. Pendant tout ce temps, l'état des entrailles était excellent; la diarrhée avait complétement cessé et la guérison des gencives s'était consolidée.

Le sous-nitrate de bismuth fut alors supprimé, et le nombre des pilules de fer porté à quatre. La teinture d'iode fut continuée sur les gencives. La semaine suivante, on observa une amélioration rapide dans l'état des membres inférieurs; les douleurs devinrent beaucoup moins vives et moins fréquentes, la marche était presque facile. Le 3 mars, il se promena devant nous avec l'aide d'une canne, il put même se tenir quelques instants sur un seul pied.

Mais à mesure que l'état de ses jambes s'améliorait, un changement en sens inverse se manifestait dans ses membres supérieurs; depuis quelque temps les douleurs y étaient plus vives; la sensibilité restait normale, mais il y accusait des fourmillements avec un engourdissement continuel. Le 9 mars, le malade nous apprit que depuis deux jours les doigts de sa main gauche restaient dans un état intermédiaire entre la flexion et l'extension, sans qu'il lui fût possible de compléter l'une ni l'autre. Il n'y avait pourtant pas paralysie complète, car, en embrassant son avant-bras avec la main, pendant qu'il s'efforçait d'étendre les doigts, on percevait la contraction des muscles extenseurs. Nous pensâmes que les douleurs pouvaient contribuer à la difficulté des mouvements, car elles se faisaient sentir avec vivacité dans les poignets et dans les coudes; les jambes continuaient à mieux aller, les douleurs lombaires étaient toujours très-intenses.

Deux bains de vapeur, donnés à deux jours d'intervalle, agitèrent le malade sans lui procurer aucune amélioration. On les abandonna, et le traitement fut continué comme devant. Au bout d'une semaine environ, les accidents signalés à la main gauche disparurent et les doigts purent s'étendre et se fléchir sans difficulté.

L'état général resta bon, les membres tant supérieurs qu'inférieurs allaient beaucoup mieux, mais les douleurs lombaires avaient augmenté.

Craignant, d'après les symptômes indiqués plus haut, qu'il n'y eût une congestion de la moelle ou de ses enveloppes, et constatant la résistance opiniâtre des douleurs rachidiennes, je fis appliquer deux cautères sur la région lombaire, et je soumis le malade à un traitement hydrothérapique, auquel j'avais déjà songé, mais dont la rigueur de la saison m'avait fait différer l'emploi.

Après la première douche, d'une demi-minute seulement, le malade eut pendant la nuit une érection, ce qui ne lui était pas arrivé depuis dix-huit mois. Le même phénomène se reproduisit les jours suivants, et même bientôt les érections furent accompagnées de pertes séminales. Celles-ci se renouvelaient quelquefois trois ou quatre nuits de suite et inquiétaient le malade qui, à part ces accidents, se sentait tout à fait bien et avait vu, sous l'influence des douches, augmenter encore son embonpoint et surtout sa vigueur.

Les douleurs lombaires étaient en partie calmées. Pour combattre les pertes séminales, je fis prendre le soir, à partir du 2 avril, une pilule de *cinq* centigrammes de poudre de digitale; il en fit usage pendant quinze jours, et je lui fis faire les frictions sur le périnée avec une pommade composée comme il suit :

Axonge	30	grammes.
Extrait de belladone	4	—

Frictions qu'il continua assez longtemps.

A partir de ce moment, les pollutions nocturnes cessèrent ou du moins ne se reproduisirent qu'à de rares intervalles; les érections persistaient cependant, et rien ne vint plus entraver le complet rétablissement de notre malade. Il resta encore deux mois dans le service, pour y être soumis à notre observation et pour consolider sa guérison, que rien ne vint démentir.

Lors de sa sortie, le 27 mai, il pouvait manger et digérer toute espèce d'aliments sans distinction. Les gencives étaient roses et fermes, les dents qui lui restaient étaient raffermies ; il allait régulièrement à la selle une fois toutes les vingt-quatre heures. Les douleurs des bras, des jambes et des lombes, avaient complétement disparu ; la marche était sûre, les forces étaient complétement revenues; chaque nuit il avait des érections. En un mot, il était dans des conditions excellentes de santé et parfaitement en état de reprendre son travail.

J'ai cité cette observation avec quelques détails ; elle me paraît doublement intéressante au point de vue de la cause de la diarrhée et de cette affection paralytique qui a augmenté en même temps que les fonctions intestinales se rétablissaient, comme si l'apaisement du travail morbide dans l'intestin et la cessation du mouvement fluxionnaire, dont il était devenu le siége habituel, avaient réagi sur le centre rachidien. Cette paralysie d'ailleurs, remarquable par sa marche ascendante, peut être rangée à côté de celle qui succède à la dysenterie; elle est bien loin d'être sans exemple à la suite de la diarrhée ; on a cité plusieurs faits analogues, et le professeur Andral disait avoir deux fois observé des accidents paraplégiques consécutifs à la diarrhée chronique.

On réglera la distribution des repas, l'intervalle qui les doit séparer, d'après l'activité, l'habitude, les instincts des organes digestifs. Vous avez vu souvent chez les enfants de notre crèche l'importance de ce précepte, et la fréquence des diarrhées entretenues par un allaitement trop répété. Quand ces petits êtres crient, les nourrices leur donnent immédiatement le sein sans chercher à pénétrer la cause de leurs plaintes. Si les souffrances qui les provoquent sont causées par une digestion pénible, le nouveau repas qu'on leur administre intempestivement augmente leur malaise, accompagné probablement d'une sensation de soif qui leur fait accepter le sein. Ils crient de nouveau, et de nouveau pour leur imposer le silence, la nourrice recourt au même moyen ; les indigestions s'accumulent, les selles deviennent caillebotées, puis diarrhéiques, verdâtres. L'eau de chaux, l'eau de Vichy, si souvent efficaces dans les diarrhées qui présentent cette coloration restent inefficaces jusqu'au moment où une meilleure ordonnance des repas permet aux organes digestifs de se reposer et de fonctionner régulièrement. Dans ces cas, il faut avant tout régler les enfants, et ne leur donner le sein qu'à des intervalles suffisamment espacés.

Si le mouvement est le grand excitateur des combustions nutritives, il est le plus souvent une condition nécessaire d'une bonne digestion. Vous prescrirez donc au malade un exercicc régulier, modéré, proportionné à ses forces. Toutes les causes d'épuisement nerveux peuvent favoriser le retour de la diarrhée chez les sujets qui y sont disposés, j'en ai observé bien des exemples. Chez les sujets qui ne peuvent pas faire un exercice actif, l'exercice passif sera très-utile, et sous ce titre je comprends les promenades en voiture, le massage, les frictions ; je me rappelle un petit enfant épuisé par une diarrhée chronique, qui ne pouvait sortir dehors à cause des rigueurs de la saison. : je le guéris en faisant mettre des roulettes à son berceau et le faisant promener ainsi dans l'appartement. Comme je l'ai dit plus haut, vous rencontrerez cependant des malades chez lesquels tout mouvement après le repas provoque de la douleur et de la diarrhée ; il semble que les organes abdominaux trop excitables, entrent en contraction dès qu'ils reçoivent le moindre ébranlement.

J'ai observé ces jours-ci une dame arthritique qui accusait ce symptôme et qui souffrait du ventre quand elle marchait, je lui ai prescrit, outre l'usage interne des calmants, de faire des frictions avec une flanelle imprégnée de vapeurs de benjoin, de chercher à immobiliser les viscères abdominaux avec une ceinture ventrale et de se soumettre à un traitement hydrothérapique si les premiers moyens restaient inefficaces.

L'hydrothérapie est en effet d'une admirable efficacité dans un certain nombre de diarrhées chroniques, dans celles qui sont liées à l'anémie, qui sont compliquées de dyspepsie, d'engorgements hépatiques; dans celles aussi qui sont liées à une diathèse rhumatismale; dans celles encore qui succèdent à l'intoxication palustre ou à la dysenterie. Il faut, bien entendu, en prescrivant cette médication, tenir compte de l'âge des malades, de leur énergie réactionnelle, de la saison, des dispositions morbides qui peuvent s'ajouter à la diarrhée.

J'ai parlé plus haut d'un malade qui fut atteint d'un catarrhe spasmodique quelques mois après avoir été guéri par le docteur Fleury d'une diarrhée rebelle contractée dans l'Inde. L'efficacité de l'hydrothérapie a été d'autant plus frappante, que le malade était dans un état de maigreur et d'anémie cachectique. Son découragement était poussé jusqu'au désespoir; l'appétit était nul; le foie avait acquis un volume anomal. En même temps qu'il le soumit à l'usage de l'hydrothérapie rationnelle, M. le docteur Fleury lui prescrivit des doses très-considérables de bismuth et la diète lactée. Au bout de trois mois, je revis ce malade, il était complétement guéri. Le foie était rentré dans ses limites physiologiques; la couleur de la peau attestait la restauration complète de l'hématose, et il avait engraissé de plus de vingt livres.

L'hydrothérapie a le double avantage de stimuler les fonctions du tégument externe et de relever l'activité des organes digestifs. Il y a entre les deux appareils une solidarité et en même temps une sorte d'antagonisme observé par les plus anciens médecins; *alvus laxus, cutis stricta, cutis laxa, alvus strictus*, disait Hippocrate; chez les arthritiques surtout, il importe de tenir en bon état d'activité fonctionnelle ce grand organe cutané, qui joue un rôle si considérable dans l'équilibre organique.

Aussi j'ai l'habitude de prescrire aux malades atteints de diarrhée chronique, avec ou sans hydrothérapie, des frictions quotidiennes avec des gants de crin anglais, et beaucoup ont eu à s'en louer. Les frictions avec un grand sac de flanelle imprégnée de vapeurs balsamiques conviendront chez les femmes délicates et les enfants.

C'est encore par l'intermédiaire du tégument externe qu'agissent principalement les eaux minérales dans le traitement de la diarrhée. Les bains de Plombières, dont on prolonge la durée et qui excitent une transpiration abondante, ont, dans le traitement de cette affection, une réputation traditionnelle dont j'ai très-souvent constaté la légitimité.

J'ai vu guérir, sous l'influence des eaux de Plombières, des malades affectés de diarrhée depuis six, sept et même dix années. Ems m'a réussi dans quelques cas, et je le préférerais (1) pour les sujets dont les organes respiratoires ne sont pas irréprochables. Royat, dans les mêmes indications, a été quelquefois efficace.

Chez ceux qui sont herpétiques ou lymphatiques, les eaux sulfureuses m'ont plusieurs fois réussi; elles stimulent plus énergiquement la peau, relèvent davantage le ton de l'organisme, et pendant la durée des bains livrent à l'absorption pulmonaire des gaz sulfureux qui peuvent exercer une action modificatrice sur l'économie.

En vous énumérant toutes les médications qui peuvent être opposées à la diarrée chronique, je vous fais pressentir, d'après leur multiplicité même, que c'est une maladie souvent rebelle, qui met à contribution toutes les ressources de la thérapeutique, exige, dans beaucoup de cas, des attaques variées, des efforts prolongés et répétés. Je vous ai cité des cas heureux où des diarrhées datant de plusieurs années avaient cédé aux traitements dirigés contre elles; mais dans la clinique il ne faut pas contempler seulement le beau côté de la médaille, il faut savoir en regarder le revers.

Parmi les diarrhées chroniques, parmi celles-là mêmes qui ne se rattachent à aucune lésion organique irréparable, comme le tubercule et le cancer, il y en a qui sont devenues une habitude tellement invétérée, qui ont amené un épuisement tel, que la thérapeutique essaye en vain

(1) Aujourd'hui Ems doit être prescrit avec réserve aux malades français, dont plusieurs, à ma connaissance, dans ces dernières années, au lieu d'y trouver les égards dus à la souffrance, y ont été l'objet des plus lâches insultes et des plus honteuses exploitations. Heureusement, si nous exceptons les eaux purgatives dont l'Allemagne possède une grande variété, nous avons une foule de sources infiniment supérieures à toutes les eaux allemandes. Nos sources sulfureuses des Pyrénées et de la Savoie, nos sources alcalines de Vals et de Vichy, nos sources arsenicales de la Bourboule et de Lamalou n'ont pas d'analogues de l'autre côté du Rhin. Nous avons vingt sources gazeuses digestives préférables à l'eau de Seltz. Plusieurs de nos nombreuses sources thermales, chlorurées sodiques, pourraient, j'en suis convaincu, remplacer Kissingen et Wiesbaden, si on les administrait de la même manière que celles-ci. Et heureusement, d'ailleurs, les eaux purgatives dont la France n'est pas d'ailleurs aussi pauvre qu'on le croit généralement, sont celles que la pharmacie peut le mieux remplacer.

de remettre en jeu les activités normales. L'organisme ne peut sortir du cercle vicieux constitué par la diarrhée. Alors surviennent quelques-unes de ces affections ultimes auxquelles aboutissent les troubles profonds de la nutrition : des albuminuries, des tuberculoses, des congestions viscérales.

De toutes les formes de la diarrhée chronique, la plus rebelle est peut-être la dysentérie chronique. Elle succède trop souvent à la dysentérie épidémique ; elle est accompagnée le plus souvent de lésions intestinales graves ; elle résiste parfois à tous les efforts de la thérapeutique. J'en ai rencontré qui duraient depuis quatre ou cinq ans fort mal traitées, il est vrai, chez des jeunes militaires qui ne voulaient se soumettre à aucun régime. Le pire est que, chez ces malades, la guérison de ces dysentéries ne marque pas toujours la fin de leurs misères ; mais à une affection dangereuse peut se substituer une plus dangereuse encore. La congestion prolongée des tuniques intestinales peut amener un épaississement de la tunique musculaire, analogue à celui qu'on observe quelquefois à l'orifice pylorique, avec rétrécissement du calibre de l'intestin, et peut-être affaiblissement de la contractilité. Je me rappelle avoir vu une constipation inquiétante succéder à une dysentérie chronique ; on sentait dans le flanc et dans la région iliaque gauche le gros intestin formant une corde flexueuse solide, résistante, qui roulait sous les doigts. Les lavements, les douches ascendantes, ne pouvaient vaincre la constipation.

Les ulcérations intestinales amènent des coarctations plus fâcheuses encore, et qui peuvent causer des accidents d'étranglement si le malade vient à être constipé : le seul moyen de prévenir ces accidents, c'est d'entretenir des selles molles, demi-fluides, pour placer en quelque sorte, sous ce rapport, le gros intestin dans la condition où se trouve l'intestin grêle. L'observation m'a montré, en effet, qu'un rétrécissement très-considérable de l'iléon pouvait persister très-longtemps sans produire d'accidents graves.

Les dysentéries chroniques peuvent amener des retentissements morbides sur le foie ; et les abcès hépatiques, communs dans les pays chauds, ont été souvent précédés de cette affection. La veine porte, au moins dans quelques cas, peut être l'intermédiaire de cette propagation du travail morbide.

En résumant au point de vue thérapeutique les considérations qui précèdent, nous avons vu que la diarrhée chronique pouvait se développer sous l'influence de maladies constitutionnelles, d'affections diathésiques, dont chacune lui imprime une marche spéciale, des caractères particuliers, et s'exprime habituellement par d'autres manifestations qui en font une variété distincte. Nous avons vu également que la localisation du travail morbide dans telle ou telle partie de l'appareil digestif ne faisait pas moins varier la forme de la diarrhée et les indications qu'on en pouvait tirer. Les lésions des différents organes qui concourent à la digestion, leurs congestions superficielles aussi bien que leurs altérations organiques ou leurs dégénérescences peuvent amener des diarrhées qui varieront, non-seulement suivant la nature du processus, mais suivant le siége qu'il occupe : tous les éléments de cet appareil complexe, nerfs, vaisseaux, membranes, glandes, peuvent jouer un rôle dans la production de ce phénomène morbide, et la détermination de la part de chacun peut éclairer le médecin sur la conduite qu'il doit tenir.

Ainsi, les intéressantes expériences de M. Armand Moreau permettent de soupçonner un trouble d'innervation, une anervie passagère dans certains flux séreux qui surviennent quelquefois tout à coup dans le cours des diarrhées chroniques avec une grande abondance, ordinairement sans douleurs vives, constitués par un liquide aqueux qui renferme peu ou point d'albumine, analogue à celui que cet éminent physiologiste a fait pleuvoir dans l'intestin en coupant les nerfs qui s'y rendent. Je les ai quelquefois observés dans des circonstances où étaient intervenues des causes débilitantes, et dans ces cas les toniques, les astringents, l'hydrothérapie, la noix vomique ou la fève de Saint-Ignace me paraissent devoir être tentés.

Dans certaines cachexies accidentelles accompagnées d'anémie, d'alanguissement de la circulation, les mêmes moyens seront encore indiqués. Les anomalies fonctionnelles des organes sécréteurs qui concourent à l'élaboration digestive peuvent également aboutir à la diarrhée.

J'ai cité plus haut une observation dans laquelle l'altération des organes masticateurs et peut-être le défaut d'insalivation des aliments avait pendant plusieurs années entretenu une diarrhée rebelle. Des troubles de la sécrétion salivaire, en diminuant ou en altérant la diastase, peuvent nuire à la digestion des matières amilacées ; sans doute celles-ci retrouvent des ferments dissolvants dans d'autres portions du tube digestif, mais nous ne savons pas si la salive, comme d'autres sécrétions digestives, la bile, les sucs gastrique et pancréatique, ne peut pas concourir à prévenir ces fermentations anomales, et quelquefois putrides, dont la diarrhée peut être la conséquence. La diminution, l'altération des sucs gastrique et pancréatique, en enlevant aux matières protéiques le dissolvant qui les transformait en peptone, deviennent des causes d'indigestion. Les aliments peuvent traverser le tube digestif sans avoir subi l'élaboration digestive et être rejetés au dehors très-incomplétement modifiés, ce qui constitue la *lientérie*.

Les sucs digestifs et surtout le suc gastrique ont une action anti-putride bien démontrée; cette action paraît être en rapport avec la réaction acide de la pâte chymeuse. M. Defresnes a établi, par des expériences qui semblent concluantes, que la pancréatine agissait mieux dans un milieu légèrement acide que dans un milieu neutre ou alcalin, comme le pensait M. Corvisart; dans ce dernier, la fermentation pancréatique aboutirait rapidement à la putridité. Ce qui reste vrai, c'est que dans un milieu très-acide, l'action de la pancréatine est en grande partie paralysée, aussi la bile vient-elle atténuer par son alcalinité l'acidité de la pâte chymeuse qui sort de l'estomac, au moment où le canal de Wirsung verse dans l'intestin le fluide pancréatique; elle l'atténue, mais elle ne doit pas la détruire complétement. L'usage de la pepsine et de la pancréatine peuvent suppléer dans une certaine mesure à l'insuffisance de ces ferments dans les organes digestifs; on y joindra l'emploi des alcalins s'il y a des signes de dyspepsie acide, et si l'on peut supposer que l'excès d'acidité du chyme peut nuire à l'action de la pancréatine.

Si, au contraire, la sécrétion gastrique ne paraît pas assez abondante, si la digestion est très-lente, très-pénible, accompagnée de rapports nidoreux ou rappelant longtemps après leur ingestion le goût des aliments qui n'ont subi dans l'estomac qu'une transformation incomplète, on peut à la pepsine essayer d'ajouter quelques acides, de l'acide chlorhydrique ou lactique par exemple, dilués dans un décocté de racine de colombo et pris au moment des repas.

Les troubles de la sécrétion biliaire ont une part plus directe dans la production de la diarrhée : la surabondance de la bile (polycholie) produit ou accompagne une des formes les plus communes de la diarrhée bilieuse. La diminution ou l'altération de la sécrétion hépatique peut, nous l'avons déjà vu, nuire à l'action de la pancréatine. La bile a aussi une propriété anti-putride incontestable, ses altérations peuvent, non-seulement empêcher son action physiologique, mais introduire dans le tube intestinal une substance nuisible qui peut en troubler les fonctions.

L'altération des sécrétions intestinales peut également être une cause de diarrhée : nous avons déjà parlé de ces catarrhes chroniques qui sont ordinairement des manifestations diathésiques, ils sont fréquents dans le gros intestin, coïncident souvent avec la diarrhée, quelquefois avec la constipation.

Le gros intestin est l'organe de transformation des matières alimentaires en *fèces*. Là les liquides sont résorbés, les résidus solides pétris, réunis en masse, puis, si leur séjour se prolonge, fragmentés en petites boules, moulés peut-être dans les bosselures du côlon, puis de nouveau agglomérées dans la partie inférieure de cet intestin. Les sécrétions muqueuses cimentent cette agglomération et favorisent le glissement du cylindre fécal. En outre, il est probable que d'autres sécrétions s'ajoutent à celles qui ont été versées dans l'intestin grêle pour concourir à cette transformation et pour empêcher la fermentation putride que tant de circonstances semblaient favoriser.

J'ai toujours été frappé de la position de l'appendice cæcal à l'entrée de la région fécale de l'intestin, de son existence et de son développement dans un grand nombre d'espèces animales. Il est difficile de ne pas croire qu'il joue un rôle important dans les fonctions dévolues au gros intestin : l'énorme quantité d'éléments sécréteurs que cet appendice renferme est mise en relief par la fièvre typhoïde, dans laquelle la muqueuse de ce petit organe est parfois entièrement doublée de plaques Peyeriques. On pourrait le considérer comme une glande dont les éléments sécréteurs tapisseraient le conduit excréteur au lieu de l'envelopper. Je me propose d'étudier expérimentalement la nature du liquide sécrété par l'appendice et son influence sur la digestion.

Les lésions de cet appendice peuvent être une cause de diarrhée, comme le montre l'observation que je vais rapporter : elle a pour sujet un des amis de ma jeunesse, un des hommes les meilleurs que j'aie rencontrés dans ma course à travers la vie, Léon Husson, fils d'un médecin de l'Hôtel-Dieu, et lui-même médecin très-distingué, non moins remarquable par son talent de clinicien que par son dévouement sans bornes envers les pauvres.

Cet ami regretté était depuis plusieurs années sujet à des crises diarrhéiques accompagnées de coliques, et parfois d'accès de fièvre éphémère. Ses déjections conjonctives avaient souvent une nuance un peu verdâtre, son teint était pâle, un peu bistré ; il se plaignait de malaises, de fatigues qu'il domptait pour accomplir les devoirs qu'il s'était imposés.

Au commencement de l'hiver de 1845, il fut pris un matin d'un violent frisson avec claquement de dents, suivi de fièvre et accompagné de douleur dans la région iliaque droite ; on sentait un léger empâtement et on éveillait une vive sensibilité en comprimant cette région ; des sangsues y furent appliquées et coulèrent abondamment. Le lendemain, le frisson se répéta aussi violent que la veille, pour revenir à des intervalles irréguliers d'un jour, deux jours, plus rarement deux fois par jour.

Dans l'intervalle, la fièvre persistait, et on sentait nettement une tuméfaction de la région du cæcum ; on essaya en vain le sulfate et le valérianate de quinine, la fièvre continua, son caractère rémittent devint moins accentué. On renonça à la quinine au bout d'une douzaine de jours, un nouveau frisson fut suivi d'une douleur dans l'hypochondre droit, et bientôt je sentis dans cette région, au milieu de l'intumescence hépatique, des points manifestement fluctuants. Cette circonstance rapprochée des phénomènes précédents me fit diagnostiquer une phlébite de la veine porte, primitivement développée dans une des branches de cette veine qui naissent de la région cæcale, consécutive peut-être à une lésion de l'intestin ou du tissu cellulaire péri-typhlique, aboutissant à des abcès hépatiques. Quelques jours après, le malade rendait par l'intestin une quantité considérable de pus coloré par la bile, cette évacuation ne lui procura qu'un soulagement passager et il succomba ; l'autopsie fit découvrir, outre les lésions prévues pendant la vie, une ulcération de l'appendice cæcal communiquant avec un petit foyer purulent développé dans la fosse iliaque droite.

Madame de V..., âgée de trente-huit ans, vint me consulter au mois de juillet 1872.

Née d'un père *rhumatisant*, elle est depuis son enfance sujette à de la diarrhée et à des douleurs névralgiques dans la tête, sans vomissements, douleurs qui deviennent plus intenses quand la diarrhée s'arrête ; elle affirme n'avoir pas eu de maladies cutanées, cependant elle convient qu'elle a dans la tête des pellicules très-nombreuses, et chaque automne ses cheveux tombent en abondance.

Il y a quelques années, cette dame habita l'Afrique, sa diarrhée prit passagèrement le caractère dysentérique et fut modérée par le sulfate de quinine. Des fatigues et des préoccupations maternelles l'ont exaspérée dans ces derniers temps ; les variations atmosphériques, les émotions morales retentissent immédiatement sur le ventre. Le flux diarrhéique a ordinairement une consistance pultacée, sa surface est un peu brillante, muqueuse et souvent très-fétide ; il n'est le plus souvent pas accompagné de coliques.

Depuis quatre mois, à la suite d'un violent chagrin causé par la mort de son père, les accidents ont redoublé, la diarrhée est souvent séreuse ; il semble à la malade qu'elle rend une eau tiède, fétide, qui sort par jets. Depuis lors, elle a quelques coliques. Elle avait jusque là conservé un très-bon appétit et de l'embonpoint, mais actuellement elle mange peu et a beaucoup maigri. Elle se sent affaiblie et transpire avec une extrême facilité. Elle n'a pas soif, mais sa langue est sèche, blanchâtre, bordée de deux lignes mousseuses (lignes dyspeptiques de Chomel); le pouls est calme ; elle n'a pas de toux ; le cœur et le foie sont dans les conditions normales ; le ventre est souple et indolent ; elle accuse des borborygmes ; les urines sont rares, très-sédimenteuses, à couper au couteau, dit-elle; en général, les selles diarrhéiques sont rendues le matin; l'appétit est assez bon au déjeuner, moindre au dîner, trop peu espacé peut-être du premier repas.

Cette périodicité des accidents a poussé la malade à essayer l'emploi du sulfate de quinine, dont elle prend 10 centigrammes depuis huit jours ; elle s'est mise, en même temps, à l'usage du lait : elle en boit deux tasses chaque jour. Sous l'influence de ce traitement, elle va beaucoup mieux, sans être complétement guérie.

Le bismuth semble usé chez elle, l'opium réussit mieux, elle se plaint d'une grande excitabilité nerveuse. J'ai conseillé à cette dame Plombières ou Royat, avant les repas une tasse de colombo avec une pilule d'opium, d'ajouter de l'eau de chaux dans son lait, de porter une ceinture de flanelle, de manger de la viande crue pilée, de remplacer le vin à ses repas par de la bière ou par une petite quantité de vin de Madère ou de Porto étendue dans de l'eau de Vals, source Saint-Jean.

CANCER DE L'ESTOMAC

Sommaire. — Observation de cancer de l'estomac, du sein et de l'aîle du nez.

Symptômes du cancer de l'estomac; valeur diagnostique des divers symptômes et spécialement du vomissement noir, des douleurs, de la tumeur gastrique.

Des accidents de la période cachectique.

Terminaisons de la maladie.

Diagnostic différentiel avec les vomissements nerveux ou urémiques et avec l'ulcère simple de l'estomac.

Formes anatomiques du cancer de l'estomac. — Ses causes.

Prétendu antagonisme du cancer et du tubercule.

Traitement.

MESSIEURS,

Au n° 33 de la salle Saint-Bernard est couchée une femme, âgée de soixante-deux ans, entrée dans le service il y a quelques jours.

Sa mère, morte de suites de couches, était sujette aux migraines; sa fille a des migraines et de la dyspepsie; elle-même a eu aussi des migraines et des accidents rhumatismaux. Toutes ces manifestations morbides donnent l'étiquette de la diathèse arthritique.

Cette femme a eu il y a dix ans un grand chagrin : elle a perdu son mari, et est toujours restée depuis lors sous le coup d'une profonde tristesse; pour la femme du peuple, en effet, la mort du mari n'est pas seulement une peine morale, mais encore souvent une cause de misère, la famille étant privée de son gagne-pain.

Il y a deux ans, elle vit se développer sur l'aile droite du nez un petit bouton qui ne s'est jamais guéri et est resté stationnaire : c'est un cancroïde.

Il y a six ou sept mois, elle a ressenti dans tous les membres et dans toutes les articulations des douleurs très-vives, comme rhumatismales, sans que cependant ni les membres ni les articulations aient présenté à aucun moment de la rougeur ou du gonflement. A la même époque, elle eut dans le sein droit des douleurs très-vives, lancinantes. Le sein était rouge, tuméfié;

la malade croyait que tous ces phénomènes allaient se terminer par un abcès ; il n'en fut rien : la douleur diminua insensiblement, l'empâtement et la rougeur disparurent, et il resta à la partie externe du sein une petite plaque indurée, comme cartilagineuse, très-adhérente à la peau qui ne peut être soulevée en ce point. Ce noyau induré s'accompagna d'adénite axillaire; les ganglions, du volume d'une noisette, sont durs, comme pierreux.

Il y a cinq mois, la malade fut prise de troubles gastriques, de douleurs au niveau de l'estomac : elle avait de la dyspepsie, ses digestions étaient pénibles et douloureuses ; le soir, après le dîner, elle éprouvait de la flatulence ; elle sentait son estomac se gonfler. Pendant plusieurs heures, elle restait sur son séant, tourmentée par des éructations pénibles et fétides, produisant au niveau du pharynx une cuisson et une brûlure. A ces renvois succédaient, vers minuit ou une heure du matin, des vomissements alimentaires, et ce n'était qu'après ces vomissements que la malade éprouvait un peu de calme et pouvait se livrer au sommeil.

Le matin, au réveil, elle avait habituellement des pituites, des vomissements glaireux.

Plus tard, elle remarqua que, dans les matières vomies, elle reconnaissait des aliments qu'elle avait pris la veille, et quelquefois même plusieurs jours auparavant. D'autres fois ces vomissements étaient noirâtres, couleur de suie ou marc de café ; ils prenaient une teinte mélanique ; elle s'amaigrissait rapidement.

Son teint est d'une couleur jaune paille particulière et caractéristique, la peau est comme atrophiée, elle est flasque, ridée, et ressemble assez bien à du parchemin mouillé. Le ventre est empâté, et tout l'hypochondre gauche rend à la percussion un son uniforme, comme amphorique, qui se distingue aisément du son intestinal ; les veines sous-cutanées sont très-développées, ce qui peut être imputé au météorisme du ventre. Dans la partie droite de l'abdomen, un peu au-dessus de l'ombilic, on sent une tumeur profonde, mobile, douloureuse à la pression.

Le pouls est faible, les artères sont athéromateuses et bosselées, ce qui pourrait faire croire à une force du pouls plus grande qu'elle n'est en réalité.

Au cœur, bruit de souffle rude à la pointe et au premier temps, annonçant une insuffisance mitrale en rapport avec l'œdème et avec la dyspnée observés par la malade il y a deux ans.

Les trois signes : vomissements constants parfois noirâtres, amaigrissement rapide, tumeur mobile dans un point du ventre, suffisent pour faire diagnostiquer un cancer de l'estomac, et ce diagnostic est encore confirmé par les autres productions cancéreuses que nous avons trouvées sur l'aile du nez et sur le sein droit.

Le cancer de l'estomac a pour symptômes caractéristiques l'existence d'une tumeur dans la région épigastrique et des vomissements de matière noire.

Autour de ces symptômes s'en groupent d'autres qui précèdent habituellement ceux-ci, comme la dyspepsie, les éructations répétées pendant le travail de la digestion, les rapports aigres ou pituiteux, les douleurs épigastriques, le météorisme, la constipation. Plus tard surviennent les troubles nutritifs, l'anémie avec une teinte jaune spéciale des téguments, l'œdème des membres inférieurs, le marasme, la flaccidité parcheminée de la peau, parfois de la diarrhée, dans quelques cas de l'ascite ou de la péritonite, dans d'autres la généralisation du travail morbide et l'envahissement simultané de plusieurs organes.

Il s'en faut que le cancer de l'estomac se montre toujours avec cet ensemble de symptômes ; il peut, au début snrtout, accuser sa présence par des phénomènes peu accentués ; et le diagnostic peut rester douteux.

Ainsi quand la tumeur est peu volumineuse, quand elle est en plaque, et quand elle occupe la face postérieure de l'estomac, elle pourra échapper à la palpation, surtout si le malade conserve de l'embonpoint ou si le ventre est météorisé.

Les vomissements ne sont pas non plus constants : ainsi lorsque la lésion est éloignée des orifices de l'estomac, il n'y a pas d'obstacle mécanique au cours des matières ; le vomissement n'est provoqué alors que par l'action irritative de la production morbide, et il peut manquer complétement. L'excitabilité du muscle gastrique présente de grandes différences individuelles ; et tandis que, sous l'influence du plus léger stimulus, il se contracte et que le vomissement arrive chez certaines personnes, chez d'autres il reste impassible sous des incitations énergiques ; il n'est donc pas étonnant que la même lésion, offrant le même siége et la même étendue chez plusieurs malades, puisse donner lieu à des troubles fonctionnels plus ou moins accentués.

On comprend encore que le vomissement puisse faire défaut, lorsqu'au lieu de se développer sous la membrane muqueuse, les productions morbides ont leur origine entre la membrane muqueuse et le péritoine.

Je l'ai vu manquer encore dans un cas où la dégénérescence cancéreuse avait envahi toute la grande courbure et formait une masse énorme qui remplissait plus de la moitié de la cavité de l'estomac. Celle-ci était transformée en un conduit cylindrique qui serpentait entre la petite courbure et la tumeur. L'altération des fibres musculaires dans une si grande étendue, l'interposition même de la masse cancéreuse entre les deux parois, mettaient obstacle à leur contraction.

La couleur noire du vomissement, qu'on a comparée à celle de la suie ou du marc de café, indique le plus souvent l'érosion ou l'ulcération du produit morbide. Ces vomissements sont plus fréquents et plus abondants dans les cancers mous et fongueux que dans les autres formes de carcinome.

Produit d'une exsudation sanguine modifiée par les sucs gastriques, ces matières noires se retrouvent souvent dans les évacuations alvines et constituent le *melæna*. Elles n'appartiennent pas exclusivement au cancer ; on les retrouve plus constantes encore dans l'ulcère simple de l'estomac.

Il en est de même des hématémèses, qui ne sont pas rares dans le cancer de l'estomac, mais qui sont à peu près constantes dans l'ulcère simple. Les hématémèses ont d'ailleurs une valeur encore moins déterminée que celle de l'ulcère simple. Quoique plus effrayantes pour le malade, elles peuvent quelquefois être moins graves aux yeux du médecin. Il n'est pas très-rare de voir un trouble profond de l'innervation, de violentes émotions morales provoquer des hématémèses abondantes chez des sujets nerveux (1), surtout chez des hystériques. Chez celles-ci l'hématémèse peut être une déviation du flux menstruel.

Quand je parle de vomissements noirs, j'entends des vomissements répétés et d'une certaine abondance. On n'appellera pas hématémèse le rejet d'une petite quantité de sang qui succède si souvent aux contractions violentes de l'estomac. L'exsudation sanguine due à cette cause peut séjourner dans la cavité du viscère, y subir l'action modificatrice des liquides gastriques, et être rejetée par la bouche sous forme de matière noire ; on peut même rencontrer des vomissements noirs qui ne paraissent se rattacher ni à une dégénérescence ni à une ulcération des parois de l'estomac et dont la nature comme les conditions pathogéniques ne sont pas bien déterminées. J'ai observé, il y a vingt ans, un fait de ce genre qui me semble assez intéressant pour vous être rapporté.

(1) Je me rappelle avoir vu deux de mes camarades de jeunesse, tous deux bien constitués, et qui depuis lors ont joui d'une excellente santé, pris de vomissements de sang très-abondants à la suite de fatigues et d'excès. Ces jours-ci même, j'ai vu une jeune femme névropathe, mal menstruée, qui après de violentes et douloureuses émotions, a pendant plusieurs jours vomi le sang.

C'était chez un petit garçon, né d'un père arthritique, hypochondriaque et d'une mère qui, après avoir été névropathe pendant plusieurs années, finit par succomber à une phthisie pulmonaire.

Cet enfant, né bien constitué, eut le malheur d'avoir successivement trois mauvaises nourrices. La première, qui avait fait avec succès plusieurs nourritures antérieures, perdit son lait sous l'influence de préoccupations morales. Le médecin qui l'avait donnée ne pouvait mettre en doute ses qualités nourricières. Quand on comprimait la glande mammaire, on en faisait jaillir du lait : mais l'enfant l'épuisait en quelques gorgées ; il dépérissait, et, signe très-important pour apprécier la quantité du lait d'une nourrice, il urinait très-peu. En outre, il était très-constipé ; il ne rendait, et encore sous l'action des lavements ou des laxatifs, que de petits cylindres durs d'un noir verdâtre, au lieu des matières jaunes, pultacées, normales.

Cependant le pauvre enfant était réduit à un état d'émaciation extrême ; sa peau ridée flottait autour de ses os, se collait sur ses pommettes et s'enfonçait dans ses orbites. Tandis que, peu de jours après sa naissance, il manifestait sa vitalité par des mouvements énergiques et en suivant des yeux la lumière, il restait immobile, les yeux fermés, il se mourait d'inanition.

En même temps que le lait qu'il prenait était insuffisant, il avait probablement des qualités offensives : cette nourrice, en effet, était en incubation d'une maladie de poitrine qui se déclara peu de temps après. L'enfant commença à vomir du lait et des glaires, et bientôt ses vomissements prirent une coloration noirâtre qu'on ne pouvait comparer qu'à du café pur ou mélangé de lait.

Dans ces conditions on renvoya la nourrice ; les deux qui lui succédèrent ne furent pas beaucoup meilleures. Enfin, à trois mois, cet enfant était étique et se mourait d'inanition, quand ses parents eurent le bonheur de tomber sur une bonne nourrice qui le rappela à la vie. Cependant, quoiqu'il reprît à vue d'œil, il continuait à vomir, plusieurs fois chaque jour, des matières noires.

J'appelai en consultation mes amis les docteurs Blache, Trousseau et Barthez. Tous trois me déclarèrent n'avoir jamais observé rien de semblable ; mais depuis lors, M. Barthez m'a dit en avoir rencontré quelques cas.

Je priai M. Robin d'examiner ces matières noires au microscope, il n'y trouva aucun élément figuré. Elles furent analysées par un chimiste habile, M. Gobley, qui n'y rencontra ni hématine, ni aucun des éléments du sang.

Les vomissements persistèrent pendant cinq ou six mois sans qu'aucun des traitements conseillés par moi ou par d'autres médecins en aient diminué la fréquence. Un jour, en m'approchant du berceau de l'enfant, je fus frappé de l'odeur aigre, presque acétique de son haleine, et soupçonnant une relation entre cette anomalie des sécrétions digestives et les accidents gastriques, je prescrivis l'usage de l'eau de Vichy. On en mettait une grande cuillerée dans chaque potage et plusieurs fois par jour, l'enfant en prit une cuillerée à café mêlée avec de l'eau sucrée.

A partir du jour où ce traitement fut commencé, les vomissements cessèrent. On le continua après qu'une maladie grave de la nourrice eût forcé à supprimer l'allaitement. Six mois après qu'il avait été sevré, l'enfant avait dix-huit mois, sa mère crut pouvoir abandonner cette médication, et immédiatement les vomissements noirs, si longtemps interrompus, recommencèrent pour disparaître de nouveau quand je fis ajouter à chaque tasse de lait et à chaque potage une pincée de bicarbonate sodique. Le retour des accidents, après une suspension si prolongée, l'efficacité de la médication alcaline, confirmée par une double épreuve, démontraient que je ne m'étais pas trompé sur la cause prochaine de cette affection et sur les indications du traitement, en même temps que ces circonstances rendaient tout à fait invraisemblable l'existence d'une lésion de la muqueuse gastrique.

Pour revenir à l'histoire du cancer de l'estomac, dans beaucoup de cas l'évolution de cette affection peut être divisée en deux périodes : la période dyspeptique et la période cachectique.

Les symptômes de la première sont quelquefois confondus au début avec ceux de la dyspepsie arthritique qui d'ailleurs peut précéder le cancer (1) : appétit capricieux, flatulence, pesanteur et météorisme de

(1) M..., âgé de cinquante-neuf ans, marchand ambulant, ignore ses antécédents de famille; il affirme n'avoir jamais commis d'excès alcooliques; il est, par son métier, exposé à toutes les intempéries des saisons. Il y a vingt ans, il eut une maladie qui dura, dit-il, dix-huit mois, caractérisée par une diarrhée opiniâtre et de la tuméfaction du ventre. Il y a dix ans, il eut passagèrement une fluxion hémorrhoïdale.

Depuis une quinzaine d'années, il sent dans l'épigastre une douleur que la pression n'augmente pas. Cet homme fait remonter à six mois l'origine de la maladie actuelle : pendant les trois premiers mois, il éprouva des coliques sans diarrhée, en même temps son appétit déclina; il n'en continua pas moins à travailler. Il y a trois mois, il

l'estomac après les repas; rapports aigres, nidoreux ou simplement gazeux; éructations bruyantes, se répétant quelquefois pendant plusieurs heures après les repas et quelquefois surtout après le repas du soir.

A ces troubles fonctionnels s'ajoutent parfois des régurgitations de matières pituiteuses, tantôt insipides, tantôt acides, âcres, brûlantes, survenant pendant le travail de la digestion; d'autres fois, le matin à jeun, phénomène commun dans la gastrite chronique alcoolique, affection qui parfois précède et qui semble favoriser l'évolution du cancer.

Quelques malades accusent une saveur fétide, et l'odeur de leur haleine justifie quelquefois cette sensation.

En général, la soif accompagne le trouble de l'appétit, qui est habi-

s'aperçut que son ventre se tuméfiait. Depuis vingt-cinq jours, il a de très-fréquents vomissements, et en outre il rejette souvent par la bouche des pituites claires et insipides; depuis trois semaines, il a de la diarrhée, trois ou quatre selles liquides par jour.

Depuis le début de ces accidents, cet homme a considérablement maigri; il entre à l'Hôtel-Dieu au mois de novembre 1838; il était arrivé à un degré d'émaciation considérable et à une faiblesse très-grande, le sommeil était conservé; il ne pouvait manger ni pain ni viande sans vomir; l'appétit était nul, la soif était vive; la peau restait sèche, la langue était humide. Dans la région épigastrique on sentait une rénitence au niveau de laquelle le malade accusait une sensation douloureuse de brûlure. La succussion du ventre y faisait entendre un bruit de flot.

Les vomissements étaient devenus plus abondants depuis quelques jours, ils sont constitués par un liquide verdâtre au milieu duquel on distingue une matière épaisse, demi-solide, brunâtre.

Les jours suivants, la diarrhée persiste, les urines sont sédimenteuses; le malade s'affaisse de plus en plus, sa voix s'éteint et devient rauque; il succombe peu de jours après son entrée à l'Hôtel-Dieu.

Autopsie. — L'estomac est dilaté, ses fibres musculaires sont hypertrophiées.

La région pylorique est occupée par un vaste ulcère qui a envahi toute la circonférence de l'organe et s'arrête brusquement au niveau du duodénum. La surface est frangée et entourée d'appendices en forme de crête, constitués par un tissu lardacé. La surface de l'excavation ulcéreuse est grisâtre, noire dans quelques points. Les parois sont dures, résistantes, et donnent sous le scalpel la sensation d'un fibro-cartilage. Cette lésion occupe toute l'épaisseur des parois du viscère, la texture propre des différentes couches membraneuses a disparu; on aperçoit quelques vaisseaux au milieu du tissu morbide; les ganglions lymphatiques qui entourent le duodénum sont le siége d'une dégénérescence cancéreuse; la surface péritonéale de l'estomac présente des saillies blanchâtres parcourues par des vaisseaux. Dans le lobule de Spigel et dans l'éminence porte antérieure, on trouve des tumeurs cancéreuses d'un blanc mat, un peu grisâtres, parcourues par des vaisseaux.

Les poumons sont sains, un peu emphysémateux.

tuellement affaibli ou perverti. Dans certains cas il persiste ; il peut même être augmenté au début, et quelquefois l'ingestion des aliments soulage les douleurs gastriques.

Celles-ci n'ont rien de constant ; dans beaucoup de cas, le malade n'accuse d'autres anomalies de la sensibilité que celles qui sont causées par l'indigestion et par le trouble des fonctions gastriques : ce sont des sensations de pesanteur et de gêne, une *barre* qui succède aux repas et retentit sur les organes respiratoires en y produisant un sentiment d'oppression.

Des phénomènes gastralgiques accompagnent le travail morbide et en sont une manifestation plus directe. Quelques malades éprouvent une sensation de brûlure ou de rongement, de térébration qui remonte quelquefois derrière le sternum ou retentit dans le dos. Plus rarement ils ressentent ces élancements, dont on a exagéré la valeur comme caractéristiques du cancer ; et encore quand elles se montrent sous cette forme, doivent-elles être parfois attribuées à des névralgies intercostales concomitantes. Dans ce dernier cas elles augmentent par la pression, ce qui n'a pas toujours lieu pour les douleurs profondes.

Dans un cas où le malade n'accusait aucune douleur spontanée, j'ai constaté sur les côtés du rachis une sensibilité anomale au niveau de l'origine des nerfs intercostaux, sensibilité qui m'a paru être le rudiment d'une névralgie intercostale réflexe. Un de mes malades accusait une sensation douloureuse qui s'étendait du dos au coccyx. Un autre avait des crises de douleurs qui, partant du dos, venaient retentir dans l'épigastre et dans le sternum, duraient une à deux heures et se répétaient deux à trois fois par jour. Dans un certain nombre de cas, ces névralgies rachidiennes sont dues au développement de noyaux cancéreux dans la colonne vertébrale ou dans le canal rachidien.

Bientôt, et quelquefois dès le début, surviennent des nausées après les repas. Je les ai vues provoquées par la pression de l'épigastre. Elles sont les avant-coureurs des vomissements.

Ceux-ci, comme nous l'avons déjà dit, se montrent plus souvent et plus tôt quand la production morbide occupe un des orifices de l'estomac, ou, développée dans leur voisinage, gêne le passage des matières alimentaires. Ces vomissements succèdent presque immédiatement à l'ingestion des aliments quand la dégénérescence est située à l'orifice cardiaque.

Quand au contraire elle atteint le pylore, les matières ingérées s'accumulent dans l'estomac, qui se dilate, peut acquérir des dimensions énormes et descendre jusqu'à la région pubienne ; et, tous les deux ou trois jours, les malades rejettent une quantité considérable de pâte chymeuse, aigre ou fétide, dans laquelle on trouve parfois des débris d'aliments qui ont résisté à l'action gastrique et qui ont été ingérés trois ou quatre jours auparavant.

La percussion, quand l'estomac est vide, permet de mesurer l'espace qu'il occupe au son grave, amphorique, qu'il donne, et qui diffère du son plus aigu fourni par les intestins, au-devant desquels il s'étend parfois à la manière d'un vaste tablier.

La succussion de l'abdomen fait alors entendre un bruit de *flot* dont le siége fournit quelques données sur l'étendue du viscère. On peut la mesurer d'une manière plus exacte en faisant boire le malade après que l'estomac s'est vidé par le vomissement. Le stéthoscope appliqué sur le ventre fait entendre alors, après chaque mouvement de déglutition, des *glouglous* dont la limite inférieure indique celle du viscère.

Quand l'estomac dilaté contient une certaine quantité de liquides, on peut, en faisant coucher le malade alternativement sur l'un et l'autre côté, faire varier les rapports de la sonorité et de la matité. Celle-ci, due à l'accumulation des matières dans la région déclive, change avec la position du tronc.

Déjà dans cette période on perçoit souvent une rénitence dont la localisation peut déjà rendre la nature suspecte. Même quand elle est arrivée à un développement notable, la production morbide n'est pas toujours aisément accessible à la palpation. Son volume, son relief, son siége, l'épaisseur de la paroi abdominale, l'excitabilité des muscles de cette paroi rendront cette exploration plus ou moins facile. Quelquefois la contraction des fibres musculaires, provoquée par la sensibilité qu'éveillent ces investigations, la rend presque impossible. Le ventre supérieur du muscle droit du côté droit est particulièrement gênant pour le clinicien. Souvent il se contracte isolément et peut être pris pour une rénitence morbide par un observateur inexpérimenté. Il faut faire incliner en avant la poitrine soulevée par des oreillers ; il faut faire fléchir les cuisses et détourner l'attention du malade qui, instinctivement, contracte ses muscles sous la main qui les presse ; et l'on n'arrive pas toujours à en obtenir le relâchement.

Comme nous l'avons dit plus haut, l'épaisseur de la paroi abdominale, la tympanite, la présence d'un épanchement séreux dans le péritoine peuvent encore opposer des obstacles à cette exploration.

Si dans beaucoup de cas la palpation atteint difficilement la production morbide, il en est d'autres où celle-ci est si saillante, où les téguments sont si flasques et si amincis que la tumeur soulève la peau. Elle peut être même appréciable à la vue ; on la dirait sous-cutanée. Pour bien déterminer son véritable siége et ses rapports avec la paroi abdominale, il faut faire faire au malade des mouvements alternatifs d'extension et de flexion du tronc ; on sent pendant les premiers les muscles droits se contracter au devant de la tumeur, et l'on acquiert ainsi la certitude qu'elle n'est pas aussi superficielle qu'elle le paraissait.

Quand on peut atteindre avec la main la production morbide, tantôt elle se présente sous forme d'une induration aplatie et diffuse à contours un peu indécis, tantôt elle forme une tumeur arrondie, légèrement mobile, surtout quand elle occupe la région pylorique.

Il n'est pas rare de constater d'autres indurations, au niveau du foie principalement. Les ganglions inguinaux sont quelquefois durs et tuméfiés, ce qui indique une dissémination du travail cancéreux et en général l'envahissement du péritoine pariétal.

Souvent les malades rapportent à la tumeur reconnue par le palper les sensations morbides qu'ils éprouvent. La pression peut être douloureuse ; d'autres fois elle n'éveille aucune sensation anomale.

Les hématémèses sont plus rares dans cette période que dans la suivante ; quelquefois cependant elles peuvent ouvrir la scène, comme on voit quelquefois des hémoptysies être la première manifestation de la tuberculisation pulmonaire. En spoliant l'organisme dont la réparation est si difficile, elles précipitent le développement des phénomènes cachectiques.

En général, dans la première période du cancer de l'estomac, il y a de la constipation. J'ai souvent noté l'état sédimenteux des urines.

Bien avant que les altérations de nutrition aient atteint ce degré extrême qui caractérise la période cachectique, souvent des troubles généraux dénoncent la gravité du mal. Le malade se sent affaibli, il est triste, il est inquiet, il dort mal ou son sommeil est interrompu par des cauchemars, ou il est tourmenté pendant la nuit par des agitations périodiques. Quelquefois des douleurs rhumatoïdes se font sentir dans les membres, comme au début d'un grand nombre d'affections graves.

Il maigrit, il pâlit et prend une teinte anémique ; l'œdème des membres inférieurs précède quelquefois de longtemps les autres signes de la cachexie. Il ne consiste souvent que dans une légère bouffissure prétibiale et circum-malléolaire que le médecin constate avant que le malade en ait conscience, ou dans un gonflement des pieds à la fin de la journée (1).

(1) Le fait suivant nous montre l'apparition précoce de l'œdème dans un cancer du duodénum, bien que les parois gastriques n'aient pas été atteintes par la dégénérescence cancéreuse. Je rapporte ce fait pour montrer combien les symptômes observés dans ce cas se rapprochent de ceux qui accompagnent la lésion de la région pylorique de l'estomac; le voisinage, la continuité des deux organes, la connexité de leurs fonctions expliquent cette ressemblance.

Un homme de cinquante-deux ans, sellier, entra dans le service de Chomel le 11 décembre 1839. Sa santé, habituellement excellente, n'avait guère été troublée que par des affections vénériennes dont il parcourut le cercle complet : blennorrhagie, bubons, chancre, mais qui ne semblent pas avoir laissé de traces.

Depuis plusieurs années il était sujet à un flux hémorrhoïdal qui revenait périodiquement tous les mois, accompagné du développement de tumeurs hémorrhoïdales non douloureuses, et précédé de céphalalgie et de congestion de la face; depuis cinq mois ce flux avait cessé.

Cet homme affirme n'avoir pas fait abus des boissons alcooliques, et ses digestions étaient régulières. Il y a cinq mois, c'est-à-dire précisément à l'époque où le flux hémorrhoïdal cessa, il s'aperçut que ses pieds étaient le siége d'une tuméfaction œdémateuse qui au bout d'un mois était montée jusqu'aux mollets. Depuis la même époque, ses forces avaient décliné et il avait de la peine à marcher; sous l'influence des frictions avec un topique dont il ignore la composition, cet œdème diminua momentanément pour reparaître quand il suspendit l'emploi de cette médication.

Trois mois après le début de ces accidents, l'œdème avait gagné le haut des cuisses : à cette époque, il remarqua que son ventre se tuméfiait, et en même temps il sentit des douleurs dans la région ombilicale : l'appétit déclina, il maigrissait, il avait souvent des nausées, et plusieurs fois il eut des vomissements.

A son entrée à l'Hôtel-Dieu, nous constatâmes qu'il avait le teint jaune, les membres inférieurs œdématiés, la langue était humide, l'appétit avait beaucoup diminué, mais il n'était pas aboli; les fonctions de l'intestin s'accomplissaient d'une manière régulière.

L'abdomen était le siége d'un épanchement ascitique, il était volumineux, météorisé, tendu; il y avait sur les côtés, à droite surtout, une matité qui se déplaçait suivant la position du malade.

Dans la région hypocondriaque, on sentait une résistance obscure, mal circonscrite; la pression éveillait une sensibilité anormale, les secousses imprimées au tronc y produisaient un bruit de succussion. Il y avait de la constipation, les évacuations étaient solides, peu colorées, on n'observait pas sur le ventre de veines dilatées.

Les urines n'étaient pas albumineuses, la soif était modérée, le sommeil était bon.

Pendant le séjour d'un mois qu'il fit à l'hôpital, les troubles digestifs s'accentuèrent de plus en plus : les vomissements revinrent plus souvent sans être quotidiens. Il avait de très-fréquents rapports, et des douleurs ombilicales et hypogastriques; les premières, dans les derniers jours, prirent le caractère lancinant; l'œdème cependant diminua, mais la perte d'appétit, l'amaigrissement, la faiblesse firent des progrès inces-

J'ai vu chez plusieurs malades les premiers symptômes de l'affection cancéreuse précédés d'hémorrhagies par le nez, par l'utérus, par le mamelon chez une dame qui eut des tumeurs carcinomateuses multiples. Je signale en passant, sans lui donner une signification spéciale, ce phénomène qui peut précéder d'ailleurs d'autres évolutions diathésiques; ces hémorrhagies sont peut-être une manifestation de cette

sants. Les selles, rares et solides, furent une fois toutes noires, dans les derniers jours elles devinrent liquides; les vomissements cessèrent, le ventre devint peu sensible à la pression, le pouls s'affaiblit de plus en plus, et le malade succomba.

Autopsie. — L'épiploon est très-court, et l'arc du côlon est très-petit; l'estomac, énormément dilaté, descend jusqu'au pubis et couvre presque toute l'étendue de la cavité abdominale.

Le duodénum offre à sa partie supérieure une dilatation telle qu'au premier abord on la prendrait pour une portion de l'estomac. A sa partie supérieure, cette ampoule mesure environ 11 centimètres de circonférence, tandis qu'au-dessous on n'en trouve plus que 4. Au niveau de cette dilatation, on trouve dans la cavité de l'intestin une tumeur à surface blanchâtre, inégale, mamelonnée, présentant comme des circonvolutions, d'une consistance lardacée, sans vaisseaux bien apparents; cette tumeur a dans certains points 14 à 16 millimètres d'épaisseur, dans d'autres elle n'en a que 4 à 7.

Elle est située à 8 centimètres environ de l'orifice pylorique; entre cet orifice et la production morbide, les valvules conniventes sont complétement effacées.

La surface de la muqueuse duodénale offre une teinte noire qui s'enlève par le grattage. Vers sa partie moyenne, dans l'étendue de 2 centimètres 1/2, existent des saillies blanchâtres en forme de champignons, qui offrent une dureté squirrheuse et crient sous le scapel; elles reparaissent dans le voisinage de la région pylorique, et la limite de cette altération n'est pas nettement tranchée.

L'ouverture pylorique est considérablement dilatée, et a 13 centimètres 1/2 de circonférence. L'estomac a 38 centimètres de diamètre vertical. Sur la surface interne, lisse et pâle, se dessinent les saillies des fibres musculaires, et quelques rares arborisations vasculaires; la membrane muqueuse est plus molle dans le grand cul-de-sac que dans le petit cul-de-sac, et la paroi gastrique est amincie.

Le canal cholédoque a une épaisseur double de celle qu'il présente dans l'état normal, et vient s'ouvrir au sommet d'un mamelon blanchâtre, plus volumineux que la saillie normale qui correspond à l'ampoule de Vater, mais qui ne semble pas cependant d'une manière bien évidente participer à la dégénérescence des parties voisines.

A l'entrée du jéjunum est un noyau cancéreux semblable à ceux que nous avons décrits dans le duodénum; tout l'intestin offre une teinte noirâtre plus foncée vers la partie supérieure, qui diminue par le lavage, et disparaît quand on le racle avec le dos d'un scapel. L'iléon est grisâtre, et rétréci dans un point sans altération appréciable de son tissu.

Le foie offre un volume peu considerable et une coloration d'un brun pâle; dans son intérieur, les conduits biliaires sont dilatés et épaissis, ils se distinguent par une coloration jaunâtre entourée d'un cercle verdâtre; ces circonstances permettent de suppo-

disposition congestive qui accompagne si souvent les formations morbides.

Dans la période cachectique tous les troubles nutritifs s'exagèrent, l'amaigrissement et l'anémie ont fait des progrès considérables et augmentent chaque jour. Les vomissements sont plus constants, plus incoercibles, quelquefois même ils ne commencent qu'à cette époque; ils renferment souvent des matières noires. Chez quelques malades tout essai d'alimentation solide, ou même toute ingestion de liquide les provoque; d'autres fois ils semblent s'éloigner; mais ils sont plus abondants: ce qui est dû, selon la remarque de Trousseau, à ce que l'estomac dilaté peut contenir une plus grande quantité de substances ingérées, quand son excitabilité n'est pas telle qu'il les rejette au dehors immédiatement après les avoir reçus.

L'inappétence peut aller jusqu'à l'horreur des aliments. Plus rarement les malades sont tourmentés par la faim, mais ils n'osent la satisfaire, tant sont pénibles les souffrances provoquées par l'ingestion des aliments, tant ils redoutent les vomissements devenus presque inévi-

ser que le cours de la bile a été gêné par quelque obstacle dans les conduits excréteurs, probablement par la tuméfaction de l'ampoule terminale.

La vésicule du fiel renferme une bile épaisse, jaunâtre; le tissu du foie est mou.

Le poumon droit est tapissé d'un mince exsudat qu'on enlève par le raclage; sa face inférieure est recouverte d'une fausse membrane. Le lobe supérieur renferme des tubercules entourés d'une matière noire très-abondante, des granulations existent à la surface de la plèvre. On trouve quelques tubercules moins nombreux dans le poumon gauche, dont la base est le siége d'un engouement séreux. Cette tumeur duodénale, d'après ses caractères extérieurs, me paraît être un épithélioma. A l'époque où cette observation a été recueillie, le microscope, bien qu'il fût déjà d'un usage habituel, n'avait pas encore déterminé les éléments histologiques des tissus normaux et morbides. Mais la description qui précède me paraît se rapporter aux productions épithéliales.

Pendant les deux premiers mois, le travail morbide ne se révèle guère que par des troubles généraux de la nutrition, de l'amaigrissement, de la diminution des forces et de l'œdème; cependant le malade accuse des douleurs circum-ombilicales; au bout de deux mois surviennent les troubles fonctionnels qui accompagnent ordinairement le cancer de l'estomac; et, en effet, la partie malade du duodénum, énormément dilatée, fait partie de l'estomac; la barrière qui les séparait n'existe plus; l'anneau pylorique est effacé, et c'est probablement depuis cette fusion que les symptômes gastriques se sont développés.

A la fin de la maladie, les vomissements deviennent rares en même temps que se déclare une diarrhée qui indique probablement la période ulcérative. Il est vrai que, comme le fait remarquer Trousseau, quand l'estomac est très-dilaté, les vomissements deviennent plus rares, mais en même temps ils sont plus abondants; chez notre malade, ils ont complétement manqué dans les derniers jours de la vie.

tables. Quelquefois même ils craignent de boire, quoique presque tous éprouvent une soif ardente. Ils sont dans un état de nausée constante, que le moindre mouvement exagère; ils se condamnent à l'immobilité et à l'abstinence, trompant leur soif en avalant quelques morceaux de glace. L'émaciation alors est rapidement portée à un degré extrême : leur faciès prend le caractère hippocratique, quand une bouffissure œdémateuse ne vient pas lui donner un embonpoint mensonger; ils périssent d'inanition.

C'est pendant cette période que la surface cutanée, jusque-là blafarde, anémique, commence à prendre une teinte jaune paille qui, bientôt plus accentuée, devient comme la livrée du cancer. C'est une couleur mate, terne, *cireuse*, qui n'a pas les reflets verdâtres de l'ictère, ni la pâleur de la pyogénie. En même temps la peau est habituellement sèche, flasque; elle donne aux doigts la sensation d'un morceau de parchemin ramolli; elle semble inerte; elle n'a ni la couleur, ni la consistance, ni l'élasticité active d'un tissu vivant. Comme dans tous les cas d'amaigrissement rapide, l'épiderme peut se desquamer. C'est dans les téguments de l'abdomen que ces modifications sont le plus appréciables.

Un de mes malades accusait une sueur visqueuse, limitée à l'abdomen, phénomène que nous avons déjà eu l'occasion de signaler dans la péritonite tuberculeuse.

Presque toujours alors survient de l'œdème, s'il ne s'était pas déjà montré dans la période précédente. Il occupe les membres inférieurs, et même les téguments du tronc; plus tard il peut s'étendre encore plus loin, en se portant sur toutes les parties déclives, et variant de siége avec le décubitus des malades.

Cet œdème est en général peu prononcé; il n'en est pas de même de celui qui accompagne les phlébites ou les thromboses veineuses, complication qu'on peut observer dans toutes les cachexies, mais qui est plus commune dans la cachexie cancéreuse, donnant lieu à une variété de *phlegmatia alba*, qui, selon la remarque de Trousseau, peut devenir un élément, ou du moins une présomption du diagnostic.

A la constipation de la première période succède la diarrhée, qui accompagne habituellement l'ulcération de la production cancéreuse.

C'est dans cette période surtout que les malades éprouvent des agitations périodiques, accompagnées parfois d'excitation circulatoire, habituellement sans chaleur notable, presque toujours sans sueurs. C'est la fièvre hectique des cancéreux, qui ne présente ni la thermalité, ni les transpirations qu'on observe dans les fièvres hectiques pyogéniques ou tuberculeuses. Quelques malades cependant accusent exceptionnellement des frissons suivis de chaleur et de sueurs.

Quelques-uns se plaignent de crampes et de refroidissement des extrémités.

L'état poisseux de la langue, son injection relative qui tranche sur la couleur des tissus voisins, son aspect vernissé, la fétidité acide de l'haleine, indiquent, quand on les observe, l'imminence du muguet, dont le développement parasitaire accompagne si souvent les altérations profondes de la nutrition ; il se répand sur la muqueuse buccale et pharyngienne, peut descendre dans les voies digestives, et ajoute aux tortures des malades.

Ceux-ci succombent rarement à la consomption gastrique sans que quelque complication ultime vienne ajouter son choc aux altérations destructives qui minaient lentement l'organisme : très-souvent des épanchements pleuraux, des congestions pulmonaires insidieuses, annoncent et précipitent le dénoûment.

D'autres fois le travail diathésique se généralise ; il attaque d'autres organes, il jette ses produits sur un grand nombre de points et détermine par ces atteintes multipliées des troubles fonctionnels complexes qui concourent à l'épuisement de la vie.

Le foie est souvent envahi en même temps que l'estomac.

Quand les productions cancéreuses font saillie dans le péritoine, elles peuvent y produire une irritation sécrétoire qui donne lieu à une ascite. La compresssion de la veine porte par la tumeur en est une cause plus certaine ; enfin une péritonite cancéreuse (1) peut compliquer la dégénérescence de l'estomac et être accompagnée d'un épanchement dans la cavité séreuse.

La lenteur du processus ulcératif dans les tissus dégénérés produit ordinairement dans le péritoine qui les recouvre une inflammation adhésive qui prévient le plus souvent une perforation. Les organes voisins adhèrent à la partie malade et lui forment paroi. La dégénérescence et l'ulcération peuvent les envahir à leur tour.

C'est ainsi qu'on a vu l'estomac communiquer avec le côlon ou avec la vésicule du fiel.

D'autres fois c'est avec la paroi antérieure de l'abdomen qu'il contracte des adhérences ; celle-ci est atteinte par le travail ulcératif, qui donne

(1) D'après des recherches récentes, cette péritonite cancéreuse peut être consécutive à une lymphangite de même nature.

lieu à un phlegmon diffus et consécutivement à une fistule gastrique, si le malade ne succombe pas immédiatement à ces redoutables complications. Elles sont plus communes, je crois, avec l'ulcère simple de l'estomac, par cela même que l'état constitutionnel étant bien moins profondément altéré, le malade peut résister plus longtemps aux progrès de l'affection locale.

L'évolution du cancer de l'estomac peut être relativement rapide et amener la mort en quelques mois. Elle peut durer plusieurs années ; mais il est très-rare qu'elle se prolonge autant. Le siége de la lésion, son étendue, sa forme, l'état antérieur de l'organisme, le nombre et la nature des complications influent nécessairement sur sa durée.

Diagnostic. — En exposant les symptômes du carcinome gastrique, nous avons posé les bases du diagnostic ; nous n'y reviendrons que pour indiquer les signes à l'aide desquelles on peut distinguer cette affection de celles qui offrent avec elle quelque analogie par les troubles fonctionnels qui les manifestent.

On ne confondra pas les vomissements du cancer avec les vomissements nerveux et hystériques, bien que ces derniers puissent quelquefois prendre la forme d'hématémèses. Les troubles d'innervation qui les précèdent et les accompagnent, les altérations de nutrition bien moins accentuées et n'allant jamais au delà de l'anémie, l'intermittence des phénomènes morbides, l'influence des causes morales sur le retour des accidents, l'absence de tumeur, les signes caractéristiques de l'hystérie, éclaireront le diagnostic.

Les vomissements urémiques peuvent être accompagnés d'un état cachectique, de régurgitations pituiteuses. Bien qu'on n'y ait pas signalé la présence de sang ou de matières noires, elle ne serait pas impossible, puisqu'on observe quelquefois dans ce cas des ulcérations de l'estomac ; mais la présence de l'albumine dans les urines, l'absence de tumeur, avec un estomac plutôt contracté que dilaté, distingueront la cachexie urémique de la cachexie cancéreuse.

C'est avec l'ulcère simple de l'estomac qu'on a le plus souvent confondu le cancer.

Dans les deux cas on observe, en effet, des vomissements répétés, opiniâtres, de substances alimentaires, de bile, de sang ou de matières noires.

Dans les deux cas il y a des régurgitations de pituites quelquefois âcres et brûlantes.

L'absence de tumeur, l'absence de coloration jaune-paille de la peau, d'œdème des membres inférieurs et des autres signes de la cachexie cancéreuse, jointes à l'âge des malades et aux conditions constitutionnelles au milieu desquelles la maladie s'est développée, donneront les principaux signes à l'aide desquels on distinguera l'ulcère simple.

Les hématémèses dans celui-ci peuvent se montrer plus près du début; elles y sont en général plus abondantes et plus répétées. Les douleurs sont habituellement plus vives : térébrantes, lancinantes, souvent exaspérées par la pression, par la station verticale, surtout si le malade redresse le tronc, ce qui le force à se plier et à s'infléchir en avant. Elles peuvent, comme les douleurs du cancer, être compliquées de névralgie intercostale et de sensibilité à la pression vers l'origine des nerfs intercostaux. J'ai constaté cette névralgie des deux côtés des dernières vertèbres dorsales, aussi bien dans le cancer de l'estomac que dans l'ulcère simple.

Cependant les douleurs, la sensibilité à la pression, l'hématémèse, les vomissements même, peuvent manquer dans cette dernière affection.

Mon regrettable ami le docteur Cathcart-Lees, de Dublin, a rapporté dans le *Dublin Quarterly Review* plusieurs observations très-intéressantes dans lesquelles le travail ulcératif ne s'était manifesté que par un peu de dyspepsie, par de l'inappétence, par un sentiment de plénitude après les repas, chez une de ses malades, par une sensation douloureuse derrière le sternum, jusqu'au moment où l'explosion d'une péritonite dénonça une perforation. Deux de ses malades étaient notablement soulagées par la pression; une d'elles restait couchée sur le ventre pour obtenir un peu d'allégement à ses souffrances. L'autopsie donna l'explication de cette circonstance : dans ces deux cas le foie avait contracté avec l'estomac des adhérences et lui faisait paroi au niveau de l'ulcère qui l'avait perforé. Ces adhérences s'étaient déchirées partiellement et les matières contenues dans l'estomac pouvaient s'épancher dans le péritoine. La pression empêchait momentanément cette funeste conséquence de la déchirure, en appliquant exactement l'un contre l'autre les deux viscères.

Les perforations dans le péritoine peuvent être une des terminaisons du cancer; mais elles sont beaucoup plus communes dans les ulcères simples, par le motif que nous avons indiqué plus haut.

Dans un grand nombre d'affections chroniques de l'estomac on observe des régurgitations pituiteuses, âcres ou insipides; mais tandis que dans les maladies ulcéreuses elles peuvent revenir à toute heure, et surtout après les repas, dans la gastrite alcoolique elles ne surviennent guère que le matin à jeun.

Je ne m'étendrai pas sur les formes anatomiques du carcinome gastrique. Une des plus communes, la plus rapide dans son développement, est l'encéphaloïde. C'est celle qui donne le plus souvent lieu à des hémorrhagies, qui jette le plus souvent ses invasions dans d'autres organes, qui arrive le plus rapidement à la période cachectique et forme les tumeurs les plus volumineuses. Aussi, à ces caractères, est-il permis quelquefois de présumer la nature encéphaloïde d'une tumeur cancéreuse; ce qui sans doute ne modifie pas beaucoup le traitement, mais ce qui n'est pas sans intérêt au point de vue du pronostic (1).

Le squirrhe est également très-commun, plus commun peut-être encore; il est plus lent dans son évolution, moins expansif, moins disposé à se généraliser, moins hémorrhagipare.

(1) Si tels sont les caractères habituels de l'encéphaloïde gastrique, ils ne sont pas constants; dans l'observation suivante, nous verrons un malade chez lequel existait une dégénérescence encéphaloïde très-étendue de la muqueuse gastrique. Cette membrane paraissait même détruite dans certains points, et cependant il n'y a jamais eu ni évacuations ni vomissements mélaniques, ou du moins ils ont échappés à l'observation du malade.

Les vomissements n'ont commencé que quelques mois avant la mort. Il est probable, cependant, que le travail de dégénérescence avait débuté avec les douleurs et les régurgitations pituiteuses. Il y a toujours deux facteurs dans les troubles fonctionnels qui accompagnent les altérations organiques : la lésion et le mode de sensibilité ou d'incitabilité des tissus qui en sont atteints.

A..., cocher, âgé de soixante ans, est à Paris depuis vingt ans. Il est grand et maigre; comme tous les gens de son métier, il buvait assez largement, sans jamais cependant s'enivrer. A ses goûts bachiques il associait l'habitude de fumer et de chiquer. Néanmoins jusqu'à il y a un an, il s'était toujours bien porté.

Depuis cette époque il éprouvait des douleurs abdominales qui ne l'avaient pas empêché pendant neuf mois de continuer son travail. Ces douleurs revenaient surtout après les repas. Et pourtant, quand elles se faisaient sentir en dehors des repas, en mangeant un peu il se trouvait soulagé. Son appétit n'avait pas diminué, quoiqu'il eût quelquefois la bouche mauvaise et qu'il rejetât des pituites abondantes; parfois aussi il avait des hoquets.

Il n'avait pas de céphalalgie et n'était pas constipé. Son sommeil n'était pas troublé quand il ne souffrait pas.

Depuis un an cet homme avait considérablement maigri, et il avait senti ses forces décliner. Depuis trois mois il a été forcé d'interrompre son travail. Depuis lors il avait des vomissements qui, d'abord, ne revenaient que tous les deux ou trois jours, et depuis quelque temps se répétaient tous les jours. Ils étaient très-abondants; les aliments

L'épithélioma, beaucoup plus vasculaire que le squirrhe, est de toutes les formes du cancer une de celles qui échappe le plus facilement à la palpation. Étendu en nappe, aplati, sans limites bien nettes, il reste longtemps borné à la membrane muqueuse et au tissu connectif sous-muqueux. La dégénérescence peut aisément se dérober à la main qui explore.

J'en dirai autant du cancer colloïde, beaucoup plus rare que les autres formes.

Si après avoir étudié les signes et les formes de la maladie, nous cherchons à en déterminer les causes, nous verrons que, comme dans toutes

étaient rejetés presque tels qu'ils avaient été ingérés, à peine modifiés par l'action de l'estomac. Jamais ils n'ont contenu, dit-il, de matières noires ou de sang. Après avoir vomi, il éprouvait du soulagement.

Depuis deux mois il éprouvait, dans la région épigastrique, des douleurs gravatives qui se manifestaient une heure environ après les repas.

Depuis quinze jours les régurgitations étaient très-fréquentes, amères, accompagnées d'une sensation de brûlure à la gorge.

Depuis une huitaine il avait complétement perdu l'appétit et ne mangeait presque plus. Il entra à l'Hôtel-Dieu à la fin d'octobre 1838.

Il était très-maigre ; son teint était jaunâtre ; la langue était normale.

Il rejettait sans cesse des pituites abondantes qui faisaient irruption dans sa bouche avec une saveur aigre. Les vomissements continuaient. Depuis huit jours il était très-constipé.

Il accusait des douleurs lancinantes dans la région épigastrique, où l'on sentait une résistance qui paraissait occuper le petit cul-de-sac de l'estomac.

Il se plaignait d'une sensation continuelle de froid aux pieds.

Depuis quelques jours sa voix était très-enrouée.

Dans les derniers jours de sa vie, les évacuations alvines reprirent leur cours et en même temps les vomissements cessèrent; mais l'affaiblissement fit des progrès incessants, l'émaciation était portée à un degré extrême, et le malade succomba le 15 novembre.

Autopsie. — Je trouvai les poumons engoués dans une grande étendue, hépatisés dans quelques lobules de la base du poumon gauche. On y observe beaucoup de vaisseaux noirs, oblitérés. Les bronches sont dilatées; leur membrane muqueuse offre une coloration rouge livide, et elles renferment un liquide sanguinolent. Entre les lobes supérieur et moyen du poumon droit existe un petit foyer de pleurésie circonscrite renfermant un liquide rougeâtre et tapissé par des fausses membranes.

Les ganglions bronchiques sont infiltrés de matière noire.

L'épiploon renferme un grand nombre de granulations grisâtres dont quelques-unes sont ponctuées de noir; le mésentère contient beaucoup de granulations semblables intimement adhérentes à la séreuse ; quelques-unes sont entourées par des arborisations vasculaires qui envoient des ramifications à leur surface.

En raclant la surface du péritoine, on peut arracher un certain nombre de ces granulations qui sont saillantes ; mais il reste à leur place une petite solution de conti-

les maladies constitutionnelles, l'hérédité y a une très-grande part, si grande que dans les cas obscurs elle nous fournit des présomptions sur la nature des lésions qui échappent à notre examen direct. Il ne faut pas cependant admettre ces présomptions sans réserve, et bien souvent on observe dans les races de cancéreux, des tumeurs, des troubles fonction-

nuité ou plutôt une légère érosion; d'autres peuvent être enlevées sans que le péritoine soit intéressé; la teinte générale de la séreuse abdominale est opaline.

Les granulations sont très-nombreuses le long de la grande courbure de l'estomac.

La face supérieure du foie offre un aspect fendillé, on y aperçoit çà et là quelques plaques cartilagineuses, une concrétion ostéiforme occupe le ligament falciforme; il existe dans le foie de petits noyaux disséminés qui paraissent formés par une matière granuleuse passée dans quelques points à l'état crétacé.

Les parois de la veine porte hépatique sont épaissies, les reins sont le siége d'une congestion très-prononcée.

Estomac. — Épaississement très-considérable de la tunique musculaire de l'estomac, surtout dans le voisinage du pylore où elle offre plusieurs lignes d'épaisseur.

La surface du viscère est hérissée de saillies granuleuses dont le volume varie depuis celui d'une lentille jusqu'à celui d'un grain de chènevis; elles sont développées au milieu d'un lacis de nombreux vaisseaux.

La face postérieure offre une teinte livide verdâtre et des productions pseudo-membraneuses parcourues par des vaisseaux injectés.

A l'extrémité postérieure du pancréas est un ganglion lymphatique qui a subi la dégénérescence carcinomateuse avec une dureté cartilagineuse.

La muqueuse du grand cul-de-sac ne présente rien de remarquable, mais la plus grande partie de cette membrane, située au-devant de l'orifice cardiaque, offre les dégénérescences suivantes :

On y voit d'abord des saillies d'un blanc mat, aplaties, à bords frangés, confluentes, et constituées par l'agglomération de saillies plus petites et arrondies.

Leur consistance est assez molle ; quand on les presse latéralement avec le manche du scalpel, on y détermine l'injection d'une multitude de petites houppes vasculaires qui leur donnent un aspect rose.

Leur coupe offre à peu près 2 millimètres 1/2 d'épaisseur; en raclant leur surface on en extrait un liquide trouble, lactescent.

Plus loin, leur relief est plus prononcé, elles forment une surface continue et offrent une couleur purpurine; le liquide qu'on en exprime est rougeâtre. Leur coupe présente une épaisseur double ou triple; on constate comme dans celles que nous avons décrites plus haut, que l'altération s'arrête à la tunique fibreuse, mais celle-ci offre un lacis de gros vaisseaux injectés comme variqueux.

Dans ce point encore, les fibres musculaires ont 4 millimètres d'épaisseur, et quoique bien distinctes, elles ont une consistance cartilagineuse; en se rapprochant du pylore, ces altérations se prononcent encore davantage; la muqueuse est transformée en un tissu spongieux, mou, cérébriforme, parcouru par une quantité innombrable de vaisseaux. Mais là aussi le tissu cellulaire, le tissu fibreux et les fibres musculaires elles-mêmes commencent à participer à la dégénérescence. La tunique

nels chroniques qui très-heureusement ne relèvent pas du cancer. Mais dans son pronostic le médecin doit tenir compte de cette éventualité; il en doit tenir un grand compte encore dans le traitement, en éloignant du malade prédisposé par hérédité au cancer toutes les conditions, toutes les causes occasionnelles, générales et locales, qui peuvent en favoriser l'éclosion.

Parmi les causes occasionnelles, nous mettrons en première ligne les émotions morales prolongées et les excès qui exercent une action irritative sur l'estomac.

Tels sont les excès alcooliques, surtout, paraît-il, quand les malades s'y livrent à jeun. D'une manière générale les boissons alcooliques sont moins bien supportées par les estomacs malades ou irritables quand elles le trouvent dans l'état de vacuité. Aussi, dans ces conditions, quand je conseille les vins toniques et généreux, je les prescris à la fin du repas ou au moins après le premier plat, et non pas avant le manger, comme on le fait souvent.

Le chagrin fait du cancer, ou au moins en favorise l'évolution, comme il favorise d'ailleurs le développement de la goutte, des dartres, des tubercules : c'est-à-dire à titre de condition dépressive, débilitante, qui affaiblit la résistance de l'organisme et livre ainsi le terrain aux germes morbides qu'il peut contenir. Mais dans l'étiologie du cancer, il me paraît agir d'une manière peut-être plus puissante et plus directe. J'ai vu bien des fois cette affection succéder aux ébranlements prolongés des malheurs domestiques, aux émotions violentes comprimées.

Les troubles d'innervation ont une incontestable part dans le développement de la dégénérescence carcinomateuse. Elle n'est pas rare chez

celluleuse est marquée par une ligne noirâtre, au milieu de laquelle on aperçoit des traînées de vaisseaux noirs oblitérés, et d'autres vaisseaux encore perméables au sang.

A 6 centimètres environ de l'orifice pylorique, l'altération de la surface interne de l'estomac prend un autre aspect. La muqueuse ou plutôt la couche cérébriforme qui la remplace a disparu, à sa place on aperçoit un tissu fibreux réticulé, rugueux, d'une couleur bleuâtre, qui paraît constitué par l'altération de la membrane fibreuse mise à nu; là les parois du viscère sont transformées en une espèce de coque fibro-cartilagineuse ayant dans quelques points près de 3 centimètres d'épaisseur, criant sous le scalpel, au milieu de laquelle il est difficile de retrouver les éléments constitutifs de l'organe, et qui ne renferme qu'un petit nombre de vaisseaux. L'anneau pylorique forme un bourrelet saillant dans le duodénum, la muqueuse qui le recouvre est le siége d'une dégénérescence encéphaloïde et très-vasculaire; mais au-dessous la lésion s'arrête brusquement.

les névropathes, les hypochondriaques, en un mot sur le terrain arthritique, source commune de la plupart des névropathies.

Cette dégénérescence semble être une des dyscrasies terminales de l'arthritisme, d'une vitalité bien supérieure à celle du tubercule, qui est un des aboutissants de la scrofule. La différence d'activité vitale qui existe entre ces deux diathèses se retrouve dans leurs dérivés. Le cancer détruit les tissus par un processus actif; il se les assimile et leur imprime une vie malsaine, condamnée à une mort rapide. Le tubercule semble manifester un effort impuissant de la force plastique, qui n'aboutit qu'à un produit d'une organisation incomplète, inviable, et pour ainsi dire frappée de mort avant de se développer; mais aussi il peut se limiter, rester isolé au sein des organes comme un corps étranger qui s'enkyste et obtient la tolérance des tissus dans lesquels il a pénétré.

Ces deux affections constitutionnelles, le tubercule et le cancer, si différentes dans leurs origines, dans leur marche, dans leurs tendances, ont été regardées comme antagonistes. Elles le sont en effet, je crois; mais cet antagonisme ne va pas jusqu'à une incompatibilité absolue, comme quelques médecins l'avaient prétendu. Il est beaucoup moins rare qu'on ne l'a dit de les trouver réunis chez le même sujet.

Ainsi, sur 12 cas de carcinome gastrique vérifiés par l'autopsie, dont j'ai recueilli les observations, j'en trouve 5 dans lesquels j'ai trouvé des tubercules pulmonaires à différents degrés d'évolution, et sur 6 dont la nécropsie n'a pas été faite, 3 ont eu des hémoptysies et des signes stéthoscopiques d'induration tuberculeuse.

On retrouve quelquefois dans les ascendants la double origine des deux diathèses. Une seule des deux, cependant, occupe en général la scène morbide; une seule évolue et s'empare de l'organisme, pendant que l'autre reste, pour ainsi dire, à l'état embryonnaire, sans se développer; et c'est presque toujours alors le travail morbide le plus actif, le plus vivant et en même temps le plus fatalement destructeur, le processus cancéreux, qui impose silence à l'autre, le condamne à l'inertie, étouffe ses tendances expansives si prononcées quand il est seul.

Cependant j'ai vu dans un cas les deux maladies sembler se faire mutuellement échec, comme si elles se gênaient l'une l'autre. C'était chez une dame qui, pendant bien des années, porta en même temps un cancer atrophique du sein et une induration tuberculeuse du sommet, caractérisée par de la matité, des craquements humides et de temps en temps des poussées congestives autour de ce dernier foyer morbide. La malade alors toussait, éprouvait des douleurs thoraciques, de la fièvre; puis ces phénomènes réactionnels se calmaient; l'affection tuberculeuse rentrait dans le silence et la malade se trouvait en présence de son cancer, qui avait envahi l'aisselle et condamnait le bras gauche à l'immobilité, du côté précisément où la lésion thoracique était le plus accusée.

Quand je dis que, chez cette malade, les deux affections semblaient se faire mutuellement obstacle, j'exprime une simple impression; mais je suis loin de l'affirmer, car chez quelques malades l'évolution de certains cancers mammaires est très-lente et peut rester bien des années stationnaire, et d'une autre part cette dame, qui avait une soixantaine d'années, était à un âge où les affections phymateuses ont quelquefois une durée indéfinie.

Quoi qu'il en soit, c'est la seule fois que j'aie vu les deux maladies suivre en même temps, quoiqu'à des degrés différents, une marche progressive. Dans ce cas cependant, évidemment l'élément cancéreux, s'il n'avait pas complétement arrêté le développement des tubercules pulmonaires, était le plus important, le plus envahissant et occupait le premier plan sur la scène morbide.

Dans le cancer de l'estomac, affection dont la terminaison est nécessairement funeste, le traitement se réduit à deux indications : tâcher de prolonger la vie et soulager les souffrances des malades.

Il ne faut confier à l'estomac, si profondément altéré dans sa structure, que des aliments d'une assimilation facile, qui imposent peu d'efforts à l'organe malade et surtout n'exercent pas sur lui une action irritative qui pourrait exciter le travail morbide et en favoriser les envahissements.

Le lait est admirablement propre à remplir toutes ces conditions. On le rend plus digestible en y ajoutant une petite quantité d'eau de chaux ou d'eau de Vichy : une à quatre cuillerées par chaque tasse de lait. Si le malade s'en fatiguait, on y ajouterait des consommés, des gelées, des laits de poule, de la viande crue pilée additionnée de pepsine.

Le vin et les alcooliques sont généralement interdits, ou au moins administrés à petites doses, dans une eau alcaline, pour en prévenir l'acescense. J'ai vu cependant des malades qui les supportaient bien et les vomissaient moins que d'autres liquides. Les lavements de vin, de bouillon, additionné de pepsine, peuvent, quoique dans une bien faible mesure, contribuer à soutenir les forces.

En même temps, pour combattre la disposition aux vomissements, je fais mettre sur la région épigastrique un emplâtre de thériaque et de belladone; j'y ajoute parfois quelques centigrammes de teinture ou d'extrait de belladone à l'intérieur. La glace, les eaux gazeuses, peuvent concourir au même but. Les injections sous-cutanées d'une solution de morphine calment les vomissements chez quelques malades, les provoquent chez quelques autres. On peut alors les remplacer par des injections de solution d'atropine. Mais celles-ci doivent être maniées avec une extrême prudence; j'y ai très-rarement recours, et je commence par trois à quatre gouttes d'un soluté d'*un* centigramme de sulfate neutre d'atropine pour 10 grammes d'eau distillée.

Les injections morphinées seront surtout indiquées quand le malade éprouve de vives douleurs. Elles sont pour les malades un admirable bienfait. Grâce à ce moyen, et en le répétant aussi souvent que son action s'épuise et que la tolérance de l'organisme le permet, on peut conduire ces malheureux jusqu'à leur dernière heure, en rendant supportables des souffrances qui leur faisaient désirer la mort.

S'ils dorment mal, les hypnotiques : bromures, chloral, opium, leur seront administrés en lavement.

Si les malades peuvent accepter le régime que nous avons indiqué plus haut, ils obtiennent souvent un soulagement considérable. Je me rappelle un employé de l'administration qui vint à ma consultation de l'Hôtel-Dieu, arrivé déjà à la période cachectique, cependant plutôt pâle que jaune, anémique, très-émacié. L'emplâtre belladoné, la diète lactée, firent cesser les vomissements. Il engraissa de quinze ou vingt livres, recouvra des forces, du teint. Un an après il vivait encore; puis au bout de quelque temps il maigrit de nouveau, jaunit, recommença à vomir, et sans aucun doute (je ne l'ai pas revu) ne tarda pas à succomber.

L'hydrothérapie paraît dans certains cas pouvoir rendre quelques services.

Fleury m'a raconté, il y a vingt ans, l'histoire d'un marchand de bois atteint, croyait-il, d'un cancer de l'estomac, qui sous l'influence de ce traitement cessa de vomir, et en quelques mois engraissa de plus de vingt livres. Malheureusement, trop confiant dans le retour de ses facultés digestives, il célébra le jour de sa naissance par un repas copieux et succomba dans une indigestion qui provoqua probablement une rupture de l'estomac.

Je donne cette observation telle qu'elle m'a été rapportée par Fleury et sous toute réserve. Je me demande s'il s'agissait bien dans ce cas d'un carcinome gastrique et si ce malade n'était pas affecté d'un ulcère simple, qui à cette époque était souvent confondu avec le cancer.

D'ailleurs, même dans cette dernière maladie, cette médication, maniée avec prudence, n'aurait, il semble, rien d'irrationnel.

SUR L'OCCLUSION INTESTINALE

Sommaire. — Causes de l'occlusion intestinale : — Compression par des tumeurs, — étranglement, — volvulus, — invagination, — lésions diverses des parois de l'intestin, — matières diverses ou corps étrangers accumulés dans l'intestin.

Symptômes : Douleurs, suppression des évacuations intestinales, vomissements, etc. — Les matières contenues dans le gros intestin peuvent-elles être rejetées par le vomissement ? — Complication de péritonite. — Terminaisons.

Diagnostic différentiel.

Pronostic variable suivant la nature de l'occlusion.

Traitement. — Indications diverses dans les occlusions d'origine mécanique et dans celles d'origine organique.

Lavements. — Douches ascendantes. — Tabac. — Purgatifs, etc.

Traitement chirurgical.

Observations.

Messieurs,

Vous avez vu il y a quelques jours dans mon service un jeune homme qui y était entré pour des coliques qui duraient depuis deux jours; ces coliques étaient accompagnées de vomissements qui se répétaient presque toutes les fois que le malade ingérait quelque liquide. En même temps il y avait absence complète d'évacuation; aucun gaz ne passait par l'anus. Le ventre était météorisé, la face était anxieuse, il n'y avait pas de fièvre.

Cet ensemble symptomatique caractérise la maladie qu'on a appelée ileus (1), passion iliaque, volvulus, colique de miserere, étranglement interne, et que nous désignerons avec Chomel sous le nom d'occlusion intestinale. Ce nom ne préjuge rien sur la nature de la cause organique

(1) D'εἰλέειν, *coarcter*, occlure, ou, avec une aspiration, d'εἱλέειν, renverser, contourner, parce qu'il semble aux malades qu'on leur tord, qu'on leur retourne les intestins, ou suivant la remarque de Cælius Aurelianus, parce que les malades se tiennent contournés, pliés sur eux-mêmes. Le mot *volvulus* exprime une idée analogue ou l'opinion qu'on se faisait sur la condition organique qui produit les accidents.

qui produit les accidents, cause souvent indéterminable ; et en même temps il en exprime la condition principale, le phénomène essentiel : l'interruption du cours des matières alvines.

Après avoir vainement essayé les lavements purgatifs, l'huile de ricin, en même temps que des onctions belladonées étaient étendues sur le ventre, je lui prescrivis les pilules suivantes :

Huile de croton......................	0gr,10 centigr.
Mie de pain......................	q. s.

Pour faire dix pilules, dont il devait prendre une toutes les deux heures; et immédiatement après, pour apaiser les envies de vomir et favoriser la tolérance, il devait avaler une cuillerée à café de glace râpée ou pilée *en neige;* cette dernière condition est importante : car, comme le faisait remarquer Chomel, quand on fait prendre la glace en fragments trop volumineux pour être avalés, les malades la laissent fondre dans leur bouche. et elle arrive dans l'estomac à l'état d'eau tiède.

Cette médication réussit : l'huile de croton souleva d'abord dans le ventre une véritable tempête ; le ballonnement, les coliques augmentèrent ; puis, après quatorze ou quinze heures d'une lutte pleine d'angoisses, un vent passa par l'anus, signal de la victoire. Bientôt d'autres le suivirent, et des évacuations répétées amenèrent l'affaissement du ventre et l'apaisement des douleurs. L'obstacle était levé ; le malade est entré en convalescence ; des soins hygiéniques termineront la cure.

L'occlusion intestinale peut dépendre de causes très-diverses. Tantôt ces causes sont extérieures à l'intestin : ce sont des tumeurs qui le compriment, des organes déplacés qui pressent sur lui, des brides, des éraillures du péritoine, des ouvertures naturelles, comme l'hiatus de Winslow, dans lesquelles il s'engage et s'étrangle ; l'appendice cæcal, des diverticulums, les trompes, l'épiploon, des anses intestinales unies par des adhérences peuvent devenir les agents de cette constriction.

Tantôt ce sont des changements dans la situation et dans la direction de l'intestin : il peut être contourné, tordu sur lui-même, disposition à laquelle quelques médecins modernes réservent le nom de *volvulus*. Dans des cas plus nombreux, une portion de l'intestin *s'invagine* dans une portion voisine : le plus souvent, le bout supérieur s'engage dans le bout inférieur ; quelquefois l'invagination se fait en sens contraire : la partie supérieure enveloppe la partie inférieure. L'*invagination* ou *intussusception* est une des causes les plus communes de l'étranglement intestinal.

Il n'est pas rare dans les autopsies de trouver des anses intestinales invaginées ou tordues sur elles-mêmes, sans qu'il y ait eu pendant la vie de symptômes d'obstruction intestinale. Ces *lésions de situation* peuvent survenir dans le cours du travail digestif et être passagères. Peyer, après avoir produit des invaginations artificielles chez des grenouilles, les a vues se dégager sous l'influence de mouvements péristaltiques spontanés ou provoqués par la stimulation de l'intestin; mais que ces lésions persistent, des troubles circulatoires ne tardent pas à intervenir : les tissus étranglés se congestionnent, s'engouent, s'asphyxient pour ainsi dire; leur contractilité s'affaiblit ou s'éteint, et en même temps que l'occlusion devient plus complète, plus résistante, la force motrice qui peut la faire disparaître s'amoindrit de plus en plus. En outre, la tympanite, conséquence de l'étranglement, s'oppose à la réduction de l'anse étranglée : les intestins distendus sont immobilisés, serrés les uns contre les autres; ils pressent sur la partie malade, la fixent dans sa situation vicieuse, l'empêchent de se dégager.

Un travail inflammatoire se développe, jette des liens néoplasiques sur les parties irritées par la constriction qu'elles subissent; trop souvent il se généralise et une péritonite vient compliquer l'étranglement.

D'autres fois l'occlusion est due à une lésion de l'intestin : une dégénérescence cancéreuse de ses parois, un rétrécissement succédant à des ulcérations dysentériques, syphilitiques ou de toute autre nature; ou encore une sorte de sclérose de la tunique musculaire consécutive à une inflammation prolongée. Les matières liquides peuvent passer à travers la partie rétrécie, et dans l'intestin grêle leur consistance leur permet en général de franchir l'obstacle; mais si le rétrécissement vient à s'obstruer ou si, occupant le gros intestin, il doit livrer passage à des matières solides, l'occlusion peut être complète et alors surviennent les symptômes de l'étranglement.

Bretonneau a vu une infiltration de sang dans les tuniques intestinales causer l'occlusion. On a cité aussi parmi les causes de celle-ci la congestion hémorrhoïdale : elle peut être alors compliquée de strangurie, suivant la remarque d'Hippocrate.

Des fèces accumulées et endurcies, des concrétions, des corps étrangers engagés dans l'intestin, peuvent l'obstruer; on a vu une occlusion mortelle produite par des noyaux de cerise, par un paquet de lombrics. J'ai observé une fois des accidents d'étranglement causés par des graines de moutarde blanche accumulées dans une anse intestinale herniée.

Le siége de l'étranglement est le plus souvent dans l'intestin grêle, d'après les auteurs modernes. Fabrice de Hilden, au contraire, croyait qu'il résidait habituellement dans le cæcum. Cette question me paraît appeler de nouvelles recherches.

Les malades accusent d'abord une sensation de malaise abdominal, des coliques quelquefois soudaines et très-intenses, sans évacuation de gaz ou de matières par l'anus (1). Ces douleurs sont d'abord intermittentes, elles reviennent par accès, ou, devenues continues, elles s'exaspèrent par intervalles ; elles acquièrent souvent une violence extrême, intolérable, sont accompagnées d'un sentiment de tension et de torsion dans le ventre, de gêne et de compression dans la poitrine, d'anxiété, de jactitation. Le développement rapide de l'abdomen rend difficiles les mouvements du diaphragme : les malades se plaignent d'étouffer. A ces souffrances s'ajoutent des nausées continuelles, des angoisses épigastriques et des vomissements ou des régurgitations convulsives précédées d'éructations bruyantes. Ces vomissements procurent un soulagement momentané, acheté au prix d'inexprimables tortures ; l'ingestion d'une petite quantité de liquide suffit souvent pour les provoquer ; aussi, malgré la soif qui les consume, les malades ne la satisfont qu'avec crainte et réserve.

Les matières vomies sont d'abord alimentaires, puis bilieuses, pituiteuses, aigres, et, dans les cas les plus graves, elles prennent le caractère stercoral et deviennent fétides. Sydenham affirmait que des substances injectées dans le rectum pouvaient être rejetées par la bouche : il attribuait cet accident à un renversement du mouvement intestinal sans obstacle mécanique, désordre tout fonctionnel, qui constituerait pour lui l'iléus vrai.

La plupart des médecins modernes nient la possibilité du passage des matières en sens contraire de leur cours naturel, à travers la valvule de Bauhin, qui semble devoir leur opposer une barrière infranchissable. Cependant quand un observateur aussi sérieux que le savant et judicieux Van Swieten affirme qu'il a lui-même constaté ce phénomène, peut-être va-t-on trop loin en le rejetant d'une manière absolue. Déclarer qu'une chose est impossible, a dit quelque part Montaigne, c'est affirmer qu'on connaît tout ce qui peut être ; et il y a un degré de scepticisme, vraiment scientifique, qui, en n'acceptant pas facilement

(1) Galien avait déjà indiqué ces signes caractéristiques de l'étranglement interne : « Nec flatus infra nec dejectiones transmittuntur, tormina sequuntur vehementia cruciatusque intolerabiles. »

ce qu'on ne peut expliquer, ne nie pas une chose par cela seul qu'on ne la comprend pas. Comme le dit Van Swieten, la valvule iléo-cæcale ne peut-elle pas subir des altérations qui troublent son action? On a vu le cæcum invaginé dans la fin de l'iléum énormément dilaté, et cette invagination de bas en haut ne peut-elle pas faire, suivant la remarque du même auteur, que les matières parviennent à remonter dans cette direction, tandis qu'elles rencontrent un obstacle invincible à leur cours naturel?

Il peut arriver que, provoqués par des lavements, des vents et quelques matières sortent par l'anus, malgré la persistance de l'étranglement; ils viennent de la partie de l'intestin qui est située au-dessous du point étranglé, et leur apparition peut inspirer au médecin des espérances qui seront trop tôt déçues.

Si la maladie se prolonge, la circulation, qui était restée calme dans l'intervalle des crises douloureuses, s'émeut et s'accélère; la peau est chaude, la langue est sèche; les urines, rares et sédimenteuses, sont brûlantes au passage; les douleurs deviennent continues et elles changent de caractère; la sensibilité du ventre est beaucoup plus développée. Ces phénomènes accusent un travail inflammatoire succédant à l'irritation traumatique de l'étranglement; ils s'exagèrent encore davantage et ils sont accompagnés d'une altération profonde des traits, d'une augmentation des douleurs, d'une sensibilité exquise à la plus légère pression, quand l'inflammation envahit le péritoine et s'y généralise.

Cette complication inflammatoire, plus ou moins accentuée quand l'occlusion intestinale a duré pendant un certain temps, est à peu près constante chez l'adulte, tandis que chez l'enfant, suivant la remarque de Van Swieten, la mort pourrait survenir, avant qu'elle se développât, par épuisement nerveux.

Si l'étranglement persiste, la mort vient mettre un terme à ces angoisses; souvent les malades l'invoquent: *Viventibus mori beatum est*, disait Arétée, tant leurs souffrances sont intolérables. Épuisés par la douleur, par l'insomnie, par le défaut de réparation, ils s'affaissent. Quelquefois leurs douleurs s'apaisent ou diminuent; les vomissements sont moins fréquents, parce que la contractilité de l'estomac est affaiblie et qu'il sent moins le stimulus morbide qui la met en jeu. L'amaigrissement se prononce rapidement, les yeux s'enfoncent dans les orbites; les joues s'excavent, le nez s'effile, le pouls devient faible et irrégulier; la peau se couvre d'une sueur visqueuse; les malades peuvent succomber dans la plénitude de leurs facultés intellectuelles. J'ai vu cependant du délire survenir dans les derniers jours de la vie.

Des troubles cérébraux plus accentués, un collapsus plus profond encore, le refroidissement des extrémités, l'aspect cadavéreux de la face, la faiblesse, la trémulence et l'intermittence du pouls, des évacuations ichoreuses ou noirâtres, fétides, souvent involontaires, accompagnent la terminaison par gangrène. Cette terminaison, en général funeste, peut être quelquefois une condition de la guérison : dans l'étranglement par invagination, si le malade possède assez de résistance vitale pour prolonger la lutte, la partie de l'intestin qui est invaginée peut se mortifier, tandis qu'au niveau du point où ils se rencontrent, à l'origine de l'invagination, le bout supérieur et le bout inférieur contractent des adhérences qui rétablissent la continuité du tube digestif, et la partie sphacelée est rejetée au dehors. On a vu 30, 60, 90 cent. même d'intestin expulsés ainsi avec les fèces (1). Il y a même des observations de double invagination, c'est-à-dire des cas dans lesquels une seconde anse intestinale se glisse dans une anse déjà invaginée, qui ont eu cette heureuse terminaison.

On comprend tous les dangers qui accompagnent cette élimination : le plus souvent l'organisme épuisé succombera avant qu'elle soit accomplie ; le flot des matières retenues au-dessus de l'obstacle pourra, en faisant irruption dans l'intestin rendu perméable, en rompre les frêles adhérences et s'épancher dans le péritoine.

Les anciens ont parlé d'une terminaison par suppuration ; peut être avaient-ils pris pour des abcès consécutifs à l'iléus des pérityphlites suppurées ou des péritonites partielles accompagnées de vomissements et de constipation rebelle, ou même, ce qui peut arriver, d'une occlusion passagère du tube digestif. D'après Van Swieten, la partie étranglée peut contracter des adhérences avec la paroi abdominale et en se gangrénant donner lieu à un abcès stercoral, suivi d'un anus contre nature.

Dans des cas plus heureux et assez nombreux, puisque de 17 malades affectés d'étranglement dont j'ai gardé le souvenir, 11 ont guéri, la nature aidée par l'art a dégagé l'intestin des liens qui l'étreignaient ou l'a ramené dans sa situation normale.

Le malade n'est pas alors à l'abri de tout danger ultérieur, car c'est une affection qui peut récidiver. Les conditions organiques qui ont donné naissance à un premier étranglement subsistent et peuvent en

(1) Lobstein, *Anatomie pathologique*, t. I.

produire un second ; l'invagination peut avoir pour condition pathogénique ou laisser à sa suite une dilatation partielle ou un affaiblissement limité de la contractilité intestinale, qui en favorise le retour.

La durée de la maladie est en général courte : si le dénoûment est favorable, il peut se décider très-rapidement ; s'il doit être funeste, il est rare qu'il soit reculé au delà de dix à douze jours ; il peut être plus prompt chez les enfants, chez les vieillards, chez les sujets débilités. La mort peut survenir, suivant Van Swieten, du quatrième au vingtième jour.

Je l'ai vue n'arriver qu'après six semaines de lutte.

C'était chez une femme de cinquante ans. Je ne la vis que huit à dix jours après le début des accidents auxquels on avait déjà opposé les purgatifs et les lavements les plus variés. Après avoir tenté de nouveau cette médication, j'essayai successivement les douches ascendantes, l'électricité, les courants continus d'abord, qui semblèrent atténuer les douleurs, puis la faradisation. Le météorisme était énorme ; les douleurs étaient intolérables ; les vomissements étaient incessants ; ils furent suspendus pendant quarante-huit heures par un emplâtre belladoné ; mais leur apaisement était accompagné de telles angoisses que la malade demanda qu'on lui enlevât ce topique et qu'on la laissât vomir.

Des injections sous-cutanées de morphine calmèrent momentanément les douleurs, mais il fallut bientôt les répéter quatre ou cinq fois dans les vingt-quatre heures. Nélaton avait été appelé et avait jugé toute intervention chirurgicale inopportune.

La malade prenait chaque jour une petite quantité de jus de viande et de boissons alcooliques.

Après avoir essayé pendant six semaines d'un grand nombre de médecins et de médications, elle eut quelques évacuations, mais en même temps elle tomba dans un affaissement dont elle ne se releva pas.

Diagnostic. — L'expression symptomatique de l'occlusion intestinale est si nettement définie que, dans le plus grand nombre des cas, il est facile d'en établir le diagnostic.

On ne la confondra pas avec la colique sèche des pays chauds, comme je l'ai vu faire récemment chez un malade qui avait longtemps navigué dans les mers intertropicales. La colique sèche est d'ailleurs une affection dont la détermination nosologique reste douteuse, et les accidents qu'on a décrits sous ce nom paraissent devoir rentrer en grande partie dans le cadre de l'intoxication saturnine ; dans d'autres cas peut-être, ils constituent une sorte de névralgie abdominale. Dans la colique de plomb, le liséré saturnin, la rétraction du ventre opposée au météorisme de l'étranglement, la rareté relative des vomissements, la teinte spéciale de la peau, souvent les commémoratifs et les phénomènes concomitants éclaireront le diagnostic. La constipation qui peut accompagner les névralgies abdominales n'offre jamais la résistance invincible de celle qui accompagne l'occlusion intestinale. Ce dernier caractère distinguera encore l'étranglement de la péritonite ; en outre, dans celle-ci il y a de la fièvre, une sensibilité à la pression qu'on n'observe dans les cas d'occlusion que lorsqu'ils sont compliqués de péritonite, et alors c'est dans la marche et l'évolution de la maladie qu'on cherchera les signes qui permettront de faire la part de chacune de ces affections.

Un examen attentif fera reconnaître les étranglements dans les anneaux extérieurs de petites hernies qui peuvent être inaperçues par les malades, surtout dans l'anneau crural, chez les sujets chargés d'embonpoint. Les hernies obturatrices, sacro-sciatiques, diaphragmatiques, peuvent être considérées comme des variétés de l'étranglement interne.

On comprend difficilement que l'occlusion intestinale puisse être confondue avec le choléra, cependant l'erreur a été commise ; dans cette dernière affection, si, ce qui est extrêmement rare, les vomissements existent seuls, si les sécrétions morbides de l'intestin restent accumulées dans sa cavité sans s'échapper au dehors, il suffit d'un lavement pour en provoquer la sortie, et il faut, je le répète, une étrange inattention pour confondre ces deux affections.

Le pronostic est toujours grave, parce qu'on ne peut souvent déterminer la cause de l'étranglement et qu'il est impossible d'en prévoir le dénoûment. Je ne connais pas de maladie plus émouvante pour le médecin ; il semble que la guérison et la mort soient séparées par une toile d'araignée ; d'un moment à l'autre l'obstacle peut disparaître, et pour arriver à ce résultat le médecin emploie des moyens qu'il ne peut ni mesurer d'une manière précise, ni le plus souvent diriger dans le sens où il est opportun de les faire agir ; il se demande avec anxiété s'ils n'aggraveront pas le mal qu'ils sont destinés à combattre, et cependant c'est le cas ou jamais d'appliquer l'adage : *melius anceps quam nullum*, parce que l'inaction est presque sûrement fatale.

Pour asseoir les indications du pronostic et du traitement, il importe de déterminer autant que faire se peut la cause de l'étranglement, son mode, son siége, les désordres qui l'accompagnent. En étudiant les causes de l'occlusion intestinale, on voit qu'on peut les ranger en deux groupes : *mécaniques* ou *organiques*. Les premières sont évidemment beaucoup moins graves que les secondes ; une fois délivré, l'intestin, dans un grand nombre de cas, revient à ses conditions normales ; nous avons bien quelque réserve à faire sur la possibilité d'une récidive, mais c'est là une simple éventualité.

Dans l'occlusion de cause organique, la lésion qui en a été le point de départ persiste, et, le plus souvent, ne peut pas être modifiée. Presque fatalement les accidents se répéteront, et après plusieurs attaques heureusement terminées, il en viendra une plus réfractaire qui emportera le malade.

Ce que nous venons dire des occlusions *par lésions organiques* doit être entendu des lésions permanentes et ne s'applique pas à celles qui sont dues à des lésions passagères comme à des infiltrations sanguines ou à des tumeurs hémorrhoïdales. Ces dernières, par leur siége comme par leur nature, sont les plus accessibles aux moyens chirurgicaux et sont par conséquent les moins dangereuses.

Les commémoratifs : des troubles antérieurs des organes digestifs, la répétition fréquente des accidents d'occlusion, dans leurs intervalles la sensation d'une tumeur dans un point de l'abdomen, ou d'un cylindre étroit, dur et résistant, comme je l'ai observé une fois sur le trajet du colon descendant chez un malade qui avait longtemps souffert d'une diarrhée chronique ; les renseignements fournis par le toucher rectal, quand la partie lésée est accessible au doigt, permettront quelquefois le diagnostic de ces lésions, qui peuvent devenir la cause d'étranglements. Parmi les occlusions *par cause mécanique*, les invaginations sont regardées généralement comme moins graves que les étranglements par constriction, leur marche est ordinairement moins rapide et moins violente, et si elles résistent aux moyens qu'on leur oppose, le malade a encore la chance hasardeuse d'une guérison spontanée par gangrène et par élimination de l'anse invaginée. Mais dans ce dernier cas, après la guérison, l'intestin ne retrouve pas ses conditions normales. Les adhérences réparatrices qui en ont rétabli la continuité n'ont pas toujours la solidité de ses parois naturelles. On a vu sous les efforts d'une indigestion, ou après l'ingestion de corps durs qui ne pouvaient pas être digérés, cette cicatrice se rompre et cette rupture être suivie d'une péritonite mortelle (1).

On peut soupçonner l'existence d'une invagination quand on sent dans le ventre une tumeur cylindrique allongée, douloureuse à la pres-

(1) Lobstein, *loc. cit.*

sion, au-dessus de laquelle le météorisme est porté à un degré de tension extrême, tandis qu'au-dessous l'intestin est quelquefois plus souple et moins distendu. J'ai plusieurs fois constaté ces phénomènes sur le trajet du côlon ascendant ou du côlon transverse, et j'ai pensé qu'ils pouvaient recevoir cette interprétation.

La marche plus lente, moins violente des accidents est encore une présomption en faveur de l'invagination.

Il y a une certaine espèce d'obstruction qui tient à l'accumulation des matières dans une portion d'intestin dont la contractilité est affaiblie : elle peut donner lieu à des symptômes semblables à ceux de l'étranglement, sans que celui-ci existe à proprement parler, et sans que ces matières aient un volume et une consistance qui en fassent de véritables corps étrangers. Ce phénomène est identique avec celui de l'engouement qu'on observe si souvent dans les hernies volumineuses non réduites ou longtemps restées au dehors. Dans ce cas, c'est la parésie des fibres intestinales qui cause l'obstacle, et, bien que cette obstruction soit moins dangereuse et cède plus facilement que celle qui est due à une constriction ou à une invagination de l'intestin, elle peut cependant, si on ne lui oppose pas un traitement opportun, amener une congestion inflammatoire qui s'étend au péritoine; elle peut se terminer par la gangrène et par la mort.

Au point de vue du pronostic et du traitement, il est utile de déterminer le siége de l'étranglement. S'il est placé dans l'intestin grêle, le météorisme est d'abord limité à la région ombilicale; mais il faut bien le dire : en général, il ne tarde pas à se généraliser, en vertu du consensus physiologique et morbide qui unit entre elles toutes les parties du tube digestif ; ou les anses intestinales distendues acquièrent un tel volume et occupent une telle place qu'il est quelquefois difficile de reconnaître celles qui ne le sont pas. Cette distinction est cependant possible : la direction des anses dilatées, leur situation, leurs rapports mutuels, leur degré relatif de tension, la tonalité du son qu'elles donnent à la percussion, pourront faire reconnaître si elles appartiennent à l'intestin grêle ou au gros intestin. Ainsi que l'avaient déjà remarqué Arétée et Celse, l'occlusion est moins grave et moins aiguë quand elle siége dans celui-ci ; elle est en même temps plus accessible à l'action désobstruante des injections rectales, comme le fait observer Van Swieten.

Un autre point très-important à élucider est l'état de l'intestin étranglé : est-on encore dans la période qu'on pourrait appeler traumatique? ou la vitalité de l'organe blessé a-t-elle subi des modifications qui pourraient rendre dangereuse l'intervention de moyens énergiques? Un travail inflammatoire s'est-il développé au niveau de l'occlusion; ou bien encore y est-il limité ou s'est-il généralisé et s'est-il étendu à tout le péritoine? C'est, de toutes les questions que le clinicien peut se poser en présence d'un étranglement, la plus importante à résoudre.

La fièvre, la sensibilité extrême à la pression, l'exacerbation des vomissements et des douleurs doivent faire craindre une complication inflammatoire. Il faut savoir cependant que la fièvre peut accompagner le début des accidents, comme je l'ai récemment observé chez deux malades, soit que l'organisme plus facile à émouvoir réagisse immédiatement contre ce violent traumatisme, soit que quelque complication d'embarras gastrique, et c'était le cas de mes deux malades, ait précédé l'étranglement. Chez eux, le développement simultané de la fièvre et du phénomène d'occlusion, l'absence de sensibilité vive à la pression, l'état antérieur des voies digestives et les conditions diététiques qui avaient précédé l'étranglement, m'éclairèrent sur la signification de cette fièvre, qui persista d'ailleurs, un jour ou deux après que le cours des matières fût rétabli, avec tous les symptômes d'un embarras gastrique.

Nous avons parlé des signes de la complication péritonitique; on ne confondra pas avec les symptômes d'une solution favorable ceux qui annoncent la gangrène. La dépression profonde des forces, l'altération des traits, le refroidissement, chez quelques malades; le délire, la nature et l'odeur des matières quelquefois excrétées, préviendront cette douloureuse erreur, que j'ai vu commettre chez un malade auquel j'étais attaché par les liens les plus chers.

Ces différentes circonstances, que nous venons de passer en revue comme pouvant éclairer le pronostic, nous fourniront également les indications thérapeutiques. Avant d'aborder le traitement, le médecin doit se demander si l'étranglement est produit par une lésion organique ou par une condition mécanique; quel est son siége et son mode, et surtout s'il est ou non compliqué d'inflammation? Cette dernière considération est peut-être de toutes, comme nous l'avons dit, la plus importante.

Dans les étranglements d'origine mécanique, les indications sont : 1° de chercher à dégager l'intestin et de le ramener à sa situation normale; 2° de calmer les douleurs qui augmentent le spasme des parois abdominales et rendent la réduction plus difficile; 3° de chercher à modérer les vomissements, dont les secousses augmentent les douleurs et peuvent aggraver les lésions des organes abdominaux; 4° de diminuer le météorisme qui immobilise les intestins et les maintient dans leur situation vicieuse ; 5° de prévenir et de combattre, quand elles se développent, les complications inflammatoires, conséquence rapide et presque fatale de l'étranglement ; 6° de soutenir autant que possible les forces, malgré les obstacles que l'état anomal des organes digestifs oppose à la réparation nutritive ; 7° si tous les moyens médicaux ont échoué, d'ouvrir, à travers les téguments du ventre, une voie artificielle aux matières accumulées dans le tube digestif, pour arracher le malade au danger presque inévitablement mortel dont le menace la prolongation des accidents.

Les causes mécaniques des occlusions sont, comme nous l'avons vu, nombreuses et leur mécanisme varie : 1° tantôt ce sont des constrictions, l'étranglement vrai ; 2° tantôt des invaginations ; 3° dans d'autres circonstances, une simple anomalie dans la situation ou dans la direction de l'intestin ; 4° d'autres fois c'est une obstruction par des corps de nature diverse, qui remplissent sa cavité et se sont arrêtés dans le lieu qu'ils occupent.

Les moyens qu'on emploie pour rétablir la perméabilité du tube digestif ne conviennent pas tous également dans tous les cas. Il en est qui sollicitent la contraction de l'intestin, gênée ou affaiblie ; ceux-là sont d'une application générale ; d'autres font effort contre l'obstacle, le repoussent devant eux : ils conviennent surtout dans les trois dernières variétés d'occlusion ; d'autres dilatent l'intestin, le distendent, pour permettre à l'obstacle de se dégager : ils sont surtout applicables aux invaginations et aux obstructions ; quelques-uns enfin relâchent, combattent le spasme, diminuent la résistance des tissus contractiles, apaisent leurs mouvements immodérés : ils seraient contre-indiqués dans les cas d'atonie et de parésie du tube digestif.

Quand l'occlusion est due à une invagination, et a pour siége le gros intestin, on peut espérer, à l'aide de grands lavements ou de douches ascendantes, d'atteindre l'anse invaginée et de la refouler en arrière, à la condition toutefois que l'invagination se soit faite du bout supérieur dans le bout inférieur, ce qui est le cas le plus commun. J'ai vu un fait de ce genre où l'intestin déplacé faisait saillie dans le rectum ; c'était chez un homme de quarante-cinq ans, que je soignais avec mon ami regretté le docteur Michon ; en introduisant son doigt dans le rectum, il trouva une tumeur mollasse qui en obturait la cavité ; au centre de cette tumeur il sentit une ouverture à travers laquelle il introduisit une sonde œsophagienne ; on put la faire pénétrer à plus de 20 centimètres au-dessus de cet obstacle, et arrivée à cette hauteur, elle donna issue à des gaz et à des liquides stercoraux. Quand le ventre fut affaissé, un lavement huileux fut administré, qui pénétra sans difficulté, et à partir de ce moment tous les accidents disparurent.

Dans l'impossibilité si fréquente de préciser le siége et la nature de l'étranglement, on a recours à ce moyen dans presque tous les cas d'occlusion; on espère en dilatant l'intestin le forcer à se redresser s'il est tordu; s'il est engagé dans quelque ouverture ou sous quelque bride, opérer ainsi sur ses parois une sorte de traction qui le dégage; peut-être aussi lui imprimer une secousse qui excite des mouvements dont peut résulter sa délivrance.

On a imaginé, pour donner des douches ascendantes, divers appareils qui lancent dans l'intestin, avec une force graduée, une grande quantité d'eau, et, à défaut de ces instruments, on peut se servir d'une seringue de vétérinaire. A l'action mécanique de l'eau, on peut ajouter une action dynamique, en la prenant pour véhicule de substances purgatives. On a conseillé, et les anciens en faisaient usage, des lavements huileux destinés à être conservés : s'ils arrivent jusqu'à l'obstacle, ils peuvent lubrifier les surfaces comprimées et en favoriser le glissement. Arétée y ajoutait de la rue comme stimulant, et faisait prendre à l'intérieur de l'huile et de la thériaque, sans doute pour modérer les douleurs et faire supporter l'huile.

Hippocrate, quand les autres injections avaient échoué, faisait insuffler de l'air dans l'intestin avec un soufflet de forgeron, puis immédiatement après, il faisait prendre un lavement émollient que le malade devait garder. Pour s'opposer à sa sortie, on introduisait une éponge dans l'anus, et on plaçait le malade dans un bain de siége chaud.

Si l'introduction de la canule offrait quelques difficultés, Fr. Hoffmann conseillait les onctions calmantes et une douche de vapeur pour faire cesser la constriction de l'anus.

On emploie encore les fumigations de tabac, préconisées par Sydenham. On a inventé d'ingénieux appareils pour administrer ce remède, qui a quelquefois réussi. J'ai vu chez un malade très-âgé et très-épuisé cette fumigation, prescrite par un habile et savant médecin, suivie d'une syncope mortelle, et je me suis demandé si l'action du tabac n'avait pas contribué à cette syncope, qui n'a fait du reste que hâter une mort inévitable.

Au lieu de fumée, on a quelquefois injecté de l'infusion de tabac. Je me suis servi de ce moyen, mais associé à plusieurs autres, de sorte que je ne pourrais dire si l'on peut réclamer une part en sa faveur dans la guérison obtenue.

C'est encore pour solliciter les contractions intestinales qu'on donne les purgatifs, moyen un peu aveugle sans doute, puisqu'en provoquant les mouvements de l'intestin, on ne peut affirmer qu'ils l'accompliront pour sa délivrance ; cependant on peut supposer qu'il doit tendre à reprendre sa situation normale, et que cette tendance naturelle décidera le sens de ses mouvements. L'expérience a d'ailleurs prononcé en faveur de cette méthode, et c'est par les purgatifs que j'ai vu guérir les malades qui ont guéri.

Je vais vous rapporter une observation qui montre l'efficacité de cette médication, que j'ai vue plusieurs fois mise en usage par Chomel avec d'heureux résultats, et qui a été conseillée d'ailleurs dès la plus haute antiquité.

En décembre 1849, je fus appelé auprès d'un homme de cinquante ans, vigoureux, bien constitué, qui n'avait jamais commis d'excès. Le 13 décembre, il avait eu une évacuation moins abondante que de coutume ; le 14, sans cause connue, sans avoir fait aucun effort, il éprouve tout à coup une douleur violente dans le flanc gauche, se faisant sentir en avant et en arrière dans toute la région du rein, et irradiant dans l'hypogastre ; cette douleur lui arrachait des cris, il se traîne jusqu'à son lit, ne pouvant se tenir debout ; au bout de quelques instants il eut un vomissement bilieux qui lui procura un soulagement momentané ; il voulut se lever ; mais bientôt de nouvelles crises de douleurs le forcèrent à se coucher. Je le vis au bout de quelques heures, il était anxieux ; sa face était rouge, mais non altérée, le pouls était fort, développé, sans chaleur de la peau. En comprimant fortement la région rénale, on y éveillait une sensibilité anomale ; cependant, pendant les crises de douleurs, une pression modérée et des frictions le soulageaient. Il avait été la veille à la garderobe ; je crus d'abord à une colique néphrétique. Je lui prescrivis une potion belladonée, des cataplasmes laudanisés et un bain.

Le lendemain, quand je le revis, il n'avait pas dormi ; il avait eu plusieurs crises de douleurs très-violentes, dans l'intervalle desquelles il accusait une sensation d'embarras dans le flanc gauche et l'hypochondre de ce côté, irradiant dans les régions ombilicale et hypogastrique. Il n'avait eu depuis l'avant-veille ni selle, ni évacuation gazeuse ; je soupçonnai, dès lors, un étranglement interne et je lui prescrivis de l'huile de ricin émulsionnée ; l'huile de ricin fut vomie et à partir de ce moment tout ce qu'il ingérait était rejeté par le vomissement, mêlé à de la bile. L'anxiété allait croissant ; les douleurs revenaient par crises, momentanément soulagées par des frictions.

Le 15 décembre au matin, troisième jour, l'anxiété était extrême; le ventre était météorisé, dans la partie supérieure principalement. On sentait dans le flanc gauche une rénitence allongée douloureuse; le malade vomissait tout ce qu'il buvait, tandis qu'aucune évacuation d'aucune nature n'avait lieu par l'anus. L'occlusion durait depuis quarante-huit heures, il n'y avait pas de fièvre, aucun signe de péritonite; l'huile de ricin n'avait pas été tolérée; je prescrivis la potion suivante :

Infusion de tilleul..................	150	grammes.
Eau de fleurs d'oranger..............	15	—
Résine de jalap..................	1, 50	centigrammes.
Huile de croton..................	0, 10	—
Essence de menthe..................	0, 10	—

A prendre par cuillerées. Après chaque cuillerée de potion on devait lui donner une petite cuillerée de glace pilée et une pincée de sous-nitrate de bismuth.

Un bain devait être pris après l'administration de cette potion. Le malade vomit pendant le bain un tiers environ de la potion. Je lui en fis préparer une seconde avec 1 gramme de résine de jalap et une goutte d'huile de croton, recommandant de ne lui en donner que les deux tiers avant ma prochaine visite.

Je vins le revoir dans la soirée : la rénitence et la douleur semblaient avoir changé de place et s'être rapprochées de la fosse iliaque; le ventre était tourmenté par des borborygmes continuels; le malade était dans un état d'angoisse extrême, il se plaignait d'ardeur à la gorge. Quelques heures après je retournai auprès de lui; il avait rendu un vent; bientôt d'autres suivirent, précédant deux selles liquides abondantes. Il y eut un soulagement immédiat; le ventre s'affaissa; l'anxiété épigastrique disparut; l'obstacle était vaincu; dans la nuit il y eut trois autres selles.

Le lendemain 17, l'amélioration continuait; cependant le malade conservait quelques ressentiments douloureux dans le ventre; je lui prescrivis de l'eau de poulet et de l'orangeade.

Le 18, le malade avait vomi l'eau de poulet; les évacuations avaient cessé; le ventre était de nouveau un peu ballonné, sans rénitence localisée; les éructations, les vomissements avaient recommencé; les boissons ne passaient pas et étaient rejetées au dehors. Je lui prescrivis de l'huile de ricin en émulsion avec de la glace et du magistère de bismuth. Ce purgatif amena des évacuations et immédiatement les vomissements cessèrent. Je le remis à l'eau de poulet et à l'orangeade; il accusa ces boissons de provoquer des coliques, je les remplaçai par du lait coupé. Les gencives, d'une couleur rouge vif, étaient couvertes d'un enduit pultacé.

Les jours suivants, le malade fut maintenu au bouillon, qui fut bien supporté ; le ventre resta souple ; mais il n'y eut pas d'évacuation et les lavements demeurèrent sans résultat. Je me décidai à augmenter l'alimentation; je lui fis prendre des potages au lait, puis peu à peu une nourriture plus substantielle. A partir de ce moment, les intestins reprirent leurs fonctions normales, et le malade entra en convalescence. Vingt-cinq ans se sont écoulés depuis cet accident et sa santé ne s'est pas démentie.

D'autres fois, je prescris seulement des pilules d'huile de croton :

Huile de croton	0,10 centigr.
Mie de pain..........................	q. s.

Pour faire dix pilules.

Une toutes les heures ou toutes les deux heures, habituellement accompagnées de glace, et quelquefois d'une goutte de teinture de belladone pour prévenir les vomissements, en même temps que j'emploie tous les moyens topiques (préparations belladonées, glace, etc.), qui peuvent concourir au même but.

L'huile de ricin, outre son action cathartique si sûre et si inoffensive, agit comme les substances oléagineuses et peut, en lubrifiant la muqueuse, favoriser le glissement de la portion étranglée. Pour remplir cette indication, Celse prescrivait du miel et de l'huile suspendue dans un mucilage. Si l'huile de ricin reste inefficace ou si l'étranglement date de plusieurs jours, ou qu'on ait tenté déjà les purgatifs doux, j'emploie les drastiques énergiques, à l'exemple de Chomel : je les associe quelquefois à la belladone pour prévenir la révolte de l'estomac et obtenir cette modification fonctionnelle des muscles intestinaux, dont le mode est encore contesté, mais dont l'utilité est sanctionnée par l'expérience dans les constipations et dans les étranglements.

Nous supposons, bien entendu, que l'étranglement est exempt de toute complication inflammatoire. En général, si je suis appelé au début des accidents et si l'on n'a pas encore employé les purgatifs, je donne l'huile de ricin à la dose de 30 à 40 grammes, émulsionnée dans un mucilage de gomme avec du sirop de fleurs de pêcher, et 1 à 2 gouttes d'essence de menthe ; je fais prendre cette mixture par cuillerée à soupe de quart d'heure en quart d'heure ou de demi-heure en demi-heure, suivant la tolérance de l'estomac. Je fais avaler, après chaque dose, une cuillerée à café de glace pilée, additionnée quelquefois de belladone.

On ne peut se dissimuler que l'huile de croton est un drastique qui a une action topique des plus irritantes et qui devrait être exclus si l'on soupçonnait une tendance à l'inflammation.

Un homme de quarante-cinq ans, de passage à Paris, est pris sur la place du Panthéon d'une douleur violente dans le ventre, bientôt suivie de météorisme, de vomissements avec absence complète d'évacuations alvines. Le docteur Desnos, auquel il fut adressé, lui prescrit des lavements purgatifs et de l'huile de ricin; ces moyens restèrent sans résultat. Je fus appelé en consultation. Le météorisme était considérable, les douleurs violentes, l'anxiété excessive. D'ailleurs pas de fièvre, aucun phénomène inflammatoire. Je conseillai les pilules d'huile de croton à prendre d'heure en heure : la lutte fut terrible, ces pilules provoquèrent des mouvements intestinaux accompagnés de borborygmes bruyants, de crises de douleurs très-vives, pendant lesquelles il semblait au malade, suivant son expression, que son ventre allait éclater; enfin, après six à huit heures d'angoisses inexprimables, cet intestin violemment secoué se dégagea de l'obstacle qui l'étreignait; des vents, puis des matières sortirent par l'anus, et le malade fut guéri soixante heures environ après le début des accidents.

L'électricité agit dans le même sens; elle peut être essayée dans les mêmes indications; en humectant la peau, on peut faire arriver l'incitation motrice jusqu'à l'intestin. Il est, quand on le peut, utile de commencer par des courants continus qui calment les douleurs et modèrent le spasme. On a encore employé le massage, sorte de taxis indirect. On a conseillé les ventouses sèches; Celse et Arétée en faisaient usage : on peut s'en servir pour soulever la paroi abdominale et lui imprimer des mouvements de soufflet qui exercent sur les viscères abdominaux une sorte de succion ou d'aspiration.

Pour n'omettre aucun des moyens qui ont compté quelques succès dans une maladie aussi grave et si souvent mortelle, je vous rappellerai qu'on a fait avaler au malade du mercure métallique destiné à agir mécaniquement sur l'obstacle, à le refouler ou à l'entraîner par son poids hors du lien qui l'étreint. Zacutus Lusitanus en faisait prendre jusqu'à trois livres. La dose était généralement d'une demi-livre à une livre. On conseillait, après qu'il était avalé, de placer le malade dans un bain et de lui imprimer des secousses. Chez une malade qui en avait pris une demi-livre et qui avait guéri, Fréd. Hoffmann, pendant quinze jours, trouva du mercure dans les selles, et pendant un mois la malade eut du tremblement et de la faiblesse dans les jambes.

Malgré ces inconvénients, Sydenham dit avec raison qu'on est autorisé dans un danger imminent à tenter ce remède, quand les autres ont échoué, plutôt que d'abandonner le malade à une mort inévitable.

Une seconde indication est de calmer les douleurs, causes de spasme et d'épuisement. La détente, le relâchement des parties, semblent être des circonstances favorables à la guérison. Aussi dans cette affection les médecins ont-ils toujours cherché à obtenir cet apaisement des troubles nerveux à l'aide des bains, des fomentations, des onctions, des narcotiques. Celse conseillait les bains d'huile. Sydenham n'abordait la médication purgative qu'après avoir combattu la douleur par des doses répétées de laudanum.

L'action constipante de l'opium peut bien avoir quelque inconvénient, aussi je lui préfère ou je lui associe généralement la belladone sous forme de teinture, de poudre ou d'extrait.

D'après les recherches de MM. Meuriot, Onimus et Legros, la belladone, à petites doses, exciterait les contractions de l'intestin, qui serait paralysé par des doses élevées de cette substance.

Cependant, si la douleur résiste, je n'hésite pas à recourir aux topiques opiacés et aux injections sous-cutanées de morphine avec un cinquantième d'atropine :

℞ Eau distillée	10	grammes.
Chlorhydrate de morphine	0,50	centigr.
Sulfate neutre d'atropine	0,01	—

De 4 à 12 gouttes par injection, 4 gouttes représentant un centigramme du sel morphinique.

Les bains avec une décoction de graine de lin et de têtes de pavots sont encore utiles, et si le malade se trouve soulagé, si ses forces le permettent, on en prolongera l'usage.

Les courants continus ont une action sédative sur le système nerveux, dont nous avons déjà parlé et qui en recommande l'emploi. On emploie à titre d'hyposthénisants les courants directs ou centrifuges, c'est-à-dire ceux dans lesquels le pôle positif agit sur l'origine des nerfs, tandis que le pôle négatif correspond à leur extrémité périphérique.

Les vomissements dépriment les forces, retentissent douloureusement sur les organes étranglés, et l'on peut craindre qu'ils n'en aggravent les lésions. En outre, ils empêchent l'absorption des boissons alimentaires et des médicaments et par conséquent l'action de ces derniers.

La glace et les eaux gazeuses en petite quantité, pour ne pas augmenter le météorisme, le sous-azotate de bismuth, l'usage interne et externe de la belladone, et enfin les injections sous-cutanées de morphine et d'atropine sont les moyens les plus efficaces qu'on puisse mettre en usage pour modérer les vomissements.

Quand je parle de modérer les vomissements, je ne veux pas dire qu'on puisse ni qu'on doive même les arrêter complétement. Il y a dans cette affection deux espèces de vomissements : les uns sont le résultat d'une incitation réflexe de l'estomac, produite par la lésion de l'intestin ; ils sont violents, convulsifs, très-pénibles, et doivent être refrénés par tous les moyens possibles ; les autres, rendus en quelque sorte nécessaires par l'occlusion, rejettent au dehors les matières accumulées derrière l'obstacle, qui en sont comme le trop plein, ou qui, altérées par leur séjour prolongé dans la cavité digestive, peuvent avoir contracté des propriétés nuisibles. Ces derniers sont en général suivis d'un soulagement passager, et si on parvient à les supprimer, le malade éprouve une sensation de malaise et d'angoisse qui lui en fait désirer le retour.

Le météorisme n'est pas seulement une cause de gêne et de douleur; la distension des tuniques intestinales en affaiblit la contractilité. Porté à un degré considérable, il devient une cause d'occlusion par un mécanisme que nous avons indiqué à propos de la tympanite. Par l'immobilisation de l'intestin et la pression qu'il lui fait subir, le météorisme l'empêche, quand il est étranglé ou invaginé, de se dégager de ses liens. Enfin il peut, en mettant obstacle aux mouvements du diaphragme, provoquer l'asphyxie ou favoriser la syncope chez des malades affaiblis par la douleur, par les vomissements et par la diète.

Au début, on a préconisé les poudres absorbantes, les infusés carminatifs, qui sont des stimulants aromatiques ; ces moyens sont bien peu efficaces dans une tympanite de cette nature. On peut leur substituer avec avantage un peu de glace pilée, alcoolisée avec quelques gouttes d'anisette ou de teinture de menthe.

Mais, quand la tympanite est portée à un degré tel qu'elle constitue un obstacle sérieux à l'action des remèdes, ou qu'elle menace le malade d'asphyxie, il faut faire la ponction avec le trocart capillaire, choisissant pour lieu d'élection le gros intestin, si celui-ci est météorisé. On la répète si on le juge nécessaire.

Dans l'observation suivante, le météorisme me paraît avoir beaucoup contribué à la mort, qui est survenue avec une rapidité foudroyante, dix-huit heures après le début des accidents. Le malade qui en est le sujet est précisément celui dont j'ai parlé plus haut et que j'avais traité dans une première attaque avec le concours du docteur Michon.

Cet homme, qui occupait un rang distingué dans le barreau, après une première atteinte d'occlusion intestinale, avait joui pendant cinq à six ans d'une bonne santé; elle n'avait été troublée que par quelques malaises gastro-hépatiques, provoqués par des excès de travail.

Il s'était très-bien trouvé des eaux de Vichy, et il y retourna pour la seconde fois au mois de mai 1864. Le 27 de ce mois, il était dans le cours de son traitement thermal et paraissait très-bien portant; après avoir été soumis à un refroidissement et être resté, contre son habitude, dans une atmosphère remplie de fumée de tabac, il éprouva dans l'après-midi des coliques, des borborygmes, des nausées.

Il avait eu le matin une selle peu copieuse, demi-liquide; il fit alors des essais infructueux pour aller à la garderobe; ni gaz ni matières ne s'échappèrent par l'anus. On lui prescrivit un lavement huileux, de l'infusé de camomille en boisson, qui n'amenèrent ni évacuation ni allégement de ses souffrances. Enfin, après des efforts répétés, il eut des vomissements abondants; il rejeta tout le déjeuner qu'il avait pris quelques heures auparavant et se trouva immédiatement soulagé.

On lui administra alors une potion éthérée opiacée, un lavement laudanisé; les coliques étaient devenues beaucoup moins violentes et beaucoup plus espacées, lorsque dans la soirée survint de la tympanite limitée au gros intestin. La pression n'était pas immédiatement douloureuse, mais réveillait les coliques. On prescrivit un liniment fortement chloroformé, de l'huile de ricin et de la glace.

Trois heures après, les coliques revinrent avec une grande violence et se succédèrent sans relâche; la soif était vive; il n'y avait pas de fièvre; le ventre était devenu sensible à la pression.

En quelques heures la tympanite prit un développement excessif: les extrémités devinrent violettes et glacées; le pouls était insensible; le malade était dans un état inexprimable d'angoisses et de suffocation; on fit des tentatives infructueuses de cathétérisme par le rectum. On crut faire pénétrer profondément une sonde uréthrale en caoutchouc, sans qu'aucun gaz s'échappât au dehors; on administra des lavements purgatifs plus énergiques qui furent rendus immédiatement. Le malade expira, comme nous l'avons dit, dix-huit heures après le début des accidents.

L'autopsie fut faite par le médecin distingué qui lui avait donné des soins et qui a eu la bonté de me communiquer tous ces détails. Le gros intestin avait acquis des dimensions extraordinaires; il remplissait le ventre. Le côlon transverse formait une énorme sinuosité, qui descendait jusque dans l'hypogastre. Le diaphragme était refoulé en haut. L'intestin grêle avait son volume normal. Cette circonstance indiquait que le siége de l'étranglement devait être à la partie inférieure du gros intestin; la valvule de Bauhin avait résisté à la violente pression des gaz accumulés.

Le péritoine renfermait une assez grande quantité de sérosité trouble et rougeâtre. Le côlon était congestionné, injecté; *quelques exsudats mous se montraient à sa surface*. Ainsi, en quelques heures, une congestion causée, selon toute vraisemblance, par des troubles mécaniques de la circulation était arrivée à la période exsudative.

On enleva l'intestin après avoir mis une ligature au niveau du duodénum, et *au-dessus du rectum*, on trouva dans le côlon, par places, des plaques violacées et des saillies glandulaires; il renfermait une grande quantité de liquide stercoral sans matières solides.

Malheureusement on n'examina pas le rectum, qui avait été le siége de la première occlusion, et où on eût trouvé très-probablement l'explication de celle-ci. La tentative de cathétérisme faite avec une sonde en caoutchouc n'infirme en rien cette opinion; il est plus que probable que la sonde qu'on croyait enfoncée se repliait sur elle-même; si elle était arrivée au-dessus du rectum elle aurait donné issue aux gaz qui distendaient le côlon. L'observation de ce qui s'était passé dans la première attaque me paraît confirmer cette manière de voir. Il doit en être des invaginations comme des hernies, et la même portion d'intestin doit tendre à se déplacer. C'était à la partie supérieure du rectum que Michon avait senti un bourrelet formé par la muqueuse invaginée assez haut pour que son doigt, qui était très-long, eût peine à l'atteindre. Après la guérison ce bourrelet avait disparu, et le malade rendait des matières d'un volume ordinaire.

Il est regrettable qu'on n'ait pas fait dans ce cas la ponction du gros intestin; mais, à cette époque, cette opération passait pour téméraire aux yeux de beaucoup de médecins et n'était pas encore entrée dans le domaine de la pratique médicale.

Prévenir et combattre l'inflammation est un des points les plus importants du traitement de l'occlusion intestinale. Elle est, en effet, une des plus redoutables complications.

La plupart des anciens médecins, depuis Hippocrate jusqu'à Sydenham, recommandent les émissions sanguines. Arétée conseillait de les pousser jusqu'à la syncope, sans doute pour obtenir une déplétion et un relâchement des tissus qui diminuât leur résistance aux efforts de réduction. Les bains tièdes, les émollients, les calmants, qui en combattant la douleur combattent la fluxion, sont des antiphlogistiques préventifs.

Lorsque le pouls s'accélère, lorsque la peau devient chaude et que la face s'injecte, lorsque le ventre devient plus sensible à la pression, on entre alors dans la période inflammatoire (1).

(1) L'observation suivante nous montre les accidents inflammatoires venant compliquer une des formes les plus simples, les moins graves en apparence de l'occlusion intestinale, et conduisant à une terminaison funeste.

Le 2 septembre 1836, je reçus dans l'infirmerie de la Salpêtrière une femme de

Je n'oserais pas conseiller alors les applications topiques de glace, si souvent utiles dans les péritonites : il faut se souvenir, en effet, qu'il y a dans l'abdomen un intestin étranglé, dans lequel la circulation est considérablement gênée, dans lequel la vie est languissante ; et ne pourrait-on

soixante-dix-neuf ans ; elle était malade depuis trois jours et éprouvait, disait-elle, depuis cette époque, des nausées, des coliques et une grande prostration musculaire ; en même temps, elle était constipée ; elle avait perdu l'appétit et le sommeil, et elle ressentait dans les membres des crampes violentes ; son teint était pâle, son nez effilé, ses yeux ternes et enfoncés ; sa face exprimait la douleur, elle était très-affaissée. La langue était humide et un peu blanche ; la peau des extrémités était froide, le pouls était petit, concentré, dépressible, il battait cent vingt-quatre fois par minute ; la respiration était bruyante et fréquente, elle masquait les bruits du cœur ; lorsqu'on la faisait suspendre, les bruits du cœur écoutés derrière le sternum étaient accompagnés d'un double souffle ; en s'éloignant à gauche, ils devenaient plus distincts.

Le ventre était tuméfié, tendu, la peau lisse et luisante ; les deux tiers inférieurs de l'abdomen étaient très-sensibles à la pression, durs et résistants, et donnaient un son mat à la percussion ; le tiers supérieur donnait un son clair, il était moins douloureux.

La voix rauque, demi-éteinte, rappelait la voix des cholériques ; je diagnostiquai une rétention de matières fécales et un commencement de péritonite. Je prescrivis un lavement d'huile d'amandes douces qui ne fut pas donné ; le lendemain, pouls presque insensible, froid, sueur visqueuse, affaissement bien plus prononcé que la veille ; je prescrivis un lavement avec deux onces d'huile de ricin, il resta sans résultat : je lui en fis prendre un autre avec deux gouttes d'huile de croton, il amena quelques évacuations ; quelques étincelles de vie passèrent sur son visage moribond ; des sinapismes furent appliqués aux quatre membres, un autre sur la région précordiale. La malade mourut à huit heures. Elle avait conservé jusqu'à la fin sa connaissance.

Autopsie. — Quarante heures après la mort.

L'abdomen distendu présente déjà à sa partie inférieure une coloration verte ; percuté, il donne un son mat inférieurement, plus clair à la partie supérieure ; la paroi étant incisée, j'aperçois les anses supérieures de l'intestin grêle distendues par des gaz occupant toute la zone supérieure de l'abdomen ; leur couleur est normale, mais les anses inférieures, accolées les unes aux autres, offrent une coloration d'un brun rougeâtre et remplissent les deux tiers inférieurs de la cavité ; elles sont unies entre elles par des pseudo-membranes molles et rougeâtres qui adhèrent à leurs bords contigus, et dans les points où ces productions morbides existent, la surface de l'intestin présente une injection plus vive que dans le reste de son étendue ; cette injection dessine sur les côtés de l'intestin de longues bandes rouges, correspondant aux points de contiguïté des circonvolutions intestinales. Ces pseudo-membranes s'enlèvent avec la plus grande facilité, un peu de sérosité roussâtre se trouve dans la cavité du petit bassin ; séparant ensuite l'intestin de ses adhérences au mésentère, je trouve à un pied environ au-dessous de l'estomac une portion rétrécie, au niveau de laquelle *le jejunum avait subi sur lui-même un double mouvement de torsion* ; sous l'influence d'une faible traction, le volvulus disparaissait avec la plus grande facilité.

Quelque chose de frappant était la manière brusque dont l'injection s'arrêtait aux

pas craindre qu'une réfrigération intense, en pénétrant jusqu'à lui, ne causât dans ses fonctions un trouble plus profond encore et une dépression incompatible avec la vie?

Au début des accidents, quand les vomissements sont incessants, incoercibles, on peut mettre sur l'épigastre une vessie remplie de glace, et

limites des portions qu'elle occupait; là, sans transition, l'intestin passait de la couleur rouge brune foncée à la couleur blanche tout à fait normale.

L'iléon, à quelques lignes au-dessus de la valvule, offrait du côté de sa convexité une plaque plus étendue dans le sens transversal que dans le sens vertical; cette plaque était déformée, les tissus environnants étaient blancs et ne présentaient aucune trace de phlegmasie récente, son tissu était dense, résistant, et il était impossible de n'y pas reconnaître la texture d'une cicatrice; à son pourtour, les villosités de l'intestin offraient des dimensions deux ou trois fois au moins aussi considérables que celles qu'elles avaient dans les autres points de l'intestin grêle; on les voyait flotter comme des lamelles repliées sur elles-mêmes; cette hypertrophie était d'autant plus prononcée qu'on se rapprochait davantage de la cicatrice. Si au niveau de celle-ci on enlevait successivement (en procédant de dehors en dedans) les membranes séreuse et musculeuse de l'intestin, on arrivait à un noyau dur, épais, formé par du tissu fibreux.

Les follicules isolés, développés, formaient un grand nombre de petites saillies blanches, arrondies, dont le volume variait depuis celui d'un grain de millet jusqu'à celui d'un grain de chènevis.

Dans les portions de l'intestin qui offraient à l'extérieur une coloration rouge, et qui étaient constituées par une bonne partie du jéjunum et de l'iléon, la membrane muqueuse était revêtue de pellicules minces et tomenteuses qui paraissaient constituées par l'épithélium; ces pellicules s'enlevaient avec la plus grande facilité; la surface interne de l'intestin dans ce point était d'une teinte brune rougeâtre; dans la partie supérieure du jéjunum on apercevait par intervalles des marbrures couleur de café noir.

En outre, la portion supérieure de l'intestin renfermait des gaz, la portion inférieure une grande quantité de matières demi-liquides, unies à des matières plus dures d'un petit volume.

L'estomac présentait dans la région pylorique de très-belles arborisations d'un rouge vif, et les derniers rameaux vasculaires venaient se confondre dans de petites ecchymoses.

Le foie, les reins, n'offraient rien de remarquable; la rate, dont la consistance était normale, renfermait peu de sang; sa trame vasculaire était très-apparente, sa membrane externe était recouverte de plaques cartilagineuses.

L'utérus renfermait un polype fibreux enkysté dans l'épaisseur de sa paroi antérieure, un polype vésiculeux naissait de sa surface interne; le col était presque complétement obstrué.

Le cœur était volumineux, les parois du ventricule gauche étaient épaissies; les valvules tricuspides l'étaient également sans avoir perdu beaucoup de leur longueur.

Il y avait quatre valvules à l'artère pulmonaire, dont l'une, très-petite, n'était séparée des autres que par une cloison incomplète; un petit trou, arrondi, occupait la partie

j'y ai eu plusieurs fois recours : mais je n'oserais pas en prolonger l'application, surtout quand l'occlusion dure depuis plusieurs jours.

Il n'en est pas de même des affusions et des applications d'eau fraiche, déjà conseillées par Hippocrate dans les inflammations récentes et dans le tétanos, érigées en méthode par plusieurs médecins de l'antiquité, d'après le témoignage de Celse, et qui ont été recommandées par Fr. Hoffmann. Ce dernier raconte l'observation d'un malade chez lequel, après avoir commencé le traitement par les saignées et par les émollients, on fit des affusions d'eau froide toutes les deux minutes, en commençant par les pieds et remontant jusqu'au pubis ; puis on le fit marcher sur un carreau couvert d'eau froide ; et, en outre, il plongeait alternativement l'un et l'autre pied dans un bassin qui en était rempli. Trois jours de suite on revint à cette médication, et le troisième jour le malade fut guéri. Il rapporte un autre cas dans lequel une constipation opiniâtre, datant de quarante-trois jours, céda après dix minutes d'affusions sur les jambes et les cuisses, répétées deux fois par minute.

Le froid sur les pieds a provoqué dans ce cas une action réflexe des fibres intestinales. On pourrait aujourd'hui obtenir cet effet à l'aide de douches froides dirigées sur les extrémités inférieures et principalement sur la plante des pieds. Cette médication aurait dû être rangée parmi

latérale d'une autre valvule ; les parois du ventricule droit étaient entièrement infiltrées de graisse, les fibres charnues ne paraissaient que çà et là comme des lignes ou marbrures brunes au milieu d'un tissu graisseux.

Dans le cœur gauche, je trouvai de l'induration et une légère déformation des valvules sigmoïdes dont deux offraient à leur bord libre de petits agrégats de concrétions fibrineuses en forme de choufleurs ; au-dessous, la valvule présentait une surface un peu inégale. La valvule mitrale, épaissie, présentait dans plusieurs points des indurations fibreuses, jaunâtres ; dans d'autres, des concrétions rougeâtres ayant l'aspect de la gelée de groseille.

Dans le poumon on trouvait des tubercules crus, enkystés, dont quelques-uns dépassaient le volume d'une amande ; d'autres, plus petits, demi-transparents, avec un point gris jaunâtre au centre ; on en voyait quelques-uns demi-transparents dans toute leur épaisseur, du volume d'un grain de chènevis, recevant un petit conduit qu'on pouvait regarder comme une petite bronche.

Nous avons dans cette observation un exemple d'étranglement par simple torsion de l'intestin ; une atonie, une sorte de parésie de l'intestin et la compression exercée par les anses voisines météorisées ont probablement maintenu cette situation vicieuse qu'un léger mouvement semblait pouvoir dégager.

Une circonstance remarquable est la délimitation de l'inflammation aux deux tiers inférieurs de l'abdomen ; y a-t-il eu quelque lésion vasculaire? Je regrette que les artères et les veines mésentériques n'aient pas été examinées.

celles qui sollicitent les contractions de l'intestin. J'ai été conduit à en parler ici à propos de l'action antiphlogistique du froid.

Une fois l'inflammation développée, si l'état des forces le permet, des applications de sangsues ou de ventouses scarifiées peuvent être indiquées. J'y ai eu recours dans des cas où on sentait dans un point du ventre une rénitence douloureuse à la pression, et c'était au niveau de ce point que je prescrivais ces applications. Quant à la saignée générale, autrefois si en vogue, tombée aujourd'hui en désuétude, elle ne peut répondre qu'à une indication tirée de l'état général, comme serait la pléthore.

On oppose encore à cette complication inflammatoire les fomentations et les bains avec des liquides émollients, de larges onctions sur le ventre avec de l'onguent mercuriel belladoné. On peut aussi étendre sur la peau une couche de collodion élastique.

Tout en combattant l'inflammation, il ne faut pas perdre de vue l'indication dominante, celle de rétablir la liberté du canal intestinal. Aux lavements purgatifs on substituera des lavements huileux, des suppositoires belladonés.

J'ai employé deux fois avec succès le calomel, associé à la belladone, dans des cas où l'étranglement était compliqué de phénomènes inflammatoires : de gastro-entérite dans un cas, de péritonite dans l'autre. J'ai prescrit des paquets composés de 10 centigr. de calomel et 1 centigr. de racine de belladone, et j'en ai fait prendre un toutes les deux ou trois heures, sans dépasser la dose de huit dans les vingt-quatre heures. Je faisais prendre après chaque paquet une petite cuillerée de glace pilée; en même temps, je faisais sur le ventre des onctions avec une pommade belladonée, et après avoir mis dans le rectum des suppositoires contenant 1 à 2 centigrammes d'extrait de belladone, je faisais injecter des lavements huileux. Le calomel me paraissait préférable aux autres purgatifs à cause de ses propriétés antiphlogistiques et de son action souvent utile dans les inflammations des membranes séreuses.

Que cette opinion soit fondée ou non, il importe, après avoir introduit dans le tube digestif une dose importante de calomel, d'en assurer l'expulsion. S'il n'y a pas de péritonite confirmée, je fais prendre après le rétablissement du cours des matières, 10 à 15 grammes de magnésie, que j'administre habituellement d'après la formule suivante :

℞ Mucilage de gomme arabique	125	grammes.
Eau de fleurs d'oranger	15	—
Sirop de menthe	25	—
Magnésie anglaise	12	—

On prend cette potion en deux doses à demi-heure d'intervalle, et on boit par-dessus quelques petites tasses de thé léger.

Si on avait affaire à une péritonite, on devrait craindre l'ébranlement causé par un nouveau purgatif, et je me contenterais pour laver l'intestin de faire boire au malade des boissons aqueuses : de l'eau de gruau coupée avec du lait ; tout au plus je lui donnerais des lavements huileux et de petites doses de magnésie, s'il n'avait pas d'évacuations suffisantes, et je le tiendrais pendant deux ou trois jours au régime lacté.

Quand les phénomènes d'étranglement ne durent que vingt-quatre à quarante-huit heures, au milieu du désordre tumultueux des organes digestifs, il n'est guère permis de songer à leur fournir des substances alimentaires; si cependant le malade était trés-faible, si les forces étaient très-déprimées, on tâcherait de lui faire tolérer quelques boissons alcooliques en les mêlant à de la glace pilée. Cette indication sera plus accentuée, si la lutte se prolonge : chez la pauvre dame dont j'ai parlé, qui lutta pendant six semaines, l'estomac était devenu moins irritable; ses contractions réflexes provoquées par l'occlusion étaient devenues plus rares ; elle ne vomissait plus, pour ainsi dire, que par plénitude ; nous pûmes lui faire supporter du lait, du jus de viande, des vins généreux. Aux lavements laxatifs ordinaires, j'avais substitué ou intercalé des lavements de lait ou de bouillon additionnés d'huile et de jaune d'œuf; j'y ajoutais, en outre, de la pepsine pour rendre assimilables les matières albuminoïdes contenues dans ce mélange.

Telles sont les principales indications du traitement médical dans les occlusions intestinales de cause mécanique. Quand on peut reconnaître que le rétrécissement est de cause organique, ce qui n'est pas toujours possible, il faut être plus modéré dans l'emploi des purgatifs et éloigner les drastiques. Il y a en effet, dans ce cas, un obstacle qui ne peut être franchi que par des matières d'un petit volume, quelquefois même que par des matières liquides. Dans de pareilles conditions, les mouvements violents imprimés à l'intestin pourraient être dangereux. L'huile de ricin à l'intérieur, les onctions belladonées sur le ventre réussiront quelquefois. Il n'est pas rare de voir des sujets succomber à des occlusions intestinales, après en avoir subi déjà plusieurs attaques, et chez lesquels on trouve à l'autopsie des rétrécissements intestinaux, portés quelquefois à un tel degré qu'on s'étonne qu'ils aient pu guérir des obstructions dont ils avaient déjà été atteints, et que la vie et même la santé aient pu se maintenir avec une pareille lésion.

Quand l'occlusion résiste aux moyens que je vous ai indiqués, quand la lutte se prolonge sans succès au milieu d'inexprimables angoisses et d'intolérables souffrances, alors l'intervention chirurgicale se présente au médecin comme une ressource suprême, assez souvent efficace pour qu'on soit autorisé à y recourir, assez dangereuse pour qu'on ne le fasse qu'en cas d'absolue nécessité et lorsque le malade ne peut pas guérir autrement.

C'est au tact du médecin à décider quand il y a plus d'inconvénients à différer qu'à agir : il ne faut pas attendre le développement de complications inflammatoires qui rendraient l'opération presque fatalement mortelle, ou une dépression des forces qui ne permettrait pas à l'organisme de supporter un si grave traumatisme.

C'est là une des déterminations les plus délicates et les plus anxieuses qu'un médecin puisse être appelé à prendre. Jamais l'occasion n'est plus fugitive : *Occasio præceps ;* il importe de la saisir à point.

La gastrotomie n'est pas une opération nouvelle : Praxagoras, cité par Cælius Aurelianus, avait proposé dans l'antiquité d'ouvrir l'intestin, et, après l'avoir vidé, d'en faire la suture. Depuis le XVIIe siècle, Barbette, Nuck, Bonnet, ont pratiqué ou vu pratiquer avec succès cette opération. Dans ces derniers temps, M. Maisonneuve et Nélaton l'ont remise en honneur et ont sauvé ainsi la vie de plusieurs malades.

Sans m'étendre sur le manuel opératoire, je vous dirai qu'on fait une longue incision oblique ou semi-lunaire dans la région iliaque droite, coupant couche par couche, liant ou tordant les vaisseaux à mesure qu'ils sont divisés ; on attire au dehors la première anse qui se présente entre les lèvres de l'incision ; toute la partie de l'intestin qui est derrière l'obstacle est distendue, dilatée outre mesure, et fait effort contre la paroi abdominale qui gêne son expansion, tandis que la partie située au-dessous est vide et refoulée par la première ; il en résulte que l'anse qui se présente appartient presque certainement à la partie supérieure, et on peut espérer qu'elle est assez éloignée de l'estomac, d'après le siége de l'incision, pour que la portion d'intestin située au-dessus suffise à l'entretien de la fonction nutritive.

On fixe cette anse à la paroi abdominale à l'aide de plusieurs points de suture entre lesquels on incise l'intestin pour établir un anus contre nature. Les gaz et les liquides stercoraux s'échappent par le bout supérieur dans lequel on introduit une canule pour soustraire au contact de ces matières irritantes les lèvres de la plaie.

Le ventre s'affaisse ; les anses intestinales météorisées et occluses par leur flexion et leur compression mutuelle se vident et se déplissent de proche en proche ; et souvent, s'il s'agit d'une occlusion de cause mécanique, elle se résout spontanément. Si elle persiste, on peut tenter dans le bout inférieur des injections laxatives lorsque les adhérences de l'intestin à la plaie extérieure sont solidement organisées.

Quand la perméabilité du tube digestif est rétablie dans tout son parcours, on n'a plus qu'à traiter l'anus contre nature pour en obtenir l'oblitération. Si, au contraire, l'occlusion persiste, ou si elle est de cause organique et par conséquent presque nécessairement incurable, il faut maintenir définitivement la fistule stercorale pour acheter la prolongation de la vie au prix d'une pénible infirmité.

Lorsque, d'une manière ou d'une autre, l'obstacle est levé et lorsque l'occlusion a disparu, le malade ne reviendra que graduellement à son régime habituel. Il faut songer que l'intestin ne peut pas retourner subitement à ses conditions normales : irrité, phlogosé ou au moins congestionné par la maladie et par le traitement, affaibli dans sa contractilité, demi-paralysé dans certaines parties, souvent même ayant subi dans la portion étranglée des altérations plus profondes, il pourrait ne pas supporter une alimentation très-substantielle. Il est important de ne lui confier pendant quelques jours que des aliments légers, commençant par les boissons alimentaires : le bouillon, le lait, les potages ; éprouvant la tolérance et le mode fonctionnel des organes digestifs avant de passer aux aliments solides, explorant la sensibilité du ventre, veillant sur sa liberté, car, comme nous l'avons vu dans une de nos observations, l'occlusion tend quelquefois à se reproduire.

Quand on permettra au malade de se lever, on lui fera porter une ceinture de flanelle qui soutienne et comprime légèrement les viscères abdominaux, relâchés et affaiblis par la distension qu'ils ont subie. Le malade devra éviter les efforts et les secousses violentes. Enfin, rendu à la santé complète, il s'interdira les excès de table et veillera avec soin à la régularité des fonctions intestinales.

DES REINS FLOTTANTS (1)

Sommaire. — Aperçu historique.

Conditions anatomiques, physiologiques et pathologiques de l'ectopie rénale. — Influence des congestions répétées.

Symptômes. — Des douleurs qui accompagnent les reins flottants : elles peuvent occuper divers siéges.

Quelques faits de guérison spontanée.

Difficultés du diagnostic. — Manière d'examiner les malades.

Traitement. — Moyens de contention.

Observations.

MESSIEURS,

Les reins flottants ont été signalés par d'anciens observateurs : Riolan les décrit et attribue le déplacement de ces organes à la présence de tumeurs ou de calculs ; M. Rayer, dans ces derniers temps, a surtout contribué à rappeler l'attention sur l'ectopie mobile des reins. Dans une note de son excellent *Traité des maladies des femmes*, le docteur West analyse dix observations de cette affection sous le titre de *Tumeurs abdominales flottantes;* il craint d'affirmer que ces tumeurs soient constituées par des reins déplacés, et cependant cette hypothèse lui semble très-probable. Fritz, trop tôt enlevé à la science, a résumé, dans un mémoire inséré aux *Archives de médecine* en 1859, la plupart des observations publiées jusqu'à cette époque. Plus tard, Trousseau a fait sur les reins mobiles une de ces leçons dont les échos de l'Hôtel-Dieu garderont longtemps le souvenir, dans lesquelles l'incomparable éclat de la forme faisait ressortir l'originalité puissante et l'ingéniosité du fond ; et il nous y a initiés aux recherches du docteur Walther. Enfin, M. Becquet, en 1865, a exprimé des vues nouvelles sur la pathogénie de cette affection.

L'ectopie mobile des reins est incontestablement plus commune chez

(1) Leçon publiée dans l'*Union médicale*, 1867, 20 et 25 juin.

les femmes que chez les hommes ; ma mémoire m'en rappelle distinctement seize cas, et, à coup sûr, j'en ai rencontré un nombre plus considérable ; quinze ont été observés chez des femmes, un seul chez un homme. Ainsi, ma pratique personnelle me donne le rapport de quinze à un ; il ne serait que de six à un, selon Fritz. M. le professeur Trousseau accueille ce résultat avec une certaine réserve, et la majorité des observations qu'il cite se rapportent à des hommes. Peut-être, en effet, cette différence est-elle moins grande qu'elle ne le paraît ? peut-être, pour des motifs que nous exposerons plus tard, la mobilité des reins est-elle, moins souvent que chez la femme, accompagnée chez l'homme de troubles fonctionnels qui en trahissent l'existence ? C'est une question qui appelle de nouvelles recherches.

Tous les observateurs s'accordent à reconnaître que le rein droit est beaucoup plus souvent déplacé que le gauche. L'un et l'autre peuvent l'être en même temps, et, dans ces cas d'ectopie double, Fritz signale encore la mobilité plus grande du rein droit. Dans le relevé du docteur West sur les tumeurs flottantes de l'abdomen, ces tumeurs se sont montrées sept fois à droite, une seule fois à gauche, et deux fois elles étaient bilatérales. Dans les quinze cas dont j'ai conservé le souvenir précis, quatorze fois le rein droit, une fois seulement le rein gauche, étaient déplacés.

Les femmes qui ont eu des enfants y sont plus exposées que les autres : dans une de mes observations, la tumeur rénale s'est fait sentir peu de temps après l'accouchement. Le docteur Becquet croit que cette anomalie se produit rarement en dehors des limites de la vie menstruelle.

Pour se rendre compte du mode de production de l'ectopie mobile des reins, il faut se rappeler la disposition normale de ces organes. Placés de chaque côté du rachis, au devant du muscle carré des lombes, entourés d'une couche épaisse de tissu connectif, les reins sont fixés dans la place qu'ils occupent par le pédicule vasculaire qui pénètre dans leur hile, et par le péritoine qui passe au devant d'eux. De pareils moyens de contention seraient bien insuffisants pour maintenir une glande d'un tissu lourd et compacte, et qui, dans la station verticale, fait effort contre ses attaches, si la masse intestinale remplie de gaz et comprimée par la paroi antérieure de l'abdomen ne formait au devant d'eux une sorte de pelote élastique qui assure leur immobilité. Aussi, chez les personnes qui ont subi un amaigrissement rapide, après avoir présenté un embonpoint considérable, et surtout chez les femmes après la grossesse, la ceinture des muscles abdominaux ayant perdu son ressort, la paroi antérieure contient d'une manière moins efficace les viscères qui pèsent sur elle : quelquefois alors le relâchement de la ligne blanche fait que, pendant la contraction des muscles droits, le ventre prend une forme trilobée. Dans ces conditions, les reins soumis à une trop faible pression surmontent plus facilement la résistance du péritoine ; la séreuse elle-même est ébranlée par le poids des intestins qui se portent vers l'hypogastre et tirent sur le mésentère, comme j'ai pu le constater dernièrement chez une femme qui avait subi plusieurs ponctions pour un épanchement ascitique : les reins étaient tous deux abaissés, et le déplacement augmentait par la plus légère traction exercée sur les anses intestinales. La fréquence plus grande de l'ectopie du rein droit me semble avoir une raison anatomique : ce rein est situé plus bas que le gauche, dans une fossette creusée sur la face inférieure du foie ; toutes les secousses imprimées par le diaphragme à la glande hépatique, toutes les modifications de volume que celle-ci éprouve sous l'influence d'un afflux sanguin plus ou moins actif, retentissent sur lui. Ne serait-il pas permis d'admettre aussi que l'utérus gravide, étant le plus souvent incliné vers l'hypochondre droit, il puisse modifier les rapports des organes qui y sont placés, et, après l'accouchement, les laisser moins fixes et moins bien contenus? Enfin, ajoutons, suivant la remarque du professeur Cruveilhier, que les corsets trop serrés, en étreignant la base du thorax, allongent le foie, qui se file en quelque sorte sous cette pression, peut venir faire saillie jusque dans la fosse iliaque ; et doit nécessairement changer la situation du rein dans ce mouvement de projection. Telles sont les diverses circonstances qui peuvent favoriser la migration des reins, et du rein droit en particulier.

Quelques malades font remonter à des contusions de la région lombaire ou à une violente secousse les premières manifestations de leur maladie. Ces accidents peuvent sans doute jouer le rôle de causes occasionnelles, mais il est rarement permis de déterminer la part qu'on leur doit attribuer, tant l'évolution de l'ectopie rénale est souvent latente, et tant il est difficile, au milieu des phénomènes morbides qui l'accompagnent, de démêler ceux qui lui sont propres! Les maladies qui augmentent le volume et le poids du rein, comme les tumeurs, les calculs, l'hydronéphrose, en favorisent le déplacement. Riolan avait déjà fait cette remarque, et le mémoire du docteur Becquet tend à la confirmer. Ce médecin distingué croit que, dans bon nombre de cas, des congestions rénales, retentissement ou déviation du molimen menstruel, précèdent et préparent l'ectopie ; il cite à ce propos une malade chez laquelle il a pu suivre l'évolution morbide. Chaque crise menstruelle était précédée d'une congestion des reins, assez douloureuse parfois pour causer la syncope, et qui cessait quand les règles prenaient franchement leur cours. Pendant toute la durée de cette fluxion, le rein, tuméfié, très-sensible à la pression, venait proéminer sous les côtes, puis, le mouvement congestif passé, il reprenait son volume et son siége habituels en même temps que s'émoussait son exquise sensibilité. Plus tard, à ces déplacements passagers succéda une mobilité permanente : la fluxion cataméniale continuait à retentir sur la glande rénale déplacée; mais, un jour, dépassant ses limites ordinaires, elle atteignit le péritoine voisin, devint le point de départ d'une péritonite circonscrite dont les produits pseudo-membraneux fixèrent le rein dans sa situation anomale. S'appuyant sur ce fait très-bien observé, l'auteur pense que la congestion domine toute la pathogénie des reins flottants, quelle que soit d'ailleurs la cause du travail fluxionnaire. M. Becquet me paraît avoir trop généralisé ce fait, qu'il a eu l'incontestable mérite d'avoir indiqué le premier, et à l'appui duquel on a pu invoquer d'autres observations. J'en ai recueilli moi-même une qui peut être interprétée en faveur de cette théorie. On conçoit que la congestion menstruelle puisse retentir dans les reins déplacés; dans ce cas, l'hypérémie dont ils deviennent le siége, et à laquelle peuvent les prédisposer les troubles circulatoires produits par l'ectopie, expliquerait les phénomènes morbides qui surviennent alors, comme elle explique ceux qui succèdent à des traumatismes et à des fatigues. Mais il est rarement possible de déterminer si cette hypérémie est la cause du déplacement ou si elle ne fait pas que provoquer les troubles fonctionnels qui en révèlent l'existence. En résumé, tout en faisant une large part à la congestion, en reconnaissant qu'elle peut intervenir, tantôt comme condition pathogénique, tantôt comme épiphénomène dans la maladie qui nous occupe, nous devons avouer qu'elle n'en est ni la cause constante, ni la complication nécessaire; ainsi que nous l'avons dit, les reins flottants sont assez communs chez l'homme, et leurs déplacements ne sauraient toujours être imputés à un travail fluxionnaire.

En récapitulant dans ma mémoire les cas de reins flottants que j'ai rencontrés, je vois que, le plus souvent, je les ai observés chez des sujets hystériques ou arthritiques. C'est chez ceux-là sans doute qu'ils sont surtout accompagnés de troubles fonctionnels ; chez les hystériques, la plus légère anomalie des organes peut être prétexte à névralgie, et, chez elles, la congestion menstruelle se dévie avec facilité. La même mobilité congestive se montre dans l'arthristisme dont l'hystérie ne semble souvent qu'une transformation. Quant à la goutte, elle agit directement sur la glande urinaire qui doit éliminer les produits uratés ; il en résulte une incitation anomale de cette glande qui y favorise l'afflux sanguin.

On a rarement eu l'occasion de vérifier après la mort les caractères anatomiques des reins flottants ; du moins, on les a rarement décrits. La glande, déplacée, s'arrête ordinairement au flanc ; d'autres fois, elle atteint la fosse iliaque ou se porte vers l'ombilic et dépasse la ligne médiane. Souvent elle a augmenté de volume ; sa surface est lisse, si elle ne renferme pas de productions accidentelles. Sa direction est telle, que son bord externe regarde en bas et en dehors ; son bord concave en haut et en dedans. Très-mobiles, en général, les reins flottants fuient sous la moindre pression, et leurs mouvements s'exécutent autour du pédicule vasculaire qui aboutit à leur hile. Le péritoine les enveloppe par leurs deux faces ; il s'est laissé distendre et allonger comme dans les sacs herniaires, et il leur forme quelquefois une sorte de mésentère.

Il est difficile d'indiquer avec précision les symptômes propres à cette affection : souvent, en effet, d'après les recherches du docteur Walther, elle ne produit aucun trouble fonctionnel, et, quand il en survient, on a le droit de se demander dans quelle mesure ils lui sont imputables. Ainsi que le fait remarquer avec tant de justesse Trousseau, quand, appelés par un malade qui accuse des douleurs abdominales, nous trouvons un rein mobile, notre esprit est porté à établir entre ces deux faits un rapport de causalité, comme pendant longtemps on a attribué aux déplacements et aux inflexions de l'utérus tous les phénomènes morbides observés chez les femmes qui présentaient ces dispositions anomales. Mais quand on les eut constatés un très-grand nombre de fois chez des femmes en très-bonne santé, on chercha dans la métrite ou les lésions circumutérines la cause des accidents imputés jusqu'alors aux changements de position ou de direction de la matrice, et contre lesquels on épuisait en vain toutes les ressources de la mécanique. J'ajouterai que, dans cette réaction, on a peut-être été trop loin, et que ces ectopies utérines, effets ou complications d'autres conditions pathologiques, peuvent contribuer à les entretenir et à en prolonger la durée par la gêne qu'elles causent dans la circulation de l'organe déplacé ou déformé, et par les troubles nerveux auxquels elles servent de prétexte. Si j'insiste sur ces considérations qui se rapportent à un autre sujet, c'est qu'elles me paraissent éclairer d'une vive lumière la pathologie des reins flottants. Je crois, avec le docteur Walther, que, dans beaucoup de cas, leur mobilité ne donne lieu à aucun désordre fonctionnel. Mais tout ce que j'ai dit de la mobilité et des déplacements de la matrice leur est applicable, et de ce que, dans beaucoup de cas, cette ectopie aura été inoffensive, on ne peut en conclure avec une rigueur absolue qu'elle n'ait aucune part dans les troubles fonctionnels qui l'accompagnent ; elle n'en est pas, j'en conviens, l'unique facteur, mais elle peut contribuer cependant à leur développement.

Les phénomènes morbides qui ont le plus souvent coïncidé avec les reins flottants sont : de la gêne dans la marche, des douleurs et de l'hyperesthésie lombaires, des pleuralgies et des troubles dyspeptiques. En général, le repos, le décubitus horizontal, apaisent ces accidents, qui s'exagèrent ou renaissent sous l'influence de la marche, de secousses violentes, ou bien encore à propos des règles ou d'une fluxion goutteuse. Dans cette dernière circonstance, la position du malade est impuissante à calmer les douleurs ; celles-ci durent aussi longtemps que la condition morbide qui les a fait naître. Nous avons dit que ces douleurs ont quelquefois provoqué des syncopes, surtout aux époques menstruelles ; d'autres fois, elles retentissent au loin, à la cuisse par exemple ; chez une de mes malades, elles irradiaient à la fois vers la cuisse, vers l'épigastre et vers deux espaces intercostaux *du côté gauche*. Cette personne éprouvait en même temps des vomissements quotidiens, et tous ces symptômes disparaissaient après quelques jours de repos au lit. J'ai hâte d'ajouter que cette malade était hystérique, sans avoir eu jamais d'attaques convulsives ; en constatant chez elle l'efficacité constante du repos pour faire taire les phénomènes morbides, il m'est impossible de ne pas faire une part dans leur apparition à la mobilité du rein, au stimulus que l'organe flottant doit exercer sur les nerfs qu'il tiraille ou sur les organes qu'il heurte dans ses migrations vagabondes.

La douleur crurale me paraît être ici un phénomène réflexe analogue à ceux que nous constatons si souvent ; elle témoigne d'une connexion anatomique et sympathique entre les ganglions du trisplanchnique et les nerfs spinaux. J'ai vu chez un malade, deux années de suite, une douleur violente dans le nerf crural indiquer le début d'une pneumonie dans le poumon du même côté. Il me semble aussi qu'on peut sans trop de difficulté établir un rapport pathologique entre la névralgie intercostale gauche qui existait chez ma malade et l'ectopie du rein droit ; si l'on se rappelle surtout que le côté gauche est le siége de prédilection des névroses hystériques, et que, s'il existe une névralgie intercostale, la pression exercée sur la région ovarienne, souvent même sur la région opposée au nerf douloureux, y réveille la sensation névralgique. Pourquoi l'incitation anomale d'autres filets ganglionnaires ne produirait-elle pas le même effet? Je le répète, il s'agit d'hystériques, de malades prédisposés à tous les troubles d'innervation, dont le système nerveux possède une excitabilité excessive, transporte avec une facilité extrême d'un point à un autre les impressions qu'il reçoit, et où, comme je le disais, la douleur n'a en quelque sorte besoin que d'un prétexte pour éclater.

Si j'ai commenté le fait que je viens de citer, c'est qu'il nous montre l'influence des reins flottants sur les phénomènes morbides qui les accompagnent et permet de concilier ces observations en apparence contradictoires dans lesquelles, tantôt les reins mobiles ne se manifestent par aucun symptôme, tantôt troublent la santé et sont accompagnés de douleurs très-violentes. Comme toutes les maladies des organes génito-urinaires, les reins mobiles deviennent souvent la cause occasionnelle de l'hypochondrie chez les arthritiques et chez les hystériques surtout. Alors même qu'ils sont éclairés sur la nature de cette tumeur, objet de leurs préoccupations, souvent ces malades restent tristes et inquiets.

Dans les mêmes conditions, j'ai plusieurs fois observé la coïncidence d'une ectopie rénale et d'accidents cardialgiques qui s'étaient répétés avec une opiniâtreté invincible et une violence exceptionnelle. Il m'a paru que, dans ce cas, le déplacement du rein pouvait jouer un rôle dans la production de ces accidents. Dans les mêmes circonstances, une dent cariée ne peut-elle pas produire des troubles nerveux très-divers, depuis des névralgies de la cinquième paire jusqu'à des attaques d'épilepsie? L'ectopie de l'utérus, inoffensive ou à peine sentie chez beaucoup de femmes, ne peut-elle pas chez d'autres provoquer des souffrances parfois intolérables? Pourquoi s'étonner si le rein mobile, dans ses courses vagabondes, tiraillant les filets nerveux qui accompagnent ses vaisseaux, en comprimant d'autres qu'il trouve sur sa route, détermine une stimulation anormale qui retentisse sur les centres nerveux ganglionnaires, qui puisse même remonter jusqu'à l'axe cérébro-spinal et fasse éclater chez nos malades une névralgie à laquelle elles étaient peu disposées.

Je vais analyser quelques-uns de ces faits pour en faire mieux saisir la physionomie.

Madame M..., âgée d'une trentaine d'années, est nerveuse, hystérique même, et un peu anémique; elle est de race goutteuse, et le terrain constitutionnel peut être ainsi défini chez elle : arthristime croisé de lymphatisme.

Depuis son enfance, elle est sujette à des crampes d'estomac ; les urines sont sédimenteuses. Je l'ai soignée, il y a trois ans, pour une affection utérine, et depuis lors elle a eu un enfant dont elle est accouchée il y a six mois ; elle est sujette depuis cette époque à des douleurs dans le flanc droit, qui sont exaspérées par la pression, et, en outre, à des crises cardialgiques d'une violence excessive. Elles commencent par une douleur qui va du sternum au rachis avec gonflement de l'épigastre et une sensation d'*éclatement*, une jactitation incessante. Il lui est impossible de rester couchée. Au bout d'une dizaine de minutes survient une expulsion de gaz qui lui procure du soulagement ; mais après quatre à cinq minutes la crise recommence et se renouvelle ainsi pendant plusieurs heures, jusqu'à ce que la malade ait vomi de la bile ou des matières alimentaires. Ces attaques durent quelquefois avec ces alternatives pendant plusieurs jours, et se répètent à des intervalles qui varient de plusieurs semaines à plusieurs mois. Elles coïncident souvent avec la période cataméniale. Je trouvai le rein droit flottant, une dépression dans le flanc correspondant, et en arrière la matité rénale est absente de ce côté.

Cette douleur dans le flanc droit, au niveau du rein déplacé, survenue après l'accouchement, c'est-à-dire dans les conditions qui provoquent le plus souvent l'ectopie rénale, me paraît imputable à celle-ci. Il ne me semble pas impossible qu'elle ait été le point de départ, l'*aura*, si je puis parler ainsi, de ces crises cardialgiques qui se répétaient si violentes et si opiniâtres. J'ai conseillé à la malade, outre un régime approprié à son état, l'usage interne de la belladone à petites doses, l'hydrothérapie et un bandage en équerre.

Une autre dame, à peu près du même âge, qui avait été sujette à des migraines, fut prises de violentes douleurs de ventre, accompagnées de vomissements et revenant par accès. En même temps les migraines disparurent. Ces accès duraient depuis quinze jours avec des souffrances intolérables. La nutrition s'altéra, l'appétit diminua ; la malade maigrit considérablement. Beaucoup de médications et de régimes avaient été dirigés sans aucun succès contre cette affection.

Comme chez la précédente, je pensai que le rein mobile pouvait être, sinon la cause occasionnelle, du moins le prétexte des crises cardialgiques, et je lui prescrivis un traitement analogue.

Il est difficile d'obtenir la guérison de l'ectopie mobile des reins, mais il n'est pas démontré qu'elle soit impossible. Fritz a fait mention d'une femme guérie après deux grossesses : l'utérus gravide avait repoussé et maintenu le rein dans sa situation normale ; le repos après l'accouchement avait sans doute consolidé cette réduction. Nous avons cité, d'après le docteur Becquet, l'observation d'une femme chez laquelle l'ectopie mobile était devenue fixe et permanente à la suite d'une péritonite partielle. Quand la menstruation renouvelle des congestions rénales douloureuses à chaque époque, on doit espérer les voir cesser après la ménopause. On n'a pas encore déterminé l'influence que cette mobilité des reins exerce sur leurs fonctions : j'ai vu chez une malade une lithiase urique presque continuelle et des hématuries très-fréquentes accompagnant la mobilité du rein droit. Elle n'éprouvait un peu de soulagement qu'en s'étendant dans un fauteuil dont le dossier était fortement renversé en arrière, de manière qu'elle eût la tête basse et les jambes élevées ; elle ne pouvait supporter la position assise, qui probablement exagérait l'abaissement des reins et y favorisait l'action congestive.

L'ectopie mobile des reins reste très-fréquemment inaperçue, et, quand elle a été constatée, elle a souvent été prise pour des tumeurs du mésentère, du pylore, du foie, de l'ovaire même. Le docteur West rapporte l'histoire d'une malade qui, très-probablement, avait un rein flottant, et telle avait été l'opinion de sir Astley Cooper, tandis que sir Benjamin Brodie croyait à une tumeur ovarique, et le docteur Warens à une tumeur mésentérique.

J'ai vu dans ces dernières années une malade qui m'était adressée par un confrère de province, et chez laquelle la paroi abdominale était soulevée à droite de l'ombilic par une tumeur arrondie, très-saillante. Cette tumeur avait paru d'autant plus suspecte que la malade éprouvait des troubles dyspeptiques très-pénibles. Je m'assurai que c'était un rein mobile. La malade était maigre, son ventre était peu développé, et ces circonstances expliquaient cette saillie appréciable à distance que je n'ai observée chez aucune autre malade.

Par contre, on a quelquefois pris pour des reins mobiles des tumeurs d'une autre nature. Le professeur Richet me dit avoir vu un des médecins qui se sont le plus occupés de cette question commettre cette erreur chez une femme qui avait un cancer annulaire du côlon.

Pour reconnaître l'existence d'un rein flottant, il faut faire coucher le malade sur le dos, les membres inférieurs fléchis pour relâcher les muscles abdominaux ; on glisse la main gauche sous le flanc qu'on veut explorer, tandis que la main droite refoule doucement la paroi antérieure de l'abdomen pour surprendre en quelque sorte le rein qui fuit sous une pression brusque. S'il est dévié vers la région ombilicale, il faut le ramener dans sa position naturelle; s'il se cache sous les côtes, une grande expiration ou un effort de toux le feront descendre dans l'hypochondre. On le reconnaîtra à sa forme caractéristique ovoïde, échancrée à son bord interne et limitée par des contours arrondis; sa surface est lisse et glissante. La mobilité du rein flottant est, dans certains cas, telle, que, le trouvant tour à tour dans plusieurs points, on peut croire que les deux reins sont déplacés. J'avais commis cette erreur chez une malade, et, par un examen plus attentif, j'acquis la certitude que le rein droit seul était déplacé, mais qu'il avait une excessive mobilité. Quand on appuie sur un rein mobile, on produit, comme l'a remarqué Trousseau, une douleur semblable à celle que détermine la pression exercée sur le rein qui a conservé sa position normale. Cette douleur est nauséeuse, suivant la remarque du docteur West. Je vous rappellerai, à cette occasion, que la nausée, le vomissement même, succèdent à l'incitation morbide des reins par un gravier et quelquefois à la congestion inflammatoire de ces glandes. Chaque organe a son mode spécial de sensibilité dans l'état physiologique et dans l'état morbide.

Si le rein n'occupe plus sa place habituelle, on sent dans la région qu'il a quittée, sinon un vide, du moins une résistance moindre que du côté opposé; quelquefois même à la vue, cette région semble un peu déprimée. Percutée en arrière, sur les côtés du rachis, elle donne un son plus clair que le son normal qui reparaît lorsque le rein est ramené dans sa position naturelle et maintenu par un aide. En avant, si le rein est seulement abaissé sans avoir subi de déplacement latéral, on trouve à son niveau un son plus obscur que le son constaté dans la partie correspondante du côté opposé. Il faut, bien entendu, s'assurer auparavant que les côlons ne sont pas distendus par des fèces; et si, en arrière, on veut obtenir des résultats concluants, il faut veiller à ce que les muscles lombaires soient des deux côtés dans le même état de relâchement, car leur contraction obscurcit et diminue la sonorité.

Je ne m'étendrai pas davantage sur le diagnostic de cette affection; la forme et le siége de cette tumeur, sa mobilité, son obliquité lorsqu'elle se porte vers la ligne médiane, sa surface lisse, sa sensibilité à la pression, les résultats fournis par la percussion et par la palpation, en sont les caractères distinctifs, et le diagnostic n'offre d'embarras sérieux que dans les cas où l'obésité des parois abdominales rend l'exploration difficile, et dans ceux encore où le rein déplacé est le siége de productions morbides qui altèrent sa forme et sa surface.

Le traitement doit satisfaire aux indications qui ressortent de l'étude de chaque malade. Quand des douleurs vives coïncident avec cette lésion, des calmants en applications topiques ou en injections sous-cutanées leur seront opposés. Pour enlever aux phénomènes morbides le prétexte ou l'occasion que peut leur offrir l'ectopie du rein, il faut ramener celui-ci à sa situation normale ou du moins l'immobiliser. M. le professeur Trousseau conseille à cet effet l'emploi d'une ceinture munie d'une pelote en croissant. Il y a bien des années que j'ai fait faire pour une malade une ceinture avec une pelote en équerre, la branche inférieure soutenant le rein et la branche verticale empêchant son excursion de dehors en dedans. On recommandera aux malades d'éviter les secousses violentes, les courses rapides, l'équitation. Cet exercice aurait pu, d'après le docteur Becquet, contribuer une fois à la luxation du rein. Je parle ici des cas où cette luxation éveille des souffrances; car, s'il en est autrement, on permettra une plus grande liberté de mouvements, sans oublier toutefois de chercher à rendre immobile le rein déplacé. Les corsets, les vêtements trop étroits seront interdits aux malades. M. le professeur Trousseau raconte l'histoire d'un garde national qui, ayant cherché à contenir la saillie de son ventre par un pantalon trop serré, éprouva des douleurs assez vives au niveau d'un rein déplacé dont il n'avait pas jusque-là soupçonné l'existence.

Si cette affection vient compliquer l'hystérie, ou si des congestions rénales s'ajoutent à l'ectopie et provoquent des douleurs, on trouvera une puissante ressource dans l'hydrothérapie qui régularise l'action vasculaire, modère l'irritabilité nerveuse et modifie la chlorose, si fréquente chez les hystériques. Le docteur Becquet a eu à s'en louer chez une malade, déjà soulagée une première fois par les eaux de Plombières, que lui avait conseillées M. le professeur Nélaton. Lorsque la congestion rénale paraît liée à la diathèse urique, on prescrira les eaux de Vichy, d'Évian, de Pougues, de Contrexéville, sans négliger non plus les moyens locaux; car, si l'ectopie rénale n'occupe qu'une place secondaire dans la scène morbide, elle constitue cependant une complication capable d'accroître et de prolonger ce travail congestif, quand elle ne l'a pas provoqué.

Obs. I. — Madame Cr..., âgée de quarante-six ans, a eu un enfant il y a vingt-quatre ans. Quelques jours après ses couches, elle se leva; les lochies s'arrêtèrent brusquement, et elle ressentit dans la région lombaire des douleurs dont elle ne sait pas indiquer le siége précis; mais elle se rappelle positivement que, depuis cette époque, elle souffre fréquemment dans le flanc droit et qu'elle sent au même endroit une tumeur mobile, objet constant de ses préoccupations et dont aucun médecin n'a pu lui indiquer la nature. C'est aux approches des périodes menstruelles que les douleurs prennent une plus grande acuité, et c'est alors seulement que les urines laissent déposer par le refroidissement un sédiment rouge, cristallin. Quand les règles prennent franchement leur cours, ces douleurs s'apaisent, puis reparaissent d'une manière passagère lorsque la malade fait un effort pour soulever un fardeau.

Madame Cr... est sujette aux migraines; elle n'a pas connu sa mère; elle sait que son père a succombé à une hémorrhagie cérébrale.

A droite de l'ombilic, on sent une tumeur lisse, fuyant sous la pression, et que l'on ramène facilement vers le flanc droit. Lorsqu'elle y est maintenue, la main ne peut plus s'enfoncer aussi librement dans cette région, et le vide que l'on y constatait s'est comblé. En même temps, le son obtenu par la percussion offre absolument les mêmes caractères que celui du côté gauche, ce qui n'avait pas lieu auparavant. La malade a de l'embonpoint; elle est un peu anémique, mais le séjour de vingt années qu'elle vient de faire en Afrique explique peut-être cette légère altération de l'hématose. Elle est naturellement portée à l'hypochondrie, a-t-elle dit, et cette tumeur lui cause d'autant plus d'inquiétude qu'on lui a prédit qu'à la ménopause elle pourrait augmenter de volume et prendre un caractère de malignité.

Après l'avoir complétement rassurée sur la nature de son affection et sur ses conséquences, je lui ai prescrit un bandage avec une pelote douce en équerre, et lui ai indiqué les moyens hygiéniques propres à modifier sa constitution. Nous ferons remarquer chez cette malade les crises périodiques coïncidant avec les époques menstruelles, coïncidence qui vient à l'appui de l'opinion du docteur Becquet : nous indiquerons aussi ces sables uriques contemporains des autres accidents, ces migraines fréquentes qui me paraissent constituer une forte présomption en faveur de l'existence, chez cette malade, d'une diathèse arthritique qui l'aurait prédisposée à l'hypochondrie.

Obs. II. — La femme B..., âgée de cinquante-deux ans, couturière, est entrée à l'Hôtel-Dieu dans les premiers jours de mars 1867. Elle nous a raconté que sa mère est morte d'une attaque d'hémiplégie, qu'elle-même a été réglée à quinze ans, que ses règles ont toujours été douloureuses, pénibles, et qu'elle est tourmentée par des accidents dyspeptiques : troubles digestifs, gastralgie, flatulence, rapports acides, vomissements fréquents. Presque chaque jour, elle rejette, le matin, des matières pituiteuses; depuis 1847, époque à laquelle la malade fut éprouvée par de grands chagrins, tous ces troubles se sont exagérés, et plusieurs fois la malade a dû entrer à l'hôpital. Grâce au repos, au régime, les douleurs et les vomissements cessaient pendant cinq à six mois pour reparaître sous l'influence du labeur pénible au prix duquel elle gagnait sa vie. Ces vomissements, qui tourmentaient encore la malade à son entrée dans nos salles, ont lieu, en général, le soir, cinq à six heures après dîner. Le déjeuner, pris après le repos de la nuit, passait assez facilement, mais le dîner provoquait habituellement un sentiment de fatigue, de malaise qui persistait jusqu'à ce que l'estomac s'en fût débarrassé. Il y a sept ans, c'est-à-dire à une époque où la malade était encore réglée, elle eut un vomissement de sang; elle ne saurait dire s'il est survenu pendant une interruption du flux cataménial. Comme celles de l'estomac, les fonctions de l'intestin étaient perverties, et la malade passait par des alternatives continuelles de diarrhée et de constipation. Depuis trois à quatre mois, elle rend avec les fèces, surtout quand elle est constipée, quelques gouttes de sang hémorrhoïdal : depuis cette époque aussi, la malade a maigri, son appétit est plus irrégulier, son teint est jaune; sa face ridée porte l'empreinte d'un trouble profond de la nutrition. Le pouls est faible, mais régulier; les artères sont dures, sinueuses, annelées, et présentent les caractères que j'ai assignés au second degré de l'athérome; en même temps, un bruit de souffle rude, systolique, localisé à la pointe, atteste que l'endocarde gauche a subi la même influence qui a modifié la texture artérielle. La malade n'accuse aucun trouble notable des fonctions cardiaques, et le rhythme très-régulier des battements indique que les fibres musculaires du cœur ne sont pas altérées.

La pression à la région ovarienne cause une vive douleur, et cette femme avoue que, sans avoir eu des attaques convulsives d'hystérie, elle a souvent des besoins de pleurer sans motifs, et des accès d'étouffements accompagnés d'une sensation de boule ascendante et de contriction laryngée. En imprimant à l'abdomen des mouvements de latéralité, on développe un gargouillement stomacal qui accuse une légère dilatation du ventricule, et la palpation fait constater une excessive sensibilité de l'épigastre et d'une partie de l'hypochondre gauche. A droite, on sent une tumeur arrondie, lisse, qui fuit sous la pression et qui reparaît lorsque la malade tousse ou fait une forte expiration.

Si alors, glissant la main gauche sous le flanc, on surprend en quelque sorte cette tumeur avec la droite en déprimant doucement la paroi antérieure de l'abdomen, on constate qu'elle est allongée, limitée par des contours orbes, et que sa partie supérieure se cache sous les côtes; si on la comprime, on provoque une douleur nauséeuse. En percutant la région du flanc droit, lorsque la tumeur y est perceptible, on constate un son plus obscur que du côté opposé, et les deux côtés donnent un son semblable quand la tumeur a repris sa position normale. Lorsque la malade est couchée sur le ventre, et que l'on percute les régions rénales, on y constate, à la partie supérieure du côté droit, un son plus clair que dans les points correspondants du côté gauche. Cette différence disparaît, si un aide soulève et maintient dans l'hypochondre cette tumeur qui n'est évidemment qu'un rein mobile.

Après quelques jours de repos, les vomissements cessèrent, les douleurs se calmèrent progressivement, ne laissant plus après elles qu'une sensibilité anomale sur le trajet des nerfs affectés de névralgies. Je lui prescrivis de porter une ceinture munie d'une pelote en équerre et, en attendant, de garder le repos. Un jour, la malade oublie cette dernière prescription, se lève, se promène dans les escaliers, si bien que les douleurs reparurent, puis cédèrent de nouveau au repos.

A son entrée dans notre service, cette femme se plaignait surtout de vomissements, de douleurs lancinantes à la région épigastrique : en rapprochant ces deux symptômes de l'état cachectique, du bruit de succussion gastrique, on pouvait croire à une affection organique de l'estomac, et la tumeur mobile reconnue dans l'hypochondre droit pouvait, à la rigueur, être rattachée au pylore. Mais les vomissements, les troubles dyspeptiques, remontaient à une époque trop éloignée pour qu'on pût les attribuer à un cancer de l'estomac. La tumeur était d'ailleurs trop lisse, trop mobile, pour appartenir à l'orifice duodénal. Un examen attentif ne permettait pas de méconnaître l'existence d'une ectopie mobile du rein, et l'influence de la fatigue et du repos sur la disparition et le retour des phénomènes morbides autorisaient à admettre que la mobilité du rein, si souvent inoffensive, jouait un rôle dans leur développement. Rappelons que cette femme était de race arthritique, qu'elle était hystérique, par conséquent singulièrement disposée aux troubles de l'innervation, que la moindre incitation anomale pouvait déterminer. Nous mettons sur le compte de l'hystérie l'hématémèse survenue en 1860; les hématémèses essentielles sont très-souvent d'origine hystérique et accusent d'habitude une perturbation menstruelle. Il est possible que les premiers vomissements aient précédé l'ectopie rénale, et cependant celle-ci a pu contribuer à leur persistance. La coïncidence des vomissements et des crises névralgiques, l'apaisement de tous ces symptômes par le repos, justifient cette manière de voir qui deviendrait presque une certitude si le bandage contentif prévenait le retour des accidents.

Obs. III. — J'ai essayé ce bandage, et il a eu un succès passager chez une dame de vingt-huit ans, hystérique, hypochondriaque, sujette, comme la précédente, à des vomissements fréquents, et chez laquelle j'ai constaté une mobilité du rein gauche. Elle se plaignait d'une douleur presque continue, s'exaspérant à l'époque menstruelle. L'hydrothérapie, le quinquina, avaient considérablement amélioré l'état de la malade, quand une fausse couche, ramenant l'anémie, fut suivie d'une explosion nouvelle de douleurs, d'attaques d'hystérie et de vomissements. Les mêmes moyens ont ramené le calme.

J'indiquerai sommairement d'autres faits que j'ai eu l'occasion d'observer.

Obs. IV. — Une dame de cinquante ans, goutteuse, très-sujette à des coliques néphrétiques suivies d'hématurie et de l'expulsion de sable urique.

Le rein droit est mobile. La malade éprouve quelque soulagement en s'étendant sur un fauteuil dont le dossier est fortement renversé en arrière.

Obs. V. — J'ai observé, avec le docteur Michon, une femme atteinte de pleuralgie droite, d'hypochondrie, et chez laquelle le rein droit était flottant.

Obs. VI. — Un fait en tous points analogue s'est présenté dernièrement à moi dans la clientèle d'un autre confrère.

Obs. VII. — Femme de cinquante ans, hystérique : elle se plaint d'une pleuralgie droite si insupportable qu'elle lui arrache des cris et la force à se coucher en avant. Mobilité du rein droit.

Obs. VIII. — Homme de quarante-cinq ans, hypochondriaque, arthritique; mobilité du rein droit.

Obs. IX. — Femme de quarante-six ans, hypochondriaque, hystérique. Mobilité excessive du rein droit, qui m'avait fait croire un moment à une ectopie double.

Obs. X. — Il y a deux ans, j'ai constaté cette mobilité chez une femme admise dans mon service à l'Hôtel-Dieu. C'était encore du côté droit.

Obs. XI. — Ces jours-ci même, j'ai reçu dans mon cabinet une femme hystérique au plus haut degré dont le rein droit flotte dans la cavité abdominale.

Obs. XII. — Enfin, dans les premiers jours d'avril est entrée à l'Hôtel-Dieu une femme de cinquante-huit ans, robuste en apparence; elle a perdu à cinquante ans; depuis son enfance, elle est sujette à des accidents hystériques qui, sous l'influence d'émotions morales, prenaient la forme convulsive. Elle a eu, il y a peu de semaines, une attaque de ce genre pendant laquelle elle ne perdait pas connaissance, mais elle ne pouvait commander à ses organes locomoteurs ni articuler une seule parole, bien qu'elle eût la perception distincte de ce qui se passait autour d'elle. Depuis plusieurs années, cette femme gagne sa vie en portant de lourds paniers remplis de fruits ou de légumes; depuis trois mois, elle commença à éprouver des douleurs dans l'hypochondre et le flanc droits. Il y a deux mois, à la suite d'une chute violente, les douleurs augmentèrent; elles persistent et augmentent quand elle soulève un fardeau. On constate dans le flanc droit une rénitence arrondie que la pression de bas en haut fait disparaître, et que l'on retrouve de nouveau après une grande inspiration. Cette tumeur, qui a la forme du rein, est très-sensible à la pression; la pression exercée sur la région du flanc en arrière est également douloureuse. La percussion de cette région en avant donne un son plus obscur que du côté gauche; et, par contre, quand la malade est assise, la partie supérieure de la région rénale droite donne, en arrière, un son plus clair que la partie supérieure de la région rénale opposée. Après un effort d'expiration, on peut saisir entre les deux mains la tumeur formée par le rein, et, en la comprimant, on la fait fuir dans l'hypochondre.

Obs. XIII. — Une dame, âgée de trente-six ans, fille d'un père goutteux, éprouvait des vertiges suivis de vomissements. Ces vomissements terminaient la crise qui durait d'une à cinq heures. Aussi, quand ils n'arrivaient pas, la malade les provoquait en avalant de l'eau tiède. Une fois ces vertiges furent assez forts pour la faire tomber. Elle ne perdit jamais connaissance pendant ces accidents, qui revinrent une fois sous le type tierce pendant huit ou dix jours, et cédèrent au sulfate de quinine.

Le rein droit était volumineux, mobile, sensible à la pression.

Ces crises de vertige n'avaient aucun rapport appréciable ni avec les périodes menstruelles, ni avec le travail de la digestion. En les mentionnant ici, je ne prétends pas qu'ils en aient aucun avec l'ectopie rénale. J'ai revu depuis cette dame, et depuis plusieurs années ces accidents ne s'étaient pas reproduits.

DU PHLEGMON PÉRINÉPHRÉTIQUE (1)

Sommaire. — Observations.

Causes de la maladie : néphrite calculeuse, traumatismes, action du froid, puerpéralité, affections diathésiques.

Symptômes.

Traitement. — Valeur relative de l'incision et de la ponction.

MESSIEURS,

Le tissu conjonctif qui enveloppe le rein et lui forme une enveloppe protectrice en même temps qu'un lien avec les parties voisines, peut s'enflammer et suppurer sous l'influence de causes multiples. Les phlegmons périnéphrétiques ne constituent pas une maladie très-rare. Dans ma pratique personnelle, j'en ai pu recueillir cinq observations; nous en avons un cas en ce moment sous les yeux. Après vous en avoir tracé l'histoire, je le rapprocherai des autres faits analogues qu'il m'a été donné d'étudier, et nous en tirerons quelques conclusions pratiques sur le traitement qu'il convient d'opposer à cette affection.

OBS. I. — La nommée G..., âgée de trente-cinq ans, domestique, entre le 8 octobre 1863 à l'Hôtel-Dieu ; elle est couchée au n° 14 de la salle Sainte-Monique. Cette femme nous donne sur ses antécédents les renseignements suivants :

Réglée à quinze ans, elle a vu ses règles tous les mois jusqu'à l'âge de vingt-huit ans ; à partir de cette époque, elle fut atteinte d'une maladie qu'elle qualifie de gastrite, pour laquelle elle garda le lit pendant quinze jours; pendant ce temps on lui appliqua des sangsues sur le creux de l'estomac. Depuis cette époque les règles sont devenues moins abondantes; elles ont été suivies de flueurs blanches. La malade ne se rappelle pas avoir eu d'autres affections sérieuses; elle s'enrhume facilement, elle est sujette aux palpitations, à des céphalalgies passagères; elle a beaucoup souffert de misère et de fatigues de toute sorte.

(1) Leçon inédite faite à l'Hôtel-Dieu en 1863.

Elle est accouchée à terme le 21 novembre 1862, son accouchement se fit naturellement, et ses suites de couches furent heureuses ; la malade put même quitter l'hôpital le huitième jour après l'accouchement. Cependant elle se sentait très-faible, souffrait des jambes et des reins sans éprouver de douleur dans le bas-ventre ni dans les cuisses. Il n'y avait à ce moment ni frisson, ni vomissement, ni nausée, mais de l'inappétence. Elle fut obligée de garder le lit en arrivant chez elle.

Dès lors, c'est-à-dire depuis cinq mois, sa santé a été s'altérant de plus en plus ; le travail forcé, la misère, l'allaitement, contribuèrent à l'affaiblir considérablement. Au bout de six semaines, la malade ne put continuer à nourrir son enfant faute de lait.

Bientôt s'alluma une fièvre lente, continue, avec soif vive, frissons irréguliers qui n'apparurent d'abord que tous les quinze jours, puis se rapprochant de plus en plus, revinrent tous les six à huit jours, et enfin finirent par se répéter quotidiennement pendant les quinze jours qui précédèrent son entrée à l'hôpital. En même temps, alternatives de diarrhée et de constipation, irrégularité de l'appétit, toux sèche assez fréquente, insomnie ; les règles n'avaient pas reparu depuis l'accouchement. La malade, réduite au dénûment le plus complet, ne put s'aliter que quatre jours avant d'entrer à l'Hôtel-Dieu. Elle ne put nous donner aucun renseignement utile sur les antécédents de sa famille.

Au moment de l'entrée de cette malade dans le service, on est frappé de son aspect cachectique et de sa maigreur. Elle a la peau flasque, sèche et chaude, le pouls est fréquent ; elle tousse un peu. L'attention fut tout d'abord appelée vers l'examen de la poitrine ; mais cet examen ne donna que des résultats négatifs ou du moins insuffisants pour expliquer l'état général ; on trouva une respiration un peu rude aux sommets, quelques râles sibilants à gauche, un peu moins de sonorité à la percussion du côté droit, mais tous ces signes étaient peu accentués. En examinant l'appareil circulatoire, on ne trouva qu'un bruit de souffle vasculaire très-fort, lié à l'état anémique, et un certain degré d'induration des artères qui étaient en même temps flexueuses. Pas d'habitudes alcooliques, pas d'antécédents arthritiques ni syphilitiques.

Depuis cinq mois elle éprouvait des douleurs lombaires ; ces douleurs, d'abord à siége mal déterminé, plus prononcées à droite qu'à gauche, s'étaient définitivement fixées dans le flanc gauche depuis deux mois environ. D'abord sourdes, gravatives, elles étaient devenues plus vives, lancinantes ; en même temps étaient survenus des frissons périodiques. A diverses reprises, ces douleurs avaient été assez fortes pour causer à la malade une certaine agitation et pour lui faire pousser des cris, sans toutefois être jamais accompagnées de cette anxiété extrême et de cette jactitation qui caractérisent ordinairement la colique néphrétique, sans non plus avoir été suivies de vomissements. Elle nous dit bien avoir vomi deux ou trois fois (depuis son entrée elle a vomi une fois), mais ces vomissements n'avaient jamais coïncidé avec les crises de douleurs.

Dans la région lombaire gauche, nous constatâmes une voussure qui depuis est devenue de plus en plus considérable, embrassant tout l'espace compris entre les dernières côtes et la crête iliaque, s'avançant en avant jusqu'à trois ou quatre travers de doigt de la ligne blanche. Au niveau de cette voussure, on observait une légère teinte rosée ; cette région était sensible à la pression, conservait l'empreinte des draps et du doigt qui l'avaient comprimée ; on pouvait y percevoir une sensation de mollesse élastique plutôt qu'une véritable fluctuation.

L'ensemble de ces symptômes : coloration rosée, sensibilité à la pression, œdème, fluctuation douteuse, douleurs fixes datant de deux mois environ dans cette région, fièvre rémittente, à frissons irréguliers, ne permirent pas de douter qu'il n'y eût dans le flanc gauche un abcès profond ; en l'absence de signes fournis par les urines et par l'ensemble des fonctions urinaires, je pensai à un abcès périnéphrétique primitif, de cause non déterminée.

Le 21, je fis appliquer à la partie postérieure du flanc gauche, dans l'étendue de 8 centimètres, une traînée de pâte de Vienne, maintenue pendant vingt minutes, et assez épaisse pour comprendre dans l'eschare la peau et une partie du tissu cellulaire. Trois jours après, on fit l'incision de l'eschare dans toute son épaisseur ; puis les fibres musculaires furent écartées à l'aide de la sonde cannelée pour éviter de blesser les artères lombaires. Il s'écoula pendant cette opération une très-grande quantité de liquide séreux, mêlé de pus et d'un peu de sang, sans odeur urineuse ; l'analyse chimique fit admettre que ce liquide n'était pas de l'urine, puisqu'il ne renfermait pas d'urée.

Pour empêcher la plaie de se fermer, on introduisit une mèche jusque dans le fond du foyer et l'on appliqua des cataplasmes.

Cette incision amena un grand soulagement ; les frissons ne reparurent plus ; les douleurs cessèrent, la fièvre diminua. Pendant les quinze jours suivants, il s'écoula par la plaie ce même liquide séreux en assez grande abondance.

En présence de ces phénomènes, je me demandai s'il n'y avait pas là un kyste séreux du rein, et cette hypothèse sembla plus vraisemblable encore les jours suivants. En effet, lorsque la plaie ne donnait plus issue qu'à très-peu de liquide séro-purulent, on remarqua qu'en palpant le flanc par sa partie antérieure, on percevait une fluctuation assez superficielle, limitée en apparence dans une poche qui avait le volume du poing, comme si le rein gauche eût été le siége de kystes multiples, et que l'un d'eux eût provoqué un abcès périnéphrétique.

M. le professeur Laugier, appelé en consultation près de cette malade, partagea cette opinion.

Cette tumeur n'était pas douloureuse à la pression, et remontait presque jusque sous les fausses côtes. La malade était tombée dans un état de marasme inquiétant; elle ne souffrait pas davantage, mais elle était très-faible. — (Bouillons, potages, potion avec extrait de quinquina.)

L'écoulement du liquide n'avait été très-abondant que pendant quatre ou cinq jours, puis il s'était transformé en un suintement séro-purulent non fétide, ne présentant pas d'odeur urineuse. La plaie était belle, rosée, elle commençait même à se rétrécir; on continua à introduire des mèches. A aucune époque la malade n'avait rendu de pus avec l'urine; celle-ci semblait avoir conservé ses qualités normales, et la malade nous dit qu'elle ne s'est jamais aperçue qu'elle urinât moins abondamment.

Quinze jours après l'opération, la fièvre qui était tombée reparut; la peau était chaude et sèche; la langue se couvrit de fuliginosités; le pouls battait cent huit pulsations par minute, les frissons n'avaient pas reparu.

L'examen de la poitrine ne fit rien découvrir qui pût expliquer cet état alarmant; la plaie avait très bon aspect, la sérosité qui s'en écoulait était plus louche que les jours précédents, et contenait du pus; la respiration était accélérée. Alors survinrent de l'insomnie, de la diarrhée que l'on chercha à combattre par l'usage du diascordium; la tumeur que l'on sentait dans le flanc augmentait de volume et devenait plus superficielle.

Le lendemain, le facies était très-altéré, la langue était très-sèche, l'inappétence absolue; il n'y avait ni délire ni vomissements, la peau était aride, l'amaigrissement de plus en plus considérable; la malade était abattue pendant le jour; elle avait des rêvasseries durant la nuit.

Elle meurt le 6 mai, à six heures du soir, seize jours après l'opération.

Autopsie. — Le 8 mai, trente-sept heures après la mort.

Le grand épiploon recouvre les intestins et adhère à la partie gauche de la paroi abdominale; l'extrémité gauche du côlon transverse et le côlon descendant y adhèrent également, ainsi que le grand cul-de-sac de l'estomac. La rate et le pancréas sont unis entre eux par des tractus celluleux lâches; en ouvrant la cavité du grand épiploon, après avoir écarté ou enlevé les viscères situés dans le premier plan, on aperçoit une masse oblongue, volumineuse, remplissant le flanc et l'hypochondre gauche, et s'étendant depuis la crête iliaque jusqu'à la face inférieure du diaphragme. Limitée en dedans par la colonne vertébrale et par l'aorte à laquelle elle adhère, en dehors attachée à la paroi latérale de l'abdomen, cette masse est molle et fluctuante, et sa paroi antérieure est épaisse. Dans sa moitié supérieure, on reconnaît une dépression sur laquelle reposait la rate. Cette tumeur est placée en dehors du péritoine qui passe sur sa paroi antérieure, constituée par une couche épaisse, dense, de tissu cellulaire.

En déchirant les adhérences que les anses intestinales avaient contractées avec la tumeur, on avait ouvert une poche, de laquelle s'était écoulé du pus en assez grande quantité ; cette poche était située au niveau de l'extrémité inférieure du rein ; elle ne communiquait pas avec l'ouverture extérieure, et formait une vaste cavité remontant dans l'hypochondre et descendant jusque dans la fosse iliaque.

Par une dissection laborieuse, on put isoler la tumeur et la circonscrire dans toute son étendue. En détachant les adhérences qui la reliaient, en bas, à la partie supérieure de la fosse iliaque, on tomba dans une autre poche : celle dont l'ouverture était à la région lombaire. Cette poche était grande et avait les limites indiquées plus haut; sa face postérieure était formée par les muscles de la paroi abdominale, par le psoas-iliaque, par le carré lombaire, et par le transverse de l'abdomen, dont les fibres étaient à nu et macérées; elles avaient une couleur verdâtre et étaient comme disséquées, ainsi que les branches du plexus lombaire qui se rendent dans l'épaisseur de ces muscles.

La tumeur principale était circonscrite en avant par une enveloppe dure, dense, épaisse, constituée par la membrane fibreuse du rein ; elle était revêtue par le péritoine, considérablement épaissi par des dépôts fibrineux. Cette enveloppe était décollée dans sa plus grande étendue, et formait à l'extrémité du rein une poche pleine de pus ; c'est celle qui fut ouverte pendant l'autopsie ; elle a environ le volume d'un œuf de poule. Dans les parties où cette enveloppe n'adhère pas à la substance corticale du rein, on constate la présence de dépôts purulents qui entourent l'organe ; le parenchyme du glandulaire très-ramolli ; il a une consistance spongieuse ; pour peu qu'on le presse, on voit sortir du pus par une foule de points de la substance corticale ; les calices et le bassinet sont remplis de pus. La substance tubuleuse qu'on reconnaît encore à la forme des pyramides de Malpighi et la substance corticale sont criblées de petits foyers purulents : les uns, de la grosseur d'un grain de millet, sont entourés d'un cercle rouge dû à la congestion du tissu rénal ; les autres, plus volumineux, donnent lieu à un écoulement de pus assez abondant sous la moindre pression ; ces abcès, éparpillés dans tout le parenchyme rénal, contiennent un pus blanchâtre, peu odorant, en partie ramassé en foyer, en partie infiltré dans le tissu. On peut par une légère pression faire suinter une gouttelette de pus du sommet des pyramides ; il y a à leur sommet une injection vive.

En introduisant un stylet dans l'uretère par le bassinet, on est arrêté à 3 ou 4 centimètres de son origine par la présence d'un calcul assez gros, qui a obstrué complétement le canal. Ce calcul, triangulaire et irrégulier, a amené une ulcération et une perforation de l'uretère par laquelle l'urine et le pus, contenus dans le rein, ont pu s'écouler dans le tissu cellulaire périnéphrétique.

La présence du calcul dans l'uretère et l'existence de l'ulcération expliquent facilement la production du phlegmon péri-néphrétique; par cette ulcération, le pus et l'urine ont pénétré dans le tissu cellulaire circumrénal et en ont par leur présence amené l'inflammation.

Le rein droit était complétement atrophié; il était réduit à moins d'un quart de son volume normal; il avait une couleur ardoisée, et c'est à peine si, après l'avoir incisé, on put trouver trace des pyramides de Malpighi. Le calcul trouvé dans l'uretère gauche pesait 55 centigr.; il était formé de phosphate ammoniaco-magnésien et de quelques sels alcalins; il ne renfermait pas traces d'acide urique.

Nous trouvons dans ce fait la condition pathogénique la plus commune des phlegmons périnéphrétiques, c'est la néphrite calculeuse, soit que les calculs arrêtés dans les bassinets ou l'uretère y provoquent un travail inflammatoire qui gagne par contiguïté l'atmosphère conjonctive du rein, soit que des abcès du parenchyme rénal ou des fistules urinaires amènent dans ce tissu conjonctif une irritation suppurative plus directe et plus grave; dans tous ces cas, le fait chirurgical est le même : un phlegmon se développe et réclame l'intervention hâtive du chirurgien.

Des traumatismes de la région lombaire ont été dans d'autres cas la cause de l'inflammation phlegmoneuse, soit que la contusion y provoque directement une inflammation suppurative, soit que celle-ci succède, ce qui est probablement la condition la plus commune, à des épanchements de sang qui peuvent, incomplétement résorbés, séjourner pendant un temps fort long au milieu des tissus et, sous l'influence d'une condition auxiliaire, aboutir à la suppuration. L'observation suivante me paraît être un exemple de ce genre; le traitement suivi, les accidents qui sont survenus, nous fourniront d'utiles renseignements.

Obs. II. — Une femme d'une quarantaine d'années, qui avait reçu six ou huit mois auparavant un coup violent sur le flanc droit, fut prise tout à coup de douleurs très-vives dans cette région, avec frissons, claquement des dents et fièvre. La douleur s'irradiait jusque dans la région iliaque correspondante.

A ces douleurs vinrent s'ajouter des accidents hystériques auxquels la malade était sujette.

L'application de sangsues, des bains calmants prolongés, des narcotiques et des antispasmodiques à l'intérieur, modérèrent les accidents qui, huit jours après, recommencèrent avec plus de violence.

Appelé près de cette malade, je constatai une tumeur qui s'étendait du flanc droit jusque dans la région iliaque. Une saillie sous-costale très-prononcée était perçue en avant; en arrière, dans l'espace qui sépare la crête iliaque de la dernière côte, on constatait aussi une tuméfaction avec empâtement et œdème du tissu cellulaire.

La pression sur cette région provoquait des douleurs intolérables; la fièvre continuait avec des frissons revenant par intervalles et des redoublements le soir.

Une vague sensation de fluctuation vint bientôt s'ajouter à ces premiers signes et ne tarda pas à devenir distincte. Elle justifia ma première impression, qu'il existait là une inflammation suppurative, occupant la région péri-néphrétique, et descendant jusque dans la fosse iliaque.

M. Nélaton, appelé près de la malade, confirma mon diagnostic. Ne pouvant vaincre l'insurmontable résistance que la malade opposait à la pratique d'une grande incision, il se contenta de faire une ponction, qui donna issue à une quantité considérable de pus sanieux, mêlé à des coagulums sanguins. Des bougies en cordes à boyaux furent introduites dans le trajet pour le maintenir dilaté. On les retirait plusieurs fois par jour pour donner issue à un liquide abondant, qui finit bientôt par se décolorer et par prendre le caractère d'un pus séreux; mais l'affaissement de la tumeur ne tarda pas à changer les rapports des différents plans musculaires qui recouvraient le foyer; l'obliquité du trajet qui en fut la conséquence rendit difficile l'introduction de la bougie après qu'elle en eut été enlevée. La sécrétion morbide, trouvant une issue moins facile au dehors, contracta en peu de jours de l'odeur; des frissons suivis de chaleur indiquèrent le commencement de la fièvre putride. On fut obligé de pratiquer de nouvelles ponctions suivies d'injections iodées. Après des améliorations passagères, les accidents généraux reparurent de nouveau; on sentait au niveau du flanc des fluctuations étendues, accompagnées d'œdème; et des teintes érythémateuses indiquaient la présence de vastes nappes de pus, interposées entre les différentes couches musculaires de cette région. Alors seulement la malade se décida à subir une incision rendue indispensable, et qui dut être prolongée dans diverses directions, pour mettre à nu d'énormes clapiers. La malade, épuisée par d'abondantes suppurations, ne tarda pas à succomber.

Ainsi, longtemps auparavant, cette malade avait reçu un coup de pied de cheval dans la région lombaire, elle n'avait jamais cessé de souffrir dans le point lésé; des fatigues, de nouvelles secousses, vinrent ranimer ce foyer mal éteint, alors survint une inflammation qui envahit jusqu'à la fosse iliaque, retentit sur le péritoine voisin; de là cette symptomatologie complexe qui laisse cependant reconnaître le point de départ et le foyer principal de l'action morbide.

Dans quelques cas, le rein lui-même a été lésé par l'action traumatique, et si la déchirure de son tissu se borne le plus souvent à produire une hématurie, qui dans beaucoup de cas n'entraîne pas de conséquences fâcheuses, il peut en être autrement, et la lésion du parenchyme rénal peut donner lieu à des inflammations phlegmoneuses du rein lui-même et de la gangue cellulaire qui l'enveloppe.

Comme le précédent, ce travail morbide peut être d'une évolution très-lente, et n'éclater au dehors que longtemps après l'action de la cause vulnérante qui en est le point de départ.

L'impression du froid sur la région lombaire paraît quelquefois la seule cause appréciable du phlegmon; j'ai été porté à admettre cette étiologie dans le premier cas de cette affection qui s'est présenté à mon observation, chez une malade que j'ai traitée à l'hôpital Saint-Antoine, en 1851.

Obs. III. — Elle était âgée de quarante et un ans, couturière, ancienne marchande de vins. Cette femme, d'une constitution médiocre, a déjà éprouvé plusieurs maladies, et notamment, il y a sept ans, une pleurésie qui fut combattue par des antiphlogistiques et des vésicatoires. Elle se dit, en outre, sujette à des troubles intestinaux et à des phlegmasies thoraciques. Il y a sept semaines, elle a ressenti dans le flanc droit, au-dessous des fausses côtes, une douleur continue qui a été suivie quelque temps après de frissons revenant régulièrement tous les jours, vers quatre heures du soir, et suivis de chaleur; au bout de quelques jours, elle s'est aperçue qu'une tumeur se formait dans cette région et se développait peu à peu. Le médecin qu'elle avait fait appeler y avait fait appliquer des sangsues et des cataplasmes, et lui avait prescrit des purgatifs. Ces moyens étaient restés inefficaces, et la malade se décida à entrer à l'hôpital.

Je la vis le 8 avril et je constatai les phénomènes suivants : dans toute la région qui s'étend depuis les dernières côtes jusqu'au niveau de la crête iliaque en arrière, et de la fosse iliaque interne en avant, en dehors des muscles des gouttières vertébrales et au niveau du muscle carré des lombes, apparaît une tumeur large, peu saillante, très-sensible au toucher, rénitente, douloureuse, rouge, et se prolongeant en avant sur les parties latérales et antérieures du tronc.

Au niveau de cette tuméfaction, la percussion donne un son obscur; je me contentai de faire appliquer des cataplasmes et je prescrivis deux portions.

Les douleurs s'exaspéraient pendant les nuits, qui étaient sans sommeil; elles étaient lancinantes, et, partant de la tumeur, irradiaient dans les parties voisines.

Deux jours après l'entrée de la malade, je crus constater de la fluctuation; je soumis cette malade à l'examen de M. Denonvilliers, qui contesta l'existence de cette fluctuation et m'engagea à attendre avant d'inciser le foyer : on continua les cataplasmes et des frictions mercurielles belladonées sur la région malade. Onze jours après son entrée, la fluctuation était bien plus évidente, la saillie de la tumeur plus prononcée, la douleur très-vive au centre. Je fis sur la partie centrale et dans une étendue de 2 à 3 centimètres, l'application d'une traînée de pâte de Vienne.

Quatre jours après, le 23, je pratiquai avec le bistouri une ponction profonde à travers l'eschare, et je débridai avec précaution ; une quantité très-considérable de pus franchement phlegmoneux s'échappa au dehors, ce qui soulagea la malade immédiatement. On appliqua des cataplasmes.

Le lendemain 24, amélioration sensible, sommeil calme. La tumeur a diminué des deux tiers; l'ouverture donne issue à du pus de bonne nature.

Cet état se maintint les jours suivants, l'ouverture était large et donnait au pus un passage facile, on sentait encore une rénitence profonde dans l'abdomen, l'état général était satisfaisant, le sommeil était calme.

Pour combattre l'état cachectique, je fis prendre à la malade des pilules de protoiodure de fer.

Huit jours après l'opération, l'état de la malade était très-bon; la plaie se détergeait.

Huit jours plus tard, il n'existait plus qu'un très-léger suintement.

Le 10, la plaie était cicatrisée et sèche. La malade demanda sa sortie ; l'état général et local étaient satisfaisants.

La puerpéralité est une des causes les plus communes d'accidents inflammatoires et pyogéniques, le plus souvent localisés au début dans l'appareil utéro-ovarien, mais qui peuvent retentir dans tout l'organisme ; les connexions de cet appareil avec les organes urinaires expliquent que ceux-ci puissent devenir un des foyers de l'action morbide.

OBS. IV. — Je reçus à l'hôpital de la Pitié, salle Sainte-Marthe, une femme présentant dans le flanc droit une tumeur s'étendant jusque dans la fosse iliaque, et offrant les caractères d'un phlegmon périnéphrétique. Je crus devoir procéder rapidement à une grande et large incision parallèle à la dernière côte, pratiquée avec toutes les précautions nécessaires pour éviter la lésion des artères lombaires.

Je commençai par faire une cautérisation linéaire avec le caustique de Vienne, dans une étendue de 10 à 12 centimètres, sur la partie saillante de la tumeur. Je me servis ensuite du bistouri et de la sonde cannelée pour pénétrer dans le foyer, et c'est sur cette dernière que j'agrandis l'ouverture, de manière à lui donner 6 centimètres environ d'étendue. Un flot de pus sanieux, mêlé de coagulums sanguins, s'échappa au dehors. La malade fut couchée sur le côté malade, de manière à rendre l'écoulement du pus plus facile. L'affaissement du foyer, la cessation des accidents fébriles, l'apaisement de la douleur, furent la conséquence de l'opération. La plaie ne tarda pas à bourgeonner et à marcher rapidement vers la cicatrisation; pour maintenir une ouverture suffisante au pus, dont la sécrétion n'était pas tarie, bien que diminuée, je dus placer des mèches et des bougies dans le trajet qui conduisait au foyer.

Je constatai alors que celui-ci était très-diminué par le fait de la rétraction et de l'adhérence de ses parois, mais n'était pas complétement oblitéré. Tout semblait annoncer une guérison prochaine, quand survint tout à coup un frisson suivi de fièvre et de diarrhée. En même temps, le pus avait contracté une odeur fétide et devenait plus abondant. Je ne tardai pas à m'apercevoir que ces accidents devaient être imputés à ce que la malade, fatiguée de rester couchée sur le côté droit, se tenait la plus grande partie de la journée sur le côté opposé, et que le pus, trouvant une issue moins facile, s'était accumulé dans le foyer qu'il avait distendu et y avait acquis des qualités putrides. L'ouverture avec l'éponge préparée, un changement de position, firent cesser les accidents qui se reproduisirent encore une fois par l'inintelligence de la malade, qui n'avait pas tenu compte de mes conseils. Je revins aux premiers moyens employés; je maintins la malade, à l'aide de coussins, dans la position la plus favorable, et grâce à ces soins elle arriva à la guérison, qui fut lente et qui dut être complétée par des injections iodées.

Nous reviendrons sur cette observation et sur les enseignements thérapeutiques qu'elle renferme, à propos du traitement de ces phlegmons.

Des affections diathésiques peuvent être la condition pathogénique des phlegmons périnéphrétiques.

Obs. V. — Le baron de B..., de race goutteuse, mais de constitution robuste, est depuis sa jeunesse sujet à des accès de goutte; sous l'influence de causes débilitantes, peut-être de traitements intempestifs, il a maigri, s'est anémié et ses forces ont décliné; dans ces conditions, il est soumis à l'action d'un froid vif et prolongé : une de ses mains devient le siége d'une arthrite apyrétique qu'il néglige; il continue à braver les intempéries atmosphériques; il est alors atteint d'un rhumatisme articulaire généralisé qui, par sa fixité, par la saillie des paroxysmes nocturnes, accuse l'intervention d'un élément goutteux. L'action rhumatismale se jette successivement sur le péricarde et sur les plèvres; des vésicatoires font disparaître assez rapidement ces complications, mais la fièvre persiste, augmente; une douleur se déclare dans le flanc droit, et bientôt on y constate de l'empâtement, de la rénitence, de l'œdème de la région lombaire, une fluctuation obscure et profonde. Convaincu de la nécessité d'une large incision, je réclamai le concours de M. Nélaton, qui partagea mon opinion, et incisa la région lombaire dans l'étendue de 15 centimètres environ; il s'écoula près d'un litre de pus fétide. La main, plongée dans le foyer, sentait le rein à nu, isolé au milieu du foyer. Des injections tièdes furent pratiquées plusieurs fois par jour.

A partir de l'opération, la fièvre diminua, l'appétit qui était anéanti se ranima, le malade retrouva le sommeil qui le fuyait; un sentiment de calme et de bien-être succéda aux angoisses et aux douleurs qu'il éprouvait. La suppuration continua pendant plusieurs mois, de moins en moins abondante. A la fin, voyant qu'il restait une petite fistule, après avoir inutilement tenté des injections iodées, M. Nélaton injecta de la liqueur de Villate; et après avoir persisté pendant environ une année, cette petite fistule se cicatrisa.

Dans ces cinq faits, nous voyons intervenir des actions pathogéniques très-diverses; elles n'épuisent pas l'étiologie des phlegmons périnéphrétiques, mais elles en représentent les conditions les plus communes et les plus importantes. Chez quatre de mes malades, le côté droit est atteint; il serait intéressant de savoir si la gravelle est plus fréquente dans le rein droit; peut-être le décubitus habituel sur ce côté y favorise-t-il la congestion.

La marche de cette affection est celle de tous les phlegmons : fièvre rémittente, paroxysmes souvent précédés de frissons, sueurs, teinte pâle jaunâtre de la peau, anorexie, insomnie, douleur dans la région lombaire et dans le flanc, s'étendant quelquefois jusque dans la fosse iliaque, nausées ou vomissements, urines rares et briquetées, soif, jactitation, angoisses, faisant place plus tard à l'immobilité commandée par les douleurs; comme signes physiques, tuméfaction, élargissement du côté malade, avec sensibilité vive à la pression; plus tard, fluctuation dont la contraction des parois abdominales rend parfois la constatation difficile; empâtement, œdème de la région lombaire où un examen attentif permet quelquefois de percevoir une sensation obscure de fluctuation. (Voy. *Obs.* III.)

Il y a huit à dix ans, quand je résumais ces observations, l'incision large et profonde me paraissait le seul traitement rationnel de ces phlegmons; deux fois je l'avais pratiquée moi-même avec succès, M. Nélaton une troisième fois y avait eu recours, et la guérison avait été obtenue malgré les circonstances défavorables au milieu desquelles il avait fallu opérer.

D'une autre part, la ponction proposée par des chirurgiens éminents, parce que, disent-ils, elle expose moins à la lésion des artères lombaires, crée, si l'on veut en maintenir l'ouverture, des trajets sinueux très-difficiles à conserver béants. On a peine à faire pénétrer une bougie à travers les plans musculaires qu'il faut traverser et dont la contraction ferme ou dévie le canal destiné à l'écoulement du pus. Je me rappelle dans l'observation II avec quelles difficultés et quels prodiges d'habileté M. Nélaton faisait passer une bougie dilatatrice en corde à boyaux à travers tous ces obstacles que lui seul parfois réussissait à vaincre ; et malgré cette bougie, de vastes clapiers ne tardèrent pas à se former, disséquèrent les plans musculaires qui séparaient le foyer de la peau; il fallut à la fin de larges débridements qui n'empêchèrent pas la terminaison funeste.

Entre ces deux méthodes, le doute ne me paraît pas permis : en incisant couche par couche, explorant avec le doigt les tissus qui vont être divisés, on évite plus sûrement la division des artères lombaires qu'avec un trocart plongé un peu au hasard. Si une artère est coupée, la largeur de l'incision permet d'en pratiquer aisément la ligature, tandis que si elle était blessée dans la ponction, il faudrait inciser pour la mettre à découvert.

Mais aujourd'hui, la possibilité de pratiquer l'aspiration avec des trocarts de très-petit diamètre, la facilité avec laquelle on évacue le foyer, l'innocuité de l'opération et la facilité de la répéter nous présentent la ponction sous un aspect très-différent.

M. Jules Guérin, il faut le reconnaître, en avait posé le principe, mais M. Dieulafoy, en se servant de trocarts beaucoup plus petits, d'instruments d'opération plus maniables, en a vulgarisé l'application. M. Potain y a apporté une nouvelle simplification ; et il est probable qu'on y aura souvent recours avant de pratiquer l'incision du foyer ; celle-ci deviendrait nécessaire et retrouverait sa place dans le cas où plusieurs ponctions successives n'amèneraient aucune diminution de la suppuration et de la réaction fébrile qui l'accompagne, ou dans les cas encore où des accidents putrides se manifesteraient.

Si à la première ponction le pus est fétide, il sera prudent de faire pénétrer dans le foyer, après l'évacuation du pus, un liquide désinfectant, de l'eau iodée ou phéniquée, peut-être l'une et l'autre. L'injection iodée trouve encore sa place, si, après la première injection, la sécrétion purulente ne diminue pas ; on mêlera à l'eau plus ou moins d'iode, suivant le degré d'inflammation du foyer, manifesté par la douleur, la sensibilité et la réaction générale. En pratiquant ces injections, on ne perdra pas de vue les rapports du foyer avec le péritoine, et elles doivent être faites avec une extrême prudence.

Si l'on croit devoir recourir à l'incision, il faudra suivre les préceptes donnés plus haut, laver le foyer, placer le malade dans une position telle que l'ouverture extérieure soit dans une position déclive, y maintenir un drain ou une mèche quand elle se rétrécit, prévenir par de petites cautérisations la cicatrisation trop rapide de la plaie des téguments. Nous avons vu dans l'observation IV le décubitus sur le côté opposé à l'ouverture, gardé pendant quelques heures, malgré ma défense, amener plusieurs fois des phénomènes d'infection putride dont le développement m'avait fait deviner cette infraction à mes prescriptions.

Il faut, bien entendu, avec ces soins locaux, étudier l'état général, relever les forces, stimuler l'appétit, assurer le sommeil, entretenir la liberté du ventre, souvent rendu paresseux par les rapports du côlon avec le foyer morbide.

Le quinquina, l'alcool, le vin, les amers, une nourriture aussi substantielle que l'état du malade permettra de la prescrire, les hypnotiques, les lavements émollients et les laxatifs doux rempliront ces indications.

DE QUELQUES ALBUMINURIES

DÉPENDANTES DE LA CONGESTION RÉNALE, ET DE LEUR TRAITEMENT (1)

Sommaire. — L'albuminurie est un symptôme qui peut traduire des conditions morbides très-différentes. — La congestion rénale est une des plus fréquentes de ces conditions.

Traitements divers de la congestion rénale : acide tannique, acide gallique ; hydrothérapie ; drastiques ; acides minéraux. Bons effets de la teinture d'iode administrée à l'intérieur.

Observations.

MESSIEURS,

L'albuminurie est souvent consécutive à un état congestif des reins. Cette congestion peut être sous la dépendance de conditions pathogéniques très-diverses : elle peut être l'élément essentiel de la maladie, sa seule expression anatomique appréciable ; elle peut accompagner d'autres processus morbides ; elle peut dépendre de causes traumatiques ou accidentelles ; elle peut s'être développée sous l'influence d'altérations profondes de l'organisme qui l'entretiennent et en aggravent les conséquences. En un mot, l'albuminurie est un symptôme comme la congestion est un mode, mais l'une et l'autre peuvent traduire des conditions morbides très-différentes.

S'il en est ainsi, il serait absurde de chercher un traitement uniforme de l'albuminurie.

Dans la même espèce, la période à laquelle est arrivée la maladie n'a pas moins d'importance pour le pronostic et pour le traitement. Une fois la substance glandulaire étouffée par les néoplasies morbides, dégé-

(1) Leçon publiée dans la *Gazette des hôpitaux*, n°s 110, 120 et 121, année 1871.

nérée ou atrophiée, toute régression (1) réparatrice est invraisemblable, et si les efforts du médecin peuvent quelque chose, c'est uniquement pour ralentir les progrès du processus morbide, pour combattre les complications, amoindrir les souffrances.

Il n'en est pas de même dans la période congestive ; si la congestion n'est pas subordonnée à une de ces affections générales ou locales que nos modificateurs ne peuvent atteindre, si elle est toute la maladie, différents traitements lui pourront être opposés. C'est dans ces cas que l'acide tannique, l'acide gallique, ont quelquefois réussi, après que l'acuité du travail congestif était apaisée ; j'en ai moi-même observé une fois les bons effets (2). L'hydrothérapie, entre les mains du docteur Fleury, de Becquerel et d'autres médecins, a obtenu des succès ; les drastiques, les acides minéraux, peuvent en revendiquer également.

Je vais citer quelques observations dans lesquelles, après des symptômes graves, j'ai eu la satisfaction de voir les malades guérir, et indiquer une médication, nouvelle peut-être, qui m'a, dans plusieurs cas, donné des résultats satisfaisants.

En 1867, je reçus à l'Hôtel-Dieu un homme de quarante-deux ans, scieur de long ; il avait eu la variole et la fièvre typhoïde ; en dehors de ces deux maladies, il avait toujours joui d'une bonne santé. Son père est mort hydropique ; sa mère est bien portante ; il n'a jamais habité de logement humide, et n'a pas fait de grands excès de boissons alcooliques. Il n'a eu ni la syphilis ni aucune manifestation rhumatismale.

Depuis quelques semaines cependant, il éprouvait des malaises inaccoutumés ; quinze jours avant son entrée à l'Hôtel-Dieu, il fut pris de frissons avec perte d'appétit et vomissements ; les frissons se répétèrent pendant sept à huit jours avec les mêmes symptômes ; sur l'avis d'un pharmacien, il prit un purgatif.

(1) J'ai toujours protesté contre l'emploi que les Allemands faisaient du mot régression. Appliquer le mot régression graisseuse à la stéatose musculaire, ce serait insinuer que le muscle, dans son évolution, a passé par l'état graisseux. Le mot dégénérescence, consacré par Laennec, est infiniment préférable. Quand un tissu altéré ou modifié revient à l'état normal ou tend à y revenir, il y a véritablement régression. Ce mot s'applique encore avec opportunité aux modifications que l'utérus subit après l'accouchement.

(2) Le docteur Gestin, professeur à l'École de santé de Brest, m'a dit avoir eu souvent à se louer de cette médication en portant la dose de ces acides à 2 et 3 grammes dans les vingt-quatre heures. Je suis heureux de pouvoir citer le nom de ce médecin, aussi distingué que modeste, qui s'est signalé en maintes circonstances dans les ambulances de l'armée de la Loire.

Il s'aperçut alors que sa figure était enflée ; l'enflure, d'après son témoignage, aurait suivi une marche descendante et aurait successivement envahi le ventre, puis les pieds, les jambes et les cuisses. La tuméfaction des extrémités inférieures augmentait pendant la marche ; les vomissements continuaient, constitués par de la bile, en partie du moins, et accompagnés d'une constipation opiniâtre.

Le 6 juillet, il se décide à entrer à l'hôpital. Il présente une anasarque généralisée. L'infiltration séreuse n'est pas bornée au tissu conjonctif sous-cutané ; le malade éprouve une grande gêne de la respiration, et l'on constate les signes d'un œdème des poumons. Il urine peu ; il est tourmenté par une soif ardente qui trouble son sommeil ; il est réveillé la nuit par le besoin de boire ; il est sans fièvre.

Les urines contiennent une grande quantité d'albumine.

Je prescrivis à ce malade deux fois par jour avant les repas quatre gouttes de teinture d'iode, récemment préparée, délayées dans quelques cuillerées d'eau de riz ; la dose fut progressivement portée à huit gouttes. Le malade ayant accusé quelques douleurs d'estomac, j'y ajoutai une à deux gouttes de teinture thébaïque, et ces douleurs cessèrent.

Dès le quatrième jour du traitement, on constata une diminution dans la quantité d'albumine que les urines renfermaient. L'œdème diminua d'abord au ventre, puis à la face ; il disparut en dernier lieu aux membres inférieurs ; la soif diminua ; les selles devinrent régulières ; une diurèse abondante accompagna la disparition de l'anasarque. Après trois semaines de traitement, cet homme, complétement guéri, quitta l'hôpital le 2 août.

Un homme âgé de quarante et un ans, garçon brasseur, entre à l'Hôtel-Dieu le 3 juin 1867. Il raconte qu'il y a treize ans, après avoir séjourné dans un lieu humide, il fit une maladie dont il ne peut se rappeler les incidents ni les symptômes, mais qui dura trois mois. Il y a onze ans, il fut traité, dit-il, pour un hydro-péricarde, pendant le cours duquel ses membres inférieurs et ses bourses se tuméfièrent. A cette époque, ses urines ne furent pas examinées. Depuis lors, il est resté sujet à des douleurs articulaires. De ces renseignements très-vagues, il résulte que cet homme a eu très-probablement une péricardite rhumatismale, compliquée d'œdème. Les douleurs qu'il n'a cessé d'éprouver depuis ne laissent guère de doute à cet égard. Il avoue s'adonner aux excès alcooliques et s'enivrer trois ou quatre fois par mois.

Il y a sept mois, il s'aperçut qu'il enflait. Il entra à l'hôpital Saint-Louis ; il en sortit sans être guéri ; cependant l'enflure avait considérablement diminué. Quinze jours avant son entrée à l'Hôtel-Dieu, elle augmenta de nouveau sous l'influence d'un refroidissement, s'élevant progressivement des parties inférieures aux supérieures.

A son entrée, nous constatâmes une anasarque généralisée. La soif était ardente, l'appétit nul. Depuis trois jours la vue était troublée, il lui semblait qu'il avait un brouillard devant les yeux.

Il est sans fièvre ; il se plaint de palpitations cardiaques ; on constate dans la région précordiale un souffle au premier temps et à la pointe. Les artères radiales et fémorales sont dures, bosselées.

Je prescrivis deux fois par jour, avant les repas, quatre, puis six, puis huit gouttes de teinture d'iode récemment préparée, délayées dans un petit verre d'eau de riz.

Jusque-là, ce malade buvait 3 à 4 litres de liquide par jour et n'excrétait qu'un litre et demi d'urine. Sous l'influence du traitement, la soif s'apaisa ; il ne buvait plus qu'un litre dans les vingt-quatre heures, et la quantité d'urine rendue variait entre 1 et 2 litres.

En même temps, l'anasarque diminua très-rapidement, et le 30 juin, le malade voulut sortir. L'œdème avait complétement disparu ; à peine pouvait-on découvrir encore quelques traces d'albumine dans les urines.

Dans ces deux cas, la cause de l'albuminurie paraît avoir été une congestion rénale, récente dans le premier cas, mais à forme subaiguë, sans douleurs vives, sans réaction fébrile ; dans le second, la congestion était plus ancienne ; sept mois auparavant l'anasarque avait déjà paru, puis s'était dissipée. Le malade ne s'était pas cependant trouvé complétement guéri ; il conservait encore un peu d'œdème, il n'avait pas retrouvé ses forces habituelles. Probablement l'albuminurie existait à cette époque. Sous l'impression d'un refroidissement auquel sa disposition rhumatismale devait le rendre plus sensible, la congestion rénale augmente ; l'anasarque se développe rapidement.

La soif, la dyspepsie chez ces deux malades, sont avec l'œdème les phénomènes dominants de la maladie. Chez le dernier, les habitudes alcooliques ont pu, avec la diathèse arthritique, être les coefficients de la cause indéterminée qui a produit cette congestion du rein. L'affection du cœur ne paraissait pas encore arrivée à cette période où elle aurait pu être regardée comme l'origine de l'état morbide des glandes urinaires.

Cette appréciation des conditions pathogéniques de ces albuminuries m'a conduit à prescrire la teinture d'iode, que j'ai plusieurs fois employée avec succès depuis cinq à six ans dans des cas analogues.

Voici les motifs qui m'ont poussé dans cette voie ; l'iode est éliminé par le rein ; il peut donc avoir sur la texture de cet organe une action topique. Dans les congestions extérieures à forme subaiguë, l'iode a une action résolutive incontestable; il agit sur la circulation capillaire. Il ne faut pas l'employer prématurément, ni à doses telles qu'il produise une stimulation trop énergique. Chez un adulte, je commence généralement par quatre gouttes, en répétant cette dose deux fois par jour, quelques minutes avant les repas. Il faut s'assurer que la teinture d'iode est récemment préparée, car sous l'influence de l'air et de la lumière, la teinture d'iode donne facilement naissance à de l'acide iodhydrique, qui a des propriétés beaucoup plus énergiques, qui est même caustique. Il faut donc s'assurer des réactions de la teinture d'iode qu'on emploie; si elle est acide, elle produit de la gastralgie, des nausées, des coliques, de la diarrhée.

Pour le mieux faire tolérer, je donne l'iode mêlé à l'amidon, en faisant tomber la teinture dans un petit verre d'eau de riz. La diffusion est instantanée, et le véhicule prend une couleur violette, ce dont il faut prévenir les malades. Il m'a semblé que, sous cette forme, l'iode était plus facilement accepté par les organes digestifs. Si cependant l'estomac lui oppose quelque répugnance, j'y ajoute quelques gouttes de teinture thébaïque qui en assure la tolérance.

Chez mes deux malades, l'effet thérapeutique a été rapidement obtenu. La soif, qui était ardente, qui chez le premier troublait le sommeil par ses exigences, s'est apaisée; en même temps, la diurèse augmentait aux dépens du sérum infiltré dans le tissu connectif sous-cutané qui était résorbé, et l'albumine diminuait pour disparaître bientôt dans les urines.

Je ferai remarquer qu'un de ces malades avait depuis quelques jours de l'amblyopie, et très-probablement les lésions rétiniennes qui accompagnent les formes graves de l'albuminurie. En 1868, j'ai fait connaître ces observations à la Société de thérapeutique, et mon ami, le docteur Bourdon, ayant essayé depuis cette méthode thérapeutique dans son service de la Charité, m'a dit en avoir obtenu de bons résultats. Le succès n'est pas assez commun dans cette affection pour qu'on doive négliger d'enregistrer ceux qu'on a obtenus, et les moyens qui y ont conduit. Je crois important de ne pas oublier dans quelles indications déterminées j'ai conseillé cette médication et quelles limites j'ai assignées à son opportunité.

Dans l'observation suivante l'albuminurie s'est montrée sous une forme insolite, par l'évolution des phénomènes morbides, comme par leurs caractères mêmes; malgré la gravité et la persistance des symptômes, la terminaison a prouvé que cette albuminurie était liée à une congestion rénale : le traitement a présenté des circonstances intéressantes qui m'engagent à réunir ce fait aux précédents.

Une femme de quarante-huit ans, blanchisseuse, et par conséquent exposée fréquemment aux causes qui développent le rhumatisme, entra dans mon service au mois de décembre 1858. Elle est née de parents bien portants. Elle a eu onze enfants, dont six sont vivants ; à la suite d'une de ses couches, elle a été affectée d'une hémiplégie gauche qui a duré deux mois.

Dans les premiers jours de novembre, elle éprouva des malaises. Le 3, ses règles parurent et s'arrêtèrent presque aussitôt, sans qu'elle puisse ou qu'elle veuille indiquer la cause de cette anomalie. Aux époques précédentes d'ailleurs, elles s'étaient montrées moins abondantes qu'auparavant, et son âge eût autorisé à voir dans cette apparition incomplète du flux menstruel un fait physiologique, si des phénomènes morbides ne fussent venus témoigner que la congestion cataméniale n'était pas épuisée. Cette femme fut prise d'inappétence, de vomissements continuels, de douleurs dans les reins; en même temps elle s'aperçut d'une enflure qui, suivant son récit, se serait d'abord fait sentir à la ceinture et aurait envahi ultérieurement les membres supérieurs, puis les membres inférieurs.

Un mois après le début de ces accidents, elle entra à l'hôpital, présentant une anasarque considérable. Ses urines étaient rares, rougeâtres, d'aspect sanguinolent et ressemblaient à de la lavure de chair. Le ventre était tuméfié; il donnait partout un son tympanique; aucune fluctuation n'y était perceptible, les intestins étaient météorisés. Mais quand on appuyait le stéthoscope sur la paroi abdominale, il laissait un relief arrondi, circonscrit par une gouttière circulaire, témoignage de l'œdème de cette paroi et un des meilleurs moyens de l'apprécier. L'anasarque d'ailleurs était portée à un degré considérable : la face était bouffie, les paupières tuméfiées, les lèvres renversées, le cou élargi semblait raccourci ; partout les saillies osseuses étaient effacées, et les membres présentaient un aspect éléphantiasique. La peau était pâle, jaune, sèche et retenait l'impression des doigts. La vue était trouble et, examinés à l'ophthalmoscope par le docteur Galezowski, les yeux offraient des exsudats et de petites hémorrhagies rétiniennes.

Le sommet du poumon droit présentait des nuances de sonorité plus aiguë et d'affaiblissement du bruit respiratoire qui permettaient d'y soupçonner des indurations du parenchyme pulmonaire. Les artères étaient dures, annelées. Le cœur, comme cela a lieu presque toujours, avait participé à l'action morbide qui avait amené l'induration des parois artérielles; un bruit de souffle systolique, localisé à la pointe, indiquait une insuffisance de la valvule mitrale.

Les urines renfermaient une grande quantité d'albumine ; examinées au microscope, le dépôt laissait voir des globules de sang très-nombreux, pas de tubuli, ni de cylindres protéiques, quelques cellules épithéliales, et quand elles avaient été exposées au contact de l'air, elles exhalaient une odeur fétide et renfermaient des bactéries.

Ainsi cette femme était atteinte d'une albuminurie hématurique avec les lésions de la rétine qu'on rencontre dans la maladie de Bright avec de l'anasarque, avec des soupçons de tuberculisation commençante à un des sommets, et enfin avec une lésion cardio-artérielle. Probablement, pour le dire en passant, cette lésion avait préexisté à l'hémiplégie dont cette malade nous avait fait mention. Car les altérations de l'appareil circulatoire sont la condition pathogénique la plus active et la plus commune des affections cérébrales qui s'expriment par l'hémiplégie. Cette femme, par son état de blanchisseuse, avait été exposée aux influences extérieures qui produisent le plus souvent le rhumatisme ou en favorisent l'évolution, et ces influences peuvent limiter leur action au système circulatoire et y provoquer un travail morbide qui est le plus souvent accompagné ou suivi d'autres manifestations rhumatismales, mais qui peut aussi être l'unique expression du rhumatisme.

Le cœur, du reste, ne paraissait pas sérieusement atteint dans son tissu musculaire ; il fonctionnait régulièrement ; et si nous ne répugnions pas à l'idée que les artères cérébrales altérées avaient pu céder à un effort énergique, et permettre un léger épanchement de sang, nous ne pouvions faire qu'une part insignifiante à ces anomalies de l'appareil circulatoire, dans la série de symptômes qui se déroulaient sous nos yeux ; tout au plus avaient-elles été des facteurs très-secondaires des troubles de circulation accusés par l'anasarque.

Deux symptômes dominaient la scène morbide : l'anasarque et les urines albumineuses. Ces deux symptômes peuvent se montrer indépendants l'un de l'autre ; nos salles nous en fournissaient des exemples ; mais leur connexion est si fréquente que la manifestation de l'une porte toujours à rechercher l'autre.

Les réactions chimiques et le microscope nous avaient montré la présence simultanée des globules du sang et de l'albumine dans les urines. Cette coïncidence n'est pas rare au début de la néphrite albumineuse, surtout de celle qui succède à la scarlatine. Mais il est beaucoup plus rare que l'hématurie persiste pendant des mois : nous pouvions nous demander si l'albuminurie n'était pas sous la dépendance de l'hématurie. La présence du sang dans l'urine entraîne nécessairement celle de l'albumine, mais le sang n'était pas assez abondant pour rendre cette explication admissible. L'urine ne renfermait pas de ces coagulums fréquents dans les hématuries réno-vésicales et qui parfois passent avec difficulté ou douleur à travers les canaux excréteurs.

L'anasarque, qui s'était montrée dès le début, avait pris rapidement un développement considérable et n'avait rien de comparable à cet œdème qui survient quelquefois chez les sujets anémiés par des hémorrhagies abondantes et prolongées.

D'ailleurs, il y avait chez cette femme un signe presque pathognomique de l'albuminurie, c'était la lésion rétinienne.

L'hématurie peut se lier aux affections organiques du rein. Mais outre cette affection de la rétine, qui est une note caractéristique et qui dirigeait le diagnostic dans une autre voie, on n'observait chez cette malade ni les douleurs vives, ni les urines fétides, ni les hémorrhagies abondantes du cancer rénal; on ne trouvait pas davantage les dépôts mucoso-purulents qui accompagnent la pyélo-néphrite tuberculeuse.

Nous arrivions par élimination à supposer, derrière ce flux albumineux sanguin, une congestion rénale analogue à celle qui accompagne le premier degré de la maladie de Bright, mais empruntant des caractères particuliers aux conditions dans lesquelles elle s'était développée.

L'examen de ces conditions éclairera peut-être la pathogénie de l'affection que nous avons sous les yeux. Par sa profession, cette femme est souvent exposée à l'impression du froid humide et aux brusques variations de température, circonstances qui ont été signalées parmi les causes les plus actives de la néphrite albumineuse; en d'autres termes, cette femme est placée dans des conditions qui doivent amener des perturbations fréquentes des fonctions de la peau, et nous pouvons, à l'aide des données fournies par la physiologie, comprendre les retentissements que ces troubles peuvent produire dans l'organisme et dans l'action des reins en particulier.

La peau n'est pas seulement, en effet, une enveloppe protectrice, un organe sensoriel, aboutissant d'un grand nombre de nerfs, c'est un appareil sécréteur très-actif, un émonctoire très-important et à produits variés. Ainsi, comme le foie, elle sécrète des substances grasses à réaction alcaline; c'est la matière sébacée. Comme le rein, elle élimine par la sueur de l'eau, un acide, des matières protéiques; elle exhale de l'acide carbonique comme le poumon, dont sa trame vasculaire est un auxiliaire et comme un foyer de combustion respiratoire.

Les fonctions de ce grand organe sont sans cesse modifiées et exposées à être troublées par les conditions du milieu dans lequel nous sommes plongés ; mais les organes chargés de fonctions analogues lui servent de pondérateurs et de suppléants ; ainsi, lorsque, après un temps chaud, l'air devient frais et humide, la diurèse augmente ; elle diminue dans les conditions inverses. Si l'intestin sécrète avec excès, la peau devient sèche : *alvus laxus, cutis sicca*. Aussi les anomalies de l'action cutanée jouent-elles un rôle considérable en pathogénie, et elles fournissent par conséquent des indications très-importantes à la thérapeutique.

Quand les fonctions de la peau sont suractives, quand sa trame vasculaire est turgescente et que tous ses appareils sécrétoires sont surexcités, si une cause extérieure, le froid, vient déterminer une contraction brusque des vaisseaux et arrêter, par un choc subit, cette impulsion fonctionnelle si énergique, si les vaisseaux et les autres éléments organiques n'ont pas cette élasticité physiologique, si je puis parler ainsi, qui diminue avec l'âge et certaines conditions morbides, si les organes congénères à la peau n'entrent pas dans un surcroît d'activité pour suppléer à son inertie, on pourra alors voir survenir des troubles graves dans l'économie.

Dans ce refoulement circulatoire, des congestions peuvent se localiser, soit dans les organes sous-jacents, le tissu cellulaire sous-dermique, la plèvre, le péritoine, soit dans les organes chargés si subitement de cette suppléance fonctionnelle. Et si cette suppléance n'intervient pas immédiatement, la composition du sang est modifiée ; des matières protéiques, de l'eau, des gaz, qui devaient être rejetés au dehors, restent dans le liquide circulatoire, l'altèrent ; et alors celui-ci produit sur les organes des incitations anomales qui peuvent se manifester d'abord dans les tissus périphériques.

Notre malade était en outre dans l'imminence de la période menstruelle. Il y a alors un molimen congestif qui doit aboutir à l'écoulement menstruel et se limiter dans l'appareil génital, mais qui peut très-facilement être dévié et se porter dans d'autres organes. Il faut aussi noter que cette femme était arrivée à l'âge de la ménopause, où cette disposition congestive semble exagérée, comme le prouvent les ménorrhagies, si communes à cette époque, les *bouffées* vers la tête, et toutes les modalités morbides qui apparaissent si souvent vers cette période de la vie, et dont la congestion est le phénomène initial.

Nous ajouterons enfin que le rein semble être, plus que d'autres organes, accessible aux retentissements de la congestion menstruelle. Dans un travail sur l'ectopie rénale, j'ai montré qu'aux époques menstruelles ces reins déplacés devenaient quelquefois le siége de congestions périodiques très-douloureuses.

Telles furent les conditions physiologiques et hygiéniques qui précédèrent, chez cette femme, l'explosion de la maladie, et n'ont probablement pas été sans influence sur son développement. Nous en avons indiqué l'évolution : le flux menstruel avorte après une courte apparition ; alors apparaissent les signes de la congestion rénale : douleurs dans les flancs, vomissements, urines hématuriques, puis bientôt l'anasarque.

Quoique la présence du sang dans les urines me fît soupçonner une forme aiguë dans cette affection déjà ancienne, je fus conduit à tenter la teinture d'iode par l'apyrexie, par la durée de la maladie et par l'opiniâtreté des vomissements, me rappelant que ce médicament avait été préconisé dans les vomissements incoercibles des femmes enceintes. Cette dernière indication fut remplie ; la malade cessa de vomir, mais le caractère hématurique des urines devint plus accentué, et, au bout de quelques jours, je cessai cette médication. J'essayai les astringents : l'acide tannique à la dose d'*un* gramme, puis l'acide gallique, qui résisterait mieux, dit-on, aux actions chimiques du travail digestif, et arriverait au rein avec ses propriétés inaltérées.

Cette médication ne réussit pas mieux que la précédente ; le sang diminua peut-être, mais l'albumine ne diminua pas ; l'anasarque augmenta, le ventre se tuméfia de plus en plus, et la malade, voyant l'insuccès de mes efforts, tomba dans le découragement ; alors survinrent des phénomènes de congestion pulmonaire, qui furent combattus par des vésicatoires.

N'obtenant rien de la médication topique, car l'iode et l'acide gallique devaient, dans ma pensée, agir topiquement sur les éléments sécréteurs et vasculaires du rein, je réfléchis de nouveau aux conditions dans lesquelles la maladie s'était développée, à ce trouble de la fonction cataméniale, dont le molimen congestif augmente et se prolonge quelquefois bien au delà de sa durée habituelle, aux approches de la ménopause : malgré les quarante-huit ans de la malade, et je pourrais dire à cause de ses quarante-huit ans, je pouvais attribuer à une déviation menstruelle l'état congestif du rein. Je dressai mes batteries dans cette direction ; nous touchions à la période cataméniale ; il fallait tâcher de rappeler sur l'utérus cette fluxion égarée. L'anémie, l'œdème énorme des grandes lèvres, m'interdisaient les sangsues. Je n'aurais pas même osé appliquer des sinapismes sur les membres inférieurs, distendus par l'œdème, dans la crainte d'y provoquer un érythème ou un érysipèle gangréneux.

Quand j'avais dû opposer un vésicatoire à la congestion pulmonaire, je l'avais placé sur la partie antérieure du thorax, sur le point le moins œdématié; je n'avais laissé l'emplâtre épispastique en place que pendant quelques heures, et je l'avais remplacé par un cataplasme amylacé.

Privé de ces ressources, j'administrai des emménagogues : une infusion de safran en boisson, et, n'ayant pas d'apiol, je fis donner des quarts de lavement avec une forte décoction de persil; et en même temps je prescrivis des boissons doucement diurétiques et des demi-bains de vapeur avec de l'infusion d'armoise, limités à la moitié inférieure du corps. J'ai peur des bains de vapeur entiers chez les albuminuriques; je me rappellerai toujours qu'en 1843, remplaçant à l'Hôtel-Dieu Magendie. qui avait pour interne, à cette époque, l'illustre Claude Bernard, je prescrivis un bain de vapeur à un albuminurique. A la suite de ce bain, le pauvre malade éprouva des accidents de congestion pulmonaire auxquels il succomba. Je l'avais ordonné dans l'espérance d'atténuer la congestion rénale, en incitant la peau, et de ranimer l'activité fonctionnelle de celle-ci, qui paraissait annihilée.

Chez la malade qui nous occupe en ce moment, en plaçant la poitrine en dehors de l'atmosphère du bain, j'espérais conjurer tout danger de cette nature.

Pas plus que l'utérus, la peau ne parut sentir la stimulation que je lui adressais; mais cette stimulation retentit sur l'organe synergique; et pendant quelques heures la malade éprouva une véritable polyurie, avec diminution notable de l'anasarque. Les urines étaient beaucoup moins albumineuses; mais cette diminution, qui pouvait être toute relative, était sans valeur pour le pronostic. J'attachais plus d'importance à la polyurie, que j'avais vue précéder la guérison dans plusieurs cas d'albuminurie congestive.

J'insistai sur cette médication, et ses effets se soutinrent; l'anasarque diminua rapidement et disparut presque entièrement. Mais en même temps le ventre ne diminuait pas de volume, une fluctuation évidente s'y faisait sentir d'un flanc à l'autre; une matité, régulièrement limitée, des régions déclives circonscrivait une zone tympanique occupant la partie antérieure de l'abdomen; celui-ci était partout indolent; la palpation n'y faisait percevoir ni tumeur ni résistance, ni empâtement; les intestins, libres de toute adhérence, se déplaçaient avec une extrême facilité, et dans le décubitus latéral, le liquide, dont la matité marquait les limites, se portait instantanément en masse du côté sur lequel la malade reposait, et la sonorité intestinale reparaissait immédiatement de l'autre côté.

On voit fréquemment l'ascite survenir à une période avancée de la maladie de Bright et comme conséquence de l'anasarque; il est beaucoup plus rare qu'elle survive à celui-ci, et à plus forte raison qu'elle lui succède. J'admets que l'ascite avait commencé avant la disparition de l'anasarque; mais après que le liquide infiltré dans les mailles du tissu connectif sous-cutané eût été résorbé, non-seulement la collection séreuse péritonéale n'a pas diminué, mais elle a considérablement augmenté. Tandis que l'absorption a été active dans la sphère de la veine cave, la circulation de la veine porte semble accuser un trouble exprimé par les progrès de l'ascite.

D'où venait cette anomalie? Je me suis demandé si cette ascite ne pourrait pas être imputée à une péritonite chronique. Mais l'absence d'adhérences intestinales, démontrée par les signes que je relatais plus haut, c'est-à-dire la délimitation régulière de la sonorité et de la matité, la mobilité absolue de l'intestin et de la masse liquide ne permettaient pas de s'arrêter à cette hypothèse; d'ailleurs, les péritonites tuberculeuses ou cancéreuses sont presque toujours des épisodes d'affections organiques viscérales; elles peuvent être indolentes, mais plus souvent leur évolution est accompagnée de douleurs, de fièvre, de diarrhée s'il s'agit de tuberculose. J'ai déjà dit plus haut pourquoi je rejetais toute idée de cancer ou de tubercules des reins.

Y avait-il quelque lésion modifiant la circulation de la veine porte? Il n'est pas rare que la cirrhose du foie coïncide avec la maladie de Bright; mais le foie avait conservé son volume normal; cette complication existe surtout chez les personnes adonnées aux excès alcooliques. La fluxion congestive, déviée de son foyer normal, qui était l'appareil utérin, après s'être portée sur les reins, avait-elle irradié sur le péritoine, et était-elle pour quelque chose dans cette ascite qui avait succédé à l'anasarque? Dans l'évolution de l'hydropisie albuminurique, comme dans les caractères de l'albuminurie elle-même, il y avait quelque chose d'insolite.

Les urines étaient beaucoup moins albumineuses; j'éloignai les demi-bains de vapeur, qui fatiguaient la malade. Je lui fis faire des applications quotidiennes de teinture d'iode sur la paroi abdominale ; pour stimuler la nutrition et l'hématose, je donnai des préparations ferrugineuses ; l'ascite commença à diminuer, puis disparut avec l'albuminurie ; les lésions rétiniennes se dissipèrent à leur tour ; et quand l'harmonie semblait rétablie dans cet organisme si longtemps troublé, les règles reparurent. Ce retour de la fonction utéro-ovarienne mit le sceau à la guérison. La malade avait repris de l'appétit et des forces, et elle sortit de l'hôpital, trois ou quatre mois après y être entrée, complétement guérie.

Nul doute que, comme je l'avais soupçonné, la lésion rénale ne fût une simple congestion. Les dégénérescences et les hyperplasies qui suivent la période congestive ne rétrogradent pas, et dans ma conviction nous avons eu là un curieux exemple de déviation menstruelle survenue aux approches de la ménopause.

DE L'ALBUMINURIE LATENTE (1)

Sommaire. — Phénomènes légers qui peuvent être pendant longtemps les seuls indices de cette forme d'albuminurie.

Celle-ci est souvent liée à la diathèse goutteuse et dépend de l'atrophie du rein.

Accidents soudains de toxurie : dyspnée, délire, coma.

Observations.

MESSIEURS,

Dans beaucoup de cas, l'albuminurie se développe d'une manière latente, elle n'est accompagnée ni de l'anasarque ni des troubles oculaires qui la dénoncent au médecin ; trop souvent alors elle échappe à l'observation, ou l'on n'en reconnaît l'existence que quand des phénomènes ultimes ou irrémédiables se refusent à toute autre interprétation et font soupçonner cette dyscrasie.

A un degré peu prononcé, l'albuminurie peut exister pendant bien des années sans apporter à la santé de troubles graves : un peu de faiblesse musculaire, de dyspepsie, d'amaigrissement, d'altération des facultés génitales, de dépression morale, des vertiges, des défaillances, de la céphalée, et parfois une légère bouffissure de la région circum-malléolaire après les fatigues de la journée, en sont les principales manifestations extérieures ; elles sont suffisantes cependant pour éveiller l'attention du médecin, et le déterminer à faire des investigations qui ont une grande importance pour son malade, et qui n'en ont pas une moindre pour sauvegarder sa réputation et couvrir sa responsabilité. Aux symptômes que nous venons d'énumérer s'ajoute souvent une tendance anémique ; les urines sont plutôt rares qu'abondantes ; plus habituellement pâles que très-colorées ; quelquefois, cependant, elles ont une teinte rougeâtre ressemblant à de la lavure de chair ; elles ren-

(1) Leçon publiée dans l'*Union médicale*, 10 janvier 1874.

ferment alors des globules sanguins et quelques éléments figurés; plus souvent elles sont blanchâtres, couleur de petit-lait; dans quelques cas opalines et mousseuses.

J'ai connu deux médecins qui, au déclin de l'âge mûr, ont eu pendant douze ou quinze ans de l'albumine en petite quantité dans leurs urines, et ont pu cependant fournir une carrière très-active et prolonger leur existence jusqu'aux limites habituelles de la vie humaine.

Parmi les signes prémonitoires de l'albuminurie, je signalerai les douleurs dans les régions rénales qui peuvent être bornées à un seul côté.

L'albuminurie latente est, comme le diabète, dans un grand nombre de cas, une dyscrasie arthritique, elle est souvent précédée de gravelle urique, et, dans un certain nombre de cas elle se rapporte à cette lésion désignée sous le nom d'atrophie du rein, rein goutteux des auteurs anglais, dans laquelle les éléments sécréteurs du rein sont atrophiés et détruits en partie, et les tubuli sont infiltrés d'urate de soude.

Quant aux accidents ultimes de ces albuminuries, ils peuvent se présenter sous ces différentes formes symptomatologiques qu'on a décrites sous le nom d'urémie, nom auquel on pourrait substituer celui de toxurie.

Ces symptômes, en effet, doivent être attribués à l'empoisonnement du sang par des éléments excrémentitiels destinés à l'élimination, qui ne trouvent plus dans le rein altéré la voie par laquelle ils sont ordinairement rejetés au dehors. C'est un empoisonnement par les excréments dont l'urine est le véhicule, et non pas une affection causée par la rétention de l'urée, comme quelques médecins l'avaient pensé.

Ces accidents ultimes sont des phénomènes de dyspnée, du coma, du délire, et plus rarement des convulsions; ils surviennent parfois soudainement au milieu de la santé habituelle, sans qu'aucun trouble sérieux puisse faire pressentir au malade le danger qui le menace; plus souvent ils éclatent au déclin d'une affection accidentelle qu'ils terminent d'une manière foudroyante et inattendue. Depuis quelques années, j'ai eu l'occasion d'observer quatre faits de ce genre, et comme en France ils ne paraissent pas très-communs, je crois utile d'en donner une analyse succincte.

OBS. I. — M. B..., agé de soixante-douze ans environ, était de race arthritique, mais bien constitué; jusqu'à l'âge de cinquante ans environ il avait joui d'une bonne santé; à cette époque, il devint sujet à la gravelle et à des catarrhes bronchiques, qui se développaient en général au printemps, accompagnés quelquefois de fièvre rémittente. Pendant plusieurs années, il était atteint vers la même saison de légers mouvements fébriles qui revenaient la nuit et étaient suivis de sueurs; sans avoir de coliques néphrétiques bien caractérisées, il se plaignait souvent des reins, et ses urines renfermaient très-souvent de l'acide urique cristallisé.

Dans les quinze dernières années de sa vie, sa vue avait été en s'affaiblissant graduellement, au point qu'il ne voyait plus assez pour se conduire; l'examen ophthalmoscopique avait fait constater une choroïdite chronique avec atrophie de la papille.

Vers la fin de l'hiver 1872, il se sentit indisposé, eut un frisson suivi de toux et d'une légère douleur dans le côté droit. Appelé auprès de lui, je ne constatai localement qu'un de ces catarrhes auxquels il était sujet, avec un peu de congestion vers les bases, mais en même temps un abattement, une anxiété, une altération de la physionomie qui ne me laissaient pas sans inquiétude; je lui fis appliquer un vésicatoire et lui fis prendre du sulfate de quinine. Après deux ou trois jours de traitement, il se sentait mieux, quand tout à coup, au milieu de la nuit, il fut pris d'une dyspnée intense et d'un tel état d'angoisse, qu'il m'envoya chercher.

Je me rendis avec mon cousin, le docteur Henry Gueneau de Mussy, auprès de ce vénérable vieillard qui avait été le maître de notre jeunesse et l'ami de toute notre existence; nous le trouvâmes dans un état d'orthopnée considérable; l'auscultation ne nous permettait pas de constater autre chose que de la bronchite avec un peu de congestion pulmonaire aux bases; évidemment les lésions appréciables ne répondaient pas à la gravité des troubles fonctionnels. Les urines étaient rouges, troubles, laissaient un dépôt semblable à de la lavure de chair, comme si elles renfermaient de la matière colorante du sang; l'addition de l'acide nitrique y démontra la présence de l'albumine en quantité notable. En rapprochant ce fait des antécédents arthritiques du malade, de cette gravelle urique, de ces douleurs de reins qui l'avaient longtemps tourmenté, nous pensâmes qu'il y avait chez lui une atrophie goutteuse du rein; dès lors, nous ne nous dissimulâmes pas la gravité du pronostic, et malgré une révulsion énergique, malgré un appel fait à tous les émonctoires, malgré l'emploi de médicaments qui pouvaient modérer le spasme respiratoire, comme le bromure, la teinture de lobelia, la dyspnée ne fut pas apaisée, elle augmentait par accès qui revenaient surtout la nuit. Dès le lendemain, le malade avait la conscience de quelque difficulté à coordonner ses idées et à les revêtir de mots propres; il eut bientôt de la divagation et du délire par intervalles, et, deux jours après, il succombait dans le coma.

Obs. II. — Au mois de juin 1873, je fus appelé auprès de M. V..., âgé de soixante-dix ans, homme aussi distingué par son esprit et par son caractère que par la position élevée qu'il occupait dans le pays, et qui avait conservé, en apparence, toute l'énergie et la verve de la jeunesse ; il était de race arthritique et avait eu des coliques néphrétiques ; plusieurs fois aussi il avait eu des fièvres catharrales qui avaient duré longtemps ; elles avaient pris vers leur déclin une forme rémittente qui avait décidé l'emploi de la quinine.

M. V..., depuis quinze jours, avait une bronchite accompagnée d'une expectoration abondante et de fièvre, il avait été soigné par un empirique qui, comme médication principale, lui avait imposé un régime très-substantiel et des boissons excitantes.

Je lui trouvai la peau chaude, la face écarlate, il expectorait avec facilité et abondance des crachats opaques mucoso-purulents ; le pouls était régulier, battait environ 88 à 92 fois par minute ; on entendait dans toute la poitrine, qui avait sa sonorité normale, de gros râles muqueux.

La langue était saburrale avec tendance à la sécheresse, les urines étaient peu abondantes, le malade était constipé. Je le soumis à un régime tempérant, tout en lui permettant des aliments en quantité suffisante, pour suffire aux besoins de la réparation, et prenant en considération que dans l'état de santé ce malade était doué d'un appétit énergique. Je lui donnai quelques purgatifs ; au bout de quelques jours, il allait sensiblement mieux ; la fièvre, la toux, l'expectoration, avaient beaucoup diminué ; on n'entendait plus qu'un peu de râle muqueux à la base du poumon droit, le malade avait des sueurs abondantes qu'on pouvait croire critiques ; il avait conscience de cette amélioration, tout en accusant de la fatigue quand il était obligé de soutenir une longue conversation et de l'agitation pendant la nuit.

Je le soignais depuis huit à dix jours, et je le croyais parvenu aux portes de la convalescence, quand un soir, arrivant près de lui, je le trouvai endormi : sa respiration était irrégulière et précipitée ; le domestique qui le soignait m'affirma que c'était la première fois qu'elle offrait ce caractère, dont il avait été frappé comme moi. Le malade se réveilla, la respiration se ralentit, l'auscultation, pratiquée avec un grand soin, ne me fit constater aucune aggravation dans l'état local ; le pouls était un peu plus fréquent.

Le lendemain, on me raconta que le malade avait eu pendant la nuit quelques divagations ; inquiet de ces manifestations qui ne me paraissaient pas en rapport avec l'affection qui, jusque-là, avait occupé toute la scène morbide, je fis analyser les urines, et l'on constata qu'elles renfermaient une proportion notable d'albumine. J'avertis alors la famille que, derrière une maladie bénigne en apparence, s'en cachait une autre beaucoup plus sérieuse qui, pour la première fois, donnait sa note, qui ne s'était accusée jusque-là que par des phénomènes peu accentués, mais qui pouvait acquérir une gravité foudroyante. La langue était rouge et sèche, cependant il mangeait encore avec plaisir; mais les phénomènes ne tardèrent pas à devenir plus menaçants; pendant la nuit il y eut du délire. Dès le lendemain, la respiration devenait anxieuse, le ventre se météorisait, le malade accusait un malaise considérable; la respiration était irrégulière, entrecoupée d'*expirations soufflées;* bientôt la tête s'engagea de plus en plus, par moment il reprenait la possession du *moi* pendant de courts intervalles, et bientôt il retombait dans le délire; il se plaignait de céphalalgie. Il succomba dans le coma.

Comme chez mon premier malade, l'albuminurie précédée de gravelle pouvait être imputée à une altération du rein d'origine arthritique; comme chez le premier, il n'y avait jamais eu d'anasarque, et, à part la cécité pour le premier, la santé s'était conservée chez tous deux active et robuste en apparence. Tous deux étaient sujets à des bronchites qui étaient probablement aussi de racine arthritique, et ils avaient subi le poids de grandes fatigues, de grandes émotions et de lourdes responsabilités pendant les dernières années de leur existence. Chez le dernier, l'urémie se démasqua plus tardivement, au milieu des symptômes réguliers d'une fièvre catarrhale, tandis que, chez le premier, la malignité de la maladie s'accusa d'emblée par des phénomènes anomaux.

Quelques semaines après avoir été témoin de ce terrible dénoûment, j'étais appelé en consultation auprès d'un ami et d'un contemporain de M. V..., atteint depuis quinze jours d'une bronchite qui, sans offrir de signes extérieurs de gravité, inquiétait la famille par sa résistance et surtout par les troubles généraux dont elle était accompagnée. J'appris que ce malade, âgé de soixante-neuf ans, qui occupait des postes importants et menait une vie intellectuelle très-active, depuis plusieurs mois paraissait fatigué; son esprit avait perdu sa vivacité et sa gaieté habituelles; son teint était pâle, jaunâtre; son appétit était languissant, on le trouvait changé; c'était au milieu de ces troubles de la nutrition que la bronchite avait éclaté; le médecin distingué qui lui donnait des soins avait constaté un peu de fréquence du pouls et des râles sous-crépitants plus concentrés et plus nombreux à une des deux bases, ce qui l'avait décidé à y appliquer un vésicatoire volant.

Quand je vis le malade, le pouls pouvait battre 84 fois par minute, la peau n'était pas chaude, la langue était sale, épaisse, le malade se plaignait de faiblesse générale, de dégoût pour les aliments et d'inaptitude pour le travail intellectuel; pendant la nuit, disait-il, il avait des accès de dyspnée et était obligé de se lever et de dormir dans son fauteuil; le cœur n'était pas notablement augmenté de volume; un bruit rude, systolique à la pointe, accusait un léger degré d'insuffisance mitrale; les battements étaient réguliers. Le foie était augmenté de volume et dépassait les côtes d'un à deux travers de doigt. Aux deux bases, dans une zone étroite, on entendait du râle sous-crépitant; je conseillai un purgatif, des sinapismes, et, frappé d'un souvenir trop récent, je demandai qu'on fît l'analyse des urines; trois jours après, je me retrouvais en consultation auprès de ce malade; l'analyse des urines nous démontra la présence d'une quantité considérable d'albumine; les urines étaient peu abondantes, blanchâtres et mousseuses; nous avertîmes immédiatement la famille de la gravité des complications qui pouvaient survenir, et, pour modifier l'état gastrique qui était resté le même, autant que pour éliminer les principes toxiques que le rein altéré pouvait ne plus laisser passer, nous conseillâmes trois jours de suite un verre d'eau de Pullna le matin, à jeun, et l'usage du lait additionné d'une petite quantité d'eau de Vichy. C'était le 28 juin; le 30 au soir je suis rappelé : la veille, le temps étant beau, le malade avait été en voiture au bois de Boulogne et s'était promené à pied.

Mais l'anorexie subsistait profonde, et les accès de dyspnée nocturne avaient été beaucoup plus violents et plus pénibles. Je trouvai le malade haletant, la face bouffie, les lèvres violettes, une matité étendue existait dans la région précordiale, avec un double bruit de frottement superficiel, bruit de cuir neuf très-fort, qui s'entendait dans toute la région mammaire. Aux deux bases on percevait un râle sous-crépitant plus fin et plus étendu que l'avant-veille, mais obscur et éloigné, accompagné de matité et d'une œgophonie tellement caractérisée qu'on ne pouvait mettre en doute l'existence d'un double épanchement. La respiration était fréquente, suspirieuse et entrecoupée *d'expiration soufflée*. Le pouls était fréquent, mais régulier; la chaleur était médiocre; un léger degré d'infiltration existait aux régions circummalléolaires; le foie paraissait plus volumineux que l'avant-veille. Nous conseillâmes un large vésicatoire sur la région précordiale, la diète lactée et le soir une *blue pill* de 15 centigrammes. Nous dûmes alors dire à la famille du malade que les complications, dont nous avions parlé comme d'un danger possible, étaient survenues menaçantes, multiples, probablement d'un dénoûment prochain; on nous demanda de nous adjoindre un troisième médecin, et je réclamai le concours du docteur Henry Gueneau de Mussy, qui avait eu en Angleterre de fréquentes occasions d'observer ces complications urémiques : soit que cette affection ait plus éveillé l'attention des médecins anglais que la nôtre, soit que la goutte étant beaucoup plus commune en Angleterre qu'en France, cette dyscrasie, qui est une des formes de la cachexie goutteuse, y soit, en effet, plus commune. Le lendemain matin nous nous réunîmes auprès du malade; il avait eu pendant la nuit des accès de dyspnée très-pénibles, cependant il avait pu dormir dans son lit; la matité précordiale avait diminué, et le bruit de cuir neuf, quoique très-net, était beaucoup moins fort que la veille. Les deux épanchements pleurétiques avaient disparu, en revanche la sous-crépitation bronchique était plus distincte et plus étendue; malgré cette amélioration incontestable, la persistance de la dyspnée me confirma dans mes craintes. Nous conseillâmes au malade un drastique, racine de jalap 0,75, de larges applications sur le tronc de cataplasmes sinapisés, et la continuation de la diète lactée, en ajoutant dans chaque tasse de lait une cuillerée à soupe de rhum jusqu'à concurrence de cinq à six cuillerées.

Le lendemain, nous revîmes tous trois le malade : la nuit avait été des plus angoisseuses, le malade expectorait des crachats rouillés; des râles sous-crépitants s'entendaient dans toute la poitrine; l'infiltration des membres inférieurs avait augmenté; sans qu'il y eût de délire, l'intelligence semblait engourdie; le malade succomba le lendemain matin dans un accès de dyspnée.

Dans le fait suivant, que nous avons observé ces jours derniers à l'Hôtel-Dieu, la toxurie s'est manifestée par des accidents convulsifs et comateux. A peine avons-nous constaté une très-légère infiltration des membres inférieurs, qui ne modifiait en rien la forme et le volume de ces membres et qui, bornée à une très-petite étendue, ne méritait assurément pas le nom d'anasarque. D'après l'état athéromateux très-accentué des artères sans aucune proportion avec les lésions cardiaques, nous supposâmes que cet homme s'était adonné aux boissons alcooliques; l'urine renfermait une petite quantité d'albumine, mais les altérations profondes des reins, leur atrophie, l'épaississement, l'oblitération des artères rénales et par conséquent les troubles considérables apportés à la circulation et à la nutrition de ces organes témoignaient de leur inaptitude à remplir leurs fonctions éliminatrices. Il y avait là toutes les conditions d'une toxurie que la forme et la marche des symptômes m'avaient fait pressentir et dont l'analyse des urines avait confirmé le diagnostic.

La légère congestion de la protubérance observée après la mort me paraît une lésion consécutive ou connexe aux accidents convulsifs plutôt qu'elle n'en a pu être la cause.

Obs. IV. — Il y a quelques jours, entrait dans mon service à l'Hôtel-Dieu un homme de soixante-six ans. Il répondait difficilement et vaguement aux questions qu'on lui adressait. Cependant il apprit à la religieuse que la veille, et pour la première fois de sa vie, il avait eu des attaques convulsives.

Quand M. Barety, interne du service, arriva auprès de ce malade, il fut témoin d'une attaque de convulsions commençant par un roidissement général de tous les membres (spasmes toniques) suivi de mouvements cloniques des membres, des yeux, de la mâchoire et de la langue, sans morsure de ce dernier organe, et sans écume à la bouche, après quoi cet homme tomba dans un état comateux.

M. Barety lui prescrivit des sinapismes, un lavement purgatif et une potion éthérée.

Le lendemain matin, en visitant ce malade, j'apprends que dans la nuit il a eu sept à huit attaques semblables à celle de la veille. Il est dans un état d'asphyxie et de coma. Ma pensée se dirigea immédiatement vers la possibilité d'un empoisonnement urinémique. Sa face n'offrait pas trace de bouffissure; à peine la région prétibiale conservait-elle une légère empreinte de la pression des doigts. On constatait un prolongement soufflant à la pointe du cœur pendant la systole, les artères étaient athéromateuses.

Pour éclairer le diagnostic, je sondai le malade, et l'examen des urines m'y fit constater la présence de l'albumine en petite quantité.

Cette circonstance me confirma dans le diagnostic d'accidents toxuriques, d'autant plus que la veille on n'avait observé dans l'intervalle des attaques ni hémiplégie, ni aucun autre symptôme pouvant indiquer une lésion cérébrale primitive.

Le malade succomba une heure après la visite.

L'autopsie, faite par M. Barety, ne lui révéla aucune lésion appréciable dans l'encéphale; il y avait seulement une légère congestion de la protubérance.

Le cœur et le péricarde étaient enveloppés d'une épaisse couche de graisse ; on trouva les traces d'une ancienne péricardite : adhérences partielles, plaques laiteuses.

Le cœur était volumineux, hypertrophié. Les parois du ventricule gauche étaient épaissies, d'une couleur jaune, friables, sa cavité était dilatée, la valvule mitrale était légèrement rétractée.

L'aorte et l'artère pulmonaire étaient dilatées; de nombreuses altérations athéromateuses furent observées sur la face interne de l'aorte.

Les deux poumons étaient fortement congestionnés, et la base du poumon gauche était le siége d'une hépatisation rouge. Une exsudation fibrineuse, mince, grenue, évidemment toute récente, revêtait la face postérieure des deux poumons.

Les conduits aérifères présentaient une couleur rouge, livide, et étaient remplis d'un liquide spumeux.

Les reins étaient comme noyés dans une couche énorme de graisse; ils étaient atrophiés : l'un d'eux surtout, qui ne mesurait que 6 centimètres de longueur, tandis que l'autre en avait 7. Leur surface était bosselée, inégale, grenue, d'une couleur violet foncé, piquetée de rouge, çà et là soulevée par quelques petits kystes du volume d'un grain de chènevis.

L'artère qui se rendait au plus petit des deux reins était en grande partie oblitérée par une dégénérescence athéromateuse. La graisse pénétrait à une grande profondeur, au milieu des éléments glandulaires qui étaient atrophiés; la substance corticale présentait un aspect lardacé, et les pyramides offraient des contours indécis. Quoique atrophiées également dans l'autre rein, les substances médullaires et corticales avaient conservé leur apparence à peu près normale.

Les petites divisions artérielles étaient béantes et d'une couleur blanche opaque; les bassinets étaient dilatés.

Dyspnée, délire, coma, quelquefois convulsions, telles sont, en effet, les terminaisons les plus communes de cette redoutable maladie, contre laquelle nos ressources thérapeutiques sont si peu efficaces. Le docteur Henry Gueneau de Mussy m'a dit cependant avoir vu en Angleterre quelques malades échapper à ces crises urémiques; le traitement employé avait été le même que celui auquel nous avons eu recours: purgatifs énergiques, révulsifs, diète lactée: il m'a dit avoir obtenu de bons effets de bains d'air chaud, dans des cas où des complications de phlegmasies cardio-pulmonaires semblaient menacer d'une mort prochaine; bien entendu que le succès n'était que passager, et qu'après avoir échappé à une ou plusieurs crises de toxurie, le malade finissait par succomber aux conséquences d'une lésion irrémédiable. Il y a une trentaine d'années, j'ai essayé les bains de vapeur ou les fumigations sèches de baies de genièvre dans l'anasarque albuminurique, mais j'ai vu à la suite d'un de ces bains un malade succomber en quelques heures à une congestion œdémateuse du poumon; j'ai pensé que le bain de vapeur avait pu contribuer à cette terminaison, et, depuis lors, quand j'ai employé ces bains chez des albuminuriques, j'en ai limité l'application, en général, à la moitié inférieure du corps; on a ainsi l'avantage, tout en faisant appel à la sécrétion cutanée, de provoquer sur les parties inférieures une action révulsive qui peut agir dans un sens favorable à la résolution de la congestion pulmonaire, et, d'une autre part, on ne risque pas d'augmenter celle-ci. Je dois faire remarquer que, dans le cas où j'ai pu attribuer à ce bain une influence fâcheuse, je l'avais employé chez un malade atteint d'anasarque albuminurique, tandis que chez les malades qui nous occupent ici, il y avait albuminurie sans anasarque, et cette différence très-importante peut modifier les indications et les effets du traitement.

DE LA POLYURIE ET DE SON TRAITEMENT (1).

Sommaire. — Observations de polydipsie-polyurie.

La polydipsie précède-t-elle la polyurie, ou inversement? La clinique montre que l'ordre d'apparition des deux phénomènes est variable.

Causes diverses : Troubles de l'instinct de la soif, traumatismes, émotions morales, hérédité.

Caractères de l'urine. — Autres symptômes : soif, sécheresse de la peau, troubles dyspeptiques, affaiblissement des facultés génitales, anémie.

La polyurie est une névrose.

Indications thérapeutiques. — Divers agents médicamenteux ; bons effets de la belladone. Bains sulfureux. Hydrothérapie.

MESSIEURS,

Pendant l'hiver de 1864, je reçus dans mes salles une jeune fille de vingt ans, grasse, ayant au premier abord les apparences de la force ; mais la bouffissure et l'empâtement de ses traits, la teinte violâtre de ses joues, la mollesse et la flaccidité de ses chairs portaient l'étiquette du lymphatisme, pendant que la coloration jaunâtre de la peau, autour du nez et de la bouche, accusait un certain degré d'anémie.

Cette jeune fille était tourmentée depuis son enfance par une soif insatiable, ardente ; en même temps, elle urinait beaucoup. Elle estimait à 12 litres la quantité d'urine qu'elle rendait chaque jour, évaluation qui n'avait rien d'invraisemblable ; car, après plusieurs jours d'un traitement qui avait déjà modifié notablement la diurèse, elle rendait encore 6 à 7 litres d'urine dans les vingt-quatre heures.

Pendant toute son enfance elle avait eu de l'incontinence d'urine nocturne. Réglée à douze ans, elle l'avait été régulièrement depuis cette époque. Le flux cataménial était peu abondant et remplacé, après une

(1) *Gazette des hôpitaux*, 22, 24 août 1871, n°s 99 et 100.

courte durée, par un écoulement leucorrhéique. A chaque époque, elle éprouvait de la céphalalgie, des vertiges et un gonflement de la face.

L'appétit était modéré; deux portions lui suffisaient. Elle n'a jamais présenté cette boulimie qui accompagne quelquefois le diabète sucré. Chaque jour elle buvait trois ou quatre pots de tisane et une quantité d'eau qu'elle ne peut exactement apprécier. Elle nous a montré, sur ses jambes, deux taches bleuâtres, traces de bulles qui s'y étaient développées l'an dernier, et pour lesquelles elle fut traitée à l'hôpital Saint-Louis. Ces bulles, d'après la description qu'elle en donne, devaient être du pemphigus.

Pour des raisons que j'exposerai plus tard, je prescrivis à cette malade l'extrait de belladone à la dose de 1 centigramme deux fois par jour. La tolérance fut complète; la pupille ne fut pas dilatée. La soif diminua, et bientôt après la diurèse. Cet effet de la belladone était d'autant plus remarquable que cette substance produit ordinairement une sécheresse de la gorge qui appelle l'ingestion des boissons.

Le troisième jour, la dose fut portée à 2 centigrammes le matin et 2 centigrammes le soir. Deux jours après, la malade en pris 6 centigrammes, et à ma grande satisfaction, sous l'influence de ce traitement, la quantité d'urine tomba de 10 litres à 6 litres, puis à 5, puis à 2; et, au bout de quelques jours, elle se réduisit à un litre et demi, c'est-à-dire au chiffre physiologique. La soif, qui avait diminué avant que la diminution des urines fût appréciable, était tout à fait normale. Un pot de tisane lui suffisait pour toute la journée.

Cet ordre de régression des phénomènes morbides pourrait être invoqué en faveur de l'opinion qui fait de la soif le phénomène initial et lui subordonne la polyurie.

En même temps que j'administrais la belladone à l'intérieur, je cherchais à exciter la sécrétion cutanée qui, dans l'état hygique comme dans les maladies, est souvent le pondérateur et presque l'antagoniste de la sécrétion rénale. Je fis prendre à la malade des bains sulfureux.

La polyurie avait, par les pertes imposées à l'organisme, ou peut-être aussi par le trouble nutritif dont elle était l'expression, favorisé le développement de l'anémie. Les ferrugineux étaient indiqués; parmi les préparations martiales qui s'offraient à mon choix, je préférai le perchlorure, parce qu'il avait été préconisé dans la polyurie; en même temps, pour tonifier les organes digestifs et combattre l'élément lymphatique auquel les bains sulfureux s'adressaient déjà avec opportunité, je donnai pour boisson à la malade de la décoction de feuilles de noyer, édulcorée avec du sirop d'écorces d'oranges.

Je maintins la malade sous cette médication pendant plusieurs semaines après sa guérison, et je ne la suspendis que graduellement, en administrant la belladone à des intervalles de plus en plus éloignés, méthode que j'ai adoptée dans toutes les maladies de longue durée, et qui a pour objet de ne pas soustraire trop brusquement l'organisme à l'action du modificateur qui a rétabli son harmonie fonctionnelle, et de consolider par l'habitude ce retour à l'activité normale si longtemps pervertie.

Le 7 décembre 1866, entra dans mon service un homme de trente-cinq ans, charpentier; il avait toujours joui, assure-t-il, d'une excellente santé jusqu'au mois de mars de cette année; il n'a jamais eu ni syphilis, ni rhumatismes; sans avoir des habitudes d'ivrognerie, il avoue s'être enivré quelquefois.

Le 7 mars précédent, cet homme, occupé aux travaux de son métier, fit une chute d'un lieu élevé; il éprouva une forte commotion, cependant il ne perdit pas connaissance immédiatement; mais, le lendemain, ce phénomène se produisit, et il resta trente-six heures inconscient. A la suite de cet accident, il fut transporté à l'hôpital; il n'était pas, à proprement parler, paralysé, mais il éprouvait une grande faiblesse dans les membres, surtout dans les membres inférieurs. Le 31 août, il quitta l'hôpital bien portant. Le 1er octobre, il éprouva, pour la première fois, des crampes dans les pieds et dans les jambes. Depuis lors, il y est resté sujet; elles reviennent jusqu'à cinq ou six fois par jour. La marche prolongée les provoque.

Depuis la même époque, c'est-à-dire depuis le 1er octobre, il commença à être tourmenté par une soif très-vive, obligé de boire beaucoup pour la satisfaire, et la quantité des urines excrétées devint très-abondante, *moindre cependant*, dit-il, *que celle des boissons ingérées*; il en rendait 10 litres par jour; il prétend qu'au début elles étaient noirâtres, couleur de marc de café (il faut, on le sait, accepter avec une grande réserve ces comparaisons des malades, qui sont souvent très-inexactes); elles laissaient déposer un sédiment abondant; en même temps, les facultés viriles s'éteignirent; l'appétit diminua.

Telle était la situation du malade quand il entra à l'Hôtel-Dieu. Alors les urines étaient limpides; elles ne contenaient ni albumine ni sucre. La couche inférieure, examinée au microscope, ne renfermait pas de globules sanguins ni de pus. La peau était sèche. Il dormait bien, mais il restait faible. La marche ramenait les crampes et les envies d'uriner.

On constatait dans les vaisseaux du cou un souffle diastolique très-intense.

Je le soumis au traitement précédemment indiqué, et j'obtins une amélioration rapide ; mais, dans le mouvement rétrograde de la maladie, la prédominance de la soif sur la diurèse se maintint, et il buvait encore 6 litres quand il n'en urinait que 4; j'arrivai à obtenir encore une diminution de 1 litre à 1 litre et demi ; mais le malade quitta l'hôpital avant d'être parfaitement guéri. J'ajouterai que l'emploi de la belladone avait amené chez lui un peu d'amblyopie.

La polydipsie ne doit pas être confondue avec la dipsomanie ; l'une est une exagération, l'autre une perversion de l'instinct. Ces deux anomalies peuvent coïncider, le fait suivant en est un exemple ; et voilà pourquoi je le rapporte ici, quoiqu'il ne nous fournisse aucun renseignement pour la solution de la question thérapeutique, qui est le principal objet de nos recherches.

Un homme de vingt-sept ans, charretier, entre à l'Hôtel-Dieu le 17 septembre 1866. Ses parents ont succombé, dit-il, à des maladies accidentelles, il ne peut nous donner aucun renseignement sur leur santé ; il sait seulement que son père était buveur, et lui, fidèle aux traditions de son métier comme à celles de sa famille, s'est de bonne heure adonné à l'usage des alcooliques. Il est trop commun de voir des vices acquis par les parents se transmettre aux enfants, en dehors même de toute influence de l'exemple, par une prédisposition innée ; et la responsabilité morale de l'homme s'étend ainsi et se prolonge au-delà de son existence individuelle. Notre malade but d'abord de l'eau-de-vie, mais la satiété amena le dégoût, il se rejeta sur le vin, et, poussé par la soif en même temps que par sa passion, il en buvait, depuis l'âge de dix-huit ans, 6 à 8 litres par jour sans avoir jamais été ivre. J'ai vu d'autres polydipsiques qui avaient acquis avec leur maladie cette tolérance pour les alcooliques. Il urinait beaucoup et souvent. Depuis son enfance, il est sujet aux migraines, névrose qui n'est pas rare chez les buveurs ; il est aussi sujet à la gastrorrhée et rejette le matin à jeun des *pituites*. Ses urines laissent un dépôt sédimenteux ; ses artères sont légèrement indurées et flexueuses ; sur le trajet de la radiale gauche, existe une dilatation ampullaire, une sorte de petit anévrysme.

A la pointe du cœur, on constate un prolongement soufflant au premier temps. Cet homme est sujet à des éruptions de lichen, de furoncles et d'acné, dont sa peau porte des traces nombreuses. Migraines, furoncles, induration des artères, voilà plusieurs symptômes qu'on observe dans l'arthritisme. Peut-être ce malade a-t-il puisé ce principe diathésique dans ses antécédents héréditaires? Mais il faut se rappeler que l'alcool, en altérant ou en diminuant le travail nutritif, peut produire des lésions plus ou moins analogues à celles de l'arthritisme, comme à celles que la vieillesse amène à sa suite.

Bien que chez cet homme, habitué à une vie très-active, les fonctions éliminatrices aient paru acquérir un surcroît d'activité, cet alcool, sans cesse brûlé dans l'organisme, a laissé dans beaucoup d'organes des traces de son passage. Il tousse depuis longtemps, il a eu même quelques crachements de sang; il est sujet à des accès de dyspnée et l'on constate de l'emphysème à la base du poumon droit. N'y aurait-il pas là un commencement d'asthme? Ce pourrait être encore regardé comme une présomption d'arthritisme. Mais il faut songer que l'alcool, éliminé en si grande quantité par la muqueuse bronchique, peut réclamer une part dans le trouble des fonctions respiratoires. Le foie, organe d'épuration placé à l'avant-garde de l'appareil nutritif, est devenu, sous ce stimulus anomal, le siége d'un travail congestif, comme l'atteste son augmentation de volume. L'estomac manifeste par la dyspepsie et les régurgitations pituiteuses la gastrite alcoolique; enfin le système musculaire est très-peu développé chez cet homme, ce qui pourrait faire penser que le processus nutritif souffre et est en déchet.

Ce n'est pas, du reste, pour ces troubles de la nutrition ou pour les accidents polyuriques que ce malade est entré à l'Hôtel-Dieu : il souffrait depuis sept à huit mois d'une névralgie sciatique du côté gauche, dont la persistance l'a forcé à interrompre son travail; la sciatique est très-souvent de racine arthritique, mais, comme d'autres névralgies, elle peut succéder à l'impression du froid et surtout du froid humide. Parmi les coefficients étiologiques qui ont pu influer sur le développement de cette affection, nous devons ajouter aux renseignements fournis plus haut, que cet homme habitait avec une blanchisseuse un grenier dans lequel celle-ci faisait sécher son linge.

La névralgie avait suivi une marche ascendante; elle avait débuté par l'extrémité postérieure du quatrième espace intermétatarsien, et plus tard s'était étendue jusqu'à l'échancrure sciatique. Mais les élancements douloureux partaient toujours du foyer primitif, où la pression constatait une sensibilité morbide. On en constatait également au niveau de la tête de l'astragale, au niveau de la tête du péroné, du bord postérieur du grand trochanter, de l'échancrure sciatique, de l'épine iliaque antéro-supérieure et de la crête iliaque. La sensibilité tactile ne semblait pas diminuée dans le membre malade; la sensibilité à la chaleur paraissait augmentée. Par le toucher rectal et par la palpation abdominale on ne trouvait, vers les origines du nerf, aucune tumeur qui pût expliquer cette névralgie. D'ailleurs, la marche des douleurs et leur direction rendaient peu vraisemblable qu'on eût affaire à une névralgie symptomatique.

On avait inutilement appliqué des vésicatoires sur le trajet du nerf.

Je fis faire au malade des injections sous-cutanées avec un mélange de dix gouttes de solution de morphine et de dix gouttes de solution d'atropine, et je constatai ce que depuis bien des années j'avais observé, c'est que, loin de se neutraliser dans tous leurs effets, l'atropine et la morphine ajoutent leurs propriétés calmantes. Ainsi, ces vingt gouttes de mélange soulageaient le malade beaucoup mieux que quinze gouttes de la solution morphinée.

En même temps, je fis prendre au malade des bains avec 100 grammes de sous-carbonate de soude et 6 grammes d'arséniate de soude.

La névralgie fut assez rapidement apaisée, et la soif diminua; la sortie du malade ne me permit pas de compléter cette observation.

Résumons les enseignements que nous offrent les deux premières.

Elles nous présentent, à un degré modéré, les caractères de l'affection désignée sous le nom de polydipsie et de polyurie, parce qu'elle est constituée par deux symptômes dominants : l'exagération de la soif et l'abondance anomale de la diurèse; on y trouve, en outre, un caractère négatif non moins important, l'absence de glycose dans les urines. Aussi l'a-t-on appelée diabète aqueux, diabète insipide.

Le mot *diabète* semble indiquer l'idée que les anciens s'étaient faite de la nature de la maladie : les liquides semblent traverser l'organisme comme l'eau traverse un vase percé. Arétée de Cappadoce donne cette étymologie comme la plus vraisemblable; puis il indique la connexité qui existe entre la soif et la diurèse; il ajoute que la salive est épaisse et la bouche sèche. Les anciens avaient donné aussi à la maladie le nom pittoresque d'hydropisie du pot de chambre : *Hydrops ad matulam.*

Des deux phénomènes qui dominent la scène morbide, quel est le fait primordial? La polyurie est-elle la conséquence de la polydipsie, ou les phénomènes morbides s'enchaînent-ils dans un ordre inverse?

L'opinion qui a placé l'origine de la maladie dans une perversion de la soif, dans une sorte de vésanie de cet instinct qui appelle l'ingestion des boissons, a compté de nombreux partisans. Le mot *polydipsie* en fait foi. Dans les deux cas que j'ai cités plus haut, l'évolution des phénomènes morbides a paru se faire dans cet ordre : l'exagération de la soif a précédé la polyurie.

Il peut y avoir des vésanies de tous les instincts organiques, comme il y a des vésanies des facultés intellectuelles et des sentiments moraux. La boulimie, la pica et la malacia sont des aberrations des instincts; et la boulimie a quelquefois coïncidé avec la polydipsie.

On peut cependant se demander s'il en est toujours ainsi. La soif exprime le besoin des liquides et surtout de l'eau, condition essentielle des métamorphoses organiques, nécessaire pour dissoudre les principes introduits dans l'économie, véhicule des substances éliminées, élément constituant de tous les organes. Si, sous l'influence de la chaleur, la peau élimine une trop grande quantité d'eau, la soif se développe; les déperditions d'eau par l'intestin produisent le même phénomène, comme on l'observe dans le choléra.

On comprend de même que, si une hyperstimulation de la sécrétion rénale entraîne hors de l'organisme une grande quantité de liquide, une polydipsie secondaire pourra se développer.

La question n'est donc pas facile à décider, si nous en cherchons la solution dans les données fournies par la clinique.

Souvent la proportion des urines l'emporte sur celle des boissons ingérées. Il est vrai que les aliments renferment une proportion d'eau considérable. On n'a pas déterminé si, dans ce cas, la perspiration cutanée et pulmonaire ont leur activité normale; et cette appréciation serait nécessaire pour mesurer l'excès d'activité sécrétoire que les reins ont acquis. La prédominance de la diurèse sur la soif ne suffit pas pour juger la question.

La clinique nous montre donc, tantôt la polydipsie dominant la polyurie, tantôt celle-ci paraissant le phénomène principal.

L'expérimentation physiologique a fait constater à M. Claude Bernard qu'en piquant à des hauteurs différentes le plancher du quatrième ventricule, on produisait, tantôt la glycosurie, tantôt la polyurie. Cette expérience nous prouve que ces affections peuvent avoir leur origine dans une lésion nerveuse. Mais elle ne nous dit pas sur quelle fonction cette lésion retentit primitivement.

Peut-être le processus morbide ne suit-il pas toujours le même ordre. On conçoit que, dans certains cas, la polydipsie soit le phénomène initial, que dans d'autres elle soit consécutive au besoin de réparer les pertes d'eau produites par une diurèse excessive; on peut même concevoir que ces deux fonctions, liées dans l'ordre physiologique par une connexité si intime, puissént être troublées simultanément ou isolément.

Chez notre second malade, une chute grave avait déterminé une lésion des centres nerveux, attestée par la faiblesse de l'appareil locomoteur; cette faiblesse persistait quand la polydipsie se manifesta. Celle-ci diminua avant la diurèse qu'elle avait précédée. Les reins avaient probablement contracté une habitude fluxionnaire qui ne cessa pas immédiatement quand la soif s'apaisa. Cette circonstance ne me paraît pas infirmer la priorité du phénomène polydipsique ; on pourrait même dire que, si la diurèse avait commencé la scène morbide, sa persistance aurait dû entretenir la soif. Le même ordre dans la régression des phénomènes morbides fut observé chez notre première malade. Des émotions morales ont précédé quelquefois l'affection qui nous occupe, et peuvent avoir joué dans son développement le rôle qu'elles jouent dans l'origine d'un grand nombre de maladies (1).

L'hérédité, l'élément étiologique le plus important des affections chroniques, peut intervenir dans la production de la polyurie. Dans sa thèse très-intéressante, le docteur Lacombe relate l'histoire d'un malade polyurique dont les père, mère, frères, sœurs et enfants l'étaient également. Notre première malade nous racontait que ses frères et sœurs étaient atteints comme elle d'incontinence d'urine nocturne. C'est un fait pathologique distinct de la polyurie ; cependant l'abondance de la diurèse favorise cette incontinence.

Suivant Trousseau, la polyurie aurait des affinités pathogéniques avec le diabète, se rencontrerait dans les mêmes races ; il est impossible cependant de méconnaître les différences profondes qui séparent ces deux maladies. Outre l'absence de glycose, l'urine des polyuriques diffère de celle des diabétiques par sa faible densité : tandis que, dans la glycosurie, la pesanteur spécifique, notablement augmentée, oscille entre 1030 et 1040, elle n'est que de 1001, 1002, 1003 chez les premiers. Chez ceux-ci, les sels, l'urée, l'acide urique, descendent au-dessous du chiffre normal. Mais pour apprécier cette différence, il faut déterminer la quantité de ces substances excrétées en vingt-quatre heures ; car il est bien évident que, la quantité restant la même, mais étant dissoute dans un véhicule aqueux plus abondant, à volumes égaux, l'urine des polyuriques en renfermera une proportion très-inférieure à celle de l'urine normale. A l'occasion du pronostic, nous dirons combien sont différents les retentissements que ces deux anomalies sécrétoires produisent dans l'ensemble des fonctions.

Les malades dont nous avons rapporté l'histoire ne nous ont offert qu'un degré moyen de cette affection ; elle peut acquérir une intensité telle, que ceux qui en sont atteints boivent plusieurs seaux d'eau par jour ; et le sentiment de la soif est parfois si impérieux, qu'on a vu des

(1) Le traumatisme, certaines affections cérébrales pourraient réaliser l'incitation anomale qui, dans les expériences de Claude Bernard, produisait la polyurie. Notre deuxième observation pourrait en être un exemple.

malades, pour la satisfaire, n'ayant pas d'autre liquide à leur disposition, avaler leur urine. Cette sensation de soif est accompagnée d'une insupportable sécheresse de la gorge, qu'ils cherchent à apaiser en ingurgitant à la fois une grande quantité de liquide. Quelques-uns en boivent plusieurs litres de suite, ce qui produit parfois une sensation de pesanteur et de froid douloureux dans la région épigastrique. La dilatation de l'estomac et de la vessie en est la conséquence habituelle. La peau devient sèche, quelquefois écailleuse.

Nous avons dit que les facultés génésiques n'étaient pas ordinairement abolies, mais elles sont le plus souvent affaiblies, comme cela a lieu dans la plupart des maladies qui troublent la nutrition.

Tandis que la boulimie n'est pas rare chez les diabétiques, on ne l'observe que très-rarement chez les polyuriques, qui sont habituellement dyspeptiques. J'ai hâte d'ajouter, cependant, que beaucoup de diabétiques le sont également. La fréquence de la miction produit l'agrypnie ; l'anémie accompagne ordinairement tous ces désordres, et souvent il y a de l'amaigrissement.

Quelques malades acquièrent, sous l'influence de cette affection, une tolérance pour les alcooliques qu'ils ne possédaient pas auparavant. Trousseau en a cité des exemples ; j'en ai moi-même observé plusieurs. La combustion devient-elle plus active ou l'élimination par la muqueuse pulmonaire est-elle plus rapide? Chez le malade dont j'ai rapporté l'observation, qui était un dipsomane, on pouvait faire valoir l'influence de l'habitude qui rend quelquefois l'organisme insensible à des poisons très-énergiques. Mais cette explication ne peut pas toujours être invoquée ; dans quelques cas, la polyurie paraît être une condition de tolérance pour les alcooliques.

Le diabète insipide a été généralement regardé comme beaucoup moins dangereux que la glycosurie. Trousseau a protesté contre cette opinion. Il croit même que, dans certains cas, la polyurie constituerait une affection plus grave que le diabète sucré. Les observations qu'il cite à l'appui de cette assertion ne sont pas très-concluantes. Chez deux de ses malades, on avait trouvé un peu de glycose dans les urines ; ce n'était donc pas de la polyurie simple. Il résulte des recherches du docteur Lacombe, qui a analysé un grand nombre d'observations, que la polyurie n'amène pas ordinairement des troubles graves dans la santé, et n'entraîne pas avec elle, au même degré que la glycosurie, l'affaiblissement général, ni l'altération de la vue, ni une dépression aussi constante et aussi profonde des facultés génitales. Cependant la polyurie qui débute dans l'âge adulte paraît plus grave que celle qui se développe dans l'enfance.

Comme le diabète, la polyurie peut cesser ou être suspendue sous l'influence des maladies intercurrentes. Lacombe et Trousseau en ont cité des exemples.

L'analyse des symptômes, les recherches étiologiques, l'expérimentation physiologique, autorisent à placer dans le système nerveux le point de départ de cette affection. Des esprits avides d'explications et faciles à contenter ont prétendu que la paralysie des vaso-moteurs était la condition intime du phénomène. Depuis les beaux travaux de Claude Bernard, des disciples, qu'il désavoue, ont fait de l'action vaso-motrice un passe-partout physiologique. Sous une fausse apparence scientifique, ils remettent en scène la vieille théorie méthodiste du *strictum* et du *laxum*. On déplorerait ces exagérations ridicules et ces déductions illogiques qui pourraient compromettre les plus belles découvertes de la science, dont elles faussent l'interprétation, si l'histoire ne nous apprenait que toutes les grandes vérités ont passé par ces épreuves. Il est peut-être nécessaire qu'on en exagère la portée pour qu'elles gardent leur place légitime dans l'esprit humain. Après Aselli, après Harvey, les lymphatiques et la circulation du sang ont tout expliqué. Le spasme d'Hoffmann, la congestion de Stahl, les fermentations de Sylvius, l'irritabilité de Baglivi et de Haller, ont dominé toute la pathologie. A chaque pas qu'il fait dans la science, l'homme aime à se persuader qu'il a atteint le dernier échelon.

Ainsi la polyurie ou polydipsie peut être regardée comme une névrose, et c'est aux médications dont l'efficacité a été constatée dans le traitement des névroses qu'il convient de s'adresser pour la combattre.

La première indication est de chercher à régulariser l'action nerveuse. Il faut ramener à ses conditions d'activité normale la fonction uropoétique, calmer cette vésanie de la soif, qui paraît être, dans quelques cas au moins, le premier anneau de la chaîne morbide.

Si, comme cela est habituel, les malades présentent des symptômes de dyspepsie, on devra chercher à stimuler et à régulariser l'action digestive. L'exagération de la soif est un phénomène commun chez les dyspeptiques. Il convient aussi d'exciter l'action cutanée, si importante pour l'équilibre de la santé, si souvent troublée dans les maladies, et qui, dans l'état physiologique, semble balancer et compenser la fonction rénale.

Enfin l'anémie, bien qu'elle soit ordinairement consécutive dans ce cas, réagit, comme nous l'avons dit, sur les troubles d'innervation dont elle est la conséquence, les aggrave et devient une source d'indications.

Je ne m'arrêterai pas sur cette méthode qui consiste à priver les malades de boissons, et qui aurait obtenu quelques guérisons; elle a pour fondement l'incontestable empire que l'habitude exerce sur toutes nos fonctions : la faim, la soif, le sommeil, l'exercice, le besoin d'excréter et d'ingérer peuvent être modifiés par elle. Mais on ne peut adresser ce mode de traitement qu'à des malades d'une énergie morale exceptionnelle; défendez de boire à des gens qui boivent leur urine quand ils n'ont pas d'autre moyen d'apaiser la soif qui les dévore, et vous échouerez infailliblement. Cependant il y a quelque chose à prendre dans cette idée, et, en même temps que vous recourez à d'autres moyens, il faut recommander aux malades de boire le moins possible, de boire lentement et peu à la fois, de garder le plus longtemps possible dans leur bouche la boisson qu'ils doivent avaler, pour diminuer cette sécheresse pharyngienne qui est un des excitants de la soif.

Parmi les modificateurs de l'action nerveuse dont on a tenté et préconisé les effets dans la polyurie, je citerai, en première ligne, l'opium, qui a été opposé depuis longtemps aux différentes espèces de diabètes. Graves affirme avoir vu réussir la poudre de Dower chez les polyuriques. Je l'ai essayée il y a une vingtaine d'années sans résultat; mais je ne l'avais pas portée, il est vrai, à des doses aussi élevées que celles qui ont été indiquées par l'illustre maître irlandais.

La valériane a été vantée par quelques médecins, surtout sous forme d'extrait. Boyer s'est loué de son emploi. Trousseau cite l'observation d'un homme chez lequel 10 grammes d'extrait de valériane, administrés pendant plusieurs jours, ont amené un amendement considérable. J'ai rencontré des malades qui avaient été inutilement traités par cette médication, et les essais que j'en ai faits, avec la poudre mêlée à du miel pour lui donner la consistance d'électuaire, ne m'ont conduit à aucun résultat décisif.

Prescrit dans le même ordre d'idées, le camphre a aussi compté quelques partisans.

Trousseau avait essayé la belladone à petites doses; mais elle ne fut pas tolérée. Le malade chez lequel il l'administra éprouva des accidents d'intoxication atropique, et le fait est d'autant plus remarquable que le même malade supportait sans aucun trouble des doses considérables d'alcool ou de vin. Cette intolérance força à en suspendre l'emploi. J'ignorais ce fait quand j'expérimentai ce médicament dans la polyurie, et je m'en félicite; car l'autorité de Trousseau m'eût probablement détourné d'entrer dans cette voie. J'y fus conduit par une observation qui m'avait vivement frappé en 1854.

Je fus appelé la nuit, dans le faubourg Saint-Germain, auprès d'un enfant atteint de faux croup. Après avoir administré l'ipéca, je prescrivis une potion, avec *un* centigramme d'extrait de belladone délayé dans 100 grammes de véhicule. Après chaque cuillerée à café de cette potion, la peau de l'enfant se couvrait d'une éruption érythémateuse spéciale, les pupilles se dilataient ; en un mot, l'impression de la belladone sur l'organisme se manifestait par des phénomènes caractéristiques et très-accentués. Le lendemain, quand je retournai voir l'enfant, on me dit qu'il n'avait pas uriné. J'explorai la région hypogastrique par la palpation et la percussion, et je constatai que la vessie était vide ; la position sus-pubienne de cet organe, chez l'enfant, en rend l'exploration bien plus facile et plus complète que chez l'adulte. Le soir, l'*anurie* persistait, et je trouvais un son clair et une absence de toute rénitence dans la région vésicale. Ce ne fut qu'au bout de plus de vingt-quatre heures que l'enfant urina.

Quinze jours après, chez un autre enfant du même quartier, je suis appelé dans les mêmes circonstances. J'institue le même traitement et j'observe les mêmes phénomènes; ce dernier, également au bout de vingt-quatre heures, n'avait pas rendu d'urine, et je m'assurais de la vacuité de la vessie. Ces faits (que j'ai racontés, en 1868, à la Société de thérapeutique) me firent penser que la belladone diminuait la sécrétion rénale, comme elle diminuait les sécrétions de la muqueuse pharyngienne. Je me suis demandé si ce ne pouvait pas être *un des éléments* de son action dans l'incontinence d'urine nocturne, et, s'il en était ainsi, son emploi se présentait naturellement à l'esprit dans les cas où la polyurie constituait sinon le phénomène primordial, du moins le phénomène le plus saillant de l'état morbide. De plus, la belladone, comme l'opium, excite l'action des glandes cutanées, antagonistes de la glande rénale ; enfin, la belladone est, parmi les agents thérapeutiques, un des plus puissants modificateurs du système nerveux, un de ceux dont l'efficacité a été le plus souvent éprouvée dans les névroses.

Tous ces motifs me décidèrent à l'employer. Mais, quand je le prescris, je me suis fait une règle de toujours commencer par de très-petites doses ; de tous les stupéfiants, c'est un des plus capricieux, un de ceux dont il est le plus difficile de prévoir d'avance la portée. En ce moment, nous avons dans nos salles une femme qui a éprouvé de véritables accidents toxiques après l'application sur la région épigastrique d'un emplâtre renfermant de l'extrait de belladone, emplâtre que j'emploie tous les jours depuis plus de vingt ans chez les enfants comme chez les adultes, sans en avoir jamais observé d'inconvénients. J'ai vu chez une dame un cataplasme de feuilles de belladone, prescrit par Chomel, produire des accidents inquiétants. J'ai vu deux fois du délire provoqué par *deux* à *trois* centigrammes d'extrait de belladone appliqués sur des hémorrhoïdes douloureuses. Aussi je ne débute jamais chez l'adulte par une dose de plus d'*un* centigramme d'extrait, et je reste souvent au-dessous.

Je commençai chez ma malade par prescrire une pilule d'*un* centigramme d'extrait de belladone le matin et autant le soir. Le troisième jour, aucun signe d'intolérance ne se manifestant, les pupilles n'étant même pas dilatées, je portai la dose à quatre pilules. Le cinquième jour, guidé par les mêmes signes, je pus en donner six. La diminution de la soif d'abord, puis de la diurèse fut si prononcée et si rapide, que je n'eus pas besoin d'aller au delà de cette dose, sous laquelle je maintins l'organisme pendant un temps suffisant pour assurer la persistance de la modification obtenue ; je voulais enraciner cette habitude d'action normale, substituée à une habitude vicieuse ; et suivant la loi que j'observe toujours dans les affections qui ont impressionné profondément l'organisme par leur durée ou par leur intensité, au lieu de supprimer brusquement le médicament, j'en distançai les doses par des intervalles de plus en plus éloignés. En même temps, ce qui sans doute est contraire aux règles d'une expérimentation rigoureuse, mais ce qui me paraît conforme aux devoirs du médecin, j'employais des auxiliaires. La guérison du malade est le but suprême, et nous ne devons négliger aucun des secours qui peuvent nous aider à l'atteindre. Tandis que je cherchais à endormir l'activité du rein et l'excitation de la soif, je faisais appel à l'action de la peau par les bains sulfureux qui remplissaient en outre l'indication de tonifier l'organisme. Je fis mettre dans chaque bain *vingt-cinq* à *trente* grammes de polysulfure de sodium. Je préfère ce composé sulfureux au polysulfure de potassium, parce que, dans le commerce, il est en général plus pur, plus homogène ; parce que le sulfure sodique est l'élément minéralisateur de la plupart des sources sulfureuses thermales, que nous cherchons à imiter ; enfin parce que les sels sodiques ont en général plus d'affinité pour l'organisme animal que les sels à base de potasse.

Quant aux doses qui paraîtront beaucoup trop modérées à ceux qui suivent la formule banale de *cent* à *cent vingt-cinq* grammes de polysulfure par bain, je répondrai que les bains ainsi composés sont souvent trop excitants, et que les bains le plus puissamment minéralisés des Pyrénées, ceux de Baréges, de Cauterets, de Luchon, ne renferment pas *dix* grammes de monosulfure par bain ; ceux des Eaux-Chaudes n'en renferment pas *deux* grammes. En admettant que les eaux naturelles soient plus actives que les eaux artificielles, je crois qu'en multipliant par deux ou par trois le chiffre de l'élément sulfureux dans les différentes sources, on compensera la supériorité d'activité qu'on peut supposer leur devoir être attribuée. Cette énergie plus grande dépend peut-être moins, d'ailleurs, de la constitution chimique que du milieu ambiant et des autres conditions hygiéniques dans lesquelles elles sont administrées. Depuis bien longtemps, j'ai adopté cette formule, et je m'en suis bien trouvé, tandis que j'ai vu plusieurs fois des inconvénients résulter des doses plus élevées qu'on emploie habituellement. Ici d'ailleurs, comme dans toute médication, il faut s'abstenir de toute formule empirique, et, pour doser la minéralisation des bains minéraux artificiels, il faut consulter les effets obtenus, étudier la tolérance de chaque malade, et régler, d'après ces données, la durée, le nombre, la température, la composition chimique de ces bains. J'insiste sur ces détails, parce que je vois trop souvent une thérapeutique à formules banales remplacer cette médecine des indications dont les grands maîtres ont tracé les préceptes, et qui seule élève à la dignité d'art l'exercice de notre profession.

S'il existe une complication chloro-anémique très-accentuée, les ferrugineux seront prescrits concurremment avec les moyens précédents. Je l'ai fait chez notre première malade ; le docteur Legroux a, dans un cas de polyurie, employé avec succès le perchlorure de fer, que ses propriétés astringentes lui avaient fait préférer. Nous sommes trop ignorants des transformations que les divers composés ferreux subissent avant d'être absorbés, pour affirmer les différences d'action qu'ils exerceront sur l'organisme d'après leurs propriétés topiques. Cependant on s'accorde à attribuer des propriétés astringentes aux persels de fer et au perchlorure en particulier. Rien ne prouve, du reste, dans le cas cité par Legroux, qu'il ait réussi à ce titre plutôt que comme modificateur de l'hématose et de l'innervation.

Si ces médications échouaient, si, comme dans le cas de Trousseau, la belladone n'était pas tolérée, ou même en dehors de ces circonstances, si l'état anémique, si les troubles dyspeptiques étaient très-prononcés, je n'hésiterais pas à conseiller l'hydrothérapie, qui se recommande au médecin dans cette affection comme un des puissants modificateurs et harmonisateurs de l'innervation, comme le stimulant le plus efficace de l'activité digestive, comme un admirable incitateur de l'hématose et de la nutrition en général, enfin comme un excitant énergique des fonctions cutanées.

Dans une affection qui tend à persister indéfiniment et qui a souvent duré plusieurs années, lorsqu'on est appelé à la combattre, on ne doit affirmer la guérison que quand les troubles morbides ont cessé depuis longtemps, et quand l'ensemble des fonctions est revenu à son type normal ; il faut se défier des récidives, maintenir les malades dans des conditions hygiéniques propres à les prévenir, surveiller l'état général de l'organisme, et en soutenir les forces par un régime bien ordonné.

FISSURE DU COL DE LA VESSIE (1)

Sommaire. — Observation. — Analogie de cette maladie et de la fissure à l'anus.

MESSIEURS,

Au numéro 15 de la salle Saint-Bernard se trouve une jeune femme accouchée depuis le 14 janvier, et qui n'était pas entrée à l'hôpital pour son propre compte, mais pour y faire soigner son enfant, arrivé au dernier degré d'une cachexie par inanition. Cette femme était accouchée depuis deux mois. Depuis son accouchement, qui avait été facile, elle éprouvait une sensation de cuisson chaque fois qu'elle urinait.

C'est un phénomène qui n'est pas rare après les couches laborieuses, quand la tête de l'enfant est restée longtemps au passage, et surtout quand par sa position, elle a pressé plus directement sur les organes urinaires, ou quand on a appliqué le forceps; toutes les fois enfin que le col de la vessie et l'urèthre ont été violemment contus par un traumatisme quelconque. Il y a alors de la dysurie. L'émission de l'urine est douloureuse, quelquefois même impossible, et il peut devenir nécessaire de recourir au cathétérisme.

Chez notre malade, l'affection qui s'était produite avec tant de facilité ne tarda pas à s'aggraver. Au bout de quatre semaines, la miction était devenue très-douloureuse et très-fréquente. A certains moments même, la malade ne pouvait pas retenir son urine, qui s'échappait par un jet subit, brusque, interrompu. Elle éprouvait une douleur, d'abord légère, mais qui devenait atroce à la fin de la miction, et se prolongeait pendant un quart d'heure ou une demi-heure après. L'urine était mélangée de sang et de muco-pus. Elle laissait déposer une couche jaunâtre qui occupait le quart ou le tiers inférieur du verre dans lequel on la recevait, et au-dessus de celle-ci une autre couche d'un rouge sombre, dont la composition, facile à reconnaître au simple examen direct, était déterminée d'une manière incontestable à l'aide du

(1) Leçon extraite de la *Gazette des hôpitaux*, n° 105, 8 septembre 1868.

microscope; car on trouvait en abondance, ici des globules sanguins et là des leucocytes.

La malade n'appela notre attention sur cet état que quinze jours après son entrée dans le service, c'est-à-dire deux mois et demi après leur début. Depuis quelques jours, elle avait ressenti des frissons; elle avait perdu l'appétit et le sommeil, elle éprouvait du malaise : en un mot, elle avait de la fièvre.

En ayant égard à la douleur qu'éprouvait la malade à la fin de la miction et pendant le temps qui succédait à cet acte, nous avions à nous demander s'il n'y avait pas de calcul dans la vessie; car lorsque la vessie, en se vidant, applique ses parois sur un calcul qu'elle coiffe en quelque sorte et qu'elle pousse contre son col, si surtout ce calcul est très-dur et irrégulier, comme sont par exemple ceux d'oxalate de chaux, il en résulte une irritation très-douloureuse de la muqueuse. La tunique musculeuse peut redoubler alors ses contractions et augmenter et prolonger ainsi les souffrances des malades.

Je m'enquis en conséquence de la manière dont s'accomplissait le jet de l'urine, s'il s'interrompait quelquefois, comme il arrive lorsqu'un calcul vient se placer au devant de l'orifice supérieur de l'urèthre et l'obture momentanément. Il me fut répondu qu'il y avait en effet des interruptions, mais qu'elles ne se produisaient pas ainsi. La malade éprouvait une sensation de resserrement, un spasme subit du col de la vessie, et le jet d'urine s'arrêtait pour reprendre aussitôt par un mouvement brusque, entrecoupé de nouveau, et ainsi plusieurs fois de suite, avec des douleurs très-vives. C'était, en somme, le tableau complet de ce qu'on a appelé le ténesme vésical, et je n'y voyais rien qui caractérisât la présence d'un calcul. Mais quand il est question de calculs, il ne faut pas se contenter de signes rationnels, et toutes les fois qu'on a seulement quelque motif d'en soupçonner l'existence, il est sage de pratiquer une exploration directe avec la sonde. C'est ce que nous fîmes en cette circonstance; l'opération fut douloureuse et ne nous révéla la présence d'aucun corps étranger dans la vessie. D'un autre côté, une néphrite assez intense pour jeter dans l'urine du sang et du pus comme il y en avait là, eût été accompagnée d'autres symptômes dont nous n'avions aucune trace. Nous ne devions donc pas aller chercher au delà de la vessie l'explication de tout ce mal.

En examinant l'orifice du canal de l'urèthre et le vagin, nous trouvâmes la muqueuse d'un rouge purpurin assez foncé. Le méat était saillant et très-injecté, soit par suite d'une irritation qu'aurait produite le contact du muco-pus, soit par propagation de l'inflammation développée à l'origine du canal.

Dans l'examen que nous avions fait de l'urine, nous nous étions mis en garde contre les causes d'erreur qu'aurait pu occasionner le mélange des sécrétions vaginale et uréthrale; nos observations avaient porté sur de l'urine retirée de la vessie à l'aide de la sonde, comme on doit toujours le faire quand on examine l'urine d'une femme.

Nous nous arrêtâmes au diagnostic : *cystite du col avec uréthrite*, sans toutefois en être complétement satisfaits, car il ne nous rendait pas un compte suffisant de tous les accidents observés. C'était d'ailleurs une circonstance assez singulière qu'une cystite avec hématurie se développant après l'accouchement sans autre cause appréciable.

Je consultai à ce propos un de nos confrères de cet hôpital qui s'est occupé d'une manière spéciale des affections des voies urinaires, M. le docteur Voillemier. Il me dit qu'il avait observé un fait semblable et qu'il avait cru pouvoir en déterminer la nature avec certitude.

Une femme, quelques jours après ses couches, avait été prise de douleurs pendant la miction, avec ténesme, hématurie et tous les mêmes symptômes qu'a présentés notre malade. On pensa à un polype du col de la vessie : une sonde fut introduite, elle ne rencontra pas de polype, mais elle fut retenue par une contraction du col : M. Voillemier diagnostiqua une *fissure du col vésical*, par des raisons analogues à celles qui nous font reconnaître la fissure à l'anus.

Le rapprochement était en effet parfaitement légitime. Dans les cas de fissure à l'anus, le passage du bol fécal éveille d'abord une sensation pénible qui se transforme promptement en une douleur vive; et celle-ci, croissant de plus en plus, acquiert une extrême véhémence sous l'influence de la contraction spasmodique du sphincter. Ces phénomènes se prolongent plus ou moins longtemps après la défécation, et puis s'apaisent petit à petit jusqu'à une nouvelle garderobe. N'est-ce pas là le tableau exact de ce qui se passait chez nos malades au moment de la miction? et n'était-on pas autorisé à rapporter ces mêmes phénomènes à une même cause, une fissure?

Quoi qu'il en soit, M. Voillemier, agissant comme s'il eût eu à traiter une fissure, mit en œuvre le procédé qui a été imaginé par Récamier pour la guérison de la fissure à l'anus, la dilatation forcée. Après avoir chloroformé la malade, il introduisit dans le canal de l'urèthre une pince à deux branches longues et minces, de manière à la faire pénétrer jusque dans la vessie, et il la retira en la tenant avec force demi-ouverte. Le soulagement fut immédiat, et quelques jours après il n'y avait plus de sang dans les urines.

Malgré l'ingéniosité et le succès de cette opération, je préférai, avant d'y recourir, épuiser les ressources d'une thérapeutique moins violente;

dans les maladies qui ne compromettent pas la vie, l'intervention chirurgicale doit être l'*ultima ratio* du médecin. D'ailleurs nous avions déjà entrepris un autre traitement qui m'avait paru rationnel et qui commençait à donner de bons résultats; il était donc sage de le continuer.

J'avais d'abord fait faire des injections émollientes dans la vessie; après quoi, au bout de quelques jours, j'avais ordonné des injections avec une solution de nitrate d'argent dont j'élevais graduellement la dose: pendant deux jours on mit 20 centigrammes de nitrate d'argent cristallisé dans 400 grammes d'eau distillée; et puis on mit 30 centigrammes; deux jours après, 40 centigrammes. Nous nous arrêtâmes à 50 centigrammes.

Après quatre ou cinq jours, les douleurs avaient notablement diminué; elles finirent par cesser tout à fait. Il n'y eut plus de sang dans les urines, bientôt plus de pus; et, après quinze jours de traitement, la maladie fut guérie.

Que s'était-il donc passé chez elle? — Je crois bien qu'elle avait eu une fissure du col de la vessie. Mais je dois dire que c'est là une présomption qui manque de preuves rigoureuses. Personne que je sache n'a encore démontré par l'exploration directe l'existence des fissures du col de la vessie. Dans ce cas, l'endoscope de M. Desormeaux pourrait rendre un grand service et permettrait d'arriver à la constatation d'une ulcération du col vésical. Cette opinion n'est fondée jusqu'ici que sur une simple induction. Toutefois il ne répugne nullement de l'admettre. La fissure à l'anus, elle aussi, a longtemps échappé à l'attention des observateurs. Il n'y a pas plus de cinquante ans que Boyer en donnait la première description un peu détaillée; et pourtant c'est une affection qui n'est ni rare ni insignifiante. Son histoire est aujourd'hui parfaitement connue, et l'on ne peut pas n'être pas frappé de la ressemblance qu'elle a avec l'affection qui nous occupe et dont elle se rapproche encore par cette circonstance qu'elle n'est pas rare après l'accouchement. Dans la fissure à l'anus, au début il se produit un simple suintement muqueux avec peu ou point de douleur. Il semble dans quelques cas que l'épithélium soit seul endommagé. Peu à peu la membrane muqueuse se fendille dans toute son épaisseur, et les malades ressentent à son niveau une sensation de brûlure qui devient plus intense par la dilatation ou par le contact de matières irritantes. Mais lorsque la fissure atteint la couche musculaire elle-même, les fibres charnues, directement excitées, se contractent spasmodiquement, la douleur devient atroce, la circulation locale est accélérée, le sang y afflue, la congestion se propage aux parties voisines et il se forme une sécrétion sanguinolente et mucoso-purulente. C'est exactement ce qui s'est produit du côté de la vessie chez la malade de M. Voillemier et chez la nôtre, et pour compléter la ressemblance, je trouve que la guérison a été obtenue chez une de ces malades par la dilatation forcée qui réussit si bien dans la fissure de l'anus; chez l'autre par l'emploi topique du nitrate d'argent, qui, appliqué, solide il est vrai, sur l'ulcération anale, a plus d'une fois amené la guérison. Peut-être convient-il aussi de faire une part dans le résultat à la dilatation produite par les injections.

Quand on cherche sous quel titre on a pu ranger les cas de cette nature qui se sont présentés jusqu'ici à l'observation, il semble probable qu'on les ait confondus avec une cystite et plus souvent encore avec une névralgie du col de la vessie.

M. Voillemier n'est pas le seul qui ait admis l'existence d'une fissure vésicale; M. Nélaton m'a dit qu'il croyait en avoir rencontré deux exemples : frappé de l'analogie symptomatique qui existe entre cette affection et la fissure anale, il avait tenté de leur appliquer le même traitement; il avait même fait fabriquer un instrument pour pratiquer la dilatation. Mais cette opération ne fit pas cesser les accidents. Peut-être l'ancienneté de la maladie a-t-elle rendu inefficace un traitement qui, dans un cas où l'affection serait plus récente, pourrait être suivi de succès. Peut-être aussi y avait-il comme complication une névralgie du col à laquelle la fissure a pu se surajouter sans en être la condition pathogénique.

On trouve dans la science des observations de guérison, par le cathétérisme forcé, d'affections vésicales dont quelques-unes pouvaient bien être des fissures. Cette question me semble mériter l'attention des chirurgiens et des accoucheurs. Je ne crois pas qu'avant MM. Nélaton et Voillemier, personne en ait parlé; c'est ce dernier qui m'a éclairé sur la nature probable d'une maladie que je rencontrais pour la première fois, et dont le diagnostic me paraissait très-obscur. L'avenir décidera si le traitement que j'ai employé, en me fondant sur les phénomènes extérieurs de la maladie, et qui m'a si bien réussi, est appelé à rendre quelque service.

HERPÉTISME UTÉRIN

OU

AFFECTIONS HERPÉTIFORMES DE L'UTÉRUS (1)

Sommaire. — *Considérations générales* sur l'herpétisme envisagé comme un groupe diathésique provisoire. — Origine commune des arthritides et des herpétides. — Manifestations de l'herpétisme sur les muqueuses et en particulier sur la muqueuse utérine.

Des affections herpétiques du col utérin.

Étiologie de l'herpétisme utérin. — Irritations accidentelles. — Leucorrhée. — Incitations physiologiques. — Grossesse. — Excès de coït.

Causes occasionnelles diverses des manifestations herpétiques.

Symptômes. — Groupes vésiculeux. — Érosions granulées. — Ulcérations herpétiques. — Catarrhe utérin et troubles fonctionnels qui se rattachent à cette affection : douleurs lombo-abdominales ou sacro-inguinales hypogastriques, etc. — Troubles de la menstruation. — Leucorrhée. — Éruptions prurigineuses de la vulve.

Phénomènes généraux.

Obs. I — Eczéma du col utérin.

Obs. II. — Herpétisme utérin se manifestant au déclin d'une syphilis constitutionnelle.

Obs. III. — Manifestations herpétiques diverses. — Prurit vulvaire. — Leucorrhée Érosion fongueuse du col utérin. — Diabète.

Obs. IV. — Affections cutanées prurigineuses, pityriasis. — Leucorrhée. — Prurit vulvaire. — Eczéma de la vulve et du col.

Obs. V. — Manifestations herpétiformes succédant au lymphatisme. — Prurit vulvaire. — Leucorrhée. — Eczéma du col.

Obs. VI. — Leucorrhée. — Prurit vulvaire. — Coïncidence d'une affection cutanée et d'une érosion granulée du col.

Obs. VII. — Lésion dartreuse du col utérin coïncidant avec des manifestations herpétiques du tégument externe et avec une angine granuleuse.

Obs. VIII. — Syphilis constitutionnelle. — Syphilides papuleuses. — Éruption probablement syphilitique du col.

Obs. IX. — Accidents tertiaires. — Ulcérations du pharynx et du voile du palais. — Affection acnoïde du col.

Obs. X. — État acnoïde du col.

Obs. XI. — Acné du col utérin. — Syphilis constitutionnelle.

Obs. XII. — Troubles menstruels. — Leucorrhée. — État acnoïde du col.

(1) Leçons publiées dans les *Arch. gén. de médecine*, octobre 1871.

Obs. XIII. — Acné du col. — Saillie polypiforme adhérente à la lèvre antérieure. — Accidents syphilitiques.

Description de l'acné du col.

La plupart des formes morbides observées dans les affections dartreuses de la peau se répètent sur la membrane muqueuse utérine avec leurs caractères fondamentaux.

Transformations multiformes des affections herpétoïdes du col utérin.

Étude anatomo-pathologique des granulations utérines et des différentes phases de l'inflammation granuleuse du col. — Coïncidence fréquente des granulations utérines et pharyngiennes.

Pronostic des dartres utérines.

Traitement. — Prescriptions hygiéniques. — Agents médicamenteux : arsenic, alcalins, sulfureux.

Modificateurs locaux : émollients, stimulants, mercuriaux, résineux, sulfureux, astringents, topiques pulvérulents. — Cautérisations avec le crayon de nitrate d'argent.

Cautérisations avec le nitrate acide de mercure dans les formes fongueuses des granulations utérines.

Indications de l'emploi du cautère actuel.

Injections pulvérulentes de calomel, d'alun, de sang dragon, de tannin.

Cures hydrothermales. — Néris. — Ussat. — Plombières. — Eaux-Chaudes. — Saint-Sauveur. — Cauterets. — Ax. — Amélie. — Moligt. — Luchon. — Lousch — Royat. — La Bourboule.

MESSIEURS,

Pour éviter la discussion de doctrines qui ne sont pas encore acceptées par tous, et surtout pour ne pas affirmer des distinctions quelquefois difficiles à établir, je désignerai sous le nom d'herpétiques ou d'affections herpétiformes, toutes les éruptions diathésiques des membranes tégumentaires. Je suis depuis longtemps convaincu (1) que beaucoup d'affections cutanées relèvent de la goutte ou de la scrofule; j'ai admis l'herpétisme comme une forme distincte; mais, ainsi que je dirai à propos du prurit vulvaire, plus j'étudie les maladies des races, plus mon expérience me permet d'embrasser dans mes observations un grand nombre de générations successives, plus je suis disposé à regarder l'herpétisme comme une forme dérivée ou dégénérée de l'arthritisme.

Dans l'état actuel de la science, il faut conserver l'herpétisme comme un groupe diathésique provisoire; et alors même qu'il y rentrerait, comme je suis porté à l'admettre, il serait toujours un épisode distinct et important dans la grande histoire de l'arthritisme. Les arguments

(1) Dissertation sur les diathèses et l'herpétisme, dans le *Traité de l'angine glanduleuse*, imprimée en 1855.

qu'on a fait valoir pour affirmer la différence radicale de ces deux modes diathésiques ne me paraissent pas concluants. L'herpétisme, a-t-on dit, se reproduit par hérédité sous sa forme propre; mais c'est là une loi générale des manifestations diathésiques qu'elles tendent à se reproduire par hérédité non-seulement avec leurs caractères constitutionnels, mais avec leurs localisations et leurs formes spéciales : la gravelle, les calculs hépatiques, l'asthme, les affections cardiaques et vasculaires, toutes formes morbides dérivées de l'arthritisme, tendent à se transmettre par génération et à devenir des maladies de race.

Sans doute, des influences complexes peuvent faire dévier cette tendance et la modifier : dans des conditions favorables, l'arthritisme peut, après avoir traversé plusieurs générations sous des formes dérivées, se régénérer sous sa forme primitive. Il y a là un phénomène analogue à celui que nous observons dans d'autres parties du domaine de la vie : les variétés dans les espèces vivantes se propagent souvent par génération, elles font race, et elles peuvent quelquefois revenir à leur type primitif, quand les conditions qui ont créé les caractères distinctifs de la race ont cessé d'agir.

Je crois avoir vu des manifestations arthritiques succéder à des éruptions herpétiques, dans le sens que M. Bazin donne à ce mot ; et j'ai vu presque toujours la généalogie de l'herpétisme remonter à des ancêtres goutteux.

D'ailleurs, les caractères distinctifs des arthritides et des herpétides indiqués par mon savant et illustre confrère le Dr Bazin ne me paraissent pas toujours nettement délimités, et le diagnostic diathésique me semble quelquefois bien difficile. Il y a sans doute des arthritides à physionomie bien accentuée, qui sont en quelque sorte des manifestations immédiates de la goutte, et dont les caractères, magistralement décrits par M. Bazin, ne laissent pas de doutes sur leur origine ; mais combien d'autres se rapprochent des herpétides par des transitions si insensibles, ou en sont séparées par des nuances si délicates, qu'il est difficile de les distinguer. Cette confusion trouve une explication satisfaisante dans l'opinion que je défends ici, sur la parenté et la commune origine de ces deux groupes de dermatoses sorties toutes deux, mais par une filiation inégalement directe, de la souche arthritique.

Nous étudierons, dans un travail ultérieur, le prurit vulvaire et les modalités morbides de la membrane muqueuse qui l'accompagnent.

Le plus souvent les lésions herpétiformes ne s'arrêtent pas, comme le prurit, à la vulve ; elles peuvent atteindre la muqueuse vaginale ; souvent même le col de l'utérus en présente des manifestations incontestables, mais leurs envahissements vont encore au delà de ces limites que notre observation directe n'a pu franchir. Les catarrhes utérins, ceux qui ont leur origine dans une partie de l'organe inaccessible à nos regards, peuvent comme les autres catarrhes être imputables à une disposition dartreuse, et dans ce cas le mode du processus morbide nous échappe ; nous n'en voyons que le produit : le flux muqueux qui s'écoule par le col utérin. Quelles sont les lésions du tégument utérin qui correspondent à cette sécrétion morbide ? Nous ne pouvons les déterminer. Nous ignorons si elles conservent quelque chose du caractère spécial que nous leur reconnaissions sur la peau ou sur la partie des membranes muqueuses que notre regard peut atteindre, ou si une congestion aboutissant à un catarrhe en est la seule expression. Je suis très-disposé à croire que, dans beaucoup de cas au moins, cette congestion a quelque chose de spécial comme la cause qui la provoque, mais nous ne pouvons nous borner sur cette question qu'à des conjectures. Nous voyons les pustules varioliques modifiées, mais conservant des caractères objectifs distincts jusque dans les divisions moyennes des bronches ; en général, chaque condition pathogénique qui amène des altérations du tégument s'y exprime sous une forme qui lui est propre ; la roséole estivale diffère de la roséole syphilitique, de la rougeole, de l'exanthème atropique même dans ses apparences extérieures. A la spécialité de la cause répond en général quelque chose de spécial dans les manifestations. Mais sur ce point nous ne pouvons rien affirmer. Sans doute, quand nous voyons des gastralgies ou gastrites chroniques, des entérites, des bronchites alterner avec des dartres cutanées et succéder trop souvent à leur répression inopportune, puis celles-ci reparaître quelquefois quand les affections viscérales sont apaisées, nous ne pouvons méconnaître le lien intime qui unit ces phénomènes successifs ; nous sommes convaincus qu'ils émanent de la même racine, qu'ils sont de la même nature pathologique ; mais nous ne pouvons pas en conclure que dans ces différentes régions ils se montrent sous la même forme. Si je suis porté à supposer que ces manifestations internes de l'herpétisme peuvent avoir une physionomie propre et distinctive, je ne crois pas moins probable que cette physionomie diffère de celle que la diathèse herpétique nous montre sur la peau ; non-seulement les modifications de structure qui distinguent les deux téguments autorisent à le présumer, mais dans la partie des muqueuses qui est soumise à notre observation, dans celle cependant qui se rapproche le plus du tégument externe par sa structure, nous voyons les éruptions cutanées qui s'y reproduisent, tout en restant reconnaissables, changer d'aspect et se modifier.

Dans la variole, les pustules sont d'autant moins caractérisées qu'on s'éloigne davantage de la cavité buccale; et cependant nul doute que ces petites plaques blanchâtres qu'on trouve alors dans la trachée et dans les bronches ne soient des manifestations éruptives; j'en ai même vu dans le gros intestin sous forme de petites érosions arrondies, grisâtres, recouvertes d'une matière pultacée, qui reconnaissaient la même origine, mais s'écartaient encore davantage des caractères de la pustule cutanée. Là où les muqueuses s'éloignent davantage de la structure de la peau, leurs modalités morbides semblent être plus dissemblables. Dans le vagin, sur le col utérin, cette membrane revêtue d'un épithélium épais, accessible aux agents extérieurs, se rapproche plus que la plupart des autres muqueuses du tissu cutané.

L'herpétisme interne, dans la plus grande partie des membranes muqueuses, a donc pour caractères les troubles fonctionnels qu'il occasionne. Pour en établir le diagnostic, il faut interroger les antécédents et les phénomènes extérieurs concomitants; mais si nous pouvons suivre la lésion herpétique dans une certaine étendue des membranes muqueuses affectées, c'est un renseignement plus direct et plus probant encore pour déterminer la nature de la lésion cachée. A propos de l'angine glanduleuse, j'ai dit que la langue, la bouche, les fosses nasales, le pharynx pouvaient être le siége de manifestations herpétiques variées; nous rencontrons ces manifestations sur la muqueuse vulvaire, nous allons les retrouver sur le col de l'utérus.

Cependant, quand elles manqueront et que nous constaterons sur cet organe des lésions sans caractère spécial chez une malade herpétique, nous pourrons conserver des doutes sur la nature herpétique de ces lésions, mais nous ne serons pas en droit de la nier, parce que d'une part les caractères primitifs de la lésion ont pu se modifier; et rien ne prouve d'ailleurs que l'herpétisme s'exprime sur le tégument interne sous des formes constantes. Il y a, comme je l'ai dit ailleurs, des sueurs locales de la peau, des prurits, des sécheresses, qui paraissent être d'origine herpétique : pourquoi l'herpétisme ne se manifesterait-il pas sur les membranes muqueuses par des troubles sécrétoires? Puis, en se prolongeant, ces troubles fonctionnels peuvent amener des lésions communes du tégument interne, des érosions, des granulations, comme la sueur profuse des pieds amène des érosions par macération du tégument plantaire.

En étudiant les affections herpétiques du col utérin, je ne prétends parler ici que de celles qui ont des caractères propres et spéciaux. Mais je ne prétends pas circonscrire dans ces limites le domaine de l'herpétisme utérin ; je le crois, au contraire, beaucoup plus étendu. Et en me renfermant dans les bornes de l'observation directe, je devais dire quelle signification j'attache aux résultats qu'elle m'a fournis.

Un grand nombre d'anciens gynécologues ont rangé le *vice* herpétique parmi les causes des affections utérines. La plupart des médecins modernes, concentrant leur attention sur l'étude anatomique des lésions, ont laissé dans l'ombre les questions étiologiques, et surtout celle des origines diathésiques des maladies ; l'étude des diathèses a été, pendant quelque temps même, frappée d'une sorte de discrédit.

Cependant, au milieu des excès de l'organicisme (1), Chomel défendait les traditions et affirmait l'origine herpétique d'un grand nombre d'affections utérines, comme il avait affirmé l'origine herpétique de l'angine glanduleuse.

Dans son *Traité des maladies des femmes*, M. Duparque cite deux observations intéressantes qu'il rattache à l'herpétisme du col utérin.

Chez une de ses malades, cet organe était parsemé de points rouges assez semblables à des piqûres de puce, discrètes à la circonférence du col, confluentes en approchant de l'orifice : il s'en échappait un liquide séro-muqueux, incolore, assez abondant ; la malade avait porté pendant longtemps une dartre vésiculeuse à la partie interne des cuisses, qui était le siége d'une sensation prurigineuse. Depuis deux ans, cette dartre avait disparu. Cette femme fut traitée et guérie par des bains sulfureux.

Sans entrer dans plus de détails, Duparque dit qu'il a observé un autre fait offrant avec celui-ci une grande analogie.

ÉTIOLOGIE DE L'HERPÉTISME UTÉRIN.

Presque toujours les affections herpétiques ou herpétoïdes du col sont précédées ou accompagnées d'autres manifestations de même nature

(1) Quand je parle de l'organicisme, je parle de cet organicisme étroit et iatro-mécanique qui régnait dans l'école de Paris, il y a trente-cinq ans, et qui y compte encore quelques représentants, et non pas de l'organicisme vitaliste qui, tout en reconnaissant l'insuffisance des lois physico-chimiques pour expliquer complétement les phénomènes de la vie, n'admet pas cependant qu'il y ait de trouble fonctionnel sans lésion organique correspondante. Celui-ci me paraît inattaquable ; car tout phénomène de la vie est un mouvement, et une lésion est l'expression d'un mouvement anomal.

développées dans d'autres régions, très-souvent l'entrée même des organes génitaux : les lèvres, le pli génito-crural, la région inguinale, le périnée, la face interne des fesses, sont le siége d'éruptions dartreuses qui sont comme le témoignage extérieur et le cachet de la diathèse, qui a étendu ses envahissements sur les organes intérieurs. Dans beaucoup de cas, ces dartres cutanées ont précédé la maladie utérine ; dans d'autres, leur développement a paru simultané. Assez souvent, la leucorrhée a été le point de départ apparent des lésions extérieures qui occupent le ventre ou le sillon interfessier. Quelles que soient la lésion connexe et la nature du catarrhe, qu'il puisse être rattaché à l'herpétisme ou qu'il lui soit étranger, il peut exercer sur les surfaces tégumentaires une action analogue à celle que le catarrhe du coryza produit sur la peau de la région sous-nasale : érythème, cuisson, quelquefois herpès, telles sont les modifications que le flux nasal peut développer dans le tissu cutané ; mais ces modifications n'auront pas, chez tous les sujets, le même caractère. Je ne crois pas qu'on puisse considérer ici l'herpès comme une lésion purement irritative, traumatique ; l'irritation en a été la cause occasionnelle.

Il en est de même de ces eczémas, de ces lichens, de ces pityriasis opiniâtres prurigineux que la leucorrhée fait éclore sur la muqueuse vulvaire. Le stimulus produit par le flux leucorrhéique a été le coefficient, le metteur en scène d'une disposition constitutionnelle qui préexistait, et dont nous retrouvons presque toujours les traces, quand nous interrogeons avec soin les antécédents des malades ; et la preuve nous en est fournie par cette circonstance, que beaucoup de femmes sont atteintes de leucorrhées offrant les mêmes conditions extérieures d'abondance, de couleur, de composition chimique, qui pourront amener la rougeur, l'irritation *commune* du tégument génital, mais qui ne produisent pas cette irritation spéciale, ces éruptions qui l'expriment et qui souvent rayonnent au delà de son foyer, ces prurits intolérables qui les accompagnent. Un catarrhe de cause herpétique aurait-il, dans sa nature intime, quelque chose de spécifique qui fasse naître à son contact des lésions qui rappellent son origine ? Rien n'autorise à le supposer, et l'explication du fait n'a aucun besoin de cette hypothèse. Chez un sujet en possession d'une diathèse, toute incitation accidentelle peut en faire éclater les manifestations : une chute, un coup, un effort feront développer un accès de goutte ou de rhumatisme ; un emplâtre inoffensif fera naître un eczéma. A plus forte raison, un agent irritant comme le flux catarrhal produira-t-il une stimulation favorable à l'éclosion des éruptions herpétiques. Quand une diathèse règne dans l'organisme, toutes les irritations accidentelles auxquelles il est soumis peuvent aboutir à des lésions diathésiques.

On comprend que les incitations physiologiques puissent, chez un sujet prédisposé, agir dans le même sens. Ainsi, la congestion cataméniale, qui, selon la remarque de Legendre, est souvent une cause occasionnelle de l'herpès périodique de la vulve, peut aussi favoriser des apparitions d'herpès ou d'autres manifestations herpétoïdes sur le col utérin.

Il en sera de même de la grossesse, quand elle est accompagnée d'un flux leucorrhéique et suivie de l'écoulement lochial. Les excès de coït peuvent produire le même effet.

J'ai vu deux fois des topiques opiacés produire des affections aiguës de la peau.

Une jeune fille dartreuse, fille d'un père dartreux et d'une mère arthritique, avait eu antérieurement une affection eczémateuse de la vulve, qui avait nécessité un voyage à Louesch, où elle avait été guérie. Une dent cariée devint l'occasion d'une névralgie faciale extrêmement violente; je lui conseillai l'application d'un emplâtre d'opium sur la région massétérine. Au bout de quelques heures l'emplâtre avait déterminé un sentiment de brûlure mordicante tellement pénible, qu'elle fut obligée de l'enlever; une vaste phlyctène entourée de vésicules occupait toute la région qu'il avait touchée; je me le fis présenter pour me convaincre que cet emplâtre était bien tel que je l'avais prescrit.

Je connais un homme de race arthritique sujet aux névralgies et au tic de la face et à d'autres névropathies très-diverses dans leur siége et dans leur forme; de toutes les médications qu'il a mises en usage, une seule lui a réussi, ce sont les eaux thermales sulfureuses qui lui avaient été ordonnées par Chomel, après beaucoup d'essais thérapeutiques infructueux, et avec cette opinion exprimée par ce grand praticien, que la résistance de cette névralgie, sa mobilité, sa violence, l'aspect et la constitution du malade, lui faisaient soupçonner chez lui une diathèse herpétique. Un jour, pendant une crise de névralgie sous-occipitale d'une effroyable violence, je lui fis appliquer du laudanum sur la région douloureuse dont la peau était d'une exquise sensibilité; ces applications provoquèrent presque immédiatement une éruption eczématoïde dont j'eus d'abord de la peine à admettre l'origine: mais, comme plusieurs fois, à quelques jours d'intervalle, cette éruption avait reparu toutes les fois que j'étais revenu à l'emploi de ce topique, et comme elle s'éteignait quand je le suspendais, il fallait bien admettre qu'il avait une part dans le développement de cette complication. Pour me rendre compte de l'élément chimique qui, dans le laudanum, déterminait ce résultat, j'appliquai successivement de l'alcool camphré qui ne produisit aucune modification de la surface tégumentaire, et une mouche d'opium pur, sous laquelle je vis naître immédiatement l'éruption que le laudanum avait déjà provoquée.

Je connais une dame goutteuse chez laquelle tous les liniments, et surtout ceux qui renferment de la térébenthine, déterminent l'explosion d'un eczéma rubrum qui envahit tout le membre que ce liniment a touché; la fille de cette dame, et plusieurs de ses petites-filles, sont dartreuses avec des manifestations arthritiques.

En parlant de disposition diathésique, je n'ai rien spécifié, ayant discuté ailleurs la question des diathèses et de leur intervention dans les dermatoses.

Je dirai seulement que, chez plusieurs de mes malades, j'ai constaté ces combinaisons de plusieurs éléments diathésiques qui en modifient l'expression et que nous rencontrons si souvent dans la pratique.

J'ajouterai encore que, dans plusieurs de nos observations, les fatigues, les privations, les excès, les épreuves morales ont été, comme cela est si commun, les causes occasionnelles des manifestations herpétiques; enfin, la syphilis peut jouer le même rôle dans leur production ; elles succèdent assez souvent aux manifestations spécifiques de cette affection, et, comme je le disais à l'hôpital de Lourcine (1) : la vérole est un fumier qui favorise l'éclosion de tous les germes diathésiques.

Ainsi, derrière le développement des affections herpétiques du col, il faut souvent admettre une étiologie complexe ; le plus souvent nous ne sommes appelés à les constater que quand elles coexistent avec d'autres altérations de l'appareil utérin, que des troubles fonctionnels connexes signalent à l'attention des malades. Dans beaucoup de cas, c'est le catarrhe utérin avec toutes ses complications ordinaires : érosions granulées, engorgements hypertrophiques, quelquefois inflexions anomales ou

(1) C'est à l'hôpital de Lourcine que j'ai recueilli, de 1848 à 1851, la plupart des observations qui servent de base à ce travail, et que j'en ai rédigé la plus grande partie. Je ne l'ai pas publié plus tôt, parce que je comptais le faire entrer dans un Traité général sur les maladies des femmes. Les circonstances ne m'ont pas permis de donner suite à ce projet.

déviations de l'organe, le plus souvent avec retentissement réflexe de l'irritation utérine sur les nerfs lombaires et sacrés. Ce catarrhe, dis-je, coïncide ordinairement avec les lésions herpétiformes du col, et souvent on peut être autorisé à supposer qu'il les a précédées. Mais, comme nous l'avons dit plus haut, l'herpétisme peut être la condition pathogénique de ce catarrhe. Si nous ne pouvons, par l'examen direct, constater cette origine, elle ressort, dans certains cas, de la succession des phénomènes. Quand on voit une affection herpétique de la vulve précéder le catarrhe utérin, puis ces localisations disparaître et une bronchite opiniâtre leur succéder, puis celle-ci s'apaiser à son tour et la tête se couvrir d'une éruption eczémateuse, et la malade parcourir plusieurs fois ce cycle pathologique entremêlé de névroses multiformes, n'est-on pas en droit d'admettre que toutes ces lésions, tous ces troubles fonctionnels, qui se remplacent, s'équivalent, expriment une même diathèse, ou si l'on aime mieux, une même modalité morbide de la constitution? N'est-il pas vraisemblable qu'elles sont les rejetons d'une même racine, comme disait Torti, et que ces catarrhes, alternant avec des affections cutanées, sont de même nature que ces dernières? Eh bien, ces cas ne sont pas rares; j'en ai rencontré des exemples assez nombreux: une dame O..., dont je rapporterai l'observation en parlant du prurit vulvaire, et chez laquelle existait un eczéma de la vulve, du vagin et du col utérin, a parcouru toutes ces phases; elle est encore soumise à mon observation; et, bien que l'élément névropathique domine en ce moment l'élément herpétique, celui-ci accuse sa présence de temps en temps encore par des manifestations caractéristiques, quoique atténuées. De temps en temps aussi, des phénomènes arthritiques, qui sont la véritable étiquette de tout ce drame morbide, interviennent sur la scène; Mme O... a eu plusieurs atteintes d'arthrites subaiguës compliquées de rhumatismes musculaires. Ces faits ne se dérobent qu'à ceux qui, aveuglés par des idées préconçues, ne voient, dans toutes les maladies, que des accidents fortuits groupés au hasard, de purs traumatismes, sans connexions pathogéniques. Il n'y a rien d'absolument accidentel dans l'organisme; les traumatismes et les maladies aiguës elles-mêmes, qui seules mériteraient le nom d'accidentelles, sont modifiés par les conditions de la constitution; et souvent, comme je l'ai dit ailleurs, les phénomènes morbides, qui se succèdent pendant le cours de l'existence, doivent être considérés comme les épisodes d'une histoire pathologique, qui a commencé à la naissance et qui peut même, par transmission héréditaire, se prolonger au delà de la vie de l'individu.

Symptômes. — Au milieu de ces complexités morbides, il est impossible de faire la part de l'herpétisme du col, qui d'ailleurs ne paraît jouer très-souvent qu'un rôle secondaire. Je suis convaincu que quand, par exception, les manifestations herpétiformes sont limitées à la surface du col, elles peuvent passer inaperçues ; la malade de notre IIe observation avait encore des groupes vésiculeux sur le col quand elle a quitté l'hôpital, et les souffrances utérines avaient disparu. Il en peut être de même de l'herpès périodique du col, qui accompagne la fluxion menstruelle, comme l'herpès périodique des lèvres, si bien décrit par mon ami regretté le docteur Legendre. Mais, d'autres fois, ces éruptions cervico-utérines deviennent le point de départ d'érosions qui conservent souvent, dans leur configuration, dans leur dissémination, des traces de leur origine. Ces érosions prennent la forme granulée, qui est la forme commune de presque toutes les dermites du col. Suivant l'état de cet organe, elles peuvent être finement grenues, superficielles : dans d'autres cas, elles semblent profondes, fongoïdes, ce qui arrive quand ces érosions se développent sur des cols mous, congestionnés. Cet aspect fongoïde n'est pas rare chez les sujets lymphatiques ; il est habituel pendant la grossesse.

Ces ulcérations peuvent guérir spontanément, mais elles peuvent aussi persister, se confondre en s'élargissant ; s'il y a du catarrhe utérin, et elles en sont presque toujours accompagnées, elle pourront s'étendre jusqu'à l'orifice et présenter l'aspect des érosions granulées communes. On pourra quelquefois cependant, quand on n'a pas assisté à leur évolution, en suspecter l'origine par la forme festonnée de leurs bords et surtout par l'existence de petites ulcérations ordinairement arrondies, isolées de celle qui entoure le col utérin ; quelquefois même par la présence de quelques groupes herpétiques reproduisant la lésion élémentaire sur la périphérie du col.

Ces érosions herpétiques du col ont parfois un développement très-rapide ; mais aussi elles peuvent se guérir très-rapidement quand la lésion primordiale qui a été leur origine est elle-même passagère, qu'elle ne tend pas à persister ou à se répéter. J'ai été plusieurs fois frappé de la promptitude avec laquelle se modifiaient certaines plaques granulées d'origine herpétique ; j'en ai vu qui semblaient profondes, qui étaient étendues, et qui, après deux ou trois cautérisations, pratiquées à huit jours d'intervalle, avaient disparu. On n'est pas en général aussi heureux avec les érosions qui dépendent du catarrhe chronique ; leur modification est plus lente, la guérison se fait plus longtemps attendre. Mais les ulcérations herpétiques qui se cicatrisent rapidement se reproduisent souvent avec une extrême facilité; une nouvelle poussée éruptive en détermine le retour, si l'on n'ajoute pas aux médications topiques un traitement dirigé contre l'élément constitutionnel dont l'affection locale n'est que le symptôme. Ces ulcérations aiguës peuvent bien être compliquées de catarrhe, mais ce catarrhe est aigu comme elles et disparaît avec elles.

Quand un catarrhe utérin coexiste avec l'herpétisme du col, alors on observe tous les troubles fonctionnels qui se rattachent à cette affection: douleurs lombo-abdominales ou sacro-inguinales, irradiant souvent sur le trajet des nerfs cruraux ou des nerfs sciatiques, quelquefois bilatérales, ordinairement plus prononcées d'un côté, surtout à gauche. D'autres fois, ces douleurs ont leur foyer principal dans l'hypogastre; elles s'exaspèrent par la station, par la marche, cependant quelques malades disent souffrir moins en marchant qu'en restant debout immobiles. Souvent le coït réveille ces douleurs; elles augmentent aux approches du flux menstruel. Quelquefois les malades ressentent une pesanteur, une pression douloureuse dans la région sacrée, très-souvent des tiraillements au niveau de l'épigastre, avec tendance à la défaillance; de la micturition, quelquefois avec dysurie, de la gastralgie, des céphalalgies à forme névralgique ou à forme de migraine, l'irritabilité du caractère, l'hystéricisme, revêtant assez souvent la forme hypochondriaque, complètent le tableau des retentissements que la métrite catarrhale herpétique peut produire sur le système nerveux.

La menstruation devient irrégulière; les époques, le plus souvent, se rapprochent, se prolongent; elles sont précédées et moins constamment suivies d'une augmentation du flux leucorrhéique; des caillots se mêlent au sang menstruel. Cette leucorrhée est ordinairement alors glaireuse, albuminoïde, d'abord transparente, puis opaline, opaque, puriforme ou lactescente, suivant la période et la forme du catarrhe et le contingent que lui apportent les sécrétions vaginales, qui sont ordinairement l'origine de ces flux galactoïdes.

Très-souvent, et c'est un des caractères habituels du catarrhe herpétique, il est accompagné d'éruptions prurigineuses de la vulve, qui s'exaspèrent fréquemment aux périodes cataméniales. L'intensité des retentissements et des troubles nerveux, sans appartenir en propre à l'herpétisme utérin, en est cependant encore un des phénomènes habituels.

Les malades sont ordinairement constipés, plus rarement elles seront sujettes à de la diarrhée glaireuse, ou à des excrétions membraniformes.

Des envies fréquentes d'uriner, quelquefois irrésistibles, d'autres fois avec ténesmes douloureux sans rapport nécessaire avec un changement dans la forme ou dans la situation de l'utérus, me paraissent une complication plus souvent observée dans la métrite herpétique que dans les autres formes de métrite catarrhale.

Si cette affection se prolonge, les fonctions nutritives ressentent le contre-coup de tous ces désordres ; l'hématose s'altère, et la chlorose, cette complication si fréquente des maladies chroniques chez les femmes, ne tarde pas à imprimer son cachet sur la constitution débilitée.

Souvent, longtemps avant cette période, les malades sont tourmentées par des insomnies, par de l'agitation, quelquefois par des excitations passagères et ordinairement périodiques du système circulatoire, revenant le plus ordinairement la nuit, et pouvant se répéter pendant des mois ou même, avec des intervalles, pendant plusieurs années. Elles constituent parfois des accès fébriles bien caractérisés, mais habituellement sans frissons, presque toujours rebelles aux sels de quinine.

L'herpétisme utérin peut revêtir presque toutes les formes que les dermatologues de l'école de Bateman et Willan ont prises pour fondement de leurs classifications.

La IIIe observation que j'ai citée dans mes leçons sur le prurit vulvaire est un exemple d'érythème du col et du vagin. Plus tard, des vésicules se sont montrées sur le col; mais cette forme éruptive a paru secondaire.

Comme je l'ai dit ailleurs, elle peut être la forme primitive de l'affection du col. J'ai parlé de ces vésicules agglomérées en petits groupes arrondis, ou circinés, coïncidant parfois avec l'herpès de la vulve. Ces vésicules peuvent laisser à leur place de petites érosions, entourées d'un liséré purpurin, qui quelquefois deviennent confluentes, se granulent ou bourgeonnent ; le plus souvent elles n'ont qu'une durée éphémère, disparaissent pour reparaître principalement au voisinage des époques menstruelles. C'est l'herpès du col. Alors même que ces petites érosions se réunissent en une plaque granulée unique qui s'étend jusqu'au méat, celle-ci est susceptible de ces modifications très-rapides que j'ai signalées plus haut, et elle peut, comme je l'ai observé chez une de mes malades, accuser son origine par une disposition segmentée et les prolongements courbes qu'elle envoie sur la surface du col, circonscrivant entre eux des îlots arrondis de muqueuse saine.

Dans un autre cas, vingt jours après avoir constaté un groupe herpétique sur le col utérin, je trouvai à sa place de petites taches rouges et de petites dépressions entourées d'un cercle rouge foncé.

Obs. I. — *Eczéma du col.* — V. R..., âgée de vingt-cinq ans, cuisinière, entre à l'hôpital de Lourcine le 9 avril 1850. Dans l'aine droite existait une ulcération consécutive à un bubon suppuré; à gauche, je constatais un engorgement ganglionnaire commençant. Celui-ci se termina rapidement par résolution sous l'influence d'une cautérisation superficielle avec le nitrate acide de mercure. Un régime tonique, l'usage de tartrate ferrico-potassique amenèrent une modification rapide et la cicatrisation de l'ulcère. La malade, dès son entrée, se plaignait de céphalalgie, elle accusait un flux leucorrhéique abondant. Après la guérison du bubon, elle fut examinée au spéculum, le 15 mai. Le vagin était rouge, injecté; des groupes de petites saillies d'apparence vésiculeuse occupaient le cul-de-sac utéro-vaginal. Un mucus visqueux opalin s'échappait de l'orifice du col, qui n'offrait d'ailleurs aucune autre particularité notable. Une éruption eczémateuse se montrait sur la région fessière. Je continuai les ferrugineux indiqués par l'état chlorotique de la malade et qui sont un des modificateurs les plus efficaces des ulcérations torpides consécutives aux bubons, et même du phagédénisme chez les femmes, à Paris du moins, où l'anémie se joint presque toujours comme complication à ces affections. Je prescrivis, en outre, des injections légèrement astringentes.

1er juin. Le catarrhe utérin persiste. Je prescris des bains alcalins et des injections alcalines.

Le 15. L'état général est meilleur; mais l'eczéma s'est étendu aux mains, aux cuisses, à la face et au col utérin. Un écoulement transparent, abondant, s'échappe du col.

Dans la pensée que les ferrugineux avaient contribué à la généralisation de l'éruption dartreuse, j'en suspendis l'usage. Je prescrivis à la malade des sucs dépuratifs, et je fis continuer les bains alcalins avec les injections alcalines.

Le 15. Autour du méat utérin existe une petite érosion annulaire, plus étendue en arrière et à droite; elle est constituée par de petites dépressions ou ulcérations irrégulières limitées par des bords d'un rouge vif. Le catarrhe présente les mêmes caractères. Je pratique une cautérisation avec le nitrate d'argent.

Le 21. Un nouvel examen me fait constater un changement dans l'aspect du col. A gauche seulement existe encore une petite ulcération à bords saillants et granuleux; en avant et à droite, on remarque deux dépressions cellulaires.

Le 28. La guérison était presque complète. Je prescris alors des bains sulfureux et des injections avec l'eau du bain.

5 juillet. La malade paraît guérie; l'eczéma cutané avait complétement disparu. Un examen attentif fait découvrir avec peine sur le col deux ou trois très-petites érosions nettement limitées.

La malade demande sa sortie.

Dans ce cas, nous avons vu l'affection eczémateuse occuper d'abord une région limitée du tégument externe et du vagin, puis, sous l'influence de la médication ferrugineuse, s'étendre, se généraliser, envahir le col utérin. Quoique je n'aie pas saisi le passage des groupes eczémateux du col aux plaques granulées, la forme, la mobilité de celles-ci, leur développement et leurs modifications rapides, ne permettent guère de conserver des doutes sur leur origine. L'emploi des bains alcalins pendant la période subaiguë, plus tard les bains sulfureux, combinés avec quelques cautérisations de la cavité du col, paraissent avoir agi d'une manière favorable.

L'observation suivante nous montre des affections herpétiques se manifestant au déclin d'une syphilis constitutionnelle; elle témoigne aussi de l'influence que la congestion cataméniale peut exercer sur l'évolution de ces affections.

Obs. II. — B..., âgée de trente-six ans, est bien réglée; elle a eu trois enfants, et jouissait d'une bonne santé avant l'invasion de la maladie actuelle. Elle est entrée à l'hôpital de Lourcine le 25 juillet 1850. Il y avait quatre mois, des *boutons* s'étaient développés sur ses parties génitales; peu de temps après, elle eut mal à la gorge; elle ne se rappelle pas avoir jamais éprouvé de céphalalgie. La malade est pâle, cachectique; on aperçoit sur sa tempe gauche deux petites pustules croûteuses; une autre se montre derrière l'oreille. Le front est surmonté d'une énorme croûte qui a 6 à 7 millimètres d'épaisseur, et qui est entourée d'un bourrelet rouge. Un tubercule occupe l'aile du nez. Sur le milieu de la base de la langue existe une ulcération irrégulière, circonscrite par de grosses saillies qui semblent constituées par des follicules hypertrophiés ou extrophiés.

Le voile du palais offre une coloration écarlate; son bord libre est échancré par une double ulcération plus profonde à droite. L'amygdale droite et le pilier antérieur de ce côté ont subi une destruction presque complète. Toute la muqueuse pharyngienne est le siége d'une vive rougeur.

Les ganglions post-cervicaux sont engorgés. Jamais la malade n'a éprouvé de douleurs ostéocopes.

Le col de l'utérus est allongé, volumineux; sa lèvre antérieure hypertrophiée forme une saillie conique; il est parsemé de taches roses, d'arborisations vasculaires et de quelques points jaunes.

A la partie postérieure de la grande lèvre gauche se trouve une ulcération grisâtre, irrégulière, à fond pultacé. Au voisinage de l'anus existent cinq ou six ulcérations qui ont l'aspect chancreux. Bien que convaincu qu'il s'agissait d'accidents secondaires, pour lever tout doute à cet égard, je pratiquai, d'après la méthode du docteur Ricord, sur la cuisse de la malade, des inoculations qui donnèrent un résultat négatif (1).

Pour traitement, je prescrivis une pilule de 0 gr 05 de proto-iodure de mercure, une potion avec 1 gramme d'iodure de potassium. Je fis toucher les ulcérations gutturales avec de la teinture d'iode, et pour relever l'activité des fonctions hématopoiétiques, j'ajoutai au traitement spécifique le sirop de proto-iodure de fer. Chez les femmes, les ferrugineux sont souvent un très-utile auxiliaire des mercuriaux, qui, administrés seuls, semblent quelquefois augmenter l'état anémique, complication presque constante des affections vénériennes dans ce sexe. Pour stimuler l'appétit, je lui donnai comme tisane de l'infusion de saponaire avec du sirop de gentiane.

Le 20 août, vingt-sixième jour du traitement, toutes les ulcérations étaient en voie de cicatrisation. L'examen du col m'y fit constater quelques granulations.

Le 29 août, trente-deuxième jour, je prescris des bains de vapeur. Cette femme présentait déjà des manifestations herpétiformes. Une blépharite dartreuse existait sur les paupières inférieures; des plaques de pityriasis se montraient sur le cou. L'emploi des bains de vapeurs fut suivi du développement de groupes d'herpès sur la partie postérieure du cou; des plaques eczémateuses se développèrent dans les plis génito-cruraux et furent le siége, le soir surtout, de démangeaisons très-incommodes.

L'examen de l'utérus m'y fit constater un peu de catarrhe, qui jusque-là avait échappé à mon observation. Les points jaunes semblaient se multiplier.

En présence de ces accidents, je tentai d'abord les bains sulfureux, puis, n'en obtenant pas le résultat désiré, je leur substituai les bains de sublimé. Sous leur influence, les démangeaisons se calmèrent.

Le 5 octobre, soixante-douzième jour du traitement, je remarquai sur la lèvre antérieure du col utérin des ulcérations et des érosions multiples et disséminées; l'engorgement avait plutôt augmenté que diminué. Je me décidai à cautériser le col avec le fer rouge. Cette opération fut suivie d'une légère perte de sang qui sortit en caillots, et qui fut remplacée par un écoulement blanc séreux.

(1) Cette observation a été recueillie en 1849. — On sait aujourd'hui quelle est la valeur de ces inoculations, qui étaient regardées alors comme un critérium presque infaillible pour reconnaître les ulcères syphilitiques.

Le lendemain, la malade ressentit plusieurs fois des douleurs lancinantes, fulgurantes, qui, irradiant des parties latérales du sacrum, suivaient les contours de la crête iliaque.

Quatre jours après, cette femme est prise de frissons, suivis de nausées, d'inappétence, de douleurs iliaques et épigastriques. Je lui trouve de la fièvre; sa langue était chargée, son haleine était fétide. Avait-elle commis quelque imprudence? Je ne pouvais le savoir, car, dans ce triste milieu, la discipline sévère que j'avais établie cessait d'être observée dès que j'avais quitté la salle; et la religieuse, malgré tous ses efforts, était impuissante pour faire exécuter mes prescriptions hygiéniques.

Trouvant les signes très-caractérisés d'un embarras gastrique, j'administrai un vomitif qui fit immédiatement justice de tous ces accidents.

Mais le lendemain 11, un peu de suintement sanguinolent apparut de nouveau par la vulve, ce qui rend très-probable qu'à l'état gastrique s'ajoutait une congestion utérine.

Le 26 octobre, quatre-vingt-treizième jour du traitement, je constate une nouvelle poussée herpétique qui est survenue après les règles; l'affection eczémateuse de la vulve et du pli génito-crural, qui avait en grande partie disparu, a subi une nouvelle recrudescence; le dos est couvert de pytiriasis; quelques plaques impétigineuses existent sur le cou, entremêlées de pustules d'acné.

Le col utérin me parut moins volumineux; mais je ne me servais pas encore d'un compas que je fis fabriquer cette année-là même pour apprécier avec rigueur les dimensions de cet organe. Un liquide lactescent s'écoulait du vagin qui était, ainsi que le col, marbré de taches rouges. Sur ce dernier, on apercevait une multitude de petites dépressions en godet, qui auraient pu loger des têtes d'épingle. L'intérieur du méat était grenu.

Je prescrivis à la malade de la tisane de douce-amère, édulcorée avec du sirop de fumeterre, des bains sulfureux avec injections sulfureuses tous les deux jours, alternant avec des lotions de sublimé.

Quelques jours après, j'ajoutai à ces moyens le vin de quinquina pour remonter la constitution débilitée; puis je fis alterner des bains sulfureux avec des bains de vapeur, médication qui m'avait paru utile dans le traitement de la syphilis; ces derniers répondent à l'indication si problématiquement remplie par les sudorifiques, et les autres, tout en agissant dans le même sens, exercent sur l'organisme une action tonique et offrent en outre ce grand avantage, constaté dans toutes les eaux thermo-sulfureuses, d'assurer la tolérance du traitement hydrargyrique. Aussi, depuis très-longtemps je n'emploie que très-exceptionnellement les bains de vapeur; mais j'associe, le plus souvent, des bains sulfureux, méthodiquement dosés, aux mercuriaux dans le traitement de la syphilis constitutionnelle.

Le 10 novembre (107e jour), l'eczema pudendi se séchait; les autres manifestations herpétiques tendaient à disparaître. Le 15, vers l'époque menstruelle, une nouvelle fusée eczémateuse se fait sur la cuisse droite et dans les plis inguinaux. Des taches rouges nombreuses se montrent sur la vulve et sur le col, dont la surface est en grande partie occupée par un tissu cicatriciel d'un rouge mat. Sur ces taches, on aperçoit des petites vésicules disposées en cercles. La santé générale s'est très-heureusement modifiée. Les autres manifestations herpétiques ont en grande partie disparu.

La malade sort guérie le 7 décembre, 135 jours après son entrée; le col utérin présentait encore quelques groupes vésiculeux.

En résumé, chez une femme affectée de syphilis constitutionnelle, en voie de guérison, apparaissent des manifestations herpétoïdes, variées dans leur forme et dans leur siége, mais se montrant simultanément sur le tégument externe et sur le col utérin.

Les taches érythémateuses, les groupes eczémateux qui se voient sur les cuisses et la vulve, se répètent sur le col. C'est pour faire ressortir cette solidarité morbide que je cite cette observation, car ces manifestations herpétiques du col y ont été trop limitées et trop passagères pour qu'on puisse leur attribuer aucun rôle, ni qu'elles paraissent introduire un élément nouveau dans l'affection utérine.

Cet eczema pudendi se développe par fusées successives, qui apparaissent et s'éteignent sous l'influence du traitement, pour reparaître ensuite, mais moins intenses qu'à leur première manifestation. Une coïncidence remarquable existe entre ces poussées éruptives et les périodes menstruelles. La syphilis, le traitement ont pu exercer de l'influence sur l'évolution de ces manifestations dartreuses.

Comme l'herpès, l'eczéma de la vulve ou des cuisses peut se reporter sur le col utérin; on peut l'y rencontrer alors même que les lésions d'une autre forme se montrent sur les parties extérieures des organes génitaux, ou se sont développées dans des régions plus éloignées. Chez plusieurs de nos malades, du pityriasis, de l'intertrigo chronique, des affections papuleuses accompagnaient l'éruption vésiculeuse du col utérin (observations I et II).

Cette éruption se montre sous forme de petites saillies, grosses comme des têtes d'épingles, vésiculeuses, blanchâtres à leur sommet, qui s'élèvent sur une base d'un rouge vif. Quelquefois une tache rouge plus étendue leur sert de support, mais une coloration plus foncée entoure ordinairement les vésicules. Celles-ci sont souvent groupées suivant des lignes courbes, elles forment quelquefois des cercles; d'autres fois, elles sont agglomérées en petites plaques ordinairement multiples, ou bien sont irrégulièrement disséminées sur toute la surface du col : elles coïncident très-souvent avec une affection dartreuse de la vulve, quelquefois même du vagin. Ainsi que nous l'avons déjà dit, le prurit vulvaire, un catarrhe utéro-vaginal souvent lactescent, en sont les complications habituelles (obs. III).

Obs. III. — Mme de M..., nerveuse et lymphatique, grasse, pâle, et cependant vive, active, très-énergique, est chlorotique depuis son enfance ; elle a, depuis la même époque, été soumise à des manifestations herpétiformes. Son cuir chevelu est habituellement le siége d'un pityriasis qui a amené la chute d'une partie des cheveux. Le bord ciliaire des paupières est affecté de la même manière. D'autres manifestations herpétiques ont paru à plusieurs reprises sur la périphérie cutanée ; la plus incommode et la plus tenace occupe la vulve. Les lèvres sont chagrinées, d'une couleur bleuâtre, vergetées de plaques rouges. Leur flaccidité, leur élongation, leurs plissements attestent les frottements répétés qu'a exercés la malade sur ces parties, pour apaiser l'insupportable prurit qu'elle y éprouve. On y aperçoit des groupes de petites saillies papuleuses, agminées, dont quelques-unes sont excoriées.

Les follicules périuréthraux sont injectés, et la sécrétion de toutes ces parties est exagérée. L'orifice uréthral est d'un rouge vif, la malade éprouve souvent une ardeur douloureuse en urinant.

Mme de M... a eu plusieurs enfants qui portent à un haut degré l'empreinte du tempérament maternel.

Depuis ses couches, elle a eu plusieurs fois des affections utérines qui se révèlent à la malade par un écoulement leucorrhéique, l'irrégularité du flux menstruel et quelquefois une tendance ménorrhagique, des pesanteurs dans les reins et dans l'hypogastre. La cautérisation a toujours très-facilement et très-rapidement triomphé de cette affection.

En 1851, je fus appelé auprès de Mme de M... L'introduction du spéculum me permit de constater une érosion fongueuse du col utérin, se prolongeant dans la cavité de cet organe, et offrant environ les dimensions d'une pièce de 2 francs. Après trois ou quatre cautérisations avec le nitrate d'argent, elle fut complétement cicatrisée, et tous les accidents concomitants disparurent. J'avais conseillé une saison aux Pyrénées, mais des obstacles s'opposèrent à l'exécution de cette prescription.

En 1853, Mme de M... prit des bains d'Enghien, mais dans de mauvaises conditions ; éloignée de l'établissement d'une demi-lieue, elle se fatiguait dans des courses quotidiennes pour suivre le traitement thermal. Elle n'en éprouva aucun bien. Des chagrins de toute espèce vinrent fondre sur elle ; sa santé en fut ébranlée. Je fus appelé au mois de novembre. Des symptômes qui ne trompaient jamais la malade lui annonçaient une affection utérine. Elle se présentait cette fois sous une forme nouvelle, une saillie fongueuse polypiforme se montrait dans l'orifice utérin. Trois cautérisations la firent complétement disparaître.

Trois semaines après, examinant Mme de M..., qui se plaignait de prurit vulvaire et de leucorrhée, je trouvai, sur le col, des vésicules eczémateuses parfaitement caractérisées, disposées par lignes courbes sur la surface du col, dont la couleur mate d'un blanc bleuâtre contrastait avec la vive rougeur qui servait de base à ces petites saillies vésiculeuses.

J'engageai Mme de M... à faire des lotions et des injections avec une faible solution de sublimé et à se rendre l'été suivant aux Pyrénées. Huit ou dix ans plus tard, après de douloureuses et longues émotions, Mme de M... devint diabétique, et elle a succombé en 1871, à un anthrax gangréneux sans que j'aie été renseigné sur la cause immédiate de sa mort.

Ici les lésions utérines ont affecté la marche des lésions herpétiques, sans qu'il m'ait été possible, pendant longtemps, d'arriver sur leur nature au delà des présomptions.

L'affection herpétique des lèvres, expression d'une disposition constitutionnelle, qui s'était manifestée depuis l'enfance, ajoutait à la probabilité du caractère dartreux de l'affection utérine. Le dernier examen ne laisse guère de doute à cet égard, et cette éruption eczémateuse du col utérin, accompagnée de prurit vulvaire, a été probablement la forme morbide initiale des autres crises, dont il ne m'avait pas été donné de pouvoir constater les débuts.

Comme l'herpès, l'eczéma du col peut n'avoir qu'une durée passagère, et se répéter par fusées successives. Si la disposition qui l'a produite s'épuise ou cède aux modificateurs thérapeutiques, il s'affaisse, pâlit, et j'ai trouvé à sa place de petites taches roses, des dépressions ou des érosions très-superficielles, qui ne tardent pas à disparaître (observations IV et V).

Il peut aussi se transformer en érosions granulées qui reproduisent souvent la configuration de la lésion qui les a produites. Elles occupent indifféremment tous les points de la surface du col, et n'ont pas cette tendance à se grouper autour du méat des érosions granulées d'une autre origine.

Dans une de mes observations (obs. III), ces granulations avaient un aspect fongueux ; dans le col même elles constituèrent une fois (*ibidem*) une saillie polypiforme. Quelques cautérisations ramenèrent l'organe à son apparence normale, avec une rapidité insolite dans les ulcérations granuleuses communes. Cet aspect fongueux me paraît dépendre de la texture du col et de conditions individuelles que j'ai indiquées plus haut. Chez cette même malade, le catarrhe utérin paraissait par bouffées avec un ensemble symptomatique qui annonçait à la malade la lésion du col ; il disparaissait avec celle-ci, et attestait par cette connexité leur commune origine.

S'il n'est pas toujours facile, dans les affections eczémateuses du tégument externe, de reconnaître à première vue la lésion élémentaire, à plus forte raison cette détermination peut-elle offrir des difficultés quand elle doit être faite au fond du vagin, éclairé par un spéculum, sur une membrane muqueuse dont la structure et les fonctions ne sont pas identiques avec celles de la peau, et dont les modalités morbides présentent des différences corrélatives aux différences physiologiques qui existent entre ces deux membranes. Aussi ne sommes-nous pas en droit de nier l'origine eczémateuse d'une lésion du col parce que nous n'y apercevons pas de vésicules.

J'ai déjà dit avec quelle facilité toutes les congestions et inflammations du derme utérin prenaient la forme granuleuse. Je reviendrai sur cette question quand j'aurai complété l'étude des lésions sous lesquelles se montre l'herpétisme utérin.

J'ai peu de chose à dire de la forme papuleuse : j'ai vu quelquefois sur le col des saillies papuliformes disséminées ou agminées, coïncidant avec des éruptions papuleuses du tégument externe, mais je n'oserais leur donner un nom et affirmer qu'il s'agissait de lichen du col, d'autant plus qu'à une certaine période l'eczéma peut très-bien revêtir cette apparence.

Obs. IV. — Née d'un père dartreux, X... a éprouvé une vive frayeur en 1848; depuis lors elle est tourmentée par des affections cutanées prurigineuses. Les téguments du crâne, de la face et du cou sont couverts de pityriasis et le siége d'un prurit très-intense. Les paupières sont injectées, leurs bords sont dégarnis de cils et pulvérulents. Dans les plis génito-cruraux existent des plaques érythémateuses.

Les règles viennent périodiquement, mais elles sont très-peu abondantes. La malade se plaint de vertiges qu'elle croit causés par une surabondance de sang, et elle a l'habitude de se faire saigner presque tous les ans.

Deux fois enceinte, elle est accouchée pour la seconde fois d'un enfant mort en 1846. Depuis lors sa disposition vertigineuse a augmenté. Elle ne peut supporter la plus petite quantité de boissons alcooliques. Depuis deux ans elle est affectée d'un flux leucorrhéique lactescent, abondant. Depuis la même époque, elle éprouve des douleurs dans les reins, irradiant vers l'ombilic, les aines et le flanc gauche, au-dessus de la crête iliaque; elle entre à l'hôpital de Lourcine le 20 octobre 1850.

Les petites lèvres présentent un développement anormal; elles sont rugueuses, violacées, comme chagrinées, baignées par un liquide lactescent. La malade avoue qu'ayant éprouvé des démangeaisons dans ces parties, elle s'est grattée et a exercé des tractions sur ces organes.

La paroi vaginale est couverte d'un liquide galactoïde; l'orifice du col est entr'ouvert, il est bordé d'un cercle rouge, sur lequel on aperçoit de petites vésicules. Un liquide jaunâtre, séreux, peu abondant, s'échappe de sa cavité; quelques jours après, ces petites vésicules s'étaient affaissées et tendaient à disparaître.

La malade a exigé sa sortie.

Je rapporte cette observation, tout incomplète qu'elle est, comme un exemple de l'eczéma du col et de ses caractères objectifs; il se montre avec ses complications habituelles, dartres anciennes, prurit vulvaire, écoulement lactescent.

Obs. V. — B..., âgée de trente-neuf ans, lingère, est entrée à la Pitié le 9 décembre 1857. D'une constitution assez forte en apparence, quoique un peu lymphatique, elle a les chairs molles et pâles.

Ses règles, qui ont paru pour la première fois quand elle avait quatorze ans, ont été irrégulières, sous le rapport de leur abondance et de leur périodicité, jusqu'à l'époque de son mariage qu'elle contracta à l'âge de vingt-quatre ans.

Elle a eu trois enfants, le premier à vingt-sept ans, le dernier il y a quatre ans; le premier est mort à quatorze ans d'une maladie aiguë, les deux autres sont morts en bas âge.

Dans son enfance, elle a eu beaucoup d'éruptions *gourmeuses* qui n'ont cessé que quand elle a été réglée. A la même époque, ses paupières étaient affectées de blépharite chronique. Sa figure est constamment couverte d'acné; à la suite d'une fièvre typhoïde elle a eu de nombreux furoncles.

Avant son mariage, elle avait une leucorrhée abondante, qui avait à peu près cessé depuis que la menstruation était devenue régulière. Mais depuis cette époque elle est tourmentée par un prurit vulvaire très-incommode, il augmente le soir et devient plus intense à l'époque menstruelle. Il est par moments tellement insupportable, qu'aucun sentiment de pudeur ne peut l'empêcher de se gratter, même en public; elle se gratte avec fureur pendant huit ou dix minutes; et alors les démangeaisons sont remplacées par un sentiment de cuisson.

Son sommeil est ordinairement agité; elle éprouve des alternatives de frisson et de chaleur; la fatigue lui cause un sentiment de défaillance.

Elle ressent un peu de cuisson en urinant ; les envies d'uriner sont fréquentes, surtout la nuit ; elle est obligée de les satisfaire immédiatement. Elle est sujette à des douleurs rhumatismales qu'elle attribue à son séjour dans une cuisine basse et humide.

Depuis trois mois, la leucorrhée a beaucoup augmenté ; elle accuse des douleurs dans la région sacrée, dans les aines et dans la partie supérieure des cuisses. Le teint est pâle ; on entend du souffle dans les vaisseaux du cou ; elle se plaint de gastralgie.

Les parties génitales externes sont le siége d'une rougeur comme érythémateuse ; dans le pli génito-crural, on remarque de petites érosions entourées d'un cercle rouge vif.

Les petites lèvres sont allongées, plissées, chagrinées, on y voit de petites saillies du volume d'une tête d'épingle, des gerçures linéaires et des taches rosées.

Le vagin est complétement sain ; sur le col utérin légèrement augmenté de volume, on aperçoit plusieurs groupes de saillies vésiculeuses. Autour du méat existe une érosion superficielle peu étendue.

Prescription.

Injection avec eau...............	1000 grammes.
Deutochlorure de mercure.......	0,10 centigrammes.

On lui fit prendre à l'intérieur des amers et des ferrugineux.

Sous l'influence de ces injections, les démangeaisons s'apaisent, l'aspect des parties génitales externes s'améliore considérablement ; huit jours après le premier examen, on ne trouve plus sur le col que de petites taches rouges, disséminées, en petit nombre.

Nous observons chez cette femme une combinaison diathésique qui n'est pas rare, du lymphatisme et des dartres avec des douleurs rhumatismales auxquelles elle attribue une origine accidentelle, mais qui pourraient bien être de même racine que les éruptions cutanées ; celles-ci, dans l'enfance, ont eu le caractère scrofuleux ; elles offrent actuellement un autre aspect. Quand l'herpétisme ou l'arthritisme se combinent avec le lymphatisme, leurs manifestations, suivant la prédominance de tel ou tel élément constitutionnel, présenteront souvent en proportion inégale les traits des deux diathèses.

Obs. VI. — X..., âgée de quarante-neuf ans, a été réglée à douze ans, elle a eu deux enfants ; le dernier il y a vingt-quatre ans. A trente-neuf ans elle a cessé d'être réglée sans qu'aucun trouble fût survenu dans sa santé :

cependant, elle se rappelle avoir eu à cette époque des *éruptions* sur les membres supérieurs ; depuis lors également elle a été affectée d'une leucorrhée jaunâtre, et a été tourmentée par du prurit vulvaire.

Il y a trois ou quatre ans, elle a été assaillie par le malheur et condamnée à des privations. Depuis deux ans, le flux leucorrhéique est plus abondant, sans l'intervention d'aucune cause contagieuse ; les rapprochements sexuels sont devenus douloureux, et suivis d'une augmentation de l'écoulement; depuis la même époque elle éprouve dans le dos et l'épigastre des douleurs qui n'augmentent point par la pression, mais qu'exaspèrent la marche et la station prolongées : le prurit devient plus pénible dans les mêmes circonstances.

Elle entre à l'hôpital le 5 février.

Examen des organes génitaux : Un écoulement lactescent puriforme tapisse la membrane muqueuse de la vulve et du vagin : ce dernier organe présente une coloration rouge et des saillies folliculaires ou papillaires ; les deux lèvres du col utérin sont occupées par une plaque granulée d'un rouge vif, segmentée par des sillons perpendiculaires à l'axe de l'orifice.

Cette lésion pénètre dans l'intérieur de l'organe.

Cautérisations de la cavité et de la surface du col avec le crayon de nitrate d'argent.

6 février. Après la cautérisation, la malade a éprouvé pendant plusieurs heures des douleurs lancinantes vers la partie supérieure du vagin. Les démangeaisons ont été plus intenses cette nuit que les nuits précédentes, l'écoulement est devenu plus abondant.

Prescription : Décoction de bourgeons de sapin en boisson ; bains alcalins; injections dans le bain.

Le 9. La malade se plaint que depuis l'avant-veille elle éprouve dans la région sacro-coccygienne des douleurs qui se prolongent le long des cuisses, jusqu'aux pieds. Elles ont leur maximum dans les régions fessières et crurales antérieures; elles diminuent pendant la marche ; la nuit elles augment au point de troubler le sommeil.

Prescription : Bain alcalin et injection dans le bain. Ce soir, demi-lavement avec 8 gouttes de laudanum.

Le 13. Les granulations du col ont disparu : le méat reste rouge, l'écoulement a diminué ; il est toujours lactescent. On aperçoit *sur le col et la partie supérieure du vagin de petites taches rosées morbilliformes.* Une plaque de lichen occupe le pli génito-crural. Je cautérise légèrement la cavité du col.

Le 14. Cette opération a été suivie de douleurs dans les reins et dans le bas-ventre. L'écoulement n'a pas augmenté sous l'influence de l'opération.

Prescription : Tisane dépurative; injections avec l'infusion de bourgeons de sapin.

Le 23. L'écoulement est devenu de nouveau puriforme et abondant ; le méat est rouge, de petites saillies rosées, disséminées, font relief sur la membrane muqueuse du col et de la partie supérieure du vagin, qui offre une teinte générale d'un rose assez vif. J'apprends que les injections prescrites depuis l'entrée de la malade à l'hôpital n'ont pas été faites. — Cautérisation interne.

Prescription : Deux injections par jour avec l'infusion de bourgeons de sapin.

9 mars. Les injections ont été faites régulièrement deux fois par jour depuis le 25 février. L'examen au spéculum fait constater la disparition de l'écoulement ; on aperçoit sur le col un petit pointillé rouge, disséminé ou aggloméré par plaques d'une très-petite étendue, et d'un rose pâle ; le vagin est sain.

Je touche très-légèrement la cavité du col avec le crayon de nitrate d'argent.

La malade étant guérie sort le lendemain.

Je rapporte ici cette observation pour montrer la coïncidence d'une affection cutanée et d'une érosion granulée du col : on ne peut cependant affirmer que celle-ci soit d'origine herpétique. Le prurit vulvaire et les taches roses disséminées sur la membrane muqueuse du col et du vagin ne suffisent pas pour établir le caractère dartreux de l'affection des organes génitaux.

Je ferai remarquer, dans cette observation, ces douleurs qui irradient de la région sacro-coccygienne jusqu'à l'extrémité des membres inférieurs, et qui succédèrent à la cautérisation ; elles confirment ce que j'ai dit précédemment sur l'étendue et l'intensité des retentissements qu'une affection utérine légère peut produire dans le système nerveux. Ce système, dans certaines conditions, s'émeut et vibre en quelque sorte sous l'incitation la plus légère, qui semble plutôt alors un prétexte qu'une cause déterminante des troubles fonctionnels qui lui succèdent.

Je ne veux pas non plus passer sous silence cette influence remarquable des injections, et la rapidité avec laquelle la guérison s'est accomplie, à partir du moment où la malade a exécuté cette partie de la prescription qu'elle avait d'abord négligée. J'ai plus d'une fois constaté l'importance réelle des injections, et elles deviennent des auxiliaires puissants, des topiques plus énergiques, quand elles sont convenablement pratiquées.

L'observation suivante, sans nous montrer une affection du col qui porte le caractère incontestable d'une lésion dartreuse, nous fait voir cette affection coïncidant avec des manifestations herpétiques du tégument externe, et avec une angine granuleuse qui relève si habituellement de la même diathèse.

Obs. VII. — A... R., cuisinière, âgée de vingt-huit ans, réglée à quatorze ans, a eu deux enfants, dont le dernier il y a quatre mois. Obligée de se livrer au pénible exercice de frotter pendant le cours de cette grossesse, elle attribue à la fatigue qui en résultait, des douleurs d'estomac et de rein qu'elle ressentit à cette époque. Depuis cette couche, la fonction menstruelle s'est accomplie d'une manière très-irrégulière; elle a souvent de la leucorrhée; les douleurs lombo-abdominales ont cessé; mais elle s'est aperçue, il y a six semaines, que des boutons se développaient à la vulve

Le 12 novembre 1849, elle vint réclamer mes soins à l'hôpital de Lourcine.

Dans le pli génito-crural et le long du sillon interfessier existaient de grosses pustules, dont quelques-unes étaient isolées; les autres, en plus grand nombre, étaient réunies par groupes disposés en lignes courbes, la plupart étaient recouvertes de croûtes impétiginoïdes et reposaient sur une base érythémateuse.

Sur la face interne de la grande lèvre et dans la scissure interfessière, on voyait quelques ulcérations arrondies, sinueuses, à fond grisâtre, circonscrites par un liséré purpurin.

Les ganglions inguinaux étaient légèrement tuméfiés, la partie supérieure du vagin était injectée; un écoulement visqueux, abondant, puriforme, s'échappait du méat utérin. Cet orifice était régulièrement dechiqueté, circonscrit par une plaque saillante, presque triangulaire, à bords sinueux et arrondis; on y remarquait de grosses granulations, dont plusieurs semblaient ombiliquées à leur centre et qui surplombaient de petites saillies granuleuses d'un rouge sombre.

Le dos était couvert d'acné, les ganglions post-cervicaux étaient sains.

Il existait chez cette malade une division congénitale du voile du palais; et on apercevait largement la face postérieure du pharynx qui était hérissée de granulations.

L'absence de tout antécédent syphilitique, l'aspect et le groupement des pustules des lèvres me les faisaient considérer comme une variété d'herpès qui depuis six semaines s'était maintenue par une série de poussées successives, et dont les ulcérations de la région fessière étaient une lésion consécutive, entretenue par la malpropreté; la forme de la plaque utérine, ses bords festonnés, arrondis, sinueux, qui semblaient indiquer les contours de groupes pustuleux semblables à ceux de la vulve me paraissaient rendre très-vraisemblable une origine analogue à celle de ces petites ulcérations de la région fessière. Je cautérisai la cavité et la surface du col avec de l'azotate d'argent.

Le 19, sept jours après la rentrée de la malade, les petites ulcérations sont en voie de réparation : quelques-unes déjà cicatrisées, d'autres recouvertes de croûtes. La leucorrhée a beaucoup diminué, on trouve dans l'orifice un peu de mucus jaunâtre transparent.

Cette modification si rapide me confirma dans la pensée qu'il s'agissait d'une affection herpétique, et je lui appliquai le traitement qui a été préconisé dans certaines formes d'herpès preputialis. A l'aide de ma canule à piston, j'introduisis du calomel dans la cavité du col et j'en saupoudrai la surface ulcérée.

Le 23, onzième jour, toutes les pustules et ulcérations qui existaient sur la partie interne et supérieure des cuisses et sur les grandes lèvres sont cicatrisées : on observe à leur place de petites saillies d'un rouge violacé, froncées à leur surface et recouvertes de quelques croûtes.

Sur les plis génito-cruraux existe une rougeur érythémateuse ; des pustules d'acné *sont disséminées* sur les cuisses et sur le dos.

Un écoulement visqueux, ambré, opalin, s'échappe du méat utérin, la plaque érodée qui l'entourait est beaucoup moins étendue.

On y voit de nombreuses dépressions, dont quelques-unes disposées par lignes sinueuses, et quelques granulations. Le nombre de celles-ci a beaucoup diminué, et elles ont été remplacées très-probablement par les petites dépressions que nous apercevons aujourd'hui. Je fais une injection de calomel dans la cavité du col et sur sa surface.

Le 29, dix-septième jour depuis l'entrée à l'hôpital, la dernière injection de calomel avait été suivie d'une douleur lombo-hypogastrique qui avait duré toute la journée. Éruption papuleuse dans le pli génito-crural du côté gauche. Il y a toujours un écoulement albuminoïde, opalin, sortant de la cavité du col ; la malade dit que depuis six jours il est stationnaire. L'étendue de l'érosion a encore beaucoup diminué.

Je fis une nouvelle application de calomel.

Le 3 décembre, vingt et unième jour, le catarrhe disparaît ; on ne trouve plus au méat utérin qu'une très-petite quantité de mucus ambré et visqueux. La lésion du corps a subi une modification profonde : un petit groupe de dépressions sur une tache d'un rose vif occupe la lèvre postérieure ; sur la lèvre antérieure, on ne trouve plus qu'un petit liséré rouge et chagriné. Je fais encore une injection de calomel.

Le 6, vingt-quatrième jour : Écoulement à peu près nul. Il y a dans le méat un peu de mucus en partie transparent. Le col est guéri. Le limbe du méat est un peu rouge. En retirant le spéculum, j'aperçois, pour la première fois, une tumeur grosse comme une noix, située dans le cul-de-sac utéro-vaginal. Au niveau de cette tumeur, la membrane muqueuse offre une coloration d'un gris bleuâtre, sur laquelle se dessinent quelques arborisations vasculaires. Au toucher, on sent une poche à parois parfaitement lisses, minces, flasques, et qui paraît à moitié remplie de liquide. Le point de jonction de cette poche et du vagin présente au toucher un bourrelet circulaire, dur, d'une consistance fibreuse. Les secousses de la toux n'augmentent pas le volume de la tumeur, dont le sommet descend à 4 centimètres de la vulve.

Le 11, vingt-neuvième jour. Je pratique l'ouverture de ce kyste, qui donne issue à une grande cueillerée environ d'un liquide albuminoïde, visqueux, jaune grisâtre, semblable à une solution de dextrine.

Le 12. La malade, pour la première fois, se plaint de souffrir de la bouche. L'application de calomel sur le col avait produit de la salivation; les gencives étaient tuméfiées et douloureuses, limitées par un bourrelet purpurin. — Collutoire avec 200 grammes de décoction de ratanhia, miel rosat 20 grammes, et laudanum 1 gramme.

Le 13, le col peut être considéré comme guéri. On retrouve quelques granulations autour du méat; la pression fait sortir un liquide visqueux blanchâtre de l'ouverture du kyste dont les parois sont affaissées.

Le 20, trente-huitième jour, un peu d'écoulement puriforme dans le vagin. — Injection deux fois par jour avec de la décoction de feuilles de noyer.

Le 27. Un peu de mucus, en grande partie transparent dans le col. Groupe de petites dépressions arrondies au-dessous du méat. L'écoulement vaginal, qui avait probablement son origine dans le col, est complétement tari, on ne trouve plus de tumeur dans le cul-de-sac vaginal.

Cette malade est sortie le 24 janvier. J'avais vainement essayé par quelques légères cautérisations d'assécher entièrement le méat utérin qui était toujours le siége d'un écoulement catarrhal, bien différent par ses caractères de celui que j'avais constaté au début du traitement. Très-peu abondant et presque transparent, il résistait opiniâtrement. Plusieurs fois quelques granulations réapparurent sur le limbe de l'orifice utérin. Quelques jours avant la sortie de la malade, de nouvelles plaques érythémateuses s'étaient montrées sur la partie interne et supérieure des cuisses. Il eût fallu modifier l'état constitutionnel, mais la malade, satisfaite de la disparition des manifestations morbides, ne voulut pas prolonger son séjour à Lourcine.

Comme je le disais en commençant cette observation, on ne peut pas affirmer que l'ulcération du col soit consécutive à une éruption dartreuse; mais sa forme bizarre, limitée par des contours festonnés, la rapidité de sa guérison, ce retour de petites granulations par poussées successives, en même temps que sur le tégument externe apparaissaient des manifestations multiformes et également mobiles, toutes ces circonstances rendent très-vraisemblable que l'affection utérine relevait de la même diathèse.

Réduit aux proportions que j'ai indiquées plus haut, et ainsi modifié dans sa nature et dans son abondance, il est très-habituel de voir persister le catarrhe utérin, quand il est devenu une habitude morbide et qu'il dure depuis très-longtemps. Il n'offrait plus rien chez notre malade qui le distinguât de ces écoulements leucorrhéiques si communément observés chez les femmes.

Je ferai remarquer en passant le ptyalisme mercuriel causé par des injections de calomel et sur lequel la malade n'a appelé mon attention que neuf jours après la dernière injection. Je ne m'appesantirai pas sur ce kyste vaginal qui, comme les loupes et tannes de la peau, a probablement pour origine l'oblitération et le développement morbide d'un des follicules.

Obs. VIII. — Salle Saint-Jean, n° 11.

R..., âgée de vingt et un ans, journalière, bien réglée, entre à l'hôpital avec les symptômes d'une syphilis constitutionnelle. Sur tout le tronc se montre une éruption constituée par des groupes papuleux arrondis, quelques-uns circinés, offrant une couleur *jambon* bien caractérisée. Il existe un engorgement indolent de ganglions post-cervicaux et inguinaux. Sur la vulve, on aperçoit de petites érosions arrondies, agminées, semblables à celles qui succèdent à l'herpès de ces parties ; sur le col, on voit des petites saillies rouges, d'apparence pustuleuse.

Un souffle continu est entendu dans la région carotidienne.

Je prescris deux pilules de proto-iodure de mercure, 25 centigrammes de tartrate ferrico-potassique en commençant le repas, infusion de saponaire, sirop de gentiane pour tisane, des bains de sublimé à 12 grammes et des injections dans le bain.

Après quelques jours de ce traitement, l'éruption cutanée et celle du col s'affaissent et tendent à disparaître.

On ne peut affirmer que l'éruption du col soit syphilitique ; cependant, sa connexité avec les lésions cutanées, la coïncidence et la disparition simultanée de ces deux ordres de manifestations rendent extrêmement probable leur commune origine et l'identité de leur nature. Je cite ce fait que je trouve sous ma main, mais j'en ai observé d'analogues que je pourrais rapporter s'ils n'étaient pas étrangers au sujet que je veux traiter ici.

Obs. IX. — *Accidents tertiaires, ulcérations du pharynx et du voile du palais. Affection acnoïde du col.* — Salle Saint-Clément, n° 3.

E. T..., âgée de trente-deux ans, bien réglée, accoucha, il y a huit ans, d'un enfant bien portant. Après ses couches, à une époque qu'elle ne peut déterminer, elle fut affectée d'un écoulement auquel elle applique le nom euphémique de *fleurs blanches;* plus tard, seize mois après son accouchement, elle vit apparaître des croûtes sur sa tête; à la même époque, elle éprouva des douleurs dans les membres, de la céphalée nocturne, ses cheveux tombèrent; la gorge fut affectée. Elle suivit un traitement homœopathique qui ne lui apporta aucune amélioration. Elle prit ensuite des pilules dont elle ignore la composition.

Aujourd'hui, 4 septembre, toute la partie inférieure du voile du palais, les tonsilles, la paroi postérieure du pharynx sont occupées par des ulcérations profondes, à fond grenu, recouvertes d'une matière jaunâtre que perce l'extrémité des bourgeons charnus; elles sont circonscrites par des bords sinueux d'un rose vif, festonnées et constituées par la réunion de plusieurs segments de cercle. Sur le bourrelet qui limite l'ulcère, et qui a environ 4 millimètres de largeur, on aperçoit dans quelques points de petites ulcérations arrondies, dont les unes ont le diamètre d'une tête d'épingle, d'autres ont celui d'un grain de millet, surmontant un petit cône tronqué d'un rose vif (*tubercules syphilitiques*).

La voix est rauque. Les ganglions cervicaux sont tuméfiés.

Le col utérin est engorgé, dur, volumineux, parsemé de taches jaunes. — *Prescription* : houblon, sirop de gentiane avec 1 gramme d'iodure de potassium; gargarisme iodé, l'ulcération pharyngienne est touchée avec de la teinture d'iode.

Le 13 décembre. Amélioration très-notable de la gorge.

Le 20. La gorge est à peu près guérie.

Les points jaunes semblent se multiplier; autour du méat existent de nombreuses dépressions; il y a peu de douleurs. Je touche le col avec de la teinture d'iode.

Le 3 octobre. L'engorgement du col n'ayant subi aucune modification, je le cautérise à l'aide du fer rouge. L'opération ne donna lieu à aucune douleur; elle fut suivie d'un léger suintement séreux.

Le 11. Le col présente le même volume. Sa surface est recouverte d'une couche blanchâtre, offrant çà et là des solutions de continuité arrondies, et constituées par l'eschare.

Le 14. L'eschare est détachée.

Le 18. Amélioration très-marquée : le volume du col a diminué; à la place de l'eschare, on observe une surface grenue, et tout autour des taches jaunes presque confluentes; j'en pratique la scarification; il s'en écoule une *matière visqueuse opaline.*

Le 25. Le col se cicatrise ; les taches jaunes sont toujours très-nombreuses. — Scarifications, bains alcalins et injections alcalines dans le bain.

La malade exige sa sortie.

Je ne sais quel rapport aurait avec les affections cutanées squameuses une altération du col que j'ai observée très-rarement ; on voyait sur sa surface des squames, de couleur nacrée, groupées en plaques irrégulièrement arrondies.

En dehors des affections syphilitiques du col, je n'y ai constaté d'autres pustules que celles que je désignais il y a vingt-trois ans, à Lourcine, sous le nom d'*acné du col;* cette lésion ne me paraît pas avoir de rapport nécessaire avec l'herpétisme, et je n'en parlerais pas ici, si dans certain cas elle ne coïncidait avec les manifestations herpétiques et ne semblait avoir avec celles-ci des connexions pathologiques.

État acnoïde du col. — Je désigne sous ce nom une lésion qui se présente sous l'apparence de petites taches jaunes, saillantes, arrondies, souvent entourées d'une auréole rouge plus ou moins foncée; elles peuvent être isolées, groupées ou disséminées sur le col de la matrice, quelquefois elles sont disposées en couronne autour du méat utérin; le professeur Chomel en a, un des premiers, je crois, signalé l'existence.

Obs. X. — Madame de B..., âgée de trente-huit ans, a été réglée à dix-neuf ans; elle était bien réglée. Quelquefois à l'écoulement menstruel succédait un peu de leucorrhée. Elle a eu six enfants, dont cinq sont vivants. Il y a vingt et un mois, son mari contracta une affection des organes génitaux, suivie d'une éruption de boutons sur tout le corps, à la tête principalement. Après avoir eu des relations avec lui, elle vit paraître un écoulement, accompagné, par intervalles, de cuissons en urinant. Cet écoulement a persisté ; elle éprouve de temps en temps des douleurs dans les lombes et dans l'hypogastre. Depuis lors, la fonction menstruelle est devenue irrégulière. Il y a trois mois, des boutons se développèrent sur les parties, et rendirent la marche difficile, jusqu'au moment où ils *percèrent*, dit-elle. Depuis l'apparition de ces boutons, elle a eu plusieurs fois des rapports avec son mari, sans qu'il en résultât pour lui aucun inconvénient. Pour elle le coït n'était pas douloureux. La persistance de l'écoulement, les douleurs lombo-hypogastriques, ses craintes sur la nature de ces accidents, la décidèrent à entrer à l'hôpital de Lourcine, le 28 août 1849. Au toucher, on constate que le col est volumineux, un peu relevé, du côté gauche, par une bride qui, partant de la commissure gauche, va se fixer à la paroi correspondante du bassin.

L'utérus est mobile, un peu incliné à droite. Sur les parties latérales de la vulve à l'entrée du vagin, existent des groupes de végétations.

Examiné au spéculum, le col présente une coloration d'un blanc mat, qui rappelle l'aspect du tissu cicatriciel. Sa surface est sillonnée de scissures profondes qui semblent se diviser en plusieurs lobes, et partent en rayonnant du méat utérin. Par celui-ci s'échappe un liquide opalin; il est circonscrit par une plaque d'un rose jaunâtre, anfractueuse, festonnée sur ses bords, qui a environ 3 centimètres de diamètre. Les crêtes saillantes qui séparent les anfractuosités sont hérissées de granulations. Ailleurs, on aperçoit des dépressions nombreuses en godet, dont les plus considérables pourraient loger un grain de chènevis; les plus petites ont le diamètre d'une tête de camion. Plusieurs taches jaunes apparaissent dans leurs intervalles.

Pour modifier cet état morbide, je cautérisai avec le nitrate d'argent l'intérieur et l'extérieur du col.

Le 6 septembre. Même état; nouvelle cautérisation.

Le 20. L'état du col est très-notablement modifié. Cependant, par son orifice s'écoule encore en abondance une matière puriforme. Je prescris des bains sulfureux et des injections sulfureuses dans le bain.

Le 27. L'écoulement est lactescent; il reste très-abondant. Voyant l'inutilité des moyens précédemment employés pour en modifier la quantité, j'injectai dans la cavité du col de la poudre de sang-dragon.

Le 28. La malade a ressenti hier quelques légères douleurs dans les reins. Aujourd'hui il n'y a ni écoulement ni douleurs.

La teinte jaune pâle de la région sous-nasale m'engagea à explorer les vaisseaux du cou; j'y constatai un bruit de souffle continu. Je prescrivis du sirop de tartrate ferrico-potassique.

Le 4 octobre. Nouvel examen au spéculum : l'écoulement est presque nul, à peine observe-t-on encore un peu de rougeur et quelques dépressions sur le col. J'injecte du tannin en poudre.

Trois jours après, la malade, se trouvant bien, réclame sa sortie.

Il est difficile d'affirmer une opinion sur la nature de ces boutons situés aux parties génitales, et qui, au dire de la malade, ont gêné la marche jusqu'à leur rupture spontanée. Des groupes d'herpès, des furoncles répondaient mieux à ces symptômes que des lésions syphilitiques, dont deux mois après on ne trouve aucune trace, bien qu'aucun traitement ne soit intervenu.

Le volume exagéré du col utérin, cette coloration d'un blanc mat, cet aspect de tissu cicatriciel que présentait la muqueuse qui le recouvrait, cette plaque granulée indiquaient un état congestionnel ancien et prolongé. Pour l'expliquer, il faut tenir compte de ces nombreuses grossesses qui se sont suivies à de courts intervalles, au milieu d'une vie de fatigues et d'émotions, et de cet écoulement contagieux qui a laissé à sa suite, comme cela arrive trop souvent, un catarrhe interminable.

Nous voyons sur le col des lésions multiples, des granulations papillaires et folliculeuses, et des taches jaunes, à côté desquelles se trouvent des cavités en godets qui en indiquent la terminaison. Les plus petites dépressions correspondent peut-être à l'ulcération des follicules tuméfiés.

La cautérisation a amené une modification rapide de ces lésions extérieures; mais le catarrhe persistait, des injections de sang-dragon et d'acide tannique dans la cavité du col le firent presque complétement disparaître. J'ai vu réussir ces injections dans quelques cas; mais j'en ai rencontré d'autres où elles ont produit des accidents tels que je les ai abandonnées.

Je dirai comment on peut expliquer ces accidents et la condition organique qui les favorisait. Dans les catarrhes chroniques, le col est souvent large, dilaté, et cette circonstance peut rendre plus inoffensive l'injection des poudres astringentes.

Quand on pratique une incision sur ces taches jaunes, on en voit sortir une petite masse globuleuse, arrondie, ayant en moyenne le volume d'un gros pois, quelquefois plus considérable, et dont le diamètre dépasse par conséquent beaucoup celui de la tache. Elle est rarement opaque dans toute son étendue; le plus souvent opaline, semi-pellucide, ressemblant pour l'aspect et la consistance à l'humeur vitrée. Sur un point de sa périphérie on aperçoit un petit corpuscule jaune, faisant un léger relief à sa surface, ayant les dimensions d'un grain de millet ou d'un grain de chènevis et correspondant à la tache extérieure. Celle-ci, après l'issue de la masse globuleuse, est remplacée par une dépression arrondie, constituée évidemment par une cavité folliculaire dilatée, dont la matière jaune occupait le goulot (obs. 10).

Obs. XI. — *Acné du col.* — B..., âgée de trente-huit ans, entre à l'hôpital de Lourcine, le 1er juin 1850, avec des accidents secondaires. Des plaques muqueuses nombreuses existent dans la bouche et sur la vulve. La région frontale présente un gonflement, siége de violentes douleurs. En outre, la malade accuse des douleurs dans les lombes et un écoulement catarrhal dont elle ne peut préciser l'origine. Le col de l'utérus est engorgé, très-volumineux et finement granuleux. Sur la lèvre postérieure se montrent des taches jaunes, saillantes, qui, incisées, donnent issue à un liquide mucoso-puriforme.

Je prescris à cette malade des pilules de proto-iodure de mercure, de l'infusion de saponaire, avec 1 gramme d'iodure de potassium, des onctions sur la tumeur péricrânienne, avec une pommade iodurée, mélangée d'extrait de ciguë.

Le 19 juin. La tuméfaction crânienne a disparu; l'état du col n'a subi aucune modification. On supprime l'iodure de potassium et la pommade.

Le 24. (Elle a eu ses règles.) Sur la lèvre antérieure existent de petites érosions disséminées et quelques vésicules transparentes. Les plaques muqueuses, qui ont été cautérisées, se sont affaissées.

Le 26, je cautérise le col avec le fer rouge, dans le but de modifier l'engorgement dont il était le siége, et les troubles de sécrétion et de sensibilité qui l'accompagnaient.

15 juillet. Dix-neuf jours après l'opération, les douleurs lombaires ont complétement disparu. Le col reste toujours volumineux. Sur la lèvre antérieure, on observe plusieurs petites taches jaunes, qui, incisées, laissent écouler une gouttelette de muco-pus.

Le 27. Quelques points jaunes se montrent sur la lèvre postérieure. Sur l'antérieure, on aperçoit de petites érosions sinueuses. Un bouquet de petites saillies polypiformes, grosses comme des grains de chènevis, existe à la commissure gauche. Il n'y a plus, dit-elle, ni douleurs, ni leucorrhée.

3 août. Les règles ne se sont pas montrées depuis le 20 juin. Du mucus opalin, très-épais, occupe l'orifice du col. Dans le but de détruire les granulations groupées vers la commissure, de modifier ces derniers vestiges du catarrhe utérin, et peut-être d'appeler vers le col la fluxion menstruelle à laquelle aucun obstacle physiologique ne paraît exister, je promène le crayon de nitrate d'argent dans sa cavité. Cette petite opération fut répétée le 10 août sans résultat.

Le 17, les douleurs crâniennes ont reparu; elles sont continues. La surface du crâne ne présente aucune tuméfaction appréciable, je reviens à l'usage de l'iodure de potassium.

Le 24, les douleurs de tête ont cessé. Le col présente quelques petites granulations éparses (sans changement de couleur), quelques points jaunes et quelques petites dépressions arrondies; il reste volumineux.

Le 26, la malade exige sa sortie; je lui prescris de continuer pendant plusieurs mois le traitement mercuriel.

Nous voyons la lésion des follicules utérins se développer dans les conditions qui la précèdent, le plus souvent, d'engorgement du col, et d'un état fluxionnaire de cet organe. Nous en voyons les différentes phases : taches jaunes, dépressions arrondies, et le contenu des follicules offrant le caractère de muco-pus. Ce n'est pas sous cet aspect qu'il se présente le plus habituellement; ces vésicules qui se sont montrées une fois sur la lèvre antérieure, devaient-elles être attribuées à l'herpès? Serait-ce une phase transitoire de la lésion folliculaire, qui précéderait l'apparition de taches jaunes?

Ce qui me porte à les regarder comme des vésicules d'herpès, c'est que le mois suivant, vers la même époque, mais quelques jours plus tard, je trouvai des érosions disséminées qui étaient très-probablement le vestige d'une éruption semblable.

Je ferai remarquer ces douleurs crâniennes et cette tuméfaction périostique, qui accompagnent la période secondaire; j'ai rencontré plus d'une fois cette exception aux lois de l'évolution syphilitique, si admirablement tracées par Hunter et par M. Ricord. Le périoste crânien est quelquefois touché au début de la période secondaire.

Nous noterons aussi cette efficacité deux fois éprouvée de l'iodure de potassium contre la céphalée, qui, la première fois au moins, semblait se rattacher à une lésion péricrânienne; l'engorgement de l'utérus n'a pas été sensiblement modifié par la cautérisation au fer rouge.

Ce traitement énergique a paru plus efficace contre les douleurs, et même contre le catarrhe. Je reviendrai ailleurs sur ce point de pratique.

Obs. XII. — J..., âgée de vingt-sept ans, est entrée à l'hôpital le 12 novembre 1850.

Réglée à quatorze ans, elle est accouchée à terme il y a cinq ou six ans; depuis sa première jeunesse, elle est affectée d'un flux leucorrhéique qui a augmenté depuis dix-huit mois. Elle éprouve fréquemment des tiraillements d'estomac. Jusqu'à l'âge de vingt-six ans, la fonction menstruelle s'était accomplie d'une manière régulière; mais depuis un an les règles ne viennent presque pas. Il y a quinze jours, elles se sont montrées avec une grande abondance, huit jours avant leur époque, précédées de douleurs dans les lombes, les flancs et l'épigastre. La malade raconte qu'elle est sujette à ces douleurs depuis une attaque de choléra qu'elle a subie l'an dernier.

On entend dans les régions carotidiennes un bruit de souffle énorme, continu, avec redoublements, imitant le bruit d'une corde de basse. Un mucus visqueux s'échappe du col. Sur la lèvre postérieure, on aperçoit un groupe de taches jaunes saillantes, dont l'incision donne issue à une matière visqueuse. — Tartrate ferrico-potassique, 1 gramme; bains alcalins; injection avec décoction de feuilles de noyer.

15 novembre. Ses règles, qui ne devaient venir que le 22, ont paru après

les scarifications, et continuent à couler avec abondance ; les douleurs lombaires ont considérablement diminué, les douleurs épigastriques ont cessé. La malade accuse encore un peu de céphalalgie.

Le 18. Les règles se sont arrêtées le 16, la malade ne ressent plus aucune douleur, elle a repris les injections avec la décoction de feuilles de noyer.

On aperçoit encore çà et là quelques points jaunes et des dépressions au niveau des points scarifiés. Tout écoulement a cessé. La malade demande sa sortie.

Nous avons ici comme seul antécédent morbide une leucorrhée continue, et un état chlorotique très-accentué. Une ménorrhagie était survenue tout à coup après une diminution prolongée du flux menstruel. Les scarifications provoquent le retour de celui-ci, et cette époque cataméniale passée dans le repos, apporte un soulagement considérable à toutes les souffrances que la malade éprouvait avant de venir à l'hôpital. Dans toutes les anomalies fonctionnelles de l'utérus, le repos pendant les règles est souvent un efficace auxiliaire des autres médications.

Obs. XIII. — S. M... entre à l'hôpital le 15 janvier 1850. Le col est parsemé de taches jaunes arrondies ; dans l'orifice qui est entr'ouvert, on aperçoit une saillie polypiforme, adhérente à la lèvre antérieure ; derrière celle-ci, et plus profondément, on en voit une autre plus volumineuse. J'excise la première ; cette opération donne lieu à un écoulement de sang insignifiant.

Le lendemain, le toucher me fait constater à travers le méat utérin une autre petite tumeur, qui fuit sous le doigt et remonte dans l'utérus pour redescendre de nouveau quand on fait exécuter à la malade des mouvements brusques et des efforts d'expulsion ; ce polype fut attiré en bas et excisé ; la femme M... demanda sa sortie.

Le 27 août, elle rentre de nouveau avec des accidents de syphilis constitutionnelle ; la vulve était couverte de plaques muqueuses, et le col, de taches jaunes, de volume divers ; les plus petites paraissaient transparentes ; sur quelques-unes cependant, on apercevait un point jaune central, dont l'incision donnait issue à un liquide visqueux, semblable à l'humeur vitrée, formant une masse du volume d'un pois, et offrant au centre un point opaque jaunâtre.

Nous voyons chez cette malade et chez les précédentes les phases diverses que parcourt cette lésion ; ce sont d'abord de petites tumeurs isolées, disséminées, rougeâtres, faisant relief sur la muqueuse du col ; puis, ces saillies prennent une apparence vésiculeuse ; un point jaune se montre à leur centre ; la tache grandit ; elle finit par se rompre et laisse à sa place une petite dépression arrondie. Un assez grand nombre de ces taches sont disposées en séries linéaires ; plusieurs dépressions en godets se font remarquer çà et là.

Chez une autre malade, je trouve les indications que voici :

Le col de l'utérus offre un volume normal ; on aperçoit quelques petites saillies rosées, isolées, d'apparence folliculeuse ; à côté se trouvent plusieurs points jaunes et quelques taches jaunes de dimension plus considérable.

Cette altération des follicules utérins est rarement primitive et isolée, elle coïncide le plus souvent avec d'autres états morbides du col et presque toujours avec des états morbides de longue durée (obs. 11, 12) ; elle se rencontre très-fréquemment au milieu des plaques granuleuses ou dans leur voisinage. Elle est très-commune dans les engorgements chroniques du col, et surtout dans ces engorgements qu'il n'est pas rare d'observer chez les femmes atteintes de syphilis tertiaire : soit que l'affection syphilitique agisse directement sur la nutrition de l'organe utérin, soit, ce qui me paraît vraisemblable, que cette altération de texture doive être imputée aux abus fonctionnels et aux retentissements morbides qui ont précédé et accompagné l'évolution de la syphilis (obs. 13).

On pourrait expliquer cette lésion par la participation des follicules au travail morbide qui s'accomplit dans le tissu du col. On peut se demander si ces taches jaunes ne seraient pas consécutives à l'oblitération du goulot des follicules par un travail inflammatoire, et à la distension et à la dilatation de leur cavité par la sécrétion folliculaire accumulée derrière l'obstacle.

J'ai rencontré très-exceptionnellement cette lésion isolée constituant l'élément principal de l'affection utérine. La rareté de ce fait m'engage à rappeler une observation que j'ai citée ailleurs.

Une femme de quarante ans, arthritique, hypochondriaque, hystérique (chez les femmes je n'ai pas encore rencontré l'hypochondrie sans complication d'hystérie), était tourmentée depuis très-longtemps par des accidents dyspeptiques et par des manifestations herpétiques multiformes, entrecoupées de douleurs rhumatismales. Il y a quelques années, elle éprouva des souffrances utérines et l'on reconnut chez elle l'existence d'un abaissement du col utérin ; on lui fit porter un pessaire qu'elle garda pendant plusieurs années, puis ayant cessé de ressentir les douleurs qui avaient motivé l'usage de cet instrument, elle l'abandonna. Au bout de quelque temps elle fut reprise, de nouveau, de douleurs dans les régions lombo-iliaques, d'une sensation de pesanteur vers le bassin ; à ces symptômes s'ajoutait un peu de leucorrhée. Consulté par elle, je la touchai et je constatai que le col était bas, augmenté de volume, présentant cette forme arrondie et cette égalité dans tous les diamètres qu'on a donnée, d'une manière trop absolue, comme un signe d'hypertrophie. L'examen à l'aide du spéculum me fit reconnaître autour du méat une couronne de points jaunes, placés à des intervalles égaux, entourés d'une auréole rosée (1).

A l'aide d'un petit instrument en fer de lance, que j'avais fait fabriquer pour la scarification de l'utérus, j'ouvris successivement chacun des follicules malades, qui donnèrent issue à des globules semblables à ceux que j'ai décrits plus haut ; cette petite opération fit cesser les douleurs. Dans la matrice plus que dans tout autre organe, l'intensité des troubles sensitifs dont une lésion est la cause ou le prétexte, n'est pas nécessairement proportionnelle à la gravité de cette légion. L'appareil utérin est un foyer de retentissements sympathiques, étendus, que peuvent éveiller les moindres altérations dans la structure ou dans la nutrition de cet organe. La connaissance de cette loi de physiologie morbide me décida à faire l'incision de ces petites tumeurs, et il ne me paraît pas invraisemblable que cette petite opération ait été la cause du soulagement qui lui a succédé.

Au lieu d'affecter cette forme circinée, les taches jaunes sont habituellement disséminées d'une manière irrégulière sur la surface du col ; quelquefois elles sont juxtaposées par séries linéaires, courbes ou droites, qui partent en rayonnant du limbe de l'orifice utérin.

Le volume de ces taches est variable : je ne parle, bien entendu, que de la tache jaune et non de toute la tumeur folliculaire, les unes sont à peine grosses comme une tête d'épingle ; d'autres atteignent les dimensions d'un pois ou d'un grain de raisin. Dans la même série linéaire, on observe parfois toutes ces variétés.

Abandonnées à elles-mêmes, elles peuvent persister pendant un temps très-long ; leur rupture spontanée laisse une dépression en godet qui persiste plus ou moins longtemps suivant le volume de la petite tu-

(1) J'ai vu plusieurs fois des saillies folliculaires réunies en couronne autour du méat, la muqueuse du col étant saine d'ailleurs. Y a-t-il quelque condition anatomique qui puisse rendre compte de cette disposition ?

meur, suivant aussi, très-probablement, l'état du tissu environnant. J'ai l'habitude de scarifier ces petites tumeurs, parce que dans mon opinion l'incitation qu'elles déterminent, par leur présence, peut, comme chez la malade que j'ai citée plus haut, provoquer des troubles de la sensibilité ; elle peut encore entretenir dans le tissu voisin un état congestif qui aggrave les lésions coexistantes ou en augmente la résistance.

Si elle paraît pouvoir se développer au milieu de toutes les affections congestives et inflammatoires du col, quel qu'en soit le processus initial, cette lésion acnoïde du col est fréquente chez les dartreux, et quand elle se montre alors indépendante de toute lésion appréciable de la muqueuse utérine, on est tenté de l'assimiler à ces autres manifestations herpétiformes avec lesquelles elle coïncide. Le rôle considérable que joue d'ailleurs la disposition dartreuse dans l'étiologie des métrites granuleuses, cause occasionnelle la plus fréquente des pustules acnoïdes, rattache encore, au moins par des liens indirects, cette lésion aux dermatoses du col.

Si j'ai cherché à montrer que la plupart des formes morbides observées dans les affections dartreuses de la peau se répètent sur la membrane muqueuse utérine avec leurs caractères fondamentaux, ce n'est pas que je croie avec l'école anatomique de Willan, Batemann, Biett, Rayer, etc., que ces formes intéressantes à étudier, exprimant des nuances morbides dont il faut tenir compte, aient toute l'importance que ces pathologistes leur ont attribuée. Les modalités constitutionnelles qui produisent les dermatoses ne produisent pas toujours leurs manifestations dans les cadres que les classificateurs leur ont tracés. Les formes les plus diverses peuvent se confondre et se succéder sous l'influence de la même condition pathogénique. L'observation de chaque jour nous montre ces transformations ou ces combinaisons multiformes des affections herpétoïdes de la peau ; sur les membranes muqueuses, nous rencontrons des phénomènes analogues (obs. 4, etc.). Dans tous les cas, et je reviens sur ce fait, parce qu'il me paraît résulter des observations que j'ai réunies dans ce travail, et éclairer l'histoire des *dartres* des membranes muqueuses : une fois fixée sur ces membranes, quelle que soit sa forme, la fluxion dartreuse y développe des lésions qui peuvent perdre graduellement leur caractère primitif, et se confondre dans les manifestations de l'inflammation catarrhale qui en est la conséquence.

Nous avons vu que les différentes formes de l'herpétisme du col pouvaient aboutir et aboutissaient souvent à des érosions granulées.

On a beaucoup discuté sur la nature de ces granulations. Quelques médecins n'y voient qu'un bourgeonnement des papilles du derme muqueux analogue à celui qui se développe après l'application des épispastiques ; Chomel les regardait comme une affection propre au col utérin, une sorte de lésion végétante souvent liée à la diathèse dartreuse,

L'état granuleux est dans quelques membranes muqueuses l'expression habituelle des processus congestifs et inflammatoires. La plupart des pharyngites sont accompagnées du développement de granulations, constituées par la tuméfaction des glandules et des follicules qui entrent dans la structure de la muqueuse pharyngienne.

Les granulations utérines ont une origine analogue, elles sont produites par la tuméfaction des papilles et des follicules du col. L'analyse clinique nous fait voir sur cet organe deux espèces de granulations, les unes beaucoup plus nombreuses, petites, cohérentes, d'autres plus volumineuses, plus disséminées. Quand les ulcérations granuleuses entrent dans une période de réparation, ces deux espèces de granulations ne se modifient pas de la même manière : les petites granulations s'affaissent; les grosses laissent à leur place de petites excavations en godet, dont l'apparition me paraît devoir être regardée comme un signe de guérison. Ces observations m'avaient fait conclure qu'il y avait dans ces plaques un élément folliculaire.

Le professeur Lebert, qui, en 1850, me faisait quelquefois l'honneur de suivre mes visites à l'hôpital de Lourcine, voulut bien examiner au microscope une érosion granulée recueillie sur le cadavre d'une femme qui avait succombé à une maladie accidentelle. Il reconnut que le plus grand nombre des granulations étaient constituées par des papilles, mais qu'elles étaient entremêlées de follicules. Un grand nombre de ces papilles étaient bifurquées. Le témoignage de M. Lebert sur la double origine des granulations utérines avait pour moi d'autant plus d'importance, que jusque-là il était disposé à les regarder comme exclusivement papillaires.

Sous l'influence d'un processus congestif, ces deux éléments organiques se tuméfient, soulèvent l'épithélium, et font saillie à la surface de la membrane muqueuse. On reconnaît la persistance de l'épithélium à la teinte mate des granulations, à leur rougeur moins vive, et à ce qu'elles ne blanchissent pas immédiatement au contact de l'azotate d'argent comme les parties de la muqueuse qui sont érodées.

A une période plus avancée, l'épithélium disparaît ; les saillies granuleuses s'accentuent davantage. Suivant les conditions individuelles de la texture utérine, tantôt elles sont petites, en grains de semoule, offrant quelquefois une apparence vésiculeuse, laissant sourdre à leur surface un liquide transparent, visqueux, qui les couvre et les dissimule aux regards; tantôt elles seront grosses, fongoïdes, végétantes, framboisées, saignant au plus léger attouchement, tapissées d'énormes mucosités visqueuses, glutineuses, qui descendent de la cavité du col et adhèrent à leur surface. Ces mucosités sont souvent opalines ou partiellement transparentes ; d'autres fois elles sont jaspées de nuages jaunâtres, qui leur donnent par places un aspect puriforme ; dans d'autres cas, ce caractère se généralise et du muco-pus s'échappe en nappe de l'orifice entr'ouvert.

Telle est, dans ses différentes phases, l'inflammation granuleuse du col utérin ; elle réunit dans une forme commune les différents processus morbides qui revêtent le mode inflammatoire. Dartres, catarrhe spécifique, catarrhe lymphatique peuvent aboutir à la lésion granulée ; celle-ci peut même succéder à de simples traumatismes. Soupçonnant une fois l'existence dans la cavité utérine d'un petit polype, chez une femme affectée de métrorrhagies abondantes, je voulus tenter la dilatation du col à l'aide de la racine de gentiane ; la vivacité des douleurs me força à renoncer à ce procédé ; la racine de gentiane fut retirée après quelques heures d'application, mais elle laissa derrière elle une érosion granulée qui s'étala en se prolongeant sur la surface du col et dut être combattue par des cautérisations.

J'ai vu un vésicatoire, appliqué par Aran sur la surface du col, après avoir provoqué des hémorrhagies redoutables, donner naissance à une érosion granulée persistante et qu'il fallut traiter de la même manière. Sans doute, il y avait dans ces deux cas une prédisposition morbide qui a transformé un traumatisme en lésion chronique, mais ce traumatisme en définitive a provoqué une inflammation du col qui s'est manifestée sous sa forme habituelle. J'ai dit quels signes peuvent faire soupçonner une origine herpétique derrière cette manifestation commune des inflammations du col. Cette origine est fréquente, comme l'avait avancé Chomel, et elle trouve une confirmation dans la coïncidence fréquente de ces granulations utérines avec les granulations pharyngiennes qui dépendent si souvent elles-mêmes de l'herpétisme ou des autres diathèses qui s'expriment par des lésions dermiques.

Pronostic. — Le pronostic des dartres utérines varie suivant la forme morbide qui en est l'origine, et suivant l'état constitutionnel.

Quelque étendue, quelque profonde que paraisse la lésion locale, si la nutrition générale s'accomplit régulièrement, si cette lésion est l'expression d'une de ces dertamoses à marche aiguë, qui reviennent par fusées quelquefois périodiques, dont la mobilité est le caractère, on peut espérer une guérison rapide. Je dois ajouter que sur le col utérin cette mobilité, cette tendance à la périodicité appartiennent surtout à ces dertamoses qui émanent plus directement, plus immédiatement de la racine arthritique, et que M. Bazin désigne sous le nom d'arthritides. Il ne faudrait pas cependant trop généraliser cette observation, on connaît l'opiniâtreté tenace de l'acné rosacea goutteuse.

Mais, quand la lésion est très-ancienne, qu'elle est devenue une habitude morbide du derme utérin, quand les forces générales de l'organisme sont affaiblies et que le travail nutritif est en souffrance, alors l'affection utérine peut offrir une grande résistance aux efforts de la thérapeutique.

Traitement. — Ces quelques mots sur le pronostic posent les indications du traitement dans cette affection.

On ne détruit pas les diathèses, mais on les comprime par certains modificateurs qui viennent en aide à l'hygiène et qui, avec celle-ci, constituent le traitement général.

On peut réprimer dans beaucoup de cas les localisations diathésiques herpétiformes, quand par leur siége elles compromettent ou troublent des fonctions importantes, c'est l'objet du traitement local.

Enfin, il y a certains modificateurs qui prennent l'organisme par toutes ses surfaces, qui agissent à la fois sur l'affection locale et sur l'ensemble de l'économie, qui unissent l'action médicamenteuse à l'action hygiénique. Telles sont les eaux minérales, admirable ressource dans beaucoup de maladies diathésiques et dont nous nous occuperons en dernier lieu.

Je n'ai pas besoin d'insister sur la prééminence de l'hygiène dans le traitement des affections dartreuses; il faut régulariser la nutrition, éviter tous ces excès ou ces erreurs de régime qui affaiblissent l'organisme et favorisent l'éclosion des germes diathésiques, ceux surtout dont l'expérience a fait connaître l'influence sur les dermatoses : les veilles, les passions irréfrénées, les boissons alcooliques ou excitantes, une nourriture trop abondante ou trop épicée, certains aliments qui ont une insalubrité absolue ou relative aux dispositions constitutionnelles, l'insuffisance de l'exercice musculaire, cause fréquente de perturbation pour les fonctions digestives et pour les fonctions cutanées. Enfin l'air, le premier des aliments, le plus efficace des dépuratifs, dont l'organisme absorbe plus de 11 000 litres dans les vingt-quatre heures, peut être, suivant ses qualités, un agent morbifique ou un médicament puissant.

En un mot, pour combattre une maladie qui a ses origines dans les profondeurs mêmes de l'organisme, il faut avant tout faire appel aux moyens hygiéniques, ces modificateurs de chaque jour, et qui par cela même, mieux que tous autres, impriment une direction nouvelle et réparatrice à la nutrition, cette fonction la plus voisine de l'évolution primordiale qu'elle semble continuer.

Parmi les agents médicamenteux destinés à l'usage interne, l'arsenic, les alcalins, les sulfureux occupent la première place. Dans les affections dartreuses compliquées de névropathies arthritiques, dans ces états anémiques, cachectiques, qui repoussent le fer et le quinquina, et les affections herpétiformes qui sont le plus souvent exaspérées par les martiaux, l'arsenic est un admirable modificateur ; j'emploie en général la solution de Fowler ou l'arséniate de soude, tantôt je dissous ce dernier sel dans un mélange de sirops dits dépuratifs : sirop de saponaire, sirop de fumeterre, sirop de cresson, sirop d'écorces d'oranges amères, tantôt je le donne par gouttes dans une solution titrée qui renferme 10 centigrammes d'arséniate de soude pour 10 grammes d'eau ; chaque goutte contient à peu près un demi-milligramme d'arséniate de soude, ce qui rend très-commode le dosage du médicament.

J'emploie habituellement de petites doses de 1 à 6 milligrammes par jour, préférant en continuer longtemps l'usage à en forcer les doses, ce qui expose à dépasser les limites de la tolérance ; du reste, on ne peut déterminer d'avance la formule que l'on adoptera ; elle est toute relative à la sensibilité de l'organisme, à l'énergie de l'action modificatrice qui est en général en raison inverse de la tolérance.

Si les ferrugineux sont indiqués par une complication chlorotique, il faut alors, tout en surveillant attentivement leurs effets, les administrer combinés avec l'arsenic. Je me sers ordinairement de la préparation suivante :

℞ Eau	340	grammes.
Sirop de menthe	60	—
Tartrate ferrico-potassique	4 à 5	—
Solution de Fowler	2 à 4	—

chaque cuillerée à bouche renferme 2 à 4 gouttes de la solution arséniquée.

Mais je le répète, et nous le voyons dans l'observation I, le fer est très-souvent nuisible dans les dermatoses, et peut-être surtout dans les arthritides.

Les alcalins trouveront souvent leur emploi dans ces dernières, surtout quand elles sont accompagnées de troubles dyspeptiques, et d'uricémie.

Cependant j'ai vu des gastralgies opiniâtres, qui coïncidaient avec des arthritides et persistaient depuis plusieurs années, rapidement guéries par les eaux sulfureuses des Pyrénées. J'ai sous les yeux une dame dont l'estomac, longtemps douloureux et révolté, est resté irréprochable depuis une cure faite à Cauterets, il y a dix-sept ans ; mais elle a eu depuis cette époque des arthrites chroniques, des névralgies sciatiques et d'autres manifestations arthritiques. Je dois dire que chez elle, comme dans les autres cas présents à ma mémoire, de dyspepsie dartreuse guérie par les eaux sulfureuses, il y avait avec l'élément arthritique un élément lymphatique très-prononcé, et c'est dans ces conditions-là que l'emploi de cette médication me paraît surtout indiqué ; quand la note lymphatique est très-accentuée, en général les sulfureux interviennent d'une manière utile ; mais nous reviendrons sur cette question à propos du traitement thermal.

Les modificateurs locaux sont ceux que nous avons déjà recommandés à propos du prurit vulvaire ; émollients dans les formes très-aiguës : injections d'eau de riz, d'eau de son, de décoction de guimauve et de pavots, plus tard injections faiblement stimulantes d'infusion de camomille, d'infusion de sureau et d'aconit, d'infusion de thé vert, puis les alcalins (obs. II), les mercuriaux, et dans les formes chroniques, *torpides*, les résineux, les sulfureux, l'alun, le sulfate de cuivre et les composés tanniques.

Nous avons vu dans plusieurs observations la maladie rebelle à des modificateurs topiques très-énergiques, tant que la malade avait omis les injections prescrites, guérir très-rapidement avec le concours de celles-ci.

Mais pour qu'elles soient efficaces, il faut qu'elles soient bien faites, et si les femmes les font trop souvent d'une manière irrégulière, beaucoup plus souvent elles les font mal. Très-souvent elles les font dans la position verticale, à cheval sur une cuvette et lancent à toute volée une injection qui dure à peine une à deux minutes. Le jet liquide par sa force d'impulsion peut pénétrer dans le col, s'il est entr'ouvert, et provoquer des accidents; d'autres fois, il le heurtera douloureusement...

Ces injections doivent être faites dans la position horizontale; le jet doit être très-modéré, et l'injection doit durer suffisamment pour produire une action efficace sur les parties qu'elle touche. Si l'on se sert d'un irrigateur, on n'en ouvrira le robinet qu'au quart ou au tiers.

Dans quelques cas, on peut, à l'exemple de Récamier, saupoudrer le col avec des topiques pulvérulents.

Quand les lésions herpétiformes du col sont compliquées de catarrhe utérin, comme cela a lieu le plus souvent, ce catarrhe fournit une indication des plus importantes, car l'irritation que la sécrétion morbide détermine dans la membrane muqueuse utéro-vaginale, soumise à son contact, y favorise les évolutions diathésiques.

Le plus souvent, la cautérisation de la cavité du col avec le crayon de nitrate d'argent fondu, combinée avec les injections, suffit pour tarir le catarrhe: mais, pour assurer le succès de ces opérations, il y a certaines règles à suivre dont je crois utile de ne pas se départir.

1° Il ne faut pas cautériser pendant les jours qui précèdent immédiatement le flux menstruel, et laisser un intervalle de deux ou trois jours après qu'il est terminé avant de pratiquer cette opération.

2° On fera garder aux malades la position horizontale pendant au moins vingt-quatre à trente-six heures après chaque cautérisation. Nos maîtres avaient adopté une autre méthode: ils faisaient venir les malades dans leur cabinet pour les cautériser, et les renvoyaient après, sans leur prescrire aucun repos; des traitements interminables, qui duraient quelquefois des années entières, et parfois des accidents graves étaient la conséquence de cette pratique. J'ai vu des malades qui avaient été cautérisées inutilement pendant dix-huit mois, guérir rapidement avec la précaution que j'indique. Pour que l'irritation produite par le caustique soit substitutive, et qu'elle entraîne avec elle en se calmant l'irritation morbide (1), il faut que cette irritation s'apaise dans le repos, et dans la position la plus favorable à la résolution de la congestion qu'elle provoque.

Pour le même motif, dans toutes les affections congestives de l'utérus, je conseille aux malades le repos horizontal pendant les règles (2). Dans

(1) J'accepte ici l'hypothèse de la substitution, sans la discuter, je ne l'affirme pas; quelle que soit l'explication, le fait thérapeutique existe.

(2) Beaucoup de malades croient remplir cette indication en restant assises sur une

ces affections, en effet, la fonction cataméniale est une phase critique. Pour peu qu'elle soit troublée, que les malades se fatiguent pendant sa durée, la congestion qui l'accompagne et qui n'a pas son évolution et sa solution normales, augmente et aggrave la congestion qui l'avait précédée ; si, au contraire, le flux menstruel marche franchement dans le repos, je dirais volontiers dans le silence de l'appareil utérin, il favorise la résolution de la congestion morbide ; il exerce sur elle, si l'on veut, une sorte d'action substitutive ou déplétive.

Quand on a affaire à ces formes fongueuses, saignantes des granulations utérines, le nitrate acide de mercure, porté au bout d'un petit pinceau, pourra être préférable au nitrate d'argent si des hémorrhagies considérables suivent l'application de ce dernier.

Ce que j'ai dit du traitement du catarrhe s'applique aux érosions granulées qui en prolongent en quelque sorte, sur la surface du col, la lésion fondamentale.

Je n'ai pas besoin d'ajouter que, pour ces dernières, si la forme fongueuse végétante est très-prononcée, ou s'il existe une complication d'engorgement du col, l'application du fer rouge pourra être nécessaire, en exigeant après son emploi un repos horizontal de plusieurs jours, jusqu'à ce que les douleurs sympathiques et l'irritation qu'elle éveille se soient apaisées.

Ces douleurs sympathiques sont facilement explicables dans ce cas de traumatisme énergique, mais nous les voyons souvent succéder très-intenses à une simple application de nitrate d'argent ; elles occupent les régions où retentissent les irritations morbides de l'utérus, et elles nous montrent encore combien une irritation légère de cet organe peut se traduire quelquefois par des troubles sensitifs très-accusés.

Nous avons vu que les injections étaient souvent un auxiliaire très-utile de ces médications topiques plus énergiques.

Au début de ma carrière médicale, chargé d'un service considérable à l'hôpital de Lourcine, j'avais cherché, avec le zèle de la jeunesse, des moyens curatifs contre ces catarrhes opiniâtres qui sont comme une endémie de cet hôpital.

Éclairé par les revers de mes prédécesseurs, je n'avais pas tenté les injections liquides intra-utérines qui avaient plusieurs fois causé la mort des

chaise longue. Il est évident que ce n'est pas l'horizontalité des jambes, mais celle du bassin qui peut empêcher la pesanteur d'augmenter par son intervention la congestion dont l'utérus est le siége.

malades. Je crus être plus heureux avec des injections pulvérulentes. Je me servais d'un tube en argent dans lequel se mouvait un piston fixé au bout d'une longue tige. Je tirais ce piston en arrière d'une longueur déterminée avec soin et qui mesurait la profondeur à laquelle je voulais faire pénétrer le topique. Je plongeais ensuite le tube dans un vase renfermant la poudre dont je voulais faire usage ; et, quand il en était rempli jusqu'à la hauteur du piston, j'appliquais ce tube contre l'orifice utérin, et, poussant le piston, j'introduisais dans le col la quantité de poudre que j'avais réglée d'avance.

J'obtins de cette méthode quelques résultats favorables. Je m'étais servi de poudre de calomel (voyez l'observation 7), de poudre d'alun, de sang-dragon. L'injection d'alun provoqua une seule fois des accidents sérieux, augmenté par des imprudences ; la malade succomba au bout de plusieurs mois, et je me demande encore avec douleur, plus de vingt ans après l'événement, si mon intervention inopportune n'a pas provoqué ou au moins favorisé cette terminaison funeste.

Quand un médecin a éprouvé un malheur dans sa pratique, dirai-je avec Chomel, quand il croit avoir fait une faute, la seule réparation qu'il puisse offrir à la société et à sa propre conscience est de la publier. S'il n'agissait pas ainsi, il serait aussi coupable qu'un navigateur qui ne signalerait pas les écueils, inconnus avant lui, qu'il a rencontrés sur sa route.

J'étais dans cette voie expérimentale, et cette malade ne me semblait pas encore dans un état menaçant, lorsque je tentai des injections avec la poudre de tannin, chez trois malades affectées de catarrhe chronique. Grâce à Dieu, aucune d'elles n'a succombé, mais toutes trois après ces injections éprouvèrent des symptômes tellement alarmants : douleurs atroces, tympanites, syncopes, convulsions hystériques, que je renonçai à cette médication, qui, bien des années après, fut reprise et préconisée par Becquerel. Becquerel avait fait des bâtons de tannin aggloméré avec du mucilage de gomme ; il introduisait ces bâtons dans le col, et les y laissait. Je ne sais si Becquerel, un peu facile à s'enthousiasmer pour un moyen qu'il croyait nouveau, a persisté dans cette pratique ; mais le professeur Nélaton m'a dit avoir vu les accidents les plus graves succéder à cette application.

Je dois dire que, quand j'ai fait ces tentatives thérapeutiques, je ne prenais pas toutes les précautions hygiéniques dont l'expérience m'a enseigné l'utilité, et que d'ailleurs dans le milieu indiscipliné où j'exerçais, il m'eût été très-difficile de les obtenir. En dépit de ces conditions défavorables, ce procédé thérapeutique m'a donné quelques succès ; l'observation 10 nous montre une femme qui a été guérie avec des injections de sang-dragon. Malgré ces résultats, j'ai complétement abandonné, par prudence, ces injections pulvérulentes ; l'expérience si imposante de Nélaton m'a confirmé dans cette réserve ; les injections tanniques me paraissent plus dangereuses que les autres, peut-être parce qu'elles déterminent une contraction du col et qu'elles sont insolubles, qu'elles peuvent, par cette double propriété, être plus difficilement chassées hors de la cavité du col, et peut-être même remontent-elles dans le corps de l'organe. J'ai entendu Nélaton donner une explication analogue des accidents causés par les suppositoires tanniques. J'emploie cependant ceux-ci depuis quelques années, mais d'une tout autre manière, pour prévenir l'atrésie du col, accident qui malheureusement n'est pas rare après les cautérisations au fer rouge. Après l'élimination de l'eschare, quand le tissu utérin bourgeonne, je fais introduire, tous les deux jours, pendant une ou deux minutes, un crayon de tannin dans l'orifice utérin. Pour prévenir la rupture de ce crayon, je fais mettre au centre un morceau de gros fil ou de petit cordonnet autour duquel on enroule le mélange de tannin et de mucilage gommeux, quand il est à l'état pâteux.

Enfin, quand la position sociale des malades le leur permet, il sera souvent utile, pour combattre ces manifestations diathésiques, de recourir aux cures hydrothermales, dont nous avons plus haut fait ressortir tous les avantages.

Les principes que nous avons posés pour l'emploi des modificateurs internes nous guideront dans le choix des eaux minérales.

Quand l'élément nerveux domine, la douleur, si elle est très-intense, peut agir en retour sur l'affection dont elle est l'expression, et cela n'est pas très-rare. Comme l'a montré M. Marotte, la névralgie peut provoquer un catarrhe qui en suit les phases et disparaît avec elle. Chomel le répétait souvent après les anciens maîtres : la douleur, dans les maladies congestives, peut augmenter la fluxion ; il faut, dans ces cas, combattre cet élément névropathique, tout en régularisant par le traitement balnéaire les fonctions cutanées.

Néris, Ussat, Plombières peuvent, dans ce cas, intervenir utilement. Ces eaux seront encore indiquées quand des manifestations arthritiques viendront s'ajouter aux lésions herpétiformes de l'utérus. Quand l'hyperesthésie n'est pas excessive, je leur préfère en général les eaux tièdes et faiblement sulfureuses, comme les Eaux-Chaudes, celles de Saint-Sauveur, et les sources les plus faibles de Cauterets. Elles ont une action tonique qui ne détruit pas leur influence modératrice sur le système nerveux, et elles joignent à ces avantages celui d'avoir pour élément minéralisateur un modificateur énergique des affections cutanées chroniques. On peut encore, si on craint l'excitation de ces faibles doses de sulfure, recourir aux eaux sulfureuses dégénérées et alcalines, comme les eaux d'Ax, d'Amélie, de Moligt.

Quand au contraire on a affaire à une chronicité dont le lymphatisme et l'inertie constitutionnelle sont le substratum, on conseillera des eaux sulfureuses plus énergiques : celles de Luchon ou de Cauterets.

Dans les formes les plus rebelles de l'herpétisme, les eaux arsenicales, comme celles de Louesch (1), ont été quelquefois prescrites avec avantage. Je les ai vues réussir dans l'herpétisme vulvaire ; je ne les ai jamais conseillées dans les dermatoses utérines ; je crois cependant qu'elles pourraient être tentées dans ce cas. Je ne songerais à celles de Royat ou de la Bourboule que dans le cas où à l'élément dartreux se joindrait un élément lymphatique très-accentué, qui n'aurait pas été modifié par les eaux sulfureuses. Ces deux sources renferment une quantité notable de chlorure de sodium.

Pendant les cures thermales, les injections doivent être maniées avec une extrême prudence. Trop souvent prescrites d'une manière banale et administrées avec des instruments hydrauliques trop puissants, je les ai vues suivies d'accidents graves. Quand on y a recours il faut que l'injection soit douce, lente, et elle ne doit pas durer dans le bain plus de huit à dix minutes, plus ou moins, suivant les sensations accusées par les malades.

J'ai souvent substitué aux douches l'usage de canules introduites dans le vagin pendant le bain et qui faisaient arriver l'eau de celui-ci au contact des surfaces malades. Dans les conditions ordinaires le vagin est une cavité virtuelle, habituellement close par l'accolement de ses parois. Ayant placé sur le col un petit morceau d'ouate imbibé d'eau blanche, je m'assurai après un bain sulfureux, que celui-ci n'avait pas pénétré jusqu'à l'ouate, car elle n'avait pas noirci. Si l'on veut que la matrice ait sa part du bain, il faut maintenir écartées les parois vaginales ; je me sers habituellement, pour obtenir ce résultat, d'une très-

(1) Fontan pensait que Bagnères-de-Bigorre pourrait remplacer Louesch, à condition qu'on employât la méthode balnéaire adoptée dans cette dernière station. La présence de l'arsenic dans ces eaux, récemment découverte, est une présomption en faveur de l'opinion de Fontan.

grosse canule, sorte de petit spéculum, fait avec le tissu qui sert à confectionner les sondes dites élastiques.

Pour les malades qui ne peuvent se rendre aux stations hydrothermales, il faut chercher à imiter celles-ci, sinon à les suppléer, à l'aide des bains minéraux artificiels. On prescrira des bains alcalins plus ou moins minéralisés, suivant l'effet qu'on veut produire; des bains sulfureux gradués, comme je l'ai dit ailleurs, avec 4 à 8 grammes de polysulfure de sodium, pour remplacer les sources les plus faibles, 20 à 40 grammes pour les plus fortes, ce qui met encore cinq à huit fois plus de sulfure dans ces bains qu'il n'y en a dans les sources naturelles; enfin, des bains alcalins arsenicaux, selon les formules que j'ai indiquées ailleurs. Sans doute on ne remplacera pas ainsi cet ensemble hygiénique et thérapeutique qui constitue la cure thermale, mais on aura donné aux autres médications un utile auxiliaire.

Je ne m'étendrai pas plus longtemps sur le traitement des dartres utérines. J'ai même, suivant mes habitudes d'enseignement clinique, débordé un peu mon sujet, pour montrer comment je comprends la solution d'un problème clinique, comment il faut poser et remplir les indications thérapeutiques qui en sont le but final.

DU PRURIT VULVAIRE (1)

Sommaire. — Définition. — Ses caractères et ses formes.

Causes. — Grossesse.

Symptômes. — Phénomènes locaux. — Modifications des organes génitaux externes : allongement et hypertrophie des nymphes. — Suintement séro-muqueux fourni par la vulve.

Obs. I. — Développement variqueux des nymphes consécutif à un prurit vulvaire rebelle.

Conditions pathogéniques du prurit vulvaire : Parasites venus des organes voisins. — Oxyures vermiculaires. — Pediculi pudendi. — Herpès tonsurans.

Affections vésicales (calculs), végétations et polypes de l'urèthre. — Glycosurie. Catarrhe utérin.

Névroses : hypochondrie et hystérie. — Troubles dyspeptiques. — Ingestion de certaines substances. — Conditions atmosphériques, etc.

Conditions diathésiques : Arthritisme et herpétisme.

Causes occasionnelles : Émotions morales, chagrins, excès, veilles prolongées, malpropreté, topiques irritants, régime stimulant, etc.

Causes physiologiques : dentition, évolution pubère, molimen congestif succédant à la ménopause.

Lésions anatomiques. — Forme érythémateuse : intertrigo. — Pityriasis. — Prurigo pudendi. — Eczéma des parties génitales.

Obs. II. — Prurit vulvaire. — Leucorrhée. — Lésions du col utérin. — Manifestations directes de l'herpétisme. — Herpès de la vulve et du col utérin.

Modalités du prurit vulvaire (aigu, subaigu, chronique). — Moyens de les combattre.

Obs. III. — Affection névropathique accompagnée d'une éruption lichénoïde de la vulve et d'une acné rosacea, traitée avantageusement par les eaux de Moligt.

Obs. IV. — Prurit vulvaire pendant la grossesse. — Troubles nerveux hystériformes. — Amélioration remarquable obtenue par le traitement topique (lotion boratée).

Messieurs,

I. — Le prurit vulvaire est une affection extrêmement commune, et très-pénible pour les femmes qui en sont affectées. Il peut se montrer à tous les âges ; il peut dépendre de causes très-diverses qu'il est im-

(1) Leçon publiée dans la *Gazette des hôpitaux*, 1871.

portant de connaître, car leur détermination est un des principaux fondements des indications thérapeutiques.

Souvent l'affection qui provoque le prurit a son siége dans la vulve elle-même ; d'autres fois le travail morbide, dont il est alors un phénomène secondaire, a son foyer plus ou moins loin des organes génitaux externes.

Quelle qu'en soit la cause, le prurit a des caractères et des effets communs ; il constitue une anomalie de sensation tactile toute spéciale, intermédiaire aux sensations de piqûre, de brûlure et de chatouillement, et participant de leurs différents caractères, souvent avec prédominance de l'un ou de l'autre ; ainsi, suivant les cas, l'ardeur, la cuisson, le fourmillement, la démangeaison, seront le caractère dominant du prurit et en détermineront les variétés, réunies par un phénomène commun, une sensation instinctive quelquefois irrésistible : le besoin de se gratter, d'exercer sur la région prurigineuse des frictions rudes et répétées.

Le prurit vulvaire peut être léger, tolérable, d'autres fois, il se montre avec une violence qui le rend insupportable ; il peut être passager, quelquefois périodique, et alors c'est ordinairement aux époques menstruelles qu'il se fait sentir. Dans tous les cas, il augmente ordinairement vers ces époques. Il tourmente parfois les malades d'une manière presque continue, ou du moins revient tous les jours pendant des semaines, des mois, des années. La chaleur, les marches prolongées, les émotions, la fatigue, un régime stimulant, la constipation chez quelques femmes, en provoquent le retour ou l'exaspèrent ; souvent les exacerbations reviennent le soir sous l'influence du séjour au lit.

La grossesse en est une cause assez fréquente et en provoque les formes peut-être les plus pénibles. Le plus souvent limitée à la vulve, la sensation prurigineuse peut se prolonger dans l'intérieur du vagin et s'étendre même jusqu'au col de la matrice. La propagation de cette modalité morbide à l'utérus serait surtout observée, suivant le docteur Churchill, chez les femmes qui ont eu des enfants, et se manifesterait quelque temps après l'accouchement. Dans ce cas, ajoute-t-il, l'anxiété et l'agitation deviennent excessives, et souvent les malades sont privées de tout repos.

Le docteur Maslieurat-Lagémar a rapporté le fait intéressant d'une malade qui, dans plusieurs grossesses successives, fut affectée, vers le troisième mois, d'un prurit qui, débutant par la vulve et les membres inférieurs, envahissait progressivement presque toute la périphérie cutanée, avec une violence et une continuité telles que la pauvre malade, en proie aux angoisses les plus pénibles, dépérissait jusqu'au moment où, au bout de quelques mois, la grossesse se terminait le plus souvent par un avortement.

Pendant les paroxysmes, le plus souvent les malades ne peuvent résister à l'instinct qui les porte à se gratter ; la raison, la pudeur sont impuissantes à les contenir ; elles fuient le monde, les relations sociales ; elles s'isolent pour satisfaire à loisir cet impérieux besoin ; elles éprouvent, en le satisfaisant, un soulagement momentané qu'elles payent trop souvent, plus tard, d'un redoublement de souffrance, surtout quand le tégument prurigineux est le siége d'éruptions herpétoïdes. Elles le savent, mais l'impression du moment fait taire les prévisions de l'avenir ; c'est une rage, elles se déchirent, se mettent en sang. J'en ai rencontré qui prenaient des brosses de crin pour rendre la friction plus énergique ; les écorchures qu'elles produisent leur causent une sensation moins insupportable que le prurit ; elles semblent même se complaire dans la cuisson qu'elles provoquent par ces manœuvres, qu'elles aiguisent avec une sorte de fureur, et qui fait taire momentanément le prurit, comme si elles épuisaient pour quelque temps la sensibilité des parties malades.

D'autres qui se défient de leurs violences, ou dont le tégument est plus sensible ou plus enflammé, se coupent les ongles jusqu'au voisinage de leur racine, pour pouvoir se frotter les parties malades sans les déchirer.

La douleur qu'elles font naître en se grattant est accompagnée d'une sorte de sensation voluptueuse, comparable à celle qui accompagne le chatouillement qui, comme celle-ci, épuise le système nerveux ; et par un cercle vicieux, elle peut augmenter les troubles nutritifs et nerveux qui ont souvent une part considérable dans l'étiologie du prurit.

Chez quelques femmes, ce prurit exalte le sens génésique ; elles sont tourmentées par des désirs qu'elles ne peuvent satisfaire : la sensibilité morbide de la vulve et du vagin, le spasme musculaire qui souvent s'y ajoute, mettent obstacle aux rapports sexuels. Cette excitation génitale peut augmenter le prurit ; une femme me disait avoir remarqué que celui-ci se réveillait avec plus de violence quand elle partageait le lit de son mari, et qu'elle était moins tourmentée quand elle faisait lit à part, bien qu'elle n'eût conscience d'aucune excitation provoquée par la cohabitation.

Il n'en est pas toujours ainsi : quelquefois le coït soulage par une sorte de révulsion nerveuse; la modalité physiologique de l'innervation qu'il provoque fait cesser momentanément la modalité morbide. Chez d'autres, au contraire, les rapports sexuels augmentent le prurit vulvaire. Trop souvent celui-ci, surtout chez les petites filles, conduit à la masturbation. Toutes ces dépenses nerveuses, primitives ou secondaires, favorisent, chez les prédisposées, le développement de l'hystérie, et surtout de l'hystérie à forme hypochondriaque, mélancolique.

L'innervation dans les organismes supérieurs est une condition tellement essentielle de toutes les actions organiques, que dans beaucoup de cas, ses grandes perturbations réagissent sur toutes les fonctions, retentissent sur l'économie tout entière : l'insomnie, causée par le prurit, entraîne souvent à sa suite l'inappétence, la dyspepsie. Aux troubles digestifs succède l'anémie ; dans ces anomalies nutritives, dans ces stimulations morbides du système nerveux, l'hystérie, comme nous l'avons dit, trouve une cause occasionnelle puissante, un terrain tout préparé ; ces conditions peuvent aussi favoriser l'évolution des autres diathèses, qui trouvent dans la dépression de l'énergie vitale un puissant auxiliaire.

Des phénomènes locaux importants accompagnent le prurit : sans parler des lésions spéciales que nous décrirons en nous occupant des causes de cette affection, les organes génitaux externes présentent des modifications de structure, résultat de la congestion habituelle dont ils sont le siége et des manœuvres auxquelles se livrent les malades pour apaiser les souffrances qui les torturent. Sans cesse tiraillées, frottées, tordues, les nymphes s'hypertrophient, s'allongent ; leur forme triangulaire s'exagère : on les a comparées à des ailes de chauve-souris. Leurs dimensions peuvent être doublées, triplées. Elles sont ridées, gaufrées, réticulées à leur surface ; elles rappellent, suivant Fontan, l'aspect des feuilles de sauge ; leur angle externe est contourné en tire-bouchon. La pigmentation de leur surface est en général augmentée, et leur coloration est plus foncée que dans l'état normal. La muqueuse est épaisse, tantôt lisse, tantôt chagrinée ; son aspect se rapproche de celui du tégument externe ; elle est semée de points jaunes saillants, disposés en stries, semblables à des œufs d'insecte ; ce sont les glandules hypertrophiées. Dans quelques cas, le prépuce clitoridien est allongé et proéminent.

Si j'insiste sur tous ces détails, c'est qu'au point de vue du diagnostic ils offrent de l'intérêt.

Quand on constate cet état des nymphes, soit des deux côtés, ce qui est le cas le plus commun, soit d'un seul côté, quand les tiraillements n'ont été exercés que sur une seule lèvre, je dis que ce signe a de la valeur ; car il peut nous conduire à conclure que les femmes ont été antérieurement affectées de prurit vulvaire; ou dans l'absence de cet antécédent, qu'elles n'ont aucun intérêt à nier, nous sommes amenés à supposer chez elles des habitudes vicieuses qui peuvent intervenir dans l'explication de certaines maladies, et dont on ne peut pas le plus souvent obtenir ou même solliciter l'aveu. Armé de ce témoignage fourni par les organes, j'ai bien des fois obtenu des malades qu'elles en confirmassent l'exactitude, ou si je ne croyais pas pouvoir leur demander un renseignement de cette nature, ce signe a plus d'une fois éclairé mes appréciations et dirigé ma conduite.

Si les habitudes sont moins anciennes, moins actives, au lieu de présenter cette teinte brunâtre que j'ai signalée, les nymphes sont rouges, épaisses, comme œdémateuses ; cette rougeur s'étend à toute la vulve et pénètre quelquefois dans le vagin, qui est injecté, comme érythémateux, et dont les rides transversales sont saillantes, exagérées.

Dans le cas d'hypertrophie des petites lèvres, pour introduire le spéculum, il faut les étaler préalablement et les rejeter en dehors ; on comprend qu'elles puissent gêner les rapports conjugaux et que, dans quelques cas, on ait pu songer à en pratiquer l'excision.

Souvent, avec le prurit, coïncide un suintement séro-muqueux fourni par la vulve, et si celle-ci est enflammée, la miction peut être douloureuse.

Ces stimulations, ces contusions répétées des nymphes, la congestion qui en résulte, celle qui accompagne le prurit, peuvent favoriser le développement des varices chez les femmes qui y sont prédisposées, et d'une autre part, les varices peuvent provoquer ou entretenir le prurit. Il n'est donc pas étonnant qu'on rencontre un état variqueux des nymphes dans les formes chroniques.

Obs. I. — J'en ai observé un très-remarquable exemple chez une femme souffrant de cette affection depuis sept ans. Elle attribuait les énormes paquets variqueux qui distendaient et allongeaient ses nymphes aux frottements répétés qu'elle ne cessait d'exercer depuis sept ans. Pour les rendre moins offensifs, elle se coupait les ongles jusque près de leur racine; la vulve était complétement glabre. Ce qui me porte à croire que le prurit, chez elle, n'était pas consécutif aux varices, c'est que je fus assez heureux pour la délivrer de cette affection intolérable qui, depuis tant d'années, troublait le sommeil et avait altéré toutes les fonctions nutritives, à l'aide d'un traitement qui n'avait aucune action sur l'état variqueux : je lui prescrivis des lotions avec une faible solution de sublimé. Je dois ajouter que, comme l'enseignait Récamier, les varices sont le plus habituellement une manifestation de l'arthritisme, qui est également l'origine d'un grand nombre d'affections prurigineuses de la peau. La coïncidence des varices et du prurit n'a donc rien qui doive surprendre, et les causes mécaniques, si elles jouent un rôle dans le développement des phlébectasies, n'y interviennent au plus qu'à titre de causes occasionnelles.

Nous sommes conduits, par ces réflexions, à étudier les conditions pathogéniques du prurit, et nous y trouverons les principales indications du traitement qui lui doit être opposé.

L'action morbide qui cause le prurit peut avoir son point de départ en dehors de la vulve : ainsi, des parasites venus des organes voisins, les oxyures vermiculaires, sont quelquefois, surtout chez les petites filles, la cause d'insupportables démangeaisons, de vulvite et de leucorrhée vulvaire. Ces petits animaux nocturnes se développent dans le gros intestin, de là ils envoient quelquefois des colonies vers la partie supérieure du tube digestif; ordinairement, ils émigrent chaque soir vers l'extrémité inférieure du rectum, et arrivant à une partie de la muqueuse innervée par des filets cérébro-spinaux, ils y déterminent une titillation des plus pénibles. Quelquefois des convulsions, des incontinences d'urine nocturnes sont liées à la présence de ces helminthes; ils peuvent voyager jusqu'à l'entrée du vagin et y provoquer des démangeaisons très-pénibles.

La périodicité nocturne des accidents, la présence de ces petits vers sur les fesses et dans les plis rayonnés de l'anus, quand on les y cherche au milieu de la nuit, fixeront le diagnostic.

Le meilleur vermicide pour détruire les oxyures est le mercure ; des mèches enduites d'onguent mercuriel, introduites dans le rectum pendant trois ou quatre jours ; de petites doses de calomel plusieurs fois répétées à huit jours d'intervalle ; des lavements frais avec l'infusion de tanaisie, quelquefois même des irrigations continues d'eau froide faites dans le rectum à l'aide d'un clyso-pompe, finissent en général par détruire ces parasites.

Les *pediculi pudendi* peuvent aussi causer des démangeaisons dans la région génitale, mais extérieures à la vulve proprement dite, limitées au pénil et à la face externe des grandes lèvres. Quand on a constaté leur présence, les onctions mercurielles, les bains de sublimé, les lotions avec l'infusion de tabac les détruisent rapidement.

Nous rangerons encore, parmi les affections parasitaires prurigineuses, l'*herpes tonsurans* lié au développement du tricophyton.

Dans un travail publié en 1855 sur les diathèses, j'ai cherché à montrer, dans les dermatoses parasitaires, la part importante qu'il faut faire au terrain organique où elles se développent ; le parasitisme est très-souvent une *note* de l'état constitutionnel.

Certaines affections vésicales peuvent être accompagnées du prurit vulvaire ; on l'observe quelquefois chez les femmes affectées de calculs ; il représente alors la sensation douloureuse du gland chez les hommes calculeux.

On a également signalé ces symptômes dans des cas de végétations ou de polypes uréthraux. Il est habituel dans la glycosurie.

Très-souvent il succède au catarrhe utérin, quelle qu'en soit la cause ; et il m'est arrivé plus d'une fois de voir des démangeaisons violentes, intolérables, céder comme par enchantement après une ou deux cautérisations du col utérin, qui, sans faire cesser complétement le catarrhe, en diminuaient l'abondance et probablement en modifiaient la nature. Il n'est pas rare que les femmes, inconscientes de cet état catarrhal, n'accusent que du prurit, dont l'examen de l'utérus permet de déterminer l'origine. Il se produit souvent, dans ce cas, un érythème de la vulve analogue à la rougeur de la région sous-nasale dans le coryza.

J'ai vu dans un cas une leucorrhée abondante et un prurit vulvaire accompagné d'une hyperesthésie excessive de la vulve succéder à une douche froide vaginale ; cette douche avait été inconsidérément donnée dans le cours d'un traitement hydrothérapique, prescrit pour combattre des accidents dyspeptiques.

Sans doute la congestion utérine provoquée par la douche a rencontré une prédisposition dont elle n'a été que l'auxiliaire ; mais, pour le dire en passant, c'est un moyen qu'il convient de manier avec une grande réserve, et, pour ma part, après les avoir expérimentées, il y a une vingtaine d'années, j'y ai renoncé et les ai remplacées par des injections à jet modéré, et le plus souvent par de simples injections.

Je cautérisai la cavité du col utérin avec un crayon de nitrate d'argent ; je prescrivis des injections vaginales avec un décocté de pavots et du chlorate de soude, et des applications sur la vulve d'une pommade composée de :

Glycérolé d'amidon	30 grammes.
Calomel à la vapeur..................	1 gr. 50 centigr.
Extrait de belladone.................	0 — 15 —

Le prurit vulvaire céda rapidement à ces applications, et le catarrhe disparut sous l'influence des cautérisations.

Deux ans après, j'ai reçu des nouvelles de cette dame dont le rétablissement ne s'était pas démenti.

Le prurit, dont l'origine est dans la vulve elle-même, peut être purement nerveux, ainsi que nous l'avons déjà dit; les démangeaisons sans lésions apparentes du tégument sont surtout observées dans les races arthritiques, et dans ces deux grandes névroses ordinairement dérivées de l'arthritisme : l'hypochondrie et l'hystérie. Quelquefois ces anomalies de la sensibilité surviennent sous l'influence de troubles dyspeptiques, de l'ingestion de certaines substances, des conditions atmosphériques. J'ai rencontré des arthritiques chez lesquels les temps de neige provoquaient un prurit nocturne très-incommode, jusqu'à causer de l'insomnie; c'est, pour ainsi dire, l'urticaire sans l'élément congestif qui l'accompagne, ou du moins avec un état congestif peu accentué; les aberrations de la sensibilité sont plus souvent, chez les hystériques, l'anesthésie, l'hyperesthésie et la névralgie, le prurit est plus rare et surtout joue un rôle bien moins important dans l'ensemble des phénomènes morbides qui provoquent les plaintes des malades.

Chez le plus grand nombre des malades, une lésion de l'organe tégumentaire accompagne le prurit: lésion dont nous étudierons succinctement les différentes formes. Ces localisations morbides, dans cette région comme dans les autres parties du tégument, sont, dans le plus grand nombre des cas, l'expression d'une condition diathésique que je crois être le plus souvent l'arthritisme.

J'avais avant M. Bazin, en 1855, tenté de défendre l'opinion de Lorry sur l'existence d'affections cutanées d'origine arthritique; j'avais cherché, avec les données d'une observation trop restreinte, à en indiquer les caractères. Mais à M. Bazin revient l'honneur de les avoir décrites et fixées dans la science, d'en avoir indiqué les nombreuses variétés, les signes différentiels; il leur a donné le nom qui restera associé au sien dans l'histoire des maladies cutanées.

Malgré l'autorité de cet éminent pathologiste, les limites de l'herpétisme me paraissent moins déterminées, ou plutôt, comme je le disais, il y a quelques années, nous devons l'admettre *provisoirement*, parce qu'il représente un groupe de faits morbides qu'on ne peut pas encore faire rentrer d'une manière incontestable dans les autres divisions du cadre nosologique; mais plus j'étudie l'herpétisme au point de vue de son origine, plus son domaine me paraît se rétrécir entre le scrofule et l'arthritisme surtout, dont l'herpétisme ne me paraît être le plus souvent qu'une dérivation.

Plus j'y regarde avec attention, et depuis le début de ma carrière cette question a attiré mon attention, plus je rencontre souvent la goutte derrière les affections dites herpétiques.

A côté de ces grandes conditions diathésiques interviennent, comme coefficients ou comme causes occasionnelles en première ligne, les émotions morales, les chagrins, les excès, les veilles prolongées, tout ce qui entraîne des dépenses exagérées d'innervation, en trouble la réparation ; le défaut de soin, la malpropreté, les topiques irritants, peuvent favoriser ou provoquer le développement de différentes formes de dermite.

Un régime stimulant, les excès de table ont une incontestable influence sur l'évolution de l'arthritisme et de tous ses dérivés. Certains aliments, tels que les crustacés, ont toujours été considérés comme nuisibles aux dartreux. Le défaut d'exercice musculaire, le séjour dans une atmosphère impure, en troublant le travail nutritif, favorisent toutes les manifestations diathésiques qui n'en sont que des aberrations. A plus forte raison ces maladies qui, en déprimant profondément l'organisme, appellent un état congestif vers les organes génitaux. Ainsi la syphilis, la blennorrhagie peuvent être le point de départ du prurit ; les végétations vulvaires le favorisent également. L'onanisme, qui en est trop souvent la conséquence, peut aussi en être le point de départ.

Certaines évolutions physiologiques peuvent dans un terrain prédisposé provoquer des affections prurigineuses de la vulve. Ainsi, il n'est pas rare, surtout dans les races lymphatiques, de voir le travail de la dentition, et surtout celui qui s'effectue de trois à huit ans, accompagné de vulvite prurigineuse, avec une sécrétion mucoso-purulente, qui s'accumule entre les lèvres agglutinées. Ces vulvites peuvent quelquefois se développer en dehors de l'évolution dentaire ; un catarrhe vagino-vulvaire précède quelquefois l'évolution pubère dans les mêmes conditions diathésiques. D'une autre part, les molimens congestifs, qui succèdent à la ménopause, se localisent quelquefois dans la vulve, et il n'est pas rare de voir à cette époque se développer des affections prurigineuses de la vulve.

Les lésions qu'on observe chez les femmes affectées de prurit vulvaire varient comme celles des autres régions tégumentaires. Elles se montrent parfois sous la forme érythémateuse et constituent l'*intertrigo* qui a pour siége le pli génito-crural, le périnée, les aines, le sillon inter-fessier. Tantôt passager, aigu, il peut succéder à une fatigue, à une marche prolongée ; il est caractérisé par une rougeur vive, diffuse, accompagnée de cuisson, de prurit, et quelquefois d'une sécrétion visqueuse; d'autrefois, chronique, commun dans les races arthritiques, il donne à la peau une teinte d'un rouge sombre, vineuse, bronzée ; souvent la surface en est comme plissée, et les limites de l'érythème sont marquées par un bourrelet festonné. Dans quelques cas la face interne des lèvres est marbrée de taches rouges, irrégulières, quelquefois un peu cuivrées ; les follicules, volumineux dans cette région, se dessinent en saillies papuliformes, qu'on pourrait comparer aux œufs de certains insectes et qui donnent à la muqueuse un aspect chagriné ; quelquefois une sécrétion aqueuse ou laiteuse humecte ces parties. Souvent le méat uréthral et les follicules péri-uréthraux présentent une rougeur anormale, qui coïncide avec une sensation d'ardeur en urinant et quelquefois de fréquentes micturitions accusées par les malades. Cette affection est très-opiniâtre, et quand on est parvenu à l'atténuer ou à la faire disparaître, elle a une grande tendance à récidiver. Le prurit de l'intertrigo arthritique est plus intense la nuit, caractère que nous retrouvons, comme je l'ai déjà dit, dans un grand nombre de dérivés de la goutte, appelée par Sydenham *une visiteuse nocturne*. Suivant la remarque de M. Bazin, des éruptions papuleuses ou furonculeuses peuvent s'ajouter à l'érythème. On pourrait à la rigueur confondre le bord arrondi, saillant de cet intertrigo avec l'*herpes tonsurans*, très-rare dans cette région qu'il n'envahit qu'après s'être montré ailleurs.

Je suis porté à croire que dans certains cas l'urticaire ou des éruptions fugaces analogues peuvent se montrer sur la vulve comme elles se montrent sur d'autres régions, sur la face palmaire des mains, par exemple. J'aurai bientôt l'occasion de citer une observation qui peut recevoir cette interprétation.

Le pityriasis, par sa marche et par ses caractères, se rapproche beaucoup de l'intertrigo ; la peau est sèche, d'un rouge brunâtre, quelquefois entièrement brune, siége d'une desquamation furfuracée. En examinant à la loupe, on aperçoit de petites écailles qui remplissent parfois les orifices des follicules pileux et embrassent la base des poils.

Dans le prurigo pudendi, l'élément papuleux n'est pas aisément appréciable. La peau est brunâtre, onctueuse. Parmi les lichens, le lichen circumscriptus et le lichen pilaris sont, d'après M. Bazin, les variétés qu'on observe le plus souvent sur les parties génitales.

L'eczéma des parties génitales est mieux défini dans ses caractères objectifs, du moins pendant ses premières phases; car après la rupture des vésicules, la peau peut présenter une surface sèche, couverte de lamelles furfuracées qui rappellent le pityriasis. D'autrefois, tendant à la forme impétigineuse, l'eczéma se montre sous l'aspect de plaques humides, recouvertes de croûtes; dans d'autres cas, il reste humide et donne naissance à des excoriations superficielles, semées de vésicules, d'une couleur rouge vif ou violâtre, quelquefois entourées d'un bourrelet saillant.

L'eczéma est une des formes les plus péniblement prurigineuses parmi les dermatoses vulvaires; il peut affecter une marche aiguë ou chronique; ordinairement celle-ci n'est pas uniformément continue.

Mais elle offre des rémissions et des exacerbations. Quelquefois même la forme chronique semble être une série d'attaques aiguës successives. Commun dans les races goutteuses, l'eczéma peut coïncider quelquefois avec des varices des veines génitales. Il peut pénétrer dans le vagin et s'étendre au col de l'utérus. J'en ai recueilli un assez grand nombre d'observations, la suivante en est un type.

Obs. II. — Madame O..., âgée de trente-cinq ans, est d'une constitution délicate; sa poitrine est déformée par le rachitisme; sa peau est fine, transparente, couverte d'éphélides; ses cheveux présentent une teinte roussâtre. Elle est née d'une mère rhumatisante et d'un père qui, dit-elle, a eu longtemps des plaies aux jambes; elle a vu ses premières règles à quatorze ans; la menstruation s'est établie avec difficulté, et souvent des irrégularités en ont troublé le cours. La dame O... est sujette à un flux leucorrhéique qui est devenu plus abondant depuis quelques années. Il y a cinq ans, elle eut un enfant qui succomba peu de temps après sa naissance.

A plusieurs reprises et depuis son enfance, elle a été tourmentée par des affections des yeux et des oreilles; depuis quinze mois, elle éprouve à la vulve des démangeaisons presque continuelles, exaspérées par la marche et beaucoup plus vives vers la période menstruelle; en même temps la leucorrhée devient plus abondante; c'est surtout après les règles que cette indisposition est plus incommode; elle la force alors à se gratter avec une sorte de fureur qui la met en sang, suivant ses expressions; en même temps survient une exaltation du sens génésique, accompagnée de douleurs hypogastriques; elle éprouve des désirs violents qu'elle hésite à satisfaire, parce que le coït lui cause de vives douleurs. Sa constitution s'est altérée sous l'influence de cette souffrance prolongée; elle a maigri, elle a pâli; la peau de la lèvre supérieure présente cette teinte jaune verdâtre qui est le cachet de l'état anémique. Elle est en proie, depuis son enfance, à des troubles dyspeptiques qui ont augmenté; ses nuits sont inquiètes, agitées; elle éprouve des douleurs erratiques dans les membres. Depuis l'origine de la maladie, elle a essayé beaucoup de remèdes qui ne lui ont apporté aucun soulagement; elle a fait une saison à Enghien, mais ces eaux ont modifié heureusement l'état des fonctions digestives sans diminuer le prurit vulvaire.

C'est dans ces conditions qu'elle vint me consulter. L'examen des organes génitaux me révéla les lésions suivantes : les grandes lèvres et surtout les nymphes sont rouges, tuméfiées, couvertes de saillies rougeâtres; les lacunes folliculaires, qui entourent l'orifice uréthral, sont dilatées; le vagin est rouge, ridé, hérissé de petites saillies d'un rouge vif, plus nombreuses vers la partie supérieure. Le col utérin est irrégulier; vers le milieu de la lèvre postérieure, on remarque les traces d'une déchirure; les deux lèvres sont parsemées de petites élevures saillantes, disséminées, isolées ou groupées par séries linéaires, jaunâtres au sommet, et dont quelques-unes offrent l'aspect vésiculeux. Toutes ces parties sont baignées d'un liquide puriforme, jaunâtre, fétide et très-abondant.

Malgré l'ancienneté de la maladie, il y avait là un état subaigu. L'eczéma, comme nous l'avons dit, marche souvent par fusées successives, et peut présenter presque indéfiniment un caractère d'acuité; chaque crise menstruelle, en congestionnant la région hypogastrique, semblait donner un coup de fouet à l'affection herpétique. Dans ces conditions, je commençai le traitement par des émollients, des boissons dépuratives et amères, et quelques purgatifs doux (1). Je conseillai ensuite des lotions alcalines très-chaudes et des bains alcalins; les démangeaisons se calmèrent, mais la fluxion menstruelle les fit reparaître. Après quelques jours de repos, pour laisser s'abattre cette surexcitation momentanée qu'avaient ramenée les règles, je fis faire des lotions et des injections avec une faible solution de sublimé.

Les démangeaisons cessèrent définitivement, et la malade fut délivrée en quelques semaines d'une affection qui la tourmentait depuis quinze mois. La diathèse herpétique ne perdit pas pour cela ses droits sur elle; depuis lors, j'ai soigné cette dame pour différentes affections du tégument interne ou externe, qui naissaient de la même racine. (Pityriasis capitis, blépharite chronique, bronchite chronique, diarrhée, etc.)

Il me semble que cette observation est très-concluante; la ressemblance de l'affection du col et de celle de la vulve est frappante; elles présentent la même forme et cèdent au même traitement. Ce ne sont pas ces granu-

(1) Les purgatifs, auxiliaires si utiles du traitement dit dépuratif dans les affections herpétiques, doivent être cependant maniés avec prudence. J'ai vu sous leur influence des diarrhées très-rebelles succéder à des éruptions cutanées de nature dartreuse.

lations disséminées qui apparaissent quelquefois dans le catarrhe vaginal et ne sont que des follicules enflammés; ici, on voit de petites élevures dont quelques-unes vésiculeuses, d'autres jaunâtres au sommet, entourées d'une auréole rose à leur base, disséminées ou réunies par petits groupes.

Je serai moins affirmatif pour les saillies du vagin qui m'ont paru cependant répéter la lésion de la vulve ; dans tous les cas, nous avons un exemple remarquable de catarrhe herpétique; les sulfureux, les astringents avaient été employés sans succès, peut-être même avaient-ils exaspéré la maladie; mais elle disparut sous l'action du mercure, médicament si efficace dans toutes les formes d'eczéma chronique et spécialement dans l'eczéma vulvaire.

Aujourd'hui, 1868, cette dame vit encore, et chaque année, au printemps surtout, la membrane tégumentaire devient le foyer d'un état fluxionnaire variable dans son siége comme dans sa forme. Des bronchites, des angines habituellement compliquées d'un trouble gastro-intestinal très-accentué, quelquefois des entérites, des poussées eczémateuses vers la tête et les oreilles, témoignent qu'elle est toujours en puissance de la même diathèse. Le prurit vulvaire qui avait été la plus pénible de ces manifestations, la plus rebelle, et qui avait été accompagné des troubles nutritifs les plus accusés, n'a reparu que faiblement; des lotions avec une infusion de fleurs de sureau et d'aconit, une autre fois une décoction émolliente additionnée d'une petite quantité d'extrait de saturne en firent prompte justice.

Comme M. Bazin l'a avancé, l'*herpès* doit être habituellement rangé parmi les arthritides; il est toujours récidivant. Comme l'*herpès preputialis*, il a été plus d'une fois pris pour des chancres mous à leur période initiale; quelquefois ses vésicules offrent à la contagion des portes ouvertes et subissent la transformation chancreuse.

Comme l'*eczéma*, l'*herpès* des lèvres peut se répéter sur le col utérin. Il peut, ainsi que l'a si bien indiqué Legendre, se répéter périodiquement à chaque époque menstruelle; quelquefois, quand les malades grattent et irritent les vésicules herpétiques, elles se transforment en furoncles. Sur le col, je les ai vues devenir le point de départ d'érosions granulées.

Je ne prétends pas avoir énuméré toutes les variétés de lésions herpétoïdes qu'on peut observer chez les femmes affectées de prurit vulvaire. Du reste, la détermination nosologique et la forme extérieure de la lésion sont bien moins importantes pour le traitement que le mode pathologique, la marche et les conditions constitutionnelles.

Sous le rapport de la marche, le prurit peut être aigu, subaigu ou chronique.

Le prurit aigu, nerveux, sera combattu par les bains émollients, amylacés. On peut y ajouter la décoction de têtes de pavots et l'infusion de feuilles de laurier-cerise. Les cataplasmes de riz ou d'amidon, les lotions avec l'infusion de belladone ou d'aconit, les douches d'eau pulvérisée, émollientes et narcotiques trouveront, dans des cas de sensibilité extrême des parties malades, une utile application.

La solution de bromure, la poudre de riz et de racine de belladone, la pommade avec le glycérolé d'amidon simple ou additionné de bromure, quelquefois d'acide tannique, réussiront souvent à calmer le prurit nerveux dans le cas où existe en même temps une hyperesthésie vulvaire. Landry avait institué la pratique de cautériser la face interne des nymphes avec un crayon de nitrate d'argent; et il m'affirmait avoir vu plusieurs fois disparaître ou se modifier, sous l'influence de cette médication, des accidents hystériques liés à cette hyperesthésie génitale. La teinture d'iode a été employée avec succès dans les mêmes circonstances.

Il faudra, bien entendu, joindre au traitement topique le traitement général de l'état névropathique, certaines eaux minérales, celles de Néris, de Luxeuil, de Pfœffers, d'Ussat, et surtout une bonne hygiène physique et morale en seront les principaux éléments.

Dans les formes herpétoïdes ou éruptives aiguës, la plupart des moyens que je viens d'indiquer seront prescrits avec avantage. On pourra y ajouter après l'apaisement des accidents les plus aigus, les infusions de fleurs de sureau, les cataplasmes de fleurs de camomille.

En général, les lotions tièdes ou même chaudes conviennent mieux que les topiques froids. Ceux-ci, après un soulagement passager, provoquent une douloureuse réaction.

La forme subaiguë peut succéder à la précédente ou se montrer d'emblée. Les lotions chaudes calmantes y réussissent encore; mais on se trouve bien des lotions avec une faible solution de sublimé, plus rarement des lotions alcalines qui conviennent surtout dans les formes sèches, les onctions avec la glycérine anglaise neutre, après une exacerbation passagère des cuissons, les apaisent souvent; on ajoutera dans certains cas à la glycérine du calomel, de l'extrait de belladone, de l'acide tannique, de la benzine. J'ai vu, dans un cas qui avait résisté à d'autres topiques, M. le docteur V. Revillout faire appliquer avec succès des tranches de citron; en général, les mercuriaux dans la forme subaiguë seront le plus souvent indiqués et le plus souvent efficaces.

Si les lésions prurigineuses s'étendent au vagin ou si celui-ci donne issue à des sécrétions morbides, après avoir examiné l'utérus et rempli les indications immédiates qui résulteront de cet examen, il convient de faire des injections tantôt simplement calmantes, tantôt calmantes et légèrement résolutives avec la décoction de riz et de pavots, par exemple, avec l'infusion de fleurs de sureau et d'aconit, avec l'infusion de mauve et de camomille, avec la décoction de pepins de coings et le borax.

D'autrefois, on se trouve bien d'introduire chaque jour dans le vagin, et de l'y laisser pendant quelques heures, un petit rouleau d'ouate enduite de glycérine ou d'un des glycérolés que nous avons indiqués plus haut.

La forme chronique réclame les mêmes topiques, mais plus librement maniés; l'excitabilité est moindre et le tégument malade est moins sensible à l'action des modificateurs. J'ai vu dans ce cas les bains sulfureux, dangereux pour les premières formes, intervenir utilement. J'ai le regret de me trouver en désaccord sur ce point avec mon illustre confrère, le docteur Bazin. L'origine diathésique du mal local ne m'a pas paru avoir, pour la détermination du traitement topique, l'importance qu'il lui attribue. Le mode pathologique, la marche, l'état physiologique local et général fournissent les indications ; comme il l'a si bien établi, il n'y a pas de spécifiques, il y a des modificateurs qui peuvent convenir à certains états de l'organisme, qui peuvent, dans certains cas, corriger les aberrations du travail nutritif, rectifier certaines anomalies de la vie, mais qui ne répondent pas exclusivement à une maladie déterminée. Eh bien ! l'expérience a montré l'utilité des eaux sulfureuses dans un grand nombre d'affections chroniques de la peau, quelle que fût leur étiquette diathésique. Elles modifient la nutrition, la sécrétion de l'organe tégumentaire, le stimulent en même temps, et, comme disait Bordeu, ramènent quelquefois à un état d'acuité accidentelle, susceptible de résolution, une fluxion congestive chronique ; d'autrefois, elles semblent agir non-seulement sur le ton du travail morbide, mais sur son mode intime ; la formule de Bordeu, applicable à certains cas, n'embrasse pas tous les effets de la médication sulfureuse. Je me rappelle M. X..., de quarante ans, maigre, très-nerveux, qui me consulta pour un eczéma subaigu des membres inférieurs. Cette affection, après avoir résisté pendant plus d'un an à toute autre médication, fut guérie très-rapidement par des bains sulfureux. Une dizaine d'années après, il eut une bronchite grave avec un flux catarrhal abondant ; l'eau-bonne donnée après l'apaisement des phénomènes fébriles en fit promptement justice. Huit ou dix ans après, il eut une dyspepsie rebelle avec gastralgie, amaigrissement considérable, phénomènes d'autant plus inquiétants que son père avait succombé à un cancer à l'estomac. Les révulsifs épigastriques, le lait coupé avec l'eau de Vichy, l'air de la campagne, et plus tard une saison à Vichy, amenèrent une cure complète. Plus tard, il eut un léger retour de l'eczéma des jambes qui fut passager. Ainsi, dans ce cas, le soufre a guéri un eczéma, une affection bronchique très-probablement de même racine; plus tard, un traitement alcalin a été opposé avec succès à une lésion gastrique qui, par sa durée, par sa résistance, offrait tous les caractères d'une manifestation diathésique, dont le retour ultérieur de l'eczéma semble avoir donné la note.

Je me rappelle encore avoir envoyé à Cauterets, il y a quinze ans, une dame de race arthritique qui avait eu un eczéma chronique autour des oreilles, et une dyspepsie à forme gastralgique durant depuis plusieurs années. Elle y fut guérie de cette double affection, et subit, sous l'influence de leurs eaux, une véritable transformation. Plus tard, elle eut des arthrites subaiguës, et après qu'elle en fut guérie, je l'envoyai à Plombières. A part quelques accidents rhumatismaux, qui ont été fort légers, sa santé, autrefois très-ébranlée, n'a subi, depuis son voyage à Cauterets, aucun échec sérieux.

Tous les ans, au printemps, elle éprouve un peu de démangeaisons aux oreilles, qui deviennent le siége d'une poussée eczémateuse insignifiante. Ces phénomènes se reproduisent quelquefois, mais moins accusés encore pendant l'automne; j'ajouterai que les urines sont habituellement rès-sédi menteuses.

Voilà encore le soufre guérissant un eczéma chronique, très-probablement d'origine arthritique, et la dyspepsie qui l'accompagnait.

Dans l'eczéma, dans le lichen chronique, il me paraît incontestable que les sulfureux peuvent intervenir efficacement; seulement, quand ces affections sont accompagnées d'une vive excitabilité nerveuse, ou quand elles ont tendance à subir des exacerbations qui peuvent les ramener à une forme aiguë, il est prudent de prescrire des eaux faiblement minéralisées, comme les Eaux-Chaudes, celles de Saint-Sauveur, certaines sources de Cauterets. Dans d'autres cas, on préfèrera les sources sulfureuses très-alcalines ou celles qui sont en partie dégénérées en hyposulfites, comme les eaux d'Amélie, de Moligt, d'Ax, qui seront souvent très-utiles chez les névropathiques, dans les arthritides irritables. Je me rappelle avoir guéri à Amélie un prurit vulvaire accompagné de désordres nerveux, très-pénible, et auquel, depuis plusieurs années, on avait inutilement opposé un grand nombre d'autres médications. L'observation suivante sera un exemple d'une affection névropathique.

accompagnée d'une éruption lichénoïde de la vulve et d'une *acne rosacea*, qui a été heureusement modifiée par les eaux de Moligt.

Obs. III. — Madame P. de C... est d'une race arthritique dont j'ai pu observer cinq générations. Son père a de l'*acne rosacea* et des rhumatismes musculaires. Il y a trois ans, il me consulta pour une diarrhée qui durait depuis près d'une année, avec gastralgie, amaigrissement, et que je guéris en l'envoyant aux eaux de Plombières; ses urines renferment des dépôts uriques.

Agée de trente-huit ans, madame P... est mariée, elle a eu deux enfants. Sa santé a fléchi sous l'influence de chagrins domestiques, elle est tourmentée par des névropathies multiformes, de la dyspepsie, des douleurs dans les régions lombo-sacrées. Il y a treize ans, elle accoucha pour la première fois. Depuis lors elle éprouve une sensation habituelle de chaleur et de brûlure dans le vagin et de contraction douloureuse dans la matrice, se reproduisant par intervalles (1). Trois ans après, elle fit une fausse couche. Il y a six ans, elle eut un second enfant; toutes ces sensations ont persisté. Elle fut soumise alors à un examen qui fit constater une érosion granulée du col utérin. Quelques cautérisations la firent disparaître, mais alors des plaques dartreuses se montrèrent sur les jambes. On lui conseilla de se rendre aux eaux de Saint-Gervais; elle y fut débarrassée de cette dartre, mais à partir de ce moment-là, elle fut tourmentée par un écoulement vaginal séro-lactescent, très-abondant, continuel, accompagné d'un prurit vulvaire très-intense et de douleurs lombaires. La marche augmentait tous ces accidents et causait une cuisson de la vulve si pénible, qu'elle était condamnée à garder un repos presque absolu, quoiqu'elle sentît parfaitement combien il était préjudiciable à sa santé; les nuits étaient sans sommeil, la nutrition commençait à s'altérer, les forces étaient considérablement diminuées. Ce fut alors qu'elle vint me consulter. Madame P... est grasse, molle, on reconnaît dans sa constitution la double influence de l'arthritisme et du lymphatisme. Sa figure est couverte d'*acne rosacea* à nuance un peu livide. Sous l'injection qui accompagne l'éruption pustuleuse, on entrevoit une teinte un peu jaunâtre de la lèvre supérieure qui accuse le trouble de l'hématopoïèse. Les fonctions digestives sont habituellement languissantes et s'accomplissent douloureusement; elle est sujette à des sensations de chaleur fébrile, et parfois sa figure s'injecte avec violence, tandis que ses extrémités inférieures sont froides; elle a de temps en temps des attaques d'hystérie; la vulve est le siége d'une hyperesthésie telle que le moindre attouchement lui arrache des plaintes. Cette partie offre une coloration d'un rouge livide qui s'étend sur la partie voisine des cuisses et sur les plis inguinaux; les grandes lèvres épaisses, presque gla-

(1) Ces sensations de contraction utérine ne sont pas rares chez les hystériques.

bres, forment une espèce d'entonnoir rempli d'un liquide lactescent; le col et le vagin présentent une rougeur écarlate, aussi intense mais moins foncée que celle des parties extérieures; une éruption papuleuse lichénoïde existe sur celles-ci.

Au milieu de toutes ses souffrances, la malade se préoccupe beaucoup de son *acne rosacea*, qui étend ses envahissements et la défigure, et que rien jusqu'ici n'a pu modifier. Je lui conseille de se rendre aux eaux de Moligt (sulfureuses alcalines), et en attendant, de faire des injections avec de la décoction de pepins de coings et de têtes de pavots, plus tard avec de l'infusion de sureau et d'aconit, de se baigner dans de l'eau amidonnée et de prendre tous les jours deux grandes cuillerées d'une mixture avec sirops de quinquina, de cresson, de saponaire, d'écorces d'oranges amères, et de la solution de Fowler.

Je la revis un an après et je constatai un amendement notable. L'acné rosacea avait presque disparu; les forces s'étaient relevées; la malade mangeait et dormait mieux. Quoique l'état de la vulve fut amélioré, la malade se plaignait encore de démangeaisons et de souffrances dans la marche; elle réclamait elle-même une seconde saison à Moligt, que je lui prescrivis de nouveau. La guérison de l'acné s'y compléta; mais l'état utérin ne fut pas immédiatement modifié. Consulté par lettre, je l'engageai à revenir aux préparations arsenicales. De nombreuses médications topiques avaient été adressées à cette affection : les calmants, les astringents doux, les mercuriaux en injections, en pommade, les glycérolés de calomel, de zinc, de tannin, la cautérisation intra-utérine avec le nitrate d'argent, furent successivement essayés ; le catarrhe avait diminué sans disparaître, et bien que le prurit vulvaire fut très-atténué, il se reproduisait obstinément, et la marche produisait toujours une insupportable cuisson. Quand, un an après, je revis la malade, la lésion utéro-vaginale avait un peu changé d'aspect; la vulve était moins tuméfiée, l'écoulement avait diminué; cependant la vulve, le vagin et le col étaient toujours d'un rouge écarlate ; sur ce dernier comme sur la partie voisine du vagin, on observait de petites saillies arrondies, d'un rouge plus foncé que le reste, érodées à leur surface, disposées en grappes arrondies ou en lignes courbes. Le col était volumineux, un mucus visqueux s'échappait de son orifice. Je conseillai à la malade de revenir à l'usage interne de l'arsenic; elle prenait chaque jour 2 milligrammes d'arséniate de soude, et je l'engageai à introduire toutes les nuits dans le vagin un petit sachet de mousseline renfermant un cataplasme tiède, composé de crème de riz et de sous-nitrate de bismuth. En outre, elle fit tous les jours une injection avec un litre de décoction de pavots dans laquelle elle ajouta 20 grammes de la solution : eau, 400 grammes ; sublimé, 2 grammes. Je lui ordonnai de porter une ceinture ventrale pour immobiliser l'utérus, et de garder le repos horizontal pendant les règles.

Quinze jours après, je revis la malade. Sa physionomie exprimait une satisfaction qu'elle ne m'avait pas encore montrée ; elle éprouvait un mieux-être qu'aucun autre traitement ne lui avait encore donné ; elle repartit pour sa province et je ne l'ai pas revue depuis dix-huit mois. J'ai appris que sous l'influence des plus terribles émotions, sa santé avait été de nouveau ébranlée, mais je n'ai aucun détail sur cette nouvelle phase de sa maladie. J'ajouterai que l'acné était à peine visible depuis le traitement de Moligt, dont le bon effet s'était maintenu.

Nous avons chez cette malade un exemple d'affection érythémateuse du col, du vagin et de la vulve, suivie d'une éruption vésiculeuse du col que je considère comme eczémateuse. L'eczéma du col revêt habituellement cette forme dans les cas où il accompagne l'eczéma de la vulve.

Je prends au hasard ces observations dans mes souvenirs. J'en ai rencontré beaucoup d'autres analogues à celles que je viens d'analyser. Il n'est pas un médecin des eaux pyrénéennes, de celles de Saint-Gervais, Schinznach, etc., qui ne puisse en citer un très-grand nombre.

La conclusion est celle-ci : les eaux sulfureuses sont souvent indiquées dans les formes chroniques et quelquefois même dans les formes subaiguës des affections cutanées qui ne sont pas très-excitables, quelle que soit d'ailleurs leur origine diathésique ; à moins, bien entendu, qu'en dehors de l'état local, que nous apprécions seul en ce moment, il n'y ait quelque contre-indication à leur emploi.

Cependant, et ceci, je suis heureux de le constater, me rapproche peut-être un peu des idées de M. Bazin, dans les herpétides et dans les arthritides, quand surtout l'affection cutanée est compliquée d'accidents névropathiques, de troubles considérables de la sensibilité ; quand elle est sujette à des exacerbations, il faut préférer les eaux sulfureuses faibles, alcalines. Comme l'a remarqué M. le docteur Garrigou, ces eaux ne dégagent presque pas d'acide sulfhydrique, et ne laissent pas précipiter de soufre en quantité notable ; elles ne *blanchissent pas ;* elles sont beaucoup moins stimulantes et conviennent particulièrement dans les dermatoses prurigineuses de la vulve et du vagin.

Je dois dire cependant que j'ai traité par les eaux sulfureuses artificielles, quand j'étais à Lourcine, il y a une vingtaine d'années, des affections herpétiques de l'utérus et du vagin, et que si j'ai été quelquefois obligé de renoncer à cette médication à cause des effets d'hyperstimulus qu'elle produisait, elle m'a cependant donné quelques succès.

Aujourd'hui, mieux éclairé sur l'action des sulfureux et sur leurs indications, je ne les emploie que dans les circonstances que j'ai déterminées. Je me rapproche dans leur formule de la minéralisation des sources faibles des Pyrénées, comme celles de Saint-Sauveur; je les maintiens à cette dose ou je les élève progressivement suivant les effets obtenus ; j'y ajoute, pour remplacer la barégine, une demi-livre à une livre de gélatine ou de mucilage de graines de lin ; d'autres fois, simplement du son ou de l'amidon. Souvent même, pour me rapprocher des conditions indiquées par M. Garrigou, comme caractéristiques du groupe oriental des Pyrénées, j'associe dans des proportions variables le sous-carbonate de soude au polysulfure ou au monosulfure de sodium, 100, 50, 25 grammes du premier pour 4, 8, 12, 16 grammes du second. Dans d'autres affections, quand je veux donner un bain plus actif, plus stimulant, je fais dissoudre dans un bain 20, 30 grammes, très-rarement 40 grammes de polysulfure. Les doses banales de 125 grammes de foie de soufre sont très-exagérées et peuvent provoquer des effets d'excitation très-nuisibles. Les bains les plus sulfureux des Pyrénées ne renferment pas 10 grammes de monosulfure, ils sont pour la plupart minéralisés par le monosulfure de sodium ; aussi, pour me rapprocher davantage de la composition des eaux naturelles, j'ai l'habitude de prescrire le polysulfure de sodium, qui donne une solution plus onctueuse et qui est peut-être mieux supporté par la peau que les sulfures de calcium et de potassium. Celui-ci offre en outre l'inconvénient d'être rarement pur dans le commerce et d'être souvent mélangé de sels ferreux.

Si des complications d'hyperesthésie et de névralgie vulvaires s'ajoutent à l'affection prurigineuse, on pourra conseiller avec avantage les eaux de Néris, de Luxeuil, de Pfœffers. Plombières, l'an dernier, a soulagé une de mes malades qui se trouvait dans ces conditions.

Dans les formes chroniques, le mercure dont nous avons constaté l'opportunité dans les formes subaiguës sera très-souvent efficace. Les affections groupées par M. le docteur Bazin sous le nom d'*herpétides* et d'*arthritides* guérissent incontestablement par les topiques mercuriels sans qu'on puisse déduire de cette guérison aucune présomption d'origine syphilitique. En général, dans les dermatoses vulvaires, les solutés mercuriaux sont préférables aux pommades; celles-ci réussissent cependant dans certains cas. Je me suis quelquefois bien trouvé de pommades avec le calomel et la belladone. Le glycérolé d'amidon, fait avec de la glycérine anglaise neutre, devra, en général, être préféré à l'axonge comme excipient.

La solution de sublimé, employée tiède en lotions, m'a plusieurs fois donné d'excellents résultats à la dose de 50 centigrammes de sublimé pour 500 grammes d'eau, et qu'on coupe par moitié pour la tiédir avec de la décoction très-chaude de pavots ou de laitue. J'y ai quelquefois ajouté quelques grammes d'eau de laurier-cerise.

Les bromures me paraissent aussi dans quelques cas pouvoir intervenir utilement. Je me propose, dans une prochaine conférence, de vous entretenir de leur action topique, et à cette occasion je vous rapporterai le résultat très-remarquable obtenu dans un cas de prurit vulvaire opiniâtre par une pommade ainsi formulée :

Glycérolé d'amidon fait avec de la glycérine neutre		20 grammes.
Bromure de potassium........................	aa	1 gramme.
Sous-nitrate de bismuth......................		
Calomel à la vapeur..........................		0,40 centigr.
Extrait de belladone..........................		0,20 centigr.

J'ajouterai que depuis l'observation à laquelle je fais une allusion anticipée, j'ai souvent employé cette pommade, et dans le plus grand nombre des cas, elle a été trouvée efficace.

Elle détermine d'abord un sentiment de cuisson assez pénible auquel succède un apaisement durable. La réaction neutre de la glycérine m'a paru une condition importante du succès.

Dans un cas récent, j'ai réussi à calmer une vulvo-vaginite prurigineuse qui avait résisté à un grand nombre de médications ou n'avait été que passagèrement soulagée, en faisant injecter dans le vagin, à l'aide d'une petite seringue, un mucilage de gomme arabique dans lequel j'avais fait suspendre un mélange de sous-azotate de bismuth, de calomel et de poudre de racine de belladone.

Si je me suis longuement étendu sur le traitement externe, ce n'est pas que je lui donne la prééminence sur le traitement interne, qui devra l'accompagner et souvent même le précéder. Le plus souvent, pour prévenir les métastases qui succèdent trop souvent à la suppression d'une localisation morbide invétérée, je ne fais commencer le traitement topique qu'après avoir soumis l'organisme, pendant deux ou trois semaines, aux modificateurs généraux qui peuvent combattre le substratum constitutionnel ou diathésique de la lésion locale.

Dans cette partie importante du traitement, l'hygiène a la première place : air pur ; régime réparateur mais non stimulant ; éviter toutes les excitations morales et physiques qui retentissent sur la lésion cutanée ; puis viennent ces modificateurs du travail nutritif qu'on a regardés comme dépuratifs ; les sucs de végétaux amers, le jus de cresson, légers toniques dont quelques-uns, comme le cresson, renferment du soufre et de l'iode en quantités appréciables (1).

On y ajoute des modificateurs plus énergiques, comme l'arsenic à très-petites doses ou l'eau minérale de la Bourboule, qui renferme 8 à 15 milligrammes d'arséniate de soude par litre, associé à 4 grammes de chlorure de sodium et 2 grammes de bicarbonate sodique, heureux mélange d'éléments qui modifient puissamment la nutrition et l'hématose, non moins utile dans les scrofulides que dans un grand nombre d'herpétides où le ton de l'organisme a besoin d'être relevé, utile quelquefois aussi chez les arthritiques. Relever ou soutenir l'action nutritive est une indication qui se présente dans toutes les maladies chroniques. A ce titre également les alcalins peuvent intervenir avec avantage, et si, comme on l'a dit et comme je suis très-disposé à l'admettre, l'excès d'acide urique dans le sang provoque des affections cutanées, outre leur action dynamique les sels sodiques peuvent remplir une indication chimique dont il est permis de tenir compte.

Dans le prurit lié à la vulvite des petites filles, les toniques, l'infusion de feuilles de noyer en lotions et en boisson, les bains sulfuro-alcalins seront souvent utiles. J'ai été quelquefois obligé dans ce cas d'employer des badigeonnages avec une solution d'azotate d'argent, ou, après l'apai-

(1) J'ai vu dernièrement une guérison très-remarquable d'un eczéma étendu et rebelle *coïncider* avec l'usage persévérant du cresson.

C'était chez une dame de soixante-cinq ans. Depuis quinze ans, elle était tourmentée par un eczéma qui avait envahi la tête et les membres. Depuis sept ans, sa langue était couverte d'une éruption eczémateuse qui gênait la mastication et la parole. Les dermatologues les plus célèbres l'avaient traitée sans succès. Depuis un an, j'avais épuisé avec elle tout mon répertoire pharmaceutique. Je lui conseillai alors de prendre à ses repas, en aussi grande quantité que possible, du cresson de fontaine. Pour satisfaire son goût, et sur la demande qu'elle m'en fit, je lui permis de le hacher et de l'arroser d'un peu d'huile. En même temps, je lui prescrivis l'usage d'un collutoire avec :

Décocté de pepins de coings...	200 grammes.
Eau de laurier-cerise........	20 grammes.
Borax......................	4 grammes.

Après huit mois de ce traitement fidèlement suivi, j'ai trouvé la langue complétement guérie. Le tégument externe ne conservait que de faibles traces de l'éruption qui en occupait une si grande étendue. La malade avait engraissé ; son teint était excellent ; la nutrition avait subi une véritable transformation. Sans tirer de ce fait unique aucune conclusion, il m'a paru assez intéressant pour être rapporté.

sement de l'état aigu, des lotions avec addition de sulfate de zinc, d'alun ou de composés tanniques.

Chez les femmes enceintes, le prurit persiste quelquefois jusqu'après l'accouchement. Les cataplasmes faits avec de la fécule de riz et de l'infusion d'aconit, recouverts de taffetas gommé, m'ont réussi dans un cas où tous les autres topiques avaient échoué. M. le professeur Hardy emploie souvent avec succès dans l'eczéma de simples applications de toiles enduites de caoutchouc. J'ai eu à me féliciter d'avoir suivi son exemple, mais je n'ai pas encore tenté ce moyen dans l'eczéma vulvaire.

Dans tous les cas, c'est par l'action combinée des topiques et des modificateurs généraux qu'on peut arriver à la guérison ; les récidives sont très-fréquentes, et c'est par l'observance persévérante des préceptes de l'hygiène qu'on peut espérer de les prévenir.

Vigo, dans son *Traité de chirurgie*, s'est occupé du prurit vulvaire, et il préconise dans cette affection les topiques suivants :

1° Faire des onctions sur les parties prurigineuses avec la mixture :

Huile de roses Onguent populéum	aa ℥ ij	=	62 grammes.
Suc de plantain	ʒ vj	=	25 —
Vinaigre rosat Vin de grenade	aa ʒ ij	= aa	8 —
Litharge d'or Litharge d'argent	aa ℥ i	= aa	30 —
Céruse	℥ β	=	16 —
Tuthie	ʒ iij	=	12 —

2° Si ce moyen ne suffisait pas, il faisait des embrocations sur la partie malade avec le collyre :

Eau de plantain Eau de roses	aa lib. β	=	250 grammes.
Vin de grenades Suc de limons	aa ℥ β	= aa	16 —
Suc de joubarbe	ʒ x	=	40 —
Suf. albi sine opio	℥ v	=	160 —

Dans une affection aussi pénible et aussi rebelle, capricieuse dans sa résistance, dont les indications peuvent varier, suivant l'état constitutionnel, suivant les caractères et le mode de la lésion locale, suivant les complications qui l'accompagnent, il faut enregistrer avec soin tous les moyens qui ont réussi.

M. Delioux de Savignac m'a dit avoir obtenu dans beaucoup de cas d'excellents résultats de lotions faites avec de l'infusion de mauve additionnée de borax et d'eau de laurier-cerise. Il supposait que dans ce mélange il se formait du cyanure de soude; comme dans la lotion que j'ai indiquée, il y a très-probablement production de cyanure de mercure; je me propose d'essayer directement, à l'occasion, ces deux substances en les dosant avec la prudence qu'exigent des agents aussi actifs. En attendant, j'ai expérimenté plusieurs fois dans sa formule originale le topique de M. Delioux de Savignac; si comme tous les autres moyens dont j'ai parlé il a plusieurs fois échoué, je lui dois un succès remarquable que je crois devoir raconter en quelques mots.

Obs. IV. — Une jeune femme, douée en apparence d'une forte et magnifique constitution, mais de race arthritique, avait eu depuis son enfance, et à plusieurs reprises, des manifestations herpétiformes, acné, angine granuleuse, *pityriasis capitis*, eczéma sous les aisselles; elle devint enceinte pour la seconde fois en 1869, après avoir été éprouvée par des fatigues et des émotions prolongées. Pendant cette grossesse, elle fut atteinte d'un prurit vulvaire tellement atroce, qu'elle perdit le sommeil, l'appétit, les forces, et que la nutrition ne tarda pas à s'altérer. En même temps, des troubles nerveux hystériformes vinrent compliquer ces désordres fonctionnels. Son énergie morale, habituellement vaillante, fut ébranlée, et elle tomba dans la tristesse et l'abattement. Cette dame n'habitait pas Paris; comme je dirigeais sa santé depuis très-longtemps, elle m'écrivit pour me confier ses souffrances, que rien jusque-là n'avait pu adoucir, et m'exprimer son profond découragement. Je lui prescrivis : 1° de cesser l'emploi des préparations ferrugineuses qu'on lui avait conseillé pour combattre une disposition anémique que la grossesse avait développée. 2° De prendre pendant la nuit 20 à 40 gouttes d'alcoolature d'aconit et le double d'eau de laurier-cerise pour combattre l'excitation nerveuse et favoriser le sommeil. On ne pouvait tenter les opiacés qu'elle n'avait jamais pu supporter. 3° Elle dut appliquer sur la vulve deux fois par jour le glycérolé suivant étendu sur de l'ouate :

Glycérolé d'amidon fait avec de la glycérine anglaise neutre.	40	grammes.
Calomel à la vapeur	1 à 2	—

4° Après quelques jours de l'emploi de ce topique, s'il n'amenait pas un résultat complet, j'indiquai des lotions répétées plusieurs fois par jour avec la mixture :

Infusion de mauves	1	litre.
Eau de laurier-cerise filtrée	50	grammes.
Sous-borate de soude	10	—

Dans l'intervalle, elle devait saupoudrer les parties malades avec les poudres :

Poudre de lycopode....................	30	grammes.
Sous-nitrate de bismuth	10	—
Racine de belladone....................	2	—

Je laisserai la malade raconter elle-même le résultat du traitement. La vivacité pittoresque de ses expressions fera mieux sentir combien ses souffrances étaient cruelles et combien le succès a été complet. Voici, après deux ou trois semaines de ce traitement, la lettre qu'elle m'écrivit :

« ... Vous m'avez soulagée ! Je suis dans le paradis, grâce à l'eau de » laurier-cerise mêlée de mauves et de borax ! Après les lotions, je mets » un linge entre les parties, saupoudre de poudre de lycopode, bella- » done, etc., et je suis toute soulagée. La démangeaison, la cuisson ont » disparu entièrement. A la suite de cette pommade au calomel, qui m'avait » produit l'effet d'un cautère et m'a occasionné de violentes brûlures, j'ai » perdu tant d'eau que les lèvres ont désenflé totalement. A présent, je » me sens brave pour accoucher. Je prends tous les soirs votre potion et » elle me fait dormir. »

La modification produite par le glycérolé de calomel n'a peut-être pas été inutile, mais j'attribue à la lotion boratée, et je renvoie par conséquent à M. Delioux de Savignac la meilleure part du succès et des remerciments qu'il m'a valus.

SUR L'ACTION DES BROMURES

DANS LES AFFECTIONS PRURIGINEUSES (1)

Sommaire. — Application topique des bromures.

Obs. I. — Pityriasis capitis. — Prurit vulvaire. — Manifestations arthritiques diverses. — Heureux et prompts effets de l'emploi du bromure de potassium *intus et extra*. — Formules et prescription.

Obs. II. — Dermatose prurigineuse chez un vieillard, traitée avec succès par la pommade au bromure de potassium.

Obs. III. — Manifestations cutanées de l'herpétisme. — Prurit intense apaisé par l'application de topiques bromurés. — Vomissements arrêtés par l'emplâtre belladoné.

Messieurs,

L'action des bromures sur le système nerveux est une des plus précieuses découvertes de la thérapeutique moderne; cette donnée physiologique est devenue le point de départ d'applications importantes qui chaque jour se multiplient par l'expérimentation clinique. Je me propose de vous entretenir des résultats que j'ai obtenus de leur application topique dans les affections prurigineuses des téguments externes et internes. J'ignore si d'autres médecins les ont préconisés dans ces circonstances. J'ai interrogé à cet égard M. Hardy, et l'honorable médecin de l'hôpital Saint-Louis m'a dit qu'il n'en avait pas connaissance. Cette indication ressort d'ailleurs si naturellement des effets connus du bromure, qu'elle a dû très-probablement se présenter à d'autres qu'à moi.

J'ai soigné, il y a huit ou dix ans, une jeune hystérique tourmentée par un prurit vulvaire insupportable, apaisé rapidement par l'application d'une pommade bromurée.

(1) Mémoire lu à la Société de thérapeutique, et publié dans la *Gazette médicale de Paris*, 1872.

Depuis lors, j'ai plusieurs fois eu à me louer de ce topique, dont j'ai varié la préparation et les auxiliaires suivant les circonstances. Ainsi, je l'ai prescrit en solution, en pommade. Dans l'observation suivante qui me semble intéressante à plus d'un titre, d'autres agents, concurremment employés, peuvent réclamer une part dans le résultat obtenu. Cependant, en me fondant sur mon expérience personnelle, je ne crois pas me tromper en faisant une part importante au bromure dans l'apaisement des troubles sensitifs.

. . . .

Obs. I. — Madame D..., âgée de cinquante-sept ans, vint me consulter le 10 septembre 1871. Sa figure ridée, son teint jaune attestaient de longues souffrances. Elle m'a raconté qu'il y a deux ans, étant allée pour son plaisir à Bagnères-de-Luchon, elle y eut une cholérine suivie d'un état fébrile auquel on donna le nom de *fièvre muqueuse*. Quelque temps après, elle éprouva dans la tête des démangeaisons atroces, insupportables, se faisant surtout sentir pendant la nuit et accompagnées d'une desquamation furfuracée profuse et qui persista longtemps. Quelques années auparavant, elle avait été affectée de coliques hépatiques. Il y a quinze mois, un grand malheur vint la frapper : elle perdit une fille aînée qu'elle aimait passionnément. Depuis lors, elle sentit de nouveau des démangeaisons, mais qui, cette fois, avaient pour siége la vulve ; elles se calmaient durant le jour, mais revenaient chaque soir avec une intensité telle, que, depuis lors, elles ne lui ont laissé goûter presque aucun sommeil ; elle passait une partie des nuits à se gratter avec fureur, disait-elle ; quelquefois, elle éprouvait encore ces démangeaisons quand elle avait fait une longue course. Sa santé était profondément ébranlée par le chagrin, par l'insomnie et par toutes ces dépenses d'innervation. Elle avait essayé un grand nombre de remèdes qui tous avaient échoué.

Interrogée sur ses antécédents de famille, elle me dit que sa mère était tourmentée par des douleurs articulaires ; que sa sœur aînée en souffrait depuis longues années et était condamnée à l'impotence. Pour elle, elle en a été exempte, mais très-souvent ses urines laissent déposer un sable rouge. Cette uricémie habituelle, jointe à des coliques hépatiques et à l'existence d'affections articulaires chroniques chez sa mère et chez sa sœur, donne la note de l'arthritisme. A mes yeux, l'arthritisme pouvait être considéré comme le substratum de ces affections prurigineuses à paroxysmes nocturnes qui la tourmentent depuis deux ans ; ces manifestations herpétiformes ont évolué une première fois sous l'influence d'une maladie accidentelle qui avait affaibli l'organisme, la seconde fois sous l'ébranlement de violentes secousses morales, comme cela a lieu si souvent.

Je ne pus obtenir de cette malade qu'elle se laissât examiner immédiatement; elle alléguait la nécessité de prendre avant cette exploration quelques soins de propreté, et toutes mes instances ne purent triompher de ses répugnances. Elle me donna rendez-vous pour le surlendemain. En attendant les renseignements fournis par un examen plus complet, je fus conduit par les impressions que m'avait laissées son récit sur la nature de son mal, à lui conseiller de faire jusqu'à ma visite des lotions avec une infusion de feuilles d'aconit et des onctions avec la pommade suivante :

Glycérolé d'amidon fait avec la glycérine anglaise neutre.	20 grammes.
Sous-nitrate de bismuth..........................	1 —
Bromure de potassium..........................	
Calomel à la vapeur..........................	0,30 cent.
Extrait de belladone..........................	0,15 —

Pour assurer son sommeil, je lui conseillai de prendre le soir deux à trois cuillerées d'une potion contenant 6 grammes de bromure de potassium pour 120 grammes de véhicule.

Quand deux jours après je revis cette malade, elle me reçut avec ces expressions de reconnaissance exaltée, habituelles aux femmes qui ont passé par de pareilles tortures et qui ont trouvé du soulagement.

Pour la première fois depuis plus d'un an, elle n'avait pas éprouvé de démangeaisons et elle avait dormi douze heures de suite. L'examen local me fit constater une faible injection relative de la muqueuse des grandes lèvres qui étaient épaissies et comme empâtées ; tous les tissus circonvoisins étaient d'une teinte pâle, anémique. L'utérus était sain.

J'engageai cette dame à continuer les applications topiques qui lui avaient si bien réussi, et à prendre deux fois par jour une cuillerée à soupe d'une mixture arseniquée que je formulai de la manière suivante :

Sirop de saponaire..........................	aa 200 grammes.
Sirop de Tolu..........................	
Arséniate de soude préalablement dissout dans l'eau...	0,05 cent.

La potion bromurée ne devait être continuée qu'en cas d'insomnie.

L'absence des lésions bien caractérisées de la muqueuse vulvaire, après un prurit aussi violent et aussi prolongé, l'intermittence complète des accidents et leur récurrence nocturne, me firent supposer qu'il s'agissait d'une affection à forme érythémateuse, urticoïde, comme on en observe quelquefois à la paume des mains ou à la plante des pieds dans les races arthritiques.

Depuis quelques semaines, elle toussait un peu, mais cette toux était si peu intense qu'elle ne m'en parla pas.

Six jours après, le 18, je fus appelé de nouveau par cette malade, l'apaisement du prurit vulvaire s'était maintenu.

Trois jours auparavant elle avait été exposée un soir à la pluie dans un concert en plein air ; elle avait été prise d'une toux intense, *surtout pendant la nuit* ; cette toux était rauque, sèche, provoquée par un chatouillement laryngien.

Dans toute la poitrine la respiration était également rude, sans râles.

Convaincu que cette bronchite était sous la dépendance de la modalité constitutionnelle qui avait provoqué l'affection pytiriasique du cuir chevelu et le prurit vulvaire, je prescrivis immédiatement sur le dos l'application d'un large emplâtre de thapsia et, pendant la nuit, deux à trois cuillerées de la mixture :

Sirop d'aconit.............	aa 40 grammes.
Sirop de jusquiame.........	
Sirop de Tolu..............	
Bromure de potassium	6 —

Le mélange de la jusquiame et du bromure m'a plusieurs fois très-bien réussi pour apaiser des toux violentes, et l'aconit m'a paru utile dans les affections prurigineuses.

Absent pendant quinze jours, je dus suspendre les directions que je donnais à cette malade. Je la trouvai, à mon retour, dans un état fâcheux. Le traitement ne lui avait procuré qu'un soulagement incomplet et passager. Elle ne dormait pas, continuait à tousser beaucoup, surtout pendant la nuit ; le bruit respiratoire était rude et faible, mêlé de sibilance dans toute la poitrine ; le pouls était accéléré, la peau sèche et chaude. A ces localisations thoraciques s'ajoutait un état dyspeptique très-prononcé ; l'appétit était presque nul ; la malade accusait une douleur vive dans la région épigastrique, exaspérée par l'ingestion des aliments. Je pensai que la congestion des organes respiratoires provoquée par l'impression du froid était entretenue par la disposition constitutionnelle dont le prurit vulvaire avait été une manifestation, et que cette irritation locale était devenue la cause occasionnelle d'une métastase ou métaptose dans le sens doctrinal que la science moderne permet d'attacher à ce mot (1).

Je résolus donc d'agir de nouveau par les révulsifs cutanés. Je fis appliquer un vésicatoire assez large sur la région épigastrique, et, en même temps, je fis prendre à la malade quelques gouttes d'un mélange de teinture de belladone et de solution de Fowler.

Le résultat fut aussi heureux que rapide ; quatre jours après, je trouvai la

(1) C'est-à-dire qu'au lieu d'y voir le transport d'un principe morbide admis hypothétiquement par les humoristes, il faut y voir le transport d'une action morbide.

malade levée, sans fièvre, ayant retrouvé de l'appétit, les traits épanouis et reposés, toussant à peine. La douleur d'estomac avait disparu. Je la maintins sous le même traitement.

Cependant, au bout de dix ou douze jours, la toux sans être aussi intense qu'elle l'avait été recommença, l'appétit diminua de nouveau ; je fis appliquer un second vésicatoire sur la région épigastrique ; à partir de ce moment l'estomac reprit son activité fonctionnelle, le sommeil se rétablit complétement, la toux seule persistait encore, très-amoindrie, accompagnée parfois d'un sentiment de grattement au niveau de la trachée ; la malade se félicitait d'avoir recouvré ses forces et l'appétit était excellent ; elle continuait l'usage de sa potion arsenicale, pour prévenir un nouvel assaut de la fluxion diathésique sur le tégument gastro-pulmonaire. Après avoir constaté l'efficacité de la diversion opérée par les révulsifs, je lui fis appliquer un vésicatoire à demeure sur la partie externe du bras gauche. Je lui avais parlé d'un cautère qu'elle avait repoussé, quoiqu'il soit dans ce cas d'une application plus sûre et d'un entretien beaucoup moins pénible pour les malades. Mais, comme il arrive trop souvent, chez les herpétiques surtout, le vésicatoire ne put pas s'établir, il séchait ou s'enflammait et irritait vivement le système nerveux, déjà trop excité, sans aucun bénéfice. Je fus obligé de le supprimer. La toux était revenue, surtout pendant la nuit, accompagnée d'une sensation prurigineuse à la gorge. Le pharynx était rouge et granuleux. La malade écartant la proposition d'un cautère, je lui prescrivis tous les huit jours une mouche de Milan sur les espaces *scapulo-rachidiens* au niveau de la racine des bronches, avec la recommandation de ne la laisser que douze heures sur la peau, pour éviter l'irritation nerveuse, que pourrait provoquer son application prolongée.

En même temps je lui fis priser, six fois dans les vingt-quatre heures et surtout pendant la nuit, une pincée du mélange suivant :

Poudre de gomme arabique........	11	grammes.
Racine de belladone..............	1	—
Hydrochlorate de morphine........	0,10	centig.

La médication arsenicale fut continuée.

Le 10 décembre, quinze jours après que cette médication a été commencée, je trouve la malade dans un état satisfaisant : l'appétit est développé, le sommeil est bon, les forces renaissent, la chatouillement guttural a cessé, la malade tousse peu et seulement pendant la nuit ; l'auscultation ne fait constater qu'une légère rudesse générale du bruit respiratoire, indice probable d'un état granuleux des cordes vocales, car le pharynx est encore injecté et grenu.

La malade a déjà appliqué deux mouches de Milan, et elle répétera tous les huit jours cette application. Elle attribue à ses poudres l'apaisement de la toux et du prurit pharyngien ; elle doit les continuer avec la médication interne.

Après avoir été quelque temps dans un état satisfaisant, la malade négligea l'application des révulsifs, et cette infraction aux prescriptions que je lui avais faites fut suivie d'une nouvelle rechute, marquée comme les précédentes par un trouble simultané des organes respiratoires et des organes digestifs. Il fallut recourir aux mêmes moyens, qui triomphèrent plus lentement que la première fois de cette affection moins violente qu'au début, mais plus opiniâtre. Vers la fin de l'hiver, j'engageai la malade à aller chercher à Pau sa convalescence ; cette station lui offrant, avec les avantages d'un changement de milieu, des conditions climatériques bien préférables à celles qui l'entouraient à Paris. Je lui conseillai l'usage du suc de cresson, l'exercice en plein air, que l'inclémence du ciel parisien ne lui avait pas permis jusque là, et plus tard l'eau de la Bourboule. Le souvenir de ses coliques hépatiques me faisait craindre pour elle les eaux sulfureuses, car c'est un fait d'expérience, et j'ai eu bien des fois l'occasion de le vérifier, que le soufre exerce une action stimulante sur le foie, et en général sur tout le système de la circulation abdominale.

L'éruption ou l'augmentation des congestions hémorrhoïdales sont tous les jours observées après les cures hydrosulfureuses, et j'ai eu plusieurs fois à traiter des coliques et des engorgements hépatiques qui dataient de l'usage de ces eaux. J'ai même vu un malade qui avait été traité plusieurs fois avec succès à Vichy pour une affection de ce genre. Le médecin distingué qui le dirigeait crut, en raison d'une complication d'angine granuleuse, devoir substituer aux eaux de la Grande-Grille, qu'il lui avait prescrites jusque-là, la source du puits Chomel qui est légèrement sulfureuse ; loin d'en obtenir le soulagement qu'il trouvait habituellement à Vichy, il en revint plus malade qu'il n'y était allé, et l'année suivante, je l'envoyai à Vals qui lui rendit la santé.

Dans les affections prurigineuses du tégument externe, j'ai plusieurs fois employé les bromures avec succès.

Obs. II. — Il y a quatre ou cinq ans, je fus consulté par un vieillard âgé de plus de quatre-vingts ans, et qui était tourmenté par un insupportable prurit se faisant sentir principalement sur les bras, le cou, le dos et sur la poitrine. La peau, au niveau des parties prurigineuses, offrait une légère injection à peine visible sur son tissu aminci, flasque et bistré, comme il l'est souvent chez les vieillards. Elle offrait par places un aspect grenu, chagriné, comme si elle était hérissée de très-petites papules rudimentaires. Au reste le prurit se faisait sentir dans des régions où le tissu cutané ne présentait aucune modification autre que la trace des ongles qui l'avaient déchiré. Ce prurit augmentait pendant la nuit et mettait obstacle au sommeil. Le malade s'en plaignait dans les termes les plus vifs et réclamait du soulagement. D'abord je lui fis prendre de l'aconit à l'intérieur, et je fis laver les parties prurigineuses avec une infusion de cette plante ; on les saupoudrait ensuite avec un mélange de fécule de riz, de fleur de zinc et de poudre de racine de belladone, mélange qui m'avait réussi dans un cas de dermalgie consécutive à un zona. Le malade ne fut pas soulagé ; l'insomnie, l'excitation nerveuse ébranlaient sa santé. Je lui fis faire alors des onctions avec une pommade ayant pour excipient du cold-cream et dans laquelle je fis entrer, comme élément actif, le bromure de potassium à la dose de 2 ou 3 grammes pour 30 grammes avec 50 centigrammes de camphre. J'ai égaré la note dans laquelle j'avais transcrit cette formule, et je ne puis en affirmer la dose.

Je recommandai de n'en faire qu'une application limitée ; je craignais la suppression brusque d'un foyer d'irritation diathésique ; en même temps je fis prendre au malade des amers et je lui traçai un régime dont les excitants étaient exclus. Mes prescriptions furent fidèlement exécutées et le prurit, modéré par les premières applications de ce topique, fut rapidement apaisé.

Obs. III. — Madame la comtesse C..., âgée de cinquante-huit ans, de race arthritique, est sujette depuis son enfance à de fréquents vomissements ; mais depuis quelques années, et surtout depuis plusieurs mois, ils se répètent si souvent après l'ingestion des aliments que la nutrition a été gravement altérée.

La malade est devenue profondément anémique, et sur la peau des membres et du dos s'est développée une éruption de prurigo qui lui cause d'atroces démangeaisons et met obstacle au sommeil. M'étant assuré qu'il n'existait chez cette dame aucune lésion organique, je lui fis appliquer sur l'épigastre un emplâtre de thériaque et belladone, et je lui fis boire de l'eau de Vals (Saint-Jean). Je lui conseillai des bains amylacés additionnés de 200 grammes de sous-carbonate de soude, un mélange de poudre de riz, de fleur de zinc, de racine de belladone et de poudre de benjoin sur les parties prurigineuses. Ces moyens atténuèrent le prurit sans le faire disparaître. Les vomissements avaient presque complétement cessé ; la malade reprenait des forces quand, à la suite d'un refroidissement, elle fut prise de toux et d'un point de côté à droite ; un purgatif magnésien, des cataplasmes, firent justice de ces accidents. Cependant le prurit persistait et l'éruption prurigineuse occupait toujours une étendue considérable du dos, surtout entre les épaules et les membres, principalement dans le sens de l'extension.

Je conseillai alors des onctions avec la pommade :

Glycérolé d'amidon...............	30 grammes.
Bromure de potassium............	3 —
Extrait de belladone	0,15 centig.

La malade fut notablement soulagée, mais l'éruption persista ; je l'engageai alors à appliquer sur une ou deux des agglomérations papuleuses une autre pommade ainsi composée :

Glycérine anglaise neutre..........	40 grammes.
Amidon.........................	4 —
Bromure de potassium............	4 —
Calomel à la vapeur.	2 —
Extrait de belladone..............	0,40 centig.

Cette application fut beaucoup plus efficace que la précédente ; non-seulement le prurit fut apaisé, mais la lésion cutanée se modifia. Je restreignis l'application de ce topique aux parties qui étaient le foyer principal de la sensation prurigineuse. J'eusse craint, en supprimant trop brusquement les manifestations cutanées de l'herpétisme, de raviver l'affection gastrique, et d'une autre part il fallait calmer le prurit pour rétablir le sommeil, ce grand harmonisateur des actions nerveuses dont le trouble joue un si grand rôle dans les affections herpétiques.

On continua les bains alcalins une ou deux fois par semaine, et je fis prendre deux fois par jour, dans une cuillerée d'infusion aromatique, six à douze gouttes du mélange :

Teinture de Beaumé..............	3 grammes.
Solution de Fowler...............	2 —
Teinture de belladone............	1 —

A partir de ce moment les vomissements qui dataient de l'enfance et qui, depuis plusieurs mois, avaient pris des proportions inquiétantes, cessèrent complétement. J'engageai la comtesse C... à se rendre à Fontainebleau pour respirer un air pur et tenter une cure de raisins. L'essai qu'elle en fit ne parut pas lui réussir et elle l'abandonna.

Le 16 octobre je la revis à Paris, engraissée, ayant retrouvé des forces. Son teint était beaucoup moins pâle. Pendant son séjour à Fontainebleau elle avait mis de côté, pendant deux jours, ses emplâtres belladonés : aussitôt les vomissements avaient recommencé, et cessèrent de nouveau avec leur usage ; le prurigo avait en grande partie disparu ; elle avait bon appétit et pouvait impunément le satisfaire.

Dans cette observation, le bromure avait modéré le prurit, mais ne l'avait pas fait cesser comme chez le premier malade.

La différence des conditions dans lesquelles ce prurit s'était manifesté explique facilement la différence des résultats. Dans le premier cas, s'il ne constituait pas toute la maladie, il en était l'élément principal. Cet état chagriné de la peau, s'il n'était pas consécutif au trouble sensitif, était évidemment secondaire et n'existait que dans une très-petite étendue des points où le prurit se faisait sentir. Chez madame C..., ce prurit avait pour *substratum* une lésion *dermique* très-accentuée, et le calomel, en modifiant cette lésion, a eu probablement la plus grande part dans l'apaisement du trouble nerveux.

ÉROTISME DE LA MÉNOPAUSE (1).

Sommaire. — Définitions. — Excitations anomales aux approches de la vie menstruelle. — Mêmes exagérations sensorielles à l'époque de la ménopause. — Ménorrhagie. — Polyménorrhée.

Faits et observations cliniques. — Excitations génésiques aux approches de la ménopause. — Lésions concomitantes de l'appareil génital. — Troubles névropathiques concomitants. — Névrose et anémie consécutives.

Traitement de l'érotisme de la ménopause.

MESSIEURS,

Il y a des circonstances délicates où le médecin devient le confident de souffrances intimes qui troublent à la fois l'équilibre organique et les sentiments moraux.

Cette étroite union, qui enchaîne et asservit dans une certaine mesure l'être pensant aux instruments de la vie, peut se traduire dans l'état morbide par des désordres intellectuels ou des anomalies instinctives qui échappent au contrôle et à la domination de la force morale. Dans ce cas, une double mission incombe au médecin : tout en cherchant à rétablir l'harmonie détruite, il devra souvent éclairer et rassurer les consciences inquiètes. Au début de sa carrière, l'inexpérience peut affaiblir l'autorité dont il a besoin pour exercer son art avec succès. Voilà pourquoi j'ai cru utile de faire connaître à mes jeunes confrères une affection qui n'est pas très-rare et qui peut causer quelque embarras à ceux qui la rencontrent pour la première fois.

Je désigne sous le nom d'*érotisme* (2) *de la ménopause* un trouble de l'instinct génésique que j'ai observé un certain nombre de fois chez des

(1) Leçon publiée dans la *Gazette hebdomadaire* 1870.

(2) J'avais d'abord attribué à cette aberration instinctive le nom d'*érotomanie*, mon excellent ami le docteur Foville m'a fait observer que ce mot avait été employé par Esquirol dans un sens tout différent ; le mot de nymphomanie impliquant l'idée d'habitudes perverses qui ne sont pas la conséquence nécessaire de l'affection que je décris ici, j'ai cru devoir créer pour la désigner la dénomination d'*érotisme*.

femmes arrivées à l'âge critique, et qui très-probablement est plus commun que n'autoriserait à le supposer le silence des gynécologues. On comprend d'ailleurs que bien des motifs peuvent engager les femmes à garder le silence sur un point aussi délicat : il y en a qui regardent comme une imperfection morale ces excitations anomales du sens génital qui constituent un état morbide ; beaucoup se contentent de lutter en silence, ou d'autres s'abandonnent aux entraînements de leur passion sans consulter le médecin qui souvent cependant pourrait intervenir d'une manière utile. Pour ma part, j'ai recueilli sept ou huit faits de ce genre, et je crois utile de résumer les enseignements qu'ils m'ont apportés.

Chez un certain nombre de femmes, le sens génital ne s'éveille que tardivement, tandis que chez d'autres il devance la puberté ; et l'on voit des enfants non menstruées éprouver et manifester des désirs précoces, qui s'adressent parfois aux gens les moins faits pour les inspirer. J'ai reçu les confidences de mères épouvantées de ces dispositions, qui trop souvent aboutissaient à des excès solitaires, et qui plus tard faisaient place à l'honnêteté la plus pudique et à la vertu la plus irréprochable. Ainsi, aux approches de la vie menstruelle, quand l'appareil génital va révéler son aptitude fonctionnelle, des excitations anomales peuvent se manifester dans la partie du centre nerveux où se centralisent les sensations et les instincts qui appellent ou encouragent l'exercice de cette fonction. Il est curieux de voir à l'autre extrémité de cette période de la vie, quand l'ovaire va rentrer dans le silence, quand l'appareil générateur va s'atrophier et ne comptera plus dans l'organisme, quand la vie individuelle subsistera seule, survivant à la vie de l'espèce, il est curieux, dis-je, de voir ces mêmes exagérations sensorielles se reproduire en dehors du but qui les explique. Ainsi, des phénomènes analogues se manifestent au moment où le lien qui unissait cet appareil à la vie générale va se briser, comme au moment où il se noue ; et cette suractivité fonctionnelle ne se traduit pas seulement par des anomalies nerveuses ; des ménorrhagies, de la polyménorrhée, précèdent très-souvent la cessation de la menstruation, ou, en d'autres termes, des troubles divers de la fonction peuvent survenir avant son abolition.

Le premier fait qui appela mon attention sur ce point remonte à plus de vingt-cinq ans. Je voyais, avec mon excellent maître Chomel, une dame mélancolique, âgée de quarante-six ans environ, dont la folie aboutit peu de temps après au suicide. Une de ses amies, personne de la vertu la plus austère et la moins suspecte, me confia que cette pauvre femme était complétement abandonnée par son mari, qui depuis plusieurs années n'avait eu aucune relation avec elle ; que dans ces dernières années, cette privation, jusque-là bien supportée, était devenue pour la malade une cause de vives souffrances, et cette femme ajouta : J'étais veuve à cette période de ma vie, et je sais ce que j'ai souffert.

Je n'eus pas l'occasion d'approfondir cette situation, c'était la seconde fois que je voyais la malade, elle allait beaucoup mieux, me disait-elle, et ses *idées noires* s'étaient dissipées. A ma visite suivante, en approchant de sa maison, j'appris qu'elle venait de se précipiter du troisième étage et qu'elle était morte instantanément.

Quelques années après, je fus consulté par une dame anglaise âgée de quarante-huit ans, femme d'un clergyman de Londres et mère de huit enfants. Elle avait souffert quelques années auparavant d'une métrite catarrhale et avait été cautérisée à l'aide du caustique de Filhos. Cette cautérisation avait déterminé une oblitération presque complète de l'orifice utérin, on apercevait à sa place deux ou trois pertuis, comme des trous d'aiguille, par lesquels se faisait l'écoulement menstruel, quand il avait lieu, car il ne venait plus que d'une manière irrégulière. Depuis sa maladie, elle avait cessé de cohabiter avec son mari. Cette dame se plaignit d'abord de dyspepsie, de constipation ; mais au bout de quelques jours, elle m'avoua que sa maladie principale consistait en spasmes érotiques qui se répétaient plusieurs fois par jour, sans aucune provocation de son imagination, et sans qu'elle pût même les réprimer. Un jour, étant avec elle et une de ses amies, je fus témoin d'une de ces crises : elle marchait dans la chambre, elle s'arrêta tout à coup, rougit ; ses yeux devinrent fixes, un léger tremblement agita ses membres, et sous elle s'échappa une sécrétion liquide sécrétée par les glandes vulvo-vaginales. Cette malade n'était qu'accidentellement à Paris. Cette affection lui inspirait une tristesse profonde. Entourée d'une famille respectable, de filles déjà mères à leur tour, elle n'avait osé en confier le secret à son médecin habituel, qui, ne voyant là qu'un état nerveux, lui avait conseillé un voyage sur le continent. Je lui donnai quelques directions et la perdis de vue. J'avais obtenu une amélioration dans l'état des organes digestifs, et la malade, se sentant mieux, quitta la France. Depuis, je n'ai pas eu de ses nouvelles. J'ai cité ce fait avec quelques détails, parce qu'il nous offre la maladie sous son type le plus accentué : il y avait chez cette dame non-seulement des désirs, mais des jouissances involontaires, on pourrait dire des pollutions diurnes. Je rapporterai deux autres faits qui nous montrent la même affection sous des formes peu différentes.

Une dame qui a aujourd'hui plus de cinquante ans, avait eu un enfant à l'âge de vingt-deux ans; depuis lors, d'après le conseil très-peu motivé d'un médecin, elle avait vécu privée de toutes relations sexuelles, pour ménager, lui avait-on dit, la délicatesse de son mari. Celui-ci était hypochondriaque et très-préoccupé de sa santé ; il avait accepté cette séparation qui lui avait été présentée comme une condition de sa conservation. Cette femme, ornée de tous les dons de la nature, entourée de toutes les séductions du monde, avait vécu de la manière la plus austère, et ne s'en faisait aucun mérite, car elle n'avait jamais senti l'aiguillon des passions. Elle avait eu des antécédents arthritiques dans sa race et avait présenté elle-même quelques très-légères manifestations herpétiques, bornées à un pityriasis passager ; ces lésions cutanées furent remplacées par une affection que j'ai observée plusieurs fois chez les femmes. Elle souffrit pendant plusieurs années d'une irritabilité telle de la vessie, qu'elle ne pouvait résister aux besoins d'uriner, qui se faisaient sentir à des intervalles très-rapprochés, et très-souvent dans la journée. Les urines étaient sédimenteuses, ne renfermaient pas de mucosités en quantité notable, mais laissaient un dépôt furfuracé qui ne paraissait pas entièrement constitué par des urates. Chomel, qui lui donnait alors des soins, constata une antéversion un peu exagérée de l'utérus, lui prescrivit l'usage d'une ceinture à plaque qu'elle supporta mal et qui ne lui apporta aucun soulagement. Tenant compte des manifestations herpétiques, héréditaires chez elle, il lui conseilla quelques bains légèrement sulfureux. Appelé à surveiller le traitement sous sa direction, j'y ajoutai des pilules de belladone, et l'usage aux repas d'eau légèrement alcalinisée. Cette indisposition, très-pénible pour la malade, condamnée par sa position à mener la vie du monde, disparut rapidement et complétement sous l'influence de ce traitement, mais la disposition herpétique parut quelque temps après se localiser sur l'intestin. Une diarrhée peu abondante mais opiniâtre remplaça le ténesme vésical ; la codéine en fit justice.

Pendant sept à huit ans, malgré des épreuves très-pénibles et un dévouement pour les siens, qui lui imposait parfois des fatigues au-dessus de ses forces, cette dame jouissait d'une santé en apparence florissante. Jusque-là mince et élancée, elle prit de l'embonpoint ; et en même temps les glandes mammaires acquirent chez elle un développement incommode. Elle était sujette cependant à des douleurs et à des sensations de pesanteur dans la région sacro-lombaire, qui s'exaspéraient au voisinage des époques menstruelles et quelquefois devenaient assez violentes pour lui commander le repos. Elle avait environ quarante-six ans ; les règles devinrent très-abondantes ; une fois, des accidents pelvi-péritonitiques de courte durée vinrent compliquer ces malaises qu'elle n'avait pas assez écoutés. Les conditions de sa vie de famille devinrent de plus en plus pénibles, et sous l'influence de ces causes physiques et morales réunies la nutrition s'altéra ; elle continua à engraisser plutôt qu'elle ne maigrit, mais une teinte anémique s'accusa sur les lèvres et les gencives, et elle éprouva quelques phénomènes dyspeptiques auxquels s'ajoutèrent des douleurs vives sur le trajet du nerf sciatique droit. Ayant pratiqué alors le toucher, je constatai que l'utérus était appliqué contre le pubis et qu'une tumeur d'apparence fibreuse, grosse comme une petite pomme, adhérente à l'utérus, occupait le cul-de-sac postérieur. Je prescrivis des applications narcotiques qui atténuèrent beaucoup cette névralgie. Vers cette époque, cette dame me confia que son instinct génésique, qui jusque-là avait semblé dormir dans l'inaction, s'était éveillé avec violence à la suite de bains d'Ems qu'elle avait pris par occasion, et sans mon conseil, y étant allée pour y accompagner son mari; ces excitations étaient devenues pour elle un véritable supplice, se faisant sentir surtout quand elle était couchée : elle se levait, marchait une partie de la nuit sans pouvoir les apaiser ni les oublier, et une ou deux fois un léger attouchement presque involontaire, après des luttes de plusieurs heures, avait amené une crise voluptueuse qui l'avait laissée plus calme, mais épuisée, anéantie, brisée. Sa vertu sévère lui interdisait d'ailleurs tout ce qui pouvait exciter ses sens, et en dehors de ces accès de fureur érotique, son imagination n'était hantée que par les pensées les plus chastes et les plus pures; elle se reprochait ces sensations et ces désirs sur lesquels sa volonté restait sans contrôle; elle s'en trouvait humiliée et profondément affligée ; ces tourments, qui l'empêchaient de dormir, la torturaient depuis plusieurs mois, et elle n'avait pas osé jusque-là m'en faire l'aveu. En la rassurant sur la responsabilité que sa conscience pouvait assumer dans ces sensations involontaires, je lui prescrivis à l'intérieur le bromure de potassium, des bains tièdes minéralisés avec 2 à 4 grammes d'arséniate de soude, et des suppositoires avec de l'extrait de belladone, de la ciguë et du camphre. J'obtins assez rapidement, sinon une extinction complète, du moins un apaisement considérable de ces symptômes pénibles. L'anémie avait fait des progrès considérables sous l'influence de l'insomnie et de ces dépenses nerveuses de toutes sortes subies par la malade; craignant qu'elle ne contribuât à augmenter et à entretenir les aberrations et l'excitabilité exagérée du système nerveux, je me décidai à suspendre le bromure, à donner à l'intérieur la médication arsenicale à la dose de 1 à 2 milligrammes d'arséniate de soude chaque jour. Je continuai les suppositoires et j'ordonnai un traitement hydrothérapique. On ne pouvait songer aux préparations ferrugineuses qui excitent l'appareil utéro-ovarien et qui d'ailleurs sont souvent mal supportées par les herpétiques. L'hydrothérapie devait intervenir à la fois comme le plus puissant des reconstituants et comme un régulateur de l'innervation. L'arsenic, qui répondait à l'élément herpétique, me paraissait devoir être un auxiliaire très-efficace de l'hydrothérapie pour modifier l'hématose et pour modérer l'innervation génitale.

Ce plan thérapeutique eut un succès complet. La malade reprit de l'appétit, des forces et des couleurs ; les douleurs lombaires et sciatiques s'apaisèrent ; sous l'influence de la fatigue, de la station prolongée et du molimen cataménial, la malade en subissait de temps en temps quelques retours, mais elles étaient beaucoup plus supportables. Pour prévenir l'excès de la congestion utéro-ovarienne, qui se traduisait par l'exagération du flux menstruel et par des douleurs lombo-pelviennes, je faisais garder à la malade la position horizontale pendant la durée de ses règles, dont l'hydrothérapie avait d'ailleurs bien diminué l'abondance. Cette précaution, qui est souvent le moyen thérapeutique le plus efficace dans un grand nombre d'affections congestives de l'utérus, est indispensable dans les congestions qui se lient à la présence de corps fibreux, comme j'ai eu occasion de le dire ailleurs (1).

Depuis cette époque, il y a cinq ou six ans environ, la malade, qui a aujourd'hui cinquante ans, a retrouvé la santé ; elle a bien encore éprouvé parfois quelques ressentiments affaiblis de ses misères, mais alors le bromure ou l'arsenic, l'hydrothérapie à laquelle elle se soumet une ou deux fois chaque année, l'ont maintenue dans un équilibre satisfaisant, quoique des épreuves de tout genre soient venues l'assaillir, sans compromettre sérieusement son rétablissement.

Je suis entré dans des détails un peu étendus à propos de cette malade, parce que, depuis vingt-trois ans, elle est soumise à mon observation, et que j'ai pu mieux connaître les détails intimes de sa situation qu'il n'est ordinairement possible de le faire.

Ma dernière observation sera plus courte. La malade n'habite pas Paris; je ne l'ai vue qu'en passant, et je ne la connais pas assez pour affirmer les conditions morales dans lesquelles elle se trouve, comme je puis le faire pour celle dont je viens de rapporter l'histoire et qui, dans une confiance confirmée par une amitié de vingt années, n'a pu me cacher aucun de ses secrets.

Cette dame, qui a aujourd'hui une cinquantaine d'années, a été mariée à un homme valétudinaire, dont, pendant de longues années, elle fut la garde-malade plutôt que la femme. Cette situation développa chez elle, comme cela a lieu habituellement, une disposition névropathique à expression variable et mobile. Elle devint veuve vers l'âge de quarante ans, et quand la menstruation commença à se troubler, les désordres d'innervation se localisèrent dans l'appareil générateur, et présentèrent la forme singulière que je vais décrire. Sans aucune provocation de l'imagination, sans

(1) Voyez *Leçon sur le traitement médical des corps fibreux utérins.*

excitation venue du dehors, au milieu du monde, à table, pendant le cours d'une conversation banale, elle était prise de spasmes érotiques qui duraient parfois plusieurs heures, et la rendaient presque étrangère à ce qui l'entourait; elle entendait sans comprendre, répondait sans avoir une conscience nette de ce qu'elle répondait, ne voyait plus, sa figure s'empourprait, la peau se couvrait de sueur, et elle sortait de ces crises voluptueuses involontaires, brisée, anéantie. Il lui est arrivé, faisant des voyages en chemin de fer, d'éprouver douze heures de suite, presque sans interruption, ces sensations érotiques, suivies d'un épuisement tel, qu'elle ne pouvait se soutenir qu'avec peine, et était obligée de garder le lit.

Les fonctions nutritives s'altérèrent, bien qu'elle conservât de l'embonpoint; elle devint très-anémique, très-faible; elle était désespérée de cette situation qui lui faisait prendre la vie et elle-même en dégoût. Ne dirigeant cette malade que de loin et ne correspondant avec elle qu'à des intervalles éloignés, je ne parvins pas à lui inspirer cette persévérance et cette exactitude dans l'emploi des moyens thérapeutiques qui seuls peuvent assurer le succès, surtout quand ils s'adressent à des affections de cette nature. Les spasmes érotiques devinrent plus rares, et la nutrition s'accomplit plus régulièrement; mais la malade, ne voulant pas répéter à un médecin qu'elle voyait habituellement les confidences qu'elle m'avait faites, brisa son traitement ou l'entremêla d'autres prescriptions qui, faites dans l'ignorance de l'élément principal de la maladie, n'étaient pas appropriées à sa situation. Aussi l'amélioration, quoique très-notable, demeura stationnaire, et la malade, plus calme au point de vue des excitations génésiques, continua à souffrir encore de troubles névropathiques variés.

J'ai été consulté, en 1870, par une femme de quarante-cinq ans, d'une conduite austère, et qui avait très-peu usé des relations sexuelles, quoique mère de six enfants. Elle avait eu le dernier il y a six ans, et depuis lors elle s'était complétement abstenue de tout rapport conjugal; avant cette dernière couche, elle avait été traitée par Jobert, pour un engorgement de l'utérus qui l'avait d'autant plus préoccupée, que sa mère avait succombé à un cancer utérin.

Depuis quelque temps, cette dame était tourmentée par des troubles nerveux; ses règles, qui venaient régulièrement, étaient précédées pendant cinq à six jours de gonflement, de douleurs et de sensibilité exquise des seins; elles étaient suivies de leucorrhée abondante. Depuis quelque temps, quand son mari venait la caresser sans accomplir l'acte conjugal dont il redoutait les conséquences, elle, qui jusque-là avait été plutôt froide qu'entraînée vers les plaisirs sexuels, éprouvait une excitation violente suivie d'un sentiment d'épuisement qui durait pendant deux ou trois jours; elle ressentait alors de la faiblesse des jambes, des douleurs et des tremblements à la partie antérieure des cuisses, de la sensibilité et de la douleur dans la région iliaque droite.

Dans ces conditions, elle fit un voyage à la Bourboule pour y conduire sa fille; elle prit les eaux en bains et en injections; elle éprouva alors une excitation génésique excessive et portée à un degré tout à fait inconnu pour elle.

Elle ne pouvait dormir; l'instinct génésique s'emparait de son imagination et la ramenait sans cesse au souvenir de scènes conjugales qui lui avaient causé bien moins d'émotion quand elles s'étaient accomplies. Elle passait des nuits entières à se promener avec la sensation d'un poids et d'une contraction dans l'utérus. Elle sentait qu'elle avait une matrice, dit-elle, tandis que jusque-là elle ne s'en doutait pas. Elle éprouvait, en outre, un insupportable prurit au pénil et au clitoris et était entraînée à se gratter avec fureur.

Quelques jours après son retour des eaux, ces symptômes se modérèrent sans s'apaiser complétement; elle accusait toujours une douleur dans la région iliaque. L'examen des organes génitaux ne me fit constater aucune rougeur ni aucune affection herpétoïde de la vulve. La nymphe droite était un peu allongée, gaufrée et enroulée, caractères qui témoignaient qu'elle avait été soumise à des tiraillements.

L'utérus était volumineux, antéfléchi à son fond; l'orifice béant bavait un mucus visqueux et transparent. — Je lui conseillai:

1° D'éviter toute fatigue pendant les époques menstruelles;

2° De porter une ceinture ventrale de coutil qui soutînt et immobilisât le fond de l'utérus antéfléchi;

3° D'introduire dans le rectum des suppositoires de bromure de potassium et de belladone.

Je n'ai pas revu cette malade, et j'ignore si mes prescriptions lui ont été utiles. J'ai rapporté dans leur expression naïve les sensations qu'elle éprouvait et qui répugnaient à la pureté de ses principes. Je ferai remarquer l'effet produit par les bains et les injections de la Bourboule. Cette excitation génésique chez les femmes est assez souvent la conséquence des eaux thermales; je l'ai vue produite par les eaux de Plombières, par celles d'Ems, par celles de Vichy, avec assez de violence pour que les malades aient cru devoir m'en parler et demander mes conseils à cet égard. — Les bains de la Bourboule sont très-arsenicaux, et nous verrons plus loin que les bains minéralisés par l'arséniate de soude ont été quelquefois utiles dans le trouble instinctif qui nous occupe ici; mais l'eau de la Bourboule renferme, en outre, du chlorure de sodium et du bicarbonate sodique qui ont une action stimulante incontestable sur l'appareil générateur. J'ai vu cette action se produire de manière à empêcher le sommeil chez une dame à laquelle j'avais prescrit un bain avec du sous-carbonate et de l'arséniate sodiques.

J'ai été consulté l'an dernier par une dame âgée de quarante-cinq ans environ, qui souffrait de cette affection à un degré qui lui rendait la vie intolérable. Elle me confia cette circonstance singulière, qu'elle redoutait et évitait les relations conjugales : parce que, disait-elle, elles ne faisaient qu'exciter, sans la satisfaire, l'ardeur érotique qui la tourmentait.

Pour résumer les observations que j'ai recueillies sur ce sujet, je dirai qu'aux approches de la ménopause, des femmes qui jusque-là avaient des instincts érotiques modérés, ou qui même avaient de l'indifférence pour les rapports sexuels, sont parfois tourmentées par des excitations génésiques violentes insupportables, que le séjour au lit augmente quelquefois; mais d'autres fois elles se font sentir pendant le jour, en dehors de toute provocation extérieure, de tout entraînement de l'imagination, dans les circonstances même qui sembleraient devoir écarter ces aberrations sensitives. C'est au milieu de leur famille, de leurs enfants, debout, en voiture, au milieu d'étrangers, que ces sensations irrésistibles viennent chercher les malades, accompagnées ou suivies d'impressions voluptueuses. Ces crises érotiques peuvent être de très-courte durée et se répéter plusieurs fois dans la journée ; elles peuvent durer plusieurs heures. En général, le voisinage de la période cataméniale les augmente, les rend plus fréquentes. Ces espèces de pollutions féminines fatiguent les malades, les épuisent, et sont habituellement accompagnées de troubles névropathiques, tels que des névralgies, de l'hypochondrie, de l'hystéricisme; la tristesse, les scrupules, le dégoût de la vie, en sont les conséquences habituelles. Telle était, du moins, la disposition morale des malades que j'ai observées. Comme dans la plupart des névroses, la fonction hématopoiétique s'altère, des signes d'anémie s'accusent plus ou moins, suivant la durée et l'intensité de la maladie, et cette anémie secondaire, comme dans les autres névroses qu'elle vient compliquer, prolonge et augmente les troubles d'innervation par une sorte de cercle vicieux. Quoique la gastralgie et la dyspepsie viennent ordinairement s'ajouter aux autres anomalies fonctionnelles, les malades peuvent conserver de l'embonpoint. J'ai noté chez plusieurs un développement considérable des glandes mammaires, et je me suis demandé s'il ne pouvait pas y avoir quelque connexion avec l'excitation exagérée de l'appareil génital, car tout le monde sait que dans l'état physiologique les excitations de l'appareil utéro-ovarien réagissent sur les mamelles, et réciproquement.

Chez la plupart des malades qui m'ont présenté cette vésanie génitale, j'ai constaté ou l'on avait constaté antérieurement des lésions de l'appareil générateur. Chez une des malades dont j'ai rapporté l'observation, un engorgement de la matrice avait motivé des cautérisations profondes suivies d'atrésie de l'orifice utérin ; chez une autre, existait une tumeur fibreuse adhérente à la face postérieure de l'utérus. Chez les sujets prédisposés aux affections névropathiques, une lésion locale devient souvent le prétexte des troubles d'innervation et en détermine la localisation. J'ai dit en commençant quel rôle on pouvait attribuer à la ménopause dans cette affection ; mais, comme je l'ai signalé à cette occasion, d'autres modalités fonctionnelles peuvent la provoquer. J'ai ajouté qu'on l'observait quelquefois à l'époque de la puberté. Elle n'est pas rare chez les femmes mariées qui vivent dans la continence. Cette situation, quand elle a pour cause l'impuissance du mari, amène très-souvent des accidents hystériques, quelquefois du vaginisme, et j'ai observé plusieurs cas d'érotisme ou de satyriasis féminin développés sous l'influence de cette condition anomale. Les excitations non satisfaites qui en sont le résultat, produisent des troubles d'innervation, et plus d'une fois j'ai été consulté par de pauvres femmes tourmentées par ces appétits sexuels qui indignaient leur vertu ; j'en ai vu qui cherchaient dans l'épuisement des fatigues physiques, dans un régime austère, un calme qu'elles n'y trouvaient pas ; et alors, honteuses de l'aveu qu'elles étaient obligées de faire, elles réclamaient les secours de la médecine. Dans ce cas, la ciguë, le camphre, le bromure, l'arsenic, les bains tièdes, l'hydrothérapie, ont dompté ou modéré ces révoltes des sens. Mon ami le docteur Barthez, pense qu'on pourrait tenter dans cette affection l'emploi du chloral, qui réussit dans des états morbides offrant quelque analogie avec celui-ci. Il faut au traitement pharmaceutique joindre un traitement hygiénique, dont l'exercice, les distractions, le régime, seront les principaux éléments. Il faut aussi rassurer les malades, apaiser leurs scrupules qui, appelant sans cesse leur imagination sur leur mal, lui fournissent de nouveaux aliments. Enfin, si du prurit vulvaire, si quelque affection herpétique des organes génitaux compliquent cette maladie, on y trouvera l'indication d'un traitement constitutionnel et topique propre à faire disparaître ces manifestations locales qui, comme nous l'avons dit, peuvent servir de prétexte à cette névrose génitale.

DE L'HYPERESTHÉSIE VULVAIRE

ET DU VAGINISME (1).

Sommaire. — Causes prédisposantes : hystérie, arthritisme. — Recherches de Landry.
Distinction à établir entre les hyperesthésies vulvaires et les hyperesthésies vaginales. — Hyperesthésies ovariennes.
Vaginisme ou spasme du vagin. — Travaux de Marion Sims. — Observations de Michou.
Observation clinique : vaginisme, débridement de l'hymen. — Névralgies et accidents dyspeptiques.
Nouvelles observations de vaginisme traité avec succès par l'application de suppositoires belladonés et bromurés.
Dangers des incisions profondes.

MESSIEURS,

Je n'ai pas l'intention de traiter *in extenso* de ces névroses génitales ; mais je veux rapporter quelques-unes des observations, relatives à ces affections, que j'ai rencontrées dans ma pratique, et apporter ma contribution à leur histoire encore incomplète, malgré les travaux importants dont elles ont été l'objet.

L'hystérie constitue une prédisposition incontestable au développement de ces désordres nerveux ; l'arthritisme, qui est le plus habituellement la condition pathogénique de l'hystérie, pourra se retrouver aussi dans les antécédents des malades. Dans le plus grand nombre de cas, des causes occasionnelles sont intervenues pour provoquer l'action morbide.

Landry, de regrettable mémoire, avait fait une étude particulière de l'hyperesthésie vulvo-vaginale ; il la regardait comme très-habituelle dans

(1) Leçon publiée dans la *Gazette des hôpitaux*, 1870.

l'hystérie confirmée, et il croyait qu'en la calmant par un traitement topique, on pouvait modifier les autres manifestations hystériques. Il cautérisait les points hyperesthésiés avec un crayon de nitrate d'argent, et affirmait en avoir obtenu de bons résultats.

Je crois qu'il faut distinguer les hyperesthésies vulvaires des hyperesthésies vaginales. J'ai vu une hystérique affectée de névralgies pelviennes, avec une hyperesthésie telle de la vulve, que le moindre mouvement des cuisses lui arrachait des cris; elle restait immobile, accroupie sur son lit, les cuisses écartées et fléchies, le tronc courbé en avant, la tête sur les genoux; trois fois par jour elle s'injectait sous la peau 75 centigrammes d'hydrochlorate de morphine et buvait en outre, quand elle pouvait s'en procurer, plusieurs cuillerées de laudanum de Sydenham. Elle en avait avalé un jour un verre entier, qui n'avait eu d'autre résultat que de lui procurer un sommeil paisible. Les accidents hystériques s'étaient manifestés avec violence à la suite de la rupture d'un mariage qu'elle avait vivement désiré; elle était créole, d'une nature ardente, passionnée, qu'aucune éducation raisonnable n'avait modérée ou dirigée. — Sous l'influence de cet état névralgique, la vulve était devenu le siége d'une secrétion anomale, accompagnée de prurit. Une pommade avec le bromure de potassium, le tannin et l'extrait de belladone lui procura un soulagement immédiat.

Ici, il y avait plus que de l'hyperesthésie, il y avait de la névralgie de la vulve.

L'hyperesthésie vulvaire est plus commune; il y a des femmes qui souffrent constamment dans les rapports sexuels, même après avoir eu plusieurs enfants, et sans qu'il y ait aucune condition physique chez leurs maris qui puisse expliquer ces souffrances dans le coït.

Cette hyperesthésie a paru quelquefois motivée par une déchirure produite dans l'accouchement; ou plutôt je l'ai vue se localiser au niveau de la cicatrice, qui était douloureuse au plus léger contact. Ces douleurs souvent provoquent une contraction spasmodique du vagin et des adducteurs fémoraux, qui rendent les rapports sexuels plus difficiles, et par cela même plus douloureux. Alors les malades, celles même qui sont ardentes, passionnées, et qui éprouvent des besoins sexuels, reculent devant leur satisfaction, ne cèdent qu'en tremblant aux désirs de leurs maris et avec d'indicibles tortures. J'en ai vu chez lesquelles, après douze ans de mariage et cinq ou six couches, cette sensibilité morbide n'avait pas diminué. Je citerai plus loin une observation dans laquelle elle précéda le vaginisme.

Il n'est pas rare de voir l'hyperesthésie vulvaire coïncider avec des éruptions prurigineuses de la vulve. L'observation suivante en est un exemple.

Madame G., âgée de trente ans, a un embonpoint modéré ; son visage est parsemé de pustules *d'acne rosacea* sous lesquelles on aperçoit une teinte pâle, anémique.

Elle a de fréquentes migraines, son père et tous ses enfants sont sujets à la même indisposition, sa grand-mère paternelle en était atteinte ; son père jouit d'une bonne santé.

Elle a peu d'appétit, mais ses digestions sont régulières.

Mariée à dix-sept ans, elle fut prise, un an après son mariage, de douleurs utéro-lombaires, accompagnées de leucorrhée. Pendant dix ans elle fut tourmentée par des traitements de toute espèce : sangsues, hydrothérapie, repos horizontal prolongé, médication topique, et tout cela sans succès. Chomel la guérit en quelques mois par des cautérisations et une saison aux eaux de Cauterets.

Plus tard, il y a dix ans, elle eut une pharyngite accompagnée d'exsudation sanguine ; elle expectorait tous les matins une gorgée de sang noir et de mucosités visqueuses.

Tous les traitements locaux restant inefficaces, une saison à Saint-Gervais la guérit rapidement.

Depuis plusieurs mois elle est tourmentée par du prurit vulvaire ; depuis trois mois ses règles étaient remplacées par un flux séreux incolore, qui a pris le mois dernier une teinte rosée.

L'examen des parties sexuelles me fit constater les particularités suivantes : Les grandes lèvres sont saines ; les nymphes sont tuméfiées, elles présentent ainsi que l'orifice vulvaire une coloration d'un rouge vif et une exquise sensibilité, l'introduction du doigt était douloureuse au point de provoquer des cris et presque des convulsions. Le col de l'utérus est petit, mollasse, accolé à la paroi postérieure du vagin ; la malade accuse des douleurs fréquentes qui, partant des lombes, irradient vers les régions iliaques. Je lui conseillai de diriger sur la vulve des pulvérisations faites avec une faible solution de borax, dans un décocté de pavots.

Le bon effet qu'elle avait déjà plusieurs fois obtenu des eaux sulfureuses m'engagea à lui conseiller une saison à Saint-Sauveur ou à Cauterets. Quelques années après j'eus l'occasion de revoir cette malade, et j'appris qu'elle s'était bien trouvée de mes conseils, elle ne souffrait plus de ses accidents utérins.

Le traitement topique que j'indiquerai pour celui-ci convient dans l'hyperesthésie. Si, comme dans le fait rapporté plus haut, un état congestif superposé à l'élément névralgique aboutit à une sécrétion catarrhale ou à une affection herpétique, ces complications appelleront dans le traitement des modifications que j'ai indiquées à propos du prurit vulvaire.

Le point vaginal, que Landry avait rencontré le plus souvent dans un des culs-de-sac vagino-utérins, n'est pour moi qu'un retentissement de l'hyperesthésie ovarienne. J'ai étudié ailleurs cette hyperesthésie, que j'ignorais alors avoir été signalée par Schutzemberger; on la constate en exerçant une pression sur une des régions iliaques et en refoulant en bas et en arrière la paroi hypogastrique dans la direction du ligament large. Comme je l'ai dit, on la rencontre plus souvent à gauche qu'à droite; elle peut exister des deux côtés; il n'entre pas dans mon sujet d'en faire ici l'histoire.

J'ajouterai seulement à ce que j'en ai dit un détail qui me paraît en déterminer le siége : quand cette hyperesthésie iliaque est très-caractérisée, en portant le doigt dans le cul-de-sac vaginal du même côté, et en comprimant la base du ligament large, la malade accuse de la douleur.

Cette hyperesthésie ovarienne peut rendre le coït douloureux quand le pénis vient appuyer sur ce point, et j'ai entendu des femmes se plaindre des douleurs qui en résultaient et qu'elles imputaient au choc subi par la matrice dans les rapports sexuels.

L'hyperesthésie ovarienne est souvent accompagnée de névralgies dans les nerfs lombaires, sciatiques, quelquefois même intercostaux. Leur coïncidence avec la névralgie lombaire me paraît sous la dépendance d'une loi que j'ai eu souvent l'occasion de vérifier : c'est que les névralgies viscérales sont presque toujours compliquées de névralgies des nerfs spinaux; ainsi, j'ai presque toujours vu la névralgie intercostale compliquer la gastralgie, etc.

Le vaginisme ou spasme du vagin n'a guère été étudié que dans ces dernières années. C'est surtout Marion Sims qui nous l'a fait connaître. Michon en a rapporté plusieurs observations dont la première recueillie chez une malade que je soignais avec lui et avec Chomel, et qui, évidemment, se rapporte au vaginisme; mais c'est Sims, je crois, qui a le mieux fait ressortir l'analogie de cette affection avec le spasme de l'anus et en a bien déterminé la nature.

La malade que j'ai vue avec Michon était une dame d'une trentaine d'années, mariée depuis six à huit ans et sans enfants. Elle était de race arthritique et était tourmentée par des névralgies, des phénomènes dyspeptiques et des migraines d'une insupportable fréquence. Sa stérilité était pour elle la cause d'un profond chagrin. Son mari me confia qu'il n'avait jamais eu avec elle de rapports complets, mais que toutes les tentatives qu'il avait faites avaient causé des douleurs si aiguës, provoqué des cris et des plaintes si pénibles, qu'il n'avait pas osé passer outre, et que l'impression, qu'il en éprouvait, l'aurait mis d'ailleurs dans l'impossibilité de le faire.

Je l'engageai à faire examiner sa femme par Chomel, sous la direction duquel je soignais cette famille. Chomel ne trouva rien de bien anomal par le toucher ; mais quand il voulut introduire le spéculum, il constata que l'hymen se laissait refouler à 2 ou 3 centimètres dans le vagin, et qu'à cette profondeur il opposait à la pénétration du spéculum une résistance tellement douloureuse qu'il crut devoir s'arrêter. Je cite le récit que me fit Chomel :

L'hymen avait-il été en réalité refoulé par les tentatives de coït souvent répétées sans briser l'obstacle qu'il opposait à la pénétration du pénis ; ou bien cette résistance, qui empêchait le spéculum d'avancer, était-elle le résultat du spasme provoqué par son introduction ? était-elle due à une contraction réflexe du muscle vaginal, consécutive à l'incitation douloureuse que l'instrument faisait subir à l'anneau vulvaire ? C'est ce que je ne saurais affirmer. Nous convînmes qu'on pratiquerait le débridement de l'hymen. Michon, appelé par nous auprès de la malade, partagea notre opinion et se chargea de l'opération. Après avoir fait, je crois, des incisions multiples, il maintint pendant plusieurs semaines des mèches ou des éponges dans le vagin pour maintenir dilaté l'orifice vulvaire. Nous engageâmes le mari, homme très-vigoureux d'ailleurs, mais très-nerveux, à ne pas se laisser effrayer par quelques douleurs ou quelques plaintes dans les premières approches. Sa femme devint immédiatement enceinte. Avec la maternité disparurent les névralgies et les accidents dyspeptiques ; les migraines devinrent aussi rares qu'elles étaient fréquentes auparavant, et cette dame eut successivement trois enfants dans l'espace de cinq à six ans. Malheureusement, après son troisième accouchement, elle fut prise d'accidents puerpéraux auxquels elle succomba.

Le second cas de cette nature que j'ai rencontré fut observé chez une dame de vingt-huit ans, mariée depuis neuf ans, et sans enfants. Son mari, homme robuste en apparence, énergique, mais extrêmement nerveux, avait abusé du tabac depuis son enfance ; il avait, par des sentiments de vertu, évité pendant sa jeunesse le commerce des femmes et n'avait que très-rarement sacrifié aux passions de cet âge.

Cette continence peut contribuer quelquefois à produire une sorte d'impuissance relative que j'ai plusieurs fois rencontrée; les facultés génésiques s'affaiblissent, et surtout elles se pervertissent; les érections, plus faibles au contact de la femme, aboutissent à une éjaculation immédiate, sans qu'il y ait ni le temps ni la possibilité de pratiquer le coït. Les malades sont alors frappés de l'idée qu'il sont impuissants, ce qui, chez les gens nerveux, suffit pour rendre la copulation impossible. Poursuivis de cette idée, ils veulent se donner le témoignage que leurs facultés viriles ne sont pas abolies, ils en font de fréquents essais, avec cette disposition d'esprit qui les paralyse, et sans attendre que la nature fasse sentir des appels assez énergiques; préoccupés de leurs craintes dans les préludes mêmes de l'acte conjugal, ils se déconcertent et deviennent inaptes à le remplir. J'ai vu cette disposition, d'origine toute cérébrale, persister des mois et des années, et ordinairement après m'être emparé de la confiance des malades pour leur affirmer et les convaincre qu'ils n'étaient pas impuissants, je les engageai à ne pas essayer le coït avant d'y être invité par des érections vigoureuses, et, dans l'accomplissement de cet acte, de choisir une position telle qu'ils évitassent toute dépense de force musculaire, toute gêne, toute locomotion qui donnerait à leur imagination le temps de suivre sa pente habituelle.

J'ai vu un succès immédiat suivre quelquefois ces simples conseils. Mais quelquefois une faiblesse réelle s'ajoute à l'engourdissement causé par l'inaction, et il faut recourir à d'autres moyens.

Ce jeune mari se trouvait dans ces conditions; les excès nicotiques avaient affaibli ses forces viriles. Je ne le dirigeais pas à cette époque, mais j'avais soigné sa femme depuis son enfance, et après plusieurs années de souffrances morales comprimées et dévorées dans le silence, elle fut interrogée par moi sur des troubles de santé et des tristesses qui étaient inexplicables pour son entourage; elle s'était mariée avec des aspirations ardentes vers la maternité; la conviction que cette espérance si chère lui était interdite la plongeait dans un chagrin profond que la bonté de son cœur la portait à dissimuler. Poussée de mes questions, elle me fit l'aveu de cette situation.

Je cherchai à lui faire entrevoir quelque espoir en lui citant des exemples de maternité survenue après une bien plus longue attente que la sienne; je l'engageai à se laisser examiner par une sage-femme, à laquelle je recommandai de rompre l'hymen avec le spéculum, si elle le trouvait intact, opération que j'ai faite plusieurs fois pour aider, sans qu'ils s'en doutassent, des maris timides ou peu énergiques. Cette petite manœuvre fut exécutée, mais sans succès. — Cette jeune dame vécut encore quatre ou cinq ans dans ces conditions, désespérée de sentir son instinct non satisfait, et comprimant son désespoir pour ne pas affliger ceux qui vivaient avec elle. Dans cette lutte sa santé s'altéra, les fonctions digestives se troublèrent, elle devint anémique et des névralgies, des phénomènes d'hystéricisme se manifestèrent. Cependant son mari avait été successivement soumis à un traitement hydrothérapique et à l'électrisation. Ces moyens avaient amené une amélioration légère mais insuffisante; je lui fis conseiller d'abandonner ou du moins de restreindre beaucoup l'usage du tabac, que je regardais comme une des principales causes de sa faiblesse, il le fit et s'en trouva bien; mais ces excitations si longtemps prolongées et non satisfaites, ces espérances déçues, ces désirs inassouvis, les troubles d'innervation et d'hématose qui en avaient été la conséquence avaient développé chez sa femme des symptômes de vaginisme. Dès que son mari l'approchait, elle avait la sensation d'une contraction douloureuse du vagin qui rendait les rapports conjugaux impossibles; il était à craindre que ce nouvel obstacle ne réagît sur le mari et ne ramenât le trouble nerveux qui avait été un des coefficients de son impuissance.

Je conseillai à sa femme d'introduire, matin et soir, dans le vagin des suppositoires avec du beurre de cacao et de l'extrait de belladone. Ce traitement eut un succès complet; quelques semaines après, cette dame devenait enceinte, et elle a eu depuis plusieurs enfants.

J'ai rencontré plusieurs cas analogues à celui-ci. Le fait suivant nous montre le vaginisme sous sa forme la plus accentuée, et témoigne de l'intervention utile des moyens médicaux, rejetés sur le second plan par notre habile confrère le docteur Sims, qui propose, pour guérir cette affection, la section profonde des muscles qui entourent l'orifice vulvaire.

Le 4 août 1869, je fus consulté par une dame âgée de cinquante-quatre ans; elle accusait des douleurs dans la vulve; le coït avait toujours été très-douloureux et très-pénible pour elle; quatre grossesses successives n'avaient pas modifié cette impression; elle s'est même exagérée, et maintenant les rapports sexuels sont devenus intolérables. Son mari, âgé de soixante-cinq ans, a dû renoncer à cohabiter avec elle, et, malgré son âge, il a contracté des habitudes de désordre qui ont jeté le trouble dans son intérieur.

Je désirai pratiquer le toucher, pour chercher si quelque condition organique ne pourrait pas m'expliquer ces phénomènes. Mais à peine mon doigt était-il engagé dans l'anneau vulvaire, que je le sentis violemment étreint par la contraction du sphincter vaginal, dont je ne parvins que très-difficilement à surmonter la résistance. La malade poussait des hurlements tels que, pour ne pas épouvanter les personnes qui attendaient dans mon salon, je dus renoncer à cette exploration. Je constatai que la vulve et les plis génito-fémoraux présentaient une rougeur érythémateuse, et ces parties étaient parfois le siége d'un léger prurit.

Tenant compte de cette dernière circonstance, je lui prescrivis deux fois par jour une cuillerée à soupe d'une solution au dix-millième d'arséniate de soude ; et je l'engageai à introduire tous les soirs dans le vagin un suppositoire composé comme il suit :

Beurre de cacao..................	2 grammes.
Bromure de potassium............	30 centigr.
Extrait de belladone..............	10 —

et je lui dis que j'irais lui rendre visite chez elle au bout de cinq jours.

Ma prescription fut exactement suivie; au bout de cinq jours je me rendis chez cette dame, et je voulus pratiquer de nouveau l'exploration qui n'avait pu être complétée la première fois. Mon doigt pénétra avec une extrême facilité à travers l'orifice vaginal, large et indolent. Je pus le mouvoir successivement en tous sens, sans provoquer ni contraction ni douleur. J'essayai alors d'introduire deux doigts, puis trois sans rencontrer d'obstacle, et les portant alternativement avec force de gauche à droite, puis d'avant à arrière, je pratiquai une sorte de massage de l'orifice vaginal dans l'espérance de prévenir ainsi le retour du spasme musculaire par une sorte de dilatation forcée, analogue à celle que l'on pratique pour guérir la contraction du sphincter anal.

Je recommandai à la malade de prendre encore pendant six à huit semaines la potion arsenicale, de continuer pendant dix jours l'usage des suppositoires ; puis pendant la quinzaine suivante de les introduire de deux jours l'un ; puis enfin, pendant un mois, d'y revenir deux fois par semaine, pour maintenir par l'action prolongée du modificateur le résultat obtenu.

Depuis lors, ayant parlé à plusieurs de mes confrères du résultat heureux que cette médication m'avait donné, j'ai su qu'on y avait eu recours avec succès dans des cas analogues.

Je terminerai en rapportant une observation dont je n'ai pu malheureusement connaître la conclusion. Nous y verrons le vaginisme lié à l'hystérie, dont il est, dans beaucoup de cas, une manifestation. Je n'ai pas revu la malade qui n'habite pas Paris, et j'ignore quel a été le résultat du traitement.

Madame de R., âgée de vingt-trois ans, est mariée depuis trois ans, et n'a pas eu d'enfant, elle a toujours été très-nerveuse, a souvent éprouvé des envies de pleurer sans motifs, elle a eu plusieurs fois des *attaques de nerfs* convulsives ; avant son mariage, ses règles jusque-là régulières, quoique douloureuses, se supprimèrent pendant trois mois à la suite d'une émotion pénible ; la première fois qu'elles manquèrent elle eut pendant plusieurs jours un suintement de sang au pourtour des ongles des orteils; elle a eu quelquefois des migraines, mais à de rares intervalles. Jamais de maladies de peau, mais les pieds et les mains sont le siége d'une transpiration habituelle. Madame de R. tousse facilement, elle a un appétit régulier.

Il y a trois mois, à la suite d'une vive émotion, ses règles se sont de nouveau supprimées, et à chaque période menstruelle elle éprouve de vives douleurs dans les reins et dans la fosse iliaque gauche, cette dernière région est habituellement douloureuse.

A première vue elle me présenta cette agitation mobile des traits et ce tumulte haletant des mouvements respiratoires qui dénoncent l'hystérie. La teinte caractéristique de la peau accusait un état anémique très prononcé, les lèvres étaient rouges mais mordillées, et la malade avoua qu'elle les pressait souvent entre les arcades dentaires.

La muqueuse buccale était également pâle, et sur la pâleur du pharynx se dessinaient un grand nombre de granulations d'un rouge vif, couvertes d'un voile de mucus, qui expliquaient la toux fréquente dont se plaignait la malade.

Le bruit respiratoire était parfaitement normal et les bruits du cœur étaient très-réguliers. Le ventre était légèrement météorisé et la pression sur la région iliaque gauche provoquait une vive douleur et une sensation pénible à l'épigastre qui, si l'on insistait, serait évidemment devenue le point de départ d'une attaque d'hystérie.

Je ne constatai pas de sensibilité morbide sur les côtés des vertèbres dorsales, mais souvent madame de R... éprouve des douleurs lancinantes sous le sein gauche qui doivent être attribuées à une névralgie intercostale ; elle est sujette aux palpitations et aux vertiges.

Depuis son mariage surtout elle est tourmentée par des envies très-fréquentes d'uriner; les rapports conjugaux ont toujours été horriblement douloureux, elle compare la douleur qu'ils lui causent à celle de l'avulsion d'une dent, et cependant immédiatement après, elle éprouve une sensation voluptueuse très-vive accompagnée de l'émission abondante d'un liquide séreux, et suivie d'un état d'épuisement et comme d'anéantissement pénible.

Le toucher pratiqué avec d'extrêmes ménagements fut très-péniblement supporté ; à peine le doigt eut pénétré jusqu'au milieu de la seconde phalange qu'il dut s'arrêter, violemment étreint par une contraction circulaire qui à l'entrée du vagin donnait la sensation d'un cordon linéaire, et au-dessus exerçait une pression plus large et moins énergique. Après quelques secondes d'attente le spasme diminua, et le doigt put arriver avec peine dans les culs-de-sacs vagino-utérins qu'il trouva souples et libres. L'utérus était sain.

Je conseillai :

1° De prendre deux fois par jour avant les repas une cuillerée à soupe de la mixture :

Sirop d'écorces d'oranges........ }	aa 150 grammes.
Sirop de quinquina............. }	
Arséniate de soude.............	0,05 centgr.

2° D'introduire tous les jours dans le vagin un des suppositoires :

Beurre de cacao......................	2 grammes.
Bromure de potassium.................	0,30 centigr.
Extrait de belladone.................	0,05 —

3° Pour combattre la toux gutturale très-incommode à la malade, je lui conseillai de se faire toucher le pharynx deux fois par semaine avec un pinceau trempé dans la mixture :

Teinture d'iode......................	6 grammes.
Teinture thébaïque...................	4 —
Iodure de potassium..................	q. s.

4° Des frictions devaient être faites tous les matins sur la périphérie cutanée, et servir de préface à un traitement hydrothérapique qui serait institué dès que la toux serait apaisée.

Je n'ai pas la prétention de voir dans cette névrose, c'est-à-dire dans une des plus capricieuses parmi les maladies, la même médication réussir constamment. Je ne crois pas qu'elle puisse toujours rendre inutile l'intervention des moyens chirurgicaux, mais je crois qu'on ne doit recourir à ceux-ci qu'après avoir vainement essayé des autres.

Les incisions profondes dans cette région me paraissent dangereuses.

Quand l'hymen persiste, son incision, suivie de dilatation, peut être pratiquée sans inconvénient.

Si le spasme douloureux résistait à l'action des suppositoires vaginaux et des modifications de l'état constitutionnel, avant de tenter l'opération de Sims, j'essayerais d'injections sous-cutanées avec quelques gouttes de mixture :

Eau distillée.....................	10 grammes.
Chlorhydrate de morphine.........	0,50 centigr.
Sulfate d'atropine.................	0,01 centigr.

Enfin, je crois que le massage, après les applications calmantes, et la dilatation forcée devraient être tentés avant de mettre en question les incisions profondes, pour lesquelles j'éprouve, je l'avoue, une profonde répugnance.

Si ces incisions ont été inoffensives dans un certain nombre de cas, il est impossible d'affirmer leur innocuité complète, et quelque pénible que soit une affection, quand elle ne compromet pas la vie, on doit hésiter à acheter sa guérison au prix d'un danger sérieux.

TRAITEMENT DE LA GALACTORRHÉE

ET DES ENGORGEMENTS LAITEUX DU SEIN (1).

Sommaire. — § Ier. De la galactorrhée et de son traitement. — Définition. — Synonymie. — Opinion de Boerhaave et de P. Frank.

Observation clinique de galactorrhée suivie de réflexions.

Faits analogues empruntés à divers auteurs (Sauvage, Haller, Boerhaave, Van Swieten, Tissot, Puquet, Green (de New-York), Hank, Amelung, Petrequin, Depaul).

Traitement appliqué par Pierre Frank.

§ II. De l'emploi du chlorhydrate d'ammoniaque dans les engorgements laiteux du sein et dans les engorgements lymphatiques.

MESSIEURS,

Le mot de galactorrhée ou galactirrhée a été appliqué par quelques auteurs à toutes les anomalies de la sécrétion lactée; ils ont décrit sous ce nom ces cas exceptionnels de flux laiteux observés chez des enfants des deux sexes, chez des hommes, chez des jeunes filles impubères, chez des femmes avancées en âge, et longtemps après la ménopause. Pierre Frank, se plaçant à un point de vue exclusivement médical, appelle galactorrhée tout flux laiteux capable d'épuiser les forces, quelle que soit d'ailleurs son abondance.

Je ne crois devoir adopter ni l'une ni l'autre de ces opinions. Ces exemples de production de lait en dehors des conditions habituelles, s'il n'en résulte aucun trouble dans la santé, constituent des anomalies physiologiques plutôt que des maladies. D'une autre part, doit-on, avec Frank, faire rentrer dans la galactorrhée un flux qui n'offre rien d'a-

(1) Leçon publiée dans le *Bulletin de thérapeutique* et dans les *Arch. gén. de médecine*, 1856.

normal dans sa quantité, dans ses qualités et dans les circonstances de sa production, par cela seul qu'il devient une cause d'épuisement ou de maladie quand il se développe dans des conditions de prédisposition ou d'imminences morbides? Je ne le pense pas; autant vaudrait rattacher à la spermatorrhée les conséquences fâcheuses que peut entraîner l'usage du coït chez des sujets débilités.

Je crois devoir désigner sous le nom de galactorrhée ou diabète laiteux, comme l'appelait ingénieusement Boerhaave, une sécrétion anomale du lait entraînant par son abondance des désordres dans la santé, et c'est ce double caractère d'anomalie dans la sécrétion et d'altération consécutive de l'organisme qui me paraît constituer et définir cette affection. Ainsi limitée, la galactorrhée est une affection rare. J'ai compulsé beaucoup d'ouvrages et de publications périodiques, et je n'en ai pu réunir qu'un petit nombre d'exemples. Cette rareté m'a déterminé à publier le fait que j'avais eu sous les yeux, et qui avait été pour moi l'occasion de ces recherches, bien qu'il soit très-incomplet et me laisse regretter beaucoup de détails que je n'ai pas pu me procurer.

Madeleine Maucor, âgée de vingt ans, a joui jusqu'à sa première grossesse d'une santé parfaite; elle accoucha à terme; l'accouchement fut rapide et heureux; la fièvre de lait fut accompagnée d'un développement considérable des seins; la sécrétion lactée fut si abondante dès les premiers jours, que, le nourrisson ne pouvant suffire à l'épuiser, cette jeune femme donnait à teter aux enfants du voisinage. Bientôt le lait s'écoula continuellement sans succion, le sein devint le siége de douleurs et de plusieurs abcès successifs; mais, après de vives souffrances, ces accidents se dissipèrent assez rapidement, la glande s'affaissa, et la sécrétion se tarit. Cependant la mamelle droite continua à se développer outre mesure, et, quoique la malade eût cessé d'allaiter, son lait continua de couler continuellement, de telle sorte qu'elle en perdait jusqu'à sept litres par jour.

Plusieurs médications furent inutilement mises en usage pour combattre cette affection. On lui prescrivit, sans succès, des purgatifs répétés, des diurétiques, des bains, etc. Depuis plusieurs mois cette femme dépérissait et allait chaque jour s'affaiblissant, lorsqu'elle me fut présentée aux Eaux-Bonnes par mon ami le docteur Tarras, de Pau. Je fus frappé de la maigreur et surtout de la pâleur extrême de la malade; sa peau était d'un blanc mat, sèche et complétement décolorée, ainsi que les muqueuses labiales et gingivales. Elle tenait suspendu dans un sac de toile goudronnée son sein droit, très-volumineux, qui descendait jusqu'au niveau de la dernière fausse côte, et baignait dans le liquide qui s'écoulait de différents points de sa périphérie. Le mamelon, très-aplati, présentait au centre une dépression assez profonde où l'on apercevait directement trois orifices donnant issue à un lait blanc et épais. L'aréole, considérablement agrandie, offrait une coloration d'un rouge très-vif; la partie inférieure de la mamelle en contact avec la paroi thoracique était très-rouge; la peau était érodée en deux endroits d'où s'écoulait un liquide semblable à du petit-lait; la glande mammaire était dure, bosselée, douloureuse à la pression. Cette malade éprouvait tous les jours des mouvements fébriles, sa soif était vive; elle perdait encore dans les vingt-quatre heures quatre litres de lait; ses urines étaient un peu plus abondantes que de coutume; chauffées avec de la potasse, elles m'ont donné une coloration foncée qui semblait y accuser la présence d'une certaine quantité de sucre. Cependant, privé de moyens d'analyse plus concluants, je ne puis rien affirmer à cet égard.

Depuis quelque temps il était survenu une toux sèche, peu fréquente, sans expectoration. L'examen attentif de la poitrine ne me fit constater autre chose qu'un peu de rudesse du bruit respiratoire, avec expiration prolongée au sommet du poumon droit; les vaisseaux du cou étaient le siége d'un bruit de souffle continu, énorme, éclatant.

Je fis à cette malade la prescription suivante :

Prendre chaque jour et pendant les repas 1 demi-litre de décoction de queues de cerises additionnée de 5 grammes de bicarbonate de soude; deux fois par jour, une des pilules :

Protoiodure de fer .... } āā 2 grammes.
Limaille de fer porphyrisée....... }
Miel q. s. pour 20 pilules.

Tous les matins, frictions sur tout le corps avec une brosse de crin.

Appliquer sur le sein des compresses imbibées d'eau blanche, et le comprimer légèrement avec une bande de toile.

Le soir, en se couchant, 30 centigr. de poudre de Dower.

12 bains sulfureux.

Mes conseils furent suivis avec exactitude, et j'appris de M. le docteur Tarras qu'au bout d'un mois, cette malade était complétement guérie, que le sein avait repris son volume normal, que sa sécrétion était tarie, et que cette jeune femme avait recouvré la plénitude de sa santé.

En étudiant la succession des phénomènes observés chez cette malade, nous voyons une sécrétion normale devenir morbide par son abondance sous l'influence d'une cause indéterminée; l'organe sécréteur, par le fait même de cette activité fonctionnelle exagérée, augmente progressivement de volume, comme augmente le plus souvent le volume du rein dans le diabète sucré, auquel Boerhaave a comparé l'affection qui nous occupe. Nous retrouvons dans celle-ci, comme caractère qui renforce cette analogie, non-seulement un flux sécrétoire plus copieux, mais encore la déperdition abondante d'un principe dont la production et les transformations paraissent se lier intimement aux fonctions de nutrition et d'hématose : c'est le principe sucré. Sans doute la glycose n'est pas absolument identique avec le sucre de lait, mais ce sont deux corps isomériques dont les légères différences ne paraissent pas infirmer la valeur pathologique du rapprochement que je fais ici d'après Boerhaave, et sur lequel Pierre Frank insiste après lui.

Cependant, hâtons-nous de le dire, il reste toujours entre ces deux affections une grande et radicale différence ; c'est que dans l'une l'excrétion du sucre est un phénomène essentiellement morbide qui se rattache toujours à des troubles profonds de l'organisme, tandis que l'autre n'est en quelque sorte que l'exagération ou l'inopportunité d'une sécrétion normale, et n'exerce pas toujours sur la santé une influence aussi fâcheuse.

Quelle que soit la condition de sa production, ce flux, une fois établi, amène une altération rapide de l'économie ; elle se traduit par l'amaigrissement, par la décoloration des tissus, par la faiblesse musculaire, par l'*épuisement*, en un mot, expression vulgaire qui exprime et résume l'ensemble des phénomènes morbides observés chez cette femme. Comme cela arrive souvent dans les cachexies, et spécialement dans celle qui est consécutive à la glycosurie, les organes respiratoires subissent le retentissement de cette altération générale. Au milieu de cette débilitation si favorable au développement des produits hétéromorphes, quelques signes peuvent faire craindre qu'un travail de ce genre ne menace le poumon ; la sécheresse de la peau accuse le trouble de ses fonctions, et les facultés digestives s'allanguissent.

En présence d'un état morbide aussi complexe, l'indication dominante était évidemment de tarir ce flux, qui épuisait la malade ; il fallait, en outre, s'efforcer d'atteindre, s'il était possible, l'état de l'organisme qui avait préparé et qui entretenait cette sécrétion immodérée ; il fallait réparer les forces et imprimer aux fonctions nutritives altérées une meilleure direction.

Pour relever l'activité des forces digestives, les ramener à leur type et à leur direction normales, j'ai prescrit à cette malade, avec un régime analeptique, une solution de sel de Vichy et des pilules de protoiodure de fer. Les alcalins ont été plusieurs fois employés avec succès dans le diabète, et, sans accepter les explications chimiques qu'on a données de leurs effets, il me paraît incontestable qu'ils favorisent, dans beaucoup de cas, les fonctions de nutrition et d'hématose (1). Le fer agit dans le même sens, et dans son composé iodique je trouvais l'avantage de lui ajouter une substance dont on a constaté l'action *atrophiante* sur les organes glanduleux, et sur la mamelle en particulier. Pour exciter l'action des autres émonctoires et tâcher d'y produire une dérivation utile, après avoir sollicité l'action du rein par les boissons indiquées plus haut qui jouissent de propriétés diurétiques, j'ai conseillé des bains minéraux, des frictions quotidiennes avec une brosse de crin, moyen énergique qui m'a rendu service dans beaucoup de circonstances, et dont l'action stimulante ne me paraît pas bornée au tissu cutané, mais m'a semblé, par l'intermédiaire des nerfs périphériques, retentir quelquefois jusqu'aux centres nerveux; enfin j'ai fait sur la glande elle-même des applications résolutives, aidées d'une compression légère, telle que le pouvait permettre l'extrême sensibilité dont cet organe était le siége, pour diminuer son volume et y modérer l'afflux du sang.

Quelle part faut-il attribuer à chacun des éléments de cette médication dans le résultat si rapidement obtenu ? C'est ce qu'il n'est pas possible de dire. Je sens toute la justesse des critiques adressées aux traitements complexes au point de vue de l'expérimentation thérapeutique, mais je n'en reste pas moins convaincu que dans un grand nombre de maladies, surtout dans les affections chroniques, et plus encore dans celles qui sont accompagnées d'un état cachectique, il est rare qu'on puisse triompher du mal à l'aide d'un seul moyen, et le plus souvent il faut toucher l'organisme par plusieurs côtés pour le ramener à ses conditions d'équilibre. Comme je l'ai déjà dit, le résultat a répondu à mon attente; plusieurs médications énergiques avaient été employées sans succès, et là me paraît être le principal intérêt de ce fait.

Les exemples analogues sont fort rares dans les auteurs; je n'en ai rencontré qu'un très-petit nombre, et je vais les analyser :

Dans les *Éphémérides des curieux de la nature* (2ᵉ décade, an II, p. 99), on raconte qu'une femme enceinte fut, depuis le cinquième mois de sa grossesse, incommodée par un flux laiteux dont la quantité s'élevait à une livre et demie chaque jour. On lui pratiqua trois saignées; des liga-

(1) Ceci était écrit en 1856, alors que beaucoup de médecins affirmaient que l'usage des sels sodiques amenait la déglobulisation et l'anémie. Des expériences toutes récentes de mon ami le docteur Tupier tendent à prouver que si, dans certaines cachexies, les sels sodiques à haute dose peuvent être nuisibles, dans d'autres conditions, ils augmentent d'une manière très-notable le chiffre des globules dans le sang.

tures furent appliquées sur les membres inférieurs; on restreignit la dose de ses aliments, on lui prescrivit de l'exercice en plein air. Le flux fut réduit à une demi-livre, et cette femme accoucha à terme d'un enfant vigoureux.

C'est à ce fait sans doute que fait allusion Sauvages dans sa *Nosologie*, t. V, quand il dit : *Visæ sunt mulieres quæ quinto graviditatis mense libram et semissem lactis quotidie fundebant.*

On lit dans le même recueil (décade 11, an V, p. 475) l'observation d'une femme qui perdait chaque jour 3 pintes de lait, outre celui qu'elle fournissait à son nourrisson; une autre, après avoir bu 6 livres de lait de chèvre, sentit un tel afflux vers ses mamelles qu'elle était à peine soulagée par les nombreux enfants auxquels elle offrait son sein; *ut pene rupta ægre a numerosis pueris, uberibus admotis, levaretur.* (Ces derniers faits ont été cités par de Haller dans le 7e volume de sa *Physiologie*, 2e partie, p. 24.) On trouve dans les *Prælectiones academicæ*, rédigées par le même auteur (t. III, p. 303, § 380), le cas observé par Boerhaave, qui le premier donna à cette affection le nom de diabète lacté : « Une femme de Dordrecht avait été enceinte ou nourrice pendant douze années consécutives sans interruption; elle finit par être affectée d'un diabète laiteux, de sorte que toute la nourriture qu'elle absorbait s'échappait de ses mamelles sous forme de lait, sans aucune succion. Buvait-elle une livre de bière, elle perdait par les seins à peu près la même quantité de lait, maladie pénible dont elle ne fut délivrée qu'au bout de neuf mois; jamais ses urines ne continrent de lait. Chez d'autres femmes, ajoute le médecin de Leyde, les canaux du rein sont tellement relâchés par l'usage des boissons tièdes ou sous l'influence d'autres causes, qu'ils laissent échapper du lait, et qu'il survient un diabète laiteux, promptement suivi d'un épuisement mortel. » Boerhaave prétend expliquer ce résultat par la différence de dilatabilité des conduits urinaires et laiteux. Il confond ici deux maladies essentiellement différentes. D'ailleurs M. Rayer a justement contesté l'authenticité de ces urines laiteuses : ce savant médecin pense que, dans le plus grand nombre des cas, et peut-être dans tous, on a désigné sous ce nom des urines qui contenaient des matières grasses ou du pus.

Van Swieten (t. IV, p. 572) cite l'observation d'une femme chez laquelle les mamelles étaient le siége d'un écoulement de lait continuel et incommode qui persista plusieurs semaines, bien qu'elle eût cessé d'allaiter son enfant; un amaigrissement rapide en fut la conséquence; après plusieurs remèdes infructueux, elle fut guérie sous l'influence de l'administration de la sauge à doses répétées toutes les trois heures.

Tissot (t. VIII, p. 135, édition de Hallé) dit avoir vu deux exemples de *diabète mammaire* chez des femmes qui n'avaient pas nourri : « L'une, dit-il, fut une femme de ce pays, que cet écoulement, qui dura plus de huit mois, jeta dans un épuisement dont elle ne s'est jamais relevée; l'autre, une Française, qui perdait la vue pendant ses grossesses, et chez qui l'abondance du lait était si grande qu'elle perçait les matelas, les couettes et les paillasses, et qui la conduisit à une mobilité excessive qui subsistait encore bien des années après. »

Dans les publications récentes, je n'ai trouvé que les indications suivantes :

M. Puquet, médecin à Bourg, adressa à l'Académie de médecine une observation de flux laiteux abondant survenu après l'accouchement, et qui fut tari à l'aide d'une application de sangsues à l'anus (*Archives gén. de méd.*, 2e série, t. XVI, p. 621).

On lit dans le *British and foreign review*, t. XX, une observation empruntée à M. Green, de New-York, dont le sujet était une femme de quarante-sept ans, mère de quatre enfants; elle avait eu le premier à vingt ans, le dernier à trente-trois ans; la sécrétion du lait n'avait pas cessé depuis son dernier accouchement et augmentait aux époques menstruelles. Cette femme nourrit ses quatre enfants et deux enfants étrangers, qui tous prospérèrent, et sa santé ne subit aucune altération. Cette dernière circonstance devrait faire éliminer ce fait du cadre que je me suis tracé, mais je le mentionne pour montrer que, dans certains cas, l'organisme paraît s'habituer à cette production anomale, comme dans quelques cas, il s'habitue à des flux sanguins ou muqueux qui finissent même quelquefois par entrer dans ses conditions d'équilibre relatif.

Je dois à l'obligeante érudition de mon collègue et ami M. le docteur Lasègue, les trois faits suivants :

Hank (*Journal hebdomadaire de médecine;* en allemand *Wochenschrift*, etc. 1836) cite le fait d'une jeune femme très-robuste qui, à sa première couche, avait nourri quatre semaines son enfant. A cette époque, vive douleur dans les deux seins qui la forcent à sevrer. La sécrétion lactée persiste, malgré la diète et les purgatifs. Le lait coule abondamment, et par intervalles il sort par jet des mamelles, de manière qu'en peu de temps on peut en remplir une cuvette. Amaigrissement, débilité croissante. Guérison après cinq semaines de maladie.

Dans le *Journal de Hufeland* pour 1828, il y a une observation d'Amelung très-curieuse; il s'agit d'une jeune femme obligée de sevrer par suite de fissure du sein. Constipation opiniâtre, galactorrhée très-abondante. Les toniques sont employés sans succès et provoquent de vives douleurs abdominales; on administre le calomel à haute doses. Salivation; pendant toute la durée de ce nouveau flux, la perte du lait s'arrête; elle reparaît après que le ptyalisme a cessé. La galactorrhée s'arrête spontanément au retour des règles.

Naumann raconte, dans son *Manuel de clinique* (*Handbuch*, 1838), le fait suivant : « Je connais, dit-il, une jeune femme qui, dans la deuxième semaine de son allaitement, fut prise d'une telle galactorrhée, que le lait, qui coulait sans interruption toute la nuit, traversait son lit. Un médecin prescrivit des diaphorétiques. La galactorrhée se suspendit, mais il survint des sueurs profuses plus fatigantes pour la malade et qu'il fallut arrêter par les acides minéraux et par le quinquina. Les sueurs cessèrent, la galactorrhée reparut presque aussitôt, mais beaucoup moins intense, et surtout d'un seul côté. La guérison ne fut complète qu'au bout de six mois.

On trouve dans le *Bulletin thérapeutique* une observation de galactorrhée beaucoup plus complète que la précédente, publiée par le docteur Pétrequin (de Lyon), et dont je dois encore l'indication au docteur Lasègue :

Femme mariée, frangeuse, âgée de vingt-six ans; tempérament lymphatico-sanguin, bien constituée.

Lors de son premier accouchement, elle se destinait à être nourrice; mais, ayant pris froid, elle fut obligée d'y renoncer au bout de quinze jours; les mamelles devinrent le siége d'un engorgement inflammatoire, et les deux seins s'abcédèrent. Guérison après trois mois de traitement. Depuis lors le sein droit conserva un volume anomal, il était indolent; mais, quand elle était en sueur, il suintait par le mamelon une sérosité blanchâtre dont la quantité augmenta quand elle redevint enceinte, et ce flux fut continu durant le cours de la deuxième gestation. Cette nouvelle couche eut lieu deux ans après la première; elle fut heureuse; les lochies fluèrent naturellement pendant une semaine. La malade n'allaita pas un seul jour; l'écoulement du lait ne tarda pas à s'établir des deux côtés avec une telle abondance qu'elle en était inondée. La peau des mamelles rougit et s'enflamma dès le sixième jour. Le 30 septembre, vingt et un jours après l'accouchement, elle entra à l'Hôtel-Dieu de Lyon.

Les seins étaient alors très-volumineux, distendus, douloureux; la peau rouge, comme érysipélateuse, et le mamelon environné d'une auréole de boutons enflammés; la galactorrhée continua à être très-forte; il y avait, en outre, de la céphalalgie, de la constipation et quelques coliques; il s'y était joint une fièvre tierce, qui était à son quatrième accès; on attribua cette inflammation au contact continu du lait (que la chaleur faisait rapidement aigrir), au frottement des vêtements et au peu de propreté de l'accouchée; du linge propre, des cataplasmes et des lotions émollientes, furent les seuls moyens locaux qu'on dirigea d'abord contre elle; on y joignit des laxatifs, le petit-lait anti-laiteux de Weiss, qui eurent pour résultat des coliques et du dévoiement.

Un léger accès fébrile ayant reparu, le médecin prescrivit une décoction de quinquina, et la fièvre ne revint plus. Les purgatifs étant impuissants, on essaya des astringents; l'alun, l'extrait de ratanhia, la limonade sulfurique, le carbonate de potasse à la dose de 2, puis de 4 grammes, furent successivement employés; en même temps, un sachet résolutif fut appliqué sur le sein.

Tous ces moyens restèrent inefficaces, deux vésicatoires appliqués à chaque bras n'eurent pas plus de succès; la malade mouillait deux ou trois draps par jour; le sommeil, du reste, était bon, et les fonctions digestives s'accomplissaient d'une manière régulière; on eut alors recours aux bains de vapeur, concurremment avec les diaphorétiques (mauve, bourrache, esprit de Mindererus), et ils amenèrent de meilleurs résultats; le flux laiteux diminua, surtout dans le sein gauche, dès le huitième bain; les règles reparurent, mais ne firent que *marquer*, malgré les infusions d'armoise, données à titre d'emménagogues.

Les bains furent continués pendant un mois; après le vingt-deuxième, le sein gauche était revenu à son état normal; on y sentait encore quelques nodosités profondes, mais sans douleurs et sans écoulement; le volume et l'hypersécrétion du sein droit avaient diminué aussi; mais, après avoir fait un pas vers la guérison, la maladie semblait s'être arrêtée et restait à peu près stationnaire; on y trouvait des nodosités plus sensibles qu'à gauche; elles paraissaient formées par l'engorgement passif de la glande mammaire; l'écoulement n'était pas continu, et ressemblait à celui de la fontaine intermittente : la sécrétion continuait, les conduits et les réservoirs lactifères se distendaient, tout le sein changeait de forme et de volume, alors un sentiment de pesanteur et de plénitude s'y manifestait; il s'y joignait quelquefois des fourmillements et une ardeur incommode; puis la détente arrivait comme par regorgement, et tout l'appareil sécréteur se vidait pour se remplir de nouveau. Les sachets furent encore appliqués sans résultat; la malade maigrissait, s'attristait, éprouvait une fièvre continuelle, et des tiraillements douloureux dans l'épigastre.

Trois fois depuis l'accouchement, les règles avaient *marqué* sans se décider; M. Pétrequin fit appliquer, le 4 décembre, quatorze sangsues à la vulve, et il y eut une amélioration immédiate, mais qui ne dura que deux jours.

M. Pétrequin pensa que le meilleur moyen de paralyser localement la suractivité morbide de la mamelle était de la narcotiser par des applications stupéfiantes; on fit des onctions sur le sein avec de l'huile de morphine, l'opium fut donné à l'intérieur. Le 15 décembre, après six jours de ce traitement, le volume anomal du sein avait presque disparu, l'écoulement aussi: mais il semblait en même temps vouloir renaître à gauche, où il avait cessé depuis longtemps. Le 16, il suinta du sein gauche quelques gouttes de lait; on étendit à ce sein les onctions et les embrocations d'huile de morphine. Le 17, on donne 10 centigrammes d'extrait thébaïque en 2 pilules, et l'on continue durant une semaine. Le 22, la perte laiteuse étant supprimée, le sein s'engorgea, et devint le siége de douleurs lancinantes qui gênaient les mouvements du bras. Des applications d'huile de jusquiame calmèrent ces accidents. Le 27, l'éruption des règles paraissait vouloir se faire; on la favorisa par des applications de sinapismes aux cuisses; les règles coulèrent avec une abondance normale; c'était la quatrième apparition.

Le sein gauche ne laissait plus suinter de lait, à peine quelques gouttes s'écoulaient par le sein droit. La malade sortit de l'hôpital, et dix jours après elle vint voir M. Pétrequin; elle avait repris sa force et sa fraîcheur, et ne voyait que de loin en loin suinter quelques rares gouttes de lait, qui humectaient à peine son linge.

L'auteur compare cette galactorrhée au flux salivaire qui a quelquefois lieu dans la grossesse.

J'ai cité presque textuellement cette observation, doublement intéressante, et par les détails qu'elle renferme, et par le rapide succès qui suivit l'emploi topique et interne des narcotiques conseillés par le docteur Pétrequin. Cette médication eut-elle obtenu les mêmes résultats dans le cas qu'il m'a été donné d'observer? On aurait pu la tenter; mais évidemment l'état de ma malade était beaucoup plus grave, et par l'ancienneté de la maladie, et par le développement de la glande mammaire, à peine indiqué dans le fait de M. Pétrequin (ce qui prouve que ses dimensions n'avaient pas frappé son attention), et par l'abondance du flux laiteux, et par les troubles graves que cette perte avait causés dans tout l'organisme. L'appel aux fonctions de la peau a été un élément commun des deux médications : l'opium même, prescrit à d'autres titres, agit dans cette direction; mais l'objet principal que se proposait M. Pétrequin en l'employant était de paralyser directement l'irritation sécrétoire, de stupéfier le stimulus qu'il supposait entretenir le flux morbide, d'obtenir, en un mot, une action analogue à celle que ce médicament paraît exercer sur certaines sécrétions morbides des bronches ou de l'intestin. J'ai dit quelles considérations m'avaient dirigé vers un autre ordre de moyens ; j'ai réussi, mais je ne prétends rien préjuger sur la valeur relative des deux méthodes. Je serais tout disposé à essayer celle de M. Pétrequin, si un nouveau cas de galactorrhée s'offrait à mon observation, et si le traitement qui m'a si bien réussi une première fois restait inefficace.

Mon excellent ami M. le docteur Depaul m'a dit avoir soigné deux femmes chez lesquelles un flux laiteux, accompagné d'émaciation et de trouble de la santé, persista opiniâtrément après l'accouchement, en dépit de toutes les médications mises en usage, et ne s'arrêta que sous l'influence d'une nouvelle grossesse.

Pierre Frank cite un fait analogue (traduction de Goudoureau, t. II, p. 473). Il a consacré à la galactorrhée un chapitre spécial, dont l'analyse terminera ce travail.

Il fait remarquer que cette affection n'est pas exclusive à la femme, mais qu'on l'observe chez d'autres mammifères ; il en décrit les symptômes, et parle de cet écoulement spontané, continuel, qui augmente après les repas, finit par amener des phénomènes de chlorose, et peut entraîner, dans les cas les plus graves, la fièvre hectique et la phthisie pulmonaire. Il ne dit pas sur quelle somme de faits il a fondé cette description, et le tableau qu'il a tracé me semble prouver qu'il a eu surtout en vue des femmes chez qui l'allaitement était devenu la cause occasionnelle de maladies, en ajoutant à la faiblesse dont elles étaient déjà antérieurement atteintes ; il recommande de procéder avec prudence dans la suspension de ce flux, suspension qui pour lui cependant constitue la première indication. « Il ne faut pas, dit-il, se hâter de prescrire un régime très-substantiel, qui pourrait augmenter encore l'abondance de la sécrétion. » Il conseille les topiques résolutifs, appliqués à une époque éloignée des repas, et, après que le sein a été dégorgé, des pédiluves tièdes répétés ; il veut qu'on excite les autres sécrétions, surtout celles des reins et de la peau, en administrant des infusions de sureau et de sauge ; il prescrit des sels neutres, à doses modérées ; plus tard, le quinquina, les martiaux, combinés quelquefois avec la myrrhe ; le régime substantiel. Il proscrit les saignées.

On voit que ce traitement ne diffère en aucun point essentiel de celui qui a été institué chez la malade des Eaux-Bonnes, il repose sur les mêmes indications, et je suis heureux de confirmer par l'autorité d'un praticien aussi éminent que Pierre Frank les inductions très-réservées qu'on peut tirer d'une seule expérience.

Si je rencontrais de nouveau un cas de galactorrhée, et que l'engorgement de la mamelle, symptomatique de l'hypersécrétion de cette glande, résistât aux moyens que j'ai indiqués plus haut, j'essayerais l'emploi topique du chlorhydrate d'ammoniaque. Ce sel, qui jouissait autrefois d'une grande réputation et était considéré comme un résolutif puissant, était peu usité à Paris quand j'en repris l'usage, il y a seize à dix-huit ans. J'ai vu souvent, sous l'influence de cette médication, disparaître rapidement des engorgements laiteux rebelles, quelquefois même accompagnés de phénomènes inflammatoires qui semblaient accuser une suppuration imminente ou même commencée. Dans ce dernier cas, j'applique sur le sein malade des cataplasmes arrosés d'une solution de chlorydrate d'ammoniaque. Je fais dissoudre ce sel à la dose de 10 ou 20 pour 100, suivant les cas, dans une décoction de pavots, ou dans de l'eau additionnée de teinture thébaïque. Je ne regarde pas l'addition du narcotique comme indifférente : non-seulement il calme la douleur qui augmente et entretient la fluxion, mais, comme nous l'avons déjà dit, il diminue les sécrétions glandulaires.

Quand les phénomènes congestifs sont moins accusés, je fais faire des onctions avec la pommade :

Axonge	30	grammes.
Chlorhydrate d'ammoniaque	4	—
Extrait de ciguë	4	—
Camphre	1	—

S'il y a des douleurs vives, j'ajoute à ces substances l'opium et la belladone ; après les onctions, le sein est enveloppé d'une couche épaisse d'ouate, et soutenu par un bandage légèrement compressif.

Nous avons vu dans la salle Saint-Bernard une jeune femme accouchée depuis trois semaines, qui, peu de jours après ses couches, avait eu des gerçures au sein gauche ; ces gerçures devinrent le point de départ d'une lymphangite mammaire. Le travail inflammatoire s'étendit au tissu connectif qui sépare et unit les éléments glandulaires ; il en résulta un vaste abcès auquel on donna issue par une incision. De l'autre côté vous avez pu voir une gerçure profonde qui exulcère le mamelon ; cette femme a tenté de continuer l'allaitement, mais le sein, incomplétement vidé peut-être et souvent congestionné par des efforts de succion que la douleur forçait à interrompre, est devenu dur, gonflé, douloureux ; on sentait sous la peau, qui était tendue et rouge par places, des agglomérations de conduits sinueux constituées par les vaisseaux galactophores. J'ai prescrit, chez cette malade, des cataplasmes arrosés d'une solution au dixième de sel ammoniac ; en même temps j'ai fait cesser l'allaitement, également nuisible, dans ces conditions, à la mère et à l'enfant; car celui-ci était condamné à sucer un mamelon suppurant et le lait d'un sein malade. Je fis prendre un purgatif; je restreignis le régime. Le volume de la mamelle diminua considérablement; elle devint indolente même sous la pression; cependant on sentait encore à la partie inférieure un noyau d'engorgement, gros comme une noix et qui avait quelque chose de suspect, d'autant plus que le sein était œdématié autour de ce noyau; on pouvait craindre qu'il n'y eût dans ce point une inflammation plus intense et une infiltration purulente. Cependant, je le répète, il n'y avait aucune douleur et le reste de la glande était revenu à ses conditions normales. Nous continuâmes l'emploi du topique résolutif, et le sein, quelques jours après, était complétement guéri.

Cette médication m'a réussi dernièrement encore, chez une malade de la salle Saint-Raphaël, présentant un engorgement laiteux avec un gonflement, des douleurs et une rougeur localisée si intenses, que nous avons tous craint un commencement de suppuration.

J'ajouterai en passant que le sel ammoniacal m'a donné aussi de bons résultats dans certaines formes d'adénites à marche subaiguë. Chez les sujets lymphatiques, par exemple, on voit survenir quelquefois, dans le cours d'une amygdalite ou d'une affection des téguments à la tête, des engorgements des ganglions cervicaux qui survivent à la lésion dont ils ont été la conséquence.

Dans ces cas-là, je fais enduire la région malade deux ou trois fois par jour avec une pommade composée de 30 grammes d'axonge, 5 grammes de sel ammoniacal et 1 gramme de camphre. On la recouvre ensuite d'ouate de coton.

Cette médication est une variante de la pratique populaire qui fait appliquer de la laine grasse sur les ganglions engorgés, car cette laine grasse renferme du carbonate d'ammoniaque.

J'ai constaté, il y a deux ans, l'action résolutive de cette pommade, chez une jeune fille de huit ans, dont la mère et la sœur étaient mortes tuberculeuses et qui présentait un engorgement considérable des ganglions et du tissu cellulaire situés au-dessus du ligament de Fallope droit. Tout le tiers inférieur de la fosse iliaque interne était occupé par une tumeur dure, mamelonnée, au centre de laquelle on sentait un point fluctuant. La peau amincie ne tarda pas à s'ulcérer, et il s'écoula un ichor visqueux tenant en suspension des particules caséiformes. La petite ouverture resta fistuleuse; cependant, la tuméfaction ambiante n'avait pas sensiblement diminué. Cette jeune fille gardait le lit depuis plusieurs mois, au grand détriment de sa santé générale. On avait déjà essayé une foule de résolutifs en bains, pommades, emplâtres, et l'on avait en même temps cherché à relever l'activité nutritive par l'emploi intérieur du quinquina, de l'iodure de potassium et des ferrugineux. J'essayai la pommade ammoniacale, et, au bout de quelques semaines, la tuméfaction avait subi une diminution notable ; une petite rechute provoquée par une imprudence fut promptement réparée, et, après trois mois de ce traitement, cette jeune fille, qui pendant les quatre ou cinq mois précédents n'avait éprouvé aucune amélioration, fut assez bien guérie pour quitter son lit, marcher sans souffrance, reprendre sa vie habituelle, conservant à peine un très-léger empâtement de la région iliaque, qui ne lui causait aucune douleur et aurait passé inaperçu si on ne l'avait pas cherchée avec attention dans cette région, naguère occupée par une tuméfaction considérable. A plusieurs reprises, une éruption d'aspect miliaire, provoquée par la pommade, força pendant quelques jours à en suspendre l'emploi, auquel on revenait dès que l'irritation des téguments était apaisée.

Dans quelques cas, je fais faire des sachets de toile recouverts d'un côté de taffetas gommé et remplis d'un mélange de sel marin et de sel ammoniac qu'on humecte de temps en temps. En combinant cette application avec une compression douce à l'aide d'un bracelet de caoutchouc, j'ai guéri un kyste du carpe qui avait résisté à l'écrasement et aux applications iodées.

J'ai appliqué encore avec succès cette méthode à des engorgements ganglionnaires.

Mon ami le docteur Hammond, de New-York, a recommandé dans le traitement du bubon simple les applications d'une solution de sel ammoniac.

Messieurs, de nos jours, ce sel ammoniacal n'est guère employé, à Paris, qu'en applications topiques dans des cas d'hydarthrose ou d'arthrite chronique. Je vous ai dit comment j'avais été conduit à l'essayer dans l'adénite par l'emploi vulgaire de la laine grasse. C'est le cas de dire : *Nil sub sole novum*. Dans l'*Apparatus Medicaminum* de Gmelin, vous trouvez que Schneider l'avait conseillé dans les tumeurs lymphatiques, et que Justamond l'employait dans les *engorgements du sein*. On y trouve même l'indication de son emploi topique récemment préconisé dans les affections gangréneuses. Gmelin commence l'histoire de ce médicament par cet éloge qui vous paraîtra un peu hyperbolique : *Medicaminum facile princeps*. Pauvre prince, qui, comme tant d'autres, n'a eu qu'un règne éphémère ; mais, si on l'avait trop exalté, n'a-t-il pas été compris injustement, avec beaucoup d'autres agents thérapeutiques utiles, dans la proscription et l'oubli ?

Sans doute, la crédulité de nos pères avait trop facilement prêté aux médicaments des propriétés qui n'avaient pas été suffisamment démontrées. Broussais fit table rase de toutes ces croyances, déjà ébranlées par le scepticisme des nosologistes. Il faut reconnaître que, s'il a été un des fléaux de l'humanité par sa pratique sanguinaire, il a servi la science, autrement qu'il ne le voulait, en la faisant sortir de l'ornière de la routine; mais il nous avait réduits pendant vingt-cinq ans au formulaire de Sangrado. C'est depuis trente ans à peine qu'on cherche à renouer la chaîne des traditions brisées, et à soumettre les agents pharmaceutiques, quelque temps négligés, à des expériences plus sévères et plus concluantes. Il nous faut marcher dans cette voie, éclairés par la méthode expérimentale, qui est vieille comme la science assurément, mais que nous pouvons appeler moderne, par la rigueur et la précision que nos contemporains ont su lui donner.

DES CORPS FIBREUX DE L'UTÉRUS (1)

Sommaire. — Leur fréquence, leur siége, leurs variétés, leur structure, leur évolution, les changements qu'ils subissent. — Troubles qu'ils produisent variant suivant leur siége. — Corps fibreux intestitiels, cavitaires, sous-péritonaux. — Diagnostic. — Pronostic. — Traitement. — Indications thérapeutiques.

MESSIEURS,

Les corps fibreux de l'utérus constituent assurément une des affections les plus communes de cet organe. A la Salpêtrière, je les rencontrai au moins une fois chez quatre femmes ayant dépassé l'âge de soixante-dix ans. Leur fréquence augmente avec les années, cependant on peut les observer dans la jeunesse, et beaucoup de polypes utérins sont constitués par ces corps fibreux; je leur conserve ce nom qui leur a été donné par Bayle, pour ne pas préjuger une question de structure intime qui peut offrir encore matière à discussion.

C'est peut-être à Dupuytren qu'on doit une des premières études cliniques de ces tumeurs qui avaient été observées par les plus anciens anatomo-pathologistes. Presque chaque année, il consacrait à leur étude plusieurs leçons dont on retrouverait des lambeaux épars dans les thèses et les feuilles périodiques publiées il y a quarante ans.

Il décrivait avec soin leur structure composée de tissu connectif et d'un élément fibreux, la proportion variable de ces deux éléments dans la constitution de ces productions morbides, leur transformation cartilagineuse ou osseuse ; il admettait même, ce qui a été longtemps contesté et semble accepté aujourd'hui, la possibilité de leur dégénérescence, très-exceptionnelle il est vrai, en tissu cancéreux : dégénérescence qui suivant lui atteignait surtout les corps fibreux dans lesquels l'élément celluleux dominait.

Il avait bien indiqué leur origine interstitielle, leur siége qui tantôt

(1) Leçon publiée partiellement dans le *Bulletin de thérapeutique.*

restait fixé au milieu des parois de l'utérus, tantôt faisait saillie vers leur cavité, d'autres fois était extérieur à l'organe ; et parfois alors ils semblent affranchis de toute connexité avec lui. Cette indépendance cependant n'est qu'apparente, et des recherches nombreuses que j'ai faites en 1836 sur ces tumeurs fibreuses m'ont convaincu que les plus volumineuses, les plus indépendantes en apparence présentaient à leur surface quelques fibres éparses plus ou moins pâles, plus ou moins dégénérées, qui se groupent en faisceau vers leur point d'origine pour se continuer avec l'utérus et témoigner de leur origine.

Je suis porté, d'après mes observations, à admettre que les corps fibreux qui font saillie vers la cavité utérine, qui forment polypes, sont plus communes chez les femmes encore jeunes ou au moins pendant la durée de la vie active de l'utérus. Après la ménopause, la vitalité de l'utérus se restreint ; sa vie de relation, son activité spéciale s'éteignent ; il s'atrophie, sa cavité se rétrécit ou même s'oblitère, et il semble que ses produits n'aient pas la même tendance à se porter au dehors.

Quoi qu'il en soit, les tumeurs fibreuses sous-péritonéales sont extrêmement communes chez les vieilles femmes ; leur volume est très-variable : il y en a qui ont le volume d'un pois, d'autres égalent et surpassent les dimensions d'un fœtus à terme. Elles sont le plus souvent multiples, et dans ce cas elles forment des masses bosselées de consistance variable et souvent inégale, qui ne gênent pas toujours, autant qu'on pourrait le supposer, les fonctions des organes abdominaux.

J'ai vu ces jours-ci encore une dame septuagénaire dont le ventre offre une saillie analogue à celle que déterminent les kystes ovariques. Cette intumescence est produite par des corps fibreux énormes, durs, qui, à droite, atteignent presque la région hépatique, à gauche remontent au-dessus du niveau de l'ombilic. En les cherchant par la palpation, on fait fuir une très-mince couche de liquide. Il y a quarante ans que Chomel a constaté l'existence de ces corps fibreux qui alors faisaient à peine relief au-dessus du bassin ; la malade dit avoir éprouvé quelques accidents inflammatoires qui depuis lors ne se sont pas reproduits ; elle accuse seulement des douleurs intermittentes qui cèdent à des applications narcotiques, une grande gêne dans la marche, de la constipation, parfois des envies fréquentes d'uriner. Je lui ai fait porter une large ceinture en coutil qui lui a apporté beaucoup de soulagement ; elle se plaignait encore de quelques accidents dyspeptiques que les amers ont modifiés, et malgré une délicatesse de poitrine dont une pleurésie grave a été le point de départ, cette dame supporte vaillamment le poids des années.

Les tumeurs enclavées dans le bassin, en comprimant les organes qui y sont contenus, produisent des troubles fonctionnels plus considérables que celles qui se développent du côté de la cavité abdominale; elles sont plus fréquemment accompagnées de métrorrhagies, de dysurie, de constipation opiniâtre; elles peuvent empêcher la conception, provoquer l'avortement ou apporter à l'accouchement des obstacles considérables; cela dépend de leur volume, de leur fixité, et de leurs rapports avec les organes pelviens.

Celles qui se développent du côté de l'abdomen ne sont pas cependant toujours inoffensives, elles peuvent comprimer la veine cave, les intestins, les uretères, la vessie, gêner le développement de l'utérus pendant la grossesse, et donner lieu ainsi à des accidents d'hydropisie, d'obstruction intestinale, de dysurie, de lésion consécutive des reins, d'accouchement prématuré. Il n'est pas rare de voir ces tumeurs devenir le point de départ d'inflammations péritonéales, habituellement partielles, mais qui peuvent se généraliser. Le processus inflammatoire peut envahir les tumeurs elles-mêmes, elles peuvent se ramollir, devenir fluctuantes, simuler un kyste ovarique ou un abcès, comme je l'ai vu une fois; je n'avais pas suivi l'évolution de la tumeur, et ce fut à l'autopsie que je reconnus mon erreur. Des douleurs, de la fièvre, des nausées ou des vomissements accompagnent ces complications phlegmasiques, qui présentent les symptômes et partagent le pronostic des péritonites partielles ou générales; ces péritonites sont sujettes à se répéter après une première attaque, et leurs récidives comme leur première invasion coïncident souvent avec la congestion menstruelle: elles succèdent quelquefois à des fatigues, à des contusions qui jouent dans leur production le rôle de cause occasionnelle.

En général, les tumeurs fibreuses augmentent de volume graduellement, lentement; dans beaucoup de cas, elles se multiplient. Leur accroissement est ordinairement beaucoup moins accentué après la ménopause que pendant la vie menstruelle. La congestion cataméniale semble activer leur développement; leur activité nutritive diminue avec celle de l'organe dont elles émanent; elles peuvent alors rester stationnaires.

Des observations authentiques prouvent qu'elles peuvent diminuer, peut-être même disparaître, et cette terminaison malheureusement très-rare a paru favorisée par des médications que nous indiquerons plus tard.

Elles peuvent aussi se séparer de leur point d'origine : celles qui font polypes peuvent tomber spontanément, par ulcération de leur pédicule. On a vu des tumeurs sous-péritonéales, fixées par des adhérences dans le cul-de-sac recto-utérin, et sans aucune connexion avec l'utérus dont il est probable qu'elles s'étaient détachées.

Ces corps fibreux ont pour caractères essentiels leur consistance généralement dure, et leur forme sphéroïdale. Ils naissent le plus souvent du fond de l'utérus ou de sa paroi postérieure. Cependant ils peuvent se développer dans tous les points de l'organe ; j'en ai souvent rencontrés inclus dans le col et faisant une légère saillie à sa surface.

Elles présentent, quand on les coupe, un tissu dense, d'apparence fibreuse ou celluleuse. On y aperçoit des fibres vorticillées, contournées en pelotons ; et très-souvent dans la même tumeur on trouve plusieurs agglomérats de fibres ainsi enroulées autour de centres distincts. Elles contiennent parfois des cavités remplies de liquide. J'y ai plusieurs fois rencontré des infiltrations sanguines et de petits foyers d'hémorrhagie interstitielle. Elles sont en général, cependant, peu vasculaires. Celles qui sont renfermées dans les parois de l'utérus sont enveloppées d'un tissu cellulo-vasulaire lâche qui leur forme une sorte de kyste et les unit à ces parois.

L'examen microscopique y a fait reconnaître du tissu conjonctif, du tissu fibreux, des cytoblastes, une substance granuleuse et des fibres lisses parfaitement semblables aux fibres utérines. Aussi plusieurs auteurs les ont désignées sous le nom de *myomes* ou de *fibro-myomes*, et les ont considérées comme une sorte d'hyperplasie irrégulière du tissu utérin.

Dans quelques cas, les fibres mêmes de l'utérus entrent dans leur constitution et se prolongent dans leur intérieur. D'après le docteur West, cette disposition n'a été observée que dans les polypes.

Ces tumeurs peuvent déplacer et déformer l'utérus. Les corps fibreux interstitiels amènent quelquefois dans le tissu de l'organe une modification semblable à celle qui accompagne la grossesse. Le docteur West en a cité d'intéressantes observations et, comme le remarque ce savant gynécologue, ce n'est pas une distension mécanique, c'est une évolution nutritive provoquée par l'incitation que détermine ce produit morbide.

Quelle que soit leur structure primitive, elles peuvent subir de nombreuses modifications : ainsi elles peuvent s'encroûter de sels calcaires, et cette sorte d'ossification peut commencer par le centre. Souvent elle se fait par des noyaux multiples : ainsi j'ai vu un polype fibreux criblé de pepins osseux jaunes, demi-transparents, renfermés dans de petites loges. D'autres fois, c'est à la périphérie que se déposent les sels calcaires : j'ai rencontré, à côté de plusieurs corps fibreux à différents degrés d'évolution ou de dégénérescence, une tumeur plus volumineuse que les autres, circonscrite par une coque ostéiforme, mince, élastique ; cette coque se laissait déprimer, et revenait à sa forme primitive : elle entourait une cavité remplie en partie par des caillots fibrineux, en partie par une matière jaune, molle, comme plâtreuse.

Non-seulement les tumeurs fibreuses sont le plus souvent multiples, mais une tumeur est quelquefois formée de l'agglomération de plusieurs noyaux distincts ; je me rappelle avoir vu à la Salpêtrière, chez une vieille femme qui succomba à une pachyméningite, une tumeur fibreuse grosse comme le poing : elle était enchâssée dans la paroi antérieure de l'utérus, dont les fibres l'enveloppaient de toutes parts. Celles-ci lui formaient un kyste à la face interne duquel elle était unie par un tissu cellulo-vasculaire lâche. En avant, elle n'était séparée du péritoine, qu'elle soulevait, que par une couche très-mince de fibres utérines ; la tumeur elle-même était constituée par un assemblage de noyaux fibro-cartilagineux, réunis entre eux par un tissu fibreux et cellulo-vasculaire, ceux qui étaient placés à la périphérie étaient cunéiformes ; ils pouvaient se mouvoir les uns sur les autres dans des limites très-restreintes.

Quand, par leur volume ou par leur position, les corps fibreux ne gênent pas les fonctions de l'utérus et des organes voisins, ils constituent plutôt une anomalie anatomique qu'une maladie ; le plus souvent, cependant, ils signalent leur présence par quelque souffrance ou par quelque désordre ; s'ils font saillie du côté de la cavité de l'utérus, ils provoquent très-habituellement des congestions utérines qui se manifestent par des métrorrhagies, au moins par des ménorrhagies, par de la leucorrhée, et par tous les troubles d'innervation qui accompagnent l'état congestif de l'utérus. Ils peuvent apporter à la grossesse et à l'accouchement les obstacles dont nous avons parlé, cependant on a vu malgré la présence de corps fibreux considérables la grossesse arriver à son terme ; mais leur action irritante peut alors provoquer ou des hémorrhagies ou des accidents phlegmasiques. Moreau père m'a montré un corps fibreux gros comme la tête d'un fœtus qu'il avait extrait, après un accouchement à terme, chez une fille de Parent Duchâtelet. Des douleurs expultrices, des pertes lui firent reconnaître l'existence de cette tumeur qu'il avait habilement enlevée ; malheureusement cette jeune femme, qui n'avait pas trente ans, succomba à des accidents puerpéraux. Les douleurs auxquelles ils donnent lieu peuvent être extrêmement violentes; quelquefois dues à la compression du plexus sciatique et sacré, elles prennent la forme névralgique; j'ai vu des sciatiques opiniâtres liées à la présence de ces corps fibreux; pour la même raison, on observe des engourdissements, des inquiétudes, des faiblesses des membres inférieurs, imputables à la même origine.

D'autres fois, ces tumeurs irritent le tissu utérin, et provoquent des contractions douloureuses d'autant plus énergiques que, comme nous l'avons dit, ce tissu peut subir une transformation qui augmente sa puissance contractile. Ces douleurs prennent alors le caractère de douleurs expultrices. Elles se réveillent surtout aux époques menstruelles ou sous l'influence de causes qui produisent dans la matrice une irritation congestive. Dupuytren nous citait l'observation d'une dame qui, depuis plusieurs années, était torturée tous les mois par des douleurs violentes, atroces, comparables aux douleurs de l'enfantement.

Le plus souvent les troubles de sensibilité causés par ces productions morbides consistent dans une sensation de gêne, de pesanteur, de prolapsus des organes pelviens, et dans toutes les variétés de douleurs lombaires, hypogastriques, inguinales ou crurales qui accompagnent les congestions de l'utérus, auxquelles peuvent se joindre ces douleurs sympathiques qui, sous l'influence des mêmes conditions morbides se font sentir dans des organes plus éloignés.

Nous avons dit quels étaient les caractères des tumeurs fibreuses: dans l'immense majorité des cas, il est facile de les distinguer des kystes ovariques; cependant, quand ceux-ci sont entourés d'un kyste à parois épaisses, et sont peu volumineux, le diagnostic peut offrir des difficultés qui se reproduiront lorsque, comme dans l'observation que j'ai citée plus haut, la tumeur fibreuse ramollie donne à la main une sensation de fluctuation; pour ce dernier cas, il ne peut y avoir d'embarras que quand on n'a pas assisté à l'évolution de la tumeur. Dans le premier, il faut noter que le kyste ovarique de médiocre volume n'est pas situé sur la ligne médiane, même recouvert d'une coque épaisse, il n'a pas la dureté spéciale du corps fibreux, en général il entraîne l'utérus en haut et le relève de son côté au lieu de le repousser et de le dévier du côté opposé comme les corps fibreux intra-pelviens.

Il n'est pas toujours aisé de distinguer d'une tumeur fibreuse le corps de l'utérus engorgé et infléchi; cependant, même quand il est le siége d'un engorgement chronique, l'utérus a rarement la dureté du corps fibreux. Si on repousse le col de la matrice en haut, on imprime au fond de l'organe un mouvement d'équerre qui appartient aux inflexions utérines : rétro et antéflexions ; si la paroi abdominale est assez souple pour permettre cette exploration, en combinant la palpation hypogastrique avec le toucher, on peut constater si le fond de la matrice occupe sa position normale, ou s'il est fléchi sur le col ; enfin, dans les cas assez rares où ces données ne permettent pas de fixer le diagnostic, on pourra recourir au cathétérisme : il est quelquefois rendu difficile dans le cas de tumeurs rétro-utérines par la compression et par le rétrécissement de l'orifice supérieur du col ; il convient toujours de le pratiquer avec une grande prudence, car il a quelquefois produit des accidents, et dans certains cas même, on a vu la sonde traverser le tissu utérin ramolli. Si cependant la sonde passe sans difficulté, à la profondeur habituelle de la cavité utérine, devant ou derrière une tumeur dont la nature reste douteuse, il est évident que cette tumeur n'est pas constituée par le corps de l'utérus infléchi. Le toucher rectal peut aussi dans ces cas fournir des renseignements utiles, et permettre par exemple de sentir le fond de l'utérus derrière une tumeur qui occupe le cul-de-sac antérieur.

Les douleurs des tumeurs cancéreuses sont plus opiniâtres, plus intrinsèques que celles des corps fibreux ; leur évolution est rapidement accompagnée de troubles généraux de la nutrition qui font soupçonner leur nature ; elles contractent plus promptement que les tumeurs fibreuses des adhérences avec les parties voisines.

Ces corps fibreux intra-utérins peuvent s'ils sont peu volumineux, après s'être pédiculés, rester inclus dans la cavité de la matrice, et provoquer des hémorrhagies redoutables. Soupçonnant leur présence, Simpson (d'Édimbourg), après avoir dilaté le col avec des éponges coniques, a, plusieurs fois, enlevé ces petits polypes et fait cesser l'hémorrhagie. Le plus souvent, après avoir soulevé la muqueuse, poussés au dehors par les contractions des fibres utérines, ils se pédiculent et apparaissent à l'orifice du col ; ils ne s'y montrent d'abord chez beaucoup de malades que d'une manière intermittente, aux époques menstruelles, alors que cet orifice est dilaté et assoupli ; puis ils le franchissent définitivement et font saillie dans le vagin, quelquefois après des douleurs expulsives violentes et par une sorte d'accouchement. On a même vu, dans ces efforts de contraction, l'utérus se renverser et son fond faire hernie au dehors à la suite du polype.

Je ne vous décrirai pas le procédé opératoire à l'aide duquel on enlève ces polypes, je laisse cette tâche aux chirurgiens ; je vous dirai seulement que j'ai apporté une petite modification au serre-nœud de de Graefe, dont se sert M. Maisonneuve pour exciser à l'aide d'une anse métallique le pédicule du polype : pour que cette anse soit toujours perpendiculaire au pédicule, soit que celui-ci s'implante sur une des parois de l'utérus, soit qu'il naisse de son fond, j'ai fait faire par M. Collin à l'extrémité supérieure du serre-nœud deux fentes, l'une transversale, l'autre verticale ; la première est destinée aux polypes qui naissent du fond de l'utérus, la seconde conduit l'anse métallique sur la base du pédicule parallèlement aux parois sur lesquelles il est implanté et le plus près possible du point d'implantation, condition qu'on ne peut pas obtenir avec un fil qui l'embrasserait obliquement.

Je ne prétends pas que la ligature extemporanée convienne à tous les corps fibreux qui font saillie dans le vagin, elle est surtout applicable à ceux qui ont un pédicule très-distinct. Dans d'autres circonstances il sera préférable, après avoir incisé la membrane muqueuse près de la base du polype, de l'isoler de celui-ci aussi haut que possible à l'aide de l'ongle de l'index, et si l'on ne peut obtenir l'énucléation immédiate, on imprime au corps fibreux saisi entre les mors d'une pince de Museux des mouvements de torsion lente, aidés au besoin de quelques coups de ciseaux, qui le séparent de ses attaches.

Quand le polype est rentré dans la cavité utérine après s'être montré au dehors, je crois indiqué, dans le cas d'hémorrhagies dangereuses, de chercher à dilater le col par des applications topiques de belladone ou même à l'aide d'éponges préparées, puisque sa dilatation spontanée pendant la période menstruelle, aidée probablement d'une excitabilité plus grande des fibres utérines, à cette époque favorise sa descente.

Les corps fibreux interstitiels sont souvent ceux qui causent les troubles les plus pénibles et les plus irrémédiables : fixés à l'utérus, enfermés dans l'étroite enceinte du bassin, ils compriment plus énergiquement les organes voisins et en troublent les fonctions ; ils peuvent provoquer des hémorrhagies, en général cependant, moins abondantes et moins opiniâtres que celles qui accompagent les corps fibreux cavitaires.

Dans ce cas, les métrorrhagies ne se montrent souvent qu'aux époques menstruelles, comme exagération du flux naturel, et avec une abondance qui épuise les malades et les condamne à l'immobilité pendant toute cette période.

La présence de ces corps fibreux dans l'utérus semble quelquefois prolonger la vie menstruelle et retarder la ménopause. Je dis *semble* avec intention, car il est infiniment probable que dans ce cas l'ovulation a cessé à l'âge où elle cesse ordinairement ; mais la congestion hémorrhagique, qui a pour cause excitante l'irritation produite par la tumeur, a pris, en quelque sorte, le rhythme de la périodicité menstruelle qui en a été longtemps le coefficient ; elle le conserve, après que les règles ont cessé, sous l'influence de cette loi d'habitude qui exerce une si puissante influence sur toutes les fonctions normales ou morbides.

Ainsi j'ai vu des femmes de cinquante-cinq et soixante-deux ans qui continuaient à avoir des métrorrhagies régulièrement périodiques, liées à la présence de corps fibreux.

Les tumeurs fibreuses interstitielles se dérobent en général à l'intervention de la chirurgie ; quelques chirurgiens ont tenté cependant des opérations hardies pour aller chercher ces corps au fond de l'utérus et leur faire subir des tentatives de broiement ou d'injections résolutives. Pour ma part, dans notre milieu de race et de climat, je ne m'associerais pas à des tentatives de ce genre qui peuvent réussir ailleurs.

Bien plus encore, les corps fibreux de l'utérus qui font saillie dans la cavité péritonéale échappent à l'action chirurgicale, au moins dans l'immense majorité des cas, bien qu'on ait proposé d'aller les chercher dans le ventre à l'aide de la gastrotomie.

Si cette opération est justifiée et même indiquée dans une maladie qui, comme les kystes ovariques, finit presque toujours par compromettre l'existence ou par la rendre insupportable, il n'en est pas de même dans le cas de tumeurs fibreuses sous-péritonéales ; le plus souvent elles ne menacent la vie d'aucun danger sérieux ; leur développement est lent, et leur volume n'atteint jamais les dimensions excessives des kystes de l'ovaire. Ajoutez à cela que leurs connexions intimes avec l'utérus doit augmenter les périls et les difficultés de l'opération.

Suivant leur situation, leur volume, leurs rapports avec la matrice, suivant aussi les dispositions individuelles, ces tumeurs sous-péritonéales peuvent provoquer dans les organes voisins des troubles fonctionnels ou des douleurs plus ou moins intenses, qui se développent sous l'influence de la marche, de la station, de certaines positions ; la locomotion peut devenir pénible et difficile. Souvent alors on observe des hémorrhagies, moins fréquentes et moins abondantes qu'avec les tumeurs interstitielles, et qu'avec celles surtout qui font saillie vers la cavité utérine.

Ces hémorrhagies surviennent ordinairement aux époques cataméniales ; elles augmentent l'abondance et la durée du flux menstruel au grand détriment des forces ; la nutrition s'altère ; l'anémie se prononce de plus en plus, entraînant avec elle des accidents dyspeptiques qui l'augmentent, et une excitabilité nerveuse qui ajoute aux sensations morbides et aux troubles fonctionnels qu'éprouvent les malades. Je les ai vues revenir avec une abondance menaçante au moment de la ménopause : la présence de ces corps fibreux exagère alors et peut rendre périlleuse la disposition hémorrhagique si commune à cette période de la vie.

L'étude de ces phénomènes morbides et des conditions dans lesquelles ils se développent fournit les indications d'un traitement hygiénique qui atténue beaucoup ces accidents, quelquefois même les fait complétement disparaître. L'observation suivante en est un exemple :

Madame D..., âgée de trente-cinq ans, mère de trois enfants, et veuve depuis dix ans, a été éprouvée par de nombreux chagrins, à la suite desquels se sont manifestés des accidents hystériques. Sa menstruation, depuis plusieurs années, était irrégulière : les règles avaient une abondance et une durée inaccoutumées et devenaient de véritables pertes, qui se répétaient quelquefois dans l'intervalle des périodes cataméniales ; la malade ne pouvait rester debout, soutenir une marche un peu longue, ni surtout se mettre à genoux, sans éprouver des douleurs dans les reins, les cuisses et le bas-ventre, accompagnées de nausées et de défaillances. Dans les courtes périodes qui séparaient les métrorrhagies, elle avait de la leucorrhée ; la maigreur, l'anémie étaient très-prononcées ; l'appétit languissait, les forces se déprimaient de plus en plus ; la disposition hystérique prenait une tendance hypochondriaque.

En examinant la malade par la palpation et le toucher, je constatai l'existence de tumeurs fibreuses multiples, dont quelques-unes étaient situées dans le bassin ; d'autres, plus volumineuses, faisaient saillie au-dessus de la symphyse pubienne ; elles étaient en connexion assez intime avec l'utérus pour être ébranlées par les mouvements de soulèvement imprimés à cet organe dont le doigt constatait l'abaissement, quand on pressait de haut en bas sur les tumeurs. Le toucher faisait en outre reconnaître une érosion granulée du col utérin, que l'examen au spéculum permit de constater avec plus de précision.

Je pensai que l'érosion et le catarrhe granulé du col pouvaient ajouter un stimulus congestif aux troubles circulatoires causés par les tumeurs et entrer comme éléments dans la pathogénie des métrorrhagies. Dès lors, il était indiqué d'attaquer cette complication, en prenant les précautions convenables pour que la cautérisation ne devînt pas une cause nouvelle d'hémorrhagie.

Je fis garder le lit à la malade pendant deux ou trois jours après chaque cautérisation ; je lui fis prendre en même temps une infusion de feuilles de digitale, additionnée de sirop de ratanhia et de teinture de cannelle. Ensuite, pour soustraire l'utérus à l'excitation que provoquent nécessairement les mouvements et les ballottements des corps fibreux, je fis faire une ceinture ventrale en coutil, doublée, de chaque côté de la tumeur, de petits coussins en peluche (1) qui en dessinaient les contours, de manière à l'immobiliser, à la caler en quelque sorte.

Pendant toute la durée des époques menstruelles, la malade fut condamnée à garder la position horizontale. Pour relever le travail nutritif, en augmentant la plasticité du sang, je prescrivis avant les repas des pilules d'extrait de quinquina rouge.

Le succès fut complet : les pertes, les douleurs lombaires et hypogastriques disparurent, la malade reprit de l'embonpoint, du teint, de la gaieté ; grâce à sa ceinture, elle put marcher, se mettre à genoux, supporter les voyages sans aucun des accidents qu'elle éprouvait autrefois. Depuis cinq ans, j'ai eu l'occasion de voir fréquemment cette dame, et depuis lors sa convalescence ne s'est pas démentie.

Je pourrais citer plusieurs cas analogues, dans lesquels les mêmes moyens ont donné les mêmes résultats, mais qui n'ajouteraient rien d'important aux enseignements que celui-ci renferme.

Je dois ajouter cependant que, si les accidents métrorrhagiques résistaient aux moyens précédemment indiqués, j'ai quelquefois prescrit des injections astringentes, avec 2 à 4 grammes de perchlorure de fer pour un litre d'eau. Dans certains cas, les narcotiques introduits dans le rectum, les vésicatoires appliqués sur l'hypogastre peuvent favoriser l'hémostase, lorsque l'hémorrhagie est accompagnée de douleurs, ou lorsque son abondance et sa durée témoignent d'une congestion active et intense.

Enfin, dans ces derniers temps, j'ai employé souvent avec succès le sulfate de quinine dans les métrorrhagies de toute origine. Mais ce point de pratique me paraît assez intéressant pour que j'en fasse le sujet d'une de nos prochaines leçons.

En résumé, on prescrira aux malades la position horizontale pendant l'époque menstruelle ; on leur fera porter une ceinture construite de manière à embrasser la tumeur et à la rendre, pendant les mouvements, inoffensive pour l'utérus qui la supporte, ou pour les autres organes hypogastriques ; on écartera les complications, quand on en rencontrera

(1) On remplace quelquefois la peluche par de petits coussins en caoutchouc remplis d'air.

qui soient accessibles à nos moyens thérapeutiques ; on fera agir sur l'organisme les modificateurs hygiéniques et les agents thérapeutiques qui peuvent relever le travail nutritif et rendre au sang sa crase normale. Tels sont les moyens simples dont j'ai constaté plusieurs fois l'efficacité, et grâce auxquels j'ai vu disparaître des accidents qui troublaient péniblement l'existence et pouvaient même la compromettre par leur persistance ; ces moyens peuvent conduire ainsi les malades jusqu'à l'âge où cesse la vie active de l'utérus, avec les fluxions périodiques qui en compliquent toutes les maladies. A cette époque, les affections bénignes de cet organe tendent souvent à devenir stationnaires, et à ne se révéler que par des symptômes moins accentués ; comme la matrice elle-même, elles deviennent plus indifférentes au sein de l'économie vivante ; seulement, l'époque de la ménopause exigera une vigilance et une attention toutes particulières, à cause des tendances congestionnelles et hémorrhagiques qui l'accompagnent habituellement.

On a essayé d'obtenir la résolution des tumeurs fibreuses, ou du moins d'enrayer leurs progrès par un traitement médical : l'iode et ses composés ont été employés à l'intérieur et à l'extérieur ; on l'a fait entrer dans des pommades destinées à être étendues sur la peau de l'abdomen ou appliquées sur le col utérin ; on a aussi conseillé les eaux minérales chlorurées bromo-iodurées, comme celles de Salies, de Salins, de Kreutznach, de Saxon. Des observateurs dignes de foi ont cru pouvoir attribuer à ces médications la diminution ou l'arrêt de ces productions morbides. On est donc autorisé à les tenter dans des limites telles qu'elles ne puissent pas altérer la santé générale. Je les ai plusieurs fois prescrites ; mais l'évolution de ces tumeurs est si irrégulière qu'il m'a été impossible d'en affirmer les effets ; sagement administrées, elles sont assurément inoffensives ; et cette innocuité même les recommande aux médecins : car les malades consentent difficilement à l'expectation en présence d'un mal qui fait des progrès et d'exemples de guérison qui, sans avoir une valeur démonstrative, sont appuyés sur des témoignages assez sérieux pour encourager de nouveaux essais.

DU PROLAPSUS DE L'UTÉRUS

ET

DE L'EMPLOI DES PESSAIRES EN ÉPONGES DANS LES AFFECTIONS UTÉRINES.

Sommaire. — Causes du prolapsus. — Conditions organiques auxiliaires des actions traumatiques. — Modifications que subissent la muqueuse vaginale et les organes voisins. — Troubles fonctionnels consécutifs. — Diagnostic avec les polypes fibreux, avec les allongements du col. — Erreurs plus souvent commises dans les inversions incomplètes. — Moyen de les éviter.

Traitement. — Chercher à modifier les états morbides antérieurs qui ont favorisé le prolapsus. — Moyens mécaniques : ceintures hypogastriques ; pessaires ; éponges ; modification apportée à leur emploi ; leurs avantages, leurs indications. — Pessaire de Schilling. — Pessaire en caoutchouc, pessaire de Chomel. — Pessaire de l'auteur. Observations.

Messieurs,

Le prolapsus de l'utérus n'est pas une affection rare ; on l'observe le plus souvent chez des multipares. Des imprudences commises après les couches, des chutes et des secousses violentes en ont été, dans certains cas, la cause déterminante ; mais on le rencontre en dehors de ces conditions, et à celles-ci mêmes viennent probablement, dans beaucoup de cas, s'ajouter comme auxiliaires certaines anomalies morbides des organes, anomalies sur lesquelles on n'est pas d'accord. Peut-être a-t-on eu le tort de vouloir attribuer à une seule condition morbide une prédisposition qui résulte de la réunion de plusieurs : l'état du vagin, l'état de l'utérus lui-même, de ses ligaments et de ses annexes peuvent jouer un rôle complexe dans la production de cet accident, comme le maintien de l'utérus dans sa position normale dépend de conditions multiples.

Les guérisons obtenues dans plusieurs cas, à la suite d'opérations qui avaient pour objet la coarctation du vagin, me paraissent démontrer que le relâchement de ce conduit peut avoir une part importante dans la production du prolapsus. Quand celui-ci est ancien, le vagin renversé fait une sorte de manchon cylindrique dans lequel se précipitent la vessie, le rectum, des anses de l'intestin grêle, et qui sert quelquefois de poche à des collections séreuses. On comprend tous les troubles fonctionnels qui sont la conséquence de ces déplacements : quelques malades accusent des douleurs épigastriques, accompagnées parfois de sensibilité à la pression, d'une sensation de tiraillement de l'estomac, faisant dans certains cas une ceinture névralgique et irradiant dans les aines et dans les cuisses; souvent elles se plaignent d'une constipation opiniâtre avec sensation de pesanteur sur le rectum, de dysurie; quelquefois elles ne peuvent vider la vessie qu'en réduisant la tumeur ou en la comprimant avec leurs mains pour remplacer l'action des muscles abdominaux qui cessent d'agir sur elle comme auxiliaires de ses contractions.

La muqueuse vaginale exposée à l'air et au frottement des cuisses et des vêtements subit une transformation : elle prend les caractères du tégument externe, elle pâlit, son épiderme épaissi s'exfolie par lamelles squameuses; en outre cette muqueuse est habituellement parsemée d'excoriations d'un rouge vif, suppurantes, saignantes, qui lui donnent un aspect repoussant, et exhalent parfois une odeur fétide.

Bien que dans le prolapsus de l'utérus les hémorrhagies ne soient ni aussi fréquentes ni aussi abondantes que dans l'extrophie ou inversion de cet organe, une observation que je vous rapporterai bientôt prouve qu'elles peuvent compliquer la simple chute de l'utérus.

Habituellement des douleurs lombaires et hypogastriques, des défaillances, de la dyspepsie, des troubles généraux de l'innervation, et chez les sujets prédisposés, des accidents hystériques et hypochondriaques complètent le tableau symptomatique de cette affection.

Les organes renfermés dans le sac vaginal renversé peuvent s'enflammer, et des adhérences rendre le prolapsus irréductible. Même dans ce cas, la conception a pu avoir lieu, et la grossesse arriver à son terme normal.

Le diagnostic est facile quand la tumeur fait saillie hors du vagin : on voit l'orifice du col, on palpe la matrice entre ses mains. Avec un peu d'attention : ce diagnostic ne présente pas de plus grandes difficultés quand l'utérus abaissé n'a pas dépassé la vulve et repose sur le périnée.

J'ai vu pourtant prendre pour un utérus abaissé un polype fibreux ramolli à son sommet; il offrait une espèce de cavité qu'on crut être l'orifice utérin. Le médecin qui avait commis cette erreur cautérisait depuis plusieurs mois avec persévérance l'extrémité ulcérée de ce polype, dont le toucher me fit reconnaître immédiatement la nature.

Avant Huguier, les allongements du col étaient confondus avec les abaissements de l'utérus; la palpation hypogastrique combinée avec le toucher vaginal et rectal suffit presque toujours pour faire éviter cette erreur et pour faire constater que le corps de l'utérus occupe sa position normale, et que le diamètre vertical de l'organe a subi un aggrandissement considérable. Le doigt sent d'ailleurs aisément la saillie du col allongé, et très-rarement il sera utile dans ce cas de recourir au cathétérisme utérin.

Dans l'extrophie ou inversion de l'utérus, au lieu d'un segment de cône à sommet inférieur qui est la forme habituelle de l'utérus, on sent ou l'on voit, si elle est extérieure, une tumeur piriforme dont la grosse extrémité est en bas. On ne trouve pas inférieurement l'orifice du col, qui forme alors un anneau circulaire à une distance plus ou moins rapprochée du point d'origine de cette tumeur.

Si l'on a quelquefois pris un corps fibreux pour l'utérus en prolapsus, la distinction est plus difficile quand il s'agit de l'inversion utérine, surtout quand celle-ci est incomplète et que le corps de l'utérus fait hernie à travers le col resté en place. En effet, dans l'inversion incomplète comme dans le cas de polype, le pédicule de la tumeur est embrassé par le col utérin qui en est séparé par une gouttière beaucoup plus profonde, il est vrai, dans le second cas que dans le premier; ce pédicule dans l'extrophie est beaucoup plus large en général que dans le cas de polypes. Malgré ces signes différentiels, l'erreur a été plus d'une fois commise, et pour montrer combien il faut se tenir sur ses gardes, j'ajouterai qu'elle a été commise trois fois à ma connaissance par des chirurgiens éminents. La seule manière de l'éviter, c'est de combiner le toucher rectal avec l'introduction d'une sonde dans la vessie; si le doigt et l'instrument ne sont séparés que par des parois membraneuses, si l'on ne sent pas entre eux la résistance solide et épaisse qui résulte de la présence de l'utérus interposé, c'est qu'on a affaire à une inversion partielle de la matrice.

Ce mode d'exploration m'a fait reconnaître une lésion de cette espèce chez une femme qui m'était adressée comme atteinte d'un polype utérin; et l'on ne doit pas manquer d'y recourir toutes les fois qu'on a quelques doutes sur la nature de la tumeur.

En présence d'un prolapsus de l'utérus il faut d'abord chercher à modifier les conditions organiques qui en ont favorisé la production : congestion de l'utérus, engorgement de l'organe, inflammation catarrhale. Comme j'ai déjà eu occasion de le dire, le repos *horizontal* pendant la période menstruelle est, dans toutes les affections congestives de l'utérus, un puissant auxiliaire des autres médications.

Dans beaucoup d'affections utérines, l'immobilité de l'organe est, à une certaine période, une condition nécessaire ou au moins très-utile à la guérison. Quand ces affections ne présentent pas un caractère d'acuité qui commande un repos absolu, il devient souvent indiqué de concilier l'exercice que réclame la santé générale avec l'immobilité de l'organe malade. Une ceinture bien faite peut, dans un grand nombre de circonstances, satisfaire à cette double indication ; mais il en est d'autres où il faut immobiliser le segment inférieur de l'utérus, le soutenir, prévenir la pression qu'il pourrait exercer sur le vagin hyperesthésié, ou les tiraillements que son augmentation de volume ferait sentir aux nerfs de ses ligaments. Dans ces conditions, les pessaires peuvent rendre des services considérables.

Il y a incontestablement des cas où l'utérus abaissé doit être soutenu par un pessaire. Nous admettons que cet abaissement reconnaît le plus souvent pour cause une affection de l'organe qui exige un traitement plus directement adressé à la cause de l'abaissement ; mais les moyens mécaniques qui ramènent l'organe à sa situation naturelle, qui l'y maintiennent, qui le placent dans des conditions plus favorables à la régularité du mouvement circulatoire, peuvent être de puissants auxiliaires de ce traitement. D'ailleurs, l'opportunité de son intervention est, dans beaucoup de cas, démontrée par la sensation des malades qui se trouvent soulagées. Cette sensation doit toujours être interrogée avec soin par le médecin : souvent elle décidera si l'usage du pessaire doit être continué ou abandonné.

Le rôle des pessaires a été depuis quelques années considérablement restreint dans le traitement des maladies utérines. On avait sans aucun doute exagéré l'importance des déplacements, des déviations et des inflexions morbides de l'utérus. Il est incontestable que ces anomalies de position et de forme peuvent exister sans provoquer de troubles notables dans la santé ; il me semble, cependant, qu'après leur avoir fait une part trop grande dans la pathologie de la femme, on en a trop amoindri la signification, et trop affirmé l'innocuité. Nous ne devons pas, assurément, revenir au temps où, quand on trouvait l'utérus un peu incliné sur son axe, on voyait dans ce fait une maladie qui réclamait toutes les ressources de la mécanique ; mais il faut se rappeler que ces ectopies, ces inflexions anomales, portées à un certain degré, sont presque toujours le signe ou au moins la trace d'un travail morbide localisé dans l'utérus ou dans les tissus voisins. Dans le premier cas, bien que consécutives, elles peuvent contribuer à prolonger la maladie, en déterminant des troubles circulatoires qui résultent du changement apporté à la direction des troncs vasculaires ; et lors même que le travail morbide a cessé d'être actif, lorsque la nutrition est rentrée dans l'ordre physiologique, ces changements dans la forme et dans la situation de l'utérus, inoffensifs pour beaucoup de femmes, peuvent faire naître chez d'autres des sensations morbides. Ainsi, chez une hystérique, un utérus allongé, déplacé, trop mobile, peut, sur le vagin hyperesthésié, sur les nerfs de l'appareil générateur, tiraillés ou comprimés, produire une irritation qui se révèle par des douleurs et par des troubles fonctionnels.

De tous les pessaires qui ont été imaginés, un des plus simples et des plus anciens est le pessaire en éponge ; souple, élastique, presque sans valeur, l'éponge se trouve partout ; elle peut recevoir la forme qu'on désire lui donner et servir de véhicule à des topiques destinés à modifier les organes génitaux. Elle s'accommode avec une extrême facilité à toutes les variétés de forme et de volume que peuvent présenter l'utérus et le conduit vaginal. Ainsi, dans le cas d'utérus conique, on choisira l'éponge en champignon, on en élargira la dépression centrale qui recevra la saillie du col ; dans la rétroflexion, on donnera à l'éponge une forme en éventail, laissant une saillie centrale mesurée de manière à supporter le museau de tanche, en même temps que le limbe de l'éventail soutient le cul-de-sac postérieur. S'agit-il d'un cystocèle, d'un prolapsus utérin, on pourra soutenir l'éponge à l'aide d'une baleine recourbée fixée à une ceinture, ainsi que je l'ai vu faire par mon ami regretté le docteur Abendroth (de Dresde).

Mais, à côté de ces avantages incontestables, l'éponge offre des inconvénients qui l'ont fait abandonner par un grand nombre de médecins et lui ont fait chercher des succédanés moins simples et d'un emploi moins facile. Le principal est qu'elle fait souvent, dans la station, saillie à travers l'orifice vulvaire ; elle s'imbibe alors d'urine pendant la miction, et non-seulement ce liquide contracte rapidement une horrible fétidité, mais il devient offensif pour la muqueuse vaginale, par ses produits ammoniacaux et putrides. J'ai tâché de remédier à cet inconvénient, et je crois y avoir réussi à l'aide d'un moyen bien simple : après avoir taillé une éponge et avoir traversé son extrémité inférieure avec un ruban de fil, je plonge son tiers inférieur dans de la cire jaune fondue, puis je la retire pour la laisser refroidir ; je la replonge et la retire encore à plusieurs reprises, jusqu'à ce qu'elle soit revêtue d'une couche épaisse de cire qui la rend imperméable dans les points qu'elle recouvre, tandis que les deux tiers supérieurs conservent leur souplesse et leur expansibilité.

Pour que cette opération réussisse, il faut que l'éponge soit parfaitement sèche.

Dans ces derniers temps, d'après le conseil d'un pharmacien distingué, M. Vigier, j'ai substitué à la cire la paraffine qui donne à la portion de l'éponge qu'elle revêt une consistance infiniment plus grande, et en outre la rend entièrement inaltérable; il importe que ce revêtement s'arrête au quart ou au tiers inférieur de l'éponge ; il lui donne en effet une rigidité qui serait un inconvénient si elle s'étendait plus haut. Pour la limiter, on peut étreindre et comprimer avec une ficelle très-serrée la portion de l'éponge qui doit conserver sa souplesse. Un ruban de fil est passé dans la partie inférieure de l'éponge ainsi préparée, et est fixé à une ceinture qui peut servir de base à un bandage en T. Ce bandage est nécessaire dans le cas de prolapsus complet de l'utérus et du vagin; il supporte une compresse longuette qui maintient l'éponge et l'empêche d'être repoussée au dehors.

Ce moyen m'a réussi dernièrement chez une dame âgée de soixante-douze ans, affectée d'un prolapsus complet. Outre l'obstacle que cette descente apportait à la marche, elle donnait lieu à des hémorrhagies continuelles qui s'échappaient de la surface du col ulcéré par le frottement des cuisses et épuisaient la malade.

Pour combattre cet accident, tous les matins, avant de replacer l'éponge qu'elle enlevait le soir, la malade baignait l'utérus dans une solution faible de perchlorure de fer. En outre, je faisais saupoudrer la surface de l'éponge avec un mélange de poudre de colophane et de sang-dragon.

Grâce à ces moyens l'utérus fut maintenu, et la malade put marcher comme elle ne l'avait pas fait depuis bien des années.

Ainsi préparée, l'éponge ne s'imbibe pas d'urine, et la partie supérieure, restée perméable, peut porter sur le col utérin et sur la muqueuse vaginale des liquides médicamenteux. Ainsi, dans un cas d'hyperesthésie hystérique de l'utérus et du vagin, je me suis bien trouvé de la plonger dans une solution de bromure avant de l'introduire; elle portera de même sur ces parties des liquides narcotiques ou astringents.

La simplicité du pessaire en éponge ainsi modifié me semble lui mériter la préférence, au moins dans la pratique nosocomiale, sur les pessaires en caoutchouc, dont je ne conteste pas l'utilité dans certains cas, mais dont la forme est invariable, qui sont beaucoup plus dispendieux, et laissent trop souvent échapper le gaz qui les distend ; enfin ils ne peuvent pas servir de véhicule à des modificateurs topiques et remplir une indication à laquelle le pessaire était déjà adapté dans les temps hippocratiques, où l'on faisait un fréquent usage des trochisques et des pessaires médicamenteux.

En proposant les éponges durcies à leur partie inférieure comme pessaires dans les prolapsus utérins, je ne prétends pas qu'elles doivent faire exclure tous les autres pessaires ni qu'elles suffisent dans tous les cas : ce moyen par sa simplicité me paraît pouvoir être surtout utile dans la médecine de campagne et dans la médecine des pauvres ; il est économique, et une éponge ainsi préparée peut servir au moins pendant un mois.

Chomel se servait d'un segment de cylindre aplati, en ivoire, dont il proportionnait les diamètres à ceux du col de la matrice. Il mesurait ceux-ci à l'aide d'un spéculum quadrivalve qui embrassait étroitement ce col, et il reportait ensuite sur une feuille de papier l'empreinte de son ouverture.

Ce pessaire de Chomel m'a réussi dans quelques cas de prolapsus ; en voici un exemple :

La femme B..., blanchisseuse, réglée à dix-huit ans, l'a été régulièrement depuis cette époque ; elle n'avait jamais eu de leucorrhée avant ces deux derniers mois. Elle a eu une seule couche, il y a dix-huit ans, et au bout de dix-huit jours elle a pu reprendre son travail.

Il y a dix ans, portant une lourde charge par un jour de verglas, elle tomba sur le siége : pendant deux mois après cet accident, elle éprouva des douleurs dans les reins, dans le dos et dans la nuque. Depuis cette époque, elle s'aperçut de l'apparition dans la région inguinale droite d'une tumeur qui rentrait quand elle était couchée.

Depuis deux ans, elle a remarqué que la matrice venait faire saillie entre les lèvres quand elle montait un escalier ou se livrait à quelque effort en général ; cette saillie rentre avec facilité, excepté lorsqu'elle s'est livrée à quelque exercice violent : elle est obligée alors de garder le lit pendant quelque temps avant d'en obtenir la réduction. Depuis que la matrice se montre au dehors, elle est sujette à des douleurs de reins, quand elle se tient debout ; elle en éprouve d'autres dans les aines et dans l'épigastre qui coïncident avec l'apparition de la tumeur inguinale.

La fonction menstruelle n'a pas été troublée ; depuis deux mois elle a de la leucorrhée.

On aperçoit entre les lèvres une tumeur ovalaire qui a 10 centimètres dans son diamètre vertical et 6 transversalement. Elle est formée par l'utérus et le vagin renversés ; au centre de l'extrémité inférieure de cette tumeur, on aperçoit l'utérus dont les lèvres renversées sont érodées dans une grande étendue.

Cette érosion offre à la vue une multitude de petites saillies d'un rose vif groupées autour de très-nombreuses dépressions en forme de godets, qui lui donnent près de l'orifice un aspect aréolaire. Le doigt pénètre facilement dans le col utérin jusqu'à l'orifice interne. Le vagin, en se repliant, forme derrière le col une sorte de valve qui est séparée de celui-ci par un sillon profond ; un sillon moins prononcé limite en avant les deux organes.

La portion de la muqueuse vaginale qui est renversée en dehors offre l'aspect du tégument externe, elle était sillonnée quand la malade est entrée à l'hôpital par des ulcérations sinueuses qui sont en voie de cicatrisation ; la surface du col et les deux tiers supérieurs de la muqueuse vaginale renversée ne paraissent pas sentir le contact d'un stylet ; la sensibilité reparaît dans le tiers inférieur et dans la cavité du col.

Quand la malade a été en voiture, elle éprouve quelque difficulté à uriner ; à part cette circonstance, cette fonction s'exécute bien.

La sonde utérine pénètre de 14 centimètres, et par le toucher rectal, on sent le corps utérin sous forme d'un cylindre allongé.

Je cautérisai avec le nitrate d'argent la surface érodée : la malade accusa un peu de douleur quand le crayon pénétra dans le col. La saillie du col hors de la vulve me permit de suivre les modifications produites par la cautérisation : dès le lendemain, toute la surface du col cautérisée était détergée ; l'intérieur seul conservait un aspect blanchâtre ; il en sortit des pellicules blanches et une sérosité sanguinolente. Après la cautérisation, la malade a ressenti des douleurs vives dans les reins, principalement dans la région sacro-iliaque gauche et dans la région sus-pubienne, d'où elles irradiaient vers l'épigastre : ces douleurs ont persisté jusqu'au soir. Les règles, qui ne devaient venir que huit jours plus tard, commencèrent le lendemain, accompagnées de palpitations et de douleurs précordiales qu'elle ressent habituellement à chaque époque menstruelle.

Celle-ci terminée, je pratiquai une nouvelle cautérisation interne et externe. Dès le lendemain, la petite eschare était tombée, et la surface qu'elle laissait à nu était beaucoup plus unie et plus pâle que la première fois. La malade avait également beaucoup moins souffert, bien que la cautérisation eût été plus profonde et eût été portée jusque dans la cavité du corps de l'utérus, dont l'orifice interne était béant.

Après cinq cautérisations profondes, destinées à modifier, en même temps que l'érosion, cet engorgement considérable de l'utérus démontré par l'agrandissement du diamètre vertical, la plaie extérieure étant guérie, je pensai que le retour de l'utérus à sa position normale était une condition très-favorable à la résolution de l'engorgement, en faisant disparaître des troubles de circulation qui résultent de cette situation anomale.

En conséquence, j'appliquai à cette malade le pessaire de Chomel, que j'avais vu réussir dans des cas analogues, et que cette femme parut bien supporter. Malheureusement, elle quitta l'hôpital, et j'ignore quel a été le résultat définitif.

Mais comme tous les corps sphéroïdaux ou cylindriques, ce pessaire peut comprimer la vessie et le rectum, et si la pression expulsive exercée par l'utérus est considérable, il n'y opposera qu'une résistance insuffisante. En 1849, j'ai fait exécuter, par M. Charrière, un autre pessaire qui me semblait échapper à ces inconvénients :

Deux gouttières en buis ou en ivoire, courbées sur leur axe, arrondies à leurs extrémités, sont maintenues écartées par un ressort et réunies supérieurement par une lame de caoutchouc trouée à son centre : on les presse l'une contre l'autre pour les introduire dans le vagin ; dès qu'elles cessent d'être comprimées, le ressort tend à les écarter et à maintenir entre elles un intervalle qui laisse libres, en arrière le rectum, en avant la vessie. La lame de caoutchouc supporte le col utérin; celui-ci en pressant sur cette lame tend à rapprocher les bords supérieurs des gouttières, et par un mouvement de bascule, écarte les bords inférieurs qui arcboutent contre les tubérosités de l'ischion, et s'opposent ainsi à l'expulsion du pessaire. Le ressort doit être doré ou recouvert d'un tube de caoutchouc pour être préservé de la rouille.

Quand j'ai fait faire ce pessaire, on ne connaissait pas en France celui de Schilling qui me paraît préférable à tous les autres par sa simplicité et sa légèreté ; et si je décris le mien et celui de Chomel, j'y suis porté par cette considération que certaines personnes ne supportent pas des pessaires qui conviennent au plus grand nombre, et que dans ce cas, d'autres qui sont d'une application moins générale pourront leur être substitués avec avantage.

La fille B..., âgée de dix-huit ans, domestique, a été menstruée à quinze ans : elle l'est régulièrement, quoique peu abondamment, depuis cette époque ; elle a commencé à seize ans à avoir des rapports sexuels.

Depuis deux ans, elle a de fréquentes céphalalgies frontales accompagnées de vertiges ; elle a été cinq fois saignée pour ces accidents sans éprouver aucune amélioration. Elle accuse aussi depuis la même époque, c'est-à-dire depuis qu'elle mène une vie déréglée, des douleurs lombo-sacrées ; elle n'a jamais eu d'enfants. Il y a dix-huit mois, elle contracta un chancre et fut soumise pendant un mois à un traitement mercuriel.

Depuis trois mois, elle est obligée de frotter les parquets pendant trois heures chaque jour. Ce travail, qui devrait être interdit aux femmes, provoquait chez elle des douleurs lombo-hypogastriques accompagnées de vertiges qui la forçaient à l'interrompre. En outre, depuis six mois, elle est forcée de porter dans ses bras un enfant de deux ans.

Depuis qu'elle est condamnée à ces travaux pénibles, elle éprouve des troubles de la miction qui se sont manifestés d'abord sous forme de dysurie à laquelle ont succédé de fréquentes envies d'uriner. Il y a quatre mois, elle a souffert d'une constipation opiniâtre qui a duré deux mois.

Quinze jours après avoir commencé à frotter, elle a senti qu'une tumeur se présentait à l'orifice vulvaire ; cette tumeur n'a pas tardé à franchir cet orifice ; elle rentrait d'abord quand la malade était couchée, mais depuis deux mois elle reste dehors.

Cette tumeur, qui pend entre les grandes lèvres, est constituée par le vagin complétement renversé ; elle est fusiforme, elle a 12 centimètres et demi de longueur sur 7 dans sa partie la plus large. Son pédicule est circonscrit par une gouttière qui a en arrière 1 ou 2 centimètres de profondeur, et qui n'est représentée en avant que par une simple rainure, à peine profonde de 2 à 3 millimètres, formée par le renversement du vagin sur sa base adhérente aux parties voisines.

La muqueuse vaginale est d'une couleur blanc rosé, sèche, scarieuse, ridée, hérissée de lamelles épidermiques en partie détachées ; à gauche, elle est creusée par une ulcération étroite, sinueuse, qui en comprend toute l'épaisseur. Le col de l'utérus est pâle, tomenteux ; le méat occupé par une petite quantité de mucus opalin, est entouré de petites dépressions qui correspondent aux orifices obliques des follicules muqueux.

La sonde pénètre facilement à la profondeur de 6 centimètres et demi dans la cavité utérine, le canal de l'urèthre est infléchi de haut en bas, la vessie est renfermée tout entière dans le sac vaginal et donne en avant une sensation de fluctuation qui cesse quand on a évacué, à l'aide de la sonde, l'urine qu'elle renferme ; quelquefois la malade est obligée de la comprimer entre ses mains pour compléter la miction qui est difficile.

Quelques jours après, au début de la période menstruelle, cette femme fit une chute dans un escalier, l'utérus sortit au dehors ; les règles se suppriment brusquement : elle fit réduire la hernie utérine, mais elle éprouvait des douleurs vives à l'épigastre et d'autres en ceinture lombo-hypogastrique ; on constatait par la pression sur le trajet de ces douleurs trois foyers de sensibilité : un au niveau des dernières vertèbres lombaires, un second au-dessus de la partie moyenne de la crête iliaque, le troisième, partant du flanc, irradiait dans toute la zone hypogastrique.

Deux sangsues furent appliquées au haut des cuisses, les règles reparurent, mais durèrent peu ; la névralgie lombo-hypogastrique se dissipa, mais la malade conserva pendant plusieurs jours de la douleur et de la sensibilité épigastriques, accompagnées de bouffées de chaleur vers la tête.

Cette malade, qui était très-lymphatique, me parla alors d'une plaie qu'elle avait depuis quelque temps déjà à la jambe droite, et qui avait succédé, disait-elle, à un bouton écorché. Cette plaie arrondie, à fond grisâtre, avait résisté à tous les topiques qu'elle avait employés ; je la fis panser avec une pommade ainsi composée :

Axonge	30	grammes.
Extrait de quinquina	4	—
Acétate de plomb	0,60	centigr.

La plaie se détergea et la cicatrisation fut rapide.

Le 5 janvier, j'appliquai un pessaire d'après mon système, mais fabriqué par motif d'économie avec une carcasse en fil de fer, revêtue de gutta-percha : il sortit deux jours après, pendant les efforts de la défécation ; mais depuis, cet accident ne s'est pas renouvelé. La malade éprouvait, quand elle s'asseyait, une légère douleur dans le siége ; un bain, des injections émollientes en firent justice ; elle se sentait parfaitement à l'aise, elle pouvait courir, rester debout, ce qui lui était impossible auparavant, sans aucune douleur, et sans que la matrice fut déplacée. Je fis continuer les injections émollientes ; dix jours après, les règles parurent : mais, comme à l'époque précédente, et cette fois sans l'intervention d'aucune cause extérieure, elles s'arrêtèrent brusquement. Des sinapismes sur les membres inférieurs, un lavement avec 5 grammes de poudre d'aloès pris le soir et gardé jusqu'au lendemain matin les firent reparaître, et en même temps cessèrent les douleurs qui avaient suivi leur suppression. L'acte menstruel suivit à partir de ce moment son cours habituel ; pendant sa durée, le pessaire fut retiré et la malade garda la position horizontale ; on le lui réappliqua ensuite sans difficulté. Je lui fis faire des injections avec une solution de persulfate de fer au 4/1000, au double titre d'astringent et de désinfectant ; elle avait un peu de leucorrhée qui disparut. J'examinai la malade dix jours après cette introduction du pessaire, il était resté en place et ne présentait aucune odeur. Elle sortit et pendant deux mois travailla, porta des fardeaux très-lourds sans que le pessaire se dérangeât.

Deux mois après, elle vint me trouver de nouveau : elle avait frotté un parquet pendant une demi-heure, immédiatement après, elle éprouva une douleur vive avec gonflement des parties, elle voulut retirer son pessaire et ne put y parvenir. Je le retirai avec facilité, et, après avoir calmé par les bains et les émollients la légère irritation qui résultait de cette cause accidentelle, au premier pessaire j'en substituai un autre dont les valves étaient en buis poli et qu'elle supporta parfaitement bien. Ces deux mois d'essai, l'accident même que la malade avait éprouvé et qui n'avait pas déplacé l'instrument, prouvaient qu'il remplissait bien les conditions que j'avais cherché à réaliser.

DU TRAITEMENT DES HÉMORRHAGIES UTÉRINES

PAR LE SULFATE DE QUININE (1).

Sommaire. — Considérations générales sur les effets des sels quiniques en dehors des maladies palustres et de l'action tonique commune du quinquina. — De l'emploi du quinquina et du sulfate de quinine dans les hémorrhagies utérines.

Obs. I. — Hémorrhagie promptement arrêtée par l'administration quotidienne du sulfate de quinine.

Obs. II. — Métrorrhagie rebelle à l'action de l'ergot de seigle et traitée avec succès par le sulfate de quinine.

Obs III. — Métrorrhagie accompagnée de symptômes de congestion utérine et de réaction fébrile, guérie par une seule dose de sulfate de quinine.

Obs, IV. — Métrorrhagie rebelle au sel quinique. — Causes de l'insuccès. — Grossesse sèche.

MESSIEURS,

L'action du quinquina dans les maladies palustres est tellement héroïque, elle est pour l'humanité un bienfait si éclatant que l'on ne doit pas s'étonner si les autres applications de ce médicament ont pu être un moment un peu effacées par le rôle qu'il joue dans ces affections où il mérite souvent le titre d'*anchora sacra salutis* que lui donnait Sydenham.

Il y a quarante ans, beaucoup de médecins restreignaient ses propriétés à son action dite spécifique dans les maladies intermittentes miasmatiques, à une action tonique qu'on demandait surtout à l'extrait de quinquina gris, c'est-à-dire à une préparation qui renferme peu ou pas de quinine ; un certain nombre y ajoutaient une propriété anti-périodique, mystérieuse, comme sa spécificité dans l'impaludisme, peut-être connexe à celle-ci, et qui trouvait son application dans les actes morbides franchement et régulièrement intermittents ; mais on contestait

(1) Leçon inédite faite à l'Hôtel-Dieu, et communication à la Société de thérapeutique en 1871.

son utilité dans les rémittentes symptomatiques, et son opportunité en dehors du cercle étroit que la thérapeutique officielle avait tracé autour de lui. C'était une réaction naturelle contre l'abus qu'on en avait fait alors que, constatant ses merveilleux effets dans des maladies jusque-là difficiles à guérir, parfois même presque fatalement mortelles, on avait cru avoir trouvé une panacée contre tous les maux qui affligent notre espèce.

Ce cercle devait être bientôt brisé par l'expérience; on fut forcé de reconnaître que les applications de la quinine étaient beaucoup plus étendues qu'on ne l'avait soupçonné. On se demanda si sa prétendue spécificité n'était pas une modalité d'action physiologique qui répondait à l'état particulier de l'organisme dans les maladies palustres, mais qui pouvait rencontrer d'autres indications. Son intervention efficace dans le rhumatisme fébrile fut constatée par ceux mêmes qui mettent en doute son innocuité; on l'appliqua avec succès à l'infection pyogénique puerpérale qui me paraît identique avec la pyogénie traumatique. Je ne m'étonne donc pas que dans cette dernière, il compte des partisans.

Quelques médecins ont voulu faire de son emploi le traitement général de la fièvre typhoïde, entraînés dans cette voie par son incontestable efficacité dans certaines formes et dans certaines indications. Enfin il n'y a guère de pyrexies ou de maladies épidémiques dans lesquelles on ne l'ait de nouveau essayé; il n'y en a guère où il n'ait acquis des panégyristes.

Il y a, je crois, une étude intéressante à faire des indications et des effets des sels quiniques en dehors des maladies palustres et de l'action tonique commune du quinquina; ces derniers effets sont trop connus et trop incontestés pous fournir un sujet bien intéressant aux études de thérapeutique clinique; la physiologie thérapeutique, au contraire, a dans cette question, comme dans toutes celles qui ont pour objet le mode d'action du médicament, tout à faire ou au moins tout à réviser.

L'emploi du quinquina dans les hémorrhagies utérines est loin d'être une nouveauté. On l'a préconisé dans les hémorrhagies qui accompagnent quelquefois le début de la menstruation ou qui en précèdent le terme. Le quinquina rouge a été spécialement conseillé dans ce cas. Mais en général, je crois, en s'adressant à l'extrait de quinquina comme aux composés tanniques, on cherchait l'action modifiante que ces substances pouvaient exercer sur la crase du sang beaucoup plus qu'une modification de la circulation. On connaît cependant et l'on a bien souvent invoqué dans l'explication des actions thérapeutiques du sulfate de quinine, son action sur les vaso-moteurs et sur les organes de la circulation en général. Il me semble probable qu'il faille attribuer à cette action l'intervention efficace du sulfate de quinine dans les métrorrhagies.

J'exposerai en quelques mots les conditions dans lesquelles j'étais placé quand j'ai eu recours à cette médication et les circonstances qui m'ont paru indiquer son emploi :

OBS. I. — Adeline L..., âgée de vingt-cinq ans, couturière, est entrée à l'Hôtel-Dieu le 20 juin 1871. Elle était accouchée six mois auparavant. Douze jours après son accouchement, elle était allée laver du linge à la rivière, et depuis ce temps elle éprouvait, dans la région hypogastrique, des sensations pénibles, dont elle rapportait l'origine à cette imprudence. Deux mois après les couches, un léger suintement de sang se fit par la vulve et ne dura qu'un jour. Le même phénomène se reproduisit le mois suivant; enfin, un mois avant la maladie actuelle, il y avait eu une légère apparition sanguine, qui n'avait duré que quelques heures.

Le 17 juin, l'écoulement sanguin apparut de nouveau, continua le 18, et prit, le 19, un caractère hémorrhagique, dont la persistance la décida, le 20, à entrer à l'hôpital.

Le 21, nous la trouvâmes pâle et affaiblie; elle perdait en abondance un sang noirâtre, mêlé de caillots; à cette hémorrhagie s'ajoutait un mouvement fébrile paroxystique; le ventre était souple et indolent; elle n'éprouvait ni douleur, ni aucun autre trouble fonctionnel. L'examen de l'utérus ne faisait constater aucune lésion.

On soumit pendant plusieurs jours cette malade au repos horizontal, au régime et à l'usage des boissons acidulées; cependant la perte de sang continuait.

Convaincu que la plupart des hémorrhagies qui ne sont pas le résultat d'un traumatisme artificiel ou spontané, ou, en d'autres termes, d'une destruction des parois artérielles, supposent une congestion; convaincu que la fièvre, alors même qu'elle paraît connexe à une congestion dans un organe, et qu'elle manifeste le consensus de tout l'organisme avec l'action morbide locale, augmente cette action morbide par une sorte de cercle vicieux, je résolus d'attaquer cette fièvre par le sulfate de quinine, espérant qu'en modérant la circulation générale, on pourrait modérer l'afflux du sang vers les vaisseaux utérins. En conséquence, le 21 juin, je prescrivis à cette malade 1 gramme et demi de sulfate de quinine en trois doses, de deux en deux heures. A la visite du soir, je constatai que l'écoulement de sang s'était arrêté. La malade était sans fièvre.

Le lendemain matin, même état que la veille au soir.

Le 23 juin, un léger suintement sanguinolent avait apparu de nouveau.

On prescrivit une nouvelle dose de sulfate de quinine, et on la fit continuer les jours suivants. A partir de ce moment, l'hémorrhagie s'arrêta, et la malade sortit guérie le 30 juillet.

Bien que l'hémorrhagie se fut déclarée à la période menstruelle, sa durée, son abondance, les caillots volumineux qui sortaient avec le sang liquide, la faiblesse et la pâleur qui accompagnaient cet écoulement indiquaient un phénomène morbide et la nécessité de le combattre. Le retour de la santé, après sa brusque suppression, venait confirmer cette manière de voir. La promptitude de l'action thérapeutique suggérait la pensée que ce n'était pas seulement en modérant la circulation générale, en arrêtant le mouvement fébrile que le sulfate de quinine avait pu amener une hémostase aussi rapide, mais qu'il avait dû exercer une action directe sur les vaso-moteurs et sur les fibres mêmes de l'utérus; ce qui était d'accord d'ailleurs avec ce que nous savons de l'action physiologique des sels quiniques. L'intervention efficace du sulfate de quinine, dans des cas où l'hémorrhagie était dégagée de toute complication fébrile, confirme cette manière de voir.

Obs. II. —Jeanne B..., âgée de trente-quatre ans, entre à l'Hôtel-Dieu, salle Saint-Bernard, le 30 mai 1871.

Cette femme est très-pâle; elle tousse un peu; deux jours auparavant, elle a fait une fausse couche de cinq mois, et depuis lors elle a une perte abondante. On constate un peu d'expiration prolongée au sommet droit.

M. le docteur Dumontpallier, qui avait la bonté de me remplacer dans mon service, prescrivit 1 gramme d'ergot de seigle.

Le 2 juin, la perte avait continué aussi considérable que la veille; on insista sur l'ergot de seigle; le soir, l'hémorrhagie persistant avec une violence qui me parut inquiétante, on fit appliquer de la glace sur le bas-ventre.

L'écoulement de sang diminua notablement, sans cesser complétement, et au bout de quelques jours, il recommença avec abondance, sans toutefois être aussi fort qu'avant l'application de la glace. Je m'assurai qu'il n'y avait dans l'utérus aucune lésion pouvant expliquer ce flux sanguin opiniâtre, qui semblait le résultat d'une atonie de l'organe et d'une sorte d'habitude congestive. Le 1er juillet, ayant constaté le succès du sulfate de quinine chez la malade dont j'ai rapporté plus haut l'observation, mon interne, M. Bartharez, fit prendre à la malade 1 gramme 50 de sulfate de quinine en trois doses. Le lendemain, la perte avait cessé complétement. Elle reparut trois jours après. On reprit le sulfate de quinine, et on le continua pendant quelques jours. La métrorrhagie s'arrêta de nouveau, et cette fois d'une manière définitive. La malade sortit guérie douze jours après.

La durée de l'hémorrhagie, sa résistance à l'ergot de seigle, ses recrudescences opiniâtres, après un apaisement passager, rendent plus remarquable et plus incontestable l'action du sulfate de quinine dans cette métrorrhagie, et cette action justifie l'opinion que j'avais exprimée sur la cause de ce flux sanguin.

L'observation suivante nous montre une métrorrhagie accompagnée de symptômes de congestion utérine et de réaction fébrile, guérie par une seule dose de quinine.

Obs. III. — Pauline C..., âgée de vingt-trois ans, entre à la crèche de la salle Saint-Bernard, au mois de juin 1871, pour y faire soigner son enfant qu'elle allaitait. Elle était accouchée depuis six semaines, et paraissait jouir d'une très-bonne santé; elle n'avait pas vu ses règles depuis sa couche, circonstance que sa qualité de nourrice expliquait suffisamment. Il y a un an, elle était entrée déjà à l'Hôtel-Dieu pour des pertes utérines qui avaient duré sept ou huit jours.

Six jours après son entrée, cette femme fut prise, pendant la matinée, de douleurs très-vives dans les reins, dans le ventre et dans les membres inférieurs. Le soir éclata une perte très-abondante, qui continua toute la nuit et le lendemain matin.

A la visite du matin, nous trouvâmes la peau chaude et le pouls battant 80 fois par minute. Le surlendemain, la perte n'avait pas diminué; la malade rendait des caillots mêlés au sang fluide ; elle avait de la fièvre.

Quoique cet écoulement de sang fût venu à l'époque où les règles reparaissent après l'accouchement, il ne pouvait être considéré comme un phénomène normal. Sans doute le processus physiologique qui s'accomplit à cette époque et qui aboutit à l'acte menstruel avait pu en être la cause prédisposante; mais cette femme allaitait, et dans cette circonstance, le retour du flux cataménial, six semaines seulement après l'accouchement, était au moins un fait exceptionnel. Il est vrai que son enfant était malade, qu'il tetait moins, et que cette circonstance pouvait favoriser la tendance congestive de l'utérus exprimée déjà l'année précédente par des métrorrhagies. Mais cette congestion, au lieu de rester dans les limites physiologiques, produisait une hémorrhagie qui, par son abondance, par le caractère du flux sanguin, par le sentiment de faiblesse et d'épuisement qui l'accompagnaient, différait profondément des règles normales. D'ailleurs, la violence des douleurs pelviennes et surtout la fièvre accusaient une action morbide.

Je prescrivis 1 gr. 50 de sulfate de quinine à prendre en deux doses à deux heures d'intervalle. Le soir même l'écoulement avait cessé.

La malade se sentait très-affaiblie, mais ses douleurs de reins avaient beaucoup diminué; la fièvre l'avait quittée.

A partir de ce jour, les pertes n'ont point reparu, et la santé s'est rétablie rapidement. Six jours après, cette femme sortait de l'hôpital très-bien portante.

L'observation suivante nous montre une métrorrhagie rebelle au sel quinique, mais cet insuccès ne contredit en rien les conclusions qui ressortent des faits précédents. Au contraire, si la théorie que nous défendons sur le mode d'action de ce sel dans les hémorrhagies est exacte, non seulement dans ce cas-ci, il ne pouvait pas réussir, mais il était contre-indiqué. Je rapporte ce fait néanmoins. Il me paraît intéressant, au point de vue du diagnostic qui a été tardivement établi, et il se rattache à un point de médecine obstétricale qui appelle peut-être de nouvelles études.

Obs. IV. — Victorine P..., âgée de trente ans, est entré à l'Hôtel-Dieu, salle Saint-Bernard, le 15 novembre 1871 (n° 20).

Elle paraît robuste, quoique très-pâle et évidemment anémique. Elle a eu huit enfants qu'elle a allaités. Elle est accouchée pour la dernière fois, il y a deux ans environ. L'enfant a succombé à quatorze mois. Depuis lors ses règles, jusque-là suspendues, ont paru une seule fois; elle varie sur la date de cette apparition, qu'elle fixe tantôt à cinq mois et demi, tantôt à quatre mois et demi avant son entrée à l'hôpital. Elle ne croit pas être enceinte, elle n'éprouve aucun symptôme qui puisse le lui faire croire. D'ailleurs, pendant ses huit grossesses, elle a senti les mouvements du fœtus à trois mois et demi, et elle n'a jusqu'ici perçu aucun mouvement.

Depuis le 1er octobre, c'est-à-dire depuis un mois et demi, cette femme éprouvait par le vagin une perte de sang continue. Cette perte augmentait par moments et était parfois accompagnée de douleurs expultrices.

En examinant la malade, on constata dans l'hypogastre l'existence d'une tumeur dure, arrondie, grosse à peu près comme la tête d'un fœtus à terme. Cette tumeur paraissait bien avoir sa racine dans le bassin, mais elle semblait pédiculée et séparée du pubis par un intervalle de plusieurs travers de doigt; on pouvait l'embrasser entre les mains et lui imprimer des mouvements de latéralité. Ses contours étaient circonscrits par des bords parfaitement limités, et cette délimitation si nette donnait une sensation bien différente de celle que fait naître ordinairement l'utérus arrivé au cinquième ou sixième mois de la grossesse. Ses contours sont habituellement mollasses et indécis. En outre, le volume de la tumeur était très-inférieur à celui qu'il aurait dû avoir dans cette hypothèse.

Le toucher vaginal faisait constater la continuité de la tumeur avec le col utérin. Les mouvements imprimés à celle-là retentissaient sur le col. Cependant cette continuité n'était pas rigide et inflexible ; la tumeur pouvait être infléchie à droite et à gauche sur le col.

Nous nous sommes demandé alors si nous n'avions pas affaire à une tumeur fibreuse ; cette longue hémorrhagie, cette absence de mouvements fœtaux cinq mois après la dernière apparition des règles, chez une femme qui avait toujours senti remuer à trois mois et demi, semblaient rendre peu probable l'existence d'une grossesse dont la pensée s'était tout d'abord présentée à notre esprit. On avait aussi songé à une grossesse tubaire, mais la position médiane de la tumeur avait fait éliminer bientôt cette supposition. D'autre part, on comprenait difficilement comment une tumeur fibreuse, si elle avait existé avant le dernier accouchement, aurait, à cette époque, pu passer inaperçue, ou, si elle s'était développée depuis, comment en si peu de temps elle aurait acquis un pareil volume.

Dans cette incertitude, après avoir observé pendant trois jours les effets d'un repos absolu dans la position horizontale, on tenta le sulfate de quinine à la dose de 1 gr. 50 centigr. Il fut administré pendant trois jours (17, 18 et 19 novembre) sans autre effet que des nausées et un peu de gastralgie. L'hémorrhagie ne diminua pas.

Alors, dirigé par cette vue de physiologie pathologique que l'hémorrhagie suppose presque toujours un état congestif, je fis appliquer un vésicatoire sur l'hypogastre, moyen qui nous avait plus d'une fois réussi dans les métrorrhagies. Pendant trente-six heures environ, la perte fut presque nulle. Mais, après cette suspension momentanée, elle recommença. Les forces de la malade s'épuisaient. L'ergot de seigle fut prescrit et n'amena aucun résultat. Des irrigations avec une solution de perchlorure de fer (3 grammes pour 1 litre d'eau) furent aussi inefficaces.

Le 26 novembre, je pratiquai une nouvelle exploration. Je constatai un changement dans l'état de l'utérus. La tumeur paraissait en continuité presque immédiate avec le col. Celui-ci était mou et entr'ouvert, comme il l'est à une période avancée de la grossesse, en un mot, il semblait qu'il se fût dilaté et qu'il se préparât à laisser sortir au dehors le corps qu'il renfermait. Quel était ce corps? L'utérus était trop haut placé pour qu'il fût possible de pénétrer avec le doigt dans la cavité du col. Cependant le nouvel examen modifia nos premières impressions, la grossesse parut moins improbable. On ausculta avec soin la tumeur sans y entendre aucun battement. Mais le fœtus pouvait être mort, et j'admis *la possibilité d'une grossesse sèche sans liquide amniotique*, circonstance qui s'était présentée chez une de mes clientes, il y a quelques années, et je posai ce diagnostic avec un point de doute, me réservant de réclamer l'avis d'un de mes confrères, chirurgien de l'Hôtel-Dieu. En attendant, comme la malade était dans un état de faiblesse inquiétant, je fis pratiquer le tamponnement avec de la charpie trempée dans une solution de perchlorure. Ce traitement, qui fut continué pendant trois jours (26, 27, 28 novembre), n'arrêta pas l'hémorrhagie, et le 28 novembre au soir, la malade accoucha d'un fœtus mort dont la peau semblait dépouillée d'épithélium. La malade *ne perdit pas de liquide amniotique ;* l'accouchement fut beaucoup plus douloureux que ceux par lesquels elle avait déjà passé huit fois. Après l'expulsion du placenta, qui fut maladroitement jeté, et que nous n'avons pu examiner, l'hémorrhagie fut peu considérable.

Je fis chercher le degré de l'ossification du fœtus par l'interne du service, le docteur Bartharez, qui a bien voulu recueillir pour moi les observations que je viens de rapporter. Il constata le noyau osseux de la clavicule, du maxillaire inférieur, celui des os des membres et des ischions. Le point d'ossification du calcanéum commençait à peine à apparaître.

Le lendemain, 30 novembre, l'hémorrhagie avait cessé complétement. Mais, du 3 au 4 décembre, il survint quelques frissons accompagnés de nausées. On administra 1 gr. 50 de sulfate de quinine. Ce médicament fut mal supporté par la malade ; elle le vomit en partie, sinon en totalité, presque immédiatement après l'ingestion. On l'administra de nouveau le lendemain ; même intolérance se reproduisit : on fut dans la nécessité de ne plus en continuer l'administration.

L'exploration de l'utérus à travers la paroi abdominale dénotait de la rénitence avec un peu de douleur à la pression dans la fosse iliaque droite.

Comme il existait en même temps une diarrhée assez abondante, je fis la prescription suivante :

Julep, avec :

Sous-nitrate de bismuth............	6 grammes.
Teinture thébaïque.................	8 gouttes.
Teinture d'anis....................	10 gouttes.

Malgré ce traitement, la diarrhée prit une forme dysentérique et continua pendant neuf jours.

Le 6 décembre. Un nouveau frisson survint le matin à sept heures avec quelques vomissements glaireux. On constata une teinte subictérique assez prononcée sur la face de la malade.

Le pouls était à 106. La respiration était fréquente. L'examen de la poitrine ne révélait que de la bronchite. Il y avait toujours de la rénitence dans le bas-ventre, avec moins de douleur que les jours précédents. Les lochies n'avaient point d'odeur. La diarrhée persistait.

J'ordonnai des onctions mercurielles belladonées sur le ventre.

Je fis prendre du sulfate de quinine, 1 gr. 50 centigr. dans du café (la malade ne pouvant pas le supporter autrement).

De la décoction blanche de Sydenham.

Un lavement avec 6 gr. de sous-nitrate de bismuth dans 125 gr. de mucilage de gomme additionné de 10 gouttes de teinture thébaïque.

Les jours suivants le pouls et la température s'élevèrent. Aux prescriptions antérieures, j'ajoutai une potion avec du sous-nitrate de bismuth et un vésicatoire sur la région iliaque droite.

Le toucher vaginal faisait constater la disparition graduelle de l'engorgement du ligament large; mais en même temps s'accentuaient de plus en plus les signes d'une congestion pulmonaire des deux bases, à laquelle succéda bientôt une pneumonie étendue du côté droit; elle était compliquée d'adénopathie de ce côté et d'endo-péricardite; bientôt survint du délire.

J'opposai inutilement à ces redoutables complications des applications réitérées de vésicatoires sur la périphérie thoracique, du sulfate de quinine, une potion alcoolisée; la respiration devenait de plus en plus fréquente, la sécheresse de la langue, des tremblements des tendons précédèrent de quelques jours la mort, qui arriva dix-huit jours après l'accouchement.

Voici ce que nous avons constaté à l'autopsie :

Pneumonie au troisième degré du côté droit. Suppuration de l'ovaire du même côté. Bride organisée dans le ligament large ayant amené une rétraction de ce même ligament. L'utérus était revenu sur lui-même. Une incision verticale pratiquée sur la paroi antérieure nous a permis de constater l'état de la muqueuse utérine qui présentait une couleur gris foncé dans toute son étendue, excepté en un point situé à 2 ou 3 centimètres au-dessus du col; à ce niveau, au lieu de la couleur grisâtre qui existait sur le reste de la muqueuse, on constatait un sillon blanchâtre demi-circulaire, ayant à peine 1 ou 2 centimètres de diamètre : nous supposâmes que c'était le point où s'était inséré le placenta.

Les sels quiniques ne pouvaient pas avoir prise sur une hémorrhagie qui était le prélude d'un avortement. Ils auraient pu, en faisant contracter l'utérus, précipiter cet accident qui n'a eu lieu qu'une quinzaine de jours après qu'on en avait cessé l'emploi. L'erreur de diagnostic commise à cette époque m'a fait employer d'autres médications, qui auraient pu agir dans le même sens, et cependant l'expulsion du fœtus n'eut lieu qu'au moment où, impuissant contre cette hémorrhagie qui épuisait la malade et menaçait sa vie, j'employais depuis plusieurs jours le tamponnement avec de la charpie imbibée d'une solution de perchlorure. L'hémostase était l'indication dominante; si, comme je le soupçonnais alors, la matrice renfermait un fœtus, celui-ci ne donnait aucun signe de vie, et le salut de la mère était mon unique préoccupation. Cette hémorrhagie a persisté plus de deux mois. Quelle en était la cause? J'avais supposé que l'insertion du placenta sur le pourtour du col avait pu amener un décollement par la dilatation de celui-ci. Je sais que, dans les conditions régulières, ce n'est ordinairement qu'au sixième mois que le col se dilate ; mais, chez les femmes qui ont eu un grand nombre d'enfants, la séparation du corps et du col peut être modifiée; leur indépendance peut être moins marquée et la dilatation de l'orifice supérieur commencer plutôt. Après la mort de cette malade l'utérus était complétement revenu sur lui-même. Les traces de l'insertion placentaire étaient difficiles à déterminer ; seulement sur un des côtés de l'orifice, la surface interne de l'utérus était plus pâle, plus blanche que dans le reste de la cavité. Était-ce la trace d'un décollement de l'œuf dans ce point, c'est ce que je ne saurais affirmer.

Quelle que fût la cause de cette hémorrhagie, elle dépendait probablement d'une condition anomale de l'œuf, et l'on peut se demander si celui-ci ne présentait pas quelque fissure par laquelle aurait suinté le liquide amniotique d'une manière insensible pour la malade qui, souvent interrogée sur ce point, affirmait n'avoir jamais perdu d'eau. Si les connexions vasculaires de l'œuf avec la surface utérine étaient modifiées par la lésion qui produisait l'hémorrhagie, la secrétion du liquide amniotique pouvait aussi être troublée. Ce liquide peut encore avoir été résorbé après la mort du fœtus. J'ai vivement regretté que le délivre eût été jeté et qu'il ne m'eût pas été permis de l'examiner. Cette grossesse sèche est un fait rare, et dont, je crois, les conditions ne sont pas encore très-connues. Je me rappelais avoir entendu dire à une de mes clientes qu'elle était accouchée d'un enfant mort et complétement *à sec*, qu'aucun écoulement d'eau n'avait accompagné l'accouchement, et que pendant la grossesse le ventre était à peine développé. Ce souvenir, quelque vague qu'il fût, me vint en esprit en présence des difficultés qu'offrait le diagnostic et des raisons qui rendaient peu probable l'existence d'une tumeur fibreuse.

L'absence de mouvements fœtaux trouvait une explication dans l'absence de liquide amniotique. L'utérus contracté sur le fœtus l'immobilisait ; à quelle date fallait-il faire remonter la mort de celui-ci, il est difficile de le dire ? Huit jours avant l'avortement, l'auscultation n'avait fait entendre aucun bruit cardiaque. D'une part, le point d'ossification du calcanéum commençant indiquait que le fœtus avait à peu près cinq mois, en admettant que l'hémorrhagie continue n'ait pas troublé la nutrition de l'œuf et retardé l'évolution. Si l'on se reportait aux dates attribuées par la malade à ses dernières règles, c'était à cinq ou six mois qu'il fallait faire remonter la grossesse. Ces diverses données concordaient pour faire admettre que le fœtus était mort depuis une à deux semaines quand il a été expulsé.

La difficulté du travail, chez une femme qui avait eu déjà huit accouchements faciles, est remarquable et prouve le rôle que joue le liquide amniotique dans la parturition. Outre la lubréfaction des surfaces, la dilatation du col dans laquelle il intervient, on comprend que la contraction de l'utérus très-dilaté agisse bien plus efficacement pour l'expulsion du fœtus, que la contraction plus limitée de fibres plus courtes qui enserrent et étreignent déjà de tous côtés la surface fœtale et ont beaucoup moins de jeu et d'élan pour lui imprimer un mouvement de propulsion.

Ces difficultés et ces lenteurs du travail, les violentes douleurs qui les ont accompagnées, ont dû prédisposer à la phlegmasie consécutive du ligament large, chez une femme anémique surtout, car l'anémie comme toutes les détériorations constitutionnelles favorise les complications du traumatisme puerpéral, et je crois que, sous son influence, les phlegmasies ont plus de tendance à se déterminer par suppuration. Nous n'avons pas été étonné, dans ces conditions, de voir un frisson signaler l'invasion d'une congestion à tendance pyogénique. Le sulfate de quinine, qui réussit souvent dans les formes modérées de la pyogénie puerpérale et que j'ai l'habitude de donner à haute dose dès le premier frisson, ne put être continué. Je constatai les signes d'une inflammation du ligament large du côté droit (rénitence iliaque, rénitence transversale dans le cul-de-sac, utérus entraîné de ce côté). J'insiste sur ce dernier signe, qui distingue, suivant moi, les phlegmasies iliaques des autres phlegmasies circum-utérines dans leur période active; car dans la période de résolution, la rétraction des tissus néoplasiques entraîne presque toujours l'utérus du côté du foyer morbide, alors même qu'il avait au début été repoussé dans un autre sens, comme il l'est d'abord dans les tumeurs inflammatoires pelvi-péritonéales.

La congestion pulmonaire qui a abouti à l'hépatisation grise a eu incontestablement une part importante dans la terminaison funeste. Une lésion étendue du poumon se développant chez une personne dont l'hématose était déjà si fortement altérée, dont l'organisme avait subi tant de causes d'épuisement, était un choc trop considérable pour qu'elle en pût supporter l'ébranlement.

Bien que cette observation renferme plusieurs détails qui n'ont pas trait à notre sujet, nous avons cru devoir la rapporter à cause des éléments d'instruction qu'elle renferme. Le défaut d'action du sulfate de quinine sur une hémorrhagie de ce genre n'infirme en rien la propriété hémostatique que nous attribuons à ce médicament.

L'observation suivante nous le montre efficace dans un cas où la congestion hémorrhagipare était provoquée par la présence de fibromes dans le tissu utérin.

Obs. V. — Une dame, affectée de rhumatisme noueux, était sujette à des hémorrhagies utérines d'une violence considérable, qui l'avaient réduite au plus haut degré d'anémie. Ces hémorrhagies se montraient à l'époque des règles. Le toucher et la palpation faisaient constater dans le bassin l'existence de tumeurs adhérentes à la matrice et qui offraient tous les caractères des tumeurs fibreuses.

Après avoir tenté inutilement différents moyens pour modérer l'abondance de ces pertes, qui se prolongeaient bien au delà du flux menstruel, je prescrivis à cette malade des pilules composées de 15 centigr. de bisulfate de quinine et de 10 centigr. d'extrait de quinquina jaune, et j'en fis prendre de six à huit par jour. Pour la première fois, les règles perdirent leur caractère hémorrhagique, et leur durée fut renfermée dans les limites normales. Une circonstance particulière m'avait paru indiquer cette médication. La malade racontait que, si pendant ses pertes elle était obligée de faire un voyage, les secousses de la voiture les diminuaient constamment, et elle se faisait traîner en voiture quand ses hémorrhagies la fatiguaient par leur persistance. Il était naturel de supposer que le mouvement agissait comme incitant de la contractilité des muscles et des vaisseaux utérins, et que l'abondance des pertes était imputable à l'atonie de ces organes, à laquelle le sulfate de quinine devait opposer une incitation efficace.

L'action du sulfate de quinine sur les vaso-moteurs utérins justifie son emploi dans d'autres hémorrhagies, et j'ai eu, dans ces derniers temps, l'occasion d'en constater l'efficacité dans quelques cas d'hémoptysie. Je l'ai conseillé, entre autres, chez une jeune dame, qui depuis quinze jours était atteinte d'une hémoptysie qu'aucune médication n'avait pu arrêter, et qui céda quelques heures après l'emploi de pilules composées de sulfate de quinine et d'extrait de quinquina.

L'action du sulfate de quinine sur les fibres de l'utérus a été admise en Amérique par plusieurs médecins qui ont recommandé ce médicament comme stimulant de la contraction utérine.

Les observations que je viens de rapporter me semblent concluantes ; elles me paraissent démontrer l'efficacité du sulfate de quinine dans certaines métrorrhagies ; il est facile de s'en rendre compte, si l'on admet, avec un grand nombre d'observateurs, que ce sel exerce une action puissante sur la contraction des vaisseaux et sur celle des fibres utérines.

Depuis que j'ai recueilli ces observations et que j'en ai exposé les résultats dans mes Leçons cliniques à l'Hôtel-Dieu, un médecin éminent, le docteur Duboué, de Pau, a publié un travail dans lequel il apporte de nouveaux faits à l'appui de l'opinion que j'avais exprimée, et que je suis heureux de voir partagée par un confrère aussi distingué.

QUELQUES CAUSES DE STÉRILITÉ

DE L'IMPUISSANCE PAR CAUSE MORALE. — LEUR TRAITEMENT (1)

Sommaire. — Motifs qui ont déterminé à traiter ce sujet en latin. — Stérilité. — Causes : Anomalies dans la forme de l'utérus ; col conique. — Pathogénie de cette anomalie. — Conseils à donner dans cette circonstance. — Anomalies dans la situation de l'utérus ; ses effets ; ses indications. — Anomalies dans les dimensions de l'orifice utérin ; traitement. — Anomalies dans les sécrétions du col ; traitement. — Polypes.

Impuissance par cause morale ; observations ; indications thérapeutiques.

Il y a dans la médecine pratique des sujets tellement délicats, ou si honteusement exploités par le charlatanisme, qu'un médecin jaloux de sa dignité ne les aborde qu'avec réserve ; ou, s'il le fait, il recule devant certains détails qui sont acceptables dans les confidences intimes du malade et du médecin, mais qui ne paraissent pas pouvoir supporter la publicité.

De ce nombre sont certaines questions relatives à la stérilité et à l'impuissance, questions auxquelles se rattachent de très-grands intérêts, et sur lesquelles nous sommes très-souvent consultés. Introduites dans le domaine de l'enseignement clinique, elles se heurtent à des détails d'alcôve qui trouvent une place légitime dans le cabinet du médecin, mais qui ne peuvent que très-difficilement être exposés au public.

J'ai pensé que la langue latine donnerait à un travail de ce genre un caractère plus grave et plus exclusivement scientifique, en même temps qu'elle permettrait plus de liberté dans l'exposition et couvrirait comme

(1) Extrait de l'*Union médicale*, 4 décembre 1873.

d'un voile certaines crudités d'expression que notre langue ne saurait souffrir.

Je publie ce travail dans le désir d'être utile aux jeunes médecins en leur offrant les résultats de mon expérience personnelle, et surtout en leur transmettant sur ce sujet quelques-uns des enseignements de Chomel, qu'il m'a été donné de recueillir de la bouche de cet illustre maître.

DE NONNULLIS STERILITATIS CAUSIS ; — DE IMPOTENTIA IMAGINARIA ; QUÆNAM CURATIO SIT ADHIBENDA.

Humanum genus sexuali commercio servandum natura instituit. Connubii læta soboles fructus, finis et felicitas, quâ orbata vacua et quasi imperfecta languet conjugalis societas. Si quid huic divino proposito obstet et arte removeri valeat, illud non medici dignitati non castitati repugnat.

Infœcunditatis causæ ex duplici fonte oriuntur : aliæ ad virum spectant, aliæ ad mulierem.

Non mihi animus est omnes sterilitatis causas ad unguem indagare ; paucas in medium proferam quæ mihi sæpius occurrerunt quanquam fortasse non satis vulgatas.

Ut in congressu congruant duo procreationis instrumenta et ad assequendum providentis naturæ consilium vergat hoc opus, non nullæ requiruntur conditiones :

Primo non omnino indifferens est uteri figura : cum cervix nimis longa turbinatam formam induit, ita ut ad os vaginæ propior accedat, difficilius concipit mulier, ut sæpe in suis lectionibus monebat Chomel, Baudelocque majoris auctoritatem invocans ; inde fit enim ut in congressu membrum virile prominentem uterum transeat et in cæcum vaginæ fundum semen vacuè emittatur et inutile stagnet.

Plerumque hæc uteri forma cum cervicis porrectione, non raro cum orificii angustiâ conjungitur. In plurimis casibus, nulli quam deprehendere possis, exteriori causæ adscribenda, ex evolutionis primordiali vitio quodam originem trahere videtur. In nonnullis acquisita et præteriti morbi cujusdam vestigium observanti se præbet :

Obs. I. — Juvenem mulierem nuper vidi de sterilitate querentem ; insuper doloribus circa lumbos, hypogastrium, crura simul cum leucorrheâ afficiebatur; quæ mihi lamentabilem, non prorsus inauditam, hanc historiam retulit.

Paucos ante annos desponsata, delicatissimo mori indulgens, vix nuptiali arâ relictâ, longum iter cum viro suo susceperat. Sic, absurdâ consuetudine jubente, animi motibus, qui ex mutatâ conditione, ex familiâ relictâ, ex ignoti expectatione oriuntur, insuper et connubii laboribus viatoria discrimina addiderat; nec ullam curam habuerat, ut nimium solet, debiti quieti temporis cum menses erumperent. Imo jam prægnans, juvenili ardore rapta et viri exemplo inducta ad Pyrenaica colla ascenderat. Aborta, vix per unam diem in lecto quieverat; nec hemorrhagiâ nec doloribus deterrita fuerat quin insanos cursus mox repeteret.

Ex isto tempore lumborum dolores, menses nimii, fluor albidus excruciare eam ceperant nec postea concepit.

Collum uteri inveni torosum, turgidum, porrectum, ferè ad os vaginæ descendens. Sine dubio congestio sœpius recurrens et male curata huic vitio causa adscribi poterat.

Non semel hanc cervicis uterinæ formam cum sterilitate conjunctam vidi. Baudelocque major, Chomel referente, huic remedium proponebat congressum per menses, quia hoc in tempore os uteri magis patet. Quod quidem consilium sæpius non innoxium, in plurimis casibus perinutile mihi videtur. Melius, si non fallor, viro suadebitur ut non altius membrum suum in copulatione ducat et in ipso ejaculationis momento telum, sicut de Parthis narratur, recedens ejiciat. In plurimis exemplis hoc profuit; et nonnulli pueri ex meis consiliis ita fuerunt in lucem editi.

Si uterus citra naturalem modum invertatur vel inflectatur, colli ad adversum vaginæ parietem applicati ostium clauditur et in sexuali commercio semen recusat.

Hoc etiam fieri potest ut nimium mobilis pro vario corporis situ uterus nutet, ita ut, si supina recumbit mulier, corpus uteri retrorsum vergat, os que anteriorem vaginæ parietem osculetur. Si contra eadem, facie ad lectum versâ, in pectore et ventre reponitur, vel suâ sponte vel digito immisso, facile ad naturalem regionem uterus revocabitur. Indè, si mobilioris uteri retroversio conceptioni obstet, consilium dabitur ut in sexuali commercio super virum mulier prona incumbat, seu quadrupedum ritû congressus instituatur.

Obs. II. — Hoc consilium dedi homini cuidam in artibus præcellenti, cujus uxor ex sexdecim mensibus in lecto jacebat hystericâ passione laborans; pluribus doloribus ipso otio auctis discruciabatur : etenim nec stare valebat nec domesticis vacare officiis. Ex primo partû uterus dolebat et sterilis ipsa remanserat.

Suspiciens in pelvi hærere primam mali labem, digitum in vaginam immisi et uterum reperi tumidum, retroversum ita ut cervix anteriori vaginæ parieti cohæreret. Sed mobilis facile in suum reduci poterat.

Prægnationem arbitrabar optimum fore remedium, cui vir objiciebat uxorem conceptioni aptam jam non videri. Detectâ sterilitatis causâ eum exhortatus sum ut uxorem in facie pronam amplecteretur, postquam cum digito depressum uteri fundum sublevasset.

Non multo tempore elapso hæc mulier concepit et post felicem partum ad sanitatem rediit.

In pluribus casibus devius uterus ægrè in suum nidum restituitur, redux difficilius rectam servat directionem. Tunc, ut post reductionem certam sedem habeat, nonnulla requirenda sunt adminicula. In imam vaginæ valleculam, inter cervicem uteri et vaginalem parietem, spongiolam immittere licebit. Dr Sims annulum invenit cavum, levissimum ex aluminio conflatum quod eidem proposito respondet.

In iisdem circumstantiis, ut suadebat Chomel, variandæ sunt coeuntium positiones ut melius utriusque sexus genitalia congruant.

Cum ex impedito seminis itinere sterilitas constat non nulli chirurgi idipsum semen, ex recenti venere, cum clysterio in vagina collectum in uterum injicere ausi sunt; quod quidem in aliquot casibus successit. Hoc tentamen a morali lege forsitan absolvi potest, sed matrimonii gravitati mulieris simul et medici dignitati nimis repugnat. Hoc nunquam nec proponere nec tentare vellem. Sed haud illicitum mihi visum est, si post diversa tentamina diutius uxor infœcunda manserit, ipsum maritum, digitum post coitum in vaginam immittere et ita receptum semen uteri ostio admovere, quod ab intimo connuptorum commercio non ita alienum et absolvendum si procreationem, sanctam connubii finem, adjuvare possit. Paucissima enim seminalis liquoris quantitas requiritur ut impregnatio fiat; et cum ostiolo uteri hæret ut in pervium canalem, spermatozoïdum motibus faventibus, prodeat, sperare non absurdum.

Non nunquam uteri cervix prominens, rotunda, subtumida, rubescens virilis glandis formam mentitur. Ipsum ostiolum rotundum et sæpius angustum in apice glandis istius situm, ad recipiendum semen minus aptum videtur. Hæc formæ varietas, non prorsus rara, nuper mihi occurrit in muliere a decem annis sine partû nuptâ. Vix ostium uteri erat conspicuum; dum in plerisque mulieribus quæ veneri indulgent, etiam nunquam edito partû, uteri cervix rotundam formam, puellis propriam, amittere solet et in latitudinem increscit ; ipsumque ostium, quod in virgine velut circulare foramen apparet, latescit et in linearem rimam extenditur.

In his circumstantiis et in plurimis aliis uterini oris angustiæ sterilitas adscribi potest, quod veteres non latuit : « Nec casus rari, inquit » Haller, in quibus id osculum aut præter modum angustum fuit aut » omnino coaluit aut a convulsione arctatur. »

Huic angustiæ curandæ plurima remedia fuerunt proposita : simplicissimum omnium occurrit dilatatio : cuiquidem instituendæ quam plura inventa sunt instrumenta. Alia ex duabus lamellis constant quæ abduci et latescere possunt. Alia ex spongiis vel ex laminarià conflata humiditate augescunt.

Nonnulli chirurgi angusti colli sectionem tentaverunt ; quod quidem dubiam utilitatem certum periculum affert et plurimas mulieres stygiæ cymbæ imposuit. Secta cervix cum coalescet angustiam sæpius renovabit, quod istius operationis levissimum habebitur incommodum.

Amicus noster Dr Bouchacourt Lugdunensis uteri collum porrectum, glandis virilis figuram referens cum ostii angustià, utrinque leviter incisum cum ferro ignito adussit. In simili casu incisionem præterivi ; sed post dilatationem, ad mutandam uteri nutritionem, duo puncta ignea utrique ostii lateri admovere non pænituit.

Alia sterilitatis causa in pravâ cervicis secretione hæret, præsertim cum mucus viscosus, glutinis instar, ostium occupat et præcludit, quod sæpius observavi. Ut mutetur ista perversa secretio diversa tentavi, Lunari caustico sæpissimé usus sum non nunquam tincturâ iodii.

In his tentaminibus aliquando accidit ut lunare causticum, præsertim si purius et accuratius præparatum, in uteri cervice frangeretur, quod devitare studeo quanquam nihil detrimenti unquam attulerit. Vel injectâ largiter aquâ foras ejicitur, vel cervicis parietibus inhærescit ; et in lunari sale tunc ista fit mutatio ut paulatim spiritus nitri evanescat, solum oxidum argenti remaneat, teste amico meo D[re] Richet.

Imo id non nunquam evenit ut quod in casu erat positum curationis fieret instrumentum.

Obs. III. — Quatuor ante annos ad mea consilia confugit eximia muliercula quædam, querens se ex longo tempore jam nuptam materna gaudia non novisse. Tristis et mœrens me de sterilitatis causis percontabatur, quarum nullam aliam reperi præter uteri canalem mucoso glutine impeditum. Ipsum ostium erat rubrum et leviter crenatum. Huic lunare causticum admovi et altius in cervicis fistulam duxi. Post octo dies caustici repetita impositio parum profecerat, cum, septem diebus iterum elapsis, novam tentavi cauterii admotionem ; fractum causticum in utero remansit. Per sequentes dies paululum sanguinis effluxit et septimâ die quum eam adirem, mihi narravit se pridie per vaginam amisisse corpusculum durum, exterius subalbidum, nigrum intus ; procul dubio causticum erat muco involutum. Post paucissimos dies prægnans evasit ; et ex hoc tempore plures habuit felices partus.

Ad corrigendas pravas uteri secretiones, plurimum conferunt mineralia balnea quorum non nulla graviditati faventia vulgantur. Sulfureæ Pyrenaicæ aquæ vel salinæ in thermis Plumbariis (1) aut Embasiæ (2) usitatæ ad hoc sæpe profuerunt.

Cum lenissimo impulsu in vaginam injiciendæ sunt minerales aquæ, aut ipse uterus balnei faciendus est particeps per canalem cavum qui in vaginam immittetur, ad decem vel quindecim minutas ibi remansurus. Etenim ex experimentis ritè institutis compertum est aquam balnei in naturalibus conditionibus ad vaginæ caveam permeare non posse.

Peracto vel omisso aquarum mineralium usu, donec catarrhus uterinus vel parcus vel profusus finem habeat, injicienda sunt in vaginam decocta astringentia, resolventia, emollientia, prout affecti organi conditio requirat. In catarrhis recentioribus et acutis vel dolore stipatis quæ adstringunt lenientibus sunt postponenda : decocta oryzæ, althaeæ, papaveris, cydoniæ seminum sœpius usurpantur.

Anthemis, thea viridis, sambuci flores, rosa rubra, geum, alchemilla vulgaris, teucrium, symphytum, jam paulisper vasa coarctant.

Magis astringunt juglandis folia, quercus aut cinchonæ cortices, krameriæ, fragariæ, tormentillæ, polygoni bistortæ radices, ipsum tanninum et permulta simplicia medicamenta olim magna cum laude usitata, quæ nunc obsoleta in usum jam non vocantur.

Inter mineralia, alumen, sulfas zincicus, sulfas cupricus, chloruretum ferricum, boras sodicus, chloras potassicus, quæ in emolliente vel astringente decocto solventur. Quæ sunt congruentibus viribus prædita, opportunè sæpè miscentur. Alia aliis nonnunquam temperanda sunt ; sic adstringentibus narcotica non incassum addentur. Istæ mixturæ pro

(1) Plombières.
(2) Ems.

variis morbi conditionibus ordinandæ sunt. In subacutis catarrhis non raro hanc formulam usurpavi.

Cydoniæ seminum decoctum (libræ duæ).	1000	grammata.

Sequentis solutionis duo cochlearia addantur :

Aquæ rosarum distillatæ...............	200	grammata.
Aquæ lauri cerasi.....................	100	—
Boratis sodici	40	—

Cùm herpetica subest labes, cui catharrus pertinax adscribendus est, non nunquam hydrargyri muriatici corrosivi centigrammata aliquot lactucæ et papaveris decocto misceo ; alias magisterii bismuthi quatuor grammata, calomelas simul et gramma unum in cydoniæ mucilagine suspensa in vaginam injici jubeo, quod nuper bene successit mulieri cuidam vaginæ et uteri herpeticâ inflammatione vexatæ. Hæc inflammatio permultis aliis medicaminibus tentata non subsederat.

Eodem in morbo cataplasmata ex oryzæ farinâ et magisterio bismuthi, linteo involuta, in vaginam non nunquam inferri curavi quod interdum mirum in modum inflammationis vim compescuit.

Non nunquam in uteri cavo nascuntur polypi, quos, ut alias dicam, ingens malorum caterva sæpius assequitur. Sive enim foras prodeant in vaginâ penduli, sive in imo uterinæ cervicis recessu latescant, varia inducunt incommoda. Indè tenaces catharri, crebræ et profusæ hemorrhagiæ, imo ex impeditis mensibus perimetrites exoriri possunt ; sæpissime semini viam præcludentes cum sterilitate conjunguntur.

Si in animo habet medicus ut hos polypos auferat, operam dabit ut penitus eradicentur. Non nulli enim uteri parieti annectuntur longo et gracili pediculo, qui si radicitus non evellitur, seminationem cohibere et ipsum polypum regignere potest.

§ II. — Ex plurimis causis in homine sterilitas oriri potest, quod à nuperis rite explanatum fuit. Testis absconditus in abdomine vel cum vaginali membranâ cohærens, aut nimias inflammationes, præsertim venereas, passus sœpius effœtum et sterile semen suppeditat.

Virilem sterilitatem omittens, pauca exponam de peculiari quadam impotentiæ formâ quæ *relativa* vel *imaginaria* vocari posset : virilis facultas penitus viget, sed inopportunè languescit cum exercenda requiritur.

Hæc infirmitas sæpius mihi occurrit et in variis conditionibus observari potest : non nunquam castus et timidus juvenis, de viribus suis diffidens, novitate tentaminis commotus, conjugali munere in primo congressu fungi non valet. Indè quoties uxorem postea aggreditur, timor artus occupat et genitalem ardorem exstinguit. Indè crescente anxietate animus discruciatur. In re tam vulgari se cæteris hominibus imo vilissimis animalibus inferiorem præbere opprobrium videtur. Dilectam conjugem possidendi desiderio incenditur ; nec satis vocatus a naturâ quæ mentis cupidini indocilis non plane respondet, nova prælia tentat. Sed pristinorum tentaminum memoria iterum novas præparat delusiones.

Qui ex mente exoritur morbus per mentem curandus. Hos miserrimos blandis verbis demulcere et hortari decet, fiduciam afflare, meliora in futurum promittere. Illis suadendum est ut nova tentamina ad tempus omittant, donec a naturâ sæpius et vehementer incitati fortius valeant. Hoc ipso in tentamine vitare debent motus nimios et sitûs mutationes in quibus pars virium impenditur, et prisci terrores ad mentem facilius recurrent. Indè melius erit ut uxoribus in latere recumbentibus se retrorsum admoveant, et ita sine conatu, sine nimiâ corporis exercitatione coitum absolvant.

Obs. IV. — Hoc consilium, paucos ante annos, à me datum memini juveni cuidam, rem militarem agenti, qui, plus quam triginta annos natus, religionis causâ castus remanserat. Ab undecim mensibus innuptus conjugale opus absolvere non valuerat et se impotentem accusabat gemens ; cum formosæ uxoris amore flagraret et ab illâ semotus tentigine sæpius moveretur, quæ cum eam aggrederetur evanescebat.

Præceptis meis annuit et paucis diebus elapsis, triumphales litteras exultans mihi scripsit in quibus victoriam gratus meis consiliis adscribere se profitebatur ; et si uxor, aiebat, prægnans evaderet puero meum prænomen se impositurum pollicebatur. Res ita se gessit.

Aliàs homines vidi qui in primo juventutis æstu cupiditatibus indulserant, sed maturescentibus annis, se impotentes agnoverant et de matrimonio tentati nesciebant an honestè huic proposito annuere valerent ; quod quidem in sanis et vigentibus juvenibus non penitùs juventutis erroribus vitiatis observabam. Ex his comperta fuit impotentiæ causa : obscurata sed non omnino obcæcata conscientia flagitia exprobrabat in quæ juvenilium ardorum furore perciti se ingurgitaverant ; cupidini non assentiente mente, vires impares evaserant ; indè interdum fiebat ut vix paululum erectum membrum, ipsum ante perfectum congressum, semen ejiceret vel potius effunderet; sæpius his a meo consilio desponsatis genitales facultates prorsus restitutas vidi.

Impotentia, de quâ hic agitur, sæpius observatur in irritabilibus et molliori animo prœditis hominibus, si uxor nimium et diutius optatis amplexibus obstiterit præsertim si ipsa irritabilior hystericis spasmis sit obnoxia, quum vagina contracta et convulsa arctissimè constringatur et aggredientem repellat.

Homines quosdam videre licet cum cæteris mulieribus ardentes et vigentes cum propriis uxoribus frigidos et invalidos! Ad curandum hoc malum quod mores et naturam simul lædit, quod consuetudine inveteratum difficillimè eradicatur, quod que a sex annis perdurans nuper observavi, nullum non tentandum remedium. Honesta finis omnia tentamina absolvit quæ ad illam obtinendam vergunt.

Lautum et generosum cibum, vinum, omnia quæ veneris ardorem ciere possunt, electricas incitationes, phosphorum prudentissimè dispensatum in auxilium vocavi. Et si hæc irrita remanerent, non mihi inhonestum videretur languido membro ut rigidum efficiatur adminicula aliqua præstare. Non dubito quin, si unâ tantum vice, auxiliante aliquo adjumento, conjugale opus perficeretur, mens illico firmaretur, vires ad naturalem modum redirent, et ista infirmitas, quæ a veteribus incantatio credebatur, omnino evanesceret.

DE LA PÉRIMÉTRITE (1)

— PREMIÈRE LEÇON —

Sommaire. — Définition. — Considérations historiques. — (Chomel, Lisfranc, Récamier, MM. Nonat et Bernutz). — Dénominations diverses appliquées à cette maladie.

Périmétrites péritonitiques et périmétrites phlegmoneuses.

Théories émises par MM. Bernutz et Pidoux.

Étiologie. — Puerpéralité. — Nécessité du repos horizontal pendant la première période menstruelle qui suit l'accouchement.

Fréquences des périmétrites chez les femmes qui n'allaitent pas.

Influence de l'avortement, des troubles menstruels. — Imprudences commises pendant les époques cataméniales (Excès, fatigue, refroidissement, émotions morales, etc...).

Affections utérines accompagnées de dysménorrhée. — Observation clinique.

Blennorrhagie. — Traumatismes. — Manœuvres chirurgicales (cautérisations, cathétérisme, dilatation, injections intra-utérines, etc...).

Formes aiguë, subaiguë, chronique de la périmétrite. — Périmétrite aiguë. — Périmétrite postpuerpérale.

Causes occasionnelles. — Symptômes : fièvre, météorisme. — Douleurs. — Signes fournis par la palpation et par le toucher. — Phénomènes accessoires. — Marche. — Terminaison par résolution.

MESSIEURS,

La périmétrite est une des maladies les plus communes que nous ayons l'occasion de rencontrer dans nos salles de femmes. Je désigne sous ce nom une phlegmasie, qui a pour point de départ un trouble et une lésion de l'appareil utéro-ovarien et pour foyer principal le péritoine pelvien ; l'utérus, les ovaires, les trompes participent en général à la fluxion congestive.

Chomel désignait cette maladie sous le nom de métro-péritonite postpuerpérale, dénomination plus exacte que celle de pelvi-péritonite qui

(1) Leçons en partie publiées dans la *Gazette des hôpitaux*, 1859, et tirées de plusieurs leçons inédites, faites à l'Hôtel-Dieu les années suivantes.

lui a été substituée : elle indique, en effet, que la péritonite est un des éléments essentiels de la maladie, et, en même temps que cette péritonite est connexe à une affection de l'appareil utéro-ovarien, qu'elle en est même une dépendance ; en tous cas, qu'elle n'en est pas le phénomène unique et primordial, comme le nom de pelvi-péritonite tendrait à le faire croire.

On trouve dans les livres hippocratiques et dans les écrits des autres médecins de l'antiquité, quelques indications qui peuvent se rapporter aux phlegmasies circum-utérines. Liébault, le premier, en a parlé d'une manière un peu explicite ; mais il faut arriver à Puzos pour trouver quelques détails sur le siége anatomique de ces collections purulentes, qu'il désignait sous le nom de *dépôt laiteux*, trompé par les circonstances au milieu desquelles se développe le plus souvent la maladie, et par l'aspect que présente le pus dans certains cas d'inflammation pelvi-péritonéale. Lepois avait observé que les troubles de la menstruation étaient parfois suivis d'accidents phlegmasiques. Depuis une quarantaine d'années cette affection a été l'objet d'études nombreuses et approfondies.

Chomel, dans ses cliniques, en décrivait les symptômes ; il indiquait l'immobilité et les déviations de l'utérus, les saillies formées par la tumeur inflammatoire dans les culs-de-sac vaginaux ; il recommandait de combiner le toucher rectal avec le toucher vaginal, dans le cas d'inflammation rétro-utérine, pour mesurer, apprécier l'épaisseur, la consistance et l'étendue de la tumeur inflammatoire. A la même époque, Lisfranc appelait l'attention sur la fréquence de cette affection qu'il confondait avec les engorgements de l'utérus. De son côté, Récamier, qui a exhumé et vulgarisé le spéculum, oublié dans l'arsenal chirurgical, et qui peut être regardé comme le créateur de la gynécologie moderne, sous le nom de collections purulentes du petit bassin, décrivait un des épisodes les plus intéressants de cette affection. M. Nonat, sans entrer dans la voie tracée par Chomel, faisait la critique des opinions de Lisfranc, et montrait que les tumeurs attribuées par celui-ci à un engorgement de l'utérus étaient extérieures à cet organe. Il se trompait en plaçant leur siége habituel dans le tissu cellulaire circum-utérin, et en les regardant comme les phlegmons. Enfin, M. Bernutz, dans son admirable travail sur la pelvi-péritonite, est venu confirmer l'opinion de Chomel sur la nature de cette affection. Comme personne ne l'avait fait avant lui, il en a étudié l'anatomie pathologique, l'étiologie, la marche, les symptômes, les terminaisons. Aussi, dans la description de cette maladie, lui ferai-je de fréquents emprunts. Je n'adopterai cependant pas le nom qu'il lui a donné, parce qu'il n'indique qu'un des éléments de la maladie. Plus vraie et plus complète, la dénomination dont se servait Chomel a l'inconvénient d'être trop longue ; je préfère, avec Aran, celle de périmétrite, qui exprime la participation de l'utérus et de ses annexes au travail morbide.

Cependant il faut reconnaître que si la péritonite n'est pas habituellement le phénomène primordial, elle est le plus saillant : ses symptômes occupent toute la scène morbide et caractérisent la maladie. Aussi, en vous la décrivant, loin d'en faire, avec M. Nonat, un phlegmon, je sépare de cette affection, avec M. Bernutz, les véritables phlegmons qui se développent dans le ligament large ou dans le tissu cellulaire circum-rectal. Le tissu cellulaire interposé entre le péritoine et la matrice forme une couche si mince, qu'il est évidemment impossible d'en faire le siége de ces tumeurs inflammatoires qni remplissent le bassin, et s'il participe au travail phlegmasique, cette participation ne sera qu'un épisode insignifiant de la maladie.

D'ailleurs, si nous séparons les formes péritonitiques des formes phlegmoneuses des inflammations circum-utérines, c'est à titre de variétés nosologiques plutôt qu'à titre d'espèces distinctes. La différence des tissus dans lesquels se développe le processus morbide, produit des nuances symptomatiques qui justifient cette distinction ; mais au point de vue pathologique, les périmétrites péritonitiques et les périmétrites phlegmoneuses ne présentent que des différences très-secondaires, elles se développent sous l'influence des mêmes causes, elles offrent de grandes ressemblances dans leur marche et dans leurs symptômes ; assez souvent elles coexistent ; ce sont, comme je le disais, deux variétés d'une même maladie.

Mais je n'admets pas, avec M. Bernutz et avec M. Pidoux, qu'entre ces phlegmasies et la fièvre puerpérale il n'y ait que des différences de degrés, différences, dit M. Bernutz, assimilables à celles qui séparent la variole bénigne de la variole maligne. Bénigne ou maligne, la variole est le produit d'une cause spécifique toujours la même, et dont des circonstances accessoires font varier les effets. La fièvre puerpérale est aussi le produit d'un poison spécifique probablement analogue aux ferments, et je ne puis admettre que des inflammations qui peuvent être pour ainsi dire traumatiques et de cause *externe*, comme le reconnaît lui-même M. Bernutz, soient de même nature que des inflammations dont la cause *interne* a imprégné tout l'organisme, avant l'éclosion des localisations qui la manifestent. Ce qui porte à cette confusion, c'est qu'en temps d'épidémie de fièvre puerpérale, on voit beaucoup de périmétrites bénignes, qui peuvent être développées sous l'influence de la cause qui produit le typhus puerpéral, qui peuvent en être une expression affaiblie, comme en temps de choléra on voit beaucoup de diarrhées imputables à l'influence cholérique. J'admets très-bien que, suivant la quantité du poison absorbé, suivant surtout la réceptivité de l'organisme et son aptitude à en recevoir l'impression, ce poison puisse produire des effets aussi différents, mais on n'en conclura évidemment pas que toutes les diarrhées développées en dehors des conditions épidémiques sont de même nature que le choléra, et n'en sont que des formes ou des degrés, et l'on n'est pas plus autorisé à admettre qne les périmétrites vulgaires sont de même nature que les fièvres puerpérales. Sans aucun doute, des formes morbides très-analogues peuvent exprimer des causes et des actions morbides essentiellement différentes ; à chaque instant nous en rencontrons la preuve : la syphilis et la goutte peuvent produire des névralgies avec paroxysmes nocturnes ; la roséole peut dépendre de l'ingestion du copahu, de la vérole ou des conditions saisonnières ; de même, la périmétrite peut dépendre de causes communes à toutes les phlegmasies et du poison puerpéral. J'ai dit que des causes morbides différentes pouvaient produire des manifestations analogues, je n'ai pas dit identiques. Dans ma conviction, une observation attentive découvre des différences quelquefois caractéristiques dans des manifestations semblables au premier aspect et qui relèvent de causes différentes. Ainsi, ces périmétrites de cause puerpérale, toxiques, sont en général plus aiguës, accompagnées de phénomènes réactionnels plus accentués, de frissons plus intenses. Elles ont une tendance suppurative plus accusée ; on ne pourra pas assurément, sur de tels indices, mettre l'étiquette sur la nature spécifique de la phlegmasie et en affirmer l'origine, mais elles justifient les vues théoriques que j'émettais tout-à-l'heure. Au point de vue pratique, elles ont moins d'importance ; cependant, si des conditions d'épidémie vous font soupçonner une intoxication puerpérale, ou pyohémique, ce qui me paraît être la même chose, derrière une périmétrite, vous les combattrez avec plus d'énergie, vous ferez concourir avec le traitement local des médications internes qui s'adressent à la cause présumée septique, et dont j'aurai l'occasion de vous parler plus tard.

De toutes les causes de la périmétrite, la plus commune est la puerpéralité. Sur 76 observations que j'ai recueillies et analysées, 43 fois la périmétrite a succédé à l'accouchement.

Dans la grande majorité des cas, elle a pu être imputée à des imprudences après les couches.

La régression physiologique de l'utérus n'est pas aussi rapide qu'on se le figure dans le monde : les soins qu'exige la nouvelle accouchée dépassent beaucoup le terme traditionnel de neuf jours.

J'ai fait, il y a vingt-quatre ans, des recherches sur la rétraction de l'utérus après l'expulsion de l'œuf, et j'ai rencontré des utérus qui, trois semaines après l'accouchement, dépassaient le pubis de plusieurs travers de doigt, sans qu'il y eût d'état morbide déterminé. Le retour des couches marque la limite terminale de la puerpéralité, et quand il s'est accompli tranquillement, régulièrement, l'utérus peut être considéré comme rentré dans ses conditions habituelles. Beaucoup de femmes de la classe ouvrière, sourdes à toutes nos recommandations, et dans l'hôpital même, où aucune nécessité ne les sollicite à les enfreindre, se lèvent dès les premiers jours qui suivent l'accouchement, elles s'exposent au froid, et elles quittent nos salles malgré nous, taxant notre prudence d'exagération. Dans la revue étiologique des observations de périmétrite post-puerpérale que j'ai sous les yeux, je trouve sans cesse cette indication : *imprudence, s'est levée prématurément*.... Souvent c'est immédiatement après l'impression de ces causes que la maladie débute avec une marche aiguë. Plus rarement la malade éprouve seulement du malaise, des douleurs lombaires, hypogastriques; les lochies changent de nature; puis, plus tard, avant, pendant ou immédiatement après l'hémorrhagie menstruelle, qui revient parfois prématurément, qui, d'autres fois, présente une abondance et une durée insolites, se manifestent les symptômes péritonitiques. L'élément utéro-ovarien de la maladie a précédé de plusieurs semaines l'envahissement de la séreuse; enfin, chez certaines malades, c'est l'époque du retour des règles qui marque le début de la maladie. Nous avons dit quelle signification a cette réapparition du flux menstruel qui signale et complète la régression physiologique de l'utérus, et combien il est important que cette première menstruation s'accomplisse dans le calme, dans le repos. J'ai pour habitude d'imposer le repos horizontal au lit à toutes les femmes que je dirige, pendant la première époque menstruelle qui suit l'accouchement, lorsqu'elles n'allaitent pas, bien entendu; j'ai vu une péritonite mortelle survenir dans cette période cataméniale de retour.

A propos d'allaitement, je vous rappellerai que les périmétrites, comme les phlegmons du ligament large, comme toutes les phlegmasies post-puerpérales, sont plus communes chez les femmes qui n'allaitent pas que chez celles qui ont la possibilité de remplir ce devoir maternel; ce n'est jamais impunément qu'on s'écarte des lois de la nature.

Chez quelques femmes atteintes de périmétrite, après l'accouchement, j'ai noté pendant la grossesse des leucorrhées très-intenses; ces circonstances indiquent un état congestif de l'utérus, et elles constituent évidemment une prédisposition à une explosion phegmasique dont une irritation accidentelle pendant la puerpéralité deviendra la cause occasionnelle.

Si l'accouchement occupe le premier rang dans l'étiologie de la périmétrite, l'avortement en est très-souvent le point de départ. Si la parturition dans les conditions physiologiques est une cause fréquente de cette affection, combien plus facilement comprend-on qu'elle se développe, quand l'appareil générateur est dans une de ces conditions anomales que suppose l'avortement : traumatisme ou maladie.

Les troubles de la menstruation sont très-souvent la cause et le point de départ de la périmétrite. La plupart des femmes ne tiennent aucun compte de cette ovulation cataméniale, et, pendant la période des règles, ne changent rien à leurs habitudes; heureuses encore quand une éducation étroite ne fait pas envisager comme une sorte de mystère honteux cette fonction naturelle qui a une si grande importance dans le plan providentiel de l'espèce humaine. J'en ai connu qui se sont efforcées de la supprimer, et y ont quelquefois malheureusement réussi. Sans aller jusqu'à ces extrémités, combien de femmes, pendant cette période qui commanderait tant de ménagements, voyagent, font de longues courses ou de fatigants exercices, dansent, montent à cheval, patinent même, agissent en un mot comme si elles n'avaient aucune précaution à garder. Eh bien, tout cela est très-dangereux; beaucoup de métrites et de périmétrites sont imputables à ces imprudences dont l'ignorance est le plus souvent la cause. Combien de femmes encore observent l'interdiction si sagement formulée par le grand législateur des Hébreux de tout rapport, de toute excitation génésique pendant la durée de l'époque menstruelle! Chez beaucoup de femmes, dont nous avons pu obtenir les aveux, c'est à la suite de ces excès que les périmétrites menstruelles s'étaient développées. Je dois ajouter que presque toutes les femmes qui en étaient atteintes dans ces circonstances, avaient antérieurement des troubles de l'appareil utéro-ovarien, de la leucorrhée, des douleurs lombo-hypogastriques, de la dysménorrhée, des ménorrhagies, de sorte qu'à la congestion cataméniale, s'ajoutaient comme coefficients de la phlegmasie, non-seulement les excitations intempestives de l'acte vénérien, mais encore une irritation congestive, antérieure à la fluxion cataméniale.

L'impression du froid sur une membrane tégumentaire, les boissons glacées ou l'immersion des extrémités dans l'eau froide ont quelquefois arrêté brusquement les règles et provoqué des périmétrites ; une impression morale, une frayeur peuvent produire le même accident, j'en ai observé qui avaient ces diverses origines.

Les affections utérines qui sont accompagnées de dysménorrhée peuvent devenir causes de périmétrites. J'ai soigné une dame, qui, mariée depuis douze ou quinze ans, n'avait pas d'enfant. Ses règles, abondantes et douloureuses, prenaient parfois le caractère d'hémorrhagie : je constatai dans le col de l'utérus l'existence d'un de ces polypes cellulo-muqueux qui sont dentelés et rappellent la forme des pétales de dianthus; elle me raconta que quelques années auparavant, Paul Dubois lui avait enlevé déjà une production de cette nature. Deux fois, aux époques menstruelles, elle eut de violentes attaques de périmétrites, qui, par l'extension de la péritonite, donnèrent de sérieuses inquiétudes. Elle se décida alors, malgré ses répugnances. à subir une nouvelle excision. Je me servis, pour cette opération, de longs ciseaux à tiges entrecroisées et courbés sur le plat, que j'ai fait faire il y a vingt-cinq ans et qu'il est facile de faire manœuvrer dans le spéculum. Et après avoir coupé le pédicule aussi haut que possible, je fis fondre dans la cavité du col un crayon de nitrate d'argent pour détruire ce qui en pouvait rester.

Probablement son origine remontait plus haut; après quelques années, pendant lesquelles la malade se porta bien et se crut guérie, les accidents reparurent ; le polype avait repullulé : je la pressai de se soumettre à une nouvelle opération que je me promettais bien de faire plus radicale, soit en portant plus profondément l'action du caustique, soit en la répétant suffisamment pour être assuré d'avoir détruit la racine du polype. Malheureusement la malade s'y refusa absolument. J'eus à la soigner quelque temps après pour une violente métro-péritonite survenue après une interruption de règles; elle en guérit, mais, un an après, étant à la campagne, elle en eut une nouvelle atteinte à laquelle elle succomba.

Il faut, pendant la période menstruelle, s'abstenir de toute opération ; je dirai même de toute exploration non indispensable pratiquée sur l'utérus ; il faut même les éviter dans le voisinage immédiat de cette période. Je me rappellerai toujours les angoisses que m'a causées l'oubli involontaire de ce précepte : je donnais des soins à une dame que Chomel m'avait confiée, et qui avait une ou deux fois par semaine des métrorrhagies d'une violence effrayante qui lui faisaient perdre parfois près d'un litre de sang. Elle était nécessairement anémique, mais, placée à la tête d'une grande maison de commerce, elle suffisait à une dépense d'activité extraordinaire, et je m'étonnais de la puissance de la faculté d'hématose qui réparait des pertes aussi abondantes et aussi répétées depuis plus d'un an.

L'examen de l'utérus me fit constater une petite érosion granulée qui se prolongeait dans la cavité d'un col volumineux. Tout en faisant prendre à la malade des toniques et des reconstituants, je pratiquai des cautérisations intra-cervicales, prolongeant le séjour du crayon dans la cavité du col pour obtenir une modification plus profonde et détruire les fongosités vasculaires que je soupçonnais derrière ces hémorrhagies profuses.

Depuis six à huit semaines, je répétais ces opérations tous les jours sans avoir obtenu de résultat complet, j'évitais avec soin les périodes cataméniales ; un jour, la malade oublia de me prévenir que le jour choisi pour la cautérisation coïncidait avec l'échéance de la crise menstruelle ; les règles d'ailleurs n'étaient pas encore venues : presque aussitôt après l'opération, la malade accusa des douleurs vives dans le ventre ; bientôt survint un frisson accompagné de vomissements, de syncopes, de météorisme et d'une sensibilité exquise du ventre ; en un mot, de tous les symptômes d'une péritonite suraiguë. Je lui fis prendre un bain couchée sur un drap qu'on tenait tendu aux deux extrémités et formant un plan légèrement oblique, de l'opium par la bouche et par l'intestin ; je couvris l'abdomen d'onctions mercurielles belladonées ; bref, après quelques jours de lutte anxieuse, la péritonite fut vaincue, et, chose remarquable, les pertes ne reparurent plus à partir de ce moment ; la malade reprit du teint et un embonpoint très-considérable qui contrastait avec son ancienne maigreur.

La blennorrhagie est certainement une cause prédisposante de la périmétrite. M. Bernutz, observant à Lourcine, avait été porté, comme il le pressentait lui-même, à lui faire dans l'étiologie de cette affection une part beaucoup plus considérable que celle qui lui revient en réalité. J'ai dit plus haut que tous les catarrhes utérins rendaient plus dangereuses et plus actives les causes d'irritation de l'utérus pendant la période menstruelle, et même en dehors de cette période : la blennorrhagie rentre dans la loi générale avec toutes les conditions mauvaises de libertinage et d'imprudence qu'on observe chez le plus grand nombre des femmes qui contractent des affections vénériennes.

Enfin, parmi les causes de cette maladie, nous devons encore ranger les traumatismes qui parfois résultent d'accidents ou de manœuvres coupables pour provoquer l'avortement, d'autres fois sont les conséquences d'opérations chirurgicales : les cautérisations de l'utérus, le cathétérisme, la dilatation imprudemment conduite, les topiques astringents, les injections dans la cavité de l'utérus, quelquefois même celles qui, destinées au vagin et lancées avec trop de force, pénètrent dans la matrice dont l'orifice est béant, à plus forte raison les incisions ou débridements ont été trop souvent la cause de périmétrites. La simple introduction du spéculum dans des cas où des douleurs violentes indiquaient une incitabilité anomale de l'utérus a été suivie de péritonite, d'après le témoignage de Nélaton. Sans doute, ces accidents sont relativement très-rares, ils ne doivent pas empêcher de remplir les indications de la chirurgie utérine, mais ils recommandent la prudence dans les opérations pratiquées sur cet organe. Le peu de développement de sa sensibilité cérébro-spinale a fait un peu oublier son extrême incitabilité ganglionnaire. Je vous ai dit la contre-indication à ces opérations, tirée du voisinage de la période menstruelle, de douleurs très-violentes qu'accompagne une incitabilité exagérée; je vous rappellerai quelques préceptes généraux applicables à toutes les variétés de traumatisme chirurgical infligé à l'utérus : j'ai l'habitude, après chaque opération, quelque légère qu'elle soit, de faire garder aux malades le repos *horizontal* pendant un temps suffisant pour que l'irritation traumatique s'apaise complétement. Je refuse *absolument* de cautériser les malades dans mon cabinet pour les renvoyer ensuite chez elles à pied ou en voiture, et non-seulement je me place ainsi dans des conditions beaucoup plus favorables pour éviter les accidents, mais j'abrége beaucoup la durée du traitement que j'ai vu quelquefois se prolonger plus d'une année par l'ancienne méthode, entre les mains des praticiens les plus éminents.

Un fait récent est venu me confirmer dans mes convictions à cet égard : j'avais adressé à un des chirurgiens les plus distingués de Paris une malade qui avait une érosion granulée de l'utérus ; cette érosion fongoïde, accompagnée d'un engorgement du col, me paraissait réclamer l'emploi du fer rouge. Mon éminent confrère partagea mon opinion et se chargea de pratiquer la cautérisation. Nous avions averti tous les deux la malade qu'après l'opération elle devait garder le lit au moins pendant quatre à cinq jours. Pour ma part, je prolonge le repos horizontal au delà de ce terme, quand les douleurs provoquées par l'opération ne sont pas complétement apaisées, et quand je ne crois pas suffisamment calmée l'irritation qu'elle a provoquée. Deux fois, l'opération faite dans ces conditions donna des résultats satisfaisants; une troisième cautérisation fut jugée nécessaire. Trop rassurée par l'innocuité des deux premières opérations, la malade crut pouvoir enfreindre nos prescriptions, et partit en chemin de fer pour une campagne située à quelques lieues de Paris, quelques heures après la cautérisation; à peine arrivée, elle était prise d'accidents péritonitiques auxquels elle succomba, malgré les soins empressés du chirurgien qui l'avait opérée.

LÉSIONS ANATOMIQUES DE LA PÉRIMÉTRITE

Avant d'entrer dans la description de la périmétrite pour en déterminer le siége et vous faire connaître le terrain où s'engage l'action morbide, je vous dirai quelques mots des lésions qu'elle laisse après la mort. Sans m'étendre sur des détails anatomiques qui ressortissent plutôt à la pathologie qu'à la clinique, je vous indiquerai sommairement ceux qui sont indispensables pour déterminer le siége et la nature du travail anomal.

Nécessairement les nécropsies nous fournissent plus de renseignements sur les formes graves de la périmétrite et sur les périodes ultimes que sur les formes légères et sur les lésions initiales; mais les données fournies par les investigations cliniques suppléent aux renseignements que l'observation anatomique ne peut pas fournir et nous permettront de tracer le tableau de l'évolution de cette maladie.

C'est autour de l'utérus et des ligaments larges que le travail morbide commence et qu'il accomplit ses actes les plus importants. Le plancher du bassin est séparé en deux compartiments dans le sens antéro-postérieur par la matrice et par ses appendices : en avant, le cul-de-sac utéro-vésical loge la vessie; en arrière, dans le cul-de-sac utéro-rectal se trouve le rectum; sur les côtés, vers les expansions terminales du ligament large, le plancher du bassin forme les culs-de-sac latéraux, transversalement coupés par la base du ligament. C'est dans cet espace circonscrit par l'enceinte osseuse du bassin que se passe la principale partie de la scène morbide.

Les lésions constatées après la mort démontrent, comme nous l'avons déjà dit, que la péritonite est l'élément principal de la périmétrite ; c'est dans le péritoine, comme l'admettait Chomel, et comme l'a démontré M. Bernutz, que se développent ces tumeurs que plusieurs observateurs avaient confondues avec les phlegmons et hypothétiquement placées dans le tissu connectif sous-péritonéal.

Si par l'autopsie on a l'occasion d'en vérifier la nature, on trouve des collections séreuses ou séro-purulentes, ou même purulentes : ces dernières sont plus communes dans les périmétrites post-puerpérales que dans d'autres conditions étiologiques ; ces collections ont pour parois des néomembranes et les viscères abdominaux et pelviens réunis par des adhérences. Ces adhérences, molles d'abord, s'organisent rapidement ; elles sont souvent infiltrées de sérosité ; souvent elles cloisonnent la tumeur en plusieurs loges distinctes ou communiquant entre elles, quelquefois superposées comme certaines tumeurs anévrysmales. L'épiploon, les intestins, l'utérus, les ovaires, les trompes, sont enveloppés de ces productions néoplasiques et contractent des adhérences qui leur imposent des situations anomales et peuvent plus tard troubler leurs fonctions.

Quand la tumeur renferme du pus, une membrane pyogénique en tapisse la cavité ; ce pus peut contracter une odeur fétide, stercorale, quelquefois il a un aspect sanieux ou noirâtre. Dans certains cas, la tumeur inflammatoire communique avec l'intestin, y verse son contenu et reçoit quelquefois en échange des gaz et des liquides intestinaux. Quand la maladie se termine par la guérison, la collection liquide est résorbée ou évacuée au dehors, la cavité qui la contenait s'oblitère, des adhérences s'organisent et des anomalies dans la situation des viscères sont les seules traces qu'elle laisse après elle.

Si au contraire elle suit une marche chronique, ou si elle persiste pendant un temps très-long, les parois de la tumeur s'épaississent, s'indurent, peuvent acquérir une consistance fibreuse, ou fibro-cartilagineuse ; elles prennent parfois une teinte noirâtre due au dépôt d'une matière pigmentaire. Des collections purulentes enkystées ou des noyaux néoplasiques indurés peuvent persister après l'apaisement des phénomènes morbides.

Le tissu cellulaire sous-séreux est congestionné ou infiltré, et il n'est pas rare de trouver avec la pelvi-péritonite des collections purulentes dans le ligament large ou dans le tissu connectif prérectal ; on en rencontre aussi dans celui de la fosse iliaque ou de la paroi antérieure de l'abdomen.

Les organes pelviens sont atteints par le travail morbide : l'ovaire est souvent malade; on le trouve tuméfié, infiltré de sérosité, de sang ou de pus. On y observe parfois des collections purulentes qui peuvent communiquer avec des foyers circum-utérins. Dans un cas qu'il m'a été donné d'observer, il avait acquis le volume de la tête d'un enfant et il était creusé de larges vacuoles suppurantes. Les ovaires peuvent aussi contracter des adhérences avec les organes voisins, avec le fond du cul-de-sac postérieur ; et plus d'une fois, pendant la vie, j'ai senti par le toucher, dans ce cul-de-sac, une tumeur lisse arrondie qui m'a paru pouvoir être expliquée par une ectopie de l'ovaire. M. Bernutz a souvent rencontré des lésions de la trompe.

L'utérus est enclavé dans la tumeur inflammatoire qui le rend immobile et le repousse en masse du côté opposé à celui où elle s'est développée. Souvent, en outre, il est incliné sur son axe en avant, en arrière ou sur le côté; il peut subir en même temps un mouvement de rotation qui porte un de ses bords en avant et l'autre en arrière.

Après la résolution de l'engorgement inflammatoire et l'organisation des néoplasies, celles-ci, en se rétractant, lui font subir un mouvement opposé à celui qu'il avait éprouvé au début de la maladie, et l'attirent du côté dont il avait été éloigné.

Souvent à cette période surviennent des flexions anomales, anté-rétro-latéro-flexions, dues probablement à la traction qu'exercent sur lui ces adhérences rétractiles et aux modifications survenues dans le tissu même de l'utérus, sous l'influence du travail congestif dont il a subi le retentissement, quand il n'en a pas été le siége primitif.

Quand la phlegmasie occupe le cul-de-sac utéro-rectal, le rectum peut être comprimé, dévié; sa membrane muqueuse est injectée, congestionnée ; dans quelques cas elle est découpée par de nombreuses ulcérations et présente toutes les lésions de la dysenterie grave.

Le fond du cul-de-sac péritonéal rétro-utérin peut, quand il est refoulé par une collection purulente, se rapprocher du périnée, au point qu'il n'en est plus séparé que par une mince épaisseur de tissus. J'ai observé un fait de ce genre dans le service de Chomel, en 1840, et M. Bernutz en a cité d'analogues.

Quand le cul-de-sac utéro-vésical est le foyer du travail morbide, la vessie peut être aplatie, étalée, comprimée, abaissée ; le canal de l'urèthre peut être incurvé à son origine. Les tumeurs développées dans le cul-de-sac postérieur, en repoussant l'utérus en avant, peuvent, par son intermédiaire, exercer sur la vessie une pression indirecte et produire des effets analogues.

FORMES ET VARIÉTÉS DE LA PÉRIMÉTRITE

La périmétrite se montre le plus souvent avec une marche aiguë. Elle peut cependant prolonger sa durée au delà de ses limites habituelles et revêtir les allures d'une affection subaiguë : les conditions constitutionnelles congénitales ou acquises qui produisent l'affaiblissement de l'organisme, les imprudences, les erreurs d'hygiène, les causes extérieures qui excitent le travail phlegmasique et l'empêchent d'arriver à solution, peuvent aussi faire dévier la périmétrite de ses tendances naturelles et lui imprimer ce caractère de subacuité.

Enfin, quand elle se superpose à une maladie chronique, à plus forte raison quand elle en est un épiphénomène, elle peut devenir chronique comme l'affection qu'elle complique et qui lui donne son caractère.

§ 1. — DE LA PÉRIMÉTRITE POST-PUERPÉRALE.

Comme type de la périmétrite à forme aiguë, je vous décrirai d'abord la périmétrite *post-puerpérale*, je vous dirai ensuite quelles nuances symptomatiques distinguent celle qui se développe en dehors de la puerpéralité. Toutes les circonstances qui aggravent le traumatisme puerpéral en favorisent les complications phlegmasiques ; aussi, nous rangerons parmi les causes prédisposantes de la périmétrite : la longueur et la difficulté du travail, et par conséquent les mauvaises conformations du bassin et les présentations anomales, la primiparité, signalée par tous les auteurs, bien que le hasard de mes observations personnelles ne soit pas favorable à cette assertion, très-vraisemblable d'ailleurs.

Nous mettrons encore au nombre des conditions qui prédisposent à la périmétrite une attaque antérieure de cette maladie et les affections congestives de l'utérus au milieu desquelles la grossesse a pu évoluer : telles que métrite, catarrhe utérin, métrorrhagies. J'ai vu une périmétrite succéder à l'accouchement chez une femme qui avait des métrorrhagies depuis deux ans, et dans ce laps de temps avait fait deux fausses couches. J'ai plusieurs fois noté, parmi les antécédents de cette affection, une menstruation *irrégulière* avant la grossesse, ou des fatigues excessives avant la parturition.

Plusieurs de mes malades avaient éprouvé des douleurs vives dans les reins et dans l'hypogastre, trop communes chez les femmes enceintes pour qu'on y attache une grande importance; mais ces douleurs cependant peuvent indiquer une disposition congestive, et, à ce titre, méritent attention.

La régularité du flux lochial a toujours été regardée comme un signe important pour le pronostic et une condition de l'évolution normale des phénomènes qui succèdent à l'accouchement.

Chez plusieurs malades j'ai noté que, comme prélude de la périmétrite, le flux lochial était resté sanguinolent au delà de l'époque à laquelle il prend ordinairement un autre caractère. Chez quelques-unes, il s'était transformé en une véritable métrorrhagie. Dans un cas, cet accident durait depuis plus de deux mois quand la malade est entrée à l'hôpital.

On voit au début du travail phlegmasique les lochies redevenir sanguinolentes après qu'elles avaient cessé de l'être depuis plusieurs jours. D'autres fois elles diminuent brusquement ou même sont complétement supprimées, sous l'influence d'une imprudence, d'un refroidissement, d'une émotion morale. Je les ai vues, dès le troisième jour, perdre leur aspect sanguinolent, d'autres fois devenir roussâtres ou être remplacées par un écoulement sanieux; elles prennent quelquefois une odeur fétide. Ces changements précèdent la périmétrite ou en accompagnent le début. Quand elle est précédée de métrorrhagies, j'ai noté plusieurs fois que c'était précisément au moment où le flux sanguin diminuait ou s'arrêtait qu'éclataient les phénomènes inflammatoires.

Ceux-ci, quand ils ont une connexion directe avec la puerpéralité, se manifestent en général dans les six ou huit jours qui suivent l'accouchement, du troisième au dixième jour, très-rarement plutôt; le quatrième jour est assez souvent indiqué dans mes notes. Cependant leur début ou plutôt leur manifestation peut être retardée : plusieurs malades les faisaient commencer au dix-huitième jour. Dans ce cas, des causes extérieures sont venues troubler le travail régressif de l'utérus et peut-être surexciter un processus congestif dont l'accouchement avait été le point de départ et qui, jusque-là, était resté latent.

Chez plusieurs malades, c'est cinq ou six semaines après les couches, c'est-à-dire au milieu du travail qui prépare le retour des règles, que la périmétrite s'est développée.

Des douleurs, du météorisme, de la fièvre, en sont, dans presque tous les cas, les symptômes initiaux; à ces phénomènes fondamentaux, qui sont presque constants, s'ajoutent des troubles digestifs, de l'inappétence, des nausées, quelquefois des vomissements, de la constipation, plus rarement de la diarrhée, souvent de la dysurie. Les malades restent couchées sur le dos. Les jambes sont ordinairement fléchies. Le facies est anxieux, mais il n'offre pas cet aspect grippé, cette altération et cette dépression profonde qu'on observe dans le typhus puerpéral. Le teint est d'une pâleur mate comme il l'est après l'accouchement, mais sans la nuance jaune pyogénique.

Comme dans un très-grand nombre d'affections inflammatoires, la douleur est très-souvent le premier signal de l'envahissement morbide; elle est assez souvent vaguement localisée au début; dans beaucoup de cas elle se concentre ou elle a son foyer primitif dans une des régions iliaques, la gauche plus fréquemment que la droite, et dans l'hypogastre. Elle peut se faire sentir aussi dans les reins, dans les fesses; elle irradie parfois dans l'estomac, dans l'anus, dans la vulve, et souvent dans les aines et dans les cuisses, principalement le long de leurs régions antérieure et interne, plus fréquemment sur le trajet des nerfs cruraux que sur celui des nerfs sciatiques.

D'autres fois diffuses, les douleurs occupent tout l'abdomen avec des foyers d'origine et de concentration. Cette diffusion, quand elle est accompagnée de troubles généraux très-accentués, doit faire craindre une généralisation du travail péritonitique.

Des sensations de tension, de pesanteur et de chaleur en sont les caractères les plus habituels; souvent elles prennent la forme névralgiqne et deviennent lancinantes; d'autres fois c'est une torsion, une compression; d'autres fois, comparées par les malades à des coliques ordinaires, elles sont mobiles comme les gaz intestinaux dont les mouvements les éveillent ou les augmentent.

Quelquefois elles sont expulsives et accompagnent alors des contrac-tractions utérines qui chassent au dehors des caillots sanguinolents.

Elles sont en général exacerbantes; elles reviennent par intervalles ou se détachent en accès de souffrances aiguës sur un fond de malaise, de poids et d'endolorissement permanent.

Habituellement modérées, elles acquièrent parfois une intolérable violence sans cause appréciable. Les mouvements, la pression, les exaspèrent; ordinairement elles rendent le décubitus latéral insupportable; elles deviennent intolérables si la malade se couche du côté affecté; et si elle s'incline de l'autre côté, elle éprouve une sensation de tiraillement et de poids qui l'empêche de conserver cette attitude. Quelquefois même elles empêchent l'extension de la cuisse sur le bassin; des crampes s'ajoutent parfois à ces symptômes et aggravent les souffrances. La station, la marche, sont souvent impossibles, et si la malade a l'imprudence de s'y risquer, ses douleurs deviennent beaucoup plus intenses; elle ne peut se tenir droite, mais elle marche courbée en avant, la main appuyée sur son ventre comme pour l'immobiliser. Une de mes malades me disait que les secousses d'une voiture lui donnaient une sensation de ballottements douloureux.

Des troubles de sensibilité éloignés ou réflexes peuvent se joindre à ceux qui se manifestent au niveau du foyer morbide. Ainsi quelques malades accusent des élancements douloureux dans les seins. J'ai vu une céphalalgie violente accompagner la périmétrite. Il y a quelquefois de l'hyperesthésie des téguments.

Suivant le siége du travail morbide, la douleur pourra se localiser plus spécialement dans telle ou telle région : ainsi, quand l'inflammation envahit les culs-de-sac latéraux du péritoine pelvien, la douleur se fait d'abord sentir vers les régions iliaques. L'hypogastre en sera le premier foyer, elle pourra être accompagnée de dysurie, d'envies fréquentes d'uriner, de ténesmes vésicaux, si le cul-de-sac utéro-vésical est le siége de la phlegmasie. Si c'est le cul-de-sac utéro-rectal, la malade accusera de la pesanteur sur le fondement et sur le périnée, des douleurs anales, de la gêne et de la douleur dans la défécation, de la constipation, moins fréquemment de la diarrhée.

Chez quelques malades, la périmétrite, à ses débuts, ne provoque pas de douleurs spontanées : elles s'éveillent alors par le mouvement ou par la pression ; la palpation les développe et permet de constater une sensibilité plus vive au niveau des foyers morbides, quelquefois au niveau des nerfs qui en transmettent l'incitation directe ou réflexe.

Si l'on retire brusquement la main après avoir refoulé la paroi abdominale, on peut produire une douleur *en retour*, attribuée d'une manière un peu trop absolue peut-être à l'inflammation du péritoine pariétal.

Les formes presque indolentes de la périmétrite m'ont paru plus rares dans celles qui se développent après l'accouchement que dans celles qui reconnaissent une autre origine.

Le météorisme accompagne habituellement la périmétrite : les congestions physiologiques comme les congestions morbides de l'appareil utéro-ovarien donnent très-souvent lieu au développement de gaz intestinaux. Il n'est pas rare d'observer ce symptôme au début de la grossesse, dans l'imminence du flux cataménial. Je l'ai vu coïncider avec des fibroïdes utérins. Toutes les affections congestives de la matrice le produisent très-souvent.

Le météorisme dans la périmétrite se montre à des degrés divers : nous avons dit quelle part il pouvait avoir dans l'exacerbation des douleurs ; il augmente, en général, avec la diffusion de la péritonite ; et quoiqu'il ne soit pas toujours proportionnel à l'intensité et à l'étendue du travail morbide, quand il est très-développé, accompagné d'une sensibilité diffuse et de troubles fonctionnels graves, on doit craindre la généralisation de l'inflammation péritonéale.

Il faut se rappeler dans l'appréciation de ce symptôme que chez beaucoup de femmes, chez celles surtout qui ont eu plusieurs enfants, le ventre peut conserver pendant longtemps après l'accouchement un développement considérable.

Je n'ai jamais rencontré la périmétrite post-puerpérale complétement apyrétique ; quelquefois c'est une fébricule très-peu accentuée, revenant par accès le soir ou pendant la nuit. Souvent, au contraire, un frisson suivi d'une réaction fébrile intense ouvre la scène morbide. Ce frisson peut se répéter, surtout si la malade ne reste pas alitée ; il peut revenir périodiquement ; d'autres fois le frisson fait défaut, surtout chez les femmes qui gardent le lit. La fièvre, précédée ou non de frissons, peut être continue rémittente ; elle peut présenter le type de la fièvre quotidienne ou double quotidienne, ou revenir par accès irréguliers. Je l'ai vue, après avoir été pendant quelques jours continue, revenir tous les deux jours, chez une femme qui avait eu pendant longtemps des accès de fièvre tierce. Dans quelques cas la fièvre symptomatique de la périmétrite semble continuer la fièvre traumatique puerpérale, improprement appelée fièvre de lait, et le développement anomal de celle-ci peut, dans quelques cas, faire pressentir cette complication. Dans ce cas aussi, la congestion utérine fait révulsion à la congestion mammaire et la sécrétion lactée est ordinairement nulle ou peu abondante. Des sueurs profuses, incommodes, épuisantes, accompagnent très-souvent l'évolution de la périmétrite, surtout quand elle tend à la suppuration.

Tandis que les phénomènes que nous venons d'indiquer signalent l'invasion de la périmétrite, l'examen du malade en confirme et en précise la signification. La palpation fait constater la sensibilité du ventre, plus marquée dans certaines régions, précisément dans celles qui correspondent aux foyers phlegmasiques ; en même temps elle trouve des rénitences localisées, dues d'abord à des contractions musculaires que la douleur provoque, plus tard au développemeut de la tumeur inflammatoire ; celle-ci, en général, est plus promptement accessible à la palpation abdominale quand elle occupe les ligaments larges que quand elle siége dans les culs-de-sac péritonéaux. Dans ce dernier cas, c'est en refoulant la paroi abdominale, autant que sa sensibilité le permet et avec la prudence que commande l'existence d'une péritonite, qu'on perçoit, non pas d'abord une tumeur circonscrite, mais une résistance profonde qu'on ne trouve pas du côté opposé ou dans les parties voisines, et qui est douloureuse sous la pression.

J'ai une fois constaté par la palpation ces frottements péritonéaux qu'on rencontre dans d'autres péritonites.

Le toucher vaginal n'est pas toujours possible au début de la périmétrite, surtout de celle qui succède à l'accouchement ; le médecin doit s'arrêter devant l'extrême excitabilité des organes génitaux qui, exaspérée par ces explorations, peut augmenter le stimulus inflammatoire. D'ailleurs, à cette période, il fournit souvent peu ou point de renseignements : un peu de résistance et de sensibilité dans un ou plusieurs des culs-de-sac utérins sont les premières anomalies appréciables par le toucher. Au bout de quelques jours ce cul-de-sac s'abaisse et bombe du côté du vagin ; il donne au doigt une sensation d'élasticité demi-fluctuante qui fait place à une rigidité de plus en plus accentuée, à mesure que la maladie a duré plus longtemps, à moins qu'elle ne se termine par suppuration, ce qui en modifie les caractères objectifs, comme nous l'indiquerons plus tard.

J'ai rencontré cette tumeur dans les conditions de puerpéralité, occupant le plus souvent le cul-de-sac gauche ou le cul-de-sac postérieur, plus rarement le cul-de-sac antérieur, plus rarement encore le cul-de-sac droit. Il n'est pas rare qu'elle occupe à la fois la partie contiguë de deux culs-de-sac, ou qu'en remplissant un, elle se prolonge par ses deux extrémités dans les deux culs-de-sac voisins. Elle peut être ainsi latéro-postérieure ou postérieure bilatérale, etc.

Quand elle a acquis un certain développement, il devient en général facile d'en mesurer l'épaisseur en soulevant avec le doigt le cul-de-sac vaginal affecté, et refoulant avec l'autre main la partie correspondante de la paroi abdominale.

Ce mode d'exploration, quand la partie antérieure du ventre est souple, permet de distinguer les plus petits épaississements, les simples rigidités des culs-de-sac latéraux ou antérieurs ; pour le cul-de-sac postérieur il est souvent utile de combiner le toucher rectal avec le toucher vaginal ; en introduisant l'index dans le rectum et le pouce dans le vagin, on peut entre ses deux doigts explorer la cloison recto-vaginale et souvent palper la partie inférieure de la tumeur, étudier ses connexions avec l'utérus, les changements qu'elle subit dans ses dimensions et dans sa consistance. Le toucher rectal seul fournit déjà sur ce point d'utiles renseignements, et il peut être utile de le pratiquer isolément avant de le combiner avec le toucher vaginal. Le doigt introduit dans le vagin y sent une chaleur anomale et souvent des battements artériels qu'on peut constater d'ailleurs toutes les fois que les artères vaginales sont soulevées et reposent sur un plan résistant.

L'utérus, toujours volumineux après l'accouchement, peut se tuméfier encore sous l'influence de la congestion qui l'envahit ; dans tous les cas son évolution régressive est suspendue ou ralentie ; il est lourd, gros ; le col est entr'ouvert, ce qui ne peut pas être imputé entièrement aux conditions de puerpéralité, car nous retrouvons très-souvent cette béance du col dans les périmétrites non puerpérales ; il est en général sensible au toucher, mais le phénomène important, caractéristique de la phlegmasie circum-utérine, c'est l'immobilité de l'utérus. On ne constate d'abord qu'une mobilité plus restreinte, de la douleur et de la gêne quand on cherche à imprimer à l'utérus quelques mouvements, surtout à l'entraîner du côté opposé au côté malade. Plus tard le manque de mobilité devient plus accentué, enfin arrive un moment où l'utérus est enclavé, enserré par la gangue inflammatoire qui l'enveloppe.

Habituellement, dans la périmétrite post-puerpérale, le fond de l'utérus peut être senti au-dessus du pubis, annexé à la tumeur qui, quelquefois, le déborde des deux côtés ; ou elle forme à côté de lui un plastron qui le dépasse et donne à la main la sensation d'une induration plate et solide qui double la paroi abdominale, au-dessus du ligament de Fallope, et s'étend parfois jusqu'à la hauteur de la zone ombilicale.

En même temps qu'il est immobilisé, l'utérus est repoussé du côté opposé à la tumeur : tantôt il est déplacé sans changement dans sa direction ; tantôt, et plus souvent, il est incliné ou courbé sur son axe en avant, en arrière, sur les côtés ; quelquefois, moins fréquemment peut-être que dans le phlegmon du ligament large, il est refoulé en haut, et, chez quelques malades, il est difficile de l'atteindre par le toucher ; souvent, il est abaissé, et le col se rapproche de l'orifice vulvaire. Il n'est pas rare qu'il subisse un mouvement de rotation, de telle sorte que l'une de ses commissures regarde en avant et l'autre en arrière.

Il m'est arrivé de sentir au début de la phlegmasie une petite tumeur arrondie, lisse, qui avait le volume de l'ovaire et qui m'a paru pouvoir lui être attribuée. D'autres fois on distingue une saillie oblique flexueuse qu'on est tenté de rapporter à la trompe. Ces organes peuvent, en effet, contracter des adhérences avec le fond des culs-de-sac péritonéaux.

Dans la rapide esquisse que je vous ai tracée des premiers symptômes de la périmétrite, je vous ai indiqué les retentissements morbides que l'affection des organes pelviens déterminait dans les autres appareils organiques. Comme dans la plupart des cas où le péritoine est touché par le processus inflammatoire, l'estomac subit une impression réflexe qui, souvent, s'exprime par des nausées et par des vomissements. S'ils ne sont pas constants, ces phénomènes sont très-communs au début de la périmétrite; quelques malades n'ont que des nausées, d'autres ont des vomissements répétés : d'abord alimentaires, puis bilieux, ils peuvent persister pendant plusieurs jours; cependant, en général, ils cèdent assez promptement quand la fluxion congestive, plus diffuse d'abord, s'est localisée dans le bassin.

Il n'est pas rare qu'ils reparaissent à chaque recrudescence que subit la maladie; et si celle-ci marche vers une terminaison funeste, le retour des vomissements, leur opiniâtreté incoercible est parfois un des signes de cette situation désespérée.

Si les contractions spasmodiques de l'estomac n'accompagnent pas toujours la périmétrite, presque toutes les malades accusent de l'inappétence, et beaucoup se plaignent d'avoir la bouche mauvaise; j'ai vu ces troubles gastriques, constituant un des phénomènes dominants de la maladie chez des malades qui s'opiniâtraient à se lever, disparaître en grande partie sous l'influence du repos horizontal.

La constipation, si habituelle dans les péritonites, marque le plus souvent le début de la périmétrite et peut se prolonger pendant toute sa durée. La compression du rectum et de l'S iliaque par la tumeur inflammatoire peut y contribuer.

Mais d'autres fois aussi l'incitation morbide congestive se propage à l'intestin et la malade a de la diarrhée : celle-ci se montre quelquefois d'emblée; souvent elle succède à la constipation, qui, elle aussi, peut succéder à la diarrhée. Ces deux symptômes alternent chez quelques malades. J'ai vu la périmétrite provoquer une récidive de dysenterie chez une malade qui en avait été atteinte trois ans auparavant. J'ai observé une diarrhée grave succéder à un purgatif. La constipation prend quelquefois des proportions exorbitantes. Je l'ai vue persister pendant plusieurs semaines, une fois pendant quarante jours, et, dans ce cas, après avoir résisté à tous mes efforts, faire place à des évacuations liquides et à des vomissements qui précédèrent la mort. Les lésions que je trouvai à l'autopsie sont assez intéressantes pour que je vous rapporte cette observation.

Le 13 mai 1859 entrait dans mon service à l'Hôtel-Dieu une femme âgée de dix-sept ans, chlorotique et d'une santé habituellement mauvaise. Elle était sujette à de la dyspepsie, à des palpitations, à de la leucorrhée; la menstruation était irrégulière et peu abondante.

Comme curiosité anatomique, j'ajouterai que sa peau, depuis la partie supérieure de la poitrine jusqu'au milieu des cuisses, offrait une coloration brun foncé qui lui donnait l'apparence d'une origine africaine. Cette couche pigmentaire qui avait toujours existé, dit-elle, dessinait une espèce de tablier limité latéralement par des lignes qui s'étendaient de l'angle des côtes à la crête iliaque.

Cette femme, accouchée depuis un mois, avait été tourmentée pendant sa grossesse par de fréquents vomissements. L'accouchement s'était bien passé; elle s'était relevée après huit jours, quoiqu'elle eût conservé des douleurs vagues et de l'inappétence. Le lendemain, neuvième jour après l'accouchement, elle fut prise de frissons violents avec claquement des dents, qui se répétèrent sans régularité, et furent remplacés les jours suivants par des frissonnements peu intenses, revenant surtout le soir. A partir du quinzième jour survint une constipation opiniâtre; le vingt et unième, une douleur se manifesta sur la face dorsale du pied gauche, début d'un phlegmon qui était arrivé à suppuration le jour de son entrée à l'hôpital.

L'écoulement lochial, après avoir été supprimé, était revenu depuis quelques jours sous forme d'un liquide sanguinolent et sanieux.

La veille de son entrée, la première fois depuis sa couche, cette femme avait été prise de vomissements. Depuis quinze jours elle n'avait pas été à la selle. Elle se plaignait d'une sensation très-pénible de barre hypogastrique; le ventre était ballonné, résistant; sur le trajet du côlon et profondément au niveau de la région iliaque droite on sentait une rénitence plus accentuée. L'hypogastre et l'hypochondre droit étaient douloureux à la pression. Les mouvements des membres inférieurs avaient conservé leur liberté.

Je voulus pratiquer le toucher, mais il fut rendu impossible par la saillie considérable que faisait dans le vagin le rectum distendu par les fèces, et par les douleurs excessives que cette exploration provoquait.

Je n'hésitai pas cependant à diagnostiquer une phlegmasie circum-utérine, et pour solliciter doucement l'action de l'intestin sans employer les purgatifs énergiques, qui trop souvent exaspèrent la péritonite, pour opposer en même temps à celle-ci une médication active, je prescrivis des lavements émollients et à l'intérieur 20 centigrammes de calomel en dix doses, des onctions mercurielles belladonées sur le ventre et des cataplasmes. Il y eut une amélioration notable, la fièvre diminua et disparut; les vomissements cessèrent; le sommeil revint, mais la constipation résista. Je me décidai alors à donner de l'huile de ricin, mais elle resta sans résultat. Comme la peau était sèche, je fis prendre à la malade des bains tièdes.

Le huitième jour après son entrée, survint une éruption miliaire qui put être imputée aux onctions hydrargyriques.

Le onzième jour, elle avait une évacuation peu abondante de matières noirâtres, poisseuses, rendues en petite quantité et avec des ténesmes extrêmement pénibles.

Le toucher put alors être pratiqué, mais au prix de vives douleurs; il me fit constater que l'utérus était très-élevé, peu mobile, accolé à la paroi droite du bassin; la base du ligament large de ce côté était le siége d'une vive sensibilité; le rectum était encore distendu par des matières, ce qui devait contribuer à repousser l'utérus en haut. Je ne voulus pas prolonger l'exploration à cause des souffrances qu'elle causait à la malade; mais, la répétant au bout de quelques jours, je constatai positivement l'existence d'une tumeur au niveau du ligament large, et en outre l'existence d'un empâtement semi-lunaire qu'on faisait saillir dans le vagin en comprimant la partie droite de la région hypogastrique, et qui enveloppait le col; celui-ci avait pris une direction oblique et sa commissure droite regardait en arrière.

Cependant était survenue une stomatite légère qui céda à l'emploi du chlorate de soude. Cette sensibilité de l'organisme à l'action du mercure est presque toujours un signe favorable et me faisait espérer la résolution de la phlegmasie circum-utérine. En effet, huit jours après, je constatai par le toucher que l'utérus avait repris sa direction normale et en grande partie sa mobilité; la tumeur en fer à cheval qui embrassait le col avait disparu, et la rénitence abdominale avait considérablement diminué. Le rectum restait toujours distendu par des matières; la constipation ne cédait pas aux lavements répétés et variés que j'avais prescrits. Je me demande aujourd'hui si mes prescriptions avaient été exécutées et si la malade qui redoutait ce remède n'avait pas obtenu de l'infirmière de la salle d'en être exemptée. Quand une médication ne donne pas le résultat qu'on en attend, la première chose à faire, à l'hôpital surtout, c'est de s'assurer qu'elle a été, et qu'elle a été convenablement administrée. Quoi qu'il en fût, la malade n'avait pas d'évacuations, celles que nous avions obtenues onze jours après son entrée avaient été très-peu abondantes et n'avaient pas fait cesser la distension de l'intestin; celui-ci en réalité ne s'était pas vidé depuis quarante-deux jours, sans qu'aucun phénomène d'obstruction se fût manifesté et sans que la malade parût en souffrir très-notablement. J'ordonnai de nouveau un purgatif doux, pour solliciter encore l'action intestinale sans réveiller la phlegmasie pelvienne; presque aussitôt après, la malade évacua en très-grande quantité des matières poisseuses comme celles qu'elle avait rendues seize jours auparavant, avec de violentes douleurs sur le trajet du côlon et principalement au niveau du rectum.

En même temps le pouls devint petit, très-fréquent; la respiration s'embarrassa; le sommeil était agité, troublé par des rêvasseries; le facies s'altéra profondément; les globes oculaires s'enfoncèrent dans leurs orbites. Des vomissements bilieux très-fréquents alternaient avec des déjections alvines poisseuses : on eût dit une sorte de choléra bilieux. L'absence de ballonnement et l'intensité de la diarrhée me firent repousser la pensée d'une péritonite. Je combattis en vain ces accidents par de la glace et de l'opium à haute dose; ils persistèrent plusieurs jours et la malade succomba.

A l'*autopsie*, le péritoine abdominal ne présentait, comme je l'avais prévu, aucune altération. La surface des intestins était cyanosée; mais on n'y trouvait aucune trace d'injection inflammatoire ni de néomembranes. Le travail morbide s'était concentré dans l'excavation pelvienne : le péritoine y était injecté, tapissé en différents points et notamment à la surface de l'utérus et de ses annexes de néomembranes dont quelques-unes étaient vascularisées. L'utérus, plus volumineux qu'à l'état normal, était incliné en avant et à droite, et maintenu fixé dans cette position par des brides résistantes qui l'unissaient à la face postérieure de la vessie. Une anse d'intestin grêle et l'appendice iléo-cæcal adhéraient aux anneaux du côté droit; le tissu cellulaire du ligament large du même côté était induré. Dans son épaisseur était creusée une cavité qui contenait une matière puriforme, concrète. Mais les lésions les plus remarquables existaient dans le gros intestin. La muqueuse du rectum était épaissie, boursouflée, mamelonnée, couverte de fausses membranes grisâtres et d'ulcérations; elle était décollée des couches sous-jacentes de l'intestin; elle présentait, en un mot, des lésions analogues à celles de la dysenterie grave. Les mêmes lésions existaient, mais moins prononcées, dans l'S iliaque; dans le reste de l'étendue du gros intestin, la muqueuse était épaissie, vivement injectée, et présentait de distance en distance des ulcérations larges et profondes qui se retrouvaient jusque dans le cæcum. Ces lésions s'arrêtaient à la valvule iléo-cæcale.

Ainsi, la phlegmasie circum-utérine était bien en voie de résolution; elle occupait à la fois le péritoine pelvien et le ligament large du côté droit : coïncidence très-fréquente et qui confirme ce que nous avons dit de l'unité pathologique de ces deux variétés morbides; les néoplasies inflammatoires étaient en grande partie organisées, transformées en adhérences; restait dans le ligament large un de ces petits noyaux purulents, qui ne sont pas rares après la périmétrite, qui peuvent pendant des mois, pendant des années, rester au milieu des organes pelviens, y dormir en quelque sorte, puis, sous l'influence d'une incitation, s'éveiller tout à coup et devenir le point de départ et comme le germe d'une nouvelle inflammation circum-utérine.

On peut se demander si la présence prolongée des matières dans l'intestin n'a pas été une des causes de cette dysenterie terminale; sans contester leur action irritative, je dirai que j'ai vu les mêmes accidents accompagnés des mêmes lésions survenir chez une malade qui n'avait eu qu'une constipation passagère, suivie d'une diarrhée rebelle, et Chomel avait déjà signalé des phénomènes cholériformes comme une complication possible de la métro-péritonite.

La périmétrite est donc presque toujours accompagnée de troubles des fonctions intestinales : constipation ou diarrhée; la défécation est très-souvent douloureuse, quelquefois accompagnée de ténesmes et de spasmes de l'anus.

C'est aussi à une irritation par voisinage du foyer morbide qu'il faut attribuer ces troubles de la miction : envies fréquentes d'uriner, dysurie, ténesmes, douleur en urinant, qui sont plus accentués, plus rapides dans la péritonite utéro-vésicale, mais qu'on observe aussi dans les autres formes de périmétrite, surtout quand le foyer morbide occupe le cul-de-sac rétro-utérin. L'utérus refoulé en avant comprime dans ce cas la vessie.

La soif en général est vive; j'ai souvent noté la coloration rouge de la langue; d'autres fois elle est rouge et empâtée : l'inappétence est à peu près constante, quelquefois absolue. Le sommeil est troublé; souvent il fait complétement défaut.

Une fois développée, la périmétrite, dans les circonstances les plus favorables, n'arrive pas à résolution avant plusieurs semaines, le plus souvent avant que le retour des règles se soit accompli et que l'excitation qu'elles auront provoquée se soit apaisée. Si telle doit être la terminaison de la maladie, les douleurs se calment, le ventre s'affaisse, la fièvre tombe, les troubles digestifs disparaissent graduellement, l'appétit renaît; la malade trop souvent se croit guérie parce qu'elle ne souffre plus; mais malheur à elle ! si elle cède à cette décevante illusion, si elle se lève prématurément avant qu'une crise menstruelle régulière ait confirmé et *éprouvé* la guérison, avant que le médecin ait constaté, par le toucher, que l'engorgement inflammatoire a disparu et que l'utérus a, en grande partie du moins, reconquis sa liberté. Très-souvent alors ce mode d'exploration fait constater que dans le travail d'organisation et de rétraction des néoplasmes inflammatoires, l'utérus a contracté des adhérences avec les parties voisines; très-souvent il a subi des inflexions ou des déviations qui deviennent permanentes. J'ai souvent vu, au contraire, les rotations sur son axe disparaître après la résolution. Une circonstance digne d'être notée dans ces déviations et ces ectopies utérines, c'est qu'elles ont presque toujours lieu après la résolution, dans un sens contraire à celui dans lequel elles s'étaient d'abord produites, pendant la période active de la maladie : ainsi, lorsque la tumeur inflammatoire occupe le cul-de-sac postérieur, l'utérus est d'abord repoussé en avant et souvent antéversé ; après la guérison, il sera attiré vers le sacrum, et, dans bien des cas, rétroversé ou rétrofléchi ; s'il était refoulé vers le cul-de-sac droit, on le trouvera adhérent au côté gauche du bassin et quelquefois incliné ou infléchi dans cette direction.

Presque toujours, aux approches de l'époque menstruelle, le molimen congestif qui la prépare retentit sur le foyer morbide, y réveille un certain degré d'incitation : les douleurs reparaissent ; parfois la fièvre se rallume jusqu'au moment où le flux menstruel prend son cours ; quelquefois alors les changements de direction et de position de l'utérus lui créent des obstacles et sont une cause de souffrance. Si les règles ne viennent pas, le médecin doit être attentif à surveiller cette crise, dont M. Bernutz a si bien fait ressortir l'importance capitale : s'il n'intervient pas pour favoriser les règles ou pour les suppléer, si la malade n'est pas maintenue dans un calme et dans un repos absolus, et dans cette horizontalité sur laquelle je reviens toujours, qui font de l'hémorrhagie menstruelle une saignée résolutive et un des agents les plus efficaces de la guérison, alors on voit éclater une rechute avec des symptômes analogues à ceux qui avaient marqué la première invasion ; cependant ils sont généralement moins violents. Mais il faut le plus souvent attendre l'époque menstruelle suivante pour obtenir une guérison définitive.

Telle est la forme franche, simple de la périmétrite postpuerpérale ; mais il n'est pas rare qu'elle se complique d'autres symptômes, même dans les cas où elle doit aboutir à la résolution.

Ainsi quand la fièvre a prolongé sa durée, elle est souvent accompagnée de sueurs nocturnes profuses qui épuisent l'organisme ; quelquefois une toux quinteuse sèche s'y ajoute, et peut, comme l'a noté M. Bernutz, jointe à cette fièvre avec redoublements vespéraux et à physionomie hectique, simuler les symptômes de la phthisie pulmonaire. J'en ai observé plusieurs exemples. Quelquefois même, suivant cet observateur éminent, l'auscultation, dans ce cas, pourra faire entendre des râles suspects qui, comme tout cet ensemble symptomatique, disparaîtront avec la périmétrite. J'ai vu, chez deux malades, ces bronchites se compliquer d'une pleurésie, qui fut double chez l'une d'elles, et, malgré cette complication, la terminaison être favorable.

A l'insomnie, presque constante au début de la maladie, se joignent souvent, comme troubles nerveux, de la céphalalgie, du délire pendant les paroxysmes fébriles, quelquefois des syncopes, chez les malades affaiblies par des pertes abondantes ; enfin, chez les hystériques, la périmétrite peut mettre en jeu l'élément névropathique qui mêle ses symptômes propres aux anomalies de l'innervation qui dépendent de la phlegmasie pelvienne. M. Nonat a cité des observations de paralysie des membres supérieurs liée à la périmétrite.

L'anémie, si habituelle après l'accouchement, augmente encore sous l'influence de la périmétrite et favorise le développement de ces accidents névropathiques, qui peuvent à leur tour inciter le travail congestif.

Une fois celui-ci complétement éteint, les malades ne sont pas quittes avec les névralgies : comme des pleuralgies succèdent à la pleurésie, de l'hystéralgie, des douleurs pelviennes et lombo-abdominales succèdent à la périmétrite. Elles reviennent quelquefois pendant un temps très-long, à des intervalles variables, parfois sans cause appréciable, plus souvent sous l'influence de fatigues, de refroidissements, de la congestion menstruelle. Aiguës, en général lancinantes, suivant des directions déterminées, apyrétiques, accompagnées de jactitation, elles ne seront pas confondues avec les douleurs inflammatoires, plus diffuses, plus continues, ordinairement plus sourdes, qui condamnent la malade à l'immobilité et sont accompagnées d'une réaction fébrile.

Quand ces douleurs sont très-vives, elles peuvent appeler sur l'appareil utéro-ovarien une fluxion passagère qui souvent s'exprime par un écoulement leucorrhéique, qui, même, si la malade commet quelque imprudence, si surtout elle est dans la période cataméniale, peut favoriser une récidive de la péritonite.

Parmi les complications moins fréquentes de cette affection que j'ai cependant plusieurs fois observées, je citerai l'adénite inguinale profonde. J'ai plusieurs fois senti au-dessus du ligament de Fallope, en refoulant la paroi abdominale, une induration superficielle, mamelonnée, sans connexion immédiate avec la tumeur inflammatoire, et qui m'a paru devoir être attribuée à l'engorgement des ganglions lymphatiques profonds ; je l'ai vue coïncider une fois avec une adénite superficielle, et une autre fois persister après la résolution de la périmétrite. Des crampes, une névralgie crurale ont accompagné chez une malade cette tuméfaction. Il est probable que les ganglions lymphatiques subissent souvent le retentissement de la phlegmasie pelvienne, mais leur engorgement se perd dans la tumeur inflammatoire à laquelle ils sont le plus souvent annexés ; et, dans d'autres cas, la rénitence douloureuse de la région iliaque empêche de les atteindre.

Je citerai encore la phlegmatia alba dolens qui se montre généralement d'un seul côté, mais peut envahir les deux membres inférieurs, ou d'autres fois une partie limitée de ces membres. Quelquefois, sans phlegmatia alba, on observe un empâtement œdémateux des membres inférieurs.

Dans deux cas j'ai vu un phlegmon du dos du pied survenir au début de la périmétrite, qui une fois se termina par suppuration, et l'autre fois (c'était chez cette malade dont j'ai rapporté l'observation), aboutit à une recto-colite mortelle. Mais, là encore, il y avait une petite collection purulente dans le ligament large, de sorte que ce phlegmon peut être considéré comme l'expression d'une tendance pyogénique de la périmétrite.

Des herpès labialis, de l'urticaire, du prurit vulvaire, de la miliaire, se sont montrés chez quelques-unes de mes malades. La dernière de ces affections cutanées est connexe à des transpirations abondantes, les autres manifestent quelque disposition constitutionnelle mise en jeu par la maladie accidentelle.

DE LA PÉRIMÉTRITE

— DEUXIÈME LEÇON —

PÉRIMÉTRITE AIGUE TERMINÉE PAR SUPPURATION.

Sommaire. — Périmétrite aiguë terminée par suppuration. — *Conditions pathogéniques.*

Symptômes variant suivant le siége du foyer. — Signes. — Terminaisons. — La résorption est-elle possible ? — Observation à l'appui de cette opinion. — Ouverture spontanée du foyer au dehors : dans le rectum, le vagin, à travers la paroi abdominale, au niveau de l'anneau crural, dans la cavité péritonéale. — Danger d'explorations imprudentes. — Phénomènes consécutifs à l'ouverture : guérison rapide, lente, écoulement prolongé du pus, fistule permanente. — Abcès à répétitions. — Mécanisme habituel de l'ouverture du foyer dans l'intestin. — Pénétration de l'air dans le foyer. — Évacuation incomplète.

Périmétrite aiguë non puerpérale. — Causes qui la produisent. — Troubles menstruels. — Marche. — Nuances particulières variant suivant les causes. — Phénomènes consécutifs.

Périmétrite subaiguë. — Conditions qui impriment à la maladie cette marche subaiguë. — Nuances symptomatiques qui la caractérisent. — Métrorrhagies. — Douleurs. — Fièvre. — Résolution. — Suppuration. — Observations.

Névralgies consécutives. — Noyaux d'induration et abcès enkystés persistant après la guérison apparente. — Catarrhe utérin.

Messieurs,

Nous avons décrit la périmétrite dans sa forme aiguë, bénigne, régulière, marchant vers la résolution, qui en est, je le crois, malgré l'opinion contraire du docteur West, la terminaison la plus fréquente, quand elle est convenablement traitée. Mais elle peut se terminer par suppuration, et la puerpéralité imprime à l'économie une tendance pyogénique qui rend cette terminaison plus commune après l'accouchement que dans toute autre condition étiologique.

La persistance de la fièvre, le retour des frissons, la violence du processus inflammatoire, l'état de débilitation et d'épuisement de l'organisme, l'opiniâtreté des douleurs, peuvent faire craindre cette terminaison ; c'est surtout dans la périmétrite suppurée qu'on observe ces sueurs profuses, ces toux phthysoïdes que nous avons indiquées dans la forme bénigne. En général, l'inappétence persiste, les vomissements se réveillent et peuvent devenir incoercibles. Chez quelques malades la diarrhée accompagne les autres phénomènes hectiques ; elle prend quelquefois la forme dysentérique, et, accompagnée de vomissements incoercibles, signale une complication de recto-colite ulcéreuse. En même temps, dans la tumeur qui acquiert des dimensions plus considérables, la palpation et le toucher font constater une élasticité uniforme, une dépressibilité, parfois une véritable fluctuation qui peut être transmise au doigt placé dans le vagin par la main qui presse sur la région hypogastrique. Au voisinage de la tumeur on sent souvent un empâtement œdémateux qui marque quelquefois la voie dans laquelle se dirigera le pus pour s'ouvrir une issue au dehors. Si, suivant sa tendance la plus commune, il se porte vers le rectum, le toucher recto-vaginal permettra de suivre la marche descendante de la collection purulente. En palpant la cloison recto-vaginale, entre le pouce et l'index, on mesurera l'épaississement qu'elle a subi ; on constatera l'infiltration séreuse dépressible qui entoure l'abcès. Quelquefois même on sent d'un doigt à l'autre cette mollesse élastique équivalente à la fluctuation. La défécation devient de plus en plus douloureuse et de plus en plus difficile, s'il n'y a pas de diarrhée.

Dans un cas de ce genre, j'ai vu une malade rendre involontairement dans un bain des matières solides : comme si la puissance contractile du sphincter anal était affaiblie. La veille de l'ouverture de l'abcès, un lavement provoqua chez elle une sensation de brûlure dans le rectum, à laquelle succédèrent des tiraillements douloureux dans le ventre ; ces symptômes furent suivis de l'expulsion de pus mêlé de sang et d'un mucus concret, membraniforme.

Si l'abcès occupe le cul-de-sac antérieur, c'est la miction qui sera surtout troublée. Dans les inflammations des culs-de-sac latéraux, on observera surtout des névralgies, des troubles circulatoires, quelquefois la flexion ou même la contraction des membres inférieurs.

Quand la tumeur inflammatoire est en rapport avec la paroi abdominale, celle-ci s'immobilise, s'empâte ; elle peut devenir le siége d'un véritable phlegmon ou de petits phlegmons multiples qui communiquent avec le foyer principal. Il y a péritonite pariétale et inflammation du tissu conjonctif qui double la séreuse. En même temps que ces signes locaux sont devenus de plus en plus saillants, l'altération de la nutrition s'est accentuée davantage; les fonctions digestives ont été plus languissantes et plus irrégulières ; l'anémie est devenue plus prononcée; le teint a pris cette teinte jaunâtre qui accompagne si souvent les vastes suppurations.

La collection purulente une fois limitée, habituellement les douleurs diminuent, et une rémission se fait sentir dans l'état général de la malade. Elle n'a lieu d'autres fois qu'après l'évacuation du foyer ; et encore il n'est pas rare qu'elle ne se fasse pas sentir immédiatement après cette évacuation.

Il peut arriver qu'avec tous les signes extérieurs d'une collection purulente et, sans qu'un examen minutieux permette de constater la sortie du pus au dehors, la tumeur s'affaisse graduellement et finisse par disparaître. Était-ce bien du pus qui était contenu dans cette collection liquide, ou n'était-ce que du séro-pus ? Il est permis de concevoir des doutes à cet égard. Cependant on voit dans d'autres circonstances des collections de pus être résorbées; on l'observe quelquefois dans la variole, dans certaines adénites suppurées. Le docteur West en admet la possibilité pour les abcès pelviens. Quelle que soit l'explication qu'on adopte, le fait est incontestable. J'ai vu plusieurs fois des tumeurs fluctuantes, offrant tous les caractères objectifs des collections purulentes, assez saillantes dans quelques cas pour que j'aie cru devoir en préparer l'incision par des applications de cautères, comme je le fais habituellement, diminuer graduellement et disparaître. Bien entendu, je m'assurais, par un examen minutieux de toutes les excrétions, que le pus ne prenait pas une autre voie pour s'échapper au dehors.

Mais dans la grande majorité des cas de périmétrite aiguë suppurée, la collection liquide se fait jour à l'extérieur par l'intermédiaire d'une des cavités naturelles ou à travers la peau. Le plus souvent c'est l'intestin qui lui livre passage, et le pus sort mêlé aux matières fécales. Quelquefois l'abcès s'ouvre dans la vessie, plus rarement dans le vagin. Dans quelques cas le péritoine pariétal et le tissu conjonctif sous-jacent sont, comme nous l'avons dit, envahis par l'inflammation, et le foyer peut se vider à travers la paroi abdominale ; on l'a vu, et je l'ai vu moi-même, sortir au niveau de l'ombilic. Très-rarement, suivant le muscle iliaque et les vaisseaux fémoraux, il viendra faire saillie au niveau de l'anneau crural. Il peut dans quelques cas s'ouvrir successivement une issue par plusieurs de ces voies : et le pus est versé à l'extérieur par plusieurs ouvertures, par le vagin et par le rectum, par l'intestin et par la surface de la peau, etc., circonstance fâcheuse qui ajoute à la gravité de la maladie. Enfin on a vu le kyste purulent se rompre dans la cavité péritonéale et une péritonite généralisée mortelle en être la conséquence. M. Bernutz a cité une observation dans laquelle ce redoutable accident paraissait avoir été provoqué par l'exploration de la tumeur. Il ne faut pas perdre de vue la possibilité de cette rupture, et être extrêmement prudent et réservé dans l'examen des malades, surtout quand on croit à l'existence d'une collection purulente intra-abdominale. Les abcès du cul-de-sac utéro-rectal et des culs-de-sac latéraux s'ouvrent le plus souvent dans l'intestin, au-dessus du sphincter interne, d'après le docteur West.

Les ouvertures les plus favorables sont celles qui se font par le rectum et par le vagin : généralement alors le pus s'écoule rapidement et la guérison ne se fait pas attendre. Parfois cette évacuation peut échapper au médecin : il n'est pas toujours facile de reconnaître au milieu des matières fécales liquides la présence du pus ; et, d'une autre part, rien ne ressemble plus à ce liquide que certains écoulements vaginaux. Après l'ouverture du foyer, le volume de la tumeur ne diminue pas toujours autant qu'on aurait pu s'y attendre : l'induration de ses parois peut persister pendant longtemps ; ce n'est qu'au bout de plusieurs semaines, quelquefois de plusieurs mois, que se résorbent ou s'organisent ces néoplasies inflammatoires qui l'enveloppent et réunissent entre eux les organes voisins.

L'écoulement du pus peut durer plusieurs jours, plusieurs semaines, plusieurs mois. La fistule qui lui donne passage peut devenir permanente. Plus souvent, et j'en ai vu des exemples, les parois du foyer n'adhèrent pas entre elles ; le pus y est sécrété lentement, sourdement ; puis quand il y est accumulé en certaine quantité, ou quand quelque stimulus extérieur vient inciter ce foyer morbide, la malade est prise de douleurs aiguës, quelquefois de frissons, de fièvre, de vomissements ; et après quelque temps de cette scène morbide, dont la violence peut quelquefois faire craindre l'imminence d'une péritonite généralisée, elle rend du pus par la voie qu'il avait déjà suivie. Alors tout ce tumulte s'apaise, les organes affectés rentrent dans le silence ; la malade peut se croire complétement guérie, jusqu'à ce qu'une nouvelle crise, qui coïncide le plus souvent avec la période menstruelle, vienne dissiper cette illusion et la plonger dans de nouvelles inquiétudes pour l'avenir. J'ai vu chez une dame ces accidents se répéter ainsi jusqu'à la ménopause, qui, en faisant cesser l'activité fonctionnelle de l'appareil utéro-ovarien, éteignit en même temps le foyer morbide situé dans sa sphère organique.

En général, quand le foyer purulent s'ouvre dans un des conduits naturels, il s'y ouvre par sa partie déclive ; et le pus, obéissant aux lois de la pesanteur, se trace à travers les tuniques de ce conduit un trajet oblique de haut en bas. Il résule de cette disposition, sur laquelle insistait Chomel, que, dans l'intestin, le passage des matières et la distension de sa cavité effacent ce conduit en le comprimant et par cela même empêchent le passage des matières intestinales dans le foyer. Dans certains cas, cependant, cette disposition n'existe pas, et ce passage peut avoir lieu ; ou au moins les gaz intestinaux y pénètrent, circonstance que j'ai observée une fois, et qui a été indiquée pendant la vie par une tuméfaction énorme avec tympanite de la région iliaque.

Si le foyer purulent ne s'ouvre point dans sa partie déclive, ou si un obstacle s'oppose au libre écoulement du pus, outre l'incitation anomale qui résulte de sa présence au milieu des organes, ce liquide peut contracter des propriétés nocives ; alors surviennent des phénomènes hectiques, et la maladie prend une marche subaiguë.

Après la puerpéralité, la cause la plus commune de l'affection qui nous occupe, est la menstruation ; cet accouchement *ovulaire* est précédé et accompagné d'une congestion de l'appareil utéro-ovarien : si cette congestion est troublée, déviée, elle peut aboutir à la périmétrite. Il est très-exceptionnel de voir cette maladie se développer en dehors de la période d'activité des organes générateurs. Il n'y a dans la science, à ma connaissance, qu'une seule observation de périmétrite après la ménopause ; elle a été publiée par M. le docteur Nonat. J'en ai recueilli une autre chez une femme de quarante-huit ans.

Réglée à treize ans, elle avait cessé de l'être à quarante-deux. A vingt-huit ans elle eut son unique enfant. Tout son bilan pathologique se bornait à des rhumatismes articulaires, dont elle a subi trois attaques, et qui, comme traces de leur passage, ont laissé une légère induration des valvules sigmoïdes aortiques caractérisée par un souffle systolique à la naissance et sur le trajet de l'aorte. En dehors de ces atteintes de rhumatisme, sa santé a toujours été bonne et régulière.

Trois semaines avant son entrée à l'hôpital, son mari, absent depuis plusieurs années, avait célébré son retour au logis par des excès conjugaux auxquels elle attribue l'origine de son mal. A partir de ce moment, en effet, les rapports sexuels éveillaient de vives souffrances : elle éprouvait dans l'hypogastre, dans les cuisses et surtout dans les reins, des douleurs violentes qui étaient exaspérées par la marche, et qui la forçaient, quand elle était levée, à se tenir courbée en avant. Chaque soir elle avait de la fièvre; ses nuits étaient sans sommeil; la défécation était très-douloureuse, la miction ne l'était pas.

A son entrée dans mon service, je constatai une leucorrhée peu abondante. Dans le cul-de-sac postérieur le toucher me fit constater une saillie transversale, dure, séparée de l'utérus par un sillon plus profond du côté gauche où l'utérus tendait à se porter. En refoulant la paroi abdominale, on sentait une rénitence profonde qui s'élevait à deux travers de doigt au-dessus du pubis.

Je prescrivis le repos horizontal, un vaste vésicatoire sur l'hypogastre, et une alimentation légère.

Cinq jours après, nous avions obtenu une amélioration considérable : les douleurs s'étaient apaisées, la rénitence sus-pubienne avait beaucoup diminué.

Et dix jours après son entrée, la malade ne souffrant plus, sortit malgré moi, s'exposant à une rechute presque certaine.

Ainsi, cette femme n'était plus réglée depuis six ans. Il est vrai que la ménopause avait devancé l'âge habituel; et la disparition des règles peut précéder la cessation de l'activité des ovaires : on voit, en effet, des femmes qui conçoivent après qu'elles ont cessé d'être réglées. Mais nous ne devons pas oublier non plus que cette femme avait eu trois attaques de rhumatisme articulaire, et, d'une autre part, il est commun de voir un traumatisme, un effort, une contusion, une fatigue, favoriser la fluxion rhumatismale et en déterminer la localisation. Cette condition diathésique a pu jouer un rôle dans la pathogénie de la périmétrite. La rapidité de la résolution peut venir à l'appui de cette hypothèse; assurément elle a été favorisée par l'absence de congestion menstruelle. Plusieurs médecins, M. Chauffard entre autres, ont admis l'influence possible du rhumatisme sur le développement de la périmétrite; j'ai observé quelques faits qui peuvent être interprétés dans le sens de cette opinion. Peut-être serait-on autorisé à y rattacher l'observation suivante, qui est intéressante à d'autres titres :

J'ai reçu dans mes salles, il y a quelque temps, une malade chez laquelle j'avais trouvé les indices d'une disposition arthritique. Elle était affectée d'une métrite catarrhale; quelques jours après, ses règles arrivèrent et furent brusquement supprimées par un refroidissement. En même temps se développa une pleurésie diaphragmatique qui ne tarda pas à se généraliser et à envahir la plèvre costale. Au bout de cinq jours, l'auscultation et la percussion firent constater une amélioration notable; cependant la fièvre persistait au moins aussi intense, les autres troubles généraux ne s'étaient pas modifiés, et des douleurs se faisaient sentir dans les lombes, dans l'hypogastre, dans l'aine et dans la cuisse gauche. La miction et la défécation devinrent douloureuses, difficiles.

Deux jours après, toute trace de pleurésie avait disparu; mais en même temps s'était développée une périmétrite. On trouvait dans le cul-de-sac gauche du bassin une tumeur molle, élastique, qui proéminait au-dessus du ligament de Fallope, où elle donnait une sensation de fluctuation obscure, et qui repoussait l'utérus du côté opposé.

Sans doute la nature rhumatismale de cette maladie n'est pas démontrée; mais cette phlegmasie succédant à un refroidissement, le déplacement rapide du travail inflammatoire chez une femme de constitution arthritique, prêtaient quelque vraisemblance à cette interprétation.

J'ai dit quelles circonstances auxiliaires préparaient et favorisaient très-souvent cette anomalie de la congestion menstruelle? Chez un grand nombre de malades, en effet, j'ai noté parmi les antécédents des métrites, des leucorrhées abondantes, des douleurs pendant les règles; et celles-ci étaient souvent d'une durée et d'une abondance inaccoutumées; des caillots se mêlaient au sang menstruel; leur retour était avancé, ou des hémorrhagies intercalaires se montraient dans l'intervalle des époques périodiques: soit que l'utérus fût primitivement atteint d'une affection congestive, soit qu'un trouble de la fonction ovarienne fût le point de départ de ces irrégularités. J'ai vu, chez une de mes malades qui fut atteinte de périmétrite, les règles se prolonger pendant plus de vingt jours chaque mois.

J'ai vu, une autre fois, après une aménorrhée prolongée, le retour des règles précéder une pelvi-péritonite terminée par suppuration. Chez quelques malades, la fétidité de l'écoulement menstruel a accompagné le début de la phlegmasie pelvienne. En étudiant l'étiologie de la périmétrite, j'ai indiqué les circonstances extérieures qui pouvaient, en troublant l'acte menstruel, amener une congestion des organes pelviens: dans mes observations, je trouve souvent indiqué le coït pendant les règles, et, comme je l'ai dit, j'insiste avec intention sur ce fait qui me paraît important, presque toujours j'ai rencontré comme coefficient pathogénique un état morbide antérieur de l'appareil utéro-ovarien. Ces jours-ci encore j'étais appelé auprès d'une jeune femme nouvellement mariée et atteinte de périmétrite. Une imprudence pendant les règles en avait été le point de départ, mais elle avait depuis longtemps une leucorrhée abondante et des douleurs durant la période menstruelle.

Si les actes réguliers de l'appareil générateur peuvent, par leurs excès ou par leur inopportunité, devenir une cause de maladie, à plus forte raison la masturbation, cette honteuse déviation de l'instinct génital, pourra produire les mêmes désordres.

Ainsi que je vous l'ai fait remarquer à propos des hémorrhagies qui précèdent la périmétrite postpuerpérale, lorsqu'une phlegmasie circum-utérine se développe à l'occasion d'un trouble cataménial, c'est souvent quand le flux sanguin s'arrête spontanément ou sous l'influence d'une cause accidentelle, que les troubles inflammatoires éclatent dans toute leur violence. Ils peuvent s'annoncer pendant la durée des règles par des douleurs et par d'autres phénomènes précurseurs. Il n'est pas rare alors que le flux menstruel ait une abondance et une durée inaccoutumée, qu'il se transforme en une véritable métrorrhagie. Mais, je le répète, il y a dans beaucoup de cas une remarquable coïncidence entre la cessation de l'hémorrhagie et le développement extrême des phénomènes phlegmasiques. Cette remarque est confirmée par les observations de M. le docteur Bernutz : les hémorrhagies, dit-il, sont rares dans la période d'état de la pelvi-péritonite.

Il n'en est pas de même aux autres périodes, et les métrorrhagies sont une complication fréquente de la périmétrite menstruelle ; elles peuvent survenir quelques jours après son invasion ou vers son déclin, dans quelques cas elles persistent pendant toute sa durée.

La phlegmasie circum-utérine succède à une congestion dont il semble que la nature cherche à se délivrer par l'hémorrhagie ; mais si cette hémorrhagie n'épuise pas le travail congestif, prenant une autre direction, il aboutit à l'inflammation, et si celle-ci est peu intense, peu étendue, si elle n'absorbe pas toute l'énergie du stimulus morbide, l'hémorrhagie peut coïncider avec le travail phlegmasique.

M. le docteur Bernutz, qui a étudié cette complication des périmétrites, a remarqué que ces métrorrhagies étaient rarement accompagnées de douleurs dans la forme aiguë de la maladie, tandis qu'elles devenaient douloureuses dans les formes chroniques, ce qu'il attribue au rétrécissement et aux inflexions du canal utérin.

Ces hémorrhagies sont quelquefois précédées et souvent suivies d'une détente, d'une diminution des phénomènes morbides, qui peuvent n'être que passagères et constituent une sorte de crise incomplète. Dans d'autres cas elles précèdent et favorisent la solution.

Différentes circonstances individuelles ou générales peuvent concourir à la production des métrorrhagies dans la périmétrite. Ainsi, elles sont communes chez les hystériques.

M. le docteur Bernutz les a vues se montrer sous forme épidémique, et il lui a semblé que ces métrorrhagies épidémiques se développaient sous l'influence des conditions, encore mal déterminées, qui préparent ou produisent les épidémies de fièvre puerpérale. Il n'exprime du reste cette impression que d'une manière dubitative; mais ce qui lui paraît incontestable, c'est l'influence du traitement mercuriel sur la fréquence de ces hémorrhagies chez les syphilitiques atteintes de périmétrites; cette influence s'expliquerait par les modifications que ce médicament amène dans la crase du sang.

C'est surtout dans les formes chroniques, je pense, que se manifesterait cette action du mercure: il se joindrait alors à la syphilis pour déterminer un état cachectique dont la chronicité et une tendance hémorrhagique peuvent être la conséquence. Dans les formes aiguës, j'ai habituellement employé les préparations mercurielles et souvent jusqu'à l'apparition des phénomènes de saturation; et je ne me rappelle pas avoir observé, dans ce cas, ces hémorrhagies hydrargyriques; ce qui n'infirme en rien d'ailleurs l'exactitude des observations du docteur Bernutz recueillies dans des circonstances toutes différentes.

Les considérations que nous avons exposées plus haut sur les rapports pathogéniques qui existent entre les métrorrhagies et les phlegmasies pelviennes nous feront comprendre comment, dans beaucoup de cas, la violence de l'inflammation peut supprimer les règles ou en retarder l'apparition : de cet accident ressort une indication très-importante, celle de rappeler le flux menstruel, comme je le dirai à propos du traitement; son retour est souvent alors la condition et le signe de la guérison.

Pour la périmétrite menstruelle comme pour toutes les autres, plus peut-être que pour toutes les autres formes de la maladie, l'époque cataméniale est un moment critique : alors presque toujours les phénomènes morbides s'exaspèrent; mais après une excitation passagère, quand l'acte menstruel s'accomplit d'une manière normale et régulière, il fait présager et très-souvent décide l'apaisement définitif.

Je vous ferai remarquer que si cette *saignée menstruelle* peut être considérée, à bon droit, comme un des agents de la guérison, la régularité de l'écoulement sanguin témoigne déjà des tendances favorables de l'organisme et de l'affaiblissement du stimulus inflammatoire.

Si la périmétrite a pour origine le retentissement des congestions de l'appareil utéro-ovarien sur les tissus voisins, toutes les affections congestives ou inflammatoires de cet appareil peuvent devenir les causes prédisposantes ou occasionnelles de cette maladie. Ainsi, on la voit se développer, même en dehors de l'époque menstruelle, chez des femmes affectées de métrites parenchymateuses, de tumeurs utérines, de catarrhe utérin intense, qui se livrent à des excès vénériens ou qui sont soumises à des fatigues excessives, à des refroidissements, à des conditions, en un mot, qui peuvent irriter le travail phlegmasique et lui faire dépasser les limites du foyer où il s'est développé. Nous avons rencontré dans nos salles des faits de ce genre.

La blénnorrhagie n'est qu'une variante de ce mode pathogénique avec cette circonstance aggravante que le catarrhe blennorrhagique est plus aigu, plus agressif, plus disposé aux envahissements, aux retentissements et aux métaptoses.

Très-souvent l'inflammation blennorrhagique du vagin franchit l'orifice utérin, pénètre dans la cavité de la matrice. L'irritation morbide peut se propager aux trompes, aux ovaires, et déterminer l'explosion d'une périmétrite que M. le docteur Bernutz compare ingénieusement à l'orchite blennorrhagique. Très-souvent aussi nous trouvons, dans ce cas, comme auxiliaires de la blennorrhagie et comme coefficients de la pelvi-péritonite, des stimulations accidentelles : imprudences, débauches, fatigues, etc., qui renforcent l'action morbide et tendent à la propager ou à l'appliquer plus spécialement sur certains organes.

La périmétrite blennorrhagique, d'après les observations de M. Bernutz, ne s'est jamais développée avant le huitième jour de l'écoulement, rarement avant le quatorzième ; le plus souvent elle survient après plusieurs semaines, et habituellement vers l'époque cataméniale dont nous retrouvons partout l'influence dominatrice sur le développement comme sur la marche et sur la solution de la maladie.

L'excrétion menstruelle est accompagnée alors de phénomènes dysménorrhéiques que M. Bernutz attribue à la tuméfaction de la muqueuse cervico-utérine, et qu'il compare à la dysurie dans la cystite blennorrhagique du col.

Ce clinicien éminent a noté, dans quelques cas, comme une particularité de la périmétrite blennorrhagique, la suppression de l'écoulement vaginal *consécutive* à l'envahissement du péritoine, avec persistance d'une sécrétion purulente à l'orifice du col utérin ; il a aussi observé quelquefois le passage brusque du travail inflammatoire d'un côté à l'autre, comme cela se voit pour l'orchite. J'ai observé cette dernière circonstance dans des périmétrites d'une tout autre origine, et j'ai noté aussi quelquefois la diminution du flux leucorrhéique après l'invasion de cette phlegmasie.

Les incitations venues du dehors que nous avons considérées comme causes adjuvantes du travail inflammatoire suffisent pour le faire naître quand elles agissent avec une grande violence ; ou elles ont la plus grande part dans son développement quand elles s'ajoutent à un état morbide sans importance : il peut y avoir des périmétrites *à frigore* ; il y en a dues à des traumatismes de diverses sortes. Ces périmétrites ont pour caractères spéciaux : qu'elles débutent sans phénomènes prodromiques, qu'elles sont habituellement très-aiguës, et quand leur violence ne les rend pas promptement mortelles, elles marchent, en général, plus rapidement et plus promptement vers leur solution.

La périmétrite, avons-nous dit, comme toutes les phlegmasies, est une affection de nature aiguë. Des imprudences répétées, qui troublent l'effort curateur de l'organisme, ou un état morbide constitutionnel, qui affaiblit ou entrave cet effort, peut faire dévier la maladie de sa tendance naturelle et lui faire prendre une marche subaiguë ou même chronique. L'épuisement des forces, l'asthénie originelle ou acquise est l'élément principal et la résultante de toutes les conditions qui provoquent cette déviation, elle en domine les symptômes et fournit une des indications les plus importantes.

Quand la maladie s'est prolongée au delà d'un ou deux mois au plus, elle peut être considérée comme ayant dépassé les limites de la forme aiguë, et cette distinction n'est pas une de ces divisions scolastiques qui sont sans intérêt pour la pratique de l'art ; elle mérite, au point de vue du traitement, une sérieuse considération.

Parmi les conditions pathogéniques de la forme subaiguë, nous avons parlé de l'épuisement de l'organisme : il peut être imputable à des souffrances morales, à l'accouchement, à des grossesses répétées, à l'allaitement prolongé, à des privations, à des excès, à toutes ces causes, en un mot, qui troublent l'équilibre nutritif, élèvent le chiffre des dépenses au-dessus des ressources de l'économie, au-dessus de son activité réparatrice. Comme signe extérieur de cet état anomal, nous observons l'anémie : non pas cette anémie passagère, presque constante dans la puerpéralité, mais une anémie plus profonde, plus rebelle, plus radicale, accompagnée de phénomènes dyspeptiques qui témoignent qu'elle a ses racines dans les sources mêmes de la nutrition.

La chlorose sera donc tout naturellement une condition de subacuité. A côté de la chlorose je placerai une maladie qui s'en rapproche par plus d'une affinité, comme je l'ai dit ailleurs, et qui se complique toujours d'anémie : je veux parler de l'hystérie. Outre ses connexions pathogéniques avec les troubles de l'appareil utéro-ovarien, outre l'anémie qui en est la conséquence presque constante, l'hystérie produit des troubles d'innervation qui se localisent dans le foyer morbide, y entretiennent ou y ramènent des incitations congestives. Enfin, il y a des cas où l'organisme est atteint d'une altération plus profonde, plus irréparable, où il est sous la domination d'une dyscrasie grave, d'une diathèse qui prépare sa destruction. A l'asthénie se joint un élément plus redoutable : un travail spécifique qui tend à se porter partout où une fluxion congestive lui sert de foyer d'appel et à mêler aux produits de l'inflammation des néoplasies irrésolubles et inassimilables.

La maladie est alors subaiguë dans sa forme, mais elle peut être considérée comme chronique dans son essence, parce qu'elle revêt ou complique une affection constitutionnelle essentiellement chronique.

Ce n'est pas à dire que toutes les fois que la périmétrite viendra se greffer sur un organisme qui renferme le germe d'une diathèse, comme la tuberculose par exemple, et qu'il a commencé à en subir l'évolution, elle se compliquera nécessairement de la production de tubercules dans les organes envahis par le travail phlegmasique: Nous verrons bientôt que, heureusement, il n'en est pas toujours ainsi.

Dans ces circonstances, le travail morbide languit, se prolonge, et la solution se fait attendre au delà de son terme habituel. Des rémissions trompeuses, pendant lesquelles les douleurs s'apaisent, induisent très-souvent la malade, fatiguée d'un trop long repos, à enfreindre les prescriptions du médecin et à commettre des imprudences bientôt suivies d'une recrudescence des phénomènes morbides ; chaque période menstruelle exaspère habituellement ces phénomènes, et ramène dans la marche de la maladie une crise d'acuité pendant laquelle peuvent réapparaître les symptômes qui avaient marqué le début. Les règles alors peuvent manquer, ou elles viennent difficilement et sont accompagnées de phénomènes dysménorrhéiques. D'autres fois elles prennent le caractère ménorrhagique, et, si la malade ne reçoit pas les soins nécessaires, si elle ne garde pas le repos, l'hémorrhagie peut durer indéfiniment (voy. l'observation au bas de la page).

En 1865, entre dans mon service à l'Hôtel-Dieu une jeune femme de vingt-trois ans, qui, jusqu'à la maladie actuelle, jouissait habituellement d'une bonne santé. Quelques migraines avant sa puberté, un peu de rachitisme dans sa première enfance, sont les seuls troubles morbides dont elle ait gardé le souvenir. Réglée à quatorze ans, elle

Les conditions mêmes de l'organisme qui produisent la chronicité diminuent souvent l'intensité des phénomènes réactionnels : la fièvre

l'a été toujours d'une manière normale jusqu'à l'époque de son mariage, qui date de cinq mois. Elle se livra alors à des excès de coït qu'elle continua pendant l'époque menstruelle : imprudence trop commune, et à laquelle les nouveaux mariés se laissent entraîner d'autant plus facilement que très-souvent les premières relations conjugales provoquent le retour prématuré des règles.

Elle fut, pendant cette époque même, prise de frissons, de fièvre, de douleurs dans les reins, le ventre et les cuisses ; elle fut obligée de rester alitée pendant un mois, et quand elle se releva, la marche provoquait des douleurs très-violentes dans les régions lombaire et hypogastrique, douleurs qui la forçaient à se tenir courbée en deux. Le coït était impossible. Après trois semaines d'efforts et de souffrances, elle dut reprendre le lit, qu'elle n'a pas quitté depuis cette époque.

A partir de ces premières règles, dont la perturbation fut le point de départ de la maladie, elle a perdu du sang constamment et quelquefois en quantité considérable. Depuis quinze jours seulement cette métrorrhagie est remplacée par une leucorrhée abondante, parfois sanguinolente. La malade avait de la fièvre, de la diarrhée glaireuse ; elle souffrait en urinant au commencement et à la fin de chaque miction ; elle ne pouvait étendre la cuisse gauche, qui restait fléchie sur le bassin. Elle se décida à venir à l'Hôtel-Dieu.

Par le toucher, je trouvai l'utérus volumineux, immobile ; le col, allongé, descendait jusqu'à la vulve et appuyait contre le pubis ; un peu entraîné à gauche par une bride qu'on trouvait de ce côté, il était repoussé en avant par une tumeur qui occupait le cul-de-sac postérieur et la partie voisine des culs-de-sac latéraux ; au-dessus de la ceinture pelvienne elle remplissait la fosse iliaque gauche, remontait au milieu jusqu'à l'ombilic, et s'étendait à droite jusqu'à trois travers de doigt de la ligne blanche.

Je lui prescrivis un repos absolu, des lavements laudanisés, et un vésicatoire sur l'hypogastre.

Deux jours après, les règles apparaissaient *sans douleurs ;* elles ne durèrent que quatre jours, tandis qu'elles en duraient ordinairement cinq, et elles furent peu abondantes. La diarrhée s'arrêta ; les souffrances de la malade s'apaisèrent au point qu'elle put étendre la jambe.

Quelques jours après, le toucher me faisait constater une diminution sensible de la douleur inflammatoire, et une mobilité plus grande de l'utérus, surtout dans le sens antéro-postérieur. Cependant il restait toujours engorgé, très-volumineux, et dépassait de trois travers de doigt le bord supérieur du pubis.

Je prescrivis un second vésicatoire, et chaque jour une potion avec un gramme d'extrait de quinquina et de 25 à 40 centigrammes d'iodure de potassium.

Le vésicatoire produisit des accidents de cystite qui furent efficacement combattus par des cataplasmes et des suppositoires camphrés et belladonés.

Pour hâter le travail résolutif, après la cessation de la fièvre et des douleurs, je lui fis prendre, quelques jours plus tard, un bain avec 200 grammes de sous-carbonate de soude et 20 grammes d'iodure de potassium.

La malade l'avait bien supporté et éprouvait un sentiment de mieux être qui lui inspira, malgré un léger retour de l'écoulement sanguin, la fâcheuse pensée d'en-

peut être passagère et peu intense, ou bien elle se rallume par accès irréguliers, erratiques ; quelquefois elle ne se montre qu'au moment des recrudescences. Dans les cas même où l'état fébrile n'est pas nettement dessiné, il y a, en général, de l'excitation et de la chaleur après les repas et de l'agitation nocturne.

Quand la maladie se termine par suppuration, la fièvre prend habituellement le caractère de l'hecticité. Elle se montre alors sous forme rémittente, caractérisée par des accès quotidiens ou doubles quotidiens dans l'intervalle desquels le pouls conserve de la fréquence et la peau présente une chaleur anomale. Ainsi que nous l'avons dit à propos de la forme aiguë, c'est surtout alors qu'on observe ces sueurs profuses et ces toux opiniâtres qui font craindre une complication thoracique plus grave.

Bien que la céphalalgie et les troubles nutritifs qui accompagnent la fièvre soient moins prononcés et moins constants que dans la forme aiguë, on les observe cependant ; l'inappétence peut aller jusqu'à une aversion presque invincible pour les aliments réparateurs. En revanche,

feindre mes défenses et de quitter son lit. Le soir même la fièvre s'allumait et le pouls s'élevait à 140 pulsations. Les douleurs revinrent avec violence et l'écoulement sanguin reparut. Des cataplasmes émollients, quelques sangsues appliquées sur les cuisses, modérèrent les douleurs et ramenèrent le flux sanguin.

Cependant, comme la sensibilité abdominale était toujours très-vive, que la fièvre persistait, et qu'elle avait en outre de la constipation, je prescrivis 20 centigrammes de calomel en dix doses, et quelques lavements légèrement laxatifs.

La fièvre se calma, mais la constipation ne céda point ; lui attribuant une partie des douleurs, je me décidai à donner deux verres d'eau de Sedlitz, et en même temps, pour éteindre plus complétement la congestion péritonitique et contre-balancer l'effet irritant que pouvait avoir le purgatif, je fis appliquer un vésicatoire.

Le résultat de cette médication fut favorable, et un écoulement sanguin passager succéda à l'application du vésicatoire.

La cuisse s'était de nouveau fléchie sur le bassin. Evidemment cette recrudescence du travail inflammatoire, provoquée par une imprudence, avait arrêté la régression réparatrice qui marchait jusque-là d'une manière satisfaisante.

Je substituai à l'iodure de potassium la teinture d'iode à la dose de 3 gouttes, deux fois par jour, dans un peu d'eau de riz, parce qu'elle m'a paru avoir une action résolutive plus énergique que l'iodure alcalin.

Un nouvel examen, pratiqué huit jours après qu'on avait commencé l'usage de cette médication, me fit reconnaître le dégagement des culs-de-sac droit et postérieur ; mais dans le cul-de-sac gauche on sentait toujours une tumeur annexée à l'utérus.

Je fis alors appliquer un cautère sur la région iliaque gauche. Les douleurs cessèrent, l'appétit se développa et la malade éprouva une amélioration si grande et si rapide que, malgré mes représentations, elle voulut, dix jours après, quitter l'hôpital, incomplétement guérie.

il y a de la soif, souvent des alternatives de constipation et de diarrhée; et ces anomalies de la fonction digestive contribuent à précipiter la dénutrition ; l'anémie et l'amaigrissement s'accentuent chaque fois davantage.

Quoique plus rares que dans la périmétrite aiguë, les vomissements peuvent se montrer par intervalles, quelquefois opiniâtres et répétés. Dans les cas les plus graves, ils précèdent parfois la terminaison funeste. La douleur suit les diverses phases de la maladie : comme les autres symptômes du travail morbide, elle s'apaise en général au bout de quelques jours sous l'influence du traitement et du repos. Elle se réveille ordinairement quand les malades se lèvent, mais elle n'est pas toujours alors assez violente pour les arrêter. Elles refusent d'écouter ce cri de l'organisme qui sent une action nocive, et elles s'efforcent de reprendre leur vie habituelle, jusqu'au moment où l'exaspération de leurs souffrances leur impose un repos forcé. Heureuses quand une première rechute leur enseigne la prudence et quand elles ne marchent pas de récidive en récidive à un épuisement mortel ou à une solution indéfiniment retardée, ou encore à quelqu'une de ces maladies chroniques qui germent si facilement sur le terrain des cachexies accidentelles !

Dans quelques cas la membrane muqueuse de l'utérus témoigne de sa participation à la fluxion congestive par l'apparition d'un flux leucorrhéique ; il a quelquefois un caractère puriforme si accentué qu'on se demande si la périmétrite n'a pas abcédé dans le vagin. Ce flux, comme nous l'avons dit, peut être interrompu par des métrorrhagies quelquefois peu abondantes et passagères, d'autres fois profuses et prolongées.

Le tissu musculaire de l'utérus est lui-même congestionné, d'où résulte une augmentation de volume de l'organe : en même temps que son col allongé turgide se rapproche de l'orifice vulvaire, son fond proémine souvent au-dessus du pubis, même en dehors des conditions de puerpéralité. Cependant cette hypertrophie est plus considérable et plus constante dans la périmétrite post-puerpérale.

Tout en tenant compte de son allongement, l'utérus est le plus souvent abaissé dans la périmétrite, ce qui peut être attribué à la fois à l'augmentation de son poids et à la pression que lui fait subir la tumeur inflammatoire.

Je crois ces congestions hypertrophiques de l'utérus plus communes et plus accentuées dans la périmétrite subaiguë que dans la forme précédemment décrite ; la plupart des autres lésions ne diffèrent que par des nuances de celles qu'on rencontre dans la périmétrite aiguë.

Les tumeurs pelvi-péritonéales sont plus volumineuses. Il n'est pas rare de voir à l'occasion d'une congestion menstruelle ou d'une imprudence le travail phlegmasique s'étendre ou envahir, par une sorte de bascule, le côté opposé à son foyer d'origine, où il devient moins actif; comme si cette nouvelle localisation opérait une dérivation favorable à la première.

Le fait suivant en est un exemple (1).

Au mois de janvier 1868, je reçus dans mon service à l'Hôtel-Dieu une femme accouchée depuis onze jours. Elle était pâle, maigre et présentait un aspect cachectique; elle nous raconta qu'elle avait toujours eu de la leucorrhée. Pendant les trois derniers mois de sa grossesse elle avait toussé constamment et avait eu des sueurs nocturnes.

Elle s'était levée le cinquième jour de ses couches et avait été prise immédiatement de nausées, de douleurs lombo-hypogastriques, d'accès de fièvre qui revenaient le soir et qui étaient suivis de sueurs abondantes. La malade continuait à tousser.

L'examen de la poitrine me fit constater un son obscur et de la rudesse du bruit respiratoire dans les régions sus- et sous-claviculaires du côté droit.

L'abdomen était douloureux à la pression; l'utérus volumineux se faisait sentir au-dessus du pubis ; son col était entr'ouvert; il était repoussé en arrière et à droite par une tumeur qui occupait le cul-de-sac gauche. Bosselée, inégale, cette tumeur refoulait en bas la muqueuse vaginale. Après avoir employé sans succès différents moyens, le huitième jour de son entrée (dix-neuvième après l'accouchement), je fis appliquer un cautère.

Trois jours après, la fièvre et les sueurs avaient cessé; le sommeil était revenu; le ventre était complétement indolent. Quelques jours plus tard, je constatais que la tumeur était moins saillante dans le vagin.

Un mois après l'accouchement la malade éprouva les sensations qui précédaient ordinairement chez elle le retour des règles; mais elles ne parurent pas; elle éprouvait des douleurs dans le ventre et la fièvre se ralluma. Je fis appliquer alors une sangsue à la partie interne et supérieure de chaque cuisse; après cette application la fièvre tomba et les douleurs s'apaisèrent. Pour confirmer ce résultat, malgré l'état cachectique de la malade, je fis appliquer le lendemain deux nouvelles sangsues. Les règles ne vinrent pas.

Pendant huit jours la malade se trouva très-soulagée; mais à cette époque un écoulement sanguin apparut par la vulve, offrant tous les caractères du flux cataménial; mais il était peu abondant et les douleurs reparurent.

(1) Cette observation a été recueillie par M. le docteur Rathery, alors interne du service.

Après la terminaison de cette crise menstruelle incomplète, les douleurs persistant, je prescrivis deux nouvelles sangsues qui les firent cesser.

Quelques jours après, en pratiquant le toucher, je trouvai que la tumeur du côté gauche avait diminué ; mais en revanche le cul-de-sac droit et une partie du cul-de-sac postérieur étaient envahis. En même temps la fièvre avait reparu par accès précédés de frissons et suivis pendant la nuit de sueurs abondantes.

Je fis mettre un second cautère du côté droit et le lendemain je prescrivis du sulfate de quinine. La fièvre parut céder, mais elle revint au bout de trois jours et résista à de nouvelles doses de sel quinique.

Cependant les douleurs s'apaisèrent et le ventre cessa d'être sensible à la pression. La fièvre continuant, et tenant compte des troubles respiratoires antérieurs et des légères anomalies révélées par l'exploration thoracique, qui pouvaient faire soupçonner chez cette malade une diathèse tuberculeuse, je lui prescrivis de l'arséniate de soude.

Au bout de trois jours de l'administration de ce médicament, la fièvre et les sueurs avaient cessé. Les culs-de-sac vaginaux étaient un peu plus profonds; mais l'utérus était toujours dans la même position.

A partir de ce moment les douleurs, la sensibilité, les phénomènes réactionnels, ne reparurent plus ; les tumeurs s'effacèrent graduellement, remplacées par des adhérences qui maintenaient la matrice immobile. Peu à peu ces néoplasies qui l'enchaînaient se résorbèrent ou s'assouplirent en s'organisant, et trois mois après l'accouchement elle avait repris son volume normal et toute son indépendance. En même temps, sous l'influence du traitement arsenical, la nutrition avait subi une modification profonde; l'état général était excellent; la malade avait acquis de l'embonpoint et la toux avait complétement cessé.

Ainsi, chez cette malade, le retour des règles est hésitant; il s'accomplit d'une manière incomplète et le travail phlegmasique, surexcité par cette congestion cataméniale qui n'aboutit pas, subit une rémission dans le côté gauche le premier atteint, et envahit le côté droit. Malgré l'état cachectique, malgré les signes d'une induration pulmonaire commençante, une médication, antiphlogistique et révulsive d'abord, puis reconstituante, a paru contribuer puissamment à l'heureuse solution que nous avons obtenue.

Quand la tumeur inflammatoire fait saillie vers la paroi abdominale ou vers les cavités viscérales du bassin, quand elle présente de la fluctuation ou cette élasticité molle qui indique la présence d'un liquide, on doit s'attendre à la suppuration ; et cependant, même dans ces conditions, malgré la longue durée de la maladie, malgré l'épuisement de l'organisme, la résolution n'est pas impossible. J'en ai rencontré plusieurs exemples (1).

(1) Le 22 avril 1859, je reçus à l'Hôtel-Dieu une femme âgée de trente et un ans, qui, à part un peu de leucorrhée, jouissait habituellement d'une bonne santé. Accouchée deux ans auparavant, elle avait éprouvé à la suite de sa couche des accidents de métro-péritonite qui l'avaient retenue trois semaines au lit avec fièvre, vomissements et même du délire. Depuis cette époque la menstruation était devenue irrégulière.

Deux mois auparavant, ses règles étaient en retard de six jours, elle eut une perte accompagnée de douleurs exacerbantes et de l'expulsion de petits caillots.

Pendant huit jours elle eut de la fièvre entrecoupée de frissons erratiques. Elle éprouvait dans l'abdomen des douleurs diffuses, la marche était impossible; elle se décida à entrer à l'hôpital.

Quand je la vis, elle n'avait pas de fièvre; la perte continuait abondante; l'appétit était nul et l'ingestion des aliments réveillait les douleurs abdominales. Ses nuits étaient sans sommeil; le ventre était très-sensible à la pression; le brusque retrait de la main provoquait de vives douleurs.

Au toucher, l'utérus était volumineux, peu mobile, son col était tuméfié, mou, entr'ouvert; au-dessus du pubis on sentait une tumeur arrondie, formée par le corps de la matrice antéfléchi. Dans le cul-de-sac droit il y avait de l'empâtement.

On constata le soir qu'elle avait de la fièvre. Je la tins pendant quelque temps au repos et à l'usage des calmants et des émollients; puis comme elle se plaignait de constipation, après avoir inutilement essayé les lavements, je lui fis prendre 10 grammes d'huile de ricin. Elle eut plusieurs selles, mais en même temps quelques vomissements et un accès de fièvre plus intense que les jours précédents.

Deux jours après, la fièvre avait cessé et la sensibilité abdominale était moins vive.

Quinze jours après, l'écoulement métrorrhagique s'arrêta pour recommencer au bout de cinq ou six jours; la malade l'attribua au retour de ses règles; les douleurs abdominales persistaient quoique amoindries. Sur ces entrefaites, la malade eut une varioloïde qu'elle contracta dans la salle, et à la suite de laquelle elle rendit par le vagin une matière sanieuse et fétide; cet écoulement, qui correspondait à la période menstruelle, dura cinq jours.

On constata alors que l'utérus immobile était repoussé à gauche par une tumeur en demi-lune qui occupait le cul-de-sac droit, refoulait en bas le plafond vaginal de ce côté et s'élevait dans la région iliaque correspondante. Elle avait une consistance œdémateuse, presque fluctuante et était très-sensible à la pression. On sentait les battements des artères vaginales. Le soir la malade avait de la fièvre; elle accusait des douleurs et des inquiétudes dans le membre inférieur du côté droit; elle était constipée. Quelques jours après survint une métrorrhagie abondante, mais qui s'arrêta rapidement. *La fluctuation devint évidente* et je m'attendais à voir le pus se frayer une voie au dehors; les évacuations alvines et les urines étaient chaque jour soigneusement examinées, quoique ce fût surtout vers la région iliaque que la tumeur semblât proéminer.

Il y eut encore un retour de l'écoulement sanguin qui parut pouvoir être considéré comme le flux menstruel.

Quelques jours après, le toucher fit constater une diminution considérable de la

Quand la périmétrite subaiguë aboutit à la suppuration, la durée du travail inflammatoire, le séjour prolongé du pus au milieu des tissus, rendent plus difficile l'adhérence et la cicatrisation des parois du foyer. Ces parois ont quelquefois acquis une épaisseur considérable, une consistance cartilagineuse qui les rendent plus résistantes et moins disposées à se contracter et à se rapprocher après l'évacuation du pus. La cavité qui le renfermait ne s'efface pas ; un liquide purulent s'y amasse de nouveau jusqu'à ce qu'il la distende, si, comme cela arrive ordinairement, l'ouverture qui lui avait livré une première fois passage s'est oblitérée.

D'autres fois une cause irritante vient réveiller le travail phlegmasique et lui imprimer une activité passagère qui hâte la reproduction de l'abcès.

Dans les deux cas, au milieu de symptômes qui rappellent la première éruption du pus au dehors, qui en diffèrent, cependant, par leur intensité, ordinairement moindre, et par leur durée plus courte, la collection se vide en suivant, en général, la voie qu'elle avait déjà parcourue.

tumeur, sans qu'aucune évacuation de pus se fût faite au dehors. L'utérus se rapprochait de l'axe du bassin ; pour retrouver cette rénitence du cul-de-sac droit, qui avait été si saillante, il fallait refouler en bas la région iliaque. Les douleurs et la sensibilité avaient beaucoup diminué.

Deux mois après l'entrée de la malade à l'hôpital, la tumeur avait en grande partie disparu ; on sentait encore dans le cul-de-sac qu'elle avait occupé une petite saillie ovoïde, arrondie, et la pression exercée sur la région iliaque faisait constater une tuméfaction plus étendue.

Il semblait qu'on dût espérer une solution prochaine, quand le retour des règles (pour la troisième fois depuis l'entrée à l'hôpital) fut le signal d'une rechute. Après avoir paru pendant deux jours elles s'étaient suspendues : alors revinrent des douleurs, de la fièvre ; la tumeur prit un nouveau développement. Heureusement le flux menstruel reparut avec abondance et ces accidents se calmèrent. Quelques jours après, le toucher faisait constater que l'utérus avait repris sa position et sa mobilité normales. Les culs-de-sac étaient libres. L'empâtement du côté droit avait disparu. On trouvait seulement dans le cul-de-sac postérieur un petit noyau d'induration. La santé générale s'était notablement améliorée et la malade, au bout de trois mois, quitta l'hôpital.

Je ne crois pas qu'il faille faire remonter à la première métrorrhagie le début de la périmétrite : les symptômes locaux étaient encore trop peu accusés quand la malade entra à l'Hôtel-Dieu. Elle avait depuis son accouchement des troubles menstruels, probablement un commencement de métrite qui s'exaspéra au moment de la perte ; puis la fluxion congestive, dépassant le tissu utérin, envahit le péritoine. Il se forma un épanchement probablement plus séreux que purulent. Les crises menstruelles manifestèrent une double action si souvent observée : augmentant d'abord la congestion, puis résolutives.

Ces crises peuvent ainsi se répéter à des intervalles variables; j'en ai observé qui se sont reproduites ainsi plusieurs fois par an pendant une quinzaine d'années. La malade était prise de fièvre, de douleurs hypogastriques intolérables, qui s'apaisaient quand elle avait rendu par le rectum quelques cuillerées de pus. La ménopause, en éteignant l'excitabilité de l'appareil utéro-ovarien, fit cesser ces accidents.

La reproduction du pus peut être très-lente, très-peu active comme dans le cas que je viens de citer; elle n'apporte pas alors un grand trouble dans l'équilibre organique; et, à part ces souffrances périodiques et passagères, la malade peut offrir tous les attributs de la santé. Mais il n'en est pas toujours ainsi, la reproduction du pus peut être beaucoup plus active; les crises peuvent se répéter à de courtes échéances; l'ouverture du foyer peut rester fistuleuse et donner issue à un suintement continu : alors la malade peut succomber à une consomption purulente avec les phénomènes de la fièvre hectique, ou à une affection chronique, qui trouve dans l'organisme épuisé un terrain trop favorable à son évolution.

Je ne reviendrai pas ici sur les accidents putrides qui succèdent à l'altération du pus ou aux échanges qui peuvent se faire entre le foyer et l'intestin. Si ces complications peuvent survenir dans la périmétrite aiguë, on les observe surtout dans la forme subaiguë.

En général, dans la périmétrite subaiguë, le travail suppuratif n'est pas dénoncé par des symptômes aussi véhéments que ceux qui l'accompagnent dans la périmétrite aiguë : il peut évoluer sourdement, obscurément, sans réaction violente, sans ces douleurs excessives, lancinantes, qui en font présumer l'imminence.

Une fois formée, la collection purulente peut séjourner longtemps au milieu des organes qui lui font parois; ou pendant longtemps, elle ne laisse échapper au dehors qu'une très-petite quantité de son contenu : peut-être alors s'est-elle ouverte par sa partie supérieure, de telle sorte qu'une petite portion du liquide trouve seule une issue vers l'extérieur; ou bien encore l'extrême sinuosité du trajet fistuleux et sa compression par les parties voisines le rendent-ils difficilement perméable.

Le docteur West a cité l'observation intéressante d'une femme qui, du quatrième au dix-huitième jour après ses couches, souffrit d'une constipation opiniâtre. Alors survinrent des symptômes d'une phlegmasie circum-utérine, à la suite de laquelle les fonctions de l'intestin restèrent douloureuses. Il y avait des alternatives de constipation et de diarrhée; les matières étaient souvent mêlées de pus. Seize mois s'étaient écoulés depuis le début des accidents, quand, après avoir subi les cahots d'un omnibus, elle rendit par le rectum environ trois pintes de pus. A cette énorme évacuation succéda un écoulement habituel de matière purulente qui dura trois mois ; après quoi cette femme se trouva complétement guérie.

Plus encore que dans la forme aiguë les manifestations de l'hystérie peuvent se mêler aux symptômes de la périmétrite et en modifier la physionomie.

Une femme de trente-neuf ans, sujette à des attaques d'hystérie et à des douleurs erratiques qui le plus souvent se localisaient au niveau des tibias, entra dans le service de Chomel quand j'y remplissais les fonctions de chef de clinique. Elle avait été réglée à seize ans, et jusqu'à dix-huit elle avait eu des pertes abondantes, manifestation de cette disposition congestive si commune chez les hystériques. Elle avait très-souvent des vomissements. Quelques mois avant son entrée à l'hôpital ces vomissements étaient devenus beaucoup plus fréquents, accompagnés d'une douleur dans la région lombaire gauche, et d'une céphalalgie occipitale, qu'Hippocrate regardait comme fréquente dans les affections utérines. Cette céphalalgie devenait plus intense pendant la nuit.

Un mois avant son admission à l'Hôtel-Dieu, ces symptômes prirent tout à coup un grand développement ; les douleurs irradiaient dans l'hypogastre et jusque dans la région iliaque droite ; elles étaient lancinantes et augmentaient beaucoup par la station et surtout par la marche. La malade se tenait dans son lit, couchée sur le côté droit, les jambes fortement fléchies. Les vomissements étaient beaucoup plus fréquents pendant la nuit ; le jour elle était dans un état nauséeux continuel. Pendant huit jours elle eut des accès de fièvre périodiques, précédés de frissons et suivis de sueurs, revenant à onze heures du matin et durant deux à trois heures. Il faut dire que cette malade avait eu longtemps des fièvres intermittentes, circonstance qui pouvait influer sur le type de ces accès fébriles symptomatiques.

Après avoir lutté longtemps pour continuer son travail, elle fut obligée de s'aliter ; le sommeil, troublé depuis longtemps chez elle, l'avait complément abandonné, l'appétit était nul ; elle fut prise de diarrhée ; et la miction, qui était habituellement très-fréquente chez elle, devint impossible ; il fallut la sonder ; la réplétion de la vessie exaspérait les douleurs.

Ce fut alors qu'elle entra dans le service de Chomel. Bientôt après son entrée elle fut prise d'une métrorrhagie abondante qui dura dix-sept jours ; pendant cette perte, elle rendit beaucoup de caillots. Peu de jours après, ayant pris un lavement laudanisé, elle sentit, contre son habitude, qu'elle ne pouvait le garder. Elle ressentait des gargouillements, et, avec un soulagement extrême, elle rendit, dans la journée, environ une livre de pus ;

rendit encore une demi-livre le lendemain. Quelques jours après issements et la céphalalgie cessèrent complétement.

omissements habituels, cette névralgie sous-occipitale ancienne, bien probablement de nature hystérique : la congestion de l'utélu péritoine suffisaient pour les provoquer; à plus forte raison le dû les augmenter. Mais dans leur opiniâtreté et dans leur fréon pouvait, je crois, soupçonner l'intervention de la névrose s symptômes étaient depuis longtemps une manifestation (1).

ela même que le travail morbide a duré plus longtemps on doit re qu'il laisse à sa suite des lésions plus prononcées et plus pers : flexions, déviations, inclinaisons anomales de l'utérus se ent avec les variétés que nous avons décrites, mais en général es. Les adhérences consécutives sont plus intimes et plus solides; portent des obstacles plus considérables aux fonctions des oront elles modifient les conditions normales.

évralgies qui succèdent si souvent à ces phlegmasies sont plus s et plus rebelles; une fatigue, un excès, les variations atmoues, peuvent en provoquer le retour; et quand elles sont trèss, ce qui n'est pas rare chez les hystériques, elles peuvent la congestion dans son foyer primitif, provoquer une rechute, vail morbide n'était pas encore complétement éteint, ou une si cet accident survient après la guérison. Ainsi peut-on explite observation faite par M. Bernutz que l'hystérie peut être une e chronicité dans la périmétrite. De là, chez les hystériques, la ce des récidives et l'indication de précautions plus sévères et olongées.

évralgies consécutives à la périmétrite ont été quelquefois, suiremarque de M. Bernutz, imputées à des déviations ou à des utérines qui n'avaient avec elles qu'un rapport de commune

ne trouve pas dans cette note mention des résultats du toucher que Chomel ait jamais de pratiquer avec soin, et j'en ai sous mes yeux une autre, annotée de Chomel sous le titre de *métro-péritonite non puerpérale*, dans laquelle ce icien a parfaitement indiqué l'immobilité, le déplacement de l'utérus causé umeur pelvienne, dont le toucher vaginal et rectal, uni à la palpation, lui constater le siége et les limites. Il reconnut la fluctuation qui précéda l'issue ctum d'une quantité considérable de pus. Ainsi, un des premiers, Chomel é dans le péritoine ces tumeurs saillantes dans le vagin, qu'il distinguait des s iliaques.

Cet éminent clinicien a quelquefois constaté la connexité de ces névralgies avec la persistance de petits noyaux d'induration ou de petits abcès enkystés.

Ces abcès enkystés peuvent persister indéfiniment, devenir la cause de recrudescences du travail morbide. M. Bernutz a vu un abcès enkysté de la trompe s'ouvrir dans le péritoine et devenir la cause d'une péritonite mortelle.

Les petits noyaux d'induration qui restent réfractaires au travail de résolution peuvent occuper le tissu cellulaire du ligament large ou du méso-rectum. Je les ai quelquefois sentis pendant la vie à la base du ligament large; et l'autopsie me les y a fait constater après la mort.

Au toucher, ils donnent la sensation de petites tumeurs ganglionnaires, arrondies, en général sensibles au toucher, puis, sous l'influence d'une des causes excitantes que nous avons énumérées plus haut, presque toujours pendant la période cataméniale, ils deviennent le point de départ d'explosions péritonitiques à la suite desquelles ils disparaissent. J'ai vu une dame qui a eu trois fois des récidives de périmétrite imputables à cette cause. Mais ces péritonites qui éclataient tout à coup avec une grande violence étaient de courte durée. Mon illustre et regretté ami Nélaton m'a dit avoir observé des faits semblables.

La fluxion catarrhale, que nous avons signalée comme une complication fréquente de la périmétrite subaiguë, peut amener des érosions de la muqueuse du col qui augmentent le catarrhe. Cette congestion, qui se localise ainsi dans le voisinage du foyer primitif, peut réagir sur lui, retarder la résolution, favoriser des rechutes ou des récidives quand il persiste après la guérison de la phlegmasie circum-utérine.

DE LA PÉRIMÉTRITE

— TROISIÈME LEÇON —

DE LA PÉRIMÉTRITE CHRONIQUE

Sommaire. — Conditions de la chronicité dans les maladies. — Causes de la périmétrite chronique. — De la périmétrite tuberculeuse. — Connexions pathogéniques de la périmétrite et de la tuberculose. — Marche et symptômes de la périmétrite tuberculeuse. — Observation.

Diagnostic de la périmétrite : avec l'hématocèle, le phlegmon du ligament large, le phlegmon iliaque, les inflexions utérines, les fibromes et les tumeurs ovariques, les tumeurs fécales, l'ovarite, la métrite, l'hystéralgie.

Pronostic de la périmétrite aiguë, subaiguë. — Danger des récidives. — Obstacles apportés à la fécondation, à l'accouchement.

Traitement. — Forme aiguë : repos horizontal, calmants, évacuations sanguines, vésicatoires, mercuriaux, glace, bains, cautères. — Traitement des complications. Importance de la crise menstruelle. — Dysménorrhée, traitement qu'elle exige. — Traitement préventif des récidives : repos pendant les règles. — Ceinture. — Eaux minérales.

MESSIEURS,

La périmétrite est chronique quand, sous l'influence d'un état morbide constitutionnel, elle ne peut arriver à solution et persiste indéfiniment : soit qu'elle se développe dans un organisme atteint d'une de ces cachexies qui accusent à la fois l'épuisement des forces et un trouble grave de la nutrition ; soit qu'elle se rencontre avec une de ces affections constitutionnelles qui peuvent, comme l'hystérie, appeler dans le foyer morbide des incitations souvent renouvelées ; soit enfin qu'elle soit en connexité avec une de ces diathèses destructives qui s'arrêtent quelquefois, mais ne rétrogradent presque jamais.

La durée de la maladie n'est que le caractère extérieur de la chronicité : celle-ci est l'expression d'une modalité profonde de la vie qui tend à persister, qui fait en quelque sorte partie de la constitution, en un mot, qui est devenue constitutionnelle.

De toutes les affections constitutionnelles ou diathésiques qui peuvent imprimer à la périmétrite une marche chronique, la tuberculose est incomparablement la plus commune ; si commune, qu'en présence de cette forme morbide la pensée d'un substratum tuberculeux possible se présente tout d'abord à l'esprit du médecin.

La tuberculisation atteint fréquemment les organes génitaux : dans un vingtième des cas, d'après Louis. Ce chiffre serait au-dessous de la proportion réelle si, comme l'a observé M. Bernutz, les trompes utérines, très-souvent négligées dans les investigations nécroscopiques, étaient un des organes pelviens où l'on rencontre le plus souvent des dépôts tuberculeux.

La tuberculose peut se rencontrer avec la périmétrite dans des rapports pathogéniques de divers ordres. Nous avons vu en effet la périmétrite subaiguë amener quelquefois un épuisement nutritif, un état cachectique qui préparait le terrain aux éclosions diathésiques et surtout aux tubercules.

Chez une femme atteinte de phymatose, la périmétrite peut se développer, sous l'action des causes communes qui donnent naissance aux phlegmasies circum-utérines, sans avoir de rapport avec l'affection constitutionnelle, qui s'est déjà manifestée dans les poumons.

Enfin, dans d'autres cas, la périmétrite est consécutive au développement de tubercules dans les organes génitaux ; elle est un épiphénomène de la tuberculose.

Dans la première de ces conditions, la tuberculisation, venant assaillir un organisme déjà profondément ébranlé, épuise ses dernières résistances et le conduit à une terminaison funeste.

Quand une périmétrite *accidentelle* se développe chez une femme tuberculeuse, si l'organisme n'est que faiblement entamé, s'il conserve des ressources, la périmétrite peut avoir une marche régulière et se terminer par la guérison, presque toujours, cependant, avec une certaine langueur des actes réactionnels et réparateurs, inhérente aux constitutions où germe le tubercule. Je vous en ai plus haut cité un exemple.

Si au contraire l'ensemble de la nutrition est plus gravement altéré par la diathèse tuberculeuse, alors la périmétrite, développée sous l'influence de causes accidentelles, prendra la note de la tonalité générale de l'organisme. Le travail morbide languira et se prolongera; et l'action diathésique, pour laquelle il constitue comme un foyer d'appel, pourra intervenir dans son évolution pour en modifier la direction et mêler ses produits à ceux du processus inflammatoire.

Enfin, la localisation de la phymatose dans l'appareil génital peut être primitive ; elle peut y précéder les accidents inflammatoires. Si, dans ce cas, elle n'est qu'un épiphénomène d'une évolution tuberculeuse qui pousse ses envahissements dans toutes les directions, elle ne constitue alors qu'un épisode insignifiant, et souvent à peine remarqué, de la maladie qui se produit dans le poumon.

Mais d'autres fois cette localisation commence par les organes pelviens : le processus tuberculeux peut même exceptionnellement y limiter son action, contrairement à une loi formulée par Louis d'une manière trop absolue.

Ces tuberculisations primitives de l'appareil génital ont été surtout observées chez des femmes délicates d'une nutrition peu active, et surtout chez des femmes strumeuses, affectées de ces catarrhes chroniques de l'utérus qui accompagnent si souvent la scrofule.

Ce catarrhe scrofuleux peut, d'après M. Bernutz, rendre la périmétrite chronique, en entretenant dans le voisinage du foyer inflammatoire un état congestif permanent. Il n'est pas invraisemblable qu'il puisse appeler sur l'utérus et sur ses annexes la localisation tuberculeuse aussi bien que le catarrhe bronchique l'appelle quelquefois sur les poumons.

Tout à coup, et ordinairement sans qu'on puisse accuser une de ces causes accidentelles que nous avons vu intervenir dans la production des autres périmétrites, souvent encore au voisinage de l'époque menstruelle, surviennent des douleurs accompagnées de ballonnement.

Ces douleurs ont ordinairement pour point d'origine et pour foyer principal une des régions iliaques ; elles diminuent au bout de quelques jours sans cesser entièrement, et le ballonnement disparaît ; mais la santé ne se rétablit pas.

Le toucher et la palpation font alors constater dans une des régions pelviennes un empâtement, vague d'abord, puis plus nettement dessiné, bosselé, inégal, qui semble dans quelques cas englober la trompe et l'ovaire.

Après un apaisement incomplet, ces crises se répètent sous l'influence de la congestion menstruelle ou de quelque excitation venue du dehors. Contrairement à ce qu'on observe dans d'autres perimétrites chroniques, le flux cataménial continue en général à se montrer périodiquement : quelquefois il prend le caractère ménorrhagique, et des hémorrhagies se montrent dans l'intervalle des époques. Cette tendance aux extravasations sanguines se retrouve partout dans le voisinage des tubercules ; elle constitue ici comme une sorte d'hémoptysie utérine.

Les lésions locales persistent ou, si elles semblent diminuer pendant la rémission, elles ne le font que dans des limites très-restreintes. La phlegmasie peut aboutir à la suppuration, et le pus peut se former dans un espace de temps très-court, sans réaction très-intense, sans douleurs très-violentes.

Aran a rapporté l'observation d'une jeune fille délicate, toussant depuis sept ans, qui fut prise, sans cause appréciable, d'accidents péritonitiques. Ces accidents furent assez modérés pour qu'elle pût, au bout de trois jours, reprendre momentanément ses occupations. Cependant, le neuvième jour, elle entra à l'hôpital ; et l'on constata, avec une fièvre très-modérée, une tumeur qui remplissait déjà la moitié inférieure de l'abdomen. Le treizième jour, malgré un traitement très-énergique, trop énergique peut-être, elle rendait par l'anus une quantité énorme de pus.

Quinze jours plus tard, la tumeur se reformait, et au bout de quinze autres jours, un mois par conséquent après qu'elle s'était ouverte pour la première fois, elle se vidait de nouveau dans le rectum, d'où s'échappaient avec le pus des débris membraneux. A partir de ce moment s'établit une diarrhée colliquative que rien ne put arrêter. Des symptômes de tuberculisation pulmonaire, faiblement accusés quelques semaines auparavant, s'accentuèrent de plus en plus, et la malade succomba.

A l'autopsie, on trouva la muqueuse utérine infiltrée de matière tuberculeuse ; l'os iliaque était perforé et communiquait avec une vaste cavité qui paraissait formée aux dépens de la trompe et de l'ovaire droits, dont on ne trouva plus que des débris. Tous les organes pelviens étaient unis entre eux par des adhérences au milieu desquelles étaient disséminés quelques noyaux tuberculeux. Les deux poumons étaient criblés de tubercules non ramollis.

Ici la péritonite s'était limitée dans le péritoine pelvien, mais souvent le travail inflammatoire, ainsi que la production anomale qui l'accompagne, tend à se généraliser et à envahir la séreuse abdominale.

Presque toujours une complication de phthisie pulmonaire vient mêler ses symptômes et ses dangers à ceux de la périmétrite tuberculeuse.

Dans tous les cas, la fièvre hectique s'allume ; souvent on voit apparaître une diarrhée irréfrénable, des sueurs, qui, comme je l'ai dit ailleurs, peuvent être bornées à l'abdomen, quand le travail morbide y reste concentré ; et la malade succombe dans la consomption.

Après la mort on trouve, comme nous l'avons vu dans l'observation rapportée par Aran, avec les lésions de la pelvi-péritonite, des dépôts tuberculeux dans la cavité de l'utérus, dans ses parois, dans les trompes, qui sont quelquefois assez dilatées pour égaler le volume d'une pomme, dans les ovaires, qui peuvent acquérir des dimensions énormes, se creuser de cavités pleines de pus, ou disparaître dans la fonte purulente qui détruit les productions tuberculeuses. Tous ces organes, déviés de leur position naturelle, sont enveloppés de néomembranes ; l'intestin est injecté et souvent ulcéré ; la muqueuse vésicale participe à la congestion des parties voisines ; les ganglions lymphatiques intra-pelviens sont infiltrés de tubercules qu'on peut retrouver dans d'autres organes et surtout dans le poumon, où leur absence est une exception. Est-ce à dire que la périmétrite tuberculeuse doive fatalement se terminer par la mort ; je ne le crois pas. Si pour la péritonite tuberculeuse généralisée cette terminaison n'est pas absolument constante, à plus forte raison peut-on quelquefois espérer une solution relativement favorable de la pelvi-péritonite tuberculeuse.

Dans l'observation suivante, nous verrons dans une périmétrite chronique, *chez une tuberculeuse*, un apaisement assez considérable des phénomènes morbides pour que la malade se soit crue guérie.

Une jeune fille de dix-huit ans, pâle, maigre, chétive, entra dans mon service à l'Hôtel-Dieu au mois de mai 1865. Elle avait eu dans son enfance des ophthalmies scrofuleuses. Réglée depuis l'âge de quinze ans, elle ne voyait ses règles que pendant un ou deux jours ; elles étaient précédées de leucorrhée et accompagnées de douleurs dans le ventre et surtout dans les reins. Elle toussait presque continuellemant depuis deux ans, elle avait eu des hémoptysies, des sueurs nocturnes, et elle souffrait du dos en travaillant.

Neuf semaines avant son entrée, des douleurs très-vives se firent sentir dans le côté droit du ventre et les règles manquèrent pendant deux époques. Elles étaient revenues huit jours avant son entrée ; mais, au moment où elles s'arrêtèrent, elle fut prise de douleurs très-vives dans ce même côté droit de l'abdomen, de frissons et de fièvre qui se répétèrent les soirs suivants, de sueurs nocturnes, de vomissements répétés et de diarrhée. Elle avait jusqu'à vingt selles par jour, rejetait tout ce qu'elle ingérait ; à ces symptômes se joignait une anorexie complète. Les vomissements et la diarrhée s'arrêtèrent au bout de quatre jours.

Je la trouvai couchée sur le dos, immobile, le pouls était peu fréquent, la peau sans chaleur. Cependant, disait-elle, elle avait toujours le soir des accès fébriles, mais les frissons étaient moins intenses.

Sous la clavicule droite, je constatai une diminution de la sonorité, une respiration rude et peu expansive, de l'expiration prolongée. La malade se plaignait de douleurs vives dans la région iliaque droite, qui offrait une rénitence manifeste; elle n'avait pas de leucorrhée.

Je lui fis appliquer un vésicatoire *loco dolenti* et lui fis prendre 10 centigrammes d'opium.

Le lendemain la douleur avait passé dans le côté gauche. Je ne pus pratiquer le toucher à cause de l'intégrité de la membrane hymen; par le rectum, je constatai une tuméfaction du côté gauche. Je prescrivis un nouveau vésicatoire de ce côté, et je fis continuer l'opium; en même temps j'ordonnai des frictions mercurielles belladonées sur l'abdomen, et des onctions sous les aisselles avec une pommade contenant 1 gramme de sulfate acide de quinine.

A la diarrhée avait succédé la constipation; je fis administrer des lavements glycérinés.

Ces derniers moyens demeurèrent sans résultat, et quelques jours après, la malade n'ayant pas eu d'évacuations depuis onze jours, je me décidai à lui donner 5 grammes d'huile de ricin : elle eut quatre selles précédées de douleurs vives, et le ventre s'affaissa. Pour entretenir ce mouvement intestinal je lui fis prendre, le soir, une pilule d'extrait de belladone d'un centigramme, et craignant de la tenir trop longtemps sous l'action du mercure, je remplaçai l'onguent napolitain par une pommade renfermant de l'extrait de ciguë et de l'iodure de potassium.

Cependant elle était arrivée à sa période menstruelle; je ne trouvais pas de fièvre le matin, mais le soir elle se montrait par accès. La diarrhée était revenue; bientôt des vomissements s'y ajoutèrent. En même temps le ventre, sans se ballonner, devint le siége de douleurs et d'une induration diffuses. C'était cet empâtement général qui caractérise la péritonite chronique avec des inégalités et des indurations partielles. Il y avait une vive sensibilité à la pression. Je constatai un peu d'œdème des membres inférieurs. Je prescrivis une pilule d'opium d'un centigramme tous les quarts d'heure : à la dixième les vomissements s'arrêtèrent. Je fis appliquer sur la région épigastrique un emplâtre de thériaque et de belladone, et un cautère sur la région iliaque gauche. Les nausées persistaient, mais elle ne vomissait pas. La constipation vint de nouveau remplacer la diarrhée.

Le mois suivant, à la même époque, correspondant à la période menstruelle, les douleurs abdominales se firent sentir de nouveau, accompagnées de diarrhée. Les vomissements reparurent, et cette fois, malgré tous les moyens qui leur furent opposés, ils revinrent fréquemment pendant plus d'un mois.

La toux devint plus fréquente, il y eut quelques hémoptysies, et un jour la malade accusa une douleur très-vive sous le sein gauche, qui fut calmée par une injection sous-cutanée d'un soluté de morphine.

Après quelques semaines de calme relatif, aux approches de la troisième époque menstruelle qui manqua comme les précédentes, il y eut une nouvelle exacerbation des phénomènes morbides. Les douleurs devinrent si violentes que la malade ne pouvait étendre les cuisses, et elle les tenait fléchies sur le bassin. Je fus obligé de recourir à la glace pour apaiser les vomissements.

Huit jours après environ, la malade éprouva une grande amélioration : les douleurs avaient disparu. Le ventre restait toujours dur et empâté, mais il était beaucoup moins sensible à la pression. La malade se leva malgré mes défenses, et ne s'en trouva pas mal. Ce mieux être fut troublé pendant vingt-quatre heures par un accès de fièvre violent, que nous attribuâmes à une émotion causée par la mort d'une de ses voisines.

Cet accident n'eut pas de suite; et la malade voulut sortir, non guérie, mais ne souffrant plus.

Je cite cette observation, non pas comme un exemple de guérison, mais comme un exemple des rémissions qu'on observe quelquefois dans les péritonites chroniques; et sans pouvoir établir que cette péritonite était tuberculeuse, l'amélioration obtenue ne me paraîtrait pas une raison suffisante pour faire rejeter cette supposition.

La suppression du flux menstruel pourrait y paraître une objection plus sérieuse d'après ce que nous avons dit plus haut; mais il faut se rappeler que cette jeune fille était anémique et très-faiblement menstruée, que ses règles avaient déjà été suspendues pendant deux mois avant l'invasion de la périmétrite, que cette suppression n'avait pu être imputée à aucune cause extérieure et qu'elle était l'expression de son état constitutionnel. En outre, elle toussait depuis deux ans; elle avait craché du sang et elle présentait des signes de tuberculisation pulmonaire; elle se trouvait par conséquent dans les conditions où il n'est pas rare de voir la fonction ovarique supprimée.

Cependant, vers les époques cataméniales, le molimen congestif s'est exprimé par une exaspération des phénomènes morbides; mais cette recrudescence s'est apaisée après la troisième époque pour faire place à un calme complet, comme si l'appareil utéro-ovarien avait dit son dernier mot, et laissait par son inaction le foyer inflammatoire péritonéal s'éteindre également.

Notons qu'en même temps la toux avait augmenté, que le foyer pulmonaire semblait devenir plus actif et pouvait exercer une diversion favorable à l'affection abdominale. Ces faits de révulsion pathologique, déplaçant ou enrayant l'action morbide, ne sont pas rares dans l'histoire de la tuberculose : une fistule anale, une dartre, un flux hémorrhoïdal, tiennent quelquefois en échec le développement des tubercules, qui éclatent quand disparaissent ces autres centres d'irritation et de fluxion congestive.

Je ferai remarquer encore que, si l'on voit des phthisies pulmonaires sans hémoptysies, les métrorrhagies peuvent manquer dans la périmétrite tuberculeuse.

Diagnostic. — En décrivant les symptômes et la marche de la périmétrite, nous avons indiqué les phénomènes qui permettent d'en reconnaître l'existence. Sans revenir sur ces détails, je vous dirai avec quelles affections on peut être exposé à la confondre et à l'aide de quels signes elle peut en être distinguée. La distinction de la périmétrite et de l'hématocèle est peut-être le point du diagnostic qui offre quelquefois le plus de difficulté, quand on n'a pas assisté au début des accidents et quand on arrive à une période où les caractères locaux de ces deux maladies présentent des différences moins tranchées, quand surtout des accidents inflammatoires sont venus compliquer l'extravasation sanguine.

Pour faire ressortir les nuances qui séparent ces deux affections, je rappellerai en quelques mots les symptômes de l'hématocèle. Elle n'a pas de connexité avec la puerpéralité et ne se montre que très-exceptionnellement après l'accouchement; elle a au contraire des relations pathogéniques très-fréquentes avec la fonction menstruelle, avec les obstacles ou les causes perturbatrices qui peuvent l'empêcher de suivre son cours naturel. Dans ce cas, comme le remarque judicieusement M. Bernutz, l'épanchement péritonéal ne succède pas immédiatement aux troubles de la menstruation; un certain temps s'écoule avant que le sang se répande dans l'abdomen après avoir distendu la cavité utérine et les trompes. Dans la périmétrite, les phénomènes inflammatoires se manifestent beaucoup plus rapidement après l'interruption du flux cataménial. Quelquefois l'hématocèle est accompagnée de métrorrhagies, le péritoine est envahi par un épanchement sanguin en même temps qu'un écoulement hémorrhagique s'échappe par la vulve. Nous avons vu que, dans la périmétrite en général, l'hémorrhagie s'arrêtait quand l'inflammation atteignait sa plus haute violence.

L'hématocèle débute, en général, sans phénomènes réactionnels très-intenses, sans douleurs très-véhémentes ; elle occupe d'abord le cul-de-sac rétro-utérin et peut acquérir rapidement un volume considérable ; tandis que la tumeur péritonitique exige un temps plus long pour son développement. Une sensation de faiblesse, quelquefois une tendance lipothymique, de la pâleur de la face marquent les premiers retentissements de l'hémorrhagie péritonéale sur l'état général.

Par le toucher et par la palpation, on trouve au début une rénitence uniforme, élastique, subfluctuante ; plus tard, le sérum est en partie résorbé ; la partie coagulable du sang s'est concrétée ; le doigt a la sensation d'une consistance inégale, solide dans certains points, fluide dans d'autres. Il y a entre ces deux maladies, différentes à leur origine, un point de réunion : l'épanchement de sang dans le bassin provoque nécessairement une pelvi-péritonite dont les symptômes viennent se surajouter à ceux de l'hématocèle ; celle-ci devient alors une variété de la périmétrite, comme la pleurésie hémorrhagique est une variété de la pleurésie.

Si le foyer hématique suppure et s'ouvre une issue au dehors, des caillots fibrineux, du sang plus ou moins altéré, s'échappent avec le pus, dont ils modifient la couleur et l'aspect.

J'ajouterai, comme élément de la diagnose, que, comparée à la périmétrite, l'hématocèle est une affection très-rare qui ne tend pas à récidiver. Aussi, quand dans les antécédents de la malade nous trouvons le développement antérieur d'accidents pelvi-péritonitiques, ce sera une présomption que la maladie actuelle est une périmétrite.

Je ne m'étendrai pas sur les signes différentiels de la périmétrite péritonitique et de la périmétrite phlegmoneuse, me proposant de faire une étude spéciale des phlegmons du ligament large.

Quant aux phlegmons qui se développent exceptionnellement dans le tissu cellulaire circum-rectal, le siége de la douleur, la constipation, la difficulté que rencontre le toucher rectal, en seront les premiers symptômes ; si, malgré l'obstacle formé par la tumeur, on parvient à faire pénétrer le doigt dans l'intestin, on sentira que cette tumeur lui est postérieure, qu'elle fait saillie dans sa cavité, tandis que les tumeurs inflammatoires du cul-de-sac retro-utérin sont situées au devant de l'intestin.

M. le docteur Bernutz a longuement insisté sur la symptomatologie comparée de la périmétrite (pelvi-péritonite pour lui) et du phlegmon de la fosse iliaque. Il me semble difficile qu'on les confonde. Le phlegmon iliaque développé au-dessus du détroit supérieur est d'abord inaccessible au toucher; et tandis que la périmétrite a son foyer primitif dans le bassin et ne s'élève que consécutivement au-dessus de la ceinture pelvienne, le phlegmon iliaque apparaît dès le début au-dessus du pubis; il envahit souvent la paroi antérieure de l'abdomen, à laquelle il donne d'emblée l'apparence d'un plastron dur, superficiel, peu épais. S'il pénètre dans la fosse iliaque profonde, il peut fuser du côté du psoas : dans ce dernier cas, moins facilement accessible à la palpation, il donne lieu à une rénitence profonde, douloureuse, accompagnée de la flexion de la cuisse sur le bassin et de la rotation de ce membre en dehors.

Le phlegmon, dit M. Bernutz, suit une marche plus régulière, plus continue; il se développe à une plus grande distance après l'accouchement que la pelvi-péritonite : celle-ci débute ordinairement dans les dix premiers jours qui suivent l'expulsion du fœtus; c'est du huitième au vingtième jour que le phlegmon se montre le plus souvent.

Le phlegmon est moins souvent précédé de frisson; au lieu de la douleur vive aiguë, comparable au point de côté pleurétique de la péritonite, il est accompagné d'une douleur sourde, continue, par intervalles lancinante. Les troubles digestifs y sont moins constants et moins prononcés au début.

Toutes ces différences me paraissent fondées pour le phlegmon iliaque, mais elles cessent d'être vraies pour le phlegmon du ligament large, le seul qu'on puisse confondre avec la pelvi-péritonite. Ce phlegmon du ligament large se propage quelquefois au tissu cellulaire de la fosse iliaque et associe ses symptômes à ceux que nous venons d'indiquer. Comme je vous l'ai déjà dit, je me réserve de vous en parler avec quelques détails.

Les kystes et les tumeurs de l'ovaire peuvent devenir le point de départ de péritonites partielles et être pris pour des tumeurs inflammatoires, quand on n'a pas assisté au début des accidents phlegmasiques. L'hésitation n'est guère possible que quand la tumeur ovarique est contenue dans le bassin ou y envoie des prolongements. Quand, au contraire, elle s'appuie sur le détroit supérieur, elle entraîne en haut l'utérus, et la profondeur des culs-de-sacs vaginaux est augmentée au lieu d'être diminuée, comme on l'observe dans la pelvi-péritonite.

Ces kystes ont une forme plus régulièrement arrondie, une élasticité subfluctuante qui persiste pendant toute la durée de la maladie, une position le plus souvent antéro-latérale; j'en ai vu cependant qui occupaient le cul-de-sac postérieur. Enfin, la tumeur persiste après la résolution du travail inflammatoire ; ce n'est que très-exceptionnellement qu'on en a vu disparaître. Exceptionnellement aussi, et en général après des ponctions, ils suppurent : dans un cas de ce genre, j'ai vu les fermentations putrides du liquide purulent donner lieu à une production de gaz. Enfin la péritonite dans ce cas est relativement bénigne.

La tumeur phlegmasique de la périmétrite, au contraire, commence par refouler les culs-de-sac vaginaux ; elle se développe plus rarement dans le cul-de-sac antérieur que dans les autres ; elle n'émerge au-dessus du détroit supérieur qu'après avoir proéminé dans le vagin ; elle a une consistance inégale, et à l'élasticité qu'elle présente au début succède bientôt une dureté très-prononcée.

Le docteur West a tracé le diagnostic de la périmétrite et de l'ovarite : il a donné à celle-ci, pour caractères distinctifs, un volume beaucoup moindre, avec une sensibilité et une douleur plus circonscrites. La suppuration y est rare, ajoute-t-il, et quand elle a lieu, comme quand elle se développe dans les kystes ovariques, elle se forme beaucoup plus lentement que dans la périmétrite. Enfin, à moins de complication de péritonite, l'ovarite n'amène pas d'engorgement des culs-de-sac vaginaux.

Il semble qu'on ne doive pas confondre les fibroïdes de la matrice avec les tumeurs inflammatoires circum-utérines, et cependant, dans quelques cas, leur distinction peut offrir quelque difficulté : d'abord, comme les tumeurs de l'ovaire, les fibroïdes de l'utérus peuvent devenir le siége ou le point de départ de congestions qui retentissent sur le péritoine voisin. Alors se développe une péritonite partielle ; la tuméfaction, qui en est la conséquence, englobe le fibroïde qu'on pourra dans beaucoup de cas reconnaître à sa forme sphéroïdale, à sa dureté uniforme et à sa persistance après la résolution du travail phlegmasique ; et cependant la périmétrite peut laisser à sa suite des noyaux d'induration arrondis, très-résistants, que leur forme et leur consistance font ressembler beaucoup aux fibroïdes.

Je me rappelle avoir vu dans le service de Chomel, quand j'y étais élève, une malade qui présentait dans le cul-de-sac retro-utérin une tumeur du volume d'une grosse prune, très-dure, et qui m'avait paru être de nature fibreuse. Chomel, tout en inclinant vers cette opinion, avait fait des réserves, et n'avait pas cru devoir se prononcer sur la nature de cette induration. Quelque temps après des accidents inflammatoires survinrent ; la malade rendit du pus par le rectum et la tumeur disparut.

M. Bernutz pense que ce sont des faits de cette nature qu'on a pris pour des guérisons de fibroïdes, ou même de tumeurs malignes de l'utérus.

Par une autre analogie avec les fibroïdes, comme ces derniers, ces indurations d'origine inflammatoire peuvent être accompagnées de métrorrhagies. En général, avec ces tumeurs on voit survenir par intervalles des accidents phlegmasiques pendant la durée desquels leur volume augmente pour diminuer après l'apaisement de ces recrudescences inflammatoires. Les fluctuations dans le volume de la tumeur, suivant M. Bernutz, appartiendraient presque exclusivement aux périmétrites. J'ajouterai que ces accidents péritonitiques, revenant par accès autour de ce noyau d'induration, sont déjà une forte présomption en faveur de la nature inflammatoire de ce produit morbide. Les fibroïdes, plus analogues aux tissus normaux, sont mieux supportés par ces tissus, et n'exercent pas sur eux une action aussi irritante. En outre, l'utérus n'a pas conservé dans ce cas la mobilité que les fibroïdes lui laissent ordinairement.

Ce que je viens de dire à propos des fibroïdes s'applique en partie aux inflexions morbides de l'utérus : replié sur lui-même il appuie par son fond sur un des culs-de-sac et assez souvent sur le postérieur ; il y forme une tumeur dont la nature n'est pas toujours facile à déterminer au premier abord. Mais en suivant latéralement les bords de l'utérus avec le doigt placé dans le vagin, on sent cette plicature qui établit une continuité entre le col et la partie recourbée de l'organe ; en même temps que la main appuyée sur la paroi abdominale peut dans quelques cas suivre l'utérus dans ce mouvement de réflexion, et souvent au moins constate que le fond manque à sa place habituelle.

En outre, dans un grand nombre de cas, si cet examen n'est pas pratiqué dans le déclin d'une périmétrite, cause très-fréquente de ces inflexions, l'utérus a conservé sa mobilité ; et la tumeur, sentie dans le cul-de-sac postérieur, exécute, avec le col, un mouvement d'équerre caractéristique ; si, par exemple, on soulève la tumeur située en arrière, le col se porte en arrière et en bas, et *vice versa*. J'ai vu, cependant, ce mouvement se produire dans des cas où, à la paroi postérieure de l'utérus rétroversé, adhérait une tumeur fibreuse, et d'autre part il peut manquer si le corps fléchi est très-mobile sur le col et rend la flexion très-facilement réductible, ce qui est assez rare, ou si, comme je l'ai assez souvent observé, c'est une partie seulement du corps qui est fléchie, molle dans ce cas, et se repliant sur la partie inférieure comme la pointe d'un bonnet de coton se renverse sur sa base.

Le cathétérisme, prudemment, très-prudemment employé, pourrait, dans quelques cas, résoudre la difficulté.

Ces considérations pourront encore s'appliquer aux engorgements partiels de l'utérus faisant relief à sa surface. La continuité avec l'organe, la mobilité de celui-ci, la différence des symptômes, éloigneront toute chance d'erreur.

Chez une femme qui a ou qui a eu récemment des accidents de périmétrite, une accumulation de fèces pourra quelquefois simuler une tumeur circum-utérine, d'autant plus que la position du rectum dans ce cas peut avoir subi des modifications considérables. Mais la tumeur fécale se laisse déprimer par le doigt; quelquefois même on peut la déplacer et la repousser en haut ou en bas; enfin, s'il restait quelque doute, un lavement ou un purgatif trancheraient la question.

J'ai dit, à propos des névralgies consécutives à la périmétrite, qu'on les avait vues quelquefois liées à la présence dans le bassin de noyaux d'induration, consécutifs à une périmétrite. On ne les confondra pas avec des névralgies essentielles, beaucoup plus rares, comme le disait souvent Chomel, qu'on ne le pense généralement; et suivant le précepte de ce grand clinicien, toutes les fois qu'on se trouve en présence d'une névralgie, on doit chercher, à l'aide de tous les moyens d'investigation dont l'art dispose, si elle n'est pas symptomatique d'une lésion organique dont elle peut être la première manifestation ou du moins la manifestation la plus apparente.

Pronostic. — La périmétrite aiguë se termine le plus souvent par résolution. Alors le travail inflammatoire s'éteint, ses produits se résorbent ou s'organisent. On peut donc en général porter un pronostic favorable, à moins que cette affection ne se développe dans un organisme gravement altéré, ou qu'elle ne complique une lésion locale de mauvaise nature, pour laquelle elle devient un dangereux appoint; à moins encore, bien entendu, que les imprudences de la malade ne déjouent et ne fassent avorter les efforts médicateurs de la nature.

La suppuration, comme nous l'avons dit, est une terminaison relativement assez rare, évidemment fâcheuse, mais qui, cependant, n'empêche pas habituellement la guérison; mais elle la fait acheter au prix de dangers sérieux, de souffrances vives et en général de la prolongation de la maladie. Un des dangers éventuels attachés à cette terminaison est l'ouverture de l'abcès dans un point défavorable, ce qui gêne l'évacuation du foyer, peut avoir pour conséquence la fermentation putride du pus ou une suppuration prolongée qui épuise les malades ; elle peut encore, nous l'avons dit, favoriser l'éclosion des germes diathésiques. Un danger plus redoutable résulte de l'ouverture de l'abcès dans le péritoine : alors surviennent des accidents de péritonite générale suraiguë et presque inévitablement mortelle. Dans des conditions favorables, la durée moyenne de la périmétrite est de quatre à cinq semaines. Nous avons dit qu'assez souvent cette durée se prolonge au delà de ce terme.

L'observation suivante nous sera un exemple de cette forme franche et bénigne de la maladie :

Une femme de vingt-quatre ans, domestique, entra dans mon service le 30 avril 1867 ; elle présentait toutes les apparences d'une bonne constitution, et sa santé n'avait jamais subi aucun échec jusqu'à la maladie actuelle. Elle était bien réglée depuis l'âge de quinze ans. Cette fonction s'était toujours bien accomplie, sauf quelques douleurs pendant la période menstruelle; elle n'avait pas de leucorrhée.

Le 13 avril, ses règles étaient venues à leur époque; le troisième jour, qui, dans son état normal, était le dernier, sans aucune cause qu'elle connût ou qu'elle voulut faire connaître, elle avait ressenti, tout à coup, une chaleur très-douloureuse dans le ventre. A partir de ce moment le flux cataménial avait diminué; mais il avait continué pendant cinq jours encore au delà de son terme habituel, devenant de moins en moins abondant. Pendant ce temps la douleur augmentait progressivement. Néanmoins cette femme continua à faire son service pendant onze jours encore; mais alors, c'était trois jours avant son entrée, elle fut prise d'un frisson avec claquement de dents; les douleurs, qui avaient persisté, devinrent beaucoup plus violentes : elles siégeaient dans les reins, dans le ventre, et irradiaient dans la cuisse droite; elles devenaient beaucoup plus aiguës quand la malade essayait de se tenir debout; et elle souffrait en urinant. Elle fut obligée de garder le lit, sans appétit, sans sommeil et sans évacuations alvines.

Au bout de trois jours, n'éprouvant aucune amélioration, elle se décida à entrer à l'hôpital.

A son arrivée, elle avait une fièvre intense; aucun écoulement n'avait lieu par le vagin. Le ventre était très-sensible à la pression; et par la palpation on constatait une rénitence dans la région iliaque gauche. Au toucher, je trouvai le col petit et arrondi, sans déchirures; derrière l'utérus existait une tumeur grosse au moins comme le poing, dure, chaude, offrant des battements artériels à sa surface. Cette tumeur se prolongeait dans les deux culs-de-sac latéraux, principalement du côté gauche.

A ces symptômes, je reconnus une périmétrite dont la cause m'échappait : peut-être était-elle due à quelque circonstance de la vie intime de la malade dont elle croyait devoir garder le secret.

Je lui fis appliquer dix sangsues sur la région inguinale gauche, et je lui fis prendre 40 centigrammes de calomel en quatre paquets. Après l'hémostase des piqûres de sangsues, et après avoir recouvert leurs ouvertures de diachylum, je fis étendre sur l'abdomen de l'onguent mercuriel belladoné.

Dès le lendemain, la fièvre était tombée et les douleurs étaient beaucoup moindres. La malade avait eu trois selles. Je fis suspendre le calomel, continuer les onctions et appliquer un vésicatoire sur l'hypogastre.

Les jours suivants les douleurs diminuèrent encore progressivement; des selles régulières vinrent spontanément. Sept jours après la malade put dormir pour la première fois; les gencives étaient tuméfiées, douloureuses : je fis suspendre les onctions hydrargyriques; je prescrivis un gargarisme au chlorate de soude, et comme régime une portion et des potages.

Trois jours plus tard, le toucher, qui avait cessé d'être douloureux, me fit constater que la tumeur avait diminué des trois quarts (après dix jours de traitement); l'utérus avait en grande partie recouvré sa mobilité; il était en rétroversion. On ne sentait pas de battements artériels.

Six jours après, la malade exigea sa sortie; elle n'éprouvait aucune douleur; la tumeur avait disparu et à peine sentait-on une légère rigidité dans le lieu qu'elle avait occupé. L'utérus se rapprochait de sa position normale.

Ainsi cette malade était guérie après quinze jours de traitement, dix-huit jours après le premier frisson et vingt-neuf jours après l'apparition des premiers phénomènes morbides.

Quand la périmétrite prend une marche subaiguë sous l'influence de causes extérieures accidentelles, le pronostic est encore généralement favorable; mais quand, au contraire, la prolongation des accidents dépend, comme cela arrive le plus souvent, de l'état général de la malade, la nature et la gravité de cette modalité morbide de la constitution qui arrête ou enraye le travail réparateur, détermineront la marche ultérieure de la maladie et les conjectures qu'on pourra former sur son issue.

Une anémie modérée, un léger degré de tuberculose pulmonaire, ne sont pas, nous l'avons vu dans bien des cas, un obstacle à la guérison; mais il en est autrement, quand la tuberculose est en voie d'évolution active, ou quand, par une cause quelconque, les forces de la malade sont très-déprimées, et la nutrition est languissante : alors la nature se trouve impuissante pour accomplir son œuvre réparatrice ; la malade meurt d'épuisement.

Cette terminaison est surtout à craindre dans les périmétrites suppurées, quand les parois du foyer s'indurent, n'adhèrent pas entre elles. Là encore se retrouvent avec la formation d'un abcès les chances défavorables que nous avons indiquées à propos de la périmétrite aiguë.

Une fois le travail inflammatoire complétement terminé, la malade n'en est pas tout à fait quitte avec les suites de cette affection : elle peut avoir des conséquences à longue portée et qui quelquefois pèsent sur toute l'existence de la malade.

La plus commune, une des plus fâcheuses, est la tendance aux récidives ; rien n'est plus fréquent que de voir la maladie se reproduire quelques mois, quelques années après la première attaque, et presque toujours sous l'influence de fatigues ou d'imprudences pendant la période menstruelle. De cette circonstance, que nous avons eu souvent l'occasion de constater, ressortira une indication très-importante pour le traitement préventif.

Des fatigues, des excès en dehors même de la période menstruelle chez une femme affectée antérieurement de périmétrite trouveront un terrain tout disposé au développement d'une nouvelle phlegmasie circum-utérine ; et ces circonstances seront bien plus puissantes pour provoquer une récidive, si la malade a conservé des douleurs névralgiques vives et fréquentes, de l'engorgement ou du catarrhe de l'utérus ; à plus forte raison si la périmétrite a laissé dans le bassin quelques-uns de ces petits noyaux d'induration dont je vous ai entretenu.

Souvent les récidives sont moins violentes et moins intenses que la première atteinte, à moins, toutefois, que l'organisme ne soit resté épuisé et appauvri ou qu'il ait subi quelque nouveau choc : il se trouve alors dans les conditions qui produisent les périmétrites subaiguës avec leurs tendances vers la suppuration et toutes leurs chances défavorables.

Nous avons vu que les congestions chroniques de l'utérus étaient, dans beaucoup de cas, une cause prédisposante de péritonite : si celle-ci n'a pas été convenablement traitée, la congestion de la matrice persiste après l'apaisement de l'inflammation circum-utérine ; souvent même elle a augmenté et s'est compliquée de déviations ou de flexions morbides, ou d'érosions de la muqueuse. Dans le pronostic nous tiendrons encore compte de ces névralgies d'une durée quelquefois indéfinie qui, chez quelques malades, succèdent à la périmétrite, revenant souvent pendant les époques cataméniales ou toutes les fois qu'une cause incitatrice agit sur l'appareil utéro-ovarien.

Voilà pour les effets communs, directs de la périmétrite, étudiés au point de vue du pronostic, mais elle peut en avoir d'autres qui dépendent des changements que l'organisation et la rétraction des néoplasies péritonéales introduisent dans les rapports des organes pelviens.

Ainsi, il en résulte, chez quelques malades, des constrictions ou des plicatures qui gênent le cours des matières fécales et amènent par intervalles des accidents d'engouement intestinal, accompagnés d'atroces douleurs au niveau de l'ancien foyer morbide; ces accidents ont été pris quelquefois pour des symptômes péritonitiques; dans beaucoup de cas heureusement les purgatifs en font justice; mais, en se répétant, ils altèrent de plus en plus la forme et la texture de l'intestin, et il n'est pas rare que la malade finisse par y succomber. On a trouvé, dans des cas de ce genre, l'S iliaque et le rectum déplacés, coudés angulairement ou pliés sur eux-mêmes et la partie du côlon située au-dessus énormément dilatée et allongée.

Les adhérences des trompes ou des ovaires peuvent entraîner la stérilité. Celles de l'utérus avaient déjà été considérées comme une cause d'avortement par Mme Boivin qui, en 1823, avait la première indiqué le rôle que joue la péritonite dans la maladie qui nous occupe (1). On comprend très-bien que si ces adhérences sont très-nombreuses ou très-serrées, elles s'opposent au développement de l'utérus et provoquent des contractions douloureuses et irrégulières qui expulsent son contenu.

J'ai eu dernièrement dans mes salles une femme qui, après avoir été atteinte de périmétrite, avait fait cinq fausses couches entre trois mois et demi et cinq mois après la conception : c'est-à-dire précisément à l'époque ou l'utérus tend à franchir la ceinture pelvienne et à s'élever au-dessus du détroit supérieur.

Très-heureusement, dans des cas assez nombreux, l'utérus triomphe de ces obstacles; il finit par rompre les adhérences qui le retenaient; après une lutte pleine d'angoisses et de violentes douleurs et qui à chaque instant peut faire craindre un avortement, il brise ses chaînes, s'élève au-dessus du bassin; et la grossesse qui achève paisiblement son cours devient un instrument de guérison définitive et complète. Il faudra en surveiller et en soigner attentivement les suites, car si les récidives de la périmétrite ne sont pas communes à l'occasion de l'accouchement, on en a, cependant, observé des exemples.

(1) Cette citation est empruntée au livre de M. Bernutz.

Je terminerai cette étude sur le pronostic de la périmétrite en vous rapportant l'histoire d'une malade qui s'est trouvée dans ces conditions et chez laquelle, après des craintes très-fondées, j'ai eu le bonheur de voir l'utérus gravide s'affranchir des liens qui l'enchaînaient.

Cette femme est entrée à l'Hôtel-Dieu au mois de juin 1867 ; elle était âgée de vingt-huit ans. De douze à vingt ans elle avait eu deux fluxions de poitrine ; à part ces accidents, sa santé était bonne. Elle était bien réglée depuis l'âge de quatorze ans; ses règles étaient précédées et suivies de leucorrhée.

A vingt-trois ans, elle était accouchée pour la première fois ; et elle avait allaité son enfant. Ses règles reparurent huit mois après l'accouchement; et à partir de cette époque, elles eurent une abondance inaccoutumée : elles duraient huit jours tandis qu'auparavant elles en duraient trois ou quatre; elles étaient toujours escortées d'une leucorrhée qui se montrait avant et après le flux cataménial, et qui avait continué pendant toute la durée de la grossesse. Elle était donc affectée d'un catarrhe chronique de l'utérus.

Pendant l'hiver de 1866, elle fut prise de douleurs dans les reins et dans l'hypogastre. Ces douleurs, d'abord peu intenses, allèrent en augmentant; au bout de deux mois elle fut obligée de prendre le lit qu'elle garda pendant quinze jours, ayant de temps en temps des frissons. Au bout de ce temps elle se leva, mais elle dût garder la chambre durant un mois environ.

Depuis lors, chaque crise menstruelle était accompagnée d'un retour des douleurs.

Nous avons là les symptômes d'une périmétrite à marche subaiguë : pendant deux mois le travail congestif évolue sourdement, jusqu'au moment où il prend un caractère d'acuité, et passe probablement de l'utérus et des ovaires au péritoine voisin. Du reste, ce catarrhe habituel, ces ménorrhagies constantes depuis plusieurs années indiquaient déjà que l'appareil utéro-ovarien était le siége d'un mouvement fluxionnaire.

La malade était dans ces conditions quand au mois de février 1867, ses règles vinrent à manquer; elle attribua cette suppression à une émotion; depuis lors elle a constamment souffert dans l'hypogastre. En même temps, elle avait une constipation opiniâtre.

Vers le milieu de juin, ces douleurs devinrent tellement violentes qu'elle les comparait aux douleurs de l'accouchement; et, convaincue qu'elle était enceinte par la persistance de l'aménorrhée, elle crut qu'elle allait faire une fausse couche. Elle se décida, le 22 juin, à entrer à l'Hôtel-Dieu. Quatre époques avaient manqué; elle pouvait être enceinte de quatre mois. Elle n'avait pas uriné depuis vingt-quatre heures, et je retirai avec la sonde près de deux litres d'urine.

Je pus alors examiner l'utérus; il dépassait très-peu la symphyse pubienne; cependant, par le toucher, je constatai qu'il était très-volumineux. Le col était abaissé, ramolli, comme œdémateux; le corps rétrofléchi remplissait en grande partie l'excavation pelvienne, comprimant le rectum et la vessie : aussi pendant les quatre jours suivants je fus obligé de faire sonder la malade et de solliciter des selles à l'aide de lavements laxatifs.

Pour apaiser les douleurs, je fis faire sur le ventre des onctions avec une pommade belladonée, et, trois ou quatre fois par jour, administrer un quart de lavement avec 10 à 12 gouttes de laudanum.

Le quatrième jour la malade put uriner spontanément. Elle se plaignait toujours de douleurs violentes; je trouvai que l'utérus avait repris sa position normale, qu'il s'était redressé et qu'il dépassait le pubis. Pendant quelques jours j'opposai encore aux douleurs les calmants précédemment mis en usage : elles s'apaisèrent; et à partir de ce moment, la grossesse reprit sa marche normale.

Traitement. — Nous arrivons actuellement au traitement. Dans la forme aiguë, quand l'inflammation est à son début ou dans une de ces recrudescences qui peuvent conduire, en se prolongeant, à la formation du pus, si en même temps la résistance organique est bonne, si la réaction fébrile est intense, des sangsues appliquées sur la région inguinale ont souvent une admirable efficacité pour apaiser le stimulus inflammatoire. Cette région, en effet, par les vaisseaux satellites du ligament rond, a des communications directes avec l'appareil vasculaire des organes pelviens. On proportionnera le nombre de ces sangsues aux forces de la malade, en tenant compte de l'état anémique, conséquence inévitable de la puerpéralité. Cependant l'anémie n'est pas toujours un obstacle à l'emploi et au succès de cette médication. Quand elle n'est pas portée à un degré extrême, et quand la fluxion locale est très-intense, une application de sangsues produit souvent un soulagement immédiat, et par cela même elle épargne les forces de la malade en abrégeant la durée de la maladie (1).

(1) Il y a quarante ans, sous le règne de Broussais, ses adversaires les plus décidés subissaient plus ou moins l'influence de son système. Les maîtres les plus illustres, tels que Chomel, Andral, etc,, dans les affections de cette espèce, fixant leur attention sur le caractère inflammatoire de la maladie et sur la réaction fébrile concomitante, faisaient ouvrir plusieurs fois la veine et multipliaient les applications de sangsues.

Quand je relis les observations que j'ai recueillies à cette époque, je suis étonné du nombre et de l'abondance des émissions sanguines que les plus éminents praticiens prescrivaient avec confiance; et après leur emploi je trouve assez souvent notée la dimi-

Plusieurs médecins, parmi lesquels je citerai Aran et mon savant ami le docteur Bernutz, ont préconisé l'application directe des sangsues sur le col utérin, pratique qui a été également vantée en Angleterre. Ils affirment, qu'en se rapprochant ainsi du foyer morbide, on épargne le sang des malades et qu'on obtient, avec un beaucoup plus petit nombre de sangsues, le résultat cherché.

nution de la douleur et de la fièvre. Dans quelques cas même, la terminaison de la maladie semble avoir été accélérée par cette médication : ainsi, je vois dans mes notes une malade guérie après sept jours de traitement, une autre chez laquelle, après huit jours de séjour à l'hôpital, pendant lesquels cette malade fut deux fois saignée au bras et subit deux fois une copieuse application de sangsues, la métro-péritonite était arrivée à suppuration, et la collection purulente s'était ouverte dans le rectum.

Mais si mes souvenirs ne me trompent pas, sous ce traitement épuisant, la maladie prenait souvent une marche subaiguë, la suppuration était fréquente, et ces résultats faisaient trop chèrement acheter les avantages que cette méthode pouvait offrir dans quelques cas exceptionnels.

Parmi les médecins de ma génération, j'ai été un des premiers à l'abandonner et à la combattre. Entre les mains de Broussais et de ses sectateurs, elle a été, j'en suis convaincu, avec les guerres des deux empires, une des grandes causes de la destruction et de la détérioration de notre race.

Mais on peut se demander, et me plaçant en face de ma conscience médicale (je suis le premier auquel j'adresse cette question), si la réaction n'a pas dépassé la mesure, et si, parce que nos prédécesseurs ont été trop prodigues d'émissions sanguines, nous n'en sommes pas trop avares.

Devons-nous expliquer par le changement des constitutions médicales, ces fluctuations et ces revirements soudains que présente la pratique de notre art. Cette doctrine, admise par les médecins du XVIIe et du XVIIIe siècle, était défendue avec énergie à l'Hôtel-Dieu, il y a plus de trente ans, par Honoré, médecin de cet hôpital. Elle a été rééditée par M. le docteur Chauffard, il y a quelques années, avec plus de talent que de preuves convaincantes.

On ne peut nier, sans doute, ces conditions générales, ces modalités vitales accidentelles communes à toute une population, qui produisent ce que l'on appelle une *constitution médicale;* mais je ne crois pas qu'elles suffisent pour expliquer des contrastes aussi tranchés dans les méthodes thérapeutiques. Peut-être, en tenant compte des circonstances réelles qui ont poussé tour à tour la médecine dans des voies si différentes, faut-il chercher dans l'histoire de l'esprit humain lui-même l'explication de ce que ces changements d'opinion peuvent avoir d'excessif. En effet, dans toutes les directions où il se porte, nous le voyons toujours osciller ainsi d'une extrême à l'autre, et il semble que ce soit une loi de sa nature : la réaction est proportionnelle à l'action.

Tâchons de nous défendre des exagérations, et sans retomber dans les excès *sanguinaires* de nos prédécesseurs, ne renonçons pas, par un excès opposé, à un moyen dont l'expérience des siècles a consacré l'efficacité, et qui sagement et prudemment employé peut être d'une admirable utilité !

Rien n'est plus difficile à démontrer que de pareilles appréciations comparatives. Le nombre des sangsues employées ne mesure pas d'une manière rigoureuse la perte de sang, qui peut varier suivant le sujet et suivant la région qui les reçoit. Admettons, ce qui n'est ni démontré ni facilement démontrable, qu'il faille tirer moins de sang par cette voie pour arriver dans quelques cas à un résultat équivalent ; sera-ce une compensation suffisante aux difficultés de cette application qui réclame la présence continue du médecin, aux dangers qui peuvent résulter du séjour prolongé du spéculum dans le vagin ? Ne doit-on pas craindre l'irritation qu'il produira nécessairement en pressant douloureusement sur le foyer morbide, quand on sait que la seule introduction de cet instrument a été, dans certains cas, la cause occasionnelle d'une péritonite, que même le toucher suffit quelquefois pour produire de vives souffrances et exaspérer le travail morbide ? Ajoutez à cela que les sangsues peuvent pénétrer dans la cavité de l'utérus et provoquer une hémorrhagie dangereuse, inquiétante. M. le docteur Bernutz en a cité plusieurs exemples.

J'ai depuis longtemps renoncé à ce procédé et l'application des sangsues sur les régions inguinales, facile, exempte de péril, m'a donné des résultats qui n'ont rien à envier à ceux des applications directes sur le col utérin.

Quand on a recours aux sangsues, il faut se rappeler que si les évacuations sanguines locales sont un puissant moyen d'enrayer le mouvement fluxionnaire, poussées au delà d'une certaine mesure, elles produisent une débilité qui retarde la solution et peut même favoriser la suppuration.

Pour éviter ce grave inconvénient, il ne faut pas seulement régler le nombre des sangsues qu'on applique, mais limiter la durée de l'écoulement du sang. On aura soin de grouper ces sangsues dans un espace restreint, afin qu'après avoir arrêté l'écoulement et recouvert les piqûres d'un morceau de diachylum, une large surface tégumentaire puisse recevoir les applications topiques qu'on jugera nécessaires.

Pour la saignée générale, je n'en concevrais l'indication que si l'on avait affaire à une malade pléthorique ou au moins très-robuste, avec une réaction fébrile très-énergique et très-franche. Ce sont des conditions que nous ne rencontrons pas, ou du moins que je n'ai pas rencontrées depuis trente ans dans les hôpitaux de notre ville, depuis que tant de causes d'affaiblissement et de détérioration ont passé sur sa population.

Je me rappelle une seule fois avoir employé la saignée en ville, et encore à titre de moyen préventif, chez une dame qui, deux fois, à la suite de ses couches, avait eu des périmétrites. D'accord avec Danyau, qui était son accoucheur, je lui fis pratiquer une saignée vers le huitième mois de la grossesse suivante, qui se termina sans accident. Faut-il en faire honneur à la saignée? Elle m'avait paru indiquée par la constitution de cette dame, par la plénitude et par la tension du système circulatoire.

Si les douleurs sont très-violentes, les vomissements répétés, en un mot, si les phénomènes péritonitiques sont très-accusés, l'opium est ordinairement le meilleur moyen que nous puissions opposer à ce tumulte fonctionnel. Suivant l'âge de la malade, suivant l'intensité des phénomènes morbides, 1 à 2 centigrammes seront donnés toutes les heures, toutes les demi-heures, tous les quarts d'heure même, si les souffrances sont très-vives. Quand elles sont excessives et réclament un soulagement immédiat, des injections sous-cutanées d'un soluté de morphine sont une précieuse ressource.

Dans l'administration de l'opium, il faut se rappeler que la tolérance varie suivant les sujets : qu'il en est qui ne peuvent en supporter les plus petites doses sans éprouver des vertiges, des nausées, des vomissements; et non-seulement ces accidents s'opposent à l'effet du remède, mais ils peuvent aggraver l'état des malades. Aussi après s'être informé si les commémoratifs peuvent fournir quelques renseignements sur les dispositions idiosyncrasiques des malades, on donne l'opium, en surveillant attentivement deux points qui sont les guides du médecin dans l'emploi de toute médication active : les effets *physiologiques* et les effets *thérapeutiques*.

Les modifications physiologiques doivent être arrêtées au point où elles compromettraient sérieusement les grandes fonctions ou créeraient de nouveaux phénomènes morbides graves; l'action thérapeutique doit être poussée jusqu'au degré où l'on obtient l'effet désiré, tout en restant dans les limites des modifications physiologiques qu'on ne peut prudemment dépasser.

En évitant les imprudences et les témérités thérapeutiques, gardons-nous aussi d'une timidité qui nous conduirait à l'indécision ou à l'impuissance. Sans doute : *Primum non nocere*, comme le veut Hippocrate; mais dans une affection telle que celle-ci, c'est nuire au malade que de ne pas lui venir en aide, et n'oublions pas cette belle loi de Sydenham, que Chomel invoquait souvent : *La tolérance pour l'opium est proportionnelle à l'intensité des douleurs.*

Tant que la malade souffre, ne craignons donc pas d'augmenter les doses. Seulement, comme l'absorption et l'effet toxique peuvent n'être pas immédiats, et comme le médicament pourrait s'emmagasiner dans l'économie, une fois qu'on a dépassé les doses habituelles, on les éloigne, mettant, entre chacune, deux à trois heures d'intervalle et même davantage si les phénomènes morbides se calment un peu; on interroge avec soin l'état cérébral, la circulation, les pupilles qui fournissent des signes utiles pour mesurer l'action de cet agent.

Je vous ai dit qu'après l'hémostase des sangsues, il convenait de faire sur le ventre des applications topiques. Je prescris le plus souvent des onctions avec de l'onguent mercuriel belladoné; on les répète trois ou quatre fois dans les vingt-quatre heures.

En même temps, si l'organisme n'est pas tellement débilité qu'on puisse craindre l'action du mercure, on pourra donner à l'intérieur le calomel à doses fractionnées, de 10 à 20 centigrammes avec 1 gramme de sucre en dix doses. On y ajoutera quelques centigrammes d'opium, si les douleurs sont vives ou s'il y a de la diarrhée.

Le mercure, dans ce cas, est un puissant antiphlogistique. Presque toujours son action sur les gencives coïncide avec une rémission du travail inflammatoire, et autorise à en cesser l'administration. Il est rare qu'après cette manifestation de l'impression du médicament sur l'organisme, la suppuration survienne. Si la stomatite n'est pas très-intense, il est prudent de continuer encore pendant quelques jours les frictions en les diminuant. J'y joins souvent des suppositoires avec 2 grammes de beurre de cacao, un demi-gramme d'onguent mercuriel et 2 centigrammes d'extrait thébaïque ou avec de petites doses de belladone, si l'on craint la constipation.

Dès que la muqueuse buccale manifeste une tendance fluxionnaire, en même temps que j'arrête la médication hydrargyrique, ou que j'en restreins l'emploi aux applications extérieures, j'oppose les collutoires avec le chlorate de potasse ou de soude à cette stomatite qui, si elle se développait, constituerait une complication pénible; à un certain degré, il n'est pas rare qu'elle provoque une réaction fébrile qui pourrait retentir sur le foyer morbide.

Dans les cas où l'inflammation est très-aiguë et les douleurs sont très-vives, si l'on ne croit pas devoir recourir aux émissions sanguines, ou si elles n'ont pas procuré un apaisement suffisant, dans les cas encore ou la malade est tourmentée par des vomissements incoercibles, la glace appliquée sur le ventre est un antiphlogistique très-énergique, un sédatif puissant, très-utilement associé aux narcotiques donnés à l'intérieur.

On l'enferme dans une vessie de cochon ou dans un sac mince de caoutchouc.

Dans des cas très-exceptionnels, on a vu la réfrigération produite par cette application déterminer une gangrène superficielle du derme chez des femmes dont la peau était mince et dont probablement la vitalité était affaiblie. M. le docteur Béhier, qui a observé deux fois cet accident, conseille, pour le prévenir, d'interposer entre les téguments du ventre et la vessie qui renferme la glace plusieurs doubles de linge mouillé et tordu. Il est prudent de recourir à cette précaution quand une excessive sensibilité du ventre n'y met pas obstacle, ce qu'on n'observe guère d'ailleurs que dans la péritonite généralisée.

Dans ce dernier cas, pour atténuer la pression exercée par la glace, M. le docteur A. Guérin conseille de faire porter les bords de la vessie sur des rouleaux de linge appliqués de chaque côté de l'abdomen.

Je craindrais d'employer ce moyen si la malade était dans une période menstruelle ou dans celle de l'écoulement sanguin post-puerpéral.

M. le docteur Robert de Latour a préconisé les applications sur le ventre de collodion riciné dans la péritonite. J'ai observé quelques faits qui semblaient favorables à cette pratique; mais dans d'autres elle ne m'a donné aucun résultat appréciable. Ce serait une ressource à tenter dans des cas où des moyens plus actifs ne pourraient être mis en usage.

Quand l'état général ne permet pas de recourir ou de revenir à une médication spoliative, les vésicatoires, appliqués sur la région iliaque, peuvent combattre efficacement la fluxion congestive et hâter la résolution.

J'y ai très-souvent recours, et dans beaucoup de cas ils ont été le seul moyen actif que j'aie mis en usage : sous leur action on voit très-souvent la douleur s'apaiser, la fièvre diminuer, les malades éprouver un soulagement rapide.

Plus d'une fois il m'est arrivé de les faire appliquer, alors même que les malades étaient dans le travail d'une congestion cataméniale qui n'aboutissait pas; et plusieurs fois j'ai vu, en même temps que diminuaient les phénomènes inflammatoires qui avaient motivé leur emploi, apparaître le flux menstruel qui n'était pas venu à son époque normale.

Quand on applique des vésicatoires sur le ventre, plus que partout ailleurs, à cause de la minceur de l'épiderme, il faut éviter qu'ils ne restent en place au delà du temps nécessaire pour obtenir la vésication. On en surveillera donc l'action, et dès que l'épiderme commencera à se friser, on remplacera l'emplâtre cantharidé par un cataplasme de farine de lin placé entre deux linges et recouvert d'une couche de beurre qui l'empêchera d'adhérer. La sécrétion séreuse qui soulève l'épiderme continuera à se faire sous le cataplasme. Il est également très-utile de recouvrir l'emplâtre épispastique d'une feuille de papier de soie huilé qui n'empêche pas l'action vésicante : elle s'oppose à ce que la matière emplastique reste adhérente à la surface de la peau dont les plis nombreux dans cette région, surtout après l'accouchement, la retiennent, ce qui en rend l'enlèvement difficile et peut favoriser l'absorption de la cantharide.

Les applications narcotiques sur le ventre peuvent être associées à la plupart des moyens topiques que je viens d'indiquer, et quand on n'emploie pas la glace, on ajoute généralement aux topiques calmants des cataplasmes tièdes ou des fomentations émollientes, préférables quand le poids des cataplasmes est mal supporté.

Dans la période de déclin ou dans les formes subaiguës, les applications de teinture d'iode, de collodion iodé, ou de pommades iodurées paraissent indiquées, et dans tous les cas ne soulèvent aucune objection.

Pour en finir avec les moyens topiques, je dois vous parler des bains tièdes.

Ils m'ont paru quelquefois utiles au début des périmétrites non puerpérales, mais à l'hôpital et spécialement dans le service de Chomel, qui en faisait un grand et heureux usage dans toutes les affections inflammatoires fébriles, j'ai vu plus d'une fois une recrudescence des phénomènes morbides succéder à leur emploi.

Ils exigent en effet d'immenses précautions : il faut que les malades ne fassent aucun mouvement actif et qu'elles conservent autant que possible la position horizontale : pour cela il faut les porter dans leur baignoire et les y coucher sur un drap dont deux personnes tiennent les extrémités, de manière à maintenir un plan légèrement incliné de la tête aux pieds.

J'ajoute ordinairement à l'eau un décocté de graines de lin et de têtes de pavot, et quelquefois un infusé de fleurs de tilleul et de feuilles de laurier-cerise.

Leur durée est subordonnée aux sensations éprouvées par la malade.

Ainsi administrés, les bains pourront rendre d'utiles services dans les cas surtout où la peau est sèche et brûlante, comme dans ceux où l'on observe une surexcitation nerveuse très-accentuée. Néanmoins, dans la première période de la maladie, je crois qu'il faut les prescrire avec réserve.

Bien que les vomissements ne soient qu'un des symptômes de la maladie, ils sont quelquefois si répétés, si pénibles qu'ils exigent l'intervention active du médecin. Les ébranlements qu'ils déterminent retentissent douloureusement sur le péritoine enflammé, irritent et exaspèrent l'incitation anomale dont il est le foyer; en outre ils produisent un état de défaillance et d'angoisse intolérables; en même temps ils s'opposent à l'ingestion des aliments et des boissons qu'appelle la soif ardente dont les malades sont tourmentées.

Elles doivent, autant que possible, résister à cet appel, tromper la soif en tenant de l'eau fraîche dans leur bouche. On leur donnera de temps en temps quelques cuillerées à café de glace pilée, et pour modérer l'excitabilité convulsive de l'estomac, si les calmants administrés par la bouche restent inefficaces, on tentera les injections hypodermiques de morphine. La potion de Rivière, l'application de la glace sur la région épigastrique, celle de l'emplâtre belladoné, dont j'ai déjà plusieurs fois indiqué les effets anti-émétiques, ont réussi dans quelques cas à faire cesser les vomissements.

La constipation qui exprime et qui assure l'immobilité de l'intestin, est utile dans les premiers jours de la période aiguë. Si cependant les matières s'accumulent dans le gros intestin, elles y gênent la circulation, peuvent augmenter la congestion des organes pelviens ou en entraver la résolution; elles peuvent même, en distendant l'S iliaque et le rectum, exercer sur les parties enflammées une pression douloureuse sans parler des phénomènes dyspeptiques qui l'accompagnent si souvent.

On entretiendra la liberté du ventre, sans trop stimuler l'intestin, à l'aide de lavements tièdes, mucilagineux ou huileux, dont on modérera la force d'impulsion en tournant à moitié le robinet de l'irrigateur. Un jet trop énergique pourrait produire dans le rectum un ébranlement qui se transmettrait au foyer morbide.

Je me suis bien trouvé, dans quelques cas, de suppositoires de beurre de cacao avec 2 à 3 centigrammes d'extrait de belladone.

Si ces moyens restaient inefficaces je donnerais du calomel additionné d'extrait de belladone; enfin si je n'obtenais pas de résultat, je me déciderais à administrer de doux minoratifs: 5 à 8 grammes d'huile de ricin réussissent souvent très-bien, et l'on voit alors après les évacuations disparaître les symptômes qui résultaient de la constipation et qui troublaient le travail réparateur.

Je regarde comme très-important de s'abstenir des purgatifs quand ils ne sont pas indispensables, et, quand il faut y recourir, d'éviter les purgatifs trop énergiques.

Plus d'une fois j'ai vu les phénomènes morbides s'exaspérer à la suite d'un purgatif qui avait été jugé nécessaire, et plus d'une fois aussi un purgatif, donné trop tôt après l'accouchement, a paru la cause déterminante de métro-péritonites qui conduisaient dans nos salles des femmes sortant des services obstétricaux. Je ne prétends pas que les purgatifs produisent constamment les effets fâcheux que je vous signale ici, mais je les ai observés assez souvent pour qu'ils ne me paraissent pas pouvoir être attribués à une coïncidence, et pour qu'il faille en tenir compte.

Si au début de la maladie quelques aliments peuvent être supportés, ils devront être très-légers et consister en boissons alimentaires, tels que lait ou bouillons. Si la malade prend du calomel, les liquides salés seront donnés à une distance suffisante du médicament pour qu'on n'ait pas à redouter la réaction du chlorure de sodium sur le protochlorure de mercure.

Dès que la fièvre tombe, on augmente le régime alimentaire pour soutenir les forces de cette nature *qui guérit*, suivant l'admirable doctrine d'Hippocrate.

Le point le plus important peut-être dans le traitement des périmétrites aiguës, celui sur lequel le médecin doit le plus insister, c'est l'observance exacte, rigoureuse, du repos et du *repos horizontal*, tant que l'inflammation n'est pas éteinte.

Nous avons dit ailleurs les raisons physiologiques qui expliquent et motivent cette prescription de l'horizontalité dans les affections congestives de l'utérus. C'est une condition capitale, le plus souvent même indispensable, de la guérison. Trop souvent, dès que l'acuité des douleurs est un peu calmée, les malades, ne comprenant pas la nécessité de ce repos complet, se lèvent, en dépit des avertissements du médecin, et presque toujours un retour ou une exacerbation des phénomènes morbides sont les conséquences de cette imprudence.

Ainsi, il faut bien faire comprendre aux malades l'importance de cette prohibition ; il faut leur dire que, jusqu'à ce qu'elle soit levée par le médecin, elles ne doivent l'enfreindre sous aucun prétexte, ni pour des détails de toilette, ni pour aucune des nécessités de la vie.

Si j'insiste sur ces minutieux détails, c'est que j'ai vu souvent, très-souvent, tant en ville qu'à l'hôpital, les malades ne pas vouloir comprendre l'importance de cette prescription qu'elles taxent d'exagération et ne pas tarder à s'en repentir.

C'est surtout pendant la période menstruelle que le repos horizontal doit être soigneusement observé. On devra, alors, éviter à la malade tous les mouvements, tous les ébranlements physiques ou moraux qui pourraient, en troublant cette fonction, augmenter la congestion des organes pelviens. C'est là une loi de la plus grande importance pratique, mise en lumière par M. le docteur Bernutz dans son beau travail sur la pelvi-péritonite ; dans les phlegmasies circum-utérines, la période menstruelle constitue souvent une époque critique ; la congestion utérine qui l'accompagne exaspère d'abord en général les phénomènes inflammatoires; mais si la fonction cataméniale s'accomplit d'une manière régulière, en faisant disparaître la congestion physiologique qui l'avait précédée, elle peut entraîner, avec la résolution de celle-ci, la résolution de la congestion morbide. Aussi le médecin doit-il surveiller cette fonction avec une extrême attention, éviter tout ce qui pourrait la troubler; et si les règles viennent à s'interrompre prématurément, ou si elles sont insuffisantes et qu'en même temps les symptômes accusent une aggravation du travail morbide, il faut chercher à les rappeler ou à les remplacer. Dans ce cas je fais appliquer à la partie interne et supérieure de chaque cuisse une ou deux sangsues. On réitère cette application deux ou trois fois dans les vingt-quatre heures, si cela est nécessaire; et on la répéterait plusieurs jours de suite, suffisamment pour suppléer le flux menstruel, si l'on ne parvenait pas à en provoquer le retour et si les accidents persistaient.

Si au contraire le retard ou la suppression du flux cataménial n'éveillent aucun trouble, il faut laisser à la nature le soin de ramener cette fonction à son cours normal ; ou du moins on s'abstient des moyens locaux qui pourraient y faire appel, et l'on dirige le traitement contre la cause de cette aménorrhée que n'accompagne aucune congestion de l'appareil utéro-ovarien. Le plus souvent, c'est à l'anémie qu'il faut l'imputer, et c'est alors cette altération de la nutrition qu'on doit chercher à modifier. Dans ce cas, si la périmétrite est aiguë, je crains les ferrugineux qui souvent congestionnent les organes génitaux ; on voit en effet des femmes qui ne peuvent prendre une petite quantité de fer sans perdre du sang par la vulve. Pour le même motif, et dans les mêmes conditions d'acuité du travail morbide, quand il s'agit de rappeler les règles, je crains les emménagogues, les applications de sinapismes, tous les moyens qui attirent sur les organes pelviens une fluxion congestive, car elle exaspère la phlegmasie si les règles ne répondent pas à cet appel. Les sangsues ont au contraire ce grand avantage qu'en appelant le sang dans cette direction, elles exercent en même temps une action dérivative et déplétive.

Dans la forme subaiguë, lorsque les phénomènes réactionnels font défaut et qu'il paraît utile d'exercer une légère stimulation sur le foyer morbide, ces médicaments peuvent trouver utilement leur place, ou du moins maniés avec prudence ils n'offriront pas les mêmes inconvénients.

Dans tous les cas, quand la résolution tarde à s'accomplir, il faut chercher quel est l'état constitutionnel qui imprime au travail morbide local cette tendance à la chronicité. Si aucun signe ne vient révéler l'existence d'une affection diathésique, s'il y a seulement dépression des forces, paresse du travail nutritif, les toniques deviennent alors d'admirables antiphlogistiques; en relevant l'énergie de la nutrition normale, ils accélèrent la solution de cette aberration nutritive qui constitue le travail morbide, pour y substituer l'action physiologique. On peut rencontrer cette indication dans toutes les maladies à forme inflammatoire.

Le quinquina ajouté à de petites doses d'iodure de potassium peut, dans ces conditions, être employé avec avantage associé à un régime fortifiant.

A cette période de la maladie, je fais introduire dans le rectum, à titre de résolutifs, des suppositoires avec 2 grammes de beurre de cacao, 10 à 30 centigrammes d'iodure de potassium, 10 à 20 centigrammes d'extrait de ciguë et 2 centigrammes d'extrait thébaïque.

Si après la chute complète de tout phénomène réactionnel, après la cessation des douleurs, l'engorgement inflammatoire tarde à disparaître, j'ai quelquefois prescrit avec succès des bains minéralisés par l'addition de 150 à 200 grammes de carbonate sodique, et de 20 grammes d'iodure de potassium. Si je veux conduire les liquides résolutifs au contact des parties malades, ou au moins de la muqueuse qui les recouvre, je fais introduire dans le vagin, pendant la durée du bain, de grosses canules en gomme élastique. Je me suis assuré que l'eau du bain, dans les conditions ordinaires, n'arrivait pas au contact du col utérin : ainsi un morceau de coton imprégné d'une solution plombique et appliqué sur le col, n'a pas été noirci après l'immersion dans un bain sulfureux. Autrefois je prescrivais des injections pendant la durée de ces bains, mais j'y ai reconnu des inconvénients. Si elles ne sont pas administrées avec des précautions qu'il n'est pas toujours facile d'obtenir des malades, elles peuvent stimuler les parties enflammées ou pénétrer dans l'utérus dont le col est souvent dilaté et béant.

Chez les sujets strumeux, les bains sulfureux peuvent être employés avec avantage, non plus comme moyens topiques, mais comme modificateurs de la constitution.

Si après l'apaisement de l'état aigu, l'engorgement phlegmasique reste stationnaire, si surtout on peut craindre une tendance suppurative, je fais appliquer un ou deux cautères au-dessus du ligament de Fallope, et la révulsion énergique qu'ils produisent m'a paru souvent agir d'une manière très-favorable. J'ai vu, dans bien des cas, disparaître, sous leur action, des tumeurs inflammatoires qui avaient résisté aux autres médications résolutives, qui quelquefois même présentaient une fluctuation évidente et tous les caractères extérieurs des collections purulentes. Je faisais examiner chaque jour tous les produits excrétés pour bien m'assurer que la collection liquide ne s'était pas ouvert une issue au dehors. Presque immédiatement après l'application du caustique, on constate ordinairement une diminution des douleurs; les sueurs profuses, qui sont un symptôme très-commun de ces phlegmasies, s'arrêtent le plus souvent. Je n'entretiens pas les cautères, mais quand ils se sèchent, je les fais renouveler jusqu'à ce que la résolution soit complète.

Quand le pus est réuni en foyer, je n'applique le cautère que comme prélude de l'incision, dans le cas où la collection purulente proémine vers la paroi abdominale. Je fais alors une application linéaire de caustique de Vienne, parallèle au ligament de Fallope. Après avoir fendu l'eschare, je fais une seconde application de caustique de Vienne où j'introduis au fond de la plaie un morceau de pâte au chlorure de zinc. Ces applications marquent la voie du bistouri; me servant ensuite de celui-ci pour inciser la dernière eschare, j'écarte avec la sonde cannelée les fibres musculaires et aponévrotiques sous-jacentes pour pénétrer dans le foyer; puis soulevant avec la sonde sa paroi antérieure, j'explore du doigt cette paroi pour m'assurer qu'elle ne renferme aucune branche artérielle importante; je la coupe alors sur la sonde avec précaution. La cautérisation préalable de la peau, outre qu'elle ménage, en général, la pusillanimité de la malade, empêche la cicatrisation immédiate des bords de l'incision cutanée. Il n'est pas rare de voir, quand on ne prend pas cette précaution, dès le second ou le troisième jour après l'opération, les lèvres de la paroi abdominale incisée s'agglutiner et tendre à la cicatrisation ; il faut alors les écarter avec une sonde cannelée, et pour prévenir leur adhésion prématurée, suivant la méthode de M. le docteur Nonat, les cautériser avec le crayon de nitrate d'argent. Cette petite opération n'est pas plus douloureuse que l'introduction répétée des mèches, et elle me paraît offrir de réels avantages. Des cataplasmes appliqués sur la plaie reçoivent la suppuration qui s'échappe au dehors. Il faut bien recommander aux malades de rester inclinées, autant que possible, du côté du foyer ; cette position, en effet, favorise puissamment l'écoulement du pus ; et j'ai vu chez une malade qui n'avait pas voulu se soumettre à cette prescription, ce liquide, stagnant pendant quelques heures seulement dans un foyer accessible à l'air, s'altérer et donner lieu à des accidents d'infection putride, qui cessaient ou reparaissaient suivant l'attitude de la malade. Si, malgré ces précautions, le pus contractait des propriétés putrides, on a conseillé de faire une contre-ouverture dans le vagin à l'aide d'un trocart courbe introduit au fond du foyer. Cette pratique ne me paraît pas exempte de dangers, et je n'en ai jamais rencontré l'indication ; mieux vaut alors, je crois, faire des injections dans le foyer, ou débrider l'ouverture déjà faite pour ouvrir à l'écoulement du pus une plus large issue.

M. le professeur Richet m'a dit avoir, dans quelques cas, fait avec succès une ponction au lieu d'une incision ; il aspirait ensuite la collection purulente avec une seringue, selon la méthode de M. le docteur J. Guérin. Ce procédé me paraît devoir convenir surtout dans les cas où les parois du foyer offrent une médiocre épaisseur et où l'on peut en espérer une rapide adhésion. Il ne me paraîtrait pas indiqué si un engorgement considérable existait autour de la collection liquide.

Aujourd'hui les perfectionnements très-importants apportés par le docteur Dieulafoy aux instruments d'aspiration permettront de recourir beaucoup plus souvent à cette méthode. Je ne crois pas cependant qu'elle puisse dans tous les cas dispenser des cautères, dont l'action révulsive et stimulante à la fois me paraît contribuer puissamment à la résolution.

Si l'abcès fait saillie vers le bassin, le mieux en général est de laisser à la nature le soin de lui créer une issue ; il s'ouvre ordinairement dans le point le plus déclive par un trajet oblique, dont j'ai indiqué plus haut les conditions avantageuses, qu'une ouverture artificielle ne saurait imiter.

C'est vers le point déclive du foyer, en effet, que convergent ordinairement les pressions que la collection liquide exerce sur ses parois, pressions qui doivent contribuer à y arrêter la circulation et y favoriser cette gangrène moléculaire qui ouvre un passage au pus (1).

Celui-ci s'insinue entre les tuniques de l'intestin ou du vagin, il y fuse et s'y creuse une voie sinueuse dont l'obliquité rend plus difficile la communication du foyer avec la cavité de ces organes.

Aussi dans l'immense majorité des cas il y a avantage à attendre, à se contenter d'assister la nature dans son effort médicateur. Telle était la pratique conseillée par Chomel et par Nélaton ; telle est celle que je suis depuis plus de trente ans, et je n'ai pas lieu de m'en repentir.

Des liquides émollients, des cataplasmes demi-fluides injectés dans le rectum ou le vagin, modèrent et facilitent le travail qui précède la perforation de ces conduits. Il convient de renfermer ces cataplasmes vaginaux dans des sachets en mousseline pour pouvoir les retirer et les changer plus facilement. Des injections fréquentes doivent y être faites quand le liquide commence à couler dans leurs cavités ; s'il devenait putride, on les rendrait désinfectantes par l'addition d'une petite quantité de permanganate de potasse. Ce ne serait que dans les cas où la collection ferait vers ces cavités une saillie notable, accessible au toucher, et où la nature épuisée semblerait impuissante à achever la tâche, que l'on me paraîtrait autorisé à intervenir plus activement.

Dans cette période surtout il convient de soutenir les forces, d'exciter l'activité nutritive. Les amers, le quinquina, le vin, quelquefois même les préparations iodées et ferrugineuses, trouveront leur emploi. Quelquefois il sera nécessaire de transporter les malades dans un air vif et pur, de les soumettre en même temps à l'action vivifiante du soleil, pour relever le ton de l'organisme défaillant et insensible aux autres stimulants. Dans toutes les maladies et dans celles surtout qui prolongent leur durée, l'hygiène est toujours le plus puissant auxiliaire des autres agents thérapeutiques, et souvent elle constitue la plus efficace des médications.

Tel me paraît devoir être, dans ses indications fondamentales, le traitement de la périmétrite aiguë ; en vous parlant des obstacles que pouvait rencontrer le travail réparateur, des anomalies constitutionnelles qui pouvaient le ralentir ou l'entraver, de la conduite que le médecin

(1) Voyez dans la leçon sur les parotides une théorie de la marche des abcès de l'intérieur vers l'extérieur.

devait tenir dans ces circonstances, j'ai indiqué les points essentiels du traitement de la périmétrite subaiguë.

La périmétrite chronique y ajoutera les indications fournies par l'affection diathésique sur laquelle s'est greffée la phlegmasie circum-utérine.

Il me reste à vous dire quelques mots des suites de la périmétrite, des soins qu'elles exigent et du traitement préventif des récidives qui sont si communes dans cette maladie.

La scène morbide peut paraître complétement terminée dans ses phénomènes extérieurs, et les malades conservent quelquefois, au niveau du foyer morbide, un léger empâtement, une rigidité ou même des noyaux d'induration qui peuvent devenir pour ainsi dire des *germes* de récidives, qui en sont au moins une menace.

Dans ce cas, si ces reliquats du travail inflammatoire sont très-prononcés, il peut être nécessaire de ne pas abandonner trop tôt les cautères. Il conviendra de recourir aux bains minéralisés artificiels dont nous avons parlé plus haut; et si la position sociale des malades le permet, il faudra les envoyer aux eaux thermales qui sont de si puissants modificateurs de l'organisme, et dont les nombreuses variétés s'adaptent admirablement aux nuances diverses des individualités morbides.

Chez les sujets lymphatiques, chez lesquels les phénomènes réactionnels n'ont pas une grande tendance à se réveiller, on se trouve bien des eaux sulfureuses douces : celles d'Eaux-Chaudes, de Saint-Sauveur, d'Amélie-les-Bains, les sources faibles de Cauterets, celles de Baden en Argovie que Chomel recommandait dans ces circonstances, seront souvent très-utiles.

Une complication névropathique, que le lymphatisme n'exclut pas, n'en contre-indiquera pas l'usage. Au contraire, les névralgies et les autres troubles d'innervation qui ont leur point d'origine dans l'appareil utéro-ovarien, sont souvent très-heureusement modifiés par les eaux sulfureuses faibles, telles que celles de Saint-Sauveur, d'Eaux-Chaudes, de Baden en Suisse.

Si la note lymphatique est la dominante de l'ensemble morbide, on pourra tenter des eaux sulfureuses plus fortes, ou des eaux chloro-iodurées, chloro-bromurées, comme celles de Salins, de Bex, de Kreutznach. Je craindrais, dans ce cas, les bains de mer froids que j'ai vus provoquer une périmétrite chez une dame qui avait un catarrhe compliqué d'engorgement de l'utérus.

Si au contraire l'état névropathique domine, et s'il s'est développé sur un terrain arthritique, les eaux de Plombières ou d'Ems seront préférables. Dans quelques cas on pourra tenter les eaux arsenicales, comme celles de Lamalou.

C'est à ces mêmes sources ainsi qu'à Néris, Ussat, Baden, Ragatz, qu'on enverrait les malades chez lesquelles la périmétrite a servi de prétexte à des névralgies qui persistent, parfois opiniâtrément, surtout quand elles ont rencontré un terrain arthritique ou dartreux.

En dehors de la médication thermale, les bains et les épithèmes calmants, l'hydrothérapie, les vésicatoires volants, les injections morphinées, dans quelques cas les préparations arsenicales, sont les moyens qu'on oppose le plus habituellement à ces accidents, quand ils sont indépendants de toute lésion dans les organes pelviens. Si la persistance des névralgies peut être imputée à un état anémique, c'est contre celui-ci que le traitement général devrait être dirigé.

Nous arrivons maintenant au traitement préventif des récidives ; tout ce que nous avons fait pour effacer les dernières traces de la maladie, pour réparer les ébranlements qu'elle avait causés, doit être mis au compte du traitement préventif ; car les restes du travail morbide, les troubles fonctionnels qu'il laisse après lui peuvent en favoriser le retour. C'est ainsi que les névralgies, comme nous l'avons déjà dit, appellent dans les organes qu'elles occupent une fluxion qui peut servir de prélude à un travail inflammatoire.

L'indication essentielle du traitement préventif est d'éloigner tout ce qui pourrait provoquer une congestion des organes génitaux. Ainsi les excès vénériens, les exercices fatigants devront être évités avec soin.

M. le docteur Bernutz croit que, dans certains cas, les rapports sexuels ont été utiles à la guérison. J'admets la possibilité du fait et l'exactitude de l'interprétation qu'en a donnée M. Bernutz ; mais je ferai remarquer que mon honorable ami a surtout recueilli ces observations à l'hôpital de Lourcine, et dans ce milieu les habitudes licencieuses des malades peuvent développer chez elles des excitations nuisibles quand elles ne sont pas satisfaites. Dans ce cas le coït a pu être utile ; mais je le considère néanmoins comme un remède dangereux, tant que l'engorgement inflammatoire n'a pas complétement disparu : alors même que la lenteur et l'allanguissement du travail de résolution justifient une médication excitante ; car on ne peut, dans ce cas, apprécier le degré de stimulation produite ni en régler la mesure.

Les malades doivent éviter les secousses, les voyages fatigants ; mais *surtout, avant tout*, elles éviteront tout ce qui pourrait exercer une action irritante sur l'appareil utéro-ovarien pendant la période menstruelle. J'ai signalé à votre attention l'influence de la congestion cataméniale sur les recrudescences de la périmétrite, indiquée par M. Bernutz. Je l'ai retrouvée dans mes observations, jouant un rôle tout aussi important dans la pathogénie des récidives. Celles-ci éclatent presque toujours vers l'époque menstruelle, lors même que plusieurs mois, plusieurs années les séparent de la première attaque. Aussi j'ai pour habitude de prescrire le repos *horizontal au lit*, pendant quatre ou cinq époques, au moins, après la guérison; et pendant des années j'interdis, dans ce moment-là, les voyages, les courses prolongées, les efforts, les fatigues de tout genre. Je recommande aux malades, pendant cette période, de peu marcher et de s'étendre dès qu'elles rentrent chez elles, c'est pour moi le point le plus important du traitement préventif.

J'ai donné mes soins à une dame qui paraissait complétement guérie d'une périmétrite subaiguë dont la résolution avait été longue; après avoir gardé le lit durant les trois premières époques menstruelles qui suivirent son rétablissement, n'éprouvant aucun accident, elle se leva pendant la quatrième époque et elle éprouva une seconde attaque qui la retint cinq mois au lit.

Bien entendu que s'il y a quelque lésion utérine : catarrhe, engorgement, foyers permanents d'une congestion, qui peut, dépassant les limites de l'utérus, retrouver les voies déjà parcourues par la première phlegmasie, il faut éteindre ces foyers, combattre ces affections congestives. Mais il faut ne recourir qu'avec prudence aux moyens topiques : car on peut craindre que la première périmétrite n'ait laissé derrière elle une incitabilité exagérée de l'utérus et des tissus voisins.

Pour obtenir une sorte de repos relatif de la matrice pendant les exercices delocomotion, pour atténuer au moins les ébranlements qui peuvent lui être transmis par les mouvements du tronc, je fais toujours porter aux malades une ceinture hypogastrique en coutil, faite sur mesure, embrassant exactement et soutenant solidement la partie inférieure du ventre, sans la comprimer douloureusement. Cette ceinture maintient la paroi abdominale, si souvent relâchée après l'accouchement, l'empêche de céder au poids des viscères et diminue la mobilité des organes qu'elle recouvre.

PHLEGMONS DES LIGAMENTS LARGES [1]

Sommaire. — Le phlegmon du ligament large n'est qu'une forme de la périmétrite.

Travaux de M. Bernutz et de M. Frarier.

Disposition anatomique du ligament large.

Étiologie. — Conditions puerpérales. — Rôle de la phlébite et de la lymphangite utérine dans l'évolution du phlegmon du ligament large (Trousseau, Frarier).

Théorie pathogénique de l'auteur : influence de la déchirure du col produite pendant l'accouchement. — Propagation, à la partie inférieure du ligament large, de l'inflammation réparatrice consécutive à cette déchirure.

La déchirure du col et la bride qui lui succède sont plus communes à gauche, d'où la fréquence du phlegmon du ligament large de ce côté.

Phlegmasie des organes voisins : Périmétrite, pelvipéritonite.

Symptômes. — Début : frissons, fièvre, troubles digestifs, douleurs vers une des régions iliaques.

Sensibilité anomale au-dessus du ligament de Fallope.

Signes physiques : Rénitence de la paroi abdominale, rigidité transversale occupant la base du ligament large. — Mobilité de l'utérus dans le sens antéro-postérieur.

Les mouvements latéraux de cet organe sont plus limités et provoquent des douleurs si l'on cherche à l'entraîner du côté opposé au ligament enflammé.

Entraînement de l'utérus du côté malade. — Tuméfaction profonde et latérale, perceptible par la pression profonde de la paroi abdominale.

Première période. — Marche et signe des envahissements du travail inflammatoire.

Propagation du phlegmon vers la paroi abdominale antérieure. — Formation d'une plaque dure, résistante, d'un plastron (Chomel).

Idem. Vers la fosse iliaque interne et jusque dans la gaîne des muscles psoas et iliaque.

Durée. — *Marche.* — *Terminaisons.* 1° Résolution ; 2° Noyaux d'induration chronique ; 3° Suppuration.

Marche lente, sourde, presque latente du phlegmon subaigu. — Recrudescences passagères. — Causes qui les provoquent.

Phlegmon aigu terminé par suppuration. — Issue de la collection purulente par diverses voies : par les organes pelviens, par la paroi abdominale, dans la cavité péritonéale, par le rectum, par le vagin, dans la vessie, vers l'anneau inguinal externe,

(1) Leçon extraite des *Archives générales de médecine*, août 1867.

vers la partie supérieure de la cuisse (observation clinique à l'appui de ce dernier mode de terminaison).

Communication du foyer purulent avec la cavité utérine.

La collection peut suivre plusieurs voies en même temps pour s'ouvrir au dehors.

Pronostic. — Importance de l'élément constitutionnel.

Diagnostic. — Périmétrite ou pelvi-péritonite. — Phlegmons de la fosse iliaque, péritonite iliaque, ovarite, etc.

Traitement. — Indications thérapeutiques.

Observations de phlegmon du ligament large.

Messieurs,

Le phlegmon du ligament large n'est, à proprement parler, qu'une forme de la périmétrite; mais comme le travail inflammatoire a pour foyer principal le tissu connectif du ligament large au lieu d'occuper, comme dans la périmétrite proprement dite, le péritoine pelvien, cette circonstance entraîne dans les symptômes et dans la marche de la maladie des différences assez tranchées pour justifier une description spéciale de cette variété morbide.

Dans sa belle monographie, M. Bernutz ne fait qu'effleurer la question des phlegmons du ligament large, se réservant de la traiter plus tard avec les développements qu'elle comporte. Plusieurs fois déjà, dans le cours des années précédentes, j'ai fait des leçons sur ce sujet; depuis lors, M. Frarier lui a consacré une thèse très-intéressante. Cependant, comme sur quelques points mes observations m'ont conduit à des résultats un peu différents des siens, je crois utile d'apporter ma contribution à l'histoire de cette affection.

Je n'ai pas besoin de rappeler ici la disposition du ligament large: cette cloison membraneuse, qui s'étend des côtés de l'utérus aux côtés du bassin, embrasse dans des replis distincts l'ovaire, la trompe et le ligament rond; elle est constituée par le péritoine superposé à une charpente fibreuse, que divise en deux loges une aponévrose horizontale, décrite par Goupil. Des fibres musculaires signalées par M. Rouget, des vaisseaux nombreux, un tissu connectif abondant, sont, avec les organes indiqués plus haut, les éléments anatomiques des ligaments larges. Leurs rapports avec l'utérus, avec l'ovaire, avec le péritoine, les exposent à recevoir le retentissement des congestions dont ces organes sont si souvent le siége. Il y a une circonstance qui, entre toutes, favorise le développement de ces phlegmons, c'est l'accouchement. Il y joue un rôle si important que quelques médecins en ont contesté l'existence en dehors des conditions puerpérales.

M. le docteur Frarier s'est rangé à cette opinion, qui est trop exclusive. Il cite l'opinion de Trousseau sur le rôle que jouent la phlébite et la lymphangite dans l'évolution de ce phlegmon : il croit qu'après l'accouchement, il se produit dans les vaisseaux du ligament large une sorte de retrait et probablement des oblitérations ; « que ce travail normal, dit-il, vienne à dépasser les limites habituelles, et l'on verra les modifications physiologiques devenir pathologiques. » Toute cette théorie ne repose malheureusement sur aucune observation positive, et j'avoue même qu'elle ne me paraît pas très-vraisemblable ; mais ce passage de l'acte physiologique à l'état morbide trouve une explication plus plausible, selon moi, dans la déchirure du col pendant l'accouchement et dans le travail réparateur qui succède à ce traumatisme.

Il y a plus de vingt-cinq ans que j'ai signalé chez les femmes qui ont eu des enfants l'existence habituelle de brides s'étendant des commissures du col aux parois correspondantes du bassin. Chez les primipares surtout, c'est presque toujours la commissure gauche qui se déchire pendant le travail, ce qu'on a expliqué par l'inclinaison légère de l'utérus à droite pendant la grossesse. Cette obliquité a été elle-même attribuée par Tiedemann à la brièveté plus grande du ligament rond du côté droit (1). Quelle que soit l'explication, le fait existe : la commissure gauche est le point du col utérin qui cède le plus souvent pendant l'accouchement et subit, dans le plus grand nombre de cas, une solution de continuité ; une cicatrice indélébile conserve la trace de cette déchirure ; et, de la dépression qui en marque la place, on voit partir une petite rénitence transversale qui déprime en ce point le plafond du va-

(1) Il me paraît incontestable que cette bride et l'inclinaison consécutive du col utérin vers la paroi gauche du bassin ont, dans un grand nombre de cas, l'origine que je leur ai assignée. Je dois dire cependant que j'ai observé plusieurs fois cette disposition chez des femmes qui n'avaient jamais eu d'enfants. Elle était bien moins prononcée que dans les cas où je l'ai vu succéder à une inflammation du ligament large et où j'en avais pu suivre le développement. Une congestion ou une inflammation du ligament large peuvent se développer en dehors de la puerpéralité. J'en rapporterai plus loin des exemples; mais j'ignore si une cause de cette nature était intervenue chez les femmes dont j'ai parlé, ou si une disposition particulière du ligament gauche peut, en dehors de tout état morbide, entraîner à gauche le col de la matrice, et diminuer la profondeur et la largeur du cul-de-sac correspondant.

gin et unit la commissure déchirée à la paroi correspondante du bassin.

Dans sa direction, cette bride suit exactement la base du ligament large ; n'est-il pas naturel de supposer que l'inflammation réparatrice, consécutive à la déchirure, s'est étendue, par l'intermédiaire de l'anneau celluleux qui embrasse le col, à la partie inférieure du ligament, et qu'elle y a laissé des exsudats organisables qui, en se rétractant, comme tous les tissus inodulaires, ont donné naissance à cette bride. Celle-ci, souvent, attire un peu le col de son côté et le relève quelquefois légèrement, de manière à en rendre la surface un peu oblique de gauche à droite et de haut en bas. Ce qui me paraît donner à cette opinion une grande probabilité, c'est que cette bride peut exister à droite ou même être double, quand le col s'est déchiré au niveau de la commissure droite, ou qu'une cicatrice existe des deux côtés. J'ai observé même quelquefois cette bride en arrière dans des cas où le col utérin s'était déchiré dans ce sens, et j'ai actuellement dans mon service une malade chez laquelle on peut constater la présence d'une bride dans le cul-de-sac postérieur coïncidant avec une déchirure du col dans le point correspondant.

Pour sentir ces brides, il faut, après avoir enfoncé l'indicateur au fond du cul-de-sac postérieur, lui faire suivre autour du col tout le plafond vaginal ; on constate très-bien alors que ce plafond s'abaisse, que le cul-de-sac vaginal est moins profond au niveau de la bride, et que quelquefois en même temps l'intervalle qui sépare le col utérin de la paroi pelvienne est diminué par le rapprochement de ces parties.

Le traumatisme de l'accouchement est donc habituellement suivi d'un travail inflammatoire, localisé dans le col et dans l'anneau celluleux qui l'entoure et qui est continu lui-même au tissu celluleux du ligament; la propagation de l'inflammation du col au tissu connectif voisin est attestée par cette bride dont j'ai signalé l'existence si fréquente. Quand cette inflammation dépasse ses limites habituelles, une phlébite ou une lymphangite suppurative peuvent intervenir, comme le pense Trousseau, et être la condition pathogénique du travail phlegmoneux; mais ces phlegmasies veineuses et lymphatiques n'ont-elles pas leur origine dans la lésion du col, comme certaines lymphangites aboutissant à des abcès mammaires naissent d'une gerçure du mamelon ? N'y a-t-il pas là une cause bien plus puissante des phlegmons du ligament large que celle qu'on a pu trouver dans le retrait et les oblitérations hypothétiques des vaisseaux ?

La prédilection de ce phlegmon pour le ligament large du côté gauche trouve une interprétation facile dans cette circonstance, que la déchirure est beaucoup plus commune de ce côté. Aran avait observé l'inégale profondeur des deux culs-de-sac latéraux du vagin ; il avait constaté que le cul-de-sac droit est habituellement le plus profond, et, dans un cas rapporté par lui, la différence était de 4 centimètres. Aran donne de ce fait une explication que je rapporte pour mémoire : la direction du pénis dans l'acte copulateur serait la cause de ce développement unilatéral. Cette interprétation peu vraisemblable ne tient compte, ni de la déchirure du col, ni de cette rénitence transversale qu'on observe ordinairement du côté le moins profond.

Quand le travail inflammatoire est limité au ligament large, il est le plus souvent un accident de puerpéralité, mais ce phlegmon peut être une dépendance d'une phlegmasie développée dans les organes voisins, et surtout de la périmétrite, pelvi-péritonite de M. Bernutz, et, dans ce cas, il relève des mêmes conditions pathogéniques que cette autre affection. Une des plus communes, en dehors l'accouchement, est le trouble de la fonction menstruelle, surtout chez les femmes qui ont du catarrhe utérin ou un engorgement de l'utérus, chez lesquelles, en d'autres termes, existe une congestion morbide habituelle de la matrice ; celle-ci peut être exaspérée par la congestion menstruelle, surtout quand le flux qui sert de solution à cette dernière ne s'accomplit pas d'une manière régulière, ou quand des causes accidentelles, des incitations anomales, viennent encore augmenter ces congestions accumulées. Nous indiquerons plus tard à l'aide de quels signes on peut distinguer la participation du ligament large à la phlegmasie circum-utérine.

Le phlegmon du ligament large se développerait, suivant M. Frarier, du deuxième au vingtième jour après l'accouchement. Il est souvent difficile d'en fixer le début ; les premiers symptômes sont fréquemment confondus avec les autres accidents de l'état puerpéral. Des frissons, un état fébrile paroxystique, ou au moins une fréquence insolite du pouls, des troubles digestifs, un malaise général de l'organisme, au lieu de ce retour franc vers un état fonctionnel normal, qui caractérise une puerpéralité régulière, sont, avec quelques douleurs vers l'une des régions iliaques, les premières manifestations de la maladie. Si, averti par ces signes, on examine alors le bassin, on peut constater par la palpation une sensibilité anomale au-dessus d'un des ligaments de Fallope : dans le même point, la paroi abdominale se laisse moins facilement déprimer, et donne la sensation d'une vague rénitence due en partie à la contraction instinctive des muscles au devant du foyer morbide. Le doigt, introduit dans le vagin, trouve à ce conduit sa profondeur normale ; les culs-de-sac sont libres, mais celui qui correspond au côté affecté offre, quand on le presse avec le doigt, sinon une rénitence, du moins une rigidité transversale sensible à la pression, occupant la base du ligament large. Si avec le toucher on combine la palpation, on constate entre la main qui refoule la paroi abdominale et le doigt appuyé sur le cul-de-sac latéral du côté malade, une plus grande épaisseur de tissus que celle que l'on trouve du côté opposé. L'utérus conserve sa mobilité dans le sens antéro-postérieur ; ses mouvements latéraux sont plus limités et provoquent des douleurs, surtout si l'on cherche à l'entraîner du côté opposé au ligament enflammé.

Au bout de quelques jours, la tumeur se dessine plus nettement. Le toucher uni à la palpation en détermine les limites ; la pression exercée de haut en bas sur la région iliaque retentit obscurément sur le cul-de-sac latéral du vagin et réciproquement. Les mouvements latéraux sont encore plus restreints, et l'utérus, entraîné par le ligament malade, se rapproche de la paroi pelvienne, de telle sorte que le cul-de-sac qui supporte la tumeur devient plus étroit que le cul-de-sac opposé. En perdant de sa largeur, il devient souvent moins profond, et le doigt promené autour du col sent une rénitence transversale, quelquefois à peine appréciable, quelquefois très-saillante, séparée ordinairement par une rainure du col utérin. Comme M. Frarier l'a observé, cette plaque d'induration transversale, que j'ai signalée depuis longtemps, peut se terminer inférieurement, en croissant, pour embrasser le col utérin ; elle envoie même quelquefois un petit prolongement entre ce col et la vessie dans le cul-de-sac antérieur. Cet entraînement de la matrice du côté malade m'a paru constant ; il peut être expliqué par la résistance des aponévroses qui forment la charpente du ligament ; écartées par la tumeur phlegmoneuse, elles doivent se raccourcir en raison même de cet écartement (1).

Ne pourrait-on pas admettre aussi que les fibres musculaires qui en-

(1) Mon excellent ami le docteur Bernutz, dans un article récent sur les phlegmons du ligament large, ayant conservé un souvenir inexact de mon travail, me fait dire qu'au début de la maladie j'ai trouvé, comme lui, l'utérus repoussé du côté opposé à la tumeur ; c'est le contraire que j'ai observé ; et cette observation, répétée un très-grand nombre de fois, me paraît constituer un signe important pour le diagnostic de ces phlegmons et des périmétrites péritonitiques.

trent dans leur structure se rétractent comme tous les muscles qui sont en rapport avec un foyer inflammatoire? Quelle que soit l'explication du fait, cet entraînement de l'utérus du côté malade, dans la première période des accidents phlegmasiques, me paraît être le trait caractéristique de cette affection et le signe le plus important pour le diagnostic. En même temps, l'utérus prend une direction oblique du côté malade vers le côté sain, de telle sorte que son col étant attiré vers le premier, son corps s'incline vers le second. Il en résulte que l'une des commissures se trouve un peu plus élevée que l'autre. Souvent un mouvement de rotation sur l'axe s'ajoute à cette obliquité, et tourne l'une des faces, le plus habituellement, je crois, l'antérieure, vers le côté affecté. En refoulant la paroi abdominale, on sent à cette période une tumeur profonde, adhérente à la face postérieure de la crête ilio-pubienne, adhérente en dehors au détroit supérieur et constituée par le ligament enflammé. Pendant que l'affection locale accomplit cette évolution, les troubles fonctionnels qui avaient accompagné la première période subsistent ordinairement; quelquefois ils diminuent. Il est rare néanmoins que quelques phénomènes fébriles ne se montrent pas, principalement vers le soir; mais ils peuvent être assez légers pour permettre à la malade de se lever, de continuer même ses occupations; de temps en temps cependan la fatigue, le retour des douleurs et des accidents fébriles la condamnent au repos, jusqu'à ce que la maladie ait pris des proportions plus considérables, ou jusqu'à ce que, limitée et peu intense, elle se soit terminée par résolution.

Arrivé à cette première période, le phlegmon peut parcourir son évolution sans franchir les limites du ligament large; mais le travail inflammatoire peut aussi s'étendre vers la paroi antérieure de l'abdomen, ou vers la fosse iliaque. La marche et les signes de ces envahissements ont été bien étudiés par M. Bernutz et surtout par M. Frarier, auquel je ferai plusieurs emprunts pour cette partie de l'histoire du phlegmon. Si l'inflammation se propage vers la paroi abdominale antérieure, celle-ci forme au-dessus du ligament de Fallope une plaque dure, résistante, une sorte de plastron, comme disait Chomel. Cette induration peut, comme chez notre seconde malade, dépasser la ligne médiane de plusieurs travers de doigt; elle peut supérieurement se rapprocher de la zone ombilicale. En général, elle est limitée en haut par une ligne courbe un peu oblique de dedans en dehors, où elle se termine vers l'épine iliaque antéro-supérieure. Si l'on refoule au-dessus de cette plaque la paroi abdominale, on peut passer derrière, constater qu'elle est isolée des organes sous-jacents. Elle rend du reste cette portion de la paroi peu mobile ; la peau qui la recouvre conserve au contraire sa mobilité. Il faut ajouter que ce plastron n'est pas seulement observé dans les phlegmons du ligament large, mais qu'on peut le rencontrer dans certaines formes de pelvi-péritonites.

M. le docteur Frarier fait remarquer que cette gangue inflammatoire peut cacher le fond de l'utérus, le rendre inaccessible au palper abdominal, et alors la pression, exercée sur la région qu'il occupe, se transmet à la bride vaginale, au lieu de retentir directement sur le col utérin. J'ai vu, d'autrefois, la saillie du corps utérin congestionné et incliné latéralement, onduler le bord supérieur de cette induration qui surplombe le ligament de Fallope. Si l'inflammation se propage vers la fosse iliaque interne, la tumeur franchit le détroit supérieur au-dessous duquel il fallait le chercher jusque-là : émergeant au-dessus de la cavité du bassin, elle repose par sa partie supérieure sur les muscles psoas et iliaque, où elle forme une masse résistante, douloureuse à la pression, mal circonscrite et continue à la tumeur pelvienne. Alors, à une recrudescence de phénomènes fébriles et de troubles digestifs, s'ajoutent des irradiations douloureuses vers l'hypogastre et vers le membre pelvien ; celui-ci devient quelquefois légèrement œdémateux à sa partie inférieure, mais il conserve la liberté de ses mouvements, tant que l'inflammation phlegmoneuse ne pénètre pas dans la gaîne des muscles psoas et iliaque; tandis qu'au contraire il se rétracte, se fléchit dans l'adduction et la rotation en dehors, quand survient cette complication (1).

La percussion ne donne que des renseignements de peu de valeur et insignifiants à côté de ceux que la palpation fournit. L'obscurité du son peut d'ailleurs varier suivant l'épaisseur de la tumeur, ses rapports avec l'intestin et l'état de distension ou de vacuité de celui-ci.

La durée de cette affection est très-variable : de quelques semaines à

(1) C'est là le signe classique de l'inflammation du psoas iliaque. Cependant chez quelques malades la propagation de l'inflammation à la fosse iliaque produit la flexion forcée de la cuisse, sans rotation du genou en dehors; la rotule est plutôt inclinée en dedans. J'ai observé dernièrement un fait de ce genre : après l'ouverture de l'abcès, le stylet parcourait librement toute l'étendue de la fosse iliaque. Le muscle iliaque était par conséquent en rapport avec le foyer inflammatoire qui ne paraissait pas s'être étendu jusqu'au psoas, et l'immunité de celui-ci doit être la cause de la nuance symptomatique que nous signalons ici. L'insertion plus oblique des fibres de l'iliaque sur le tendon commun doit rendre son action moins énergique ; et la rotation en dehors est probablement le terme extrême du mouvement accompli par ces muscles.

plusieurs mois ; elle peut se terminer par résolution, et alors sa terminaison est plus prompte. Toutefois, même dans ce cas, la guérison peut, pour s'accomplir, exiger un temps considérable, surtout si, dépassant les limites du ligament large, l'inflammation s'est étendue au-dessus du bassin. La tumeur alors se modifie lentement dans sa consistance et dans son volume ; il arrive un moment où l'on ne perçoit plus qu'un vague empâtement entre la main placée sur l'hypogastre et le doigt qui soulève le cul-de-sac vaginal ; puis toute rénitence disparaît sans laisser, dit M. Frarier, de ces noyaux d'induration qu'on rencontre si souvent à la suite de la pelvi-péritonite. Sur ce point, je ne serai pas aussi absolu que l'observateur que je viens de citer, et j'ai rencontré quelquefois des noyaux d'induration chronique siégeant dans la base du ligament large (1) ; ce que j'ai constaté comme lui, c'est que, pendant ce travail résolutif, le ligament se rétracte de plus en plus, entraîne l'utérus de son côté, en soulevant un peu en même temps la commissure correspondante ; mais la matrice ne présente pas ordinairement, à la suite de cette affection, les inflexions morbides de son axe, qui sont si souvent la conséquence de la pelvi-péritonite.

Le phlegmon iliaque peut aussi se terminer par suppuration, et alors, suivant la situation et l'étendue du foyer, suivant la direction que suivra le pus pour s'ouvrir une issue au dehors, suivant l'état de la constitution, le travail réparateur exigera un temps plus ou moins considérable ; l'affection locale aura des retentissements plus ou moins profonds sur l'ensemble de l'organisme. Quand la phlegmasie présente une marche très-aiguë, elle aboutit rapidement à la résolution ou à la suppuration ; mais cette forme est la plus rare ; à Paris, du moins, dans cette race épuisée, dans des conditions de puerpéralité qui ont ajouté à la faiblesse originelle, l'inflammation revêt le plus souvent la forme subaiguë, quelquefois même la forme dite chronique ; car, comme je vous l'ai déjà fait remarquer, dans presque toutes les maladies à mode inflammatoire, la chronicité et la subacuité supposent un substratum constitutionnel ; ou, en d'autres termes, quand l'activité nutritive est affaiblie par un état morbide général, ou par des conditions morales ou physiques dépressives, les anomalies de nutrition, comme la nutrition normale, ne s'accomplissent pas d'une manière régulière ; les maladies qui, par leur nature, tendraient à une solution rapide, revê-

(1) Dans une des observations que j'ai citées à propos de la périmétrite, j'ai trouvé dans l'épaisseur du ligament large un noyau dur, formé par du pus concret.

tent une apparence de chronicité. C'est là l'élément pathogénique dominant des inflammations chroniques; c'est là l'indication fondamentale dans le traitement qu'on leur doit opposer.

A travers cette marche lente, sourde, presque latente du phlegmon subaigu surviennent le plus ordinairement des recrudescences passagères, marquées quelquefois par de légers frissons, par un réveil des douleurs, par une augmentation des phénomènes dyspeptiques. Elles sont provoquées par toutes les circonstances qui peuvent amener une congestion des organes pelviens: la fatigue, le coït, la fluxion menstruelle exaspèrent l'inflammation, et les symptômes qui l'accompagnent. Ces symptômes deviennent plus accusés quand la maladie aboutit à la suppuration; c'est alors que surviennent ces frissons erratiques, irrégulièrement périodiques, qui signalent le travail pyogénique. Ils se montrent surtout le soir et sont suivis de chaleur et de moiteur. Les douleurs deviennent plus vives et prennent le caractère lancinant. Souvent alors la peau se colore d'une teinte jaunâtre spéciale : ce n'est ni la couleur un peu terreuse de la cachexie palustre, ni celle de l'intoxication saturnine; plus pâle et plus terne, ni la teinte jaune-paille du cancer; c'est une couleur qui a sa nuance propre, et est un des caractères de la pyogénie. L'insomnie, l'inappétence, quelquefois des vomissements et de la diarrhée, un amaigrissement rapide se joignent à ces manifestations extérieures pour annoncer qu'un travail morbide grave s'est accompli dans l'économie vivante, et qu'un organe important est le siége d'un produit non assimilable, qui, par cela même, lui devient hostile, et doit être rejeté au dehors. En même temps la localisation et la forme de ce travail morbide se font connaître par l'exaspération et par le caractère lancinant, pulsatif des douleurs; la tumeur devient plus volumineuse, sa consistance se modifie, et la direction dans laquelle la collection purulente se portera pour être éliminée, commence à s'indiquer. Si c'est par les organes pelviens, le toucher vaginal et rectal fait constater une élasticité spéciale succédant à l'induration, et quelquefois même un empâtement œdémateux superficiel. Si c'est par la paroi abdominale, celle-ci se soulève, présente une sensibilité très-vive, plus exaltée dans le point qui doit abcéder, comme le remarque M. Frarier; la fluctuation dans le même lieu devient très-manifeste et est limitée par un bourrelet induré. Il est rare, dans ces cas, que l'ouverture de l'abcès soit abandonnée à la nature; l'art doit intervenir; et, à propos du traitement, nous dirons quelle doit être cette intervention. Cependant, l'abcès peut s'ouvrir spontanément par la paroi abdominale; c'est dans le cas où l'inflammation a gagné la couche celluleuse profonde de cette paroi : elle peut aussi y arriver après avoir envahi la fosse iliaque. Le péritoine, dans ces deux cas, est doublé, refoulé en dedans, et sépare la collection purulente de la cavité abdominale. Cette barrière est rendue plus résistante par les produits néoplasiques qui la doublent; dans des cas exceptionnels, cependant, elle est détruite par le pus, et alors surviennent des accidents de péritonite générale, rapidement mortels. Il arrive quelquefois, et j'ai plusieurs fois observé cette circonstance, qu'après avoir fait saillie vers la région iliaque, la tumeur s'affaisse tout à coup, et l'on trouve alors qu'elle a gagné dans la profondeur du bassin ce qu'elle a perdu au-dessus de cette enceinte osseuse; dans d'autres cas, la collection proémine en même temps vers la cavité pelvienne et vers la paroi abdominale, et peut s'ouvrir par ces deux voies.

La collection se vide souvent par le rectum ; ce serait même, d'après mon impression personnelle, la terminaison la plus commune, quoique M. Frarier en pense autrement. Dans ce cas, des douleurs dans la défécation, de la diarrhée glaireuse, quelquefois même avec caractère dysentérique, précédent l'issue du pus qui, pendant plusieurs jours, sort mêlé aux matières alvines. L'obliquité du trajet fistuleux, qui fait communiquer le foyer avec l'intestin, fait au devant de l'ouverture une sorte de valvule ouverte aux produits de la cavité morbide, et fermée pour le passage des matières intestinales. Pendant que le pus se fraye un passage vers le rectum, le toucher vaginal, combiné avec le toucher rectal, fait sentir quelquefois l'épaississement et la tuméfaction œdémateuse de la cloison qui les sépare.

L'ouverture peut se faire par le vagin ; je l'ai observée plusieurs fois sans pouvoir reconnaître, avec le doigt, le point qui donnait passage au pus.

D'autres fois, c'est dans la vessie que le pus est versé, et alors il s'écoule avec l'urine.

On l'a vu se diriger vers l'anneau inguinal externe, en suivant le ligament rond, comme l'a observé M. Gubler, ou fuser en arrière vers la partie supérieure de la cuisse; cette marche de la maladie est assez rare pour que je croie devoir vous en rapporter un exemple que j'ai observé il y a quelques années.

Une femme de vingt-quatre ans, jouissant habituellement d'une bonne santé, était accouchée, pour la première fois, un mois et quelques jours avant son entrée à l'Hôtel-Dieu.

Trois jours auparavant ses règles avaient reparu : deux jours après leur apparition, elle fut prise d'un frisson violent, de fièvre, quoiqu'elle eut gardé le lit, assure-t-elle; puis le ventre commença à se tuméfier sans vives douleurs; la malade avait un peu de diarrhée.

A son entrée, le 29 avril 1859, elle avait de la fièvre : cent seize pulsations; les jambes étaient faibles, mais conservaient toute la liberté de leurs mouvements; le ventre était souple et indolent; la diarrhée avait cessé; il n'y avait plus de douleurs pendant la miction.

Dans la fosse iliaque gauche on sentait une tumeur volumineuse, dure, située en dehors de l'utérus dont la palpation combinée avec le toucher faisait reconnaître le fond. Il était peu mobile, entraîné à gauche, et une rénitence transversale marquait la base du ligament large.

Je prescrivis un bain, un vésicatoire sur la région iliaque gauche, et tout autour des onctions avec de l'onguent mercuriel belladoné.

Quand le vésicatoire fut sec, je le remplaçai par une application de caustique de Vienne, dans l'étendue d'une pièce de 2 francs. Pendant six jours l'état général était resté stationnaire; la fièvre persistait quoiqu'elle eut baissé de quelques pulsations; par moments survenaient quelques petits frissons; il y avait une constipation opiniâtre que pouvait expliquer la compression de l'S iliaque par la tumeur.

Au bout de ce temps, celle-ci avait augmenté de volume et présentait une mollesse élastique sans véritable fluctuation. Quelques jours plus tard il survint un peu d'œdème autour des malléoles. On continua les bains, les cataplasmes, et l'on appliqua un second cautère. La tumeur proéminait de plus en plus et était devenue décidément fluctuante. La fièvre et les frissons avaient cessé.

Quarante jours après l'entrée de la malade à l'hôpital, je constatai une diminution considérable dans le volume de la tumeur iliaque; aucun écoulement de pus bien caractérisé ne s'était fait par les orifices naturels; les selles renfermaient bien une matière qui ressemblait à du mucus puriforme, mais dont la nature resta douteuse.

En même temps que la tumeur iliaque s'affaissait, nous en vîmes saillir une autre à la partie antéro-supérieure de la cuisse, au milieu du triangle de Scarpa, séparée de la tumeur iliaque par une bride qui répondait au ligament de Fallope.

Cette tumeur était plate, empâtée, rougeâtre; à son niveau on sentait de la fluctuation. Je l'incisai, et il en sortit une quantité très-considérable de pus. Cet écoulement continua les jours suivants, et la tumeur iliaque disparut complétement. Nul doute que les deux tumeurs ne communiquassent entre elles; le doigt introduit dans la plaie pénétrait à une grande profondeur dans l'épaisseur de la cuisse; en exerçant sur la région iliaque des mouvements successifs de pression et de relâchement, on produisait dans le liquide qui baignait la surface de la plaie des alternatives de refoulement et d'aspiration.

Très-probablement la collection purulente placée d'abord au devant du *fascia iliaca* avait fusé le long du tendon du psoas pour passer au-dessous de l'arcade crurale et venir faire saillie au niveau de l'anneau crural.

Pendant vingt jours l'écoulement continua abondant, et la tumeur iliaque s'effaçait de plus en plus. Aucun accident n'était venu troubler le travail réparateur; un petit abcès, développé sous l'aisselle, dut être ouvert; la malade marchait rapidement vers la guérison quand elle commit une imprudence : elle s'exposa au froid et contracta une pleuro-pneumonie du côté gauche, accompagnée de crachats rouillés au début et puriformes vers la fin. Vers le douzième jour, la phlegmasie du parenchyme pulmonaire entra en résolution; la pleurésie résista plusieurs semaines. On entendait au niveau de l'épanchement, recouvrant un tissu pulmonaire probablement plus dense que dans l'état normal, un souffle presque amphorique, et vers la base un gargouillement bronchique, ressemblant au râle caverneux et accompagné d'un souffle qui avait également le caractère caverneux. En même temps les vibrations thoraciques étaient augmentées; on aurait pu croire à l'existence d'une caverne; mais j'attribuai ces anomalies stéthoscopiques à la présence d'un épanchement formant une couche mince et recouvrant un tissu pulmonaire, probablement encore légèrement induré ou engoué. Tous ces accidents disparurent, et après cette odyssée pathologique, la malade sortit guérie de l'hôpital.

Le traitement employé avait été, pendant la pneumonie, le tartre stibié et les vésicatoires; plus tard, j'avais administré les toniques.

J'appellerai l'attention, en passant, sur ces bruits caverneux qui ne sont pas très-rares dans la pleurésie, et que plusieurs observateurs ont signalés. Dernièrement, chez un malade qui les avait présentés pendant plusieurs mois, et qui avait succombé à une autre affection. On trouva avec un engouement du parenchyme pulmonaire un épanchement séro-purulent peu abondant dans la plèvre. La plupart des personnes qui avaient observé ce malade avaient cru à l'existence d'une caverne, tant ces bruits étaient accentués.

D'autres fois encore une communication s'établit entre le foyer et la cavité utérine; quelquefois la collection suit en même temps plusieurs voies pour s'échapper au dehors. Je me rappelle avoir ouvert un phlegmon qui faisait saillie vers la paroi abdominale, et qui, quelque temps après, se traçait une autre issue dans l'intestin. Il y a quatre mois, je voyais une malade qui présentait une tumeur fluctuante dans la région iliaque gauche : cette collection liquide communiquait avec la gaîne des muscles psoas et iliaque; le membre inférieur était rétracté, avec de vives douleurs. Tout à coup la tumeur s'affaissa; la cuisse put s'étendre et la malade rejeta par l'urèthre une quantité considérable de pus ; les urines, après quelques jours, cessèrent d'être purulentes, et bientôt après les selles le devinrent, avec un nouvel affaissement de la tumeur qui avait repris son volume primitif. Cette alternative se reproduisit une fois encore, et la malade finit par succomber.

En général, quand le foyer s'est ouvert ou qu'il a été incisé, les malades éprouvent un soulagement considérable, un apaisement de tous les phénomènes morbides qui avaient précédé. Si la constitution offre encore des ressources, si les parois du foyer peuvent se rapprocher, la fièvre tombe définitivement, l'appétit renaît, le travail nutritif reprend son activité normale, la sécrétion, devenant de moins en moins abondante, finit par se tarir, et l'ouverture qui lui donnait passage se cicatrise. Le pus offre en général les caractères du pus phlegmoneux ; quelquefois il est séreux, floconneux ; rarement il est fétide, et rappelant l'odeur des abcès situés dans le voisinage de l'intestin. Mais la terminaison n'est pas toujours aussi favorable : si l'organisme est épuisé par la durée du travail suppuratif et par les circonstances qui l'ont précédé, si surtout il existe quelque diathèse active ou latente qui trouble la nutrition, la suppuration se prolonge ou bien elle se reproduit après avoir cessé. Les forces défaillent de plus en plus ; l'état dyspeptique persiste ou reparaît plus violent et plus opiniâtre ; souvent alors surviennent de la diarrhée ou des vomissements, de la toux qui, avec l'état général, la fièvre hectique et les sueurs, peut faire croire à une tuberculisation pulmonaire, et qui, trop souvent, se rattache à cette affection, dont le germe pouvait préexister, mais dont l'évolution a été favorisée par l'affaiblissement de l'organisme. L'amaigrissement fait des progrès incessants, la suppuration prend un mauvais caractère, et la malade succombe.

Si le travail phlegmoneux a duré un temps très-long, les parois du foyer peuvent acquérir une consistance et une rigidité qui s'opposent à leur rapprochement complet ; alors la collection, après s'être vidée au dehors, se reproduit de nouveau jusqu'à ce que l'ouverture reste fistuleuse. D'autres fois, les parois s'accolent sans adhérer ensemble, et par intervalles elles sécrètent un pus qui les écarte de nouveau, et s'échappe par le vagin ou par le rectum, après un retour passager des accidents phlegmasiques.

Pronostic. — Le phlegmon qui ne suppure pas peut, pour arriver à une résolution complète, exiger un temps considérable : le travail réparateur peut durer plusieurs mois, mais le pronostic est toujours favorable, à moins bien entendu qu'à la lésion locale ne s'ajoute quelque complication qui puisse le modifier. Celui qui suppure, quand le travail inflammatoire est renfermé dans les limites du ligament large, et quand l'état constitutionnel est bon, se termine généralement d'une manière heureuse ; et le pus est presque toujours évacué par le rectum, le vagin ou la vessie. Le phlegmon qui s'étend au-dessus du bassin présente plus de gravité : celui surtout qui envahit la fosse iliaque. Les dangers sont plus graves encore quand la suppuration pénètre au-dessous du *fascia iliaca*. Je n'aime pas les foyers qui s'ouvrent à la fois par plusieurs voies ; ils exposent davantage à l'infection putride.

L'état constitutionnel est l'élément le plus important du pronostic. C'est lui qui imprime à la lésion locale sa marche et ses tendances spéciales ; et, d'un autre côté, par un de ces cercles vicieux en présence desquels nous nous trouvons si souvent, ce travail morbide local prolongé réagit sur l'état général, favorise l'éclosion des germes diathésiques, ou aggrave les affections préexistantes et en précipite la marche. Chez les sujets originairement débiles, ou affaiblis par des circonstances accidentelles, il faudra redouter la suppuration et la chronicité. La suppuration indique, souvent, un affaiblissement de la force plastique, une formation anomale non viable, qui ne peut être organisée, c'est-à-dire entrer dans le cercle de la vie, et qui doit être rejetée au dehors. A plus forte raison, les signes de la tuberculisation pulmonaire devront-ils aggraver le pronostic, quoique, même avec une complication aussi redoutable, un traitement bien institué puisse quelquefois amener le travail local à guérison.

Diagnostic. — Je me suis assez étendu sur les signes du phlegmon du ligament large pour qu'il soit inutile d'y revenir à l'occasion du diagnostic. Les maladies avec lesquelles on pourrait le confondre sont la pelvi-péritonite (métro-péritonite post-puerpérale de Chomel), ou périmétrite, le phlegmon iliaque, la péritonite iliaque, l'ovarite.

Dans la périmétrite, la sensibilité vaginale est plus diffuse ; elle occupe en général toute l'étendue d'un cul-de-sac, souvent même deux culs-de-sac contigus ; l'utérus y participe dès le début. Cet organe est moins mobile et ses mouvements sont douloureux. Très-rapidement après ces premiers symptômes, les culs-de-sac sont refoulés en bas par une tuméfaction inégale, bosselée, douloureuse, qui embrasse le col utérin, l'immobilise et le repousse du *côté opposé* à la tumeur. Si la pelvi-péritonite complique le phlegmon du ligament large, on peut reconnaître celui-ci à la bride transversale qui se détache en relief au milieu de l'empâtement péritonéal, ou du moins s'en distingue par sa consistance et par sa continuité avec une rénitence dont on peut déterminer les limites supérieures en appuyant l'autre main au-dessus du détroit supérieur.

Ces jours-ci même, j'observais une malade chez laquelle ces deux affections étaient réunies ; une tumeur inflammatoire occupait le cul-de-sac postérieur et le cul-de-sac gauche, et néanmoins le col utérin était entraîné vers la partie gauche du bassin, par une bride transversale bien distincte de la tumeur formée par les culs-de-sac péritonéaux. Le diagnostic de cette complication est donc possible. Il n'offre pas d'ailleurs une très-grande importance ; l'inflammation du ligament large n'est alors qu'un épisode de la périmétrite; ces deux affections ont entre elles, comme je l'ai dit, d'intimes connexions pathogéniques.

Les phlegmons de la fosse iliaque débutent par les parties latérales et inférieures de l'abdomen ; ils sont à leur origine profondément situés ; il faut, pour atteindre la masse irrégulière mal limitée de la tumeur, repousser la paroi abdominale avec laquelle elle n'a aucune connexion; elle n'en a pas davantage avec l'utérus qui conserve sa mobilité, et les culs-de-sac restent libres. Très-souvent, des troubles des fonctions digestives, de la constipation, des vomissements, quelquefois même des symptômes qui ressemblent à ceux de l'étranglement intestinal accompagnent l'évolution de ces phlegmons. Parfois de l'engourdissement, des fourmillements, de l'œdème, attestent la compression exercée sur les nerfs et sur les vaisseaux du membre abdominal correspondant. « Si l'inflammation envahit la paroi abdominale, dans le phlegmon iliaque, dit M. Frarier, l'induration de cette paroi s'étend progressivement de dehors en dedans; si, au contraire, se prolongeant dans le bassin, il s'étend dans le ligament large, l'observation du malade aux différentes phases de cette évolution morbide peut seule faire distinguer cette variété des phlegmons du ligament large qui envahissent dans leur marche ascendante la fosse iliaque interne, et qui peuvent comme les précédents pénétrer ensuite dans la gaîne des muscles psoas et iliaque ». Je n'insisterai pas davantage sur le diagnostic de cette affection, dont les caractères distinctifs ont été assez minutieusement décrits pour qu'on ne puisse la confondre ni avec la péritonite iliaque, ni avec l'ovarite, ni avec les tumeurs de diverses espèces qui peuvent se développer dans le bassin.

Traitement. — Nous n'avons rien à dire du traitement ou plutôt rien à ajouter à ce que nous avons dit à propos de la périmétrite péritonitique. Les indications sont les mêmes : le repos horizontal, les évacuations sanguines locales, le mercure, les révulsifs, retrouvent ici la même opportunité et la même efficacité. Pour vous faire assister à la mise en œuvre de ces agents, aux effets qu'ils produisent et au rôle que le médecin doit jouer dans la lutte morbide, je vous rapporterai quelques observations qui serviront, en quelque sorte, d'illustrations et de pièces justificatives aux préceptes que j'ai tracés dans la précédente leçon.

OBSERVATIONS DE PHLEGMON DU LIGAMENT LARGE.

OBS. I. — *Phlegmon du ligament large gauche terminé par suppuration; incision. Guérison.* — L... (Reine), âgée de vingt-cinq ans, est entrée à l'Hôtel-Dieu le 2 février, et a été placée au n° 24 de la salle Saint-Bernard.

Cette femme, bien constituée, sans être robuste, a toujours joui d'une bonne santé, troublée seulement pendant les hivers par des rhumes assez fréquents; elle n'a jamais eu d'hémoptysie. Réglée depuis l'âge de quatorze ans, elle avait, dans l'intervalle de ses époques, un peu de leucorrhée. Elle est devenue mère pour la première fois à vingt-et-un ans; cette couche fut heureuse et suivie d'un prompt rétablissement. La seconde, qui a eu lieu le 14 novembre dernier, n'a été ni moins heureuse ni moins régulière; mais, presque immédiatement après, la malade sentit des douleurs dans le côté gauche ; elle éprouvait un malaise général; l'appétit était nul. S'étant levée le huitième jour, elle eut du frisson et de la fièvre; en même temps les douleurs hypogastriques s'exaspérèrent : elles acquéraient une intensité extrême quand elle essayait de se coucher sur le côté gauche, et elle ne pouvait rester dans cette position. Le décubitus sur le côté droit, sans être aussi pénible, l'était cependant assez pour qu'elle gardât le décubitus dorsal ; elle pouvait étendre le membre inférieur gauche, mais les mouvements de ce membre étaient douloureux, et elle les évitait autant que possible.

Au bout de huit jours, elle essaya de reprendre ses travaux de couture, et, quoique constamment assise, elle éprouvait un sentiment général de courbature, et continuait à souffrir dans le côté gauche du ventre. Tous les deux ou trois jours, elle était prise de frissons; l'appétit ne se relevait pas; elle avait des nausées et des vomissements pituiteux.

Six semaines après l'accouchement, les règles n'apparurent pas; la malade ne peut dire si à cette époque des phénomènes congestifs se manifestèrent et vinrent exaspérer le travail morbide.

Les accidents persistèrent, et, après avoir lutté encore pendant quelque temps, sentant ses forces décliner, elle se décida à entrer à l'hôpital.

Nous l'y trouvâmes le 3 février. Nous fumes frappés de sa maigreur, de son aspect profondément cachectique, de son teint jaune terreux, offrant, sous le dépôt pigmentaire de la grossesse, une nuance pyogénique bien accusée.

Une saillie considérable soulève à gauche la paroi abdominale; la malade dit que depuis longtemps déjà elle a observé cette tumeur sur laquelle elle appliquait de temps en temps des cataplasmes. A droite, la paroi abdominale est souple et se laisse facilement déprimer; mais à gauche, on sent un plastron dur, résistant, qui commence à 2 centimètres à droite de la ligne blanche; limité supérieurement par une ligne oblique de bas en haut, et de dedans en dehors, il s'élève jusqu'à deux travers de doigt au-dessous de l'ombilic, et s'appuie sur le ligament de Fallope. Les doigts, recourbés en crochets, peuvent embrasser le bord supérieur de ce plastron et s'assurer qu'il fait corps avec la paroi antérieure de l'abdomen. Au niveau de cette tumeur, la percussion donne un son obscur; les téguments sont empâtés, peu mobiles; dans un point où ils offrent une saillie plus prononcée, on sent qu'ils recouvrent une collection superficielle; là la peau est amincie; tout autour on aperçoit une fluctuation très-manifeste, qui devient plus profonde et plus obscure à mesure qu'on s'éloigne de ce point culminant.

Le toucher fait constater que l'utérus est entraîné à gauche par une bride saillante et très-douloureuse à la pression, qui s'étend de la commissure gauche à la paroi correspondante du bassin; cette bride refoule en bas le cul-de-sac gauche, qui est beaucoup moins profond et beaucoup plus étroit que les autres culs-de-sac vaginaux; ceux-ci sont libres et indolents. La palpation combinée avec le toucher vaginal permet de reconnaître la continuité et la connexité du relief qui occupe le cul-de-sac gauche avec la tumeur hypogastrique.

Le col de l'utérus est obliquement incliné de bas en haut et de droite à gauche; il est à peu près immobile dans tous les sens; il l'est complétement dans le sens transversal; les bords de l'orifice utérin sont légèrement grenus.

Ces phénomènes permettent de diagnostiquer un phlegmon suppuré du ligament large gauche, phlegmon qui a envahi le tissu cellulaire sous-péritonéal de la paroi abdominale. Évidemment, l'inflammation n'a pas pénétré dans la gaine du muscle psoas-iliaque, car les mouvements de la cuisse sont libres; et s'ils sont douloureux, la douleur s'explique par l'ébranlement qu'ils communiquent à la tumeur.

La peau commençait à s'altérer; l'indication d'ouvrir le foyer était évidente. Après avoir dessiné à l'aide du nitrate d'argent les limites du plastron induré, afin de pouvoir suivre les progrès du travail résolutif, je fis appliquer parallèlement au ligament de Fallope une couche linéaire de caustique de Vienne, sur une étendue de 15 à 16 centimètres.

Le lendemain, l'eschare fut incisée et je fis pénétrer la sonde cannelée au centre du foyer, en écartant les fibres aponévrotiques et musculaires qui le recouvraient; puis sur cette sonde, et après avoir exploré la paroi soulevée pour s'assurer qu'elle ne contenait pas d'artère importante, je fis une incision mesurant toute la longueur de l'eschare. Un flot de pus séreux mêlé de flocons caséiformes s'échappa au dehors.

Les lèvres de la plaie qui, excepté dans le point aminci, offraient partout une épaisseur considérable et un aspect lardacé, furent maintenues écartées à l'aide d'une mèche.

Le soulagement fut immédiat; la nuit suivante, la malade dormit profondément, ce qui ne lui était pas arrivé depuis quinze jours.

Deux jours après l'opération, la mèche n'ayant pas été convenablement assujettie, s'échappa au dehors et les lèvres de la plaie s'agglutinèrent dans une grande étendue; il fallut les séparer à l'aide d'une sonde cannelée, et, pour prévenir leur adhésion ultérieure, je les cautérisai avec le crayon de nitrate d'argent.

Pour empêcher la stagnation du pus dans un foyer accessible à l'air, et les accidents de putridité qui en peuvent être la conséquence, je fis incliner la malade sur le côté gauche, et elle fut maintenue dans cette position à l'aide de coussins, de telle sorte que le pus s'écoulât au dehors à mesure qu'il était formé.

L'appétit revint avec la cessation des souffrances; la physionomie de la malade exprimait le mieux-être qu'elle éprouvait; sa peau se colora; l'embonpoint fit des progrès rapides, et à partir de ce moment la suppuration qui, les premiers jours, était considérable, diminua progressivement; il fallut un temps assez long, malgré les excellentes conditions du travail nutritif pour obtenir l'oblitération d'un aussi vaste foyer.

Tous les cinq ou six jours, il fallait toucher les lèvres de la plaie avec la pierre infernale, soit pour en prévenir l'adhésion, soit pour réprimer les végétations qui les couvraient.

Pendant ce temps, le plastron d'induration diminuait d'étendue et d'épaisseur, la peau recouvrait sa mobilité; pour hâter ce travail résolutif, je tentai des applications de teinture d'iode sur la peau. Mais cette teinture, renfermant probablement de l'acide iodhydrique, fit vésication : il fallut y renoncer. Ce petit accident d'ailleurs eut des résultats favorables, et au bout de cinq à six semaines, le plastron avait à peu près disparu; le toucher fit constater alors que la saillie vaginale était devenue beaucoup plus étroite et plus courte, la rétraction des tissus néoplasiques avait augmenté l'inclinaison de l'utérus et son accolement contre la paroi gauche du bassin.

Vers le milieu de mars, la malade éprouva des maux de reins, de la fièvre, et, le quatrième jour, une variole très-discrète apparut sur la peau.

Cinq à six semaines après, les mêmes phénomènes se manifestèrent de nouveau, un peu moins intenses peut-être, et, dès le second jour, on vit apparaître sur la face et sur les membres quatre ou cinq pustules, moins caractérisées que les premières, non ombiliquées, mais qui parurent être des pustules varioliques dégénérées; ainsi, par une exception qui n'est pas sans exemple, cette femme aurait deux fois en six semaines subi l'impression du virus varioleux.

Depuis son accouchement, la malade n'avait pas eu ses règles; elles parurent le 19 avril; leur apparition fut franche, régulière; elles accomplirent leur cours sans aucun accident et reparurent le 18 mai. La cicatrisation était alors achevée depuis plusieurs jours. Après la période cataméniale, la malade fut de nouveau touchée; le col utérin avait repris sa consistance normale; quelques petites saillies granuleuses étaient perçues autour de l'orifice dans un point très-limité. Le cul-de-sac gauche, moins profond que le droit, avait gagné cependant en hauteur et en largeur; la bride qui le déprimait s'était amincie, et avait permis à l'utérus de se rapprocher de la ligne médiane, bien qu'il restât entraîné vers la paroi pelvienne du côté gauche. Ces explorations n'éveillèrent aucune sensibilité anomale. La malade n'avait pas de leucorrhée; en un mot, elle était complétement guérie et elle demanda sa sortie qu'on lui accorda, en lui recommandant de porter une ceinture ventrale et de garder le repos quelque temps encore, pendant les périodes cataméniales.

Obs. II. — *Phlegmon du ligament large gauche* (observation recueillie par M. Theveny). — Au n° 27 de la salle Saint-Bernard est couchée une femme âgée de trente-deux ans; elle est entrée dans le service le 28 janvier.

Ses règles, apparues pour la première fois à treize ans, se sont toujours montrées régulières. Elle a eu six grossesses. A sa première couche, on a dû recourir à la céphalotripsie à cause d'un rétrécissement considérable du bassin. A la seconde, elle consulta M. Depaul qui provoqua l'accouchement vers sept mois, au moyen d'injections tièdes. L'enfant naquit vivant, mais succomba peu de temps après. Depuis lors, à toutes ses grossesses, l'accouchement s'est fait à sept mois, comme si l'utérus avait pris l'habitude de se contracter à cette époque.

A son avant-dernière couche, elle eut une déchirure du périnée qui nécessita une application de serres-fines.

Quelques jours après l'accouchement, se déclara une *phlegmatia alba dolens*, qui laissa dans le membre inférieur gauche un trouble circulatoire manifesté par des fourmillements et par des engourdissements qui n'ont pas cessé depuis.

A sa dernière et sixième couche, elle eut une perte qui se prolongea pendant six semaines et pour laquelle on dut recourir aux applications de glace sur le ventre. Depuis, elle a toujours souffert; mais il y a huit jours, à la suite d'une violente querelle avec une de ses voisines, elle sentit les douleurs augmenter et elle fut obligée de prendre le lit qu'elle ne quitta plus. Alors des vomissements survinrent, accompagnés de fièvre et de frissons qui se répétèrent tous les soirs; l'appétit disparut; enfin la malade entra à l'hôpital.

A son entrée, nous constatons un état fébrile très-accentué; les frissons continuent à se montrer périodiquement; les vomissements n'ont pas cessé.

Le ventre présente une tension générale et une rénitence qui remontent jusqu'au niveau de l'ombilic; les anses intestinales sont immobiles et donnent à la main, surtout au niveau de la région iliaque gauche, une sensation d'empâtement très-marqué. En plaçant les muscles abdominaux dans un état de relâchement aussi complet que posssible, les mains s'enfoncent sans obstacle dans la région iliaque droite; à gauche, au contraire, on constate une rénitence profonde et une sensibilité qui provoque les contractions des muscles abdominaux en rendant la palpation plus difficile.

Les deux jambes présentent un léger œdème. La pression y développe de la douleur, à gauche surtout, où les veines sous-cutanées se sont dilatées consécutivement à la *phlegmatia alba;* les fonctions du rectum et de la vessie s'accomplissent librement.

Le toucher fait d'abord constater le rétrécissement considérable du bassin et la saillie de l'angle sacro-vertébral. Le col utérin est très-volumineux, comme il se montre souvent chez les multipares récemment accouchées, alors qu'il n'a pas encore complétement subi l'évolution régressive. Il est sillonné de nombreuses cicatrices qui le déchiquettent en tous sens. Il est obliquement dirigé de bas en haut et de droite à gauche.

La commissure gauche est plus élevée que la droite, et une bride transversale saillante la fixe à la paroi correspondante du bassin. De ce côté, le doigt passe difficilement entre le col et la paroi pelvienne qui lui est presque contiguë, tandis que du côté droit le cul-de-sac vaginal est large et profond. La pression exercée sur cette bride provoque de la douleur. Si en même temps que le doigt la soulève on refoule en arrière et en bas la paroi abdominale, au niveau de la région iliaque on sent qu'elle sert de base à une tumeur qui dépasse le détroit supérieur.

Malgré la pâleur imputable à la perte de sang abondante qui avait suivi l'accouchement, comme la constitution était forte et résistante, comme, d'une autre part, la maladie présentait une forme aiguë, 12 sangsues furent groupées autour de l'anneau inguinal gauche; après l'hémostase, un morceau de diachylum fut appliqué sur les piqûres et deux fois par jour on étendit sur le ventre une couche d'onguent mercuriel belladoné. En même temps, 20 centigrammes de calomel furent divisés en 20 paquets, et administrés de demi-heure en demi-heure. Pendant la nuit, la malade prit une potion avec 2 grammes d'alcoolature d'aconit et on lui recommanda un repos absolu. Pour régime : du lait auquel on fera succéder quelques bouillons quand les doses de calomel seront épuisées.

Dès le lendemain, la fièvre avait disparu, la malade ne souffrait plus, les gencives manifestaient déjà l'action du mercure, l'engorgement de la région iliaque était moins prononcé. On suspendit le calomel et l'on continua les onctions mercurielles durant quelques jours encore.

Pendant la période menstruelle suivante, la malade fut soumise à une observation attentive. Cette époque se passa régulièrement et l'examen pratiqué alors ne fit constater qu'un reste d'engorgement sans douleur au niveau du ligament large gauche. Pour achever la résolution, on prescrivit un bain minéralisé avec 125 grammes de sous-carbonate de soude et 20 grammes d'iodure de potassium. Peut-être ne fut-il pas pris avec toutes les précautions nécessaires; mais à la suite de ce bain, il y eut une légère recrudescence de phénomènes phlegmasiques qui ne tardèrent pas à s'apaiser.

Le 1er mars, les règles devaient venir, mais elles ne se montrèrent pas. Le retour de quelques douleurs, de la pesanteur sur le bassin et l'excitation circulatoire manifestèrent le molimen hémorrhagique. Ces phénomènes persistant le 3 mars, sans éruption menstruelle, 2 sangsues furent appliquées à la partie interne et supérieure des cuisses; on en mit deux autres le lendemain. Cette petite évacuation sanguine fut suivie d'un bien-être immédiat; les douleurs et l'engorgement inflammatoire se dissipèrent; la malade reprit des forces et des couleurs.

Le 11 mars, le toucher fit constater que l'utérus avait retrouvé sa mobilité; le doigt pouvait pénétrer entre la paroi gauche du bassin et le col, qui était attiré et soulevé de ce côté par une bride dure, résistante, mais indolente, formant le fond du cul-de-sac correspondant.

Quelques jours après, la malade demanda sa sortie.

Obs. III. — *Phlegmon du ligament large gauche.* — Le 15 février, est entrée dans notre service (Hôtel-Dieu, salle Saint-Bernard, n° 15), une femme de vingt et un ans, accouchée depuis douze jours (le 3 février). C'était sa seconde couche; jusque-là elle avait joui, assure-t-elle, d'une excellente santé.

La perte de sang consécutive à l'accouchement a été abondante et a persisté jusqu'à ce jour.

Malgré les conseils des médecins qui l'avaient assistée, elle se leva le quatrième jour, et bientôt après fut prise de frissons, de fièvre, de vomissements, qui se répétèrent jusqu'à son entrée à l'hôpital. Malgré ces accidents, la sécrétion lactée n'a pas été troublée et la malade a continué à nourrir.

Quand nous la vîmes, cette femme était pâle, amaigrie, profondément anémiée ; l'écoulement lochial était fétide. Elle avait de la fièvre ; sa physionomie exprimait l'abattement. La palpation nous fit constater dans l'hypogastre une tumeur aplatie, s'étendant de la ligne blanche à l'épine iliaque antéro-supérieure du côté gauche, s'élevant depuis le ligament de Fallope et le pubis jusqu'à trois travers de doigt au-dessous de l'ombilic. Cette tumeur était limitée supérieurement par un bord transversal, qu'on pouvait saisir entre les doigts, et derrière lequel on pouvait enfoncer la main.

Au toucher, on trouvait l'utérus largement déchiré, son col au niveau du cul-de-sac postérieur et du cul-de-sac gauche était entouré d'un anneau d'induration inflammatoire d'où partait une bride transversale qui allait se fixer à la paroi correspondante du bassin ; *l'utérus était entraîné à gauche*, et le cul-de-sac gauche était moins large et moins profond que celui du côté opposé. Les mouvements de l'utérus étaient limités, surtout dans le sens transversal; la pression exercée sur le sommet de la tumeur épigastrique se transmettait incomplétement au doigt appuyé sur le cul-de-sac gauche.

Je prescrivis : 1° le calomel à dose fractionnée ; 2° de larges onctions sur le ventre avec de l'onguent mercuriel belladoné, du lait pour aliment, un repos absolu et des injections avec une solution très-étendue de permanganate de potasse pour combattre la fétidité de l'écoulement lochial.

17 février. Même état, quelques selles liquides. — Même prescription. — Elle eut, le soir, un frisson ; mais elle dormit pendant la nuit.

Le 18. Elle n'avait plus de fièvre ; le ventre était moins dur ; la diarrhée ayant persisté, je suspendis le calomel, et, pour relever les forces profondément déprimées, je fis donner à la malade du bouillon, un œuf et 60 grammes de vin de quinquina. On continua les onctions mercurielles.

Le 19. Nouveau frisson; un accès de fièvre.

Le 20. Troisième jour depuis son entrée à l'hôpital, et treizième après le début de la maladie. La langue, qui était humide la veille au matin, s'est séchée de nouveau, la fièvre est tombée ; cependant, pour prévenir la suppuration que doivent faire craindre et le teint jaune de la malade et ces frissons répétés, je reviens au calomel ; je lui associe l'opium pour qu'il ne ramène pas de diarrhée.

Le 21. La fièvre a disparu ; les gencives commencent à se tuméfier. Le plastron iliaque a diminué de deux travers de doigt; sa consistance semble s'être un peu amollie. La dose de calomel est abaissée de 10 centigrammes à 5 centigrammes en cinq doses ; elle doit prendre en même temps 4 centigrammes d'opium ; on continuera les frictions mercurielles.

Le 25, dixième jour depuis son entrée. Le plastron avait entièrement disparu. La malade avait un peu de gingivite à laquelle on opposa un collutoire fait avec de la décoction de pavots, du sirop de ratanhia et du chlorate de soude.

5 mars. La convalescence a marché régulièrement. La malade mange et répare ses forces. En déprimant la région iliaque gauche, on sent un peu d'empâtement profond sans tumeur distincte. Au toucher, l'utérus se montre fortement entraîné vers la paroi gauche du bassin par une bride fixée à une cicatrice de la commissure gauche qui est profondément déchirée ; il est mobile d'avant en arrière. Dans le cul-de-sac postérieur, le doigt sent aussi une bride superficielle, fasciculée, qui déprime et immobilise dans ce point le plafond de ce cul-de-sac ; en suivant cette bride d'arrière en avant, je vois qu'elle aboutit à une déchirure profonde de la lèvre postérieure, ce qui confirme la théorie que j'ai donnée sur l'origine de ces brides.

Dans les derniers jours de mars, un nouvel examen me fit constater que la bride transversale était plus lâche, moins saillante, et que celle du cul-de-sac postérieur avait en grande partie disparu. La malade reprenait du teint et de l'embonpoint ; elle continuait à nourrir, ce qui devait nécessairement ralentir la marche du travail réparateur chez une femme aussi épuisée. Son enfant venait à merveille ; il avait présenté à son entrée à l'hôpital, avec une apparence cachectique, une lésion locale singulière que je rapporterai en quelque mots. Il avait été atteint d'une maladie que la mère n'a pas pu nous définir et dont elle ne saurait même indiquer les symptômes, distraite qu'elle était par ses propres souffrances ; peut-être était-ce un érysipèle ambulant ? Nous sommes réduit à des conjectures. Cette affection laissa à sa suite une gangrène des bourses et de la face dorsale de la verge. Le scrotum, énormément tuméfié, présentait à sa partie inférieure une eschare qui avait presque le diamètre et l'épaisseur d'une pièce de 5 francs en argent. Celle du pénis avait à peu près le diamètre d'une pièce de 20 centimes ; elle était irrégulièrement circulaire et circonscrite par des bords taillés à pic. Ces deux eschares offraient une couleur d'un blanc mat et un aspect diphthéritique, ou plutôt elles ressemblaient à certains chancres phagédéniques. M. le docteur E. Fournier, à qui je montrai ce petit malade, fut frappé comme moi de cette ressemblance d'autant plus propre à faire illusion, que sa mère avait sur la face externe de la grande lèvre gauche un furoncle ayant à première vue toute l'apparence d'un chancre mou. Nous conclûmes cependant tous deux contre la nature syphilitique de cette affection. Je fis couvrir les eschares de cataplasmes de riz arrosés d'une solution de chlorate de soude. Elles se détachèrent au bout de quelques jours sous l'action de ce topique ; et la surface des plaies se détergea ; on substitua alors à ce pansement des applications de vin aromatique et la cicatrisation marcha rapidement en même temps que la nutrition générale revint à son type normal.

Obs. IV. — Le 5 mai 1865, est entrée à l'Hôtel-Dieu, salle Saint-Joseph, n° 8, la nommée Charlotte P..., âgée de vingt ans.

Accouchée, il y a quinze mois environ, pour la première fois, elle a eu constamment depuis lors des douleurs lombaires aux époques menstruelles et de la leucorrhée dans l'intervalle. Bientôt elle devint de nouveau enceinte; cette grossesse s'est terminée il y a deux mois par un accouchement simple, facile, dont les suites marchaient très-régulièrement, lorsque, quinze jours après, elle fut exposée au froid. A partir de ce moment, elle éprouva des frissons irréguliers et des douleurs vives dans le côté droit du ventre. Les lochies qui, jusque-là avaient été sanguinolentes, furent remplacées par un écoulement muco-purulent très-abondant. La persistance de ces accidents l'engagèrent, après cinq semaines de souffrances, à entrer à l'hôpital.

Elle fut admise à l'Hôtel-Dieu le 5 mars 1865. Cette malade est petite, maigre, de constitution débile avec tendance lymphatique très-accusée; elle tousse depuis cinq mois, c'est-à-dire environ depuis le sixième mois de sa grossesse; elle a parfois des sueurs nocturnes; elle expectore des crachats visqueux et spumeux. Son pouls bat 96 pulsations par minute.

La poitrine est partout également sonore, la région précordiale donne un son clair. L'absence de murmure vésiculaire dans une partie des poumons, les râles sibilants généralisés, témoignent de l'existence d'une bronchite avec emphysème pulmonaire.

La palpation hypogastrique fait constater dans la région iliaque droite une tumeur arrondie qui soulève légèrement les téguments, s'enfonce en bas dans le petit bassin et remonte en haut jusqu'à l'ombilic. Cette tumeur est molle, élastique, sans être décidément fluctuante. Le membre inférieur droit est dans la flexion et dans la rotation en dehors; si l'on cherche à l'étendre et à le ramener en dedans, on exaspère les douleurs.

Par le toucher, on trouve l'utérus rapproché de la paroi droite du bassin, mobile, seulement, d'avant en arrière; les culs-de-sac vaginaux ne sont pas notablement modifiés dans leur profondeur, mais à l'extrémité droite du cul-de-sac antérieur on perçoit une rénitence arrondie sur laquelle retentissent les mouvements imprimés à la région iliaque.

La leucorrhée a cessé. La malade transpire pendant la nuit. On constate à la base du cœur un souffle chlorotique.

La tumeur proéminant au-dessus du ligament de Fallope, on place dans cette région une traînée de caustique de Vienne, pour favoriser la résolution de la tumeur si elle est encore possible, et dans le cas contraire pour préparer au pus l'issue par laquelle il devra être évacué.

D'ailleurs, malgré l'ancienneté de la phlegmasie, l'existence d'une collection purulente n'est pas encore démontrée, et l'on voit disparaître sans écoulement du pus au dehors des tumeurs qui avaient offert une fluctuation moins indécise. La malade est condamnée à garder le lit ; on lui fait prendre, pour combattre la douleur et pour modérer la toux, 5 centigrammes d'extrait thébaïque distribués en plusieurs doses.

11 mars. La tumeur a considérablement diminué, sans que la malade ait rendu de pus par le rectum, par la vessie ou par le vagin. La fièvre et la toux ont cessé. L'état général est satisfaisant.

Le 15. Apparition des règles sans que les douleurs abdominales aient augmenté ; elles durent quatre jours et sont suivies d'une leucorrhée abondante.

Le 27. La pression exercée sur la région iliaque a cessé d'être douloureuse ; à la place de la tumeur on ne sent plus qu'une rénitence diffuse. Le membre inférieur droit s'étend et se meut librement.

Au toucher, le doigt se promène librement dans les culs-de-sac latéral gauche, antérieur et postérieur. Le cul-de-sac droit est occupé par une bride transversale, qui s'étend de la commissure droite à la paroi correspondante du bassin ; l'utérus est entraîné vers cette paroi et ses mouvements dans le sens transversal sont très-limités.

20 avril. Les règles, qui devaient venir le 15, ont manqué, sans qu'aucun accident ni aucune douleur aient accompagné cette anomalie fonctionnelle. L'utérus a recouvré sa mobilité, sa commissure droite est entraînée à droite et un peu relevée par la bride inodulaire qu'on sent distinctement.

L'orifice est grenu ; à la place occupée par la tumeur on sent un petit noyau dur, bosselé, presque indolent, en connexion intime avec la matrice dont il suit les mouvements.

Le 29. Les règles apparaissent après un retard de quatorze jours ; elles durent trois jours.

3 mai. La malade se trouve dans l'état le plus satisfaisant ; elle se lève, elle a repris de l'embonpoint et des couleurs. Il n'y a plus trace d'emphysème.

Obs. V. — Au n° 19 de la salle Saint-Joseph est couchée une femme de vingt-sept ans, domestique, à l'aspect lymphatique ; elle est sujette aux migraines, elle a eu des attaques d'hystérie et sa respiration présente le caractère hystérique. La région sous-nasale est d'une coloration jaune verdâtre. On constate un bruit de souffle continu dans les vaisseaux carotidiens.

Cette femme a eu trois enfants, le dernier il y a quatre ans. Environ deux mois après cette dernière couche, elle a été atteinte, dit-elle, d'une inflammation pelvienne, accompagnée de douleurs vives, de vomissements et de métrorrhagie; depuis ces accidents ses règles sont revenues régulièrement; elle n'a de leucorrhée ni avant ni après le flux menstruel.

Il y a quatre jours (le 19 février), ses règles parurent à leur époque ordinaire; mais au bout d'une heure, tandis qu'elle faisait un savonnage à l'eau froide, la flux cataménial s'arrêta brusquement. Le jour même de cette suppression, elle n'en ressentit aucun inconvénient; mais le lendemain elle fut prise de frisson, de fièvre, de vomissements et de douleurs de ventre retentissant dans la région lombaire; un écoulement leucorrhéique avait remplacé les menstrues.

Le 23 février, elle entre à l'hôpital; elle a la peau chaude, son pouls bat quatre-vingt-seize fois par minute; on constate une légère rénitence au-dessus du ligament de Fallope droit. Vive sensibilité à la pression. Au toucher, on trouve le col entr'ouvert et un peu tomenteux. Les culs-de-sac postérieur et gauche sont libres; la base du ligament large droit est dure et tuméfiée; l'utérus est entraîné de ce côté; il a conservé un certain degré de mobilité antéro-postérieure; mais les efforts faits pour l'attirer du côté gauche provoquent de vives douleurs. La malade n'a pas été à la garderobe depuis quatre jours.

Prescription. Huit sangsues sur la région inguinale droite; on ne les laissera couler que deux heures; on en couvrira les piqûres avec du diachylum et l'on étendra ensuite sur le ventre une couche d'onguent mercuriel belladoné. Toutes les deux heures, la malade prendra un des paquets suivants: calomel, 20 centigrammes; sucre, 1 gramme; divisés en huit paquets. Pendant la nuit, julep avec 2 grammes d'alcoolature d'aconit, diète lactée; repos absolu.

Le 24. La fièvre a diminué: quatre-vingt-sept pulsations. Le ventre est moins sensible; les règles sont un peu revenues. La malade a été une fois à la selle.

Le 29. Apyrexie complète, aucune douleur. Les frictions mercurielles ont amené un peu de stomatite; on les fait cesser; la malade prendra 4 grammes de chlorate de soude.

6 mars. L'utérus est toujours entraîné à droite; mais en outre il y a aujourd'hui de l'antéflexion; le fond de l'utérus est volumineux et engorgé. — Vésicatoire sur la région iliaque droite.

Le 23. Les règles qui devaient venir le 20 mars ne sont pas encore venues; depuis deux jours la malade éprouve des douleurs lombaires et une vive céphalalgie. — 6 sangsues sont appliquées au haut des cuisses.

Le 27. Les règles n'ont pas paru, mais les douleurs ont complétement cessé.

11 avril. *Toucher*: L'utérus s'est rapproché de la ligne médiane, mais l'antéflexion est toujours très-accusée. La malade ne souffrant plus exige sa sortie.

Dans ce cas, la congestion du ligament large a succédé au trouble de la menstruation. On peut se demander si cette congestion n'a pas été accompagnée d'une métro-péritonite ou pelvi-péritonite occupant le cul-de-sac antérieur ; l'état de ce cul-de-sac n'est pas noté dans l'observation, et l'on expliquerait plus facilement alors la formation rapide de la flexion utérine si souvent consécutives aux pelvi-péritonites. A la suite de ces phlegmasies, le tissu utérin congestionné cède facilement à l'action rétractile des brides néoplasiques et peut en quelques jours s'infléchir sur son axe. Plus rarement et plus lentement, ces inflexions paraissent succéder à la seule congestion du tissu utérin.

DES CONDITIONS PATHOGÉNIQUES DE LA VARIOLE

ET

DES PRINCIPALES INDICATIONS THÉRAPEUTIQUES (1).

Sommaire. — De l'épidémicité et de la contagion. — Aptitude et immunité. — Des maladies miasmatiques, contagieuses, infectueuses.

Évolution de la variole : périodes d'invasion, d'éruption, de dessiccation.

Des varioles bénignes, graves, malignes. — Formes adynamique, putride ataxique.

Accidents divers : Croup varioleux, hémorrhagies, etc.

Indications thérapeutiques. — Régime, précautions hygiéniques.

Traitement des complications : Nécessité de réprimer les pustules des paupières; cautérisation du larynx.

Des lotions, des bains et autres moyens locaux.

Traitement des formes malignes.

Méthodes abortives.

MESSIEURS,

Depuis un an la variole exerce des ravages dont la vaccine nous avait déshabitués. Il ne faut pas croire cependant que l'épidémie actuelle ait sévi tout à coup comme un orage inattendu. Depuis trois ou quatre ans au moins, les varioleux se montraient dans nos hôpitaux en nombre plus considérable que par le passé. Des bouffées épidémiques se manifestaient chaque printemps et se prolongeaient pendant l'été; et c'est à l'occasion de ces recrudescences vernales que j'ai plusieurs fois abordé cette étude clinique dans mes conférences de l'Hôtel-Dieu. Ces recrudescences, disais-je, et cette appréciation est encore applicable à l'épidémie actuelle, malgré son expansion considérable, ne sont que des images affaiblies de ces terribles

(1) Leçon publiée dans la *Gazette des hôpitaux*. — 1871.

épidémies qui, dans les siècles précédents, levaient sur la race humaine un si funeste tribut, et dont les médecins des XVIIe et XVIIIe siècles nous ont laissé de saisissantes peintures. Depuis la découverte de Jenner, non-seulement les cas de variole sont infiniment moins nombreux, mais ils sont généralement moins graves; la maladie n'attaque le plus souvent que des organismes déjà modifiés par la vaccine et sur lesquels le contagium exerce ordinairement une action moins profonde.

Cependant, par intervalles, ces cas se multiplient dans certaines localités et présentent en même temps un caractère plus fâcheux. Ils revêtent parfois la forme putride ou maligne et nous montrent, sous forme épidémique, ces variétés que la vaccine avait rendues exceptionnelles.

Ainsi la variole est à la fois épidémique et contagieuse. Quel est le rapport de ces deux termes, et comment peut-on les concilier? Ces dénominations ont si souvent donné lieu à d'interminables et stériles discussions, qu'il importe d'en bien préciser le sens. On appelle épidémique une maladie qui sévit à la fois sur un grand nombre d'individus; une maladie contagieuse est celle qui peut se transmettre d'un organisme malade à un organisme sain. En dehors de ces notions simples et claires, qui offrent à l'esprit un sens bien déterminé, il n'y a que subtilité et confusion. Ainsi, certains médecins, s'attachant à l'étymologie littérale du mot contagion, exigent la transmission par contact ou l'inoculabilité comme condition des maladies contagieuses. Cette distinction est tout artificielle et prise en dehors des conditions essentielles du phénomène.

Que le principe contagieux pénètre dans l'économie par le tégument externe ou interne, qu'on le fasse arriver par inoculation dans la trame cellulaire, il y a toujours contact de ce principe avec les tissus vivants, et par conséquent contagion dans le vrai sens du mot. Ceux qui veulent restreindre l'acception de ce mot à l'action du virus qui pénètre par la peau n'ont pas réfléchi que souvent on ignore par quelle route ce virus a passé, que souvent il peut suivre différentes voies. Ainsi, pour rester dans mon sujet, la variole est inoculable; elle peut être communiquée par contact, et l'on ne peut douter qu'elle ne se transmette par l'intermédiaire de l'air, quand on la voit se développer si fréquemment chez des individus qui sont entrés dans nos salles d'hôpitaux, et qui, sans s'approcher des lits des varioleux qui s'y trouvent, éprouvent, au bout de quelques jours, les premiers symptômes de la maladie. Certaines affections, dont la contagiosité n'est pas contestée, sont difficilement inoculables, comme la scarlatine et la rougeole, ou même n'ont pas encore été inoculées, comme la coqueluche, et elles se propagent activement par le milieu atmosphérique, ce qui peut être expliqué par cette donnée physiologique : que, de toutes les parties de la surface tégumentaire, la muqueuse pulmonaire paraît être celle qui possède au plus haut degré la faculté d'absorption. La vaccine, dans l'espèce humaine, ne paraît transmissible que par inoculation.

Malgré ces différences dans la voie qui suit le principe morbifique pour pénétrer dans l'organisme, il y a entre toutes ces affections une condition pathogénique commune qui domine ces dissemblances ; cette condition est leur transmissibilité d'un organisme malade à un organisme sain.

Que ce soit l'air ou un liquide organique qui serve de véhicule au contagium, ces circonstances sont accessoires et secondaires, puisqu'elles peuvent, comme nous l'avons dit, varier pour la même maladie.

Les maladies contagieuses se transmettent par l'intermédiaire d'une matière contagieuse ou *contage*, à laquelle on donne plus particulièrement le nom de virus quand elle se présente sous forme liquide.

Il y a d'autres maladies qui ont également pour cause une matière organique introduite dans l'économie ; mais cette substance morbifique a son origine dans le milieu ambiant ; c'est dans ce milieu que l'organisme la puise, il ne la reproduit pas ; il ne la transmet pas à d'autres organismes ; ce poison organique s'appelle *miasme*. Les affections auxquelles il donne naissance sont dites miasmatiques ou infectieuses. La fièvre intermittente est le type des maladies miasmatiques.

Certaines maladies sont à la fois miasmatiques et contagieuses. Établissant entre ces deux groupes une de ces transitions qu'on observe entre tous les groupes naturels, l'agent qui les produit paraît se développer primitivement en dehors de l'organisme ; mais quand il y a pénétré, il s'y multiplie, comme s'il y trouvait un terrain favorable à son évolution, et ces affections peuvent se transmettre de l'organisme infecté à d'autres organismes ; le miasme devient contage. C'est à ce groupe qu'on a quelquefois réservé le nom de maladies infectieuses, quand elles se développent sous l'influence de l'agglomération d'organismes sains ou malades ; mais, quelles que soient les circonstances au milieu desquelles il se développe, l'agent infectieux reconnaît, comme le miasme, pour condition de son développement, la décomposition de matières organiques. Entre lui et le miasme, il y a cependant des différences essentielles. Qu'on donne, si l'on veut, à ces maladies, eu égard à leur origine, le nom d'infectieuses, elles n'en doivent pas moins être rangées aussi parmi les maladies contagieuses; elles peuvent présenter les deux modes pathogéniques. Tel est le typhus, qui se développe dans un milieu atmosphérique vicié par l'accumulation d'êtres vivants et de matières organiques en décomposition, dans les camps, dans les prisons, dans les villes assiégées, et peut être ensuite transporté par les malades, probablement même par les objets dont ils ont fait usage, à une grande distance du foyer d'origine. Tel est le choléra asiatique, qui, né dans le delta du Gange, parcourt l'Asie en suivant les traces des caravanes, et, de là, se propage dans tous les pays, sous tous les climats, à travers les voies ouvertes par la civilisation aux relations internationales.

La fièvre jaune, qui a son origine sous les tropiques, exige au contraire pour sa propagation des conditions déterminées de température et d'altitude.

On a nié que ces deux dernières maladies fussent contagieuses, parce qu'elles semblent pouvoir se développer autrement que par contagion; mais c'est un caractère qui leur est commun avec le typhus dont la contagiosité est généralement reconnue, et d'ailleurs cette distinction me paraît une pure subtilité.

La contagion, je le répète, se transmet par l'intermédiaire de l'organisme humain; voilà un caractère défini, facilement appréciable. L'origine première du contage échappe le plus souvent, au contraire, à notre détermination. Connaissons-nous l'origine première des affections acclimatées dans nos contrées, comme la variole et la scarlatine, qui semblent actuellement le résultat habituel de la contagion? On ne peut donc trouver dans l'origine première des maladies contagieuses un caractère nosologique qui puisse servir à les distinguer.

Ainsi le contage, avons-nous dit, quelle que soit la source initiale, après avoir pénétré dans l'organisme, s'y reproduit et s'y multiplie, il y fait graine et par cette reproduction, cette multiplication, il peut infecter d'autres organismes; il fait souche, comme dit M. Pidoux; il devient procréateur d'une espèce morbide, qui pour cela même porte le nom de maladie spécifique. La contagion, dit encore M. Pidoux, est le vrai caractère de la spécificité, il n'y en a pas d'autres.

En définissant le contage et le miasme, en étudiant les conditions générales de leur développement, nous avons fait connaître la cause de la maladie, sa semence, s'il est permis de parler ainsi ; mais toute semence a besoin d'un milieu d'évolution, d'un terrain. Tous les terrains ne sont pas également propres à l'évolution de toute espèce de semence ; de même que, dans un autre ordre de phénomènes organiques, un ferment ne produira pas son action spécifique sur toute espèce de substance : la diastase agit sur l'amidon et est sans action sur la fibrine. Nous trouvons quelque chose d'analogue dans l'évolution des contages : tout organisme n'est pas apte à subir l'action contagieuse. Les organismes qui possèdent cette aptitude ne la possèdent pas tous au même dégré. La variole, une des maladies les plus contagieuses qu'on connaisse, rencontre des organismes réfractaires. J'ai vu dernièrement un sujet non vacciné, qui avait été en contact prolongé avec des varioleux, sans contracter la variole ; avant la découverte de la vaccine, on a cité des exemples de cette immunité. En présence de faits semblables, je ne manque jamais de m'enquérir, autant que possible, si ces individus inaptes à subir la contagion n'ont pas été soumis à son influence pendant la vie fœtale ; j'ai rencontré un jeune homme qui avait couché impunément dans la même chambre que ses frères atteints de variole ; interrogée par moi, la mère se souvint que, pendant qu'elle le portait, elle en avait été elle-même affectée ; et elle lui avait ainsi transmis l'immunité qu'elle avait acquise. On rencontre parfois la même résistance à l'impression du virus-vaccin. Je voyais encore, il y a quelques semaines, une personne adulte, chez laquelle la vaccination souvent répétée avait constamment échoué ; je l'ai vue d'autres fois ne réussir qu'après huit ou dix tentatives infructueuses.

Cette aptitude variable à subir l'impression contagieuse ne dépend pas seulement des conditions innées de l'organisme, de son état constitutionnel, mais souvent aussi de conditions accidentelles. Tel individu inaccessible à la contagion à une certaine époque, peut devenir vulnérable quelque temps après ; on en a vu qui, après avoir pendant toute leur vie bravé impunément le contact des varioleux, étaient atteints de variole dans leur vieillesse.

Les fatigues physiques, les émotions morales, les infractions aux lois de l'hygiène peuvent développer cette aptitude. On sait avec quelle facilité les convalescents contractent dans nos hôpitaux les maladies contagieuses.

Enfin cette aptitude peut être modifiée par des conditions extérieures à l'organisme, par les conditions du milieu dans lequel il vit ; comme les graines ne germent pas dans toute saison, il y a en quelque sorte des saisons pour les contages, ou en d'autres termes, certaines circonstances extérieures rendent l'organisme plus apte à en recevoir l'imprégnation; et telle est la cause des épidémies.

Poursuivre cette comparaison toute pleine d'analogies frappantes entre les organismes végétaux et les principes contagieux, on voit certaines espèces végétales qui, après avoir souvent germé dans un terrain, l'épuisent et cessent de s'y développer, n'y trouvent plus les matériaux de leur nutrition, tandis que d'autres espèces y croissent avec énergie. Pour les ferments cet épuisement est encore bien plus constant; quand une matière organique a subi tout entière l'action d'un ferment, elle devient insensible à une nouvelle impression de ce même ferment. De même les maladies contagieuses, en évoluant dans l'organisme, semblent y épuiser un *je ne sais quoi* qui leur donne l'aptitude à y évoluer; et jusqu'à ce que ce terrain morbide se soit reconstitué, l'organisme demeure insensible à l'impression des contages.

Chose curieuse! certains venins produisent des effets en apparence analogues, Trousseau a remarqué que les éleveurs d'abeilles finissent par subir impunément les piqûres de ces hyménoptères; la même accoutumance se produit pour les piqûres de moustiques; j'ai vu des habitants de Venise piqués par ces insectes, sans que leur peau fût très-notablement affectée, tandis que chez les étrangers le même venin produit habituellement d'énormes élevures et un intolérable prurit. L'analogie entre les virus et les venins sous ce rapport me paraît plus apparente que réelle. L'insensibilité pour ces derniers succède à des incitations répétées et ressemble beaucoup à la tolérance qu'un usage habituel développe pour certains poisons. C'est une application de cette loi générale, dépendance des effets de l'habitude, qui veut que l'incitabilité s'émousse ou s'épuise par des incitations excessives et répétées.

Pour la variole comme pour beaucoup d'autres maladies contagieuses, une seule impression ou plutôt une seule imprégnation du virus, alors même qu'elle ne se manifeste que par l'éruption d'un petit nombre de pustules, peut éteindre définitivement l'aptitude à être contagionné; elle la suspend au moins temporairement et souvent pour un temps très-long. On ne peut donc faire intervenir l'habitude pour expliquer cette immunité. En outre, la différence capitale qui sépare et distingue profondément les venins des contages, c'est que les premiers agissent sur l'économie à la manière des poisons, ils traversent l'organisme et s'y épuisent en le modifiant, mais ils ne s'y multiplient pas, ils ne se reproduisent pas, ils ne font pas espèce.

Dans un autre groupe de maladies, dans les phlegmasies, cette diminution de l'excitabilité par la répétition des excitations a été signalée : ainsi Chomel faisait remarquer que chez les individus qui avaient déjà subi plusieurs atteintes de pneumonie ou d'érysipèle, la phlegmasie, lorsqu'elle se montrait de nouveau, offrait en général moins d'intensité, moins de gravité, et une durée moindre qu'à une première attaque. Il y a dans cette analogie une restriction très-importante à établir, c'est que, contrairement à ce qui a lieu pour les contages, l'aptitude à subir l'incitation morbifique, augmente en même temps que l'intensité de cette incitation diminue par la répétition de la phlegmasie.

Une observation, qui relève de la même loi, a été faite pour les irritations mécaniques des organes. Sanson avait observé que dans l'opération de la cataracte par abaissement, si la première opération n'a donné que des résultats incomplets, et qu'on la répète une seconde, une troisième fois après des intervalles suffisants, les dangers d'inflammation consécutive sont beaucoup moins sérieux qu'après la première tentative.

Si je rapproche ces divers phénomènes, je ne prétends pas qu'ils soient du même ordre, ni qu'ils dépendent d'une loi commune. Mais quand nous ne pouvons arriver par des observations directes à déterminer les faits vitaux, il n'est pas sans intérêt de rechercher s'il n'y a pas dans le monde de la vie des faits analogues qui, sans nous expliquer précisément les premiers, nous les font concevoir et peuvent nous montrer la voie dans laquelle doivent se diriger les recherches pour arriver peut-être à une explication.

D'ailleurs, cette comparaison des virus et des ferments dont, chaque année, depuis que je fais des leçons cliniques, je vous fais ressortir les analogies, n'est pas nouvelle dans la science. Rhazès, le plus ancien historien de la variole, semble l'avoir entrevue quand, à propos des causes de la variole, il dit : cette maladie survient quand le sang éprouve un mouvement de fermentation putride ; qu'il s'en élève des vapeurs et qu'il passe de l'état de moût, auquel on peut comparer celui de l'enfance, à l'état de vin fait, qui ressemble mieux à celui du jeune homme.

Sydenham est beaucoup plus explicite, et il compare le virus variolique à de la levûre de bière.

J'invoque ces autorités pour vous montrer que cette comparaison entre les virus et les ferments, que vous êtes habitués à me voir développer depuis bien des années, n'est pas nouvelle.

Mais en signalant tous ces traits d'analogie entre ces deux ordres d'agents organiques, je ne conclus pas, je le répète à leur similitude, bien moins encore à leur identité. La science moderne ne se contente pas d'analogies, pour affirmer la dépendance des mêmes lois ou l'assimilation des phénomènes. Dans ces derniers temps, cependant, des observations très-intéressantes, celles de M. Chauveau, sur le virus de la vaccine, de la variole et de la morve sont venues apporter une présomption puissante en faveur de ces analogies que je fais ressortir à vos yeux depuis longtemps, et si ces observations se confirment, elles constitueront une découverte de la plus grande importance. M. Chauveau a été porté à conclure que la propriété contagieuse des virus ne résidait pas dans un liquide, comme le veulent certains pathologistes (1), mais dans des granules qu'on peut isoler et auxquels il a donné le nom d'*organites inoculables ;* ces granules reproduisent la maladie, dont ils sont le produit, tandis que l'inoculation du liquide, qui leur sert de véhicule, demeurerait sans effet.

En admettant, ce que l'avenir décidera, que ces organites soient assimilables à des ferments, à des organismes végétaux, cela ne porterait aucune atteinte à la doctrine qui affirme l'autonomie de la vie. L'économie vivante n'est pas un terrain inerte qui fournirait passivement aux organites les éléments de leur développement et de leur reproduction, qui n'agirait qu'en vertu de ses propriétés physico-chimiques ; c'est un terrain vivant. Ce principe contagieux, une fois entré dans le cercle de la vie, en trouble toute l'harmonie, en altère toutes les fonctions, en les entraînant momentanément dans une manière d'être, dans une activité tout anomales qui, avant de faire place à l'état régulier et normal, passent par ces périodes d'augment, de maturité et de décroissance qui sont la loi de tout ce qui vit. En d'autres termes, l'introduction du contage dans l'organisme y provoque une réaction vitale ; cet organisme tend à repousser le contage de son domaine, comme il tend à éliminer tout ce qui trouble son harmonie fonctionnelle.

Mon intention n'est pas de tracer ici l'histoire de la variole, mais

(1) M. Chauffard affirme, sans aucune preuve il est vrai, que les principes virulents sont toujours liquides et sans aucune forme déterminée.

de faire ressortir quelques-unes des indications qui se présentent au médecin dans le traitement de cette affection.

Cependant pour exposer avec quelque méthode ces indications, il convient de rappeler à grands traits l'évolution de la maladie.

Quand le contage a pénétré dans l'organisme, il y a produit une modification anomale qui s'accomplit dans le silence pendant quelques jours; probablement il se multiplie, il engendre; c'est la période d'incubation, dont la durée est comprise habituellement entre les limites extrêmes de quatre à quinze jours, ordinairement de sept à dix jours. Quelquefois une lassitude insolite, des phénomènes dyspeptiques, indiquent que l'axe cérébro-spinal et le système ganglionnaire ont senti l'impression de l'agent morbifique; telle est la période d'incubation. Alors l'organisme tout entier subit cette impression, il s'émeut, il réagit, une incitation générale se manifeste, la fièvre s'allume, accompagnée de céphalalgie, de rachialgie lombaire, souvent d'épigastralgie. Quelquefois du délire, de l'anxiété, des défaillances, de l'assoupissement l'accompagnent et sont souvent le présage d'une éruption confluente.

Les convulsions chez les enfants ne sont pas toujours l'annonce d'une maladie grave, comme en témoigne Sydenham.

L'intensité du mouvement fébrile et des autres troubles fonctionnels est proportionnelle à l'énergie de l'impression morbide, à l'action que le virus exerce sur l'économie, et habituellement en rapport avec l'abondance de l'éruption. Cette fièvre est en général rémittente, et, suivant le docteur Gariel, elle est constituée par une série d'accès dont chacun correspond à une poussée éruptive dans la période suivante. Telle est la période prodromique ou d'invasion. Sa durée moyenne est de deux à quatre jours, le plus souvent elle n'en dure que trois. Je l'ai vue se prolonger pendant neuf et même onze jours.

Pendant cette période, le travail morbide exprime sa tendance à se localiser sur les téguments par la rougeur et la turgescence de la face. par la congestion de la muqueuse gutturale.

Dans la période suivante, la localisation du travail morbide s'accentue davantage. Chaque poison a sa voie d'élimination. De même l'élimination des principes contagieux semble se faire, en partie du moins, par les émonctoires naturels. Je sais que l'opinion qui place les pustules varioliques dans les organes sécréteurs de la peau et des membranes muqueuses est à peu près abandonnée aujourd'hui; et cependant les apparences extérieures semblent lui donner raison. Sur les téguments des varioleux, dans les varioles moyennes, on voit souvent, à côté des follicules cutanés saillants, mais sains, d'autres qui, sans offrir plus de saillie, sont injectés et congestionnés; ceux-ci par des transitions insensibles et par un développement progressif nous conduisent à d'autres qui ont une vésicule au sommet. Plus loin se trouvent des pustules en pleine efflorescence, et dont la dépression ombilicale semble trouver une explication très-satisfaisante dans la résistance du petit conduit sécréteur de la glandule cutanée. On peut souvent suivre cette évolution; et je conserve des doutes sur l'exactitude des études anatomiques qui renversent cette théorie. Dans les varioles moyennes, comme dans beaucoup d'autres éruptions cutanées, il n'est pas rare de voir les pustules se grouper en cercles ou demi-cercles; il y a très-probablement une disposition anatomique qui commande cette forme, si caractérisée dans la rougeole, la roséole et plusieurs dermatoses syphilitiques.

Quoi qu'il en soit de cette question très-secondaire, mais sur laquelle j'ai voulu appeler en passant votre attention, l'éruption débute par la gorge et par la face; plus tard elle envahit la poitrine et les membres. Elle se manifeste sous forme de papules coniques, bientôt vésiculeuses au sommet, qui se transforment en pustules. Une sécrétion plastique disposée à son origine par points contigus ou par anneaux concentriques forme la base de la pustule et baigne dans un liquide séro-purulent; elle constitue l'élément principal des pustules du tégument muqueux et leur donne une couleur d'un blanc nacré.

Suivant l'abondance de l'éruption à la face, où elle offre presque toujours son maximum de développement, on distingue la variole en discrète, cohérente, confluente.

Dans les varioles discrètes ou bénignes, la fièvre tombe après l'éruption; elle persiste dans les varioles confluentes ou graves.

De quatre à sept jours après le début de l'éruption, celle-ci est arrivée à son évolution complète; si la fièvre s'était apaisée, elle se rallume; si elle avait persisté, elle augmente. En même temps que la réaction générale s'exaspère, la réaction locale atteint son summum, quand elle n'est pas entravée par quelque complication ou par la malignité de la maladie. Les pustules sont turgescentes; leur ombilic disparaît dans les formes discrètes. Si elles sont nombreuses, elles s'accolent par leurs bords, les régions qui les supportent se tuméfient, et ce gonflement, suivant la marche de l'éruption, apparaît d'abord à la face, le jour suivant aux mains et plus tard aux pieds. Les glandes salivaires subissent le retentissement irritatif de la stomatite varioleuse, et la salivation, qui avait commencé avec l'éruption buccale, devient très-abondante. Ce symptôme, auquel Sydenham attachait une grande importance au point de vue du pronostic, témoigne en effet de l'énergie réactionnelle de l'organisme.

Cette crise fébrile, qui a été appelée fièvre secondaire, fièvre de suppuration, dure de vingt-quatre heures à deux ou trois jours; elle peut se prolonger au delà de ces termes, mais quand elle persiste pendant la dessiccation, il faut soupçonner quelque complication.

Cet acte morbide constitue dans son ensemble la période d'éruption, qui a été scindée en deux par les anciens pathologistes. Ils ont fait une période distincte de la réaction secondaire et l'ont appelée période de suppuration.

Pour nous la troisième période sera la période de dessiccation. Les pustules se dessèchent, leur dessiccation commence par leur centre; tantôt elles se couvrent, en se rompant, de croûtes melliformes, tantôt elles deviennent noires et cornées ; d'autres fois leur disque se durcit au milieu de la pustule vide; ce sont les varioles siliqueuses. Sur les membres souvent elles se rident et s'excorient sans faire croûte. Ces croûtes finissent par tomber, laissant à leur place une dépression violacée, dont la surface est quelquefois ulcérée, mais qui est habituellement le siége d'une desquamation furfuracée.

On a divisé les varioles en bénignes et en malignes.

Dans les premières, la maladie évolue d'une façon régulière ; l'hygiène fait à peu près tous les frais du traitement, et s'il survient quelques complications, les indications qui en ressortent sont simples et faciles à remplir.

Mais trop souvent il n'en est pas ainsi ; sous l'influence de conditions individuelles fâcheuses, ou sous l'action de causes générales, la marche de la maladie peut être modifiée; elle peut prendre un caractère de malignité, dont la forme et les traits saillants peuvent se montrer, à la même époque, chez un grand nombre de malades, et donnent à l'épidémie son cachet particulier, sa marque constitutionnelle.

Tantôt la dépression des forces et l'impuissance de l'organisme à réagir sont le phénomène dominant : c'est la forme adynamique; tantôt l'altération profonde du sang se traduit pas une tendance aux gangrènes et aux hémorrhagies : c'est la forme putride.

D'autres fois le poison virulent amène dans les fonctions nerveuses un trouble qui se traduit par l'incohérence des symptômes, par le désordre des fonctions intellectuelles, sensoriales et motrices : c'est la forme ataxique.

La malignité, ou plutôt la gravité peut dépendre de certaines affections locales. Ainsi l'asphyxie consécutive au développement de pustules sur le larynx, accident que je désigne ordinairement sous le nom de *croup varioleux*, et qui avait déjà attiré l'attention de Rhazès, est une complication grave et qui peut entraîner la mort des varioleux.

Dans ces formes graves de la variole, après des prodromes violents et quelquefois de courte durée, l'éruption paraît ordinairement confluente. Après la poussée éruptive, la fièvre persiste ; elle est accompagnée de délire, de tremblement, d'anxiété, de défaillance, parfois de mouvements convulsifs. J'ai observé une fois chez un homme des accidents cataleptiques ; d'autres fois les malades sont assoupis, la voie est rauque ou éteinte ; chez quelques-uns la diarrhée remplace la constipation très-habituelle dans les formes bénignes. Au lieu de se développer, les pustules s'affaissent, les téguments qui les supportent se dépriment au lieu de se tuméfier ; la peau de la face ardoisée, grisâtre ressemble à du parchemin mouillé ; l'épiderme fendillé se détache par lambeaux ; la surface excoriée du derme est le siége d'un suintement sanguinolent, elle prend une coloration noirâtre ; les lèvres sont tuméfiées et saignantes, la langue et les gencives sont fuligineuses, la bouche et toute la surface tégumentaire exhalent une odeur fétide ; là où les pustules ne sont pas confluentes, elles sont entourées d'un cercle violâtre ; des pétéchies peuvent se montrer dans leurs intervalles. Les malades ne salivent pas, ce qui prouve que le stimulus inflammatoire, presque nul autour des pustules, n'est pas senti par la glande salivaire. L'absence de ptyalisme, si importante aux yeux de Sydenham, peut être comparée à cette indifférence que la bouche éprouve pour le mercure dans les péritonites purulentes et dans d'autres affections pyogéniques.

La mort survient du neuvième au onzième jour ou dans les trois premiers jours de la troisième période.

A l'autopsie on trouve le sang diffluent, ou coagulé en gelée de groseille, des congestions passives et des ecchymoses dans les viscères, des pustules dans le larynx et dans les bronches, des pneumonies lobulaires ; dans l'intestin on observe parfois une véritable éruption, indépendamment du développement morbide des follicules de Peyer et d'autres éléments sécréteurs.

Je le répète, je n'ai pas voulu tracer l'histoire de la variole. J'en ai esquissé rapidement les traits saillants pour servir de cadre aux indications thérapeutiques.

Période d'invasion. — Dans la première période ou période prodromique, le virus se multiplie dans l'organisme, qui en sent la présence offensive ; il réagit ; la fièvre s'allume accompagnée de divers symptômes.

Que faut-il faire ? Insister le plus longtemps possible sur le régime avant d'user de remèdes, disait Rhazès. — Sage méthode, et que n'ont pas toujours suivie ceux-là mêmes qui s'en sont déclarés partisans. Dans l'intention ou plutôt dans la prétention d'aider la nature, les uns ont prescrit la chaleur, les diaphorétiques, les cordiaux, les alexipharmaques ; d'autres les saignées, d'autres les évacuants. En un mot, nous retrouvons ici cette confusion babélique que l'esprit de système a introduite dans le traitement de la plupart des maladies.

Aidons la nature quand elle le réclame, mais surtout ne l'empêchons pas de guérir, *vel prodesse, vel non nocere.*

Savoir poser et même prévoir les indications, les attendre quand l'économie est tout en tumulte, disait Sydenham, quand le malade vous demande des remèdes, quand son entourage vous taxe d'impuissance et se prépare à faire peser sur votre prudence la responsabilité de l'insuccès, c'est le *summum* de l'art, et ce qu'il y a de plus difficile peut-être. C'est aider puissamment la nature que de prévenir et d'écarter les obstacles qui peuvent troubler son action, de diriger le malade dans le régime qu'il doit suivre, dans les précautions qu'il doit garder ; et si le malade n'est pas assez éclairé pour comprendre qu'il faut savoir se tenir quelquefois dans l'expectation, il est bon alors de la lui dissimuler sous quelque prescription innocente qui soutienne son courage et lui inspire cette confiance et cet espoir qui sont de puissants auxiliaires de la nature.

Ces principes posés, on satisfera la soif qui accompagne l'état fébrile en prescrivant des boissons acidulées à la température ambiante. Rhazès allait plus loin et conseillait des boissons à la neige. Sans imiter son exemple, nous ne voyons qu'avantage à ne pas imposer aux malades des boisons chaudes ou tièdes, qui lui répugnent et ne le désaltèrent pas.

S'il y a des nausées, on donnera des boissons acidulées gazeuses, comme du jus d'orange avec de l'eau de Seltz ou de Soultzmatt. Si l'inappétence est absolue, si le bouillon, le lait, l'eau de poulet, ne pou vaient être supportés, alors seulement le malade gardera la diète. Dans le cas contraire, on lui donnera des boissons alimentaires, et même des potages, si sa fièvre est modérée et si son instinct les sollicite.

On veillera à ce qu'il respire un air aussi pur que possible et d'une température modérée. Sydenham a conseillé de ne pas le laisser se coucher avant le quatrième jour; il est vrai qu'il se contredit dans d'autres passages, et cette méthode a été combattue par le plus grand nombre des médecins, parmi lesquels nous citerons Morton, Gédéon Harvey, Mead et Lorry.

Pour moi, si la fièvre est très-modérée, la saison chaude et que le malade le désire, je n'y mets pas obstacle. Mais cette situation est tout exceptionnelle; le plus souvent la courbature, les membres brisés par la fièvre, les douleurs musculaires, appellent le repos; et malgré mon respect pour l'autorité de Sydenham, j'en ai davantage pour les instincts du malade, qui sont comme la voix de la nature, la déduction des sensations perçues; et je tiens les varioleux le plus souvent au lit pendant cette première période.

Si la céphalalgie est violente, et elle présente souvent ce caractère, on appliquera des sinapismes sur les membres inférieurs; il ne serait pas impossible qu'ils favorisassent l'éruption sur cette partie des téguments, car on la voit souvent plus abondante dans les régions où la peau a subi une irritation prolongée ou intense, comme celles sur lesquelles des vésicatoires ont été récemment appliqués. J'ai vu le trajet des bretelles et des jarretières dessiné par des bandes de pustules confluentes.

Si la congestion gutturale est très-prononcée, des gargarismes à la fois calmants et légèrement astringents seront employés avec avantage. Rhazès les recommandait déjà pour tâcher d'atténuer l'éruption pharyngo-laryngienne dont il avait entrevu toute la gravité.

Aujourd'hui, il est à peu près superflu de discuter l'indication de la saignée au début de la variole. Il y a trente ans, il n'en eût pas été ainsi, et atteint moi-même de variole au début de mes études médicales, j'ai dû payer tribut au système de Broussais, qui régnait despotiquement alors. J'étais soigné par deux de mes maîtres. Ils se concédèrent mutuellement, l'un une saignée pour la céphalalgie violente dont je me plaignais, l'autre vingt sangsues à l'épigastre pour l'épigastralgie très-intense qui coïncidait avec la rachialgie. Je fis les frais de ces concessions thérapeutiques; et malgré une variole confluente et ce traitement sanguinaire, je me tirai très-heureusement d'affaire. Ce n'était pas d'ailleurs une nouveauté. Louis XIV, Philippe II, Charles II, furent sauvés, dit-on, par la saignée. Aussi les courtisans de l'époque ne pouvaient faire moins que d'être traités comme leurs maîtres ; et nous lisons dans les lettres de Mme de Sévigné que le chevalier de Grignan, atteint de variole, succomba après sa septième saignée ! Quelle lamentable histoire que celle de la thérapeutique systématique ! Elle prend place dans l'histoire de l'humanité à côté des exploits militaires ; les faiseurs de systèmes médicaux et les conquérants ont été les fléaux de l'espèce humaine presque à égal titre.

Pour ma part, par cela même que j'avais été une des victimes des saignées, j'en ai été, presque au début de ma carrière, un adversaire convaicu.

La saignée peut être utile chez les sujets pléthoriques, quand la réaction est excessive ; mais, dans notre race usée et détériorée par cette funeste institution de la conscription et par les travaux forcés de l'industrie et toutes les autres conditions d'épuisement que notre civilisation a créées, je n'ai pas rencontré, depuis vingt ans, une seule fois, l'indication de la saignée générale. Nous n'en sommes plus à cette médecine empirique et prétendue physiologique, qui voyait dans le caractère inflammatoire des processus morbides l'étiquette indicative des évacuations sanguines, comme si l'inflammation était autre chose qu'une modalité, qui a pour substratum l'organisme dont il faut consulter les forces ; et comme si les inflammations n'étaient pas plus fréquentes et plus dangereuses chez les sujets débilités que chez les sujets vigoureux.

Si pendant cette période prodromique les troubles gastriques sont très-accentués, s'ils sont surtout accompagnés de congestion hépatique, comme cela arrive très-souvent dans l'ensemble symptomatique désigné sous le nom assez vague d'embarras gastrique, l'ipécacuanha, non-seulement modifie cet état morbide, mais son action est suivie d'une fluxion cutanée qui a paru favoriser les manifestations éruptives.

Toute complication qui peut être écartée doit l'être. Il y a trois ans, le choléra régnait et donnait, en quelque sorte, sa livrée à toutes les affections concomitantes ; des diarrhées intenses marquaient souvent le début de la variole, et nous les traitions par le bismuth, l'eau de riz, le diascordium. Si, ce qui est très-commun dans les varioles discrètes, il y a, au contraire, de la constipation, on la combattra par des lavements, d'autant plus que cette disposition augmente en général pendant la période suivante.

Période d'éruption. — Si l'éruption est régulière, on persistera dans le même régime, proportionné à l'intensité de la fièvre et aux besoins du malade; on maintiendra autour de lui une atmosphère pure et douce; on changera son linge; on lui continuera des boissons fraîches; s'il était en transpiration, on les fractionnerait davantage, ou on l'engagerait à les garder quelque temps dans sa bouche avant de les avaler; on ne les lui donnera tièdes ou chaudes que si son goût les préfère, ou s'il y avait quelque complication pulmonaire. J'entre dans tous ces détails, parce que nous sommes sans cesse interrogés sur ces points par les malades ou par ceux qui les entourent.

Des indications plus importantes se présentent pendant cette période. Rhazès recommandait de surveiller les yeux et les oreilles; l'oubli de ce précepte a trop souvent entraîné la cécité, malheureusement trop fréquente après la variole, plus rarement la perte de l'ouïe. Pour ma part, je ne me rappelle pas avoir vu un seul œil perdu par le fait de la variole quand le malade avait été soumis à mes soins pendant la période éruptive.

On voit quelquefois des pustules se développer sur la conjonctive oculaire; elles sont très-communes sur le bord libre de la paupière; et si on ne les réprime pas, le contact de ces pustules avec la cornée, surtout à l'époque de leur maturité, provoque des kératites pustuleuses ou ulcéreuses, que compliquent quelquefois des ophthalmies internes. Dès qu'on aperçoit ces pustules, il faut, une ou deux fois par jour, les réprimer avec le crayon d'azotate d'argent.

Si elles sont nombreuses, j'ai quelquefois ajouté à cette médication topique des onctions mercurielles sur la face externe de la paupière et sur le pourtour de l'orbite; dans le cas de pustules conjonctivales, j'ai fait faire de fréquentes injections intra-palpébrales avec une solution faible de nitrate d'argent (5 à 10 centigrammes de sel lunaire pour 100 grammes d'eau). Je le répète, depuis que je suis chargé de services hospitaliers, je n'ai jamais vu cette médication échouer. Je ne nie pas que la kératite pustuleuse ne puisse se développer primitivement sur la cornée, mais toutes celles que j'ai observées avaient suivi le processus que j'ai indiqué. Il y a quatre ou cinq ans, un de mes internes oublia de pratiquer les cautérisations palpébrales que j'avais prescrites chez un varioleux. Le quatrième ou le cinquième jour de l'éruption survint une kératite violente, compliquée d'iritis et d'hypopion. Je combattis cette affection par des applications d'onguent napolitain sur le pourtour de l'orbite et des instillations très-répétées d'un soluté atropique, je maintins la tête élevée. En dépit de ces soins, il se forma un staphylôme antérieur, l'œil paraissait perdu quand l'ulcère cornéal s'ouvrit, donna issue au pus, se cicatrisa, et malgré une tache albugineuse très-épaisse, mais heureusement peu étendue, le malade recouvra la vue.

On a observé quelquefois l'oblitération du conduit auditif à la suite du développement de pustules dans sa cavité et de l'adhérence de ses parois. La cautérisation, des injections, des mèches enduites d'onguent napolitain, préviendront cet accident.

Le *croup variolique* est bien autrement important : dans une maladie où la nutrition est pervertie, où le sang est profondément altéré, les troubles de la fonction d'hématose, toujours si graves, le deviennent bien plus encore ; et un grand nombre de malades succombent à l'asphyxie, lente ou rapide, produite par le développement des pustules sur la muqueuse laryngée.

Dans les varioles moyennes, ou même dans les varioles confluentes, quand la réaction inflammatoire autour des pustules n'est pas étouffée par la dépression profonde des forces, par la stupeur générale de l'organisme, l'évolution des pustules, qui est accompagnée sur la face et les mains d'une tuméfaction énorme, en provoquera bien plus facilement encore dans le tissu connectif, si lâche, sous-jacent à la muqueuse laryngée et peut devenir la cause déterminante de la mort (1). Dans les varioles les plus graves, quand cette tuméfaction n'a pas lieu, l'aphonie, la lividité des muqueuses, l'anxiété thoracique, prouvent, dans beaucoup de cas, que l'éruption laryngo-bronchique trouble la fonction respiratoire et peut ajouter un funeste appoint aux désordres menaçants dont l'économie est le théâtre. Ainsi le croup variolique, pour désigner par une expression abréviative la localisation de l'éruption sur la partie supérieure des voies respiratoires, est toujours une complication très-importante qui peut tuer les malades, qui toujours aggrave leur situation. Comme je l'ai dit plus haut, cette observation n'avait pas échappé à Rhazès et peut-être, depuis lui, n'en a-t-on pas tenu assez compte.

Depuis une vingtaine d'années, j'oppose un traitement local à la laryngite varioleuse, et j'ai déjà eu l'occasion de faire connaître, il y a quelques années, les résultats que j'en ai obtenus. Depuis ce temps,

(1) Peut-être cet œdème périglottique expliquerait-il cette observation de Sydenham que la mort survient le huitième jour dans les varioles discrètes, et le onzième seulement dans les confluentes.

des observations répétées en ont confirmé l'efficacité; quand la voix du malade est rauque ou éteinte, et quand en même temps j'aperçois cette teinte violâtre des muqueuses, cette coloration plombée de la face qui accusent la gêne des fonctions pulmonaires, je cautérise le larynx à l'aide d'une petite éponge fixée au bout d'une baleine et trempée dans une solution d'azotate d'argent cristallisé au septième. Je ne reviendrai pas sur le manuel de cette petite opération, j'insisterai seulement sur la nécessité de faire fléchir le cou en avant, au lieu de le renverser en arrière comme les malades sont disposés à le faire. Cette rétroflexion du cou allonge le pharynx, l'aplatit sur la saillie du rachis, et gêne la pénétration de l'éponge. Quelque désagréable que soit cette petite opération, elle procure au malade un tel soulagement, un tel mieux-être, qu'il est rare qu'il n'en réclame pas le lendemain une application nouvelle. Plus d'une fois j'ai vu des malades complétement aphones pouvoir émettre quelques sons après la première cautérisation, et en même temps la teinte violâtre des téguments disparaître, la respiration s'exécuter beaucoup plus librement; cet heureux résultat, dont la soudaineté est parfois très-frappante, me paraît devoir s'expliquer par l'astriction que le caustique détermine dans le tissu cellulo-muqueux du larynx, et en particulier dans les cordes vocales et dans les ligaments aryténo-épiglottiques. Il est rare qu'au bout de deux ou trois cautérisations, on n'observe pas ces effets, à moins, bien entendu, que l'état général du malade ne domine toutes les complications locales, et soit trop grave pour être modifié par l'amélioration qu'elles subissent. Je fais répéter ces cautérisations une ou deux fois dans les vingt-quatre heures, plusieurs jours de suite, suivant l'effet qu'on en obtient.

Deux circonstances, dont je ne m'étais pas rendu compte, quand j'ai publié une note sur ce sujet, rendent cette opération plus facile et moins pénible pour le malade. J'étais frappé de la facilité avec laquelle mon éponge pénétrait sans provoquer le plus souvent de contractions notables des muscles pharyngiens, et sans causer de douleurs. C'est que le derme muqueux du pharynx, recouvert et quelquefois caché par les pustules, ne sent pas le topique, et cette sorte d'anesthésie empêche les mouvements réflexes des muscles pharyngiens; peut-être aussi ceux-ci, sous-jacents à une muqueuse enflammée, ont-ils perdu une partie de leur puissance contractile. Quoi qu'il en soit, je ne saurais trop appuyer sur l'utilité des cautérisations du larynx dans le croup variolique; je suis convaincu que cette pratique peut sauver des malades qui meurent asphyxiés, si l'on néglige cette indication. Quand l'éruption est confluente sur les narines, je les cautérise également et je les enduis de glycérine ou d'onguent mercuriel, pour prévenir leur oblitération qui est très-pénible pour les malades, les force à tenir constamment la bouche ouverte et augmente la sécheresse de cette cavité.

Les pustules de la plante des pieds et de la paume des mains ont à soulever un épiderme très-épais, surtout chez les malades qui appartiennent aux classes ouvrières. La résistance qu'il oppose produit une compression très-douloureuse du derme ; des cataplasmes faits avec de la décoction de pavots et de la fécule de riz sont appliqués sur ces régions avec un grand avantage.

Les pauvres varioleux, couchés sur des pustules, tourmentés par un indicible malaise, passent souvent leurs nuits sans sommeil. Sydenham employait habituellement le sirop diacode pour combattre l'agrypnie. J'emploie les opiacés, à son exemple, quand l'insomnie peut être imputée aux douleurs, à l'excitation nerveuse, quand elle se lie à des habitudes alcooliques ; mais je m'en abstiens quand elle paraît dépendre de la violence de la fièvre et de la réaction inflammatoire. Je préfère, dans ce cas, l'alcoolature d'aconit, l'eau distillée de laurier-cerise dans un véhicule aromatique.

Les lavements seront encore opposés à la constipation habituelle dans cette période.

Lorsque la fièvre secondaire s'allume, il faut revenir au régime de la première période. Lorsque ce mouvement réactionnel était très-intense, Sydenham prescrivait la saignée ; elle me paraît bien plus inopportune encore qu'au début.

Je fais prendre au malade quelques grammes d'alcoolature d'aconit. Ce médicament a l'avantage, tout en modérant un peu l'excitation circulatoire, d'agir comme un doux hypnotique, et il m'a paru quelquefois atténuer le prurit de la peau ; or, dans cette période, la tension des pustules est souvent une cause de douleur et de prurit.

Pour l'apaiser, Rhazès conseillait d'ouvrir les pustules et d'en absorber le contenu avec du coton ; il voulait aussi qu'on saupoudrât le lit du malade de poudres féculentes et balsamiques. Cette ouverture des pustules a été préconisée par quelques médecins pour hâter l'évacuation du pus virulent, dont une partie peut être absorbée, et pour prévenir les cicatrices difformes. L'utilité de cette pratique n'est point suffisamment démontrée pour qu'on en impose les ennuis au malade et au médecin. Cependant, si quelques pustules d'un volume exceptionnel sont le siége d'une tension considérable, on les ouvrira. Dès que la peau exhale ces émanations fétides qui empoisonnent l'atmosphère du malade, je fais faire des lotions et même des fomentations sur les principaux foyers de l'éruption avec une solution de permanganate de potasse. Je fais suspendre autour de son lit des linges trempés dans la même solution.

Dès le début de la variole confluente, le docteur Polli (de Milan) fait prendre à l'intérieur des hyposulfites, et il se loue beaucoup des résultats de cette médication, qu'il regarde comme puissamment antiputride et antipyogénique.

Sydenham appliquait des vésicatoires quand la salivation ne lui paraissait pas copieuse. J'ai dit ce qu'il fallait penser de la salivation que Sydenham considérait comme un phénomène critique, et qui n'a en réalité qu'une valeur pronostique. Quant aux vésicatoires, que des médecins modernes ont préconisés dans la variole, je trouve qu'autant ils sont souvent indiqués dans les congestions des organes internes, autant leur application est inopportune et barbare quand un vésicatoire morbide couvre une aussi grande étendue de la surface cutanée. Ils ne trouveraient leur place que dans le cas où, avec des congestions des organes intérieurs, l'éruption tarderait à paraître ou serait peu développée.

Troisième période ou période de dessiccation. — Quand la fièvre tombe, on augmente l'alimentation, mais avec modération, car l'indigestion rallume facilement la fièvre et peut favoriser les suppurations si communes dans cette période ; et d'une autre part, il est très-important de soutenir et de tonifier le malade au point de vue même de cette tendance pyogénique, dont la faiblesse serait un auxiliaire. On fait prendre au malade des potages gras, des œufs, des viandes rôties, des légumes verts. Sydenham lui-même, à cette période, permettait les vins généreux.

Quand les pustules desséchées couvrent la face d'une vaste croûte, dont les fissures donnent issue à un ichor fétide, il faut faire tomber le plus tôt possible ce masque infect pour faire disparaître ce foyer de putridité et rendre libres les parties des téguments qui peuvent fonctionner encore ; des cataplasmes de fécule arrosés alternativement d'une solution de permanganate et de chlorate de soude, des onctions de glycérine sur les téguments malades, hâtent la chute de ces croûtes au grand soulagement des malades.

Si l'on n'a pas obtenu ou si l'on n'a pas cherché l'avortement des pustules qui couvrent l'entrée des narines, les croûtes qui leur succèdent ferment ces ouvertures et gênent la respiration ; il faut les ramollir et les faire tomber avec des injections répétées de décoction tiède de guimauve ou de saponaire, enduire de glycérine ou de glycérolés d'alun ou de tannin, renfermant une très-faible proportion de ces astringents, les surfaces auxquelles ces croûtes adhéraient. C'est pendant cette période surtout que les lotions désinfectantes deviendront nécessaires.

Pour hâter la chute des croûtes qui recouvrent le corps, quand la dessiccation est complète, je prescris des bains tièdes, légèrement alcalins, qui raniment l'activité fonctionnelle de la peau et procurent aux malades une sensation de calme et de mieux-être. Je fais dissoudre dans chaque bain *cent* à *cent cinquante* grammes de sous-carbonate de soude.

Chez les enfants, dans toutes les affections pustuleuses du tégument externe, il faut leur emmailloter les mains pour les empêcher de se déchirer la peau avec leurs ongles ; on calme le prurit par des onctions de glycérine ou d'huile d'amandes douces, quand on ne juge pas à propos d'appliquer des cataplasmes sur les régions prurigineuses. Quand le prurit est insupportable, une pommade avec du bromure de potassium et un peu de camphre pourra être tentée avec avantage ; je m'en suis bien trouvé dans certains prurits très-pénibles avec éruptions papuleuses ou pityriasiques de la peau. Je la formulerai ainsi :

Cérat	30 grammes.
Bromure de potassium	3 —
Camphre	30 centigr.

Rhazès appliquait des astringents et des résineux sur les ulcérations qui succèdent aux pustules. Sur la face, chez les femmes, quand les pustules ne sont pas très-nombreuses et quand elles sont suivies d'ulcérations du derme, ce traitement topique ne me paraît pas devoir être négligé.

J'applique sur ces petits ulcères une pommade siccative composée à peu près comme il suit :

Cérat	30 grammes.
Acide tannique }	ãa 2 —
Oxyde de zinc }	
Calomel	0,25 centigr
Extrait thébaïque	0,10 —

On pourra laver la face dans l'intervalle avec de l'eau additionnée de quelques gouttes d'une teinture résineuse comme la teinture de benjoin.

Rien de plus commun que les abcès à la suite des varioles graves, surtout dans les hôpitaux. Le plus souvent sous-cutanés ou sous-musculaires, ces abcès se forment quelquefois dans les cavités articulaires ou splanchniques. On comprend que ces derniers constituent une complication très-grave. Les premiers en se répétant finissent quelquefois par produire une sorte de phthisie pyogénique, qui amène la mort par épuisement ; des congestions viscérales accompagnent ordinairement les derniers stades de cette pyogénie.

Mais souvent bornés aux membres et aux parties superficielles du tronc, ils causent aux malades plus de souffrances que de dangers. Ces souffrances ne sont même pas toujours très-véhémentes ; le pus se collectionne souvent avec une extrême rapidité sans déterminer, dans les tissus voisins, une irritation bien vive ; et si la peau qu'ils soulèvent est parfois rouge et animée, d'autres fois elle a à peine changée de couleur et n'a subi aucune altération dans sa texture. Dans ces cas, après avoir pratiqué l'ouverture de l'abcès, il faut la maintenir quelque temps béante à l'aide d'une mèche, sous peine de voir les lèvres de la plaie se réunir et adhérer entre elles avant que le foyer soit tari, d'autant plus que l'amaigrissement rend la peau plus lâche et cette réunion plus facile.

Dans tous les cas, dès que la fluctuation est appréciable, il faut ouvrir. Si on ne le fait pas, surtout dans les abcès sous-musculaires, la collection purulente peut fuser, produire des décollements et acquérir des dimensions considérables. Dès qu'on a constaté un seul de ces abcès, il faut chaque jour examiner avec soin toute la surface du corps ; car, comme je le disais, leur développement peut n'être accompagné que de douleurs insignifiantes. D'autres fois, les malades en dissimulent l'existence, redoutant l'incision, qui ne doit pas être différée pour les motifs que j'ai indiqués plus haut.

Pour combattre cette disposition pyogénique, on donnera au malade des amers, des toniques, les préparations de quinquina.

Habituellement la formation de ces abcès est accompagnée de réaction fébrile. Le retour de la fièvre, la diminution de l'appétit pendant la troisième période, doit faire soupçonner l'imminence de ce travail pyogénique, quand bien entendu ces phénomènes ne peuvent être expliqués par aucune autre localisation morbide.

Le travail suppuratif peut se localiser dans les parotides, et dans ce cas, comme je l'ai indiqué ailleurs, il faut débrider la gaîne aponévrotique de la glande avant que la fluctuation soit perceptible.

Dans les cas les plus graves, lorsque le processus pyogénique est très-actif ou très-prolongé, on peut voir survenir, avec la fièvre, du délire, des nausées, qui sont du plus fâcheux pronostic.

Si la constipation persiste pendant cette troisième période de la variole, si des troubles gastriques viennent entraver la convalescence, les purgatifs interviendront utilement, sans qu'on doive se croire obligé de les prescrire systématiquement dans toute convalescence d'une fièvre éruptive, comme les préjugés vulgaires y sollicitent souvent le médecin.

Varioles malignes. — Les formes adynamique, ataxique, putride, sont des modalités communes à toutes les fièvres ; elles présentent à peu près les mêmes indications, quelles que soient les maladies auxquelles elles se superposent.

Les toniques, le quinquina surtout, les vins généreux, répondent à la forme adynamique, qui peut quelquefois se masquer sous les apparences d'une réaction énergique. Je me rappelle m'être trouvé, il y a quelques années, avec un de mes confrères, auprès d'une jeune femme, vigoureuse en apparence, atteinte de variole. Le pouls était ample, le cœur battait avec énergie ; la face était le siége d'une injection vive, quoique un peu foncée. La malade paraissait abattue ; pendant les nuits précédentes, elle avait eu un violent délire. Mon confrère crut à l'indication de la saignée pour prévenir un mouvement congestif qui menaçait de se localiser dans l'encéphale. Je ne fus pas de cet avis, et je crus, d'après les phénomènes objectifs que je viens d'indiquer, à un état adynamique dont l'examen comparé du pouls dans la position récumbente et dans la station assise (1) me fournit la confirmation. Dès qu'on faisait asseoir la malade, le pouls faiblissait, devenait dépressible, presque filiforme, tandis que, quand elle se couchait sur le dos, il reprenait son ampleur et son développement. Je lui prescrivis un traitement tonique, de l'extrait de quinquina, et, le lendemain, le délire avait cessé, les forces s'étaient relevées, la physionomie avait repris son aspect naturel.

(1) Dans une leçon d'ouverture d'un cours de clinique publiée en 1859, j'ai indiqué cette méthode d'exploration du pouls pour apprécier l'état des forces dans les fièvres, et j'ai souvent eu l'occasion de le rappeler depuis, ce qui n'a pas empêché l'*Union médicale*, en 1869, dix ans après par conséquent, de présenter cette observation comme nouvelle et de l'attribuer à un médecin italien.

Dans la variole adynamique, comme dans la fièvre typhoïde adynamique, le quinquina et l'alcool sont les toniques par excellence. On administrera les vins généreux, les extraits de quinquinas jaune et gris mêlés en proportion variable, suspendus dans un mucilage gommeux ou dans une infusion de café. On donne en même temps des quarts de lavements avec la décoction de quinquina camphré; pour boisson, l'eau vineuse, la décoction d'angélique édulcorée avec du sirop d'écorces d'orange, etc.

Dans la période prodromique, les toniques, dont l'abus avait provoqué les anathèmes de Sydenham, doivent être prescrits toutes les fois qu'il y a tendance à l'adynamie ou une faiblesse constitutionnelle qui retarde ou qui gêne le développement de l'éruption. Dans ces conditions, cette médication, sagement administrée, pourra décider l'évolution des pustules et régulariser le cours de la maladie.

La forme putride est encore plus grave. Aux moyens précédents on ajoutera les acides végétaux ou minéraux. Le plus souvent, quand cette forme est très-accentuée, la médecine est impuissante pour réparer les profondes altérations que l'organisme a subies.

Quand la forme ataxique se manifeste dès la première période par des troubles graves de l'innervation, du délire, des convulsions, etc., alors on aura recours aux révulsifs; ils sont d'autant plus indiqués que ces phénomènes sont ordinairement accompagnés dans les fièvres d'une congestion encéphalique. Qu'elle soit primitive ou consécutive, cette congestion doit être prise en considération. Les vésicatoires appliqués simultanément sur la nuque et sur les membres inférieurs, les sinapismes, les ventouses sèches lui seront opposés, en même temps qu'on administrera à l'intérieur le musc et d'autres antispasmodiques.

Comme je l'ai dit plus haut, je comprends moins l'emploi des révulsifs pendant la seconde période dans les varioles confluentes, quand toute la périphérie cutanée est couverte de pustules. Mais quand les phénomènes ataxiques compliquent des éruptions moins abondantes, on peut alors recourir à cette médication, en choisissant pour ces applications révulsives les parties de la peau les moins atteintes.

Dans toutes les périodes, quand, avec des désordres nerveux, la peau est sèche et brûlante, les bains tièdes sont très-utiles. J'ai calmé par ce moyen des délires accompagnés d'une agitation violente, chez des malades couverts d'une éruption confluente. Après le bain la peau devenait souple et humide, la chaleur baissait et les malades éprouvaient un calme réparateur. Un médecin du dernier siècle, Fischer, a préconisé l'emploi des bains tièdes dans la variole; dans les conditions que j'ai signalées plus haut je crois qu'il est opportun d'y recourir, malgré les répugnances que des idées préconçues soulèvent contre cette médication. Dans un très-grand nombre de maladies la chaleur élevée et la sécheresse de la peau indiquent ce moyen (1).

(1) Dans les pyrexies, en général, les bains tièdes constituent un excellent moyen pour abaisser la température et pour solliciter les fonctions de la peau. Dans les fièvres typhoïdes, j'en fais, à l'exemple de Chomel, un très-fréquent usage. Je les répète quelquefois tous les jours, ou même plusieurs fois par jour, quand l'état des forces le permet. Pour ménager celles-ci, il faut soutenir le malade pendant la durée du bain ; ou même, si sa faiblesse l'exige, le coucher sur un drap qu'on soulève à ses deux extrémités. Ce bain, d'ailleurs, tout en modérant la chaleur fébrile, peut devenir un agent de la médication tonique, si l'on y ajoute de l'alcool et des infusions aromatiques.

Pour sortir le malade du bain on prendra toutes les précautions qui peuvent lui éviter de la fatigue et prévenir un refroidissement.

Je crois les bains tièdes d'un emploi bien plus sûr dans la majorité des cas que ces bains froids dont on fait aujourd'hui tant de bruit, et que quelques médecins prussiens nous présentent presque comme un spécifique dans les fièvres continues.

L'emploi de l'eau froide dans les fièvres n'est pas une nouveauté : Currie, le véritable créateur de l'hydrothérapie, en avait déjà indiqué les effets et posé les indications. Récamier en faisait un fréquent usage ; et, à son exemple, je l'ai prescrite avec succès dans les formes ataxiques ; dans les mêmes circonstances, les lotions froides ont donné également de bons résultats.

Mais de ces applications restreintes, répondant à des indications spéciales, il y a loin à cette formule systématique, qui ne voit dans la fièvre qu'une chose : l'excès de calorique, et qui prétend à l'aide d'un agent physique, employé d'une manière banale, dompter l'action morbide dont la fièvre et par conséquent l'hyperthermie sont des manifestations. Il m'est difficile de ne pas voir dans cette méthode une de ces généralisations imaginées dans le cabinet, qui jouissent d'une vogue passagère, sous le couvert de l'étiquette germanique actuellement à la mode.

Je ne nie pas que l'organisme ne puisse résister à ces épreuves, comme il résistait aux excès sanguinaires du Broussaisianisme ; je crois même que, dans certains cas, cette médication a pu rencontrer une indication à laquelle elle s'adapte avec succès. Mais en faire, dans les pyrexies et dans les maladies accompagnées d'hyperthermie, une méthode générale de traitement, c'est une prétention insoutenable, aussi contraire aux principes fondamentaux de l'art qu'aux données fournies par l'expérience. Cette expérience d'ailleurs a déjà prononcé ; je sais des accidents qui lui sont imputables. Ce n'est pas impunément qu'on joue ainsi avec les actions vitales, qu'on comprime violemment leurs tendances et leurs impressions. Ces brusques refoulements de la périphérie vers le centre exposent à des troubles circulatoires dangereux ; ils peuvent suffire pour provoquer des congestions des organes intérieurs, et, à plus forte raison, pour les augmenter quand elles existent ; or, ces congestions sont, on le sait, d'inséparables complications de la fièvre typhoïde.

Le bain tiède produit un abaissement de température au moins aussi prononcé, si l'on en prolonge la durée ; mais cet abaissement est graduel, mieux adapté aux allures

C'est d'après ces signes que Chomel les prescrivait dans la pneumonie. Hippocrate les avait déjà conseillés dans les mêmes circonstances, surtout, disait-il, chez ceux qui ont l'habitude de la balnéation : remarque vraiment pratique, et qui signale le compte qu'il faut tenir des habitudes dans le traitement des maladies.

Pour en finir avec le traitement de la variole, je dirai quelques mots de deux méthodes, dont l'une a la prétention d'atténuer la gravité de la maladie et dont l'autre a pour objet de faire avorter les pustules.

Frappé de la proportion considérable des varioles bénignes chez les sujets antérieurement vaccinés, Eichorne eut l'idée de tenter la vaccination au début de la variole, et il se loua beaucoup des effets de cette pratique ; elle fut expérimentée depuis par plusieurs médecins avec des résultats divers, et la question ne me paraît pas jugée. Ceux mêmes qui disent avoir eu à s'en louer n'y ont guère recours, et il en serait autrement si l'utilité leur en avait paru évidente, incontestable. Je ne l'ai pas tentée ; je rapporterai seulement un fait qui peut être porté, si l'on veut, à l'actif de cette méthode, mais qui cependant est loin d'être concluant : Une femme, accouchée depuis deux mois environ, entre dans mon service atteinte de variole ; elle n'avait pas cessé de nourrir son enfant, qui n'avait pas été vacciné ; je m'empressai d'inoculer à l'enfant du virus-vaccin ; quatre jours après la vaccination parurent des pustules de vaccine qui

des actes vitaux ; je dirais presque, il est plus physiologique. Il s'impose moins violemment à l'organisme, mais il le sollicite doucement à se modérer, et, en stimulant les fonctions de la peau, à se débarrasser de cet excès de chaleur qui le consume ; il n'entraîne pas ces réactions véhémentes, aussi dangereuses que l'impression immédiate du froid, et conséquence inévitable, de la réfrigération, si l'on ne revient pas à celle-ci, à des intervalles plus ou moins rapprochés, suivant la puissance réactionnelle du malade. Alors c'est une série de perturbations violentes, tumultueuses, que le médecin ne peut pas toujours diriger ni maîtriser, et dont, par conséquent, il ne peut avec sûreté calculer les effets.

Exposer un malade à tous ces hasards, sur la foi d'un système qui porte à faux sur les sciences physiques, comme le système de Broussais portait à faux sur la physiologie, c'est une témérité blâmable ; et notre race, qui porte à un bien plus haut degré le respect de la vie humaine que ne le fait la race teutonique, devrait en finir avec ces engouements injustifiés pour tout ce qui nous vient d'outre-Rhin. Acceptons avec loyauté, avec empressement, tout ce que l'Allemagne apporte de matériaux grands et utiles à l'édifice de la science ; mais tenons-nous en garde contre les rêveries nuageuses et les hypothèses fantaisistes qui nous viennent en si grand nombre des bords de la Sprée ou de l'Oder ; elles ne sont, très-souvent, que le plagiat d'idées trouvées par d'autres nations, et rendues fausses par le développement et les déductions que l'esprit teutonique leur ajoute avec plus ou moins de bonne foi.

évoluèrent régulièrement ; en même temps, sur le côté gauche du nez s'était montrée une pustule ressemblant à son origine aux pustules vaccinales, mais qui devint purulente, offrant tous les caractères d'une pustule variolique ; quelques jours après, les pustules vaccinales commençaient à sécher, le petit malade eut de la fièvre et bientôt une éruption de variole très-discrète se montra sur la peau. Je suis très-porté à croire que la vaccine a exercé une heureuse influence sur l'éruption variolique consécutive, qu'elle a épuisé un terrain que la variole se serait assimilé ; mais cette appréciation échappe à toute démonstration et l'on peut toujours objecter que la variole primitive peut être discrète. Cette observation, pour le dire en passant, est peu favorable à l'opinion qui admet l'identité du virus-vaccin et du virus variolique.

La méthode abortive n'est pas nouvelle : Baillou l'avait déjà préconisée ; le docteur Gariel, en l'exhumant de ses écrits, crut faire une découverte ; elle n'avait jamais cessé d'avoir des partisans. Le procédé a varié ; tandis que M. Gariel chercha à remettre en honneur l'emplâtre de Vigo *cum mercurio*, d'autres ont proposé de cautériser les pustules une à une, avec la pierre infernale.

Dans ces derniers temps, soupçonnant que les préparations emplastiques pouvaient n'agir que comme des enduits imperméables à l'air, on leur a substitué le collodion riciné, et l'on a obtenu des succès. La soustraction de l'air n'est peut-être pas la seule condition du phénomène ; peut-être faut-il tenir compte aussi de la compression que ces enduits exercent sur les pustules naissantes. La composition de ces topiques ne doit pas non plus être indifférente.

Dans un mémoire très-bien fait, qu'il présenta à la Société de médecine, un praticien du dernier siècle, van Vœnsel, médecin des cadets de l'empereur de Russie, parle de l'efficacité des préparations mercurielles pour obtenir l'avortement des pustules varioliques ; il rapporte une série d'expériences faites sur des varioles inoculées. En même temps qu'il faisait des composés mercuriels un emploi topique, il administrait le calomel à l'intérieur, et il croyait diminuer ainsi la violence de l'éruption. Ces topiques pourront être employés, dit-il, chez les femmes pour sauvegarder leur beauté et les préserver des cruelles difformités que la variole laisse trop souvent à sa suite.

Il est incontestable qu'employés dès le début de la période éruptive, ces topiques font fréquemment avorter les pustules qui restent à l'état papuleux.

Une seule fois j'ai vu un érysipèle succéder à l'emploi de ces masques emplastiques; et dans les autres cas je n'ai pas constaté que la répression de l'éruption pût être responsable d'accidents fâcheux. Mais cette application est tellement désagréable, ce vernis imperméable sur la face cause quelquefois une sensation tellement pénible, que j'ai vu des jeunes filles qui avaient tout droit et tout motif de craindre les ravages de la variole, exiger qu'on les débarrassât de ces emplâtres, et préférer s'exposer à être défigurées.

Quelques médecins ont pensé qu'il fallait se méfier d'une médication qui supprime la manifestation extérieure de la maladie, sans s'attaquer au principe qui la cause. On peut répondre à cela qu'on restreint à la face l'application de ces topiques, et que le reste des téguments laisse un vaste champ libre pour l'élimination du poison variolique; qu'enfin l'avortement de la pustule peut n'empêcher que les effets secondaires du virus sans mettre obstacle à son élimination, en admettant que celle-ci se fasse par l'éruption cutanée.

Dans les varioles malignes je regarderais ces applications comme contre-indiquées. Je les craindrais aussi s'il y avait quelque manifestation d'une tendance congestive vers l'encéphale; mais en dehors de ces circonstances, je ne crois pas que chez les jeunes femmes il faille en rejeter l'emploi.

DE

QUELQUES FORMES GRAVES DE LA SCARLATINE (1)

Sommaire. — Exposé de plusieurs faits cliniques relatifs à des scarlatines anomales. Réflexions.

MESSIEURS,

De toutes les fièvres éruptives, la scarlatine est la plus irrégulière dans sa marche, celle dont il est le plus difficile de prévoir la terminaison, qui expose aux complications les plus soudaines et les plus graves, et dont les suites exigent le plus de surveillance.

Trousseau, dans ses *Leçons cliniques*, a insisté sur ces caractères de la fièvre scarlatineuse, et avec son talent magistral eu a exposé les indications.

Il y a une telle variété dans les anomalies de cette affection qu'on ne saurait trop en multiplier les observations. J'en citerai succinctement deux, et une troisième avec quelques détails, parce qu'elle a été un véritable champ de bataille thérapeutique où l'ennemi a multiplié ses attaques sous les formes les plus diverses et les plus alarmantes, et que le traitement, en définitive, a eu gain de cause, après les épisodes les plus émouvants et les plus propres à déconcerter notre espoir. Le premier cas a été une de ces surprises funestes, trop communes dans cette maladie, où la mort survient inopinément quand on croyait toucher à la guérison. Dans les deux autres, après les symptômes les plus menaçants, les malades ont guéri.

OBS. I. — Un jeune homme de vingt-trois ans, qui partageait toute l'activité de la jeunesse et toutes les ressources d'une belle fortune entre la

(1) Leçon publiée dans la *Gazette des hôpitaux*, mai, juin 1871, n°s 77 et suiv.

pratique des œuvres de bienfaisance et les sciences et les lettres, dans lesquelles il s'était déjà fait un nom, m'avait été adressé aux Eaux-Bonnes en 1856, pour un engorgement chronique du sommet du poumon droit; cet engorgement était consécutif à une pneumonie qui n'avait pas marché franchement et qui avait été accompagnée de symptômes suspects.

Les eaux avaient admirablement réussi. Un peu d'obscurité relative du son, un peu de faiblesse du bruit respiratoire, un peu d'expiration exagérée, étaient les seules traces d'une affection qui avait duré plusieurs mois et qui inspirait de légitimes inquiétudes.

Cinq à six ans après, ce jeune homme, dans son zèle charitable, avait donné ses soins à de pauvres enfants atteints de scarlatine; huit jours après environ, étant à déjeuner avec quelques amis, il éprouva une syncope, des vomissements et un sentiment très-douloureux dans la gorge.

Appelé auprès de lui, je lui trouve un pouls qui battait 130 à 140 fois par minute; toute la voûte buccale, l'isthme du gosier et le pharynx étaient tapissés par un exsudat pultacé. J'annonçai l'imminence d'une éruption scarlatineuse, confirmé dans ce diagnostic par les commémoratifs que j'ai rappelés plus haut, et, malgré le caractère pultacé de l'exsudat guttural, je le badigeonnai avec une solution d'azotate d'argent qui balaya immédiatement ces concrétions molles et non adhérentes, et mit à nu une muqueuse d'un rouge ardent, caractéristique.

Le lendemain, l'éruption était franchement dessinée.

Le deuxième jour de l'éruption, sans cause appréciable, le malade sent un point de côté à droite, tousse, expectore des crachats rouillés; l'éruption avait à peu près disparu. Je trouve de la matité, du souffle et du râle crépitant, sous la clavicule droite. Je fais appliquer immédiatement un large vésicatoire sur la poitrine et promener des sinapismes sur la périphérie cutanée.

Le lendemain, l'éruption s'était de nouveau accentuée; la congestion pulmonaire avait diminué; elle avait disparu le jour suivant, sixième de la maladie, cinquième de l'éruption, et la maladie semblait entrée dans une phase d'évolution régulière; le septième jour, la fièvre était tombée et l'injection tégumentaire avait à peu près disparu. Le soir j'allai voir ce jeune malade; il était sans fièvre; les accidents pulmonaires avaient complétement cessé. Il se plaignait uniquement d'un sentiment de courbature, de lassitude; sa parole avait sa netteté et son énergie habituelles; il n'éprouvait aucune douleur de tête. Je l'interrogeai sur ce point, que je surveille toujours avec attention dans cette maladie.

A quatre heures du matin on vint me chercher; à une heure il avait été pris d'agitation et de délire, j'y courus; il était à l'agonie et expira sous mes yeux au bout de quelques minutes.

La veille au soir, interrogé par des membres de sa famille qui le croyaient en convalescence, j'avais eu soin de les prévenir que tout danger n'était pas encore passé, malgré les apparences, et que dans une maladie qui s'était annoncée avec des symptômes aussi graves, il fallait pendant quelques jours encore rester en défiance et surveiller le malade attentivement.

Obs. II. — A quelque temps de là, je fus appelé pour un petit enfant de sept à huit ans, qui avait de la fièvre depuis la veille au soir. Je le trouvai sans connaissance, dans un état de coma profond, avec résolution des quatre membres; je lui appliquai un vésicatoire sur la nuque et deux aux cuisses. Au bout de quelques heures, il sortit de cet état comateux, quand apparut une éruption scarlatineuse régulière, mais un peu pâle, un peu lente dans son évolution; l'extrait de quinquina la décida à se dessiner plus franchement. La maladie se montra bénigne à partir de ce moment, et aucun autre accident n'en troubla le cours.

Obs. III. — Mademoiselle G..., âgée de quatorze ans, avait toujours joui d'une bonne santé. Sa constitution était sèche, nerveuse; elle était bien réglée. Enfant, elle parlait ordinairement en dormant, et dans la famille on a facilement du délire sous l'influence de la fièvre. Sa mère, dans son enfance, avait eu une première attaque de rhumatisme articulaire à la suite d'une rougeole; depuis lors elle était sujette aux douleurs rhumatismales.

Le 1er juin, mademoiselle G... éprouva une céphalalgie intense, accompagnée de vomissements alimentaires, qu'on attribua à une indigestion. Je la rencontrai par hasard chez une de mes malades, et lui trouvant la peau brûlante et 140 pulsations, j'exprimai à la famille la pensée que cette jeune fille était peut-être sous l'imminence d'une scarlatine à cause de l'excessive fréquence du pouls, de l'élévation de la chaleur de la peau, sans autre phénomène morbide que la céphalalgie et les vomissements; on me dit qu'elle en avait déjà été atteinte dans sa première enfance. Interrogée par moi sur l'état de sa gorge, elle reconnut qu'elle y éprouvait une sensation douloureuse. Le voile du palais, l'isthme du gosier, n'offraient rien d'anomal, le pharynx était d'un rouge vif, hérissé de granulations confluentes; tout l'appareil glanduleux de la muqueuse était turgescent et congestionné. Comme la malade n'avait éprouvé jusque-là aucun signe d'angine granuleuse, je vis dans cette congestion pharyngienne un état accidentel et probablement un exanthème pharyngien qui, dans la scarlatine comme dans les autres fièvres éruptives, précède habituellement l'éruption cutanée. Mes prévisions parurent tout à fait invraisemblables à la mère de cette jeune personne.

Le lendemain, 2 juin, elle m'envoya chercher, me faisant dire que sa fille continuait à être souffrante. Je ne reçus son invitation qu'à onze heures; je me rendis immédiatement chez elle. Je trouvai la jeune malade pelotonnée sur elle-même, froide, *sans pouls*, sans connaissance; elle avait été agitée, me disait-on ; les vomissements avaient continué, et depuis plusieurs heures elle était tombée dans cet état de collapsus, dont on n'avait pas autour d'elle apprécié toute la gravité.

Sur la face dorsale des mains, sur les genoux, sur les coudes, on apercevait de petites taches scarlatineuses, violacées, entremêlées de pétéchies d'un noir foncé ; on en trouvait quelques-unes encore à la partie supérieure de la région présternale ; la face était légèrement vergetée : telles étaient les seules manifestations de la fluxion éruptive.

Je prescrivis immédiatement un vésicatoire sur chaque cuisse, des sinapismes promenés sur les quatre membres, et une potion avec 4 grammes d'extrait de quinquina jaune, 8 grammes d'acétate d'ammoniaque, 8 grammes d'eau de menthe, et du sirop d'écorces d'oranges amères. J'ordonnai qu'on lui donnât de la glace et de l'eau de Seltz si les vomissements continuaient, du bouillon s'ils s'arrêtaient.

Forcé d'aller voir un malade, en consultation, à quelques lieues de Paris, je priai mon confrère et ami le docteur Fernet de me remplacer auprès de la malade, de ne pas la quitter et de vouloir bien surveiller l'exécution de mes prescriptions.

Quand je revins à cinq heures, M. Fernet me raconta que la réaction n'avait commencé que trois ou quatre heures après mon départ. Grâce à la glace, la potion avait été supportée ; en même temps que la circulation se ranimait, au coma avaient succédé de l'agitation et du délire. On avait donné alors un lavement avec du gros miel, parce que la malade n'avait pas eu de garderobe depuis la veille. Mais ce lavement avait décidé une diarrhée ; il y avait déjà eu cinq ou six selles involontaires, la plupart liquides ; la réaction s'était arrêtée et le pouls baissait de nouveau ; l'éruption restait stationnaire.

Je prescrivis un demi-lavement avec de la décoction de guimauve et de l'amidon, des cataplasmes sur le ventre et une potion avec du sous-nitrate de bismuth, si la diarrhée continuait.

Je revins dans la soirée ; la diarrhée avait diminué sans s'arrêter, le pouls était de nouveau imperceptible. On n'avait pas commencé la potion au bismuth.

Je fis cesser la mixture stimulante, pensant qu'elle contribuait peut-être à entretenir la diarrhée. J'ordonnai qu'on administrât un nouveau demi-lavement de guimauve et amidon, et la potion au bismuth toutes les heures.

Le lendemain 3 juin. La nuit avait été très-agitée, avec du délire, de la jactitation, de la carphologie. La diarrhée s'était arrêtée ; le pouls s'était relevé ; il s'élevait à 120 130 pulsations par minute. L'éruption ne s'était pas développée, mais les pétéchies étaient plus nombreuses. La peau était le siége d'une chaleur âcre, intense.

L'œil droit était injecté ; outre la congestion conjonctivale, on observait sur la sclérotique un cercle de petits vaisseaux radiés extérieur au cercle cornéal; la cornée était trouble, l'iris était tomenteux, terni; il y avait de la photophobie, mais pas aussi prononcée que la gravité des lésions pouvait le faire supposer.

Je prescrivis de nouvelles applications de sinapismes, du lait et du bouillon comme nourriture. Des deux vésicatoires appliqués sur les cuisses, un seul avait pris. J'en fis appliquer un autre sur la nuque.

Le soir, l'intelligence parût s'être réveillée, quoique obscure encore, troublée par des divagations qu'on faisait cesser en fixant l'attention de la malade. La fièvre présentait un redoublement.

Le 4, matin. La nuit avait été très-agitée, cependant l'intelligence était manifestement plus lucide; l'affection oculaire s'était aggravée; l'éruption avait un peu augmenté, en restant toutefois limitée aux mêmes régions.

Nouveau vésicatoire sur la cuisse pour remplacer celui qui n'avait pas pris. — Frictions autour de l'orbite avec de l'onguent mercuriel belladoné; potion avec extrait de quinquina jaune; pour régime, bouillon et lait.

Dès le 5, l'état de l'œil s'améliora : en même temps que la pupille se dilatait, la cornée s'éclaircit; il semblait que la contraction forcée des fibres radiées de l'iris en modifiât la circulation d'une manière favorable, exerçât sur les vaisseaux de cette membrane une compression utile. La malade répondait nettement aux questions qu'on lui adressait; seulement elle n'avait pas conscience de sa situation; elle demandait à se lever et à manger de la salade. L'éruption pâlissait et s'effaçait.

Le matin, le pouls tombait à 108-112; le soir, il s'élevait au moins à 120. Il y avait toujours pendant la nuit une vive agitation et de la carphologie.

Le 6, l'œil allait beaucoup mieux; les pétéchies commençaient à disparaître.

Le 7, dans la journée, le bras droit qui était habituellement découvert, quoi qu'on fît pour le soustraire à l'impression de l'air, devint douloureux; les articulations des doigts, du poignet et du coude étaient légèrement tuméfiées. L'œil allait mieux; on éloigna les applications de pommade; au lieu de les faire de deux en deux heures, on ne les fit plus que toutes les quatre heures. La pupille restait dilatée et l'injection autour de la cornée avait considérablement diminué.

Un furoncle se développa dans la région olécrânienne.

Les jours suivants, l'état cérébral, qui s'était amélioré, s'aggrava. La malade délirait toute la journée; elle parlait toute seule. Quand je l'interrogeais, ses réponses étaient sensées; mais, immédiatement après, elle reprenait ses monologues délirants. Les nuits étaient extrêmement agitées; elle voulait, à chaque instant, se lever; les mouvements de carphologie, qui avaient cessé, devenaient continuels.

Dans la nuit du 8 au 9, elle éprouva une vive oppression après avoir bu du lait.

Le matin, le pouls était à 108, la peau était couverte de sueur; mais, le soir, elle devenait sèche, brûlante, et le pouls acquérait une très-grande fréquence.

Les articulations de la main droite étaient moins tuméfiées, celles du coude l'étaient davantage; l'épaule était très-douloureuse. La région précordiale, interrogée avec soin, ne faisait entendre aucun bruit morbide.

La langue était saburrale; la malade n'avait pas eu de selles depuis quatre jours, malgré les lavements. Elle était dégoûtée du bouillon; j'essayai des laits de poule.

Le 9, elle prit trois cuillerées à café de magnésie, qui provoquèrent cinq à six selles.

Le 10, la purgation a amené quelque amélioration; la langue était plus nette; il y avait plus d'appétence. La peau était toujours en sueur le matin; et l'état cérébral n'était pas modifié; il s'était même aggravé. L'insomnie persistait absolue et opiniâtre, et la malade s'en plaignait.

Le soir, je constatai un bruit de frottement péricardique. Je prescrivis un vésicatoire sur la région précordiale.

Le 11, le délire avait été, pendant la nuit précédente, plus violent et plus continu que jamais. Bien qu'on ne fît plus que quatre fois par jour des onctions avec la pommade belladonée, comme les pupilles étaient dilatées, je me demandai si la belladone n'avait pas une part dans le délire et l'insomnie, et je supprimai complétement ce médicament. En outre, tenant compte des antécédents diathésiques de la famille, et soupçonnant un élément arthritique dans ces manifestations si variées et si mobiles, je fis appliquer deux vésicatoires sur les genoux.

Le 11, soir, je trouvai la malade plus calme.

La nuit suivante, pour la première fois depuis le début de la maladie, elle avait dormi trois ou quatre heures en plusieurs sommes; dans l'intervalle, elle était calme. Faut-il attribuer cet heureux changemnt à l'application des vésicatoires ou à la suppression de la belladone? Sans repousser cette dernière explication, il faut se souvenir que l'insomnie et le délire avaient précédé son emploi. Mais il faut aussi se rappeler qu'il s'agissait d'un cerveau très-excitable, d'une jeune fille dont le sommeil était agité quand elle était enfant, et qui avait facilement du délire, plus sensible par conséquent à l'action des médicaments qui peuvent provoquer ces troubles nerveux.

Le 12 au matin, je la trouvai calme; le pouls était à 108. La peau était fraîche et moite. L'intelligence était lucide. Un bruit de souffle très-accentué était perçu dans la région précordiale. Il y avait peu d'appétit.

Depuis l'interruption des onctions avec la pommade belladonée, l'œil était de nouveau congestionné; il y avait une injection vive des vaisseaux de la conjonctive et de la sclérotique La photophobie avait reparu.. Je prescrivis des lotions avec de l'infusion de camomille et des cataplasmes de fleurs de camomille sur l'œil. La malade repoussa ces applications.

Plusieurs furoncles s'étaient développés dans le dos. Cet accident n'est pas rare après les applications de vésicatoires, et, comme dans ce cas-ci, ils ne se développent pas toujours dans la région tégumentaire qui a subi cette application.

Le soir, je trouvai le pouls aussi calme que le matin ; c'était la première fois que je voyais manquer le paroxysme vespéral. Mais la nuit suivante, quoiqu'elle ait eu plusieurs heures de sommeil, la malade eut de l'agitation et un accès de fièvre intense, me dit la garde qui la veillait.

13, matin. — Depuis la médecine, c'est-à-dire depuis quatre jours, il n'y avait pas eu d'évacuations, la langue était sale, l'appétit nul. Je prescrivis une seule petite cuillerée à café de magnésie, qui provoqua cinq à six selles abondantes. Mais cette purgation n'amena pas le mieux-être qui avait suivi la première ; toute la journée mademoiselle X... éprouva du malaise ; l'inappétence persista. La malade accusait de la céphalalgie et son épaule la faisait beaucoup souffrir. L'intelligence était d'une lucidité absolue ; et probablement en même temps qu'elle avait recouvré l'usage de toutes ses facultés, elle avait un sentiment plus vif de ses souffrances et une conscience plus nette de ses sensations.

Le soir, à cinq heures, je trouvai la peau plus chaude, le pouls à 128.

La nuit suivante, néanmoins, fut excellente, le sommeil fut calme et plus prolongé.

14, matin. — La céphalalgie avait disparu ; l'épaule était toujours douloureuse. Plusieurs furoncles avaient abcédé dans le dos et l'on pouvait se demander si cette éruption furonculeuse ne contribuait pas à entretenir la fièvre. Les cataplasmes de camomille ont été appliqués tout le jour précédent sur l'œil, qui est beaucoup moins congestionné. Le pouls était à 104 ; la peau était fraîche. Je conseillai de prendre du tapioca au lait, de la gelée, des asperges trempées dans du jus de viande.

Le soir, je trouvai la jeune malade endormie ; la journée avait été parfaite.

Pendant la nuit il y eut un peu d'agitation et de la fièvre alternant avec des heures de sommeil calme.

15, matin. — L'œil était plus injecté ; la malade souffrait par intervalles d'une céphalalgie passagère, mais très-vive. L'appétit ne se relevait pas franchement. Pour combattre la constipation, je prescrivis de l'eau de veau, de la limonade. Même régime que la veille.

16. — La nuit avait été plus calme ; cependant mademoiselle X... avait eu de la fièvre, et vers les quatre heures après midi, elle avait, me dit-on, depuis plusieurs jours, une céphalalgie violente, très-aiguë, mais de très-courte durée, suivie de fièvre, qui durait une partie de la nuit, souvent même se prolongeait dans la matinée. L'œil allait mieux. Du reste, la congestion dont il était le siége variait d'intensité suivant les différents moments de la journée : elle augmentait ou diminuait rapidement. L'épaule restait

douloureuse; le souffle précordial était remplacé par un bruit de frottement rude, superficiel et diffus.

Les urines n'étaient pas albumineuses. Quoique je trouve dans mes notes ce renseignement écrit pour la première fois à cette date, je suis convaincu que j'avais fait cette recherche beaucoup plus tôt, et que j'avais omis de l'indiquer, parce qu'elle m'avait donné des résultats négatifs. Il est très-rare que j'omette d'examiner les urines dans la scarlatine, et je n'y manque jamais quand la maladie offre un caractère grave ou seulement des symptômes suspects.

17 juin. — L'inappétence était toujours la même. Les accidents fébriles et névralgiques persistaient; leur périodicité s'accentuait de plus en plus, et paraissait revêtir la forme double tierce. Il semblait que tous les deux jours la fièvre fût plus intense et que les nuits fussent plus agitées.

En tenant compte de ces circonstances, je prescrivis pour la nuit une potion avec 1gr,50 d'alcoolature d'aconit, à prendre en trois doses, et pour le lendemain matin un lavement avec 60 centigrammes de sulfate de quinine.

19. — Les accès ont été amoindris, mais non éteints, par cette médication. La céphalalgie avait perdu son caractère névralgique et consistait en une pesanteur douloureuse.

20. — La dose de sulfate de quinine fut portée à 80 centigrammes, et l'accès fut notablement retardé; il n'avait commencé qu'à sept heures du soir; à cette heure-là le pouls battait 128 fois par minute; le lendemain il était tombé à 100 et la peau était fraîche.

En dépit de cette médication, il y eut le 22, dans la nuit, un accès très-caractérisé. Le bruit de frottement péricardique devint beaucoup plus intense et prit le caractère du bruit de cuir neuf; pensant que cette fièvre paroxystique pouvait se rattacher à un rhumatisme cardiaque, je fis appliquer un second vésicatoire sur la région précordiale, je suspendis le sulfate de quinine et je continuai l'alcoolature d'aconit. La malade fut plus calme et dormit dans la journée. L'état des organes digestifs ne s'était pas modifié; la langue était pâteuse, l'appétit était nul.

Du 23 au 25 juin les journées furent assez calmes; il y eut même un peu de sommeil dans l'après-midi.

Le soir, vers quatre heures, la malade éprouva une sensation subjective de froid, surtout prononcée aux membres inférieurs, et en même temps une céphalalgie diffuse; quelques douleurs d'apparence névralgique occupaient tantôt les oreilles, tantôt la cuisse gauche.

Le frottement du péricarde était rude, surtout marqué à la base.

23. — J'examinai la rate, elle n'était pas volumineuse, mais elle était douloureuse à la pression.

24. — Les accès paroxystiques semblant se caractériser de plus en plus, et revenir avec une périodicité manifeste (plus marqués de deux jours l'un),

j'administrai le sulfate de quinine à la dose de 80 centigrammes, et cette fois par la bouche, malgré les répugnances de la malade et de son entourage.

Dans la nuit du 24 au 25, l'accès ne parut pas modifié, le pouls s'éleva à 124, 128, tandis que dans la journée il tomba à 96, 100.

Le 25 au soir, l'accès arriva, comme les jours précédents, marqué d'abord par le froid, la céphalalgie et les douleurs névralgiques. Le pouls était à 128.

Vers trois heures du matin, la malade se plaignit d'une angoisse précordiale très-pénible, et en même temps la respiration devint anxieuse; il y eût un peu de délire, et par intervalle des nausées et des vomituritions.

A cinq heures, M. Fernet fut appelé auprès de la malade. L'oppression était telle que la respiration s'entendait à distance; l'agitation était extrême; les traits étaient décomposés, la face offrait un aspect terreux et presque cadavérique, les yeux étaient enfoncés dans les orbites et bordés de noir.

La malade vomit des matières muqueuses et du lait coagulé d'une odeur très-acide.

En présence de ces accidents offrant tous les caractères d'un accès pernicieux, sans en attendre la fin, M. Fernet prescrivit un quart de lavement avec 60 centigrammes de sulfate de quinine; ce lavement fut gardé.

Quand j'arrivai, vers sept heures, l'accès touchait à son terme; la moiteur s'était établie, la respiration était calme et la malade dormait: les vomissements ne s'étant pas répétés, je fis prendre, à huit heures et demie, par la bouche, 80 centigrammes de sulfate de quinine.

La journée fut calme, il y eut trois heures de sommeil dans l'après-midi. La malade prit du bouillon et du lait.

Le soir l'accès fut retardé, et beaucoup moins fort qu'il n'avait même été avant l'accès pernicieux.

Les jours suivants le sulfate de quinine fut continué à la dose de $1^{gr},25$ tous les matins. Dès le 26 au soir, des bourdonnements d'oreille accusaient l'absorption du sel quinique.

Les accès se montrèrent de plus en plus retardés; ils ne commençaient qu'à une heure, puis à quatre heures, puis à six heures après minuit, et ils furent en outre très-atténués.

Dans la nuit du 29 au 30 juin, l'accès manqua complétement et la malade eut huit ou dix heures de sommeil calme, à peine interrompu à trois ou quatre reprises.

Pour la première fois l'appétit se fit sentir, je donnai à la malade quelques aliments solides. Jusque-là elle avait pour la nourriture une répugnance que nous n'avions pu vaincre ni par l'emploi des amers et des eaux digestives, ni par la variété des aliments.

Dans la nuit du 30 juin au 1er juillet, quatre heures de sommeil seulement; du reste, la malade était calme et n'éprouvait aucun malaise.

Le 1er juillet. Moins d'appétit que la veille ; la malade s'aperçut qu'elle ne voyait plus du tout de l'œil droit ; cependant les jours précédents, la congestion oculaire n'avait pas augmenté, et il n'y avait pas de douleur. La pupille était désormais adhérente (synéchie postérieure) ; à l'ophthalmoscope le fond de l'œil paraissait noir.

Ne pouvant faire lever la malade et n'ayant pas à notre disposition l'ophthalmoscope de M. Galezowski, le seul qui permette un examen commode dans la position horizontale, nous ne pûmes pas distinguer nettement ce que signifiait cette teinte noire ; mais douze jours après, la malade ayant repris des forces fut examinée par un oculiste distingué qui constata un décollement de la rétine avec apoplexie sous-rétinienne, et déclara que la vue de ce côté était à jamais perdue. Il est probable que cet accident s'était produit depuis quelques jours, quand la malade s'en est aperçue, peut-être pendant l'accès pernicieux ; j'ai vu depuis une fièvre larvée à forme névralgique compliquée d'hémorrhagie rétinienne.

Les urines examinées souvent ne renfermaient pas d'albumine.

Dans la nuit du 1er au 2 juillet, nouvel accès fébrile, qui commenca dans le milieu de la nuit ; et vers cinq heures du matin accidents analogues à ceux qui avaient caractérisé l'accès du 26 juin, à forme dyspnéique pernicieuse.

Le matin du 2 juillet, je trouvai le pouls à 128, une altération profonde des traits. La malade était tourmentée par de fréquents vomissements.

On avait continué le sulfate de quinine aux mêmes doses, et l'on avait décidé que pour la première fois on le suspendrait ce matin-là même. Le retour de l'accès commandait de le continuer, et la jeune fille en prit 1gr,25 dans la matinée.

Il y eut dans la journée plusieurs vomissements, et comme ils avaient entraîné la majeure partie du médicament, on en donna 60 centigrammes en lavement, et j'en fis prendre 1 autre gramme dans la journée associé au sous-nitrate de bismuth. Depuis 1849, j'ai souvent constaté l'utilité de cette association chez des sujets qui ne toléraient pas le sulfate de quinine, soit parce qu'il déterminait des vomissements et des phénomènes gastralgiques, soit parce qu'il provoquait de la diarrhée ; dans le cas de gastralgie, j'y ajoute de la codéine ou quelque autre préparation opiacée. Chez notre malade l'addition du sel de bismuth était d'autant plus indiquée que la malade avait de la diarrhée depuis deux jours, et d'une autre part, dans l'état d'anorexie, de nausées, où elle se trouvait, les opiacés me paraissaient contre-indiqués.

L'accès se termina dans la soirée vers six heures et demie, il y eut un peu de sommeil vers cette heure. La nuit suivante fut calme, mais sans sommeil.

3 juillet, matin. — Je trouvai la peau un peu chaude, le pouls à 104 ; la

céphalalgie était peu intense ; l'œil était beaucoup moins rouge. Je fis prendre du sulfate de quinine en lavement pour ménager l'estomac disposé à la révolte et se refusant à l'alimentation quand on lui imposait des médicaments.

Le 4 juillet, à sept heures du soir, il y eut un léger accès fébrile qui se prolongea jusqu'à quatre heures du matin. Le pouls ne s'éleva pas au-dessus de 100 pulsations, et la chaleur fut peu marquée ; mais la malade accusait des douleurs vives disséminées sur tout le corps, commençant par la tête, s'étendant au cou, au bras, au dos, et enfin aux jambes.

5 juillet, matin. — Un lavement avec 1gr,25 de sulfate de quinine n'a pas été toléré, j'en fis prendre de nouveau 1 gramme avec 1 gramme de sous-nitrate de bismuth. Le matin le pouls était à 108 ; la malade était calme.

Elle dormit presque toute la journée ; le soir je trouvai un calme parfait et le pouls était descendu à 80.

6 juillet. — La nuit avait été bonne; pas de traces d'accès. Le matin, calme parfait ; le pouls était à 84.

On continua le sulfate de quinine à la dose de 1 gramme.

7 juillet. — Pas d'accès la nuit dernière. La malade accusant des douleurs et des malaises d'estomac, je décidai qu'on ne donnerait plus le fébrifuge que tous les deux jours, et qu'on le suspendrait ce jour-là, puisque depuis le 4 il n'y avait pas eu d'accès, et que le dernier avait été assez mitigé.

Pendant la nuit la fièvre reparut, le pouls s'éleva à 112 pulsations; le phénomène dominant de l'accès fut le retour des douleurs névralgiques et d'une céphalalgie intense comme dans le dernier accès. Il s'y ajouta de l'anxiété respiratoire due surtout à la vivacité des douleurs ; on constata quelques irrégularités du pouls.

L'accès se termina vers neuf heures du matin ; je fis prendre 1gr,50 de sulfate de quinine. Il n'y eut pas d'accès la nuit suivante, mais un peu d'anxiété, un peu de délire calme ; l'appétit fut nul, la soif était toujours assez vive ; à peine la malade acceptait quelques bouillons.

9 juillet. — J'insistai néanmoins pour que le sulfate de quinine fût continué à la dose de 1gr,50.

En présence d'accidents aussi opiniâtres, la famille désira avoir l'avis de mon excellent maître et ami le docteur Blache. Nous convînmes qu'on substituerait au gramme et demi de sulfate de quinine des pilules faites avec 1 gramme de sel quinique et 3 grammes de poudre de quinquina. Ces pilules (1), argentées et de consistance assez ferme, furent administrées le 10 ;

(1) L'argenture des pilules est souvent un obstacle à leur désagrégation, et par conséquent à l'absorption des médicaments qu'elles renferment, surtout quand elles sont préparées depuis quelque temps. Alors, revêtues de cette enveloppe insoluble, elles traversent l'intestin sans être entamées ; et plus d'une fois je les ai retrouvées intactes au milieu des déjections alvines. Quand des pilules ont besoin d'une enveloppe protectrice, je préfère le baume de tolu à l'argent.

elles furent bien supportées, mais elles ne déterminèrent ni surdité ni bourdonnements d'oreille. L'absorption du médicament me parut problématique, et la nuit suivante revint un accès intense accompagné de douleurs vives dans la tête, le dos, les bras et les jambes; il se prolongea, atténué, une grande partie de la journée du 11. J'exigeai alors qu'on revînt au sel quinique, à la dose de 1gr,50, associé au bismuth. J'étais convaincu que la malade puisait dans le milieu ambiant le principe de ces accès fébriles, d'autant plus qu'elle habitait un quartier où s'accomplissaient des travaux de terrassement considérables; elle avait, sans doute, une aptitude spéciale à sentir cette influence, inappréciable pour les personnes qui vivaient avec elle. Le quinquina avait bien évidemment prise sur les accès; il neutralisait les effets du miasme, mais il laissait subsister cette disposition de l'organisme à en recevoir l'impression morbifique. Un seul parti me paraissait rester à prendre : transporter la malade hors de Paris et, jusqu'à ce que les conditions atmosphériques permissent ce transport, continuer l'emploi du fébrifuge.

A partir de ce moment, il n'y eut plus d'accès véritable; mais tous les matins, vers neuf ou dix heures, la malade était prise de douleurs commençant toujours par la tête et le cou, et se répandant dans tout le corps. Il semblait que l'intoxication miasmatique mit en jeu la prédisposition arthritique qui existait chez cette jeune fille, et qui revêtait la forme névropathique.

Ces douleurs se calmaient vers le soir, mais ne disparaissaient complétement que pendant de courts intervalles.

Le 12, on avait ouvert un abcès de la cuisse, gros comme un œuf de pigeon, et au niveau duquel la peau présentait une petite pustule. De pareils abcès surviennent quelquefois à la suite de la scarlatine; mais celui-ci s'était développé trop longtemps après la période éruptive, pour qu'il put être regardé comme une suite de la fièvre exanthématique. La malade avait déjà eu des furoncles; il y avait chez elle une disposition pyogénique.

L'appétit ne s'était pas relevé ; ce n'était qu'avec une extrême difficulté qu'on pouvait faire accepter à la malade une très-petite quantité d'aliments. Elle éprouvait souvent des nausées; elle dormait très-peu.

Le 14, je crus qu'on pouvait tenter de nouveau de suspendre le sulfate de quinine. Pour calmer l'excitation nerveuse et obtenir du sommeil, je lui prescrivis un bain calmant, avec de l'infusion de tilleul (250 grammes), de feuilles de laurier amande (50 grammes), et une décoction de graine de lin et de têtes de pavot (500 grammes de graine de lin et 12 têtes de pavot pour un chaudron d'eau).

Je conseillai, pour le soir, une potion avec 3 grammes de bromure de potassium dans 150 grammes de véhicule. Le bain produisit une légère sédation; la potion fut commencée le soir. Vers une heure du matin, après la seconde cuillerée de potion, la malade s'est endormie, et ce sommeil très-calme a duré pendant dix heures.

Dans la journée du 15, je fis prendre de nouveau du sulfate de quinine, et la malade se rendormit jusqu'au soir, après avoir pris un second bain calmant. Le soir, on reprit la potion bromurée. La nuit fut calme, et la malade dormit encore pendant six à sept heures.

Le lendemain, 16 juillet, l'appétit s'était un peu réveillé. Dans la journée, on put faire accepter plusieurs potages et quelques aliments solides.

Cependant, il y eut un retour des douleurs de la tête et du cou, beaucoup moins vives toutefois qu'elles ne l'étaient quelques jours auparavant.

Je fis donner, toutes les quatre heures, une cuillerée de la potion bromurée.

Le soir, il y eut, pendant deux heures, une crise de douleurs, avec agitation, beaucoup moins intense que les crises précédentes. Ensuite, la malade s'endormit jusqu'à cinq heures du matin, et, depuis ce moment, elle fut calme.

Le 17, matin, je constatai un état très-satisfaisant; la malade avait déjà pris, avant ma visite, un copieux potage. Elle se trouvait bien ; la peau était fraîche et la langue était nette.

Dans la nuit, à une heure, les douleurs revinrent plus vives que la veille, sans avoir la violence des anciennes crises.

Le 18, matin, je la trouvai sous l'influence de cette crise douloureuse, qui se prolongea jusqu'à midi ; elle avait pris du sulfate de quinine, comme elle en prenait tous les deux jours; mais la première dose avait été vomie, ainsi qu'une cuillerée de bromure.

Elle fut calme dans l'après-midi. A cinq heures, le pouls était encore à 100 et la peau un peu chaude. Je fis remettre au lendemain la prise de sulfate de quinine.

Le 19, il fut pris et toléré. La nuit avait été bonne.

Les jours suivants, une amélioration notable se dessina et se développa progressivement. Les nuits étaient bonnes; la fièvre ne revint pas. La malade jouissait d'un calme complet; mais l'appétit restait médiocre. Le 22, profitant d'un beau jour, on la transporta dans la partie la plus salubre de Bellevue. Là, elle se rétablit complétement. Je lui fis prendre encore quelques doses de sel quinique, à des intervalles de plus en plus éloignés.

Sous l'influence de l'air pur et du soleil, l'appétit se développa, le travail nutritif reprit son essor, et six semaines après mademoiselle X... quittait Bellevue pour entreprendre un voyage de cent lieues, qui la ramenait bien portante dans son pays natal.

Cette observation est un exemple de scarlatine anomale, accompagnée au début et poursuivie dans tout son cours par les complications les plus graves et les plus imprévues. Plusieurs fois, on put croire à l'imminence d'une terminaison funeste. Mais, heureusement, cet organisme, si sensible aux impressions morbides, ne l'était pas moins aux actions thérapeutiques, et répondait fidèlement aux provocations qu'on lui adressait ; presque toujours les modificateurs arrivaient au but que nous voulions atteindre.

Ainsi, au début, éclate un état fébrile dont la soudaineté et l'extrême violence, comme l'a si judicieusement remarqué Trousseau, mettaient déjà sur la voie de la scarlatine. Cette fièvre est compliquée d'une angine pharyngienne et de vomisseements qui appuyaient cette présomption.

Le lendemain, nous voyons apparaître une éruption scarlatineuse, limitée à quelques régions, dans une très-petite étendue de la périphérie cutanée, entremêlée de pétéchies d'un noir foncé. En même temps que l'organisme semble impuissant à achever le travail éruptif, que l'altération profonde du sang qu'il a subie s'exprime par ces pétéchies d'un caractère si inquiétant, par ces vomissements si opiniâtres, la dépression des forces est telle que la malade reste six à huit heures sans pouls, froide, inconsciente, comme sidérée par l'action morbide et semblant prête à expirer.

Les toniques et les stimulants relèvent l'action du cœur, la glace fait taire les vomissements. Mais alors survient une diarrhée qui fait rétrograder le mouvement réactionnel, et pouvait faire craindre un nouveau collapsus plus dangereux que le premier.

La diarrhée, on le sait, constitue quelquefois une complication grave dans la scarlatine ; elle exprime un état congestionnel de l'intestin. Après la mort, on trouve la membrane muqueuse injectée, les plaques de Peyer saillantes, quelquefois même ulcérées. Il était important d'arrêter cette diarrhée dans l'état de faiblesse où se trouvait la malade. Les opiacés étaient contre-indiqués. Quelques lavements amylacés et le bismuth en firent prompte justice.

Mais, en même temps que la réaction s'opérait, avec le retour des manifestations intellectuelles, survint un délire qui persista trois jours sans interruption et qui se montra, pendant un temps plus long encore, avec des intervalles de lucidité. Une complication rare, une congestion de l'œil droit, paraissant envahir tous les tissus de cet organe, arriva le troisième jour de la maladie, le deuxième de l'éruption.

La gravité des troubles encéphaliques dans la scarlatine justifiait de légitimes inquiétudes. Cependant, deux circonstances atténuaient pour moi la gravité de ces manifestations : d'une part, l'excitabilité nerveuse de cette jeune fille et les habitudes délirantes de la famille sous l'influence de la fièvre, et, d'une autre part, l'absence d'albumine dans les urines. J'ai vu, il y a quelque temps, délirer pendant vingt-quatre heures, sous l'influence de la scarlatine, un jeune homme extrêmement nerveux, et cependant, à part ce symptôme, la maladie a été très-bénigne.

Quant à l'affection oculaire, j'ai dit comment, dans cette première phase, elle céda à la médication employée, et comment je dus renoncer à cette médication, que je soupçonnai de contribuer à entretenir l'excitation cérébrale.

Le septième jour, l'éruption avait disparu, mais la fièvre persistait, avec des paroxysmes le soir et la nuit ; des arthrites multiples apparaissaient, localisées d'abord dans le membre qui avait subi l'impression de l'air extérieur ; trois jours après, une péricardite accentue davantage le caractère rhumatique de cette complication.

Je ne nie pas d'une manière absolue qu'il ne puisse y avoir des arthrites scarlatineuses et des arthrites blennorhagiques. Je suis convaincu que la scarlatine, comme la blennorrhagie, favorise l'évolution de l'arthrite et en même temps la modifie, lui imprime son cachet comme le fait d'ailleurs tout état morbide constitutionnel sur une maladie intercurrente, mais je suis porté à croire que ces deux affections jouent le rôle de causes occasionnelles et modificatrices de l'arthrite plutôt qu'elles n'en sont la cause déterminante, la racine pathogénique.

Depuis trente-quatre ans, mon attention est fixée sur ce point, qui m'offrait un intérêt tout particulier parce qu'il touchait à l'histoire des diathèses ; eh bien, dans l'un comme dans l'autre cas, derrière ces arthrites blennorrhagiques ou scarlatineuses, j'ai presque toujours trouvé des antécédents d'arthritisme ou de rhumatisme, soit chez le malade lui-même, soit dans sa race, et nous savons que la mère de notre jeune malade était très-sujette aux rhumatismes.

J'ajouterai que chez les scarlatineux, l'impression du froid, qui a si souvent une part importante dans le développement de l'anasarque, intervient d'une manière non moins incontestable dans la production de l'arthrite.

Je ferai remarquer en passant la coïncidence, chez cette malade, de l'affection oculaire et de l'arthrite. Sans établir un lien pathologique entre ces deux faits morbides, je rappellerai qu'ils se groupent quelquefois ensemble dans l'arthrite blennorrhagique. Graves en a cité plusieurs exemples ; et chez un jeune homme né de parents arthritiques qui a eu lui-même, en dehors de l'excitation blennorrhagique, des manifestations arthritiques, j'ai vu cette complication se répéter trois fois.

Chez notre jeune malade, la fluxion rhumatismale ou *rhumatoïde*, si l'on n'accepte pas l'opinion que je soutiens, resta limitée au membre supérieur droit et au péricarde. Elle fut modérée dans ces diverses localisations ; mais la fièvre ne semblait pas en rapport avec les lésions locales. Sa forme rémittente, presque intermittente, son type double tierce m'engagèrent à donner le sulfate de quinine.

La fièvre parut céder graduellement, mais elle revenait dès que la médication quinique était abandonnée. La fluxion cardiaque n'ayant pas disparu avec l'arthrite, je me demandai s'il ne fallait pas lui imputer cette fièvre ; mais la persistance de celle-ci, après que le cœur et son enveloppe étaient revenus à leur état normal, fit bientôt repousser cette supposition. Des douleurs névralgiques qui avaient commencé pendant les manifestations articulaires devinrent plus intenses, et, avec la fièvre dont elles suivaient les phases, dominèrent la scène morbide.

On pouvait se demander si l'on n'avait pas affaire à un de ces états fébriles auxquels l'absence de localisation bien déterminée et les troubles névropathiques concomitants méritent le nom de fièvre nerveuse. J'ai vu des femmes qui, à la suite de grandes secousses morales, avaient, pendant des années, des accès de fièvre quotidienne, quelquefois très-violents, résistant à tous les fébrifuges, souvent accompagnés de phénomènes névralgiques, disparaissant par intervalles quand les malades changeaient de pays, puis revenant quand elles étaient restées quelque temps dans ce nouveau séjour. Quelquefois des localisations venant se greffer sur cet état fébrile pouvaient l'augmenter, mais il leur survivait. Lorry, dans son traité des maladies hypochondriaques, a cité des faits de ce genre ; mais, chez notre malade, la maladie était toute récente, elle l'avait saisie au milieu de la santé. Aucune émotion n'était intervenue ; les névralgies qui s'y ajoutaient étaient probablement une complication accidentelle de même racine diathésique que les arthrites, à moins qu'elles ne fussent une manifestation congénère de la fièvre, effet de la même cause.

D'ailleurs, s'il y avait eu matière à doutes, les accès pernicieux qui se montrèrent à deux reprises différentes les auraient dissipés.

J'ai dit comment je comprenais l'étiologie et l'opiniâtreté de cette fièvre ; l'efficacité du traitement suivi me paraît confirmer l'opinion que j'avais adoptée.

La desquamation fut insignifiante chez cette malade. Habituellement elle est en rapport avec l'étendue de l'éruption, mais ce rapport n'est pas constant. J'ai donné des soins à un jeune malade âgé de dix ans, atteint d'une éruption scarlatiniforme qui occupa pendant quelques heures seulement la partie moyenne des deux cuisses à la suite d'un accès de fièvre violent, accompagné d'une légère angine. Ses parents ne voulaient pas admettre qu'il eût la scarlatine et trouvaient exagérées les précautions que je lui prescrivais, quand huit ou dix jours après, ses deux frères aînés furent affectés de scarlatines complètes. On apprit que l'enfant du concierge, avec lequel ces jeunes gens n'avaient eu aucun rapport direct, avait eu la scarlatine quelque temps auparavant, et quinze jours après cette éruption si limitée, qui n'avait duré que quelques heures, le jeune garçon eut une desquamation complète, générale, comme à la suite de la scarlatine la plus intense.

Ces scarlatines anomales, incomplètes, si bien décrites par MM. Rilliet et Barthez, sont quelquefois une cause d'hésitation pour le médecin et de dangers pour les malades.

J'ai soigné l'hiver dernier une jeune dame qui, pendant les deux premiers jours de sa maladie, avait été visitée par un médecin de son voisinage, bien que je fusse son médecin habituel. Elle ne me fit appeler que le troisième jour; elle avait eu, me disait-elle une fièvre violente et du mal de gorge. Je lui trouvai de la fièvre, un aspect vergeté de la face, et sur le haut des bras et la région présternale des rougeurs granitées qui me parurent suspectes. Elles avaient disparu le cinquième jour; mais la langue s'était dépouillée entièrement de son épithélium et présentait l'apparence scarlatineuse très-accentuée. Je prescrivis une réclusion d'autant plus sévère que la saison était rigoureuse. Je ne fus point écouté, et après s'être exposée à l'air pendant un temps très-court, la malade fut reprise de fièvre avec un gonflement considérable des ganglions cervicaux et sous-maxillaires qui persista pendant douze à quinze jours, et dont la résolution parut favorisée par des onctions avec une pommade au chlorhydrate d'ammoniaque.

Comme je le disais en commençant, aucune fièvre éruptive n'est plus variable que la scarlatine dans sa marche et dans les complications auxquelles elle peut donner lieu. On ne saurait trop insister sur ce caractère de la maladie, sur sa tendance à revêtir des formes anomales, pour prémunir les médecins et les malades contre des erreurs qu'on ne peut éviter parfois qu'avec une extrême attention et qui peuvent avoir les conséquences les plus funestes.

ROUGEOLE (1)

DE L'EXANTHÈME MORBILLEUX

Sommaire. — La muqueuse des voies respiratoires est habituellement le siége initial de la fluxion éruptive. — Marche de l'énanthème morbilleux.

Observation clinique. — Exemple d'inversion des phénomènes morbides.

La diarrhée peut précéder quelquefois l'éruption cutanée.

MESSIEURS,

Les maladies exanthématiques jettent leurs manifestations sur tout l'appareil tégumentaire : le plus souvent, elles débutent par le tégument interne, et c'est plus tard qu'elles envahissent la peau. Dans la rougeole, dans la scarlatine, ce qu'on appelle la période prodromique est la période énanthématique. L'angine scarlatineuse, la bronchite morbilleuse, sont de véritables éruptions muqueuses, des énanthèmes ; ils dénoncent la nature de la maladie, avant qu'elle se manifeste à l'extérieur, on aperçoit les taches de la rougeole sur le voile du palais vingt-quatre heures au moins avant qu'elles se montrent sur la peau ; j'en ai récemment observé un exemple : l'éruption cutanée ne parut que soixante-douze heures après l'éruption gutturale. Les muqueuses nasale, laryngo-bronchique, les muqueuses respiratoires en un mot, sont le siége initial de la fluxion éruptive ; de là elle s'étend aux conjonctives, à la voûte palatine, et se répand sur la figure pour descendre par une marche successive mais rapide sur le reste de la surface cutanée. Après

(1) Leçon inédite.

avoir établi ses envahissements extérieurs, la congestion éruptive qui avait débuté par la muqueuse respiratoire se porte sur la muqueuse digestive, très-souvent, le second jour de l'éruption cutanée, les malades ont des vomissements quelquefois très-répétées, très-pénibles, d'autres fois, après quelques troubles plus ou moins accentués, l'action morbide saute sur l'intestin et les malades ont une diarrhée parfois assez intense pour troubler l'évolution de la maladie et exiger des moyens répressifs.

Ainsi, habituellement, le mouvement éruptif commence par le tégument respiratoire, envahit ensuite le tégument externe, puis, dans un troisième acte, s'étend plus ou moins loin sur le tégument digestif. Cet ordre peut être interverti, ces différents actes peuvent prendre une importance plus ou moins grande dans la scène pathologique ; quelquefois l'éruption respiratoire est si intense qu'elle semble occuper et épuiser pendant quelque temps l'action morbide ; l'éruption cutanée est incomplète ou tardive. J'ai vu l'éruption morbilleuse n'apparaître que quinze jours après le début d'une bronchite intense qui, par ses caractères comme par les circonstances au milieu desquelles elle s'était développée, en était évidemment le début.

Dernièrement j'ai observé, avec M. le docteur Fernet, un fait plus rare d'inversion des phénomènes morbides :

Un petit garçon de dix ans qui, dans sa première enfance, avait eu une diarrhée opiniâtre et dont l'appareil digestif était resté délicat, fut pris de fièvre, de céphalalgie, de diarrhée ; la langue était collante, le ventre météorisé et douillet à la pression ; l'enfant était très-abattu, et sa physionomie avait un caractère typhique très-accentué. Pendant la nuit, il avait du délire ; nous crûmes au début d'une fièvre continue, quand le sixième jour l'enfant qui jusque-là avait été sans toux, sans coryza, commença à tousser : le lendemain l'éruption paraissait sur la face, puis s'étendait sur tout le corps avec une réaction modérée et l'apaisement des troubles qui l'avaient précédée ; elle suivit la marche la plus régulière et la plus bénigne. Dans le déclin de l'exanthème, l'enfant fut pris de ténesme vésical avec des érections fréquentes ; le bromure, une pommade légèrement belladonée, des cataplasmes, firent cesser ces symptômes ; et, chose curieuse, après cette épreuve, les organes digestifs acquirent une activité fonctionnelle qu'ils n'avaient pas auparavant.

Il m'est difficile de ne pas considérer comme une manifestation morbilleuse de l'intestin ce premier acte de la maladie pendant lequel les phénomènes gastro-intestinaux recouverts d'un masque typhoïde ont seuls occupé la scène ; l'intensité de cette manifestation fluxionnaire a pu, par une sorte de révulsion, fixer pendant quelques jours le travail morbide et empêcher ses autres localisations ; il n'est pas impossible que le mauvais état habituel des organes digestifs y ait appelé la fluxion et soit responsable de cette anomalie ; ne voit-on pas quelquefois dans la variole les régions tégumentaires qui ont été le siége d'une irritation prolongée faisant appel à l'éruption ? J'ai vu des plaques confluentes dessiner les bretelles, les jarretières, la place d'anciens vésicatoires, tandis que l'éruption était discrète partout ailleurs, et dans la rougeole les personnes sujettes aux bronchites ont en général des troubles thoraciques beaucoup plus accusés.

Il n'est pas très-rare de voir la fièvre morbilleuse chez les enfants accompagnée de diarrhée dès le début sans présenter cette forme typhoïde que nous avons observée ici. Dernièrement j'ai vu chez un enfant de seize mois la diarrhée paraître avec la fièvre, le coryza et la toux, et persister jusqu'au quatrième jour de l'éruption cutanée qui ne se montra que le cinquième jour ; celle-ci fut discrète, la toux fut très-peu intense.

FIÈVRE ÉRYSIPÉLATEUSE (1)

Sommaire. — Observation clinique. — Érysipèle de la face. — Éruption éphémère s'éteignant au bout de quatre jours, précédée par des phénomènes fébriles et par une double congestion de l'encéphale et du poumon.

De la fièvre érysipélateuse et de ses diverses localisations.

L'érysipèle appartient au groupe des fièvres heptémériques. — Caractères cliniques de ce groupe.

Analyse raisonnée des symptômes présentés par le malade qui fait le sujet de la présente observation.

MESSIEURS,

Au n° 19 de la salle Sainte-Martine est une femme de soixante-dix ans, bien conservée et douée d'une constitution robuste. Interrogée sur ses antécédents héréditaires, elle déclara que sa mère était rhumatisante, et que son père, en qualité d'ancien militaire, n'avait pas pu échapper au rhumatisme. L'arthritisme et des maladies plus destructives encore de notre race sont, en effet, le triste revers de la médaille de la gloire militaire, qui se montre aux yeux du médecin.

Il y a vingt-cinq ans, cette femme a subi une première atteinte de rhumatisme articulaire, qui dura fort longtemps et fut poursuivie d'articulations en articulations par cinq cent cinquante sangsues, en même temps qu'à la fièvre on opposait les saignées : déplorables excès d'un système qui a été funeste à toute une génération, et dont les esprits les plus fermes subissaient l'influence. Quant à moi, tout en reconnaissant que la saignée générale peut remplir avec une grande puissance certaines indications, je tiens à honneur d'être un de ceux qui ont les premiers proclamé la nécessité d'en restreindre l'usage, et de respecter, dans le sang humain, l'élément de la nature médicatrice. Et je ne me rappelle pas, depuis plus de vingt-cinq ans, avoir rencontré l'opportunité d'une seule saignée.

Cette femme fut très-longtemps à se remettre de la maladie et du traite-

(1) Leçon publiée dans la *Gazette des hôpitaux*, 1871.

ment; il y a deux ans, elle subit une seconde atteinte de rhumatisme, beaucoup moins violente et plus courte que la première.

Le dimanche, 9 décembre, à la chute du jour, sans cause appréciable, cette femme perd connaissance; ce qui s'est passé autour d'elle, pendant deux jours, est effacé de sa mémoire.

Sa fille nous rapporte que la maladie débuta par un frisson violent et que les médecins appelés auprès d'elle la déclarèrent atteinte de congestion encéphalique. On lui appliqua, de chaque côté de la nuque, des sangsues qui coulaient encore quand la malade est entrée à l'hôpital, le 10 au matin.

Nous la trouvâmes dans un état demi-comateux, dont on ne la tirait qu'avec peine; la parole était embarrassée et ne se manifestait que par des mots sans suite. Les membres étaient dans un état de demi-résolution, retombaient quand on les soulevait, mais, quand on les pinçait, ils exécutaient quelques mouvements; la sensibilité semblait exagérée dans les membres inférieurs; la contractilité des sphincters ne paraissait pas altérée, la face était injectée, vultueuse; le pouls était fébrile, les artères sinueuses et très-évidemment athéromateuses; la radiale du côté droit présentait même, au niveau du poignet, un renflement comme anévrysmatique; à la pointe du cœur, on entendait un prolongement rude systolique. Le frisson initial, la congestion faciale, ayant appelé mon attention sur les organes respiratoires, je constatai un râle crépitant sec dans le tiers inférieur du poumon gauche.

Je prescrivis un lavement purgatif, suivi de l'introduction dans le rectum de suppositoires composés avec du beurre de cacao, de la fleur de soufre et de l'aloès, des sinapismes, pour tisane, de la décoction de chiendent avec 4 grammes de crème de tartre, et pour aliment, des bouillons.

Le 11, la malade a eu des évacuations; la fièvre persiste; pendant la nuit, la malade a eu du délire, mais le matin, l'état cérébral s'est amélioré d'une manière notable; encore un peu d'incohérence dans les idées et d'étonnement dans la physionomie; les mouvements sont beaucoup plus libres; l'auscultation ne fait constater aucun changement.

Le 12, encore un peu d'excitation et de trouble intellectuel, pendant la nuit; l'état du poumon reste le même.

Le 13, les fonctions cérébrales sont rentrées dans l'ordre; une plaque érysipélateuse s'est développée sur la joue gauche; bouffissure, rougeur des paupières et du front.

Le 14, l'érysipèle s'est accentué davantage; la tuméfaction et la rougeur du front sont plus prononcées; la face interne des lèvres et des joues est rouge, gonflée, et offre les caractères de l'énanthème (1) érysipélateux; un enduit pultacé couvre les gencives; quelques vésicules d'herpès apparaissent au pourtour de la bouche.

(1) J'ai présenté en 1835 au concours des élèves des hôpitaux un mémoire sur l'énanthème buccal qui complique l'érysipèle de la face.

Le 15, la fièvre est tombée; l'érysipèle des paupières a diminué; sur la joue gauche, la plaque érysipélateuse présente un aspect gaufré, comme bulleux; l'herpès labialis est en pleine éruption; le bruit pulmonaire est devenu plus sec, plus gros, plus superficiel, et offre les caractères du frottement pleural. Quoiqu'il ne s'entende habituellement que dans l'inspiration, on le retrouve par intervalles, quand on fait faire à la malade des expirations courtes et rapides. Les urines, traitées par l'acide nitrique et la chaleur, louchissent légèrement.

Le 17, l'érysipèle, très-pâle hier, a disparu aujourd'hui.

Ainsi, en résumé : frisson suivi de fièvre, double congestion de l'encéphale et du poumon; le quatrième jour apparaît un érysipèle de la face qui, après avoir envahi tout le front, s'éteint au bout de quatre jours. Si cet érysipèle s'était montré après le frisson, il aurait commencé par un point de la face, se serait étendu symétriquement ou irrégulièrement, suivant qu'il aurait débuté par la ligne médiane ou par un des côtés du visage; sa durée eût été celle des différentes manifestations qui se sont succédé chez notre malade.

Ne peut-on pas admettre, sans être accusé de forcer les analogies, que l'ensemble de ces manifestations constitue une fièvre érysipélateuse à localisations multiples, successives et disséminées, différant par ce dernier trait de la fièvre érysipélateuse ordinaire, dont les localisations sont multiples, successives mais contiguës, commençant par un point de la peau et se propageant de proche en proche.

J'emploie à dessein ce mot de fièvre érysipélateuse, déjà adopté par quelques anciens. Dans l'érysipèle, la fièvre est si peu symptomatique de l'affection cutanée qu'elle la précède le plus ordinairement et tombe avant la disparition complète de la congestion tégumentaire.

L'érysipèle est une maladie de ce groupe que j'ai déjà eu l'occasion de signaler à votre attention : groupe qui comprend l'angine catarrhale, la pneumonie ou au moins certaines pneumonies, certaines laryngo-trachéites, espèces morbides que vous voyez régner simultanément sous l'influence des mêmes conditions extérieures; ces affections se succèdent quelquefois chez le même sujet, et elles offrent pour caractère commun le mode congestif; elles accomplissent leur évolution à peu près dans l'espace d'un septénaire, et je les avais appelées, il y a quelques années, fièvres hepthémériques.

Plusieurs médecins les regardent comme des variétés de la synoque, opinion qui n'est pas dénuée de vraisemblance, mais qui échappe à une démonstration rigoureuse; on pourrait les nommer fièvres érysipélateuses.

Quoi qu'il en soit de cette généralisation, revenons à notre malade, pour analyser les symptômes qu'elle a présentés, et examiner la probabilité de l'opinion que j'ai émise sur la nature de l'affection dont elle a été atteinte.

L'acte congestif a débuté par l'encéphale. Il n'est pas très-rare que des phénomènes de congestion méningitique se montrent dans le cours de l'érysipèle de la face ; ils peuvent même constituer une complication très-grave ; ils sont ordinairement consécutifs à l'affection de la peau ; mais pourquoi l'ordre de succession des localisations morbides ne pourrait-il pas être renversé, comme il l'est quelquefois pour les complications viscérales du rhumatisme articulaire ?

La péricardite ne précède-t-elle pas quelquefois l'arthrite? La liaison de la congestion cérébrale ou méningitique avec l'érysipèle est, dans ce cas, si vraisemblable, que quand celui-ci apparaît, les phénomènes cérébraux disparaissent. C'est le même travail morbide qui, en changeant de siége, change d'expression symptomatique.

Si nous faisons attention à la durée de l'érysipèle chez notre malade, j'y trouve un nouvel argument à l'appui de ma manière de voir.

Un érysipèle primitif, c'est-à-dire celui qui se développe spontanément chez un sujet qui n'en n'a pas subi d'atteinte antérieure, dure très-rarement moins de six à sept jours. Chez notre malade, l'érysipèle facial a été bien caractérisé, accompagné même de cet enanthème buccal qui en est le retentissement sur les muqueuses ; et notez que ce n'est point par continuité, ici, car l'érysipèle n'a pas atteint le pourtour de la bouche. Nous le constatons jeudi pour la première fois ; samedi, il avait presque disparu. Voilà une durée bien insolite. Mais si nous mettons au compte de l'érysipèle la fluxion encéphalique qui a suivi le premier frisson, l'affection érysipélateuse retrouve sa durée normale.

Nous nous sommes demandé si les piqûres de sangsues n'étaient pas le point de départ de l'exanthème cutané ; mais un intervalle de plusieurs travers de doigt, l'oreille tout entière, les séparait du foyer érysipélateux.

La complication pleuro-pulmonaire doit-elle être regardée comme une objection à cette interprétation? Je ne le pense pas. Je vous ai déjà parlé des nombreuses affinités de la pneumonie et de l'érysipèle ; c'était un des thèmes favoris de Chomel. On voit ces deux affections se succéder ; elles peuvent coïncider. Voyez d'ailleurs ce qu'il y a de spécial ici dans cette congestion pulmonaire : elle reste superficielle, limitée à une portion de la plèvre et à la couche pulmonaire sous-jacente. Un râle crépitant superficiel et du bruit de frottement pleural en sont les seuls signes stéthoscopiques. L'action congestive n'a fait qu'effleurer le poumon, peut-être parce qu'elle a son foyer principal ailleurs. Pour le remarquer en passant, elle se localise dans la poitrine du même côté que l'érysipèle de la joue. Pourrait-on attribuer cette coïncidence à ce consensus vaso-moteur qui amène dans les pneumonies la congestion de la joue correspondante au côté affecté? ou cette unilatéralité des lésions est-elle toute fortuite? Si l'on se demande pourquoi, dans la plèvre, la congestion érysipélateuse aboutit à une exsudation plastique, tandis qu'à la face une simple infiltration séreuse est la conséquence du travail inflammatoire : n'est-ce pas l'analogue de ce qui se passe dans le rhumatisme aigu, où les localisations rhumatismales de la plèvre et du péricarde aboutissent à des exsudats qu'on ne retrouve pas dans les articulations malades. Comme j'ai eu l'occasion de vous le faire remarquer à l'occasion de la pneumonie, les différences de structure et les destinations fonctionnelles des organes thoraciques, qui ajoutent à l'incitation phlegmasique le stimulus d'un mouvement nécessaire, sont probablement les causes de ces terminaisons différentes. Pour compléter le tableau des symptômes, un herpès labialis, si commun dans la fièvre synoque, dans certaines formes de pneumonie, plus rare dans l'érysipèle, se montre à la période de résolution. La présence de l'albumine en très-petite quantité est un phénomène du même ordre, et a été signalé par Martin-Solon au déclin des érysipèles et des pneumonies.

Ainsi donc, je me crois autorisé à considérer cette affection comme une fièvre érysipélateuse à localisations multiples et disséminées. Peut-être ne trouverez-vous pas cette maladie dans les nosologies actuelles. Mais la nature est bien autrement vaste que le cadre étroit de nos classifications ; et d'ailleurs les anciens, moins avancés que nous dans la science des détails, mais qui quelquefois avaient une intuition plus juste de l'ensemble, avaient admis cette fièvre.

Quelquefois, des localisations multiples, au lieu de coïncider ou de se partager dans leur succession la durée de la fièvre érysipélateuse, en sont de véritables rechutes, et doublent, triplent même la durée de la maladie.

On peut voir l'érysipèle reparaître *in situ*, et se montrer à plusieurs reprises dans les parties qu'il avait primitivement envahies, parcourant plusieurs fois, par exemple, toute la périphérie de la tête.

M. Trousseau a depuis longtemps signalé l'extension de l'angine gutturale à la peau à travers les fosses nasales, et sa transformation en érysipèle cutané. La même succession a été observée pour la pneumonie.

J'ai vu un malade chez lequel une angine intense, après avoir duré six à sept jours, a été suivie d'une sensation douloureuse le long de l'œsophage, puis bientôt après de douleurs épigastriques et de vomissements ; la langue était rouge et sèche, il y avait une fièvre intense et du délire. Six jours après le début de cette gastrite érysipélateuse (car il est difficile de donner un autre nom à cette affection), les symptômes s'apaisent, le pharynx et l'isthme du gosier rougissent de nouveau, une sensation de sécheresse est perçue dans les fosses nasales ; puis bientôt, avec un nouveau frisson, éclate un érysipèle de la face qui commence par le nez, et présente sa marche et sa durée habituelles.

Quelle est l'origine de cette fièvre érysipélateuse? Faut-il, comme dans le cas où l'érysipèle succède à l'absorption de liquides infectieux, supposer derrière elle la pénétration dans l'organisme de principes qui lui sont hostiles? Nous ne pouvons encore répondre à cette question d'une manière positive. Cependant, si l'existence de ces agents morbifiques était rejetée avec dédain il y a quelques années, et était regardée comme une rêverie de l'école humoriste, aujourd'hui, l'opinion qui les admet gagne chaque jour du terrain, et les observations modernes ont apporté de nombreux arguments en sa faveur. La contagion de l'érysipèle, qui me semble incontestable, indique qu'il y a dans cette affection autre chose qu'une irritation locale, ou qu'une congestion de nature banale. Elle tendrait même à prouver que cette congestion a un caractère spécifique ; car ce sont les maladies spécifiques qui font souche et sont contagieuses.

Les temps humides, variables, l'encombrement, paraissent favoriser le développement de l'érysipèle. En serait-il de même de certaines conditions diathésiques? Les pneumonies m'ont paru assez communes chez les arthritiques. Je ne prétends pas en faire une dépendance de l'arthritisme. Il n'y a rien d'irrationnel, cependant, à admettre que les conditions constitutionnelles, et par conséquent les diathèses, puissent offrir un terrain plus ou moins favorable au développement des maladies accidentelles, comme elles le font pour les maladies parasitaires.

DE LA SYMÉTRIE DANS LES AFFECTIONS CUTANÉES

A PROPOS D'UN CAS D'ÉRYSIPÈLE SYMÉTRIQUE (1).

Sommaire. — De la tendance à la symétrie dans les maladies et en particulier dans les fièvres éruptives et dans les affections cutanées.

Loi de Graves : symétrie pathologique dans l'érysipèle médian.

Observation clinique.

Réflexions.

MESSIEURS,

La tendance à la symétrie, qui est une loi de l'évolution organique normale, se retrouve assez souvent dans l'état pathologique, et se manifeste par la répétition du même travail morbide dans les parties homologues des deux côtés du corps. Ainsi, la carie d'une dent est très-souvent suivie de la carie de la dent correspondante ; les affections oculaires sont souvent doubles ; les traumatismes d'un œil, surtout quand un corps étranger a pénétré dans l'organe, retentissent souvent sur l'autre œil. Dans la goutte et dans le rhumatisme, assez souvent, quand une articulation est atteinte, l'articulation congénère l'est en même temps ou ne tarde pas à être envahie à son tour.

Dans les fièvres éruptives, dans beaucoup d'affections cutanées, on observe cette symétrie ; elle semble plus facile à expliquer dans les organes auxquels se distribuent les nerfs cérébro-spinaux qui se développent symétriquement des deux côtés du corps, et qui sont sous la dépendance de cette innervation fortement centralisée dont la source est dans l'encéphale. Elle y est peut-être plus apparente ; elle se montre cependant aussi dans le domaine du grand sympathique. Là, il y a aussi des consensus pathologiques, des sympathies dans le sens propre du

(1) Leçon publiée dans la *Gazette des hôpitaux*, 1871.

mot entre les deux moitiés des organes simples, entre des organes doubles comme les deux reins, les deux ovaires.

Graves a signalé un des exemples les plus frappants de la symétrie pathologique dans l'érysipèle médian ; il a formulé cette loi : que quand l'érysipèle débute par la ligne médiane, il se développe symétriquement des deux côtés. Un fait, observé récemment par moi à l'Hôtel-Dieu, donne à cette loi de Graves une confirmation si éclatante et si curieuse que je crois devoir le rapporter ici.

Au mois de juin 1871, je reçus dans mon service un homme affecté d'érysipèle de la face. La fluxion érysipélateuse avait commencé par le dos du nez et s'étendait symétriquement des deux côtés. Le troisième jour, elle occupait le front; mais en dehors et au-dessous des deux bosses frontales existaient deux espaces triangulaires ayant environ 2 centimètres et demi de côté, au niveau desquels la peau, pâle et déprimée, était restée parfaitement saine. Sa couleur, normale dans cet espace, contrastait avec la coloration rouge, carminée des parties voisines. Les bords, qui limitaient cette partie de peau inattaquée par l'érysipèle, formaient des bourrelets saillants, indiquant, suivant la remarque de Chomel, que le travail morbide n'était pas arrêté et que cette portion des téguments, jusque-là respectée, subirait un envahissement ultérieur.

A gauche, le bord externe de ce triangle correspondait exactement à une cicatrice linéaire, trace d'une ancienne plaie du front qui avait divisé la peau dans toute son épaisseur. La moitié droite du front n'avait subi aucune lésion ; et cependant la partie des téguments respectée par l'érysipèle présentait exactement la même forme, le même siége et les mêmes dimensions que celle qui, du côté gauche, était contiguë à la cicatrice. Ces deux triangles avaient une égalité géométrique parfaite ; leurs positions et leurs directions étaient absolument semblables.

On pouvait supposer que l'interruption des vaisseaux par la cicatrice, qui était sensiblement perpendiculaire aux rameaux de l'artère frontale, avait retardé à gauche la fluxion érysipélateuse; mais à droite, la loi de symétrie pouvait seule expliquer cette anomalie, qui fut passagère d'ailleurs, comme je l'avais prévu. Au bout de 24 heures, l'érysipèle avait franchi l'obstacle, et le front présentait une rougeur uniforme, sur laquelle la cicatrice du côté gauche marquait seule par une ligne blanchâtre la place qu'avait occupée le triangle observé la veille

Le septième jour, l'érysipèle avait disparu et le malade entrait en convalescence.

Ce fait, en confirmant la loi de Graves, me paraît soulever d'intéressantes questions de physiologie pathologique. Quel est le lien de cette solidarité, qui répartit le travail morbide avec une si rigoureuse égalité et une symétrie si parfaite entre les parties similaires? Si, comme la physiologie l'enseigne, l'action vasculaire qui préside à la fluxion érysipélateuse est placée sous la dépendance du système nerveux, on dirait que les nerfs centripètes gauches ont transmis aux centres d'innervation l'impression de l'obstacle apporté par la cicatrice aux envahissements de l'érysipèle, et que ces centres ont réglé, en conséquence, l'innervation vaso-motrice de manière à l'harmoniser des deux côtés.

Il est certain que les nerfs sympathiques s'anastomosent entre eux, que les deux moitiés de l'encéphale sont unies par de nombreuses commissures: peut-être même, comme l'admettent quelques anatomistes, les nerfs cérébraux gauches et droits se réunissent-ils à leur origine. Mais dans quelles conditions et de quelle manière se solidarise l'action de ces nerfs? Nos regards et nos scalpels ont vainement interrogé jusqu'ici la masse encéphalique, sans lui arracher ces secrets.

Tout nous porte à considérer le système nerveux comme le régulateur et l'incitateur des actions vitales dans les organismes animaux. Nous ne devons pas oublier, cependant, que cette loi de symétrie, dont nous cherchons l'explication dans l'état pathologique, est, comme nous le disions plus haut, une loi physiologique primordiale. Elle se manifeste dans le germe animal avant l'apparition de tout appareil nerveux. Elle se révèle dans les organismes végétaux avec une régularité et une constance merveilleuses. Le mécanisme peut donc en être caché dans des ressorts plus intimes que ceux qu'il nous a été donné jusqu'ici d'apercevoir. Et pourtant, une fois l'organisme arrivé à son évolution complète dans les animaux supérieurs, le système nerveux nous apparaît comme l'instrument ou, du moins, la condition de ces actions fondamentales et directrices, que nous appelons les lois de la vie.

Dans quelques cas, nous pouvons constater une connexité entre des modalités anomales des nerfs et des lésions tégumentaires. Ainsi, on observe parfois des douleurs violentes dans la région lombaire, vers l'émergence des nerfs, dont quelques jours après les localisations du zona suivent la direction et dessinent, pour ainsi dire, le parcours. Souvent même il jette ses groupes vésiculeux sur le trajet des différentes branches, qui ont entre elles des connexions d'origine. A l'éruption peuvent succéder des névralgies, qui sont parfois d'une opiniâtreté désespérante. Je me rappelle avoir vu, avec Chomel, une vieille dame qui, douze ou quinze ans auparavant, avait été affectée de zona et qui subissait, plusieurs fois par an, des attaques de névralgies violentes, occupant la région où s'étaient développés les groupes herpétiques.

J'ai cité ailleurs cette singulière incitabilité de la peau pour certains agents chez des sujets atteints de névralgies. Chez deux des malades dont j'ai parlé l'opium, chez d'autres la térébenthine, provoquèrent l'explosion d'éruptions eczématoïdes sur des parties de la peau hyperesthésiées.

Je regrette de n'avoir pas recherché si, chez ces mêmes sujets, en dehors de la région douloureuse et par conséquent de la sphère de distribution des nerfs malades, ces topiques eussent produit le même effet. Je suis d'autant plus disposé à en douter, que chez un de ces malades on avait fait souvent des applications narcotiques pour des affections douloureuses d'une autre forme, et que cette complication n'avait pas été observée.

La sensibilité cutanée peut être modifiée dans les névralgies, elle peut être augmentée, elle peut être diminuée, mais je ne connais pas encore la loi qui régit ces anomalies. Des troubles de circulation et des altérations de sécrétion accompagnent souvent des modalités morbides de la sensibilité, et la constatation de ceux-ci peut mettre sur la voie de l'explication des autres.

Ainsi, pour nous résumer, nous apercevons un rapport entre des anomalies du système nerveux et des altérations du tissu tégumentaire, mais le mode de ce rapport nous échappe et appelle de nouvelles recherches.

ÉRUPTIONS RUBÉOLIQUES ET ÉRYTHÉMATEUSES (1)

Sommaire. — Éruptions rubéoliques et érythémateuses observées au printemps de l'année 1864.

Formes de la roséole vernale : 1° rubéolique franche, 2° rubéolo-érythémateuse, 3° érythémateuse.

Descriptions des trois formes précédentes. — Observations cliniques.

Conditions étiologiques : Influences épidémiques. — Contagion ?

L'érythème et la roséole peuvent compliquer d'autres éruptions. — Observation : variole compliquée d'une éruption érythémateuse.

MESSIEURS,

La roséole s'est montrée ce printemps avec une fréquence que je n'avais pas observée depuis une quinzaine d'années. En remontant dans mes souvenirs jusqu'à cette date, je me rappelle une épidémie de roséole qui pouvait peut-être rivaliser avec celle-ci pour le nombre des personnes qui en furent atteintes dans le cercle de mes relations médicales, mais qui n'offrait peut-être pas tout à fait les mêmes caractères cliniques, autant du moins qu'on peut s'en rapporter aux impressions que garde la mémoire et à des notes qui manquent de précision.

La roséole de cette année s'est montrée sous plusieurs formes que j'étudierai successivement ; je distinguerai :

1° Une forme rubéolique franche ;

2° Une forme rubéolo-érythémateuse ;

3° Celle-ci nous conduit, pai une transition presque insensible, à un troisième groupe qui n'est pas le moins curieux : c'est la forme érythémateuse ; je la rapproche de la roséole, parce qu'elle me paraît s'être développée sous les mêmes influences épidémiques, et que j'ai observé entre les deux des formes intermédiaires qui semblent justifier cette juxtaposition.

(1) Leçon publiée dans la *Gazette des hôpitaux*, 1864.

1° *Roséole franche.* — Je l'ai principalement observée chez des femmes et des enfants. L'éruption a débuté quelquefois sans prodomes, envahissant d'emblée une grande étendue de la périphérie cutanée, mais suivant la loi qui régit les maladies exanthématiques, commençant par les parties supérieures : la tête, la poitrine et la membrane muqueuse buccale.

D'autres fois, et je crois qu'il en était ainsi dans le plus grand nombre des cas, un ou deux jours de malaise, de fatigue, d'inappétence, de tristesse, précédaient l'explosion éruptive.

Celle-ci, dans la forme rubéolique, se montrait sous l'aspect de taches d'un rouge vif, quelquefois un peu framboisé, offrant pour la plupart l'apparence de croissants. Parfaitement dessinés, ces croissants semblaient eux-mêmes constitués par la réunion de petites taches papuloïdes, ayant au centre un follicule saillant. Souvent ces croissants se réunissaient deux à deux, par leurs cornes, et circonscrivaient entre eux un espace circulaire.

L'éruption était plus abondante en général sur la face, les bras et le tronc, que sur les membres inférieurs et particulièrement sur les jambes où elle fut plus clair-semée qu'ailleurs. Un léger prurit, quelquefois un peu d'agitation nocturne, accompagnaient cette efflorescence. Dès le début, on trouvait le voile du palais et la partie postérieure de la voûte palatine couverts de petites taches rouges, semblables, moins la forme en croissant, à celles de la peau. Chez un petit malade, un groupe herpétique, constitué par des vésicules blanches, recouvrait la luette et le bord gauche du voile palatin. En même temps, chez tous les malades, les ganglions cervicaux postérieurs, quelquefois les ganglions mastoïdiens, étaient notablement engorgés.

L'absence de catarrhe bronchique est un des signes diagnostiques les plus importants pour distinguer la roséole de la rougeole. Cependant, l'énanthème guttural de la roséole peut provoquer une toux pharyngienne, en général consécutive à l'éruption cutanée, et qui n'a rien de commun avec cette toux profonde, quinteuse, clangoreuse, qui précède l'exanthème morbilleux.

En général, le troisième jour, l'éruption avait atteint son maximum ; elle pâlissait le cinquième, et du septième au huitième elle avait disparu. Souvent un peu d'embarras gastrique survivait à l'affection cutanée et cédait facilement à un léger purgatif.

Comme caractères de cet exanthème, je ferai remarquer cette forme en croissant, attribuée par Willan à la rougeole, et plus nette chez mes rubéoleux que je ne l'ai jamais vue dans l'éruption morbilleuse. Je souligne également l'existence constante de l'énanthème coïncidant, comme on l'observe dans les fièvres exanthématiques, avec l'affection cutanée; enfin, je noterai ces engorgements ganglionnaires post-cervicaux et sous-mastoïdiens; je les ai déjà signalés dans un Mémoire publié en 1853 par le *Moniteur des Hôpitaux*, sur l'adénite post-cervicale, pour prouver que celle-ci n'appartenait pas exclusivement à la syphilis constitutionnelle, et qu'elle était toujours liée à une lésion concomitante du système tégumentaire.

La seconde forme, *rubéolo-érythémateuse*, est beaucoup plus rare que la première; l'observation suivante en est un type.

M. de D..., âgé de vingt-deux ans, a eu une enfance délicate; quoique sa constitution soit robuste en apparence, il est lymphatique. Ses cheveux sont d'un blond très-pâle, et il a dans sa race des antécédents tuberculeux. Depuis plusieurs années il mène une vie active, mais intempérante; il éprouvait depuis quelques jours des malaises, de la fatigue; son appétit avait diminué; on l'avait vu refuser de l'eau-de-vie et des cigares, ce qui était en dehors de ses habitudes.

Le 2 mai, après son dîner, il éprouva un sentiment de congestion vers la tête; sa face devint rouge, turgescente; son cou se tuméfia. Sur la poitrine et sur les membres apparut une éruption papuleuse, d'apparence varioliforme.

Le lendemain, cette éruption était remplacée par une rougeur continue, écarlate, de tout le buste. La tuméfaction était énorme; le cou semblait avoir doublé de volume; la face était hideuse; les paupières, gonflées, écarquillées, montraient des bords rouges et renversés. Les yeux étaient sanglants; les lèvres, violacées, turgides, rabattues en dehors, laissaient écouler une salive abondante. Les bras étaient couverts de saillies rougeâtres, arrondies, presque confluentes, qui au premier abord pouvaient être prises pour des pustules varioliques; mais outre qu'elles étaient exclusivement papuleuses, elles n'étaient pas coniques. Leur volume était un peu moindre que celui d'une lentille; sur le ventre et sur la poitrine, elles étaient plus larges; plus rares et plus pâles sur les membres inférieurs, elles y étaient plus larges encore que sur les bras. Tous les follicules sébacés étaient saillants et développés. La voûte palatine et le voile du palais étaient le siége d'une rougeur marbrée; la muqueuse buccale était injectée, la langue saburrale; il n'y avait pas de fièvre.

Le 4 mai, la face commencait à s'affaisser, et sa coloration était moins foncée; il y avait une rougeur confluente de la poitrine, du ventre et d'une partie des cuisses, avec des intervalles sinueux découpés en carte de géographie où la peau était blanche, déprimée, et ressemblait à du tissu cicatriciel. Sur les bras, on observait des taches en croissant, dont quelques-unes, réunies par leurs extrémités, circonscrivaient des espaces circulaires; le malade se plaignait d'un léger prurit.

A partir du 5 mai, l'exanthème alla décroissant, et le 10 il avait disparu. La langue restait sale; l'appétit ne se relevait pas franchement. Un purgatif fit justice de cet état gastrique.

Dans un autre cas, l'éruption rubéolique a présenté des caractères différents et qui m'ont fait hésiter sur le diagnostic.

Mme P..., âgée de dix-huit ans, née d'une mère phthisique, a eu la rougeole l'hiver dernier, pendant le cours d'une grossesse qui est arrivée heureusement à son terme. Elle a toussé tout l'hiver, sans que l'examen des organes thoraciques y fît constater aucune lésion.

Le 13 juin, on m'appelle auprès d'elle, en me disant qu'elle était gravement malade; voici ce qu'elle me raconta :

Le 12, au matin, après une vive contrariété, elle avait aperçu quelques rougeurs sur ses bras et sur sa poitrine; en même temps, elle avait ressenti un malaise accompagné de troubles digestifs. Elle sortit néanmoins; mais le soir sa figure se tuméfia, et elle passa la nuit dans une agitation provoquée autant peut-être par l'inquiétude morale que par la réaction du travail morbide.

Je lui trouvai le pouls fréquent, 120 pulsations environ, fréquence qui, d'après mon expérience de cette malade, n'offrait rien d'alarmant. Les yeux étaient rutilants, injectés; la face turgide; tout le corps, dans les parties supérieures principalement, était couvert de petites rougeurs très-nombreuses ressemblant au *granité* de la scarlatine, avec cette circonstance que les taches étaient plus larges et plus saillantes que celles de l'exanthème scarlatineux; çà et là, on observait quelques cercles n'offrant pas cette détermination nette de contours observée dans mes autres cas de roséole. Sur le cou et sur la poitrine, la rougeur devenait *continue, érythémateuse.* La muqueuse buccale était injectée, boursouflée, humide; elle offrait une couleur rose vif. Sur le voile du palais, la voûte palatine et l'isthme du gosier, on apercevait une éruption très-prononcée, et d'une coloration rouge foncé qui donnait à ces parties l'aspect angineux, mais *sans tuméfaction notable* cependant, et *sans aucune douleur.* Quelques ganglions cervicaux postérieurs offraient un développement anomal; la langue était saburrale.

La fréquence du pouls, les caractères de l'exanthème, l'état du gosier, posèrent devant mon esprit la question de la scarlatine. Je suspendis mon diagnostic, prescrivant le séjour au lit, des bouillons et quelques gouttes d'alcoolature d'aconit pour modérer cette excitation circulatoire qui me paraissait hors de proportion avec l'état morbide.

Le lendemain, 14 juin, l'état général était heureusement modifié. Mme P... affirmait ne plus se sentir malade, avoir de l'appétit; la peau était sans chaleur fébrile, bien que le pouls conservât de la fréquence; l'éruption était aussi complète, aussi colorée que la veille. Ce désaccord frappant entre le phénomène éruptif et l'état général venait augmenter la valeur des différences que j'avais constatées entre l'exanthème scarlatineux et celui que j'avais sous les yeux. L'excitation circulatoire, qui m'avait surtout fait hésiter, n'était qu'un fait accidentel dépendant de la constitution de la malade et non de la nature de la maladie. Je m'arrêtai dès lors au diagnostic d'une roséole scarlatiniforme, et j'accordai à la malade quelques aliments. Le troisième jour la face s'était affaissée, et l'injection oculaire avait notablement diminué.

Le 15 juin, l'éruption avait pâli et commençait à s'effacer.

Du 17 au 18, quelques obscures vergetures, un léger prurit, marquaient seuls le passage de l'exanthème. La malade se trouvait parfaitement rétablie.

Pendant les quatre semaines qui suivirent, j'eus l'occasion de surveiller Mme P..., et je m'assurai qu'il n'y eut chez elle aucune trace de desquamation, circonstance qui venait apporter un nouveau et irrécusable témoignage à l'appui de mon diagnostic.

J'ai cherché vainement dans les auteurs que j'ai sous la main une description qui répondît exactement à la forme que je viens d'indiquer. Joseph Frank parle bien d'une roséole confluente, constituée par des point rouges tellement nombreux que la peau intermédiaire en est rouge. Chez mon premier malade, tout pointillé avait disparu dans la coloration uniforme qui occupait la tête et le tronc. Ce gonflement de la face, porté à ce degré excessif, avait quelque chose de tout spécial, et justifie d'autant mieux le nom d'érythémateux sous lequel nous l'avons désigné qu'il va se représenter à nous dans notre troisième groupe, où la forme rubéolique a disparu : l'érythème se montre seul.

Les affections érythémateuses qui vont nous occuper se sont développées dans les mêmes conditions épidémiques que la roséole; leur parenté avec celle-ci est rendue vraisemblable par ces cas mixtes où les deux éléments sont réunis; aussi suis-je disposé à y voir deux variétés d'une même espèce morbide plutôt que deux espèces distinctes.

Dans l'observation suivante, l'érythème généralisé et paraissant former le fond de la maladie fut compliqué dans quelques points d'une éruption vésiculeuse.

Forme érythémato-vésiculeuse. — Madame X..., âgée de soixante-douze ans, avait eu souvent, affirme-t-elle, ce qu'elle appelle des érysipèles, occupant diverses régions et se développant principalement à la suite d'émotions morales.

Dans le mois de mai 1864, elle perdit subitement son mari : la violence d'un choc si inattendu, les soucis d'affaires que les malheurs de ce genre entraînent inévitablement à leur suite, affectèrent vivement ses facultés morales, déjà fort ébranlées depuis plusieurs années. Dans ces conditions, elle sentit tout à coup de la chaleur à la tête, et cette région devint le siége d'une rougeur vive, qui s'étendit très-rapidement au cou, à la poitrine, au dos, au ventre et aux membres supérieurs. Elle avait, disait-elle, un de ces érysipèles auxquels elle était sujette. Toutes les parties que nous venons d'indiquer semblaient avoir été trempées dans du jus de framboises. En même temps la face était tuméfiée, les yeux présentaient une vive injection : sur le front, sur le cou, sur les épaules, sur la partie antérieure du thorax et au niveau des aisselles, on apercevait des vésicules d'apparence eczémateuses réunies par plaques et confluentes, siége d'un prurit insupportable, qui s'étendait moins intense aux parties erythémateuses. La malade se grattait sans cesse, et, sous le frottement de l'ongle, la rougeur de la peau devenait plus vive. Sur les cuisses et sur le haut des jambes, cette rougeur était moins uniforme, moins continue ; et sur la partie inférieure des jambes, elle se segmentait en plaques saillantes, arrondies, résistantes au toucher, et offrant les caractères de l'érythème papuleux. La langue était rouge, couverte d'un enduit saburral, visqueux, avec tendance à la sécheresse ; la muqueuse buccale était notablement injectée. A ces phénomènes extérieurs s'ajoutaient de l'inappétence, du malaise épigastrique, de la céphalalgie, une anxiété extrême. Pendant la nuit, il y avait eu beaucoup d'agitation et même du délire ; mais en tenant compte de l'état cérébral habituel de cette malade, ce symptôme perdait beaucoup de sa valeur ; le pouls d'ailleurs offrait une médiocre fréquence. Pour combattre la complication gastrique et provoquer en même temps une légère dérivation au profit du cerveau, je prescrivis un verre d'eau de Pullna à prendre tous les matins, et je fis ajouter dans une tasse d'infusion de tilleul 30 gouttes d'alcoolature d'aconit, qui devaient être administrées en trois doses pendant la nuit, pour modérer l'agitation nerveuse et l'excitation circulatoire, et peut-être adoucir le prurit, mode d'action que l'aconit paraît exercer quelquefois ; des cataplasmes de fécule, des onctions de glycérine, furent appliqués successivement sur les groupes vésiculeux.

Au bout de quatre ou cinq jours, l'excitation se calma, la rougeur diminua ; une desquamation furfuracée très-abondante s'échappait en poussière tous les matins de la surface cutanée, et dura plusieurs jours. Dans certaines parties, les plaques vésiculeuses se couvrirent de croûtes flavescentes, ressemblant à celles de l'impétigo. Le neuvième jour la malade était guérie ; la desquamation, après quelques bains, cessa complétement.

S'il était démontré que la roséole fût contagieuse, comme Joseph Franck inclinait à le croire, et comme je suis moi-même assez porté à l'admettre, malgré la grave autorité contraire de MM. Blache et Guersant, une circonstance que j'ai observée viendrait à l'appui du rapprochement que j'établis ici entre la roséole et l'érythème : peu de jours après la maladie de cette dame, ses deux petits enfants, qui vivaient avec elle, furent affectés de roséole.

Un fait de même ordre, non moins intéressant, se présenta un mois après à mon observation, dans mon service de l'Hôtel-Dieu.

B..., âgée de vingt-deux ans, domestique, bien réglée depuis l'âge de seize ans et habituellement bien portante, éprouva le 2 juin du prurit à la tête ; le lendemain, elle s'aperçut d'une rougeur insolite de la face ; du reste, ni frisson ni fièvre, pas de nausées ni de vomissements ; pas de diarrhée, un peu d'anorexie et de soif ; sommeil agité. Sur l'ordonnance d'un médecin, auquel elle exposa ces symptômes, elle prit le 3 juin un pédiluve sinapisé.

Le 4 juin, la rougeur s'étant généralisée, elle se présenta au Bureau central, où on la dirigea sur mes salles avec l'étiquette d'érysipèle à la face. En effet, au premier abord, quand je la vis le 5 au matin, son aspect justifiait ce diagnostic sommaire : rougeur vive, *vermillonnée*, de toute la face, siége d'une tuméfaction considérable ; plus développée dans les parties où le tissu connectif offre le plus de laxité, cette tuméfaction détermine l'occlusion presque complète des paupières, l'écartement et le renversement des lèvres.

Toute la muqueuse buccale est rouge, gonflée, et garde sur ses côtés l'impression festonnée des arcades dentaires. L'isthme du gosier participe à cet état congestif ; les amygdales sont rouges et parsemées de petites taches blanches qui lardent leurs lacunes, mais sans tuméfaction notable, cependant, et sans douleur pendant la déglutition. Il y a bien dans cet ensemble un facies érysipélateux ; cependant, en y regardant de plus près, la rougeur s'est trop uniformément et trop soudainement généralisée à la tête et au cou, et avec cela pas de fièvre. Et puis, quand on examine attentivement la malade pour chercher les limites de cet exanthème, on l'aperçoit qui s'étend sur tout le tronc, sur les membres supérieurs, plus pâle et moins continu à mesure qu'on se rapproche des extrémités inférieures.

En même temps, comme chez la malade précédente, des groupes vésiculeux se montrent sur le front, sur les joues, sur le cou, à la partie supérieure du dos.

La langue est blanchâtre ; la malade a mal dormi ; elle a peu d'appétit, la soif est augmentée, tels sont les seuls troubles fonctionnels qui manifestent le *consensus* de l'organisme avec le travail morbide étendu sur presque toute la périphérie cutanée. L'insignifiance de ces symptômes, l'apyrexie, le gonflement considérable de la face, ne permettent pas de confondre cette éruption avec la scarlatine, à laquelle on aurait pu songer si l'on n'avait considéré que l'aspect du tronc et des membres supérieurs ; je la désignai sous le nom d'érythème général scarlatiniforme.

Le 5, les vésicules de la face s'étaient rompues et recouvertes de croûtes jaunâtres d'apparence impétigineuse ; les jours suivants, les groupes observés sur le cou subirent la même évolution.

Le 8, la rougeur et la tuméfaction ont considérablement diminué ; le front, les sourcils, le nez, les joues, la lèvre supérieure, les plis des oreilles et le cou sont parsemés de croûtes jaunâtres qui s'arrêtent au niveau de la poitrine.

Le 11, depuis quelques jours l'appétit est revenu, le sommeil est meilleur ; la malade se plaint d'un peu de cuisson à l'intérieur de la bouche ; en examinant cette partie, on constate une desquamation épithéliale consécutive à l'enanthème qui avait accompagné l'éruption cutanée. Un collutoire avec quelques grammes de chlorate de potasse et quelques gouttes de laudanum fait disparaître la sensibilité morbide de la muqueuse buccale.

Du 11 au 13 juin, la rougeur s'éteint graduellement ; les croûtes se détachent et tombent ; on observe à la nuque seulement une desquamation furfuracée ; sur aucun autre point de la périphérie cutanée, ni à cette époque ni pendant le cours des semaines suivantes, on ne put découvrir aucune altération de l'épiderme dans les régions que l'érythème avait envahies.

Dans le second groupe, nous avions vu l'érythème uni à la roséole ; ici à l'érythème s'ajoute une éruption vésiculeuse qui offre une grande analogie avec celle de l'eczéma impétiginoïde ; cette éruption, beaucoup moins étendue que l'exanthème érythémateux, suit cependant la marche de celui-ci, et parcourt dans les mêmes limites de durée les différentes phases de son évolution.

J'ai cherché vainement une description de cette forme dans les ouvrages des dermatologues contemporains. Je suis porté à penser qu'elle peut être rattachée à la roséole miliaire de Joseph Frank. L'éruption vésiculeuse, dit-il, est limitée à la face, et n'est pas accompagnée de sueurs comme la miliaire rouge.

Si nous résumons tous ces faits, nous voyons que ces différentes formes morbides se sont développées sous les mêmes influences épidémiques ; leur durée a été en moyenne de cinq à dix jours, pouvant s'arrêter en deçà de ces limites, plus rarement se prolongeant au delà. La participation de la muqueuse buccale à l'exanthème, l'engorgement des ganglions post-cervicaux, peuvent être regardés comme des phénomènes constants. Cette maladie est habituellement apyrétique ; dans l'épidémie actuelle, des troubles gastriques ont souvent précédé l'éruption, en ont toujours accompagné le début, et lui ont quelquefois survécu.

J'ai déjà touché la question de la contagion ; j'ai dit qu'elle était généralement repoussée aujourd'hui, et que cependant, avec Joseph Franck, j'inclinais à en admettre la possibilité. J'ai vu plusieurs fois les différents membres d'une même famille successivement affectés de roséole. Je sais bien qu'on peut ne voir là qu'une coïncidence, l'action de la cause épidémique sur plusieurs personnes soumises aux mêmes influences et placées dans les mêmes conditions. Je suis loin de contester ce que cette objection a de spécieux et même de vraisemblable ; mais, je le répète, il y a là un point de doute, une obscurité difficile à éclairer, comme toutes celles qui entourent les problèmes étiologiques.

Je ferai une dernière remarque, c'est que ces roséoles, qui appartiennent à la variété décrite sous le nom de roséole æstivale, ont débuté pendant le printemps, comme je l'avais déjà observé il y a quinze ans, et se sont montrées plus fréquentes durant cette saison.

L'érythème et la roséole peuvent compliquer d'autres éruptions. Ainsi, dans le mois de juillet, nous avons reçu à l'Hôtel-Dieu une femme qui, après quelques jours de malaise et de troubles gastriques, vit apparaître de chaque côté du cou quatre plaques d'herpès ; trois autres plaques de même nature, qui n'arrivèrent pas à un développement complet, se montrèrent sur la face dorsale de chaque main et sur les deux avant-bras. La face était parsemée de pustules d'acné. Sur les deux bras existait une éruption rubéolique bien distincte, avec des taches en croissant. Sur chacune des deux jambes on voyait près de la crête du tibia deux ou trois plaques d'érythème noueux, très-sensibles à la pression, qui y laissait une empreinte œdémateuse. Enfin le genou droit était volumineux, douloureux, distendu par un épanchement.

Cette arthrite ne semble-t-elle pas donner l'étiquette de l'ensemble des phénomènes morbides observés chez cette femme, la roséole exceptée? Certes, j'admets que toute arthrite n'est pas nécessairement d'origine rhumatismale ou goutteuse ; je sais d'une autre part que l'érythème noueux est quelquefois compliqué d'arthrite. Mais l'érythème noueux me paraît, très-souvent au moins, relever de la diathèse arthritique. L'herpès zoster, dont l'éruption herpétique de cette femme n'est à mes yeux qu'une variété, s'est presque toujours montré à moi chez des goutteux ou dans les races goutteuses. Je suis donc disposé à imputer à l'arthritisme, et l'herpès, et l'érythème noueux, et l'arthrite qui l'accompagne, et peut-être l'acné observés chez cette malade.

Quant à la roséole, je ne la crois pas une maladie constitutionnelle, mais une affection accidentelle, et c'est pour montrer qu'elle peut accompagner d'autres états morbides de la peau que je rapporte ici cette observation.

Un autre malade, entré le 6 juillet à l'Hôtel-Dieu, nous montre la variole compliquée d'une éruption d'apparence érythémateuse.

C'est un jeune homme âgé de vingt ans; après quelques jours de fièvre et de douleurs lombaires, tous ses téguments se couvrirent d'une rougeur continue, au milieu de laquelle pointaient une multitude de petites saillies coniques.

C'est dans cet état qu'il se présenta à nous; la peau était d'une teinte scarlatinense, l'isthme du gosier tuméfié offrait la même coloration; un abattement profond, une grande faiblesse musculaire s'ajoutaient à ces symptômes. Dans la nuit du 6 au 7, il eut du délire.

Le 7 au matin, le pouls était dépressible et des pétéchies se montraient sur la peau. — Une potion avec de l'extrait de quinquina et du musc releva et harmonisa les forces.

Hier 8, il allait beaucoup mieux, l'éruption scarlatiniforme avait disparu; restaient les pustules varioliques, très-nombreuses, mais la plupart très-petites, et dont un grand nombre me paraît devoir avorter, manifestant ainsi l'impression antérieure de la vaccine sur l'économie et la modification qu'elle apporte le plus souvent à la variole quand elle ne la prévient pas.

Malgré l'apparence scarlatineuse de cette rougeur générale des téguments, qui a marqué le début de l'éruption, et l'opinion des personnes qui ont vu le malade à son entrée, je ne crois pas qu'il s'agisse ici d'une scarlatine. On a admis trop facilement, je crois, ces complications de variole et de scarlatine, et je suis persuadé qu'on a pris souvent pour cette dernière des érythèmes généralisés.

On a pris de même pour une complication de rougeole des taches érythémateuses ou rubéoliques qui accompagnaient le début des pustules varioliques; il n'est pas très-rare de voir celles-ci, à leur naissance, entourées d'une tache érythémateuse qui peut avoir de 1 à 3 centimètres de diamètre. La tache s'efface au bout de deux ou trois jours et la variole se développe. Du reste, la desquamation jugera en dernier ressort l'exactitude de cette manière de voir.

La scarlatine est suivie d'une desquamation toute spéciale, qui devra se révéler avec ses caractères propres au milieu des croûtes varioliques, si réellement les deux exanthèmes ont coïncidé. L'absence de cette desquamation sera un argument péremptoire en faveur de l'opinion que j'exprime ici (1).

(1) Les faits ont complétement justifié ces prévisions. La plupart des pustules ont avorté, et le malade, gardé pendant plus d'un mois dans mes salles, n'a présenté aucune apparence de desquamation scarlatineuse.

Reste une autre question, que je soulève ici sans la résoudre : Les érythèmes et les roséoles qui compliquent d'autres éruptions sont-ils de même nature que les roséoles et les érythèmes simples ?

ENGORGEMENT DES GANGLIONS LYMPHATIQUES POST CERVICAUX (1).

Sommaire. — Engorgements des ganglions lymphatiques post cervicaux dans la syphilis constitutionnelle. — Théorie de M. Ricord. — Nature et pathogénie de cette adénopathie.

L'adénite post cervicale n'est pas un effet direct, immédiat de l'action du virus syphilitique sur les ganglions.

L'adénopathie post cervicale se montre non-seulement à la suite des syphilides du cuir chevelu, mais encore dans les fièvres éruptives, dans l'érysipèle et dans la roséole.

MESSIEURS,

Parmi les signes les plus importants de la syphilis constitutionnelle, M. Ricord range l'engorgement des ganglions post-cervicaux, et spécialement de ceux qui occupent les régions sous-mastoïdiennes et sous-occipitales. Suivant cet illustre observateur, l'engorgement de ces ganglions est un effet direct de l'infection constitutionnelle ; il ne dépend pas d'un travail morbide dans les tissus voisins, provoquant une irritation qui va par continuité retentir dans les ganglions ; en un mot, cet engorgement est le résultat d'une action élective exercée sur ces organes par le virus syphilitique, quand il pénètre dans l'organisme. C'est cette opinion que je vais discuter, avec toutes les réserves que commande le nom du célèbre chirurgien qui a introduit cette opinion dans la science.

Du reste, je ne prétends nullement nier la valeur diagnostique de ce

(1) Leçon publiée dans le *Moniteur des hôpitaux*, 1853.

symptôme. Tout au plus essayerai-je d'y apporter quelques restrictions ou de mieux préciser celles que M. Ricord admet implicitement, car il n'a jamais avancé que ce signe fût pathognomonique et appartînt exclusivement à la syphilis. C'est surtout une question de pathogénie que j'agite ici, et c'est sur l'évolution de cet engorgement que j'ai été conduit par l'observation à des conclusions différentes des siennes. Quelle qu'en soit la cause, l'engorgement des ganglions lymphatiques est assez rarement une affection primitive; il est le plus souvent symptomatique d'un travail morbide dans les tissus voisins. Dans des maladies même qui lèsent spécialement le système lymphatique, dans la scrofule par exemple, combien d'engorgements strumeux ont eu pour point de départ des éruptions herpétiques ou impétigineuses, développées dans la circonscription des ganglions affectés; et l'irritation, partie de ce foyer, après avoir atteint le système lymphatique, y développe, sous l'influence de la diathèse, une altération, qui survit à la cause qui l'a provoquée. Cette altération parcourt ensuite les phases qui lui sont propres, de manière à constituer une affection indépendante, qui peut paraître primitive à un observateur inattentif. Cela est si vrai, que selon la remarque de M. Ricord, les adénites scrofuleuses, par une disposition contraire à celle qu'on observe dans les adénites syphilitiques, ont leur siége de prédilection au-dessous de la mâchoire et au devant du muscle sterno-mastoïdien. Cette circonstance me paraît trouver une explication dans la fréquence des scrofulides de la face.

Cependant, il ne répugnerait nullement d'admettre que le virus syphilitique pût manifester sa pénétration dans l'organisme par une affection du système lympathique, comme il la manifeste par des altérations diverses du système tégumentaire; et il pourrait exister un *bubon d'emblée* secondaire, comme on admettait des *bubons d'emblée primitifs*, avant que M. Ricord se fût prononcé contre cette opinion.

Mais il est plus difficile d'accepter cette action élective du virus pour les ganglions post-cervicaux, il y aurait là quelque chose de mystérieux, qui se dérobe aux explications et qu'on chercherait vainement à appuyer, je crois, sur des faits analogues. Placé pendant deux ans à la tête d'un service consacré au traitement des maladies syphilitiques, j'avais devant moi un vaste champ d'observation. Cette question fut une de celles qui fixèrent mon attention. J'examinai avec soin des ganglions lymphatiques dans la période secondaire de la syphilis, et je constatai, avec M. Ricord, que, dans l'immense majorité des cas, les ganglions post-cervicaux et sous-mastoïdiens sont plus ou moins engorgés. Cette adénite peut se généraliser et provoquer d'autres agglomérations ganglionnaires ; celles de l'aisselle, de l'aine, présentent aussi, dans quelques cas, un développement anomal ; mais il est certain que cette manifestation morbide est incomparablement plus commune dans les régions cervicales postérieures et péri-mastoïdiennes. D'ailleurs, dans l'aine, l'engorgement peut être dû à une autre cause, et les traces d'adénites, qui ont accompagné des accidents primitifs, peuvent être prises pour des manifestations secondaires. Ainsi le signe indiqué par M. Ricord a une valeur diagnostique incontestable ; mais doit-on, avec l'illustre professeur, regarder cette adénite comme un effet direct, immédiat de l'action du virus sur les ganglions ?

Il faudrait, pour justifier cette manière de voir, que cet engorgement se montrât véritablement d'emblée, isolé, indépendant de toute lésion des parties voisines ; eh bien ! sur plusieurs centaines de malades, je n'ai pas trouvé un seul cas, qui se présentât dans de semblables conditions ; dans tous les cas, au contraire, à l'exception d'un seul, j'ai rencontré avec cette adénopathie, des éruptions érythémateuses, rubéoleuses, pustuleuses, sur le dos, sur le cou, sur les épaules, sur la nuque, ou sur la région occipitale du cuir chevelu ; dans le seul fait où cette coïncidence faisait défaut, la malade accusait une alopécie très-prononcée ; donc, sans aucun doute, les téguments du crâne avaient subi un travail morbide, et ce cas, au lieu de constituer une exception, rentrait dans la catégorie de ceux que j'avais précédemment observés (1). Cette coïncidence constante entre les lésions du système cutané et celles du système lympathique constitue une puissante présomption pour faire admettre qu'il existe entre ces deux conditions morbides un rapport de cause à effet ; et cette présomption s'élève presque à la valeur d'une preuve, quand on y ajoute les inductions tirées des faits que j'ai énoncés plus haut et des lois qui régissent habituellement les maladies du système ganglionnaire ; et d'une autre part, je n'ai pas rencontré un seul fait qui, scrupuleusement examiné, pût étayer l'opinion contraire, opinion qui d'ailleurs n'a pas en sa faveur les mêmes présomptions et les mêmes analogies.

Si les ganglions du cou sont plus fréquemment et plus spécialement affectés, ne serait-ce point parce qu'ils sont très-nombreux, qu'ils sont

(1) Le docteur Busman, qui a fait sur les syphilides d'importants travaux, a bien voulu me confier que ses observations sur ce point coïncidaient avec les miennes, et je me plais à m'appuyer sur son témoignage.

plus excitables que dans d'autres régions, qu'ils ressentent du moins plus vivement les irritations qui émanent de la peau, comme on le constate dans un grand nombre d'affections?

Et si, d'autre part, le cuir chevelu, si les téguments de la nuque sont le plus souvent affectés au début de l'invasion syphilitique, on peut s'expliquer ainsi la fréquente occurrence de cette adénopathie dans les régions indiquées par M. Ricord. Ce qui prouve que cette interprétation n'est pas purement hypothétique, c'est que l'engorgement de ces mêmes ganglions peut se rencontrer dans un grand nombre d'autres conditions morbides. Je ne citerai qu'en passant les affections pustuleuses, eczémateuses du cuir chevelu, qui en sont presque constamment accompagnées. Le travail morbide est souvent, alors, limité à la région des téguments, qui est dans la dépendance des ganglions du cou; il en est de même de certains érysipèles bornés au cuir chevelu : ainsi, il y a quelques années, chez un malade, qui depuis plusieurs jours présentait de la fièvre, un état saburral et une céphalalgie occipitale très-vive, la découverte d'un engorgement post-cervical m'a fait arriver au diagnostic d'un érysipèle limité au cuir chevelu, et qui plus tard s'est étendu à la face.

Dans des maladies qui, comme les syphilides, généralisent leur action sur toute la peau, j'ai souvent constaté cette adénopathie post-cervicale dans la rougeole, dans la scarlatine, dans la variole. J'ai bien des fois répété cette observation. Je l'ai rencontrée encore dans une affection qui offre une grande analogie avec une des formes des exanthèmes syphilitiques; je veux parler de la roséole.

Au printemps dernier, et plus souvent encore au printemps de l'année 1852, j'ai observé des roséoles qui se montraient en général chez de très-jeunes sujets; pendant toute la durée de l'exanthème, j'ai constaté un développement très-caractérisé des ganglions post-cervicaux qui restèrent tuméfiés pendant plusieurs jours après la disparition de l'éruption. Chez deux petites filles, les ganglions sous-mastoïdiens acquirent un tel volume, que les parents appelèrent mon attention sur ce symptôme. Ainsi donc il ne faudra pas se hâter de conclure de la coexistence d'une adénopathie cervicale avec une roséole, à l'existence d'une syphilis constitutionnelle; sans doute un observateur attentif trouvera dans les commémoratifs, quelquefois même dans les caractères de l'éruption, des signes qui lui feront distinguer les roséoles vernales ou autres des syphilides rubéoleuses; mais, comme je l'ai déjà dit, j'invoque ces faits bien moins pour atténuer la valeur diagnostique de l'adénopathie syphilitique que pour en éclairer l'origine et le mode d'évolution. J'ajouterai une dernière remarque qui appartient à M. Ricord, et que j'étendrai à toutes les affections dont je viens de parler, c'est que l'engorgement ganglionnaire est plus prononcé chez les jeunes gens que chez les sujets avancés en âge, et que, chez les vieillards, il manque le plus souvent.

DE LA SUETTE MILIAIRE (1)

Sommaire. — Histoire de l'épidémie de suette miliaire qui a régné dans plusieurs communes de l'arrondissement de Coulommiers, pendant les mois de mai et juin 1839.

Considérations topographiques et médicales sur le département de Seine-et-Marne.

Obs. I. — Suette miliaire simple. — Sueurs très-fétides et très-abondantes.

Obs. II. — Suette miliaire bénigne. — Épistaxis répétées. — Guérison.

Obs. III. — Suette miliaire chez un sujet affecté de bronchite. — La toux revient par accès. — Dysurie; le troisième jour, éruption très-confluente. — Guérison.

Obs. IV. — Suette miliaire survenue à l'époque des règles. — Quelques symptômes nerveux au début. — La malade est presque guérie vers le huitième jour. — Émotion morale vive; nouveaux accidents; nouvelle éruption. — Guérison.

Obs. V. — Suette miliaire bénigne chez une jeune fille de quatorze ans. — Sueurs extrêmement abondantes sans symptômes de constriction épigastrique.

Obs. VI. — Suette miliaire. — Symptômes ataxiques, serrement épigastrique, suffocation, syncopes. — Mort au bout de trois jours.

Obs. VII. — Suette miliaire. — Sueurs abondantes. — Mort en trois jours.

Obs. VIII. — Suette miliaire. — Début par un frisson; sueurs modérées; crampes; céphalalgie intense et persistante. — Oppression épigastrique considérable. — Guérison.

Symptômes. — Prodromes. — Période d'invasion. — Période d'éruption. — Période de desquamation.

Formes et variétés. — Première variété : suette sans éruption. — Deuxième variété : miliaire sans sueur, — Rechutes.

Examen analytique des symptômes. — Modalité de l'éruption (miliaire rouge, bulleuse, blanche). — Siége, abondance, marche de l'éruption. — Desquamation. — Prurit. — Sueurs. — Chaleur de la peau. — Pouls. — Fièvre. — Frisson. — Système nerveux (constriction épigastrique, syncopes, agitation, céphalalgie, troubles intellectuels, sommeil). — Etat des forces. — Système digestif : langue, aphthes, angine, nausées, vomissements, soif, appétit, excrétions alvines, état de l'abdomen. — Appareils respiratoire, — urinaire, — générateur. — Symptômes particuliers : Epitaxis. — État du sang.

Anatomie pathologique. — Résultats de trois nécropsies. — Lésions anatomiques.

Traitement. — Indication tirée des symptômes (sueurs, épigastralgie, constipation). — Moyens thérapeutiques. — Régime et hygiène.

Messieurs,

Au mois de juin 1839, tout au début de ma carrière médicale, je fus envoyé, avec mes amis les docteurs Barthez et Landouzy, dans le département de Seine-et-Marne où sévissait une épidémie meurtrière de suette miliaire. Notre mission accomplie, nous publiâmes dans la *Gazette des hôpitaux* un rapport qui a été plusieurs fois cité dans les travaux ultérieurs sur cette maladie. Je donne ici la partie de ce mémoire collectif qui m'appartient exclusivement : c'est la description de l'épidémie, et quelques-unes des observations qui m'ont servi à la tracer. Je la ferai précéder de quelques considérations statistiques et étiologiques extraites presque entièrement de cette partie de notre travail qui avait été rédigée par Landouzy.

C'était dans le canton de Rebais, que cette épidémie avait pris naissance, les communes d'Orly, Saint-Cyr et Saint-Ouen en étaient les principaux foyers ; de là elle irradiait sur les villages et les hameaux environnants.

Le département de Seine-et-Marne est compris entre les 48,7 et le 49,7 dégrés de latitude. Géologiquement, il est une dépendance du bassin de Paris. Ce département a été un des plus cruellement éprouvés par le choléra de 1832. A plusieurs reprises, déjà, il avait été visité par la suette. A la fin de 1838 une épizootie, désigné sous le nom de chancre, avait sévi sur les bêtes à cornes ; la plus grande partie des vaches et des moutons en avait été atteinte : cette affection avait semblé attaquer de préférence les localités situées sur les hauteurs, tandis que la suette et le choléra se sont montrés plus intenses dans les vallées.

Les communes de Saint-Cyr, Saint-Ouen, Orly, etc., dans lesquelles la maladie a sévi avec le plus d'intensité, occupent le fond d'une vallée étroite, arrosée par deux petites rivières (le Grand- et le Petit-Morin), qu' coulent de l'est à l'ouest, et qui durant l'hiver, et dans les fortes pluies, inondent toutes les plaines environnantes.

La nature du sol qui, dans ces communes comme dans tout le reste de la Brie, contient beaucoup d'argile, fait que les eaux de pluie y sont difficilement absorbées par la terre et qu'elles restent stagnantes à la surface.

Les chaumières des paysans sont assez propres, mais mal aérées, et entourées de tous côtés par des mares d'eau croupissante et des monceaux de fumier. Les habitants sont d'une constitution moyenne, très-sobres, travaillant sans relâche, et se privant du nécessaire pour augmenter leur champ ; presque tous se livrent à la culture de la terre.

Les maladies prédominantes dans l'hiver avaient été des rougeoles, des scarlatines et des affections catarrhales. Le printemps n'avait été marqué par aucune affection prédominante, lorsque dans les premiers jours de mai, l'épidémie éclata à Orly.

Déjà dans le mois précédent, plusieurs cas s'étaient déclarés, mais isolément et sans exciter l'attention. De là la maladie se répandit dans les communes voisines, plus intense et plus meurtrière dans les localités situées au fond des vallées que dans celles qui se trouvaient sur les plateaux.

Sur une agglomération de 2807 habitants on compta 287 malades : à peu près 1 sur 10 habitants.

Parmi ces 287 malades il y eut 114 hommes et 173 femmes. Les premiers étaient, par conséquent, aux secondes dans la proportion de 1 à 1,5. Les morts ont été au nombre de 35 : 16 hommes et 19 femmes. Il y a donc eu 1 mort sur 8,2 malades. Mais la mortalité a été *relativement* plus considérable chez les hommes que chez les femmes. Il y a eu en effet 1 mort sur 4 malades hommes, et 1 sur 9 de l'autre sexe.

Je vais maintenant rapporter quelques-unes des observations que j'ai recueillies ; elles nous montreront la maladie sous ses différents aspects. J'en tracerai ensuite la description générale, écrite sous l'impression récente des faits que j'avais eu sous les yeux, et je passerai à l'étude analytique des principaux symptômes.

OBS. I. — *Suette miliaire simple ; sueurs très-fétides et abondantes.* — Baptiste Candar, âgé de quarante-cinq ans, d'une constitution grêle, mais jouissant habituellement d'une bonne santé, dans la nuit du 3 au 4 juin est pris de douleurs vives dans la région épigastrique, accompagnées d'une sensation de serrement ou de pression ; ce symptôme, après avoir persisté une partie de la journée, se dissipa dans la soirée du 4 ; le même jour, il eut quelques coliques et prit deux lavements.

La nuit suivante (4 au 5), cet homme se réveille le corps baigné de sueur ; du reste, il n'éprouve aucune douleur, aucun trouble notable dans les fonctions ; l'appétit même persiste à un certain degré ; depuis lors, le malade reste couché.

Je ne fus appelé auprès de lui que le 6 au matin, troisième jour de la maladie ; je constate les symptômes suivants :

Sueurs très-abondantes, picotements plus prononcés dans les reins que dans toute autre région du corps ; la région lombaire et la région latérale et antérieure du thorax sont couvertes de petites vésicules miliaires minces comme des têtes de camion, entourées à leur base d'un cercle rouge. Le pouls bat soixante-dix fois par minute ; la soif est vive, les urines sont rares, il n'y a pas de selles.

7 au matin. Depuis trois heures du soir jusqu'à ce matin, il a ressenti des picotements violents, plus intenses dans les régions des lombes et du cou.

La poitrine et le cou sont le siége d'une éruption extrêmement abondante de vésicules, dont la plupart sont entourées d'un cercle rouge à leur base. Quelques-unes n'en ont pas ; des vésicules miliaires en petit nombre existent sur les bras, plus nombreuses sur la face palmaire du membre. Le malade a sué toute la nuit ; son lit exhale une odeur fétide ; les sueurs ont cessé depuis une heure ; le pouls bat quatre-vingt-dix-huit fois par minute ; la soif est peu vive ; les urines sont limpides, mais sans réaction acide bien prononcée ; la salive est acide. Dans la matinée, il eut une selle ; le soir, la fièvre a diminué ; la sueur est abondante ; il ressent des picotements vifs sur le bas-ventre et une démangeaison générale.

La nuit suivante, le malade a dormi. Le 8, la fièvre a cessé (cinquième jour) ; l'éruption est encore plus nombreuse ; tout le thorax est couvert de taches rouges, vésiculaires à leur centre ; les sueurs sont encore plus abondantes, d'une odeur repoussante et nauséabonde. Celle de la face, examinée au papier de tournesol, ne donne pas de réaction acide. La salive est acide.

Le 9, pas de fièvre ; sueurs très-abondantes et d'une horrible fétidité. La femme de ce malade hésite à approcher de lui pour lui donner à boire. Les vésicules sont toujours très-nombreuses, la langue se nettoie, pas de selles, urines faciles. (Eau de veau.)

Le 10, sommeil bon la nuit précédente ; pas de fièvre, il demande à manger. Les sueurs ayant beaucoup diminué, je prescris qu'on lui change sa chemise, ce qu'on n'avait osé faire jusque-là ; l'éruption est toujours très-abondante, elle se présente sous l'aspect de petites saillies rosées, ayant une très-petite vésicule au sommet ; plusieurs de ces vésicules paraissent affaissées ; quelques-unes, plus grosses, sont blanches, opalines et renferment un liquide puriforme, qui ne donne pas au tournesol de réaction acide sensible ; quelques vésicules qui paraissent plus récentes et sont transparentes rougissent le papier de tournesol.

Sur les bras, on en voit qui ne sont pas entourées d'auréole à leur base. Sur le menton et sur une des cuisses existent des furoncles.

Le 11, le malade va tout à fait bien ; il ne sue pas ; l'éruption a beaucoup diminué. Sur la poitrine, on aperçoit des petites taches rouges sans vésicules. Ailleurs, l'épiderme est ridé verticalement dans le lieu qui était occupé par les vésicules ; dans d'autres points, la peau commence à fariner ; sur les bras, il existe encore des vésicules transparentes qui rougissent le papier de tournesol et d'autres opalines qui ne le rougissent pas. (Le malade sera changé de lit et prendra du bouillon.)

Le 13, pas de desquamation sensible, le malade se lève.

Obs. II. — *Suette miliaire bénigne ; épistaxis répétés ; guérison.* — Auvigny, âgé de dix-huit ans, travaillant à la terre, d'une constitution assez grêle, frère d'une jeune fille qui a été atteinte avant lui de l'épidémie régnante, pauvre et se nourrissant d'aliments grossiers, habitant une maison assez propre, située dans le haut du village de l'Hermitière.

Le 4 juin, à cinq heures du matin, il se réveille en sueur, il avait un peu de céphalalgie sus-orbitaire ; pas d'envie de vomir, pas de trouble des organes digestifs. L'appétit persistait.

5 juin. Je suis appelé auprès du malade ; il est en sueur, et depuis hier les sueurs ont été très-abondantes ; il n'a ni étourdissement, ni céphalalgie, ni mal de gorge ; il a eu quelques légères envies de vomir, qu'il attribue à la répugnance que lui inspire la tisane édulcorée avec du miel ; sa langue est blanche, les narines sont humides, le pouls est plein, résistant, et donne quatre-vingt-dix pulsations par minute ; les urines sont rares et rougeâtres ; il affirme sentir de l'appétit. (Orge, chiendent, diète.)

6 juin. Le malade a dormi cette nuit, il n'a ressenti aucune douleur ; depuis qu'on a changé la tisane, les nausées ont cessé ; le pouls donne soixante pulsations ; il n'a pas eu de selles ; on aperçoit sur sa poitrine des petites saillies rougeâtres, surmontées par une très-petite vésicule ; on en observe quelques-unes autour du poignet, principalement sur la face palmaire ; l'urine est très-épaisse et renferme un dépôt rouge très-abondant ; on remarque à sa surface une couche d'apparence oléagineuse ; elle donne au papier de tournesol une réaction acide ; les sueurs de la face ne sont pas acides. (Eau de veau.)

Le 7 juin. Hier soir, le malade a ressenti de forts picotements dans la région lombaire et dans les membres. Il a eu sur les quatre heures du soir un léger frisson suivi d'un redoublement de sueurs ; dans la soirée, il a eu une épistaxis abondante, qui s'est répétée deux fois depuis. Le sang coagulé a laissé surnager une très-petite quantité de sérum ; on en peut évaluer la quantité à six onces environ.

Ce matin, les picotements sont encore plus intenses que la veille, le pouls bat soixante, le malade a peu de soif ; la langue se nettoie ; sur les gencives on observe une couche mince pultacée.

Des vésicules se remarquent sur la voûte palatine. Sur les membres et sur la poitrine existe une éruption presque confluente, des petites vésicules entourées à leur base d'un cercle rougeâtre ; la plupart sont transparentes ; quelques-unes, plus volumineuses, offrent une teinte opaline ; les urines renferment, comme la veille, un dépôt abondant ; elles sont acides ; la salive est également acide. (Prescription comme hier.)

Le 8, moins de sueurs ; sommeil bon. La peau est couverte de petites saillies rouges, vésiculeuses au sommet ; le liquide qu'elles renferment a peu d'action sur le papier de tournesol ; les vésicules devenues opaques ont une réaction acide bien prononcée.

Le 9, nouvel épistaxis abondante à trois reprises différentes ; il y a eu un peu de sueur hier ; il n'y en a pas ce matin ; les picotements ont cessé ; la langue est un peu blanchâtre ; pouls toujours à soixante.

Les vésicules des bras sont opaques aujourd'hui et peu acides (bouillon).

Le 10, à peine un peu de moiteur ; il existe encore des vésicules blanches opalines, et d'autres transparentes, mais leur nombre a beaucoup diminué et le liquide d'aucune d'elles ne rougit le tournesol ; il a eu deux selles depuis hier, la salive est beaucoup moins acide. Il a encore eu ce matin une épistaxis peu abondante, il se plaint de la faim. (Bouillon.)

Le 11, tout à fait bien ; on a fait son lit ; on l'a changé ; il dort bien, et toutes les fonctions s'exécutent régulièrement. Il demande à manger.

Les vésicules ont en grande partie disparu ; il reste encore à la place, dans quelques points, une petite tache rosée, au niveau de laquelle l'épiderme est ridé ; ailleurs, la coloration de la peau ne diffère pas de celle des parties voisines ; le froncement de l'épiderme indique seul le lieu occupé par les vésicules ; ailleurs enfin, l'épiderme se détache par petites parcelles très-minces du centre à la circonférence de la vésicule, ou sous forme de farine. (Bouillon, une petite soupe, limonade.)

Obs. III. — *Suette miliaire chez un sujet affecté de bronchite ; la toux revient par accès ; dysurie ; le troisième jour, éruption très-confluente ; guérison.* — Belloy, âgé de cinquante ans, est enrhumé depuis huit jours ; le 5 juin, il éprouve de la courbature, du malaise ; l'appétit persiste ; il n'a ni céphalalgie, ni nausées, ni douleur épigastrique ; dans la journée, il eut une selle ; il dort bien pendant la nuit du 5 au 6 ; mais le 6 matin, il se réveille en sueur.

Appelé près de lui, je lui trouve la peau chaude et humide ; le pouls plein bat quatre-vingt-huit pulsations ; pas de douleurs dans aucune partie du corps ; la langue est blanche et chargée ; les urines sont rendues facilement. (Prescription : orge, chiendent édulcoré avec du miel ; repos, diète.)

7 juin. Le malade a un peu reposé la nuit dernière ; les sueurs, qui s'étaient arrêtées, ont reparu depuis le matin quatre heures, sans être précédées de frisson ni de céphalalgie ; maintenant elles sont très-abondantes ; le pouls donne soixante-dix-huit pulsations ; il est large, plein, développé ; la langue est blanchâtre et humide ; la salive est acide, les gencives sont recouvertes d'une exsudation pultacée ; le malade éprouve une légère douleur dans les reins, mais il me dit y être sujet ; la soif est modérée, les urines sont faciles, il ne va pas à la selle ; il se plaint de toux, beaucoup plus intense et plus fréquente pendant la nuit que pendant le jour. (Prescription *ut supra.*)

8 juin. Le malade a eu cette nuit de la dysurie ; l'émission des urines, très-laborieuse, a été accompagnée de douleurs dans le canal de l'urèthre ; les urines, examinées quatre heures après qu'elles ont été rendues, offrent

un dépôt rougeâtre très-abondant ; elles rougissent le papier de tournesol. La peau de la région antérieure du thorax est couverte de vésicules extrêmement nombreuses, fines comme des têtes de camion, à peine rosées à leur base.

Hier, dans la journée, le malade a senti de légers picotements ; les sueurs ont été plus abondantes sur le soir.

9. Ce matin, les picotements sont plus intenses, surtout dans les membres inférieurs ; le pouls bat 76 ; le malade se plaint d'avoir été vivement tourmenté cette nuit par la toux et par la difficulté de l'expectoration. La dysurie ne s'est pas montrée de nouveau. (Julep avec 10 gouttes de laudanum.)

10. Cette nuit les sueurs ont été très-abondantes ; les picotements tellement violents, dans les reins surtout, que le malade sautait dans son lit et était dans une agitation extrême ; il a beaucoup toussé et n'a pas fermé l'œil ; ce matin il est encore en sueur.

Les téguments de la poitrine sont couverts de l'éruption la plus abondante que j'aie encore vue ; elle se présente sous la forme d'une multitude de petits boutons d'un rouge vif, vésiculeux au sommet.

Sur les bras existent des vésicules blanches transparentes, dont la plupart sont entourées d'un cercle rosé, tandis que d'autres en sont dépourvues.

11. Il a encore beaucoup toussé cette nuit et n'a pas dormi ; les sueurs ont été modérées cette nuit, et ce matin il ne sue pas.

Le sixième jour, les boutons sont moins nombreux et moins rouges qu'hier, sur les bras existent des saillies rougeâtres, ayant une vésicule à leur centre. Le pouls bat 72 pulsations. (Julep, comme hier, et eau de veau).

12 soir. Le malade a sué abondamment la nuit dernière ; aujourd'hui, il a eu dans la journée un nouvel accès de sueur accompagné de picotements ; il porte sur les bras et la poitrine une éruption presque confluente de petits boutons rouges ; ceux de la poitrine présentent à leur sommet une petite vésicule purulente ; dans ceux des bras, la vésicule centrale est affaissée ; on remarque çà et là quelques sudamina dont le liquide est acide ; la langue se nettoie, il n'a pas de fièvre et ne tousse plus. (Convalescence.)

Obs. IV. — *Suette miliaire, survenue à l'époque des règles, quelques symptômes nerveux au début ; la malade est presque guérie le huitième jour ; émotion morale violente ; nouveaux accidents ; nouvelle éruption ; guérison.* — La femme Bidant, âgée de quarante-trois ans, d'une bonne constitution, éprouvait depuis quelques jours du malaise et était en butte à des tourments d'esprit.

Le 31 août, elle est prise de céphalalgie et éprouve un sentiment de pression épigastrique accompagné de battements dans la région de l'estomac, et de douleurs qui semblent partir de cet organe pour remonter dans le dos et les épaules; en même temps, elle ressent des douleurs dans les reins qui paraissent devoir être attribuées à une autre cause; elle est à son époque menstruelle, et l'éruption des règles est chez elle précédée habituellement de ce symptôme; les règles parurent et suivirent leur cours ordinaire.

Le 1er juin, elle essaya encore de se lever, mais fut bientôt obligée de se recoucher; elle avait perdu l'appétit; les sueurs survinrent abondantes; bientôt elle ressentit sur tout le corps des picotements, suivis d'une éruption abondante de petites vésicules transparentes entourées d'un cercle rosé.

Ce fut dans la région des reins que les picotements furent des plus intenses; les étouffements ne reparurent plus; cependant elle ne pouvait se coucher sur le côté gauche sans se trouver mal à l'aise; les urines étaient rares et de couleur foncée; les sueurs persistaient copieuses; il n'y avait pas eu de selle depuis le début de la maladie; la malade ne dort pas.

Le 7 juin, elle allait bien; les sueurs avaient presque cessé, et il n'y avait pas de fièvre, lorsque la mort de son mari, dont elle fut témoin, lui causa des attaques de nerf, suivies d'un accès de fièvre avec sueur.

Le 8, sur le soir, elle ressent de nouveau des battements dans la région épigastrique, accompagnés d'une sensation de brûlure dans le dos; elle a encore transpiré et senti des picotements et des engourdissements dans les bras. Dans la journée, elle va à la selle. (Potion éthérée.)

Le 9, presque plus de sueurs; les bras sont couverts de vésicules transparentes, sans réaction acide (nouvelle potion éthérée). Le soir, douleur épigastrique avec sensibilité au toucher. (Cataplasmes émollients.)

Le 10, la malade va bien; elle a dormi; la douleur épigastrique a cessé, elle n'a pas de fièvre; elle a été à la selle. Je l'engageai à changer de lit. (Deux bouillons.)

Le 11, la malade est parfaitement bien. (Quatre bouillons.)

Le 12, elle se lève.

Obs. V. — *Suette miliaire bénigne chez une jeune fille de quatorze ans; sueurs extrêmement abondantes, sans constriction épigastrique.*

Julie X..., âgée de quatorze ans, non réglée, d'une bonne constitution, d'une santé habituellement bonne, fut prise tout à coup, dans la journée du 29 mai, d'un malaise général qui l'obligea à se coucher.

Quoique le jour même de l'invasion, elle eût déjeuné d'aussi bon appétit que de coutume, cependant la veille déjà elle avait éprouvé une céphalalgie légère et une lassitude inaccoutumée. A peine au lit, la céphalalgie augmenta, les sueurs se déclarèrent, et en telle abondance, qu'on fut, nous ont dit ses parents, obligé de la changer de linge à chaque moment. La sueur coulait à grosses gouttes de tout son corps, et les cheveux étaient tellement mouillés qu'on eût dit qu'elle venait d'être retirée de l'eau. Une éruption abondante de vésicules très-petites survint le 31 ; l'enfant éprouva seulement de la fièvre, de la céphalalgie, de l'anorexie et de la constipation, sans constriction épigastrique. On lui fit prendre des tisanes légèrement laxatives.

Le 5 juin, c'est-à-dire sept jours après le début, l'enfant entrait en convalescence et restait levée trois heures dans la journée.

Obs. VI. — *Suette miliaire, symptômes ataxiques, serrement épigastrique, suffocation, syncopes ; mort au bout de trois jours.*

François Bidaut, âgé de cinquante ans, vigneron, occupe une maisonnette assez propre, presque contiguë à la rivière du Petit-Morin. Sa femme était atteinte par l'épidémie depuis cinq jours, lorsqu'il tomba malade. Depuis quelques jours, il éprouvait un sentiment de malaise mal défini, lorsque le 4 juin il ressentit tout à coup un serrement à l'épigastre, qu'il compare à celui qui résulterait d'une violente pression ; cette sensation remontait entre les épaules jusqu'au cou et aux parties latérales de la tête, où elle produisait une sorte d'engourdissement ; quinze sangsues lui furent appliquées le jour même sur la région épigastrique, elles ont donné lieu à une évacuation de sang abondante.

Dans la nuit du 4 au 5, il dort bien ; la journée se passe sans accidents; pas de vomissements, ni d'anorexie, pas de garderobe ; il commence à suer.

Dans la nuit du 5 au 6, nouvel accès de serrement épigastrique avec sensation de suffocation ; le malade pâlit, perd connaissance, et reste dans cet état pendant deux minutes environ ; ce fut alors seulement qu'on vint me chercher : il était deux heures du matin ; je trouvai le malade assez bien remis de la secousse qu'il venait d'éprouver, il était encore un peu pâle.

Je lui prescrivis une potion antispasmodique et des cataplasmes sinapisés. Pendant le reste de la nuit, il eût des sueurs abondantes ; une nouvelle menace de syncope fut conjurée par une application de sinapismes.

Quand je le vis dans la journée, il était en sueurs ; le pouls battait 104 pulsations ; la langue était blanche, épaisse ; on remarquait sur sa poitrine des vésicules blanches, sans auréole. Le soir, vers sept heures, serrement épigastrique, étouffement, anhélation, douleurs dans les épaules et chaleur brûlante dans le dos ; les sueurs cessent. Le malade parle haut et délire un peu. On fait venir un médecin du voisinage qui lui fait appliquer de nouvelles sangsues sur la région épigastrique ; le pouls, à ce qu'il paraît, était plein et développé ; la fièvre très-intense.

Le 7 matin, pouls large, développé, 100 pulsations ; langue blanche au milieu ; éruption confluente sur la poitrine de vésicules entourées d'un cercle rouge. L'intelligence est parfaitement saine.

Quelques heures après, le malade est pris de délire, la transpiration cesse, la peau est le siége d'une chaleur brûlante ; le malade se plaint d'étouffements, les téguments pâlissent.

Vers les deux heures et demie, une femme lui fait prendre un verre d'anisette ; il vomit abondamment des matières bilieuses ; bientôt le râle survient ; on m'appelle, le pouls était insensible, la peau était pâle et la main pouvait à peine en supporter la chaleur ; la respiration râlante ne se faisait plus qu'à de rares intervalles ; il expira au bout de quelques minutes. L'autopsie ne put en être faite.

Obs. VII. — *Suette miliaire, sueurs abondantes ; mort en trois jours.* — Garmini, âgée de trente-sept ans, d'une forte constitution, d'une bonne santé habituelle, mère de cinq enfants, revint le 17 mai, fatiguée, d'une fête de village. Depuis trois jours elle éprouvait des épistaxis considérables. Le 21, elle se plaignit d'un grand affaissement, d'une céphalalgie opiniâtre. Elle prit un bain de pied, resta assise presque toute la journée, passa la nuit presque entière sans dormir, et le lendemain 22, dans la journée, elle fut forcée de se mettre au lit. Les maux de tête augmentèrent ; elle eut une nouvelle épistaxis, des nausées, des vomissements, et bientôt les sueurs furent exhalées avec une abondance qui effraya la malade et les personnes qui l'entouraient. Pendant la nuit, les règles survinrent et coulèrent comme de coutume ; on prescrivit de la tisane d'orge et de chiendent.

Les jours suivants, ces symptômes augmentèrent, et il s'y joignit une oppression des plus violentes à l'épigastre. La malade était en proie à une agitation très-grande, sans délire, portant continuellement la tête d'un côté à l'autre, se plaignant toujours de l'étouffement qu'elle éprouvait à l'estomac et de l'odeur fétide qu'exhalaient ses sueurs.

La malade mourut le 25 mai, à minuit.

Obs. VIII. — *Suette miliaire ; début par un frisson ; sueurs modérées ; crampes ; céphalalgie intense et persistante ; oppression épigastrique considérable ; guérison.* — Brésillon, âgée de soixante-six ans, d'une constitution moyenne, d'une santé habituellement mauvaise, n'avait éprouvé aucun malaise depuis le début de l'épidémie, lorsque, le 31 mai, elle fut prise, pendant la nuit, d'un frisson assez intense. Elle se leva cependant comme de coutume pour vaquer à ses travaux ; mais, éprouvant un sentiment de faiblesse et de lassitude, elle fut forcée de se coucher aussitôt. A peine au lit, sueurs abondantes, chaleur mordicante à la peau, céphalalgie très-vive, surtout à la partie antérieure, soif continuelle. Le lendemain et les jours suivants, exaspération des mêmes symptômes, auxquels se joignent des nausées fréquentes, des crampes dans les jambes et dans les pieds, un sentiment de plénitude et d'embarras à la région épigastrique, et qui dégénère bientôt en une constriction des plus vives, sentiment que la malade exprime par les mots d'étouffement violent à l'estomac, et qu'elle circonscrit avec la main depuis l'extrémité de l'appendice xyphoïde jusqu'au milieu et dans toute la largeur du sternum.

Le 5 juin au matin (à notre deuxième visite), la malade est dans l'état suivant : tête très-élevée sur les oreillers, face vultueuse, paupières demi-fermées, yeux ternes, céphalalgie opiniâtre, lèvres non fuligineuses, langue blanche couverte d'un enduit épais et humide sur toute sa surface, bouche mauvaise, sans envies de vomir, soif vive, mal à la gorge, constipation complète depuis le début de la maladie; chaleur considérable à la peau, sueurs profuses, éruption très-abondante de vésicules rouges à la circonférence, blanchâtres au sommet, répandues sur tout le corps, et nombreuses surtout au front, aux épaules, aux bras et sur le dos, aux fesses et aux cuisses; absence totale d'éruption à la paume des mains et à la plante des pieds.

Démangeaisons très-vives, qui forcent la malade à agiter continuellement les bras et les jambes et à changer la tête de place; sentiment d'étouffement intermittent à la région épigastrique, sans douleur à la pression.

La malade dit que l'air lui manque; elle oblige les personnes qui l'entourent à s'écarter et demande de l'air.

Ces étouffements reviennent fréquemment sous forme d'accès qui durent de cinq à dix minutes, laissant entre eux à peu près le même intervalle et suivis d'un abattement considérable; rien d'anomal du côté du cœur et des poumons.

Le pouls est à 124, assez plein, régulier et résistant; sens et intelligence intacts. (Tisane de bourrache et de mauve, sinapismes aux pieds, cataplasmes de farine de lin et de têtes de pavots à la région épigastrique, lavement de lait coupé, avec addition d'une cuillerée à bouche de chlorure de sodium. Le lavement a été rendu une demi-heure après et a provoqué une selle abondante.)

Le même jour au soir, même état. Les étouffements, qui ont diminué dans le courant du jour, deviennent plus fréquents et plus intenses. La céphalalgie sous-orbitaire est plus violente. (Potion calmante avec 25 gouttes de laudanum et 20 gouttes d'éther; nouveaux sinapismes, cataplasmes.)

Le 6, nuit assez calme; les étouffements ont été fréquents et les sueurs beaucoup moins abondantes; la céphalalgie est toujours très-intense, les yeux sont fatigués et les paupières se ferment malgré les efforts de la malade; la langue est toujours très-chargée; pas de nausées; l'éruption n'a pas été modifiée, elle est confluente sur le front et sous forme de plaques rouges très-larges, irrégulières dans lesquelles on distingue facilement, en y faisant attention des vésicules miliaires. Pouls, 84 pulsations. (Bouillon de veau.)

Le 7, un peu de sommeil au commencement de la nuit, fièvre intense ensuite; plus de sueurs depuis deux jours; les démangeaisons diminuent. La malade n'a pas encore été changée de lit et se plaint de la mauvaise odeur exhalée par les sueurs. (Même prescription.)

Le 8, diminution notable, à la vue et au toucher, dans la saillie des vésicules; persistance de la céphalalgie, mais à un degré moindre. (Lavement, bouillon de veau, orangeade.)

Le 9, la malade avait été très-agitée la veille, toute la journée et toute la nuit, pendant lesquelles l'atmosphère avait été continuellement orageuse. Le matin, agitation extrême, fatigue très-grande, céphalalgie, étouffements, constriction à l'épigastre presque aussi intense qu'au début. Ces symptômes s'amendent dans la journée. On profite d'un moment de calme et d'apyrexie pour changer la malade de lit et de linge, et le soir elle se trouve bien.

Le 11, toujours insomnie et agitation pendant la nuit, apyrexie le matin. (Lavement, un bouillon, potion calmante pour la nuit.)

12. Sommeil assez calme. Il y a encore dans la nuit, pendant les moments d'agitation, quelques accès de constriction épigastrique, mais beaucoup moins violents. La malade a mangé un potage avec appétit et a eu une selle régulière. Desquamation farineuse aux mains, au front et à la poitrine.

14. Les symptômes de constriction épigastrique ont entièrement disparu, les nuits sont assez bonnes, le sommeil est calme, la céphalalgie seule persiste, une selle régulière a eu lieu. La malade se lève.

Le 15. Convalescence.

Pour exposer avec méthode les caractères de l'affection épidémique soumise à mon observation, j'en tracerai d'abord un tableau succinct et rapide, dans lequel je m'attacherai surtout à présenter les symptômes dans leurs rapports mutuels et à décrire la marche de la maladie sous la forme que j'ai le plus souvent observée. J'indiquerai ensuite les variétés qu'elle m'a offertes, cherchant à les rattacher à plusieurs types principaux, qui embrasseront, autant que possible, les individualités nombreuses que l'on rencontre toujours dans une épidémie; puis prenant isolément chaque symptôme, je l'étudierai en lui-même, dans ses variétés, dans son développement, et j'indiquerai le rôle qu'il a joué dans l'ensemble des perturbations fonctionnelles.

Je distinguerai dans la marche de la suette miliaire des signes précurseurs, une période d'invasion, une période d'éruption, et une période de desquamation.

La nature et la durée des prodromes ont beaucoup varié.

Souvent la maladie débutait tout à coup sans être annoncée par aucun signe précurseur.

Nous avons vu des malades qui, la veille, vaquaient à leurs occupations habituelles, le soir se couchaient bien portants et pendant la nuit se réveillaient inondés de sueur.

D'autres éprouvaient, pendant plusieurs jours, ou plusieurs heures seulement, une sensation de malaise, de lassitude, de douleur dans les articulations et surtout dans les genoux et les poignets. A ces symptômes se joignaient quelquefois de la céphalalgie sus-orbitaire, une légère douleur dans la région épigastrique, du mal de gorge, des nausées et des vomissements ; et chez d'autres une diarrhée peu intense, qui cessait lorsque la maladie se déclarait.

PÉRIODE D'INVASION.

Les sueurs qui constituaient le phénomène dominant de cette maladie en marquaient le plus souvent le début ; rarement elles étaient précédées de frisson. Leur invasion était accompagnée de symptômes dont plusieurs ont déjà été indiqués parmi les signes précurseurs, mais qui se montraient alors plus graves et plus prononcés. Les malades éprouvaient un sentiment croissant de lassitude et de malaise, qui les forçait à s'aliter; une céphalalgie sus-orbitaire, une sensation douloureuse de constriction épigastrique et d'étouffements, quelquefois très-intense; il leur semblait qu'un poids énorme pesait sur leur poitrine et mettait obstacle à leur respiration.

Beaucoup ont accusé dans la région épigastrique, dans le dos, ou dans la région du cœur, des battements isochrones aux battements du pouls et quelquefois perceptibles à la main ; beaucoup ont éprouvé alors des nausées et des vomissements. A ces derniers symptômes se joignaient, chez quelques malades, des crampes tellement violentes qu'elles rappelaient le début du choléra-morbus.

En même temps que les sueurs devenaient plus abondantes, les symptômes que je viens d'indiquer diminuaient d'intensité; quelquefois ils précédaient les sueurs et paraissaient s'amender sous leur influence; ces sueurs avaient, en général, une odeur fétide, que l'on peut comparer à celle qui s'exhale des matières organiques en putréfaction. Leur abondance était telle que les vêtements et le lit du malade en étaient traversés, et qu'en soulevant ses couvertures, on voyait s'élever comme une vapeur épaisse.

A cette époque, la face était rouge et les yeux injectés, les narines restaient humides. La langue couverte d'un enduit blanchâtre, conservait également de l'humidité et n'offrait de rougeur ni à sa pointe, ni sur ses bords; le pouls était fort, fréquent, développé. Cependant chez beaucoup de malades, la fièvre fut médiocre.

La soif était peu prononcée, les malades perdaient l'appétit, sans éprouver de répugnance pour les aliments; les urines devenaient rares et rougeâtres ; les évacuations alvines se supprimaient. Tels étaient es symptômes de la première période ; sa durée était de trois à quatre jours ; mais durant ce laps de temps, les malades éprouvaient des alternatives de rémissions et de paroxysmes, qui chez un grand nombre affectaient une forme régulière. Les exacerbations ayant lieu surtout vers le coucher du soleil; chez quelques-uns il y avait plusieurs redoublements dans les vingt-quatre heures : un le matin et un autre aux approches de la nuit. Chez d'autres, enfin, les paroxysmes se répétaient à des intervalles de temps inégaux, et sans qu'il fût possible de les rattacher à aucun type régulier.

PÉRIODE D'ÉRUPTION.

C'était, comme je l'ai dit, du troisième au quatrième jour que cette période commençait. Le plus souvent, pendant la nuit, dans un de ces paroxysmes fébriles qui marquent le cours de cette affection, les malades éprouvaient tout à coup des picotements violents, qui se faisaient principalement sentir dans le dos et dans les membres ; à ces picotements se joignaient ordinairement une agitation vive et des soubresauts dans les membres ; d'autrefois les malades n'accusaient qu'un simple engourdissement dans les bras et les poignets, accompagné de gêne dans les mouvements ; chez d'autres c'était une sensation de démangeaison formicante ou d'urtication.

C'était alors que se montrait sur la surface cutanée une éruption vésiculeuse dont on peut distinguer plusieurs variétés sur lesquelles nous reviendrons plus tard.

En commençant presque toujours par le dos et la partie antérieure du thorax, elle envahissait ensuite les membres, plus marquée en général dans le sens de la flexion que dans celui de l'extension ; la fièvre était alors plus intense, les angoisses épigastriques plus prononcées ; quelques malades accusaient encore des battements dans différentes régions; rarement la céphalalgie et les nausées s'observaient à cette époque; bientôt une sueur abondante ruisselait de la surface cutanée; et cette crise éruptive était suivie d'une rémission prononcée dans les symptômes.

Au bout d'un temps plus ou moins long, de vingt-quatre heures chez les uns, de douze heures chez les autres, quelquefois à des intervalles plus rapprochés, survenait un nouveau paroxysme, prélude d'une nouvelle éruption, et marqué par la série de phénomènes que nous venons de décrire. Les vésicules se multipliaient et devenaient, dans certains cas, presque confluantes ; celles qui existaient déjà augmentaient de volume ; en même temps le liquide qu'elles renfermaient changeait d'aspect extérieur : de transparent, il devenait opaque et comme purulent ; quelques-unes s'affaissaient sans perdre leur transparence. C'était à cette époque que commençait la période de desquamation.

Dans les intervalles des paroxysmes, il y avait quelquefois apyrexie complète ; et la fièvre cessait habituellement d'une manière définitive vers la fin de cette période.

La langue présentait toujours le même enduit épais et blanchâtre sans sécheresse. Chez beaucoup de malades, les gencives se recouvraient d'exsudations pultacées. Le ventre restait souple ; quelquefois la région épigastrique offrait une légère sensibilité à la pression.

La constipation persistait et résistait à l'emploi des purgatifs et des lavements ; les urines étaient rares et chargées.

Plusieurs fois, j'ai observé, vers les quatrième et cinquième jours, une dysurie passagère. Les malades étaient presque constamment privés de sommeil, ce que l'on doit attribuer, en partie sans doute, aux paroxysmes et au prurit, qui survenaient pendant la nuit.

PÉRIODE DE DESQUAMATION.

La desquamation commençait au bout de huit à dix jours, les vésicules s'affaissaient. On voyait alors l'épiderme se froncer, se rider et se détacher tantôt par menues écailles farineuses, tantôt par grandes plaques, surtout chez les sujets qui avaient présenté de larges vésicules. Les sueurs alors cessèrent complétement, ou ne se montrèrent plus qu'à de rares intervalles ; quelquefois encore les malades sentirent des picotements, bientôt suivis de nouveaux boutons; mais en général, cette éruption était très-limitée, et disparaissait promptement. Alors les malades recouvraient le sommeil. S'ils n'étaient pas encore rétablis, l'appétit revenait, et quelquefois le désir des aliments se faisait sentir longtemps avant cette période. La langue se nettoyait, quelquefois elle se dépouillait, et les malades éprouvaient dans la bouche une sensation qu'ils comparaient à celle que produiraient des grains de sable.

Les excrétions alvines se rétablirent en général quand les malades purent se lever ; mais souvent le ventre resta paresseux, et il fallut provoquer les selles à l'aide de lavements purgatifs.

Les forces revinrent plus ou moins promptement, suivant la gravité de la maladie, et il n'était pas rare de voir des malades, cinq ou six jours après être sortis de leur lit, reprendre leurs occupations et leurs travaux ; d'autres conservèrent pendant longtemps de la faiblesse musculaire et des douleurs dans les articulations.

Ce que j'ai dit jusqu'ici ne se rapporte guère qu'à la forme la plus simple et la plus bénigne de cette affection. Mais il n'en était pas toujours ainsi : on a vu des accidents graves éclater tout à coup chez des personnes qui paraissaient légèrement atteintes, et la mort terminer une maladie sur l'issue de laquelle on avait porté un pronostic favorable. Chez d'autres personnes, l'affection s'est montrée dès le début avec un caractère de gravité alarmante ; au reste, dans presque tous ces cas, quelle qu'ait été sa marche à son principe, la mort est survenue de la même manière : les malades succombaient à la violence de la constriction épigastrique. Ce symptôme, qui par sa fréquence et son intensité, a imprimé un caractère particulier à l'épidémie que j'ai observée, était porté alors au plus haut degré et amenait la suffocation au milieu des plus pénibles angoisses. Chez quelques-unes des victimes, on a pu attribuer la mort à un refroidissement, suivi de la suppression subite de la sueur et de l'exanthème cutané ; chez d'autres, la suffocation, après s'être montrée plusieurs fois, devenait tout à coup d'une violence extrême; souvent les malades s'agitaient, demandaient à grands cris qu'on les débarrassât du poids qui opprimait leur poitrine; alors la sueur et l'éruption se supprimaient ; à l'agitation succédait le délire ; la peau devenait d'une chaleur brûlante, une sueur visqueuse couvrait la face, et le malade succombait rapidement. Plusieurs éprouvèrent des syncopes et d'autres accidents nerveux. La mort, en général, survint du troisième au quatrième jour ; chez un malade, elle eut lieu au bout de douze heures; chez un autre, elle ne survint que le dix-septième jour.

PREMIÈRE VARIÉTÉ. — SUETTE SANS MILIAIRE.

Quelques malades ont affirmé n'avoir eu d'éruption à aucune période de la maladie, et ne présentaient en effet aucune trace de desquamation.

Tous les auteurs qui ont décrit des épidémies de fièvres exanthématiques ont cité des cas dans lesquels l'exanthème seul manquait, le malade présentant d'ailleurs tous les symptômes qui ordinairement en accompagnent le développement; aussi je n'ai aucune répugnance à admettre la possibilité d'un fait analogue; mais ici l'erreur est facile, et plusieurs circonstances peuvent en imposer au malade et même à ceux qui l'entourent.

1° Jamais les malades n'ont été soumis à un examen assez rigoureux pour que ce fait fût mis hors de doute. Une éruption rare, limitée, aura pu facilement passer inaperçue, d'autant plus que les malades étant dans un état de transpiration habituelle, on hésitait à les soumettre à une investigation minutieuse qui aurait pu être la cause d'un refroidissement dangereux.

2° Quand une affection épidémique sévit dans une contrée, les habitants et les médecins eux-mêmes sont portés à lui rapporter tous les cas de maladie qui surviennent pendant sa durée, et saisissent avec empressement la moindre analogie symptomatique pour conclure à l'identité de nature.

Par une température aussi chaude que celle qui régnait alors, beaucoup d'affections peuvent être compliquées de sueurs, surtout quand beaucoup de malades, guidés par des préjugés trop répandus, entassent sur eux des oreillers et des couvertures, se condamnent au repos et cherchent tous les moyens possibles de favoriser la transpiration.

D'ailleurs, n'est-ce pas un fait généralement admis que, sous l'empire d'une affection épidémique, beaucoup de maladies intercurrentes revêtent quelques-uns des caractères de l'affection dominante, lui empruntent quelque chose de sa physionomie et de ses symptômes, tout en conservant leurs symptômes propres et leur marche individuelle; et, dans ce cas encore, on a pu croire identiques des affections qui n'avaient entre elles aucune parenté.

DEUXIÈME VARIÉTÉ. — MILIAIRE SANS SUEURS.

M. Chatelain, médecin de Saint-Cyr, nous a dit avoir observé un enfant chez lequel l'éruption fut des plus prononcées et ne fut pas accompagnée de sueurs.

RECHUTES.

Quelques malades entrés déjà en convalescence furent soumis à des rechutes qui parurent déterminées par des imprudences ou par des écarts de régime. Ces rechutes furent caractérisées par la réapparition des symptômes qui avaient accompagné la première atteinte de la maladie ; mais en général, leur durée fut courte ; elles furent peu graves, et la guérison ne se fit pas longtemps attendre. Chez une femme qui n'était pas complétement guérie, lorsqu'elle fut prise pour la deuxième fois de la suette miliaire, l'affection, sans présenter aucun caractère alarmant, eut l'intensité et la durée de la première atteinte.

DES SYMPTÔMES EN PARTICULIER.

L'éruption et les sueurs étant les phénomènes les plus saillants de cette épidémie, c'est par leur étude que j'entrerai dans l'histoire individuelle des symptômes.

ÉRUPTION.

C'était presque constamment au quatrième jour de la maladie que l'éruption paraissait ; dans quelques cas, cependant, elle s'est montrée le troisième jour, et je l'ai observée quelquefois au bout de sept à huit jours seulement.

En général, le dixième ou le douzième jour, l'éruption avait disparu ; cependant, comme je l'ai dit, pendant la période de la convalescence, on voyait fréquemment encore se développer des vésicules en petit nombre, qui s'effaçaient rapidement ; aussi la durée moyenne de l'éruption fut de six à neuf jours, et ici je ne prétends parler seulement que de l'éruption envisagée dans son ensemble et non de la durée de chaque vésicule prise en particulier. Celle-là fut beaucoup plus difficile à apprécier ; il était presque impossible, en effet, de suivre l'évolution d'une vésicule isolée dans ses différentes phases. Au milieu de ces éruptions nombreuses qui se mêlaient et se confondaient entre elles dans leur apparition successive, autant qu'il m'a été possible de le déterminer, la durée moyenne de chaque vésicule fut de quatre jours environ.

Les caractères des vésicules ne se présentèrent pas toujours sous le même aspect, et nous pûmes en distinguer trois variétés.

PREMIÈRE VARIÉTÉ. — MILIAIRE ROUGE.

Le plus souvent elle commençait par de petites taches rouges, arrondies, saillantes à leur centre, qui s'effaçaient sous la pression du doigt et dont le relief rendait la peau rude et comme chagrinée au toucher. Ces taches, de dimensions variables, ayant en général une à deux lignes de diamètre, rappelaient quelquefois l'aspect de l'éruption morbilleuse; et j'ai observé plusieurs fois à leur centre de petites arborisations très-fines de vaisseaux capillaires, dont l'injection ne disparaissait pas sous la pression du doigt.

En regardant avec soin et à l'aide de la loupe ces petites taches, à cette période de l'éruption, j'ai toujours vu à leur centre une petite saillie vésiculaire transparente, tellement fine dans quelques cas qu'on aurait pu croire au premier abord qu'il n'existait là que de simples papules.

SECONDE VARIÉTÉ. — MILIAIRE BULLEUSE.

D'autres fois, on voyait apparaître des vésicules plus volumineuses, entourées à leur base d'une auréole d'un rouge vif, grosses, le plus souvent, comme des grains de chènevis; ces vésicules pouvaient acquérir des dimensions considérables. J'en ai vu qui avaient le volume d'une lentille ou celui d'un pois. Sous cette forme, elles ressemblaient à de véritables bulles, et nous avons vu une femme chez laquelle de grosses vésicules, groupées circulairement autour de l'olécrâne, rappelaient l'apparence de l'herpès circinné.

TROISIÈME VARIÉTÉ. — MILIAIRE BLANCHE.

Enfin chez beaucoup de malades existaient des vésicules transparentes sans auréole, ressemblant tout à fait à des sudamina. Les deux premières variétés se montrent quelquefois isolées, d'autres fois réunies chez le même malade; je n'ai jamais vu la troisième exister seule, toujours je l'ai trouvée combinée avec les deux autres.

Siége. — C'était en général sur la région dorsale et sur la partie antérieure du thorax que l'éruption se montrait d'abord, et c'est toujours là que je l'ai trouvée la plus confluente; ensuite elle envahissait les membres, souvent plus considérable aux membres supérieurs qu'aux membres inférieurs, et plus nombreuse sur la face palmaire que sur la face dorsale, principalement à l'avant-bras et au poignet.

Beaucoup de malades en ont eu dans les cheveux et dans la barbe; on a observé des boutons isolés disséminés sur la face, concentrés quelquefois au pourtour des paupières. On en rencontrait rarement à la paume des mains et à la plante des pieds; j'en ai cependant observé quelquefois, et j'ai vu une malade chez laquelle, au-dessous de l'épiderme épais de la paume des mains, existaient des vésicules volumineuses qui ne faisaient aucun relief à sa surface et se distinguaient seulement par leur transparence. Mais constamment, c'est sur les parties découvertes que l'éruption s'est montrée le moins abondante, contrairement à ce qui s'observe dans d'autres éruptions, et notamment dans la variole.

ABONDANCE DE L'ÉRUPTION.

En général, l'éruption était très-nombreuse surtout dans la région où elle s'était montrée d'abord; elle était quelquefois tellement confluente qu'on pouvait à peine saisir un intervalle entre les vésicules.

MARCHE.

Pendant quelques jours, le nombre des vésicules croissait à chaque paroxysme; celles qui existaient déjà augmentaient de volume; mais cette augmentation, pour la première variété (*miliaire rouge*), restait toujours dans des limites fort restreintes; elle était beaucoup plus sensible dans la seconde (*miliaire bulleuse*). Au bout de quelque temps le liquide des vésicules louchissait, devenait plus épais, et prenait un aspect puriforme; ces changements précédaient constamment, dans la deuxième variété, la période de desquamation; il survenait le plus souvent aussi dans la miliaire rouge; quelquefois, cependant, les petites vésicules centrales m'ont paru s'affaisser sans blanchir.

Les sudamina conservaient en général leur transparence jusqu'à leur disparition ; en même temps que ces modifications survenaient dans l'aspect extérieur des vésicules, des changements simultanés se produisaient dans la nature chimique du liquide qu'elles renfermaient. Peu de temps après leur début, j'ai toujours trouvé que ce liquide n'exerçait aucune réaction acide sur le papier de tournesol ; plus tard, il était franchement acide, et cela non-seulement dans les vésicules devenues opaques, mais quelquefois encore dans celles qui étaient transparentes. A une période plus avancée encore, la réaction acide a manqué de nouveau : était-ce le résultat d'une transformation nouvelle, ou bien encore ai-je expérimenté sur des vésicules de formation plus récente. C'est ce qu'il était presque impossible de décider au milieu des éruptions successives qui se confondaient entre elles pendant le cours de cette maladie.

DESQUAMATION.

Au bout de quatre ou cinq jours, les vésicules s'affaissaient par la résorption du liquide qu'elles renfermaient ; d'autres fois elles se rompaient et le laissaient écouler au dehors ; dans la miliaire rouge, la peau reprenait graduellement son aspect normal, et le plus souvent on voyait à peine une légère desquamation farineuse très-fine se faire dans les points qui avaient été le siége de l'éruption ; chez quelques malades on chercha en vain des traces de desquamation ; mais il arriva que chez ces derniers on la vit quelquefois survenir huit ou dix jours après la cessation de tous les phénomènes apparents de la maladie. Chez d'autres, la peau fut le siége de plusieurs desquamations successives.

Dans la deuxième variété, l'épiderme se fronçait, se ridait et se détachait tantôt par de menues écailles furfuracées, tantôt par petites parcelles peu volumineuses ; tantôt enfin, et il en arrivait surtout ainsi chez les personnes qui avaient présenté des vésicules volumineuses, on a vu l'épiderme des pieds et celui du ventre s'enlever presque d'une seule pièce. Chez une malade qui avait présenté ce phénomène, j'ai observé de petites taches, couleur de rouille, indiquant sur la peau la place qu'avaient occupée les vésicules.

Chez quelques malades, il restait, après la disparition de ces vésicules, une tache rouge, souvent irrégulière, disparaissant sous la pression du doigt, sans élevure, et se couvrant après un ou deux jours d'une desquamation furfuracée.

D'après ce que je viens de dire, on comprendra qu'il est difficile de déterminer d'une manière précise la durée de cette période ; mais on peut dire, en général, qu'elle s'accomplissait dans les limites d'un septénaire environ.

PRURIT.

Ce symptôme, précurseur de l'éruption, a manqué rarement ; il s'est montré le plus souvent le deuxième ou le troisième jour de la maladie ; c'était pendant les paroxysmes qu'il se faisait surtout sentir ; il était accompagné quelquefois d'une vive agitation. Tantôt les malades accusaient une simple démangeaison, ou une sensation d'engourdissement et de roideur dans les membres ; tantôt ils éprouvaient des douleurs qui devenaient quelquefois très-vives, et il était alors difficile de les contenir dans leur lit et de les obliger à garder le repos. En général l'intensité du prurit fut en rapport avec l'abondance de l'éruption et le volume des vésicules.

Dans presque toutes les éruptions partielles ou secondaires qui se faisaient, soit pendant les premiers jours de la maladie, soit dans la seconde période pendant les paroxysmes de la fièvre, soit même pendant la convalescence, les malades étaient avertis de l'arrivée des vésicules par un prurit des plus intenses : ils sentaient, disaient-ils, les boutons pousser.

SUEURS.

J'ai peu de choses à ajouter à ce que j'ai dit plus haut.

Chez presque tous nos malades, elles se montrèrent au début ; dans un cas seulement, elles ne parurent que le deuxième jour.

Plus abondantes pendant les trois ou quatre premiers jours, elles diminuaient ensuite vers le septième ou huitième jour ; pendant les paroxysmes, les sueurs redoublaient ; et même dans la période de décroissance, elles revenaient alors aussi abondantes qu'au début de l'affection, tandis que dans les intervalles de rémission, le malade ne présentait souvent qu'une simple moiteur. Chez quelques-uns, les sueurs n'ont cessé entièrement que le dixième ou le onzième jour.

J'ai parlé de la fétidité repoussante de ces sueurs, ce caractère était plus prononcé dans les premiers jours de la maladie, et il paraît qu'il le fut encore davantage au commencement de la constitution épidémique.

Les sueurs de la face furent seules éprouvées par le papier de tournesol, et elles ne donnèrent, dans aucun cas, de réaction acide sensible.

Dans deux cas, des anneaux d'argent portés par les malades prirent une coloration noire foncée, dès les premières sueurs ; il est difficile d'expliquer ce phénomène autrement que par la formation d'une certaine quantité de sulfure d'argent ; la présence de l'hydrogène sulfuré était-elle constante dans les sueurs ? Voilà des questions sur lesquelles nous ne pourrions émettre que des conjectures revêtues d'un certain degré de probabilité ; mais j'aime mieux m'abstenir de toute hypothèse en l'absence de faits plus nombreux ; ce que je puis affirmer, c'est l'authenticité de ceux que je présente ici, et les soins que j'ai pris pour m'assurer que la coloration des anneaux a été bien le résultat de l'action des sueurs sur le métal (1).

Cette observation ne m'a frappé que sur la fin de mon séjour à Saint-Cyr ; il est très-probable que si mon attention eût été plus tôt appelée sur ce sujet j'eusse recueilli des faits plus nombreux.

CHALEUR DE LA PEAU.

La chaleur de la peau fut généralement vive, plus intense dans le moment des sueurs et des paroxysmes ; cependant chez plusieurs malades la sueur fut froide, bien qu'elle fût aussi abondante que chez les autres et accompagnée d'une éruption nombreuse.

Dans d'autres cas cependant, ce caractère s'est lié aux symptômes les plus graves, et la terminaison a été funeste.

POULS, FIÈVRE.

J'ai toujours observé de la fièvre au début de la maladie ; mais elle fut en général de courte durée, et après l'éruption, c'est-à-dire le troisième ou le quatrième jour, elle ne paraissait plus que par accès ; dans l'intervalle, le pouls ne dépassait le type normal que de quelques pulsations. Dans d'autres cas, le pouls large et développé exprimait un état de plénitude qui, d'après le témoignage de médecins de la localité, aurait été avantageusement combattu par les évacuations sanguines.

(1) La sueur renferme, dans l'état normal, des sulfates qui, au contact des matières organiques, peuvent se transformer en sulfates.

Les rechutes furent précédées d'un mouvement fébrile; mais je n'ai pas noté cette fièvre secondaire que Sydenham a signalée dans l'épidémie qu'il a décrite, et qui paraissait liée au développement d'aphthes sur la muqueuse buccale.

FRISSON.

Chez beaucoup de malades, les sueurs commencèrent sans être précédées de frissons. Chez d'autres ce symptôme marqua le début de la maladie; mais il fut toujours de courte durée. J'ai observé des cas dans lesquels chaque paroxysme était précédé d'un léger frisson; je l'ai noté également dans les récidives; enfin chez plusieurs personnes, qui succombèrent sous l'influence d'un refroidissement, un frisson violent accompagna toujours la disparition subite de la sueur et de l'exanthème, et fut le prélude d'accidents graves qui amenèrent la mort en quelques heures.

Parmi les troubles qui se rattachent au système circulatoire, je dois ranger les palpitations et les battements épigastriques que beaucoup de malades accusèrent au début de la maladie. Ces battements pouvaient en général être perçus par la main placée sur l'épigastre : ils étaient isochrones aux battements du pouls; souvent ces battements étaient accompagnés d'une sensation douloureuse dans la région de l'estomac et d'une oppression vive. L'auscultation ne fit reconnaître aucune modification morbide dans les bruits du cœur.

SYSTÈME NERVEUX. — CONSTRICTION ÉPIGASTRIQUE.

La constriction épigastrique a existé chez presque tous les malades et a constitué un des caractères les plus saillants de cette épidémie.

Ce phénomène a persisté chez quelques personnes pendant toute la durée de la maladie, mais le plus souvent il s'est montré au début et pendant les paroxysmes. Il était caractérisé par une oppression vive, une sensation pénible de resserrement qui avait son siége au niveau de la partie inférieure du sternum et de la région épigastrique, retentissait douloureusement dans la région correspondante du rachis, et se prolongeait quelquefois jusqu'au cou et aux épaules en suivant le sternum et la colonne vertébrale. Chez quelques malades la constriction douloureuse mesurait toute la longueur du tronc et s'étendait de l'hypogastre jusqu'au cou; mais elle était en général bornée au creux épigastrique, plusieurs eurent la sensation d'une boule qui de l'estomac remontait jusque dans le cou.

Les angoisses qui accompagnent cette oppression sont si violentes, que les malades disent qu'ils vont étouffer. Ils écartent les personnes qui les entourent, veulent qu'on ouvre la porte pour leur donner de l'air, et portent les mains avec violence dans la direction du sternum comme pour arracher le mal qui les oppresse; ces *étouffements d'estomac*, pour nous servir de l'expression employée instinctivement par tous les malades, survenaient par accès de cinq à dix minutes de durée, et laissaient entre eux cinq minutes environ d'intervalle dans les paroxysmes les plus violents.

Quelle était la nature de cette oppression ? Quel en était le point de départ? Était-ce, comme l'ont pensé quelques auteurs, un spasme du diaphragme; c'est ce que l'observation directe ne nous a pas démontré; mais l'étendue de la sensation douloureuse, les phénomènes variés qui l'accompagnaient, sa marche intermittente nous semblent indiquer qu'il y avait là une altération des fonctions nerveuses occupant une division importante de l'appareil cérébro-spinal.

SYNCOPES.

Quelques malades ont éprouvé des syncopes au milieu des paroxysmes, et ce symptôme nous a paru d'un fâcheux pronostic.

AGITATION.

J'ai déjà noté l'agitation qui accompagnait les paroxysmes, ce phénomène s'est montré à toutes les périodes de l'éruption, et chez beaucoup de malades j'ai observé un mouvement uniforme, par lequel la tête se portait continuellement d'un côté à l'autre.

CÉPHALALGIE.

Souvent dans la période d'invasion les malades ont accusé une céphalalgie sus-orbitaire, quelquefois violente; nous avons observé rarement ce symptôme dans le courant de la maladie, et dans des cas nombreux il a manqué complétement.

ÉTAT DE L'INTELLIGENCE.

Beaucoup d'abattement, d'anxiété, une excitation vive, voilà ce que j'ai observé chez beaucoup de malades ; rarement on a noté du délire, excepté dans les cas qui ont eu une terminaison funeste et pendant la violence des paroxysmes; quelquefois, lorsque les malades recouvraient le sommeil, leur réveil était marqué par un état de subdélirium ou d'hébétude, qui se dissipait promptement.

SOMMEIL.

Ce n'était guère qu'à la fin de la deuxième période que les malades recouvraient le sommeil ; jusqu'à cette époque les nuits étaient presque toujours marquées par des paroxysmes. L'agitation, les angoisses se montraient alors plus prononcées que pendant le jour. Chez un malade qui avait été pris de rhume peu de jours avant l'invasion de la suette, la toux, presque nulle pendant le jour, devenait extrêmement fréquente et fatigante pendant la nuit ; elle cessa vers le sixième jour.

ÉTAT DES FORCES.

Les forces étaient déprimées dès le début, et il y avait souvent une prostration très-prononcée ; la faiblesse persistait souvent longtemps encore après la cessation des autres symptômes, et le malade éprouvait pendant longtemps de la difficulté à marcher et des douleurs dans les articulations, principalement dans les genoux. Cette débilité était proportionnée à la gravité de la maladie.

Dans les cas les plus simples, au bout de quatre ou cinq jours, les malades reprenaient leurs travaux et leurs occupations habituelles.

SYSTÈME DIGESTIF.

Langue. — Dès le début, la langue était blanchâtre, recouverte d'un enduit épais ; les bords et la pointe n'offraient aucune rougeur anomale ; elle était épaissie, et cette augmentation de volume fut quelquefois assez prononcée pour rendre la parole embarrassée ; la bouche était pâteuse et mauvaise, mais en général les malades n'accusaient aucun goût spécial ; quelques-uns seulement éprouvaient une sensation d'amertume.

Presque toujours la langue était humide ; elle s'est montrée sèche dans deux ou trois cas seulement. Vers la fin de la deuxième période, elle se nettoyait peu à peu ; quelquefois elle se dépouillait de son épithélium et présentait alors une coloration d'un rouge vif, accompagnée d'une sensation incommode de grains de sable dans la bouche, due à la saillie des papilles fungiformes. Il est probable que dans ces cas elle avait participé à l'éruption. Je n'ai pas observé moi-même ce fait ; mais plusieurs fois j'ai constaté des vésicules sur le voile du palais et sur la voûte palatine. Toutes les fois que la salive a été examinée elle s'est montrée acide.

APHTHES.

Un grand nombre de malades ont présenté des aphthes et des exsudations pseudo-membraneuses sur les gencives. Ce phénomène avait été observé dans la plupart des épidémies de suette miliaire, dont la science nous a conservé l'histoire.

FOSSES NASALES.

Tous les malades que j'ai interrogés n'ont présenté, à aucune époque, de sécheresse aux narines ; la sécrétion nasale n'a pas paru augmentée.

Je ne puis m'empêcher de faire remarquer la sympathie intime qui unit les muqueuses nasale et buccale au tégument externe : dans presque toutes les maladies dans lesquelles la peau reste sèche, la langue a de la tendance à se sécher ; il en est ainsi, dans la fièvre typhoïde et dans une foule d'affections fébriles, éruptives et autres.

Peut-être ce rapport n'est-il pas aussi vrai pour la membrane nasale qui se rattache par ses connexions fonctionnelles au système pulmonaire. Mais à côté de ce consensus entre la muqueuse buccale et la peau, nous placerons l'antagonisme qui existe entre les trois systèmes tégumentaires, cutané, digestif et pulmonaire, de sorte que toutes les fois qu'il y a exagération des fonctions sécrétoires dans l'un de ces sytèmes, les fonctions des autres se trouvent en général suspendues ; ainsi dans la suette miliaire, nous voyons une constipation opiniâtre, tandis que le choléra et la fièvre typhoïde sont accompagnés de sécheresse de la peau.

MAL DE GORGE, NAUSÉES, VOMISSEMENTS.

Je n'ajouterai rien sur ces symptômes à ce que j'ai dit dans la description générale : ils se sont montrés quelquefois au début, mais ils ont manqué chez le plus grand nombre de malades.

SOIF.

Les malades n'ont accusé de la soif que dans les cas où la fièvre a été très-intense ; presque toujours elle a été médiocre.

APPÉTIT.

Pendant la première et la deuxième période il y avait en général peu d'appétit ; chez quelques malades l'anorexie s'est prolongée pendant la convalescence ; mais le plus souvent à cette époque ils recouvraient l'appétit ; dans quelques cas rares, le désir des aliments se fit sentir avant cette période et aussitôt après la chute de la fièvre. Il ne fallait pas, du reste, à cet égard s'en rapporter toujours au dire des malades : car beaucoup sollicitaient des aliments avant d'en sentir le besoin réel, mais poussés par la crainte qu'une diète de quelques jours ne fût incompatible avec la conservation de la vie.

Excrétions alvines. — Presque constamment il y eut une constipation opiniâtre qui résistait à l'administration de lavements purgatifs et persistait pendant cinq, six et huit jours. Un petit nombre de malades eurent des selles régulières ; très-rarement j'ai observé de la diarrhée. En général, la constipation cessait lorsque les malades pouvaient se lever ; mais chez beaucoup le ventre resta paresseux, et il fallut provoquer à l'aide de purgatifs les évacuations alvines.

État de l'abdomen. — L'abdomen était souple, mais assez souvent il était légèrement douloureux à la pression ; quelquefois cette sensibilité était bornée à la région épigrastrique et devenait plus marquée pendant les accès d'oppression.

Appareil respiratoire. — Il ne m'a jamais présenté qu'une accélération de la respiration, quelquefois assez grande pendant les étouffements.

Jamais l'auscultation ne me fit apercevoir aucun râle, ni aucune modification du bruit respiratoire.

APPAREIL URINAIRE.

Les urines étaient rares et en général rougeâtres, elles laissaient déposer au bout de peu de temps un sédiment abondant. Celles que j'ai examinées, acides après leur émission, en conservaient encore le caractère plusieurs heures après avoir été rendues.

Le docteur Lalba nous a dit les avoir traitées plusieurs fois par l'acide nitrique sans y constater la formation d'aucun précipité sous l'influence de ce réactif. Le même médecin nous a dit avoir vu des urines qui étaient très-épaisses, bourbeuses et exhalant une odeur extrêmement fétide, et le malade qui les avait rendues lui assura avoir pissé du sang qui s'était promptement coagulé après son émission.

Plusieurs malades, du deuxième au quatrième jour, éprouvèrent une dysenterie passagère, accompagnée quelquefois de ténesme vésical, et d'un sentiment de brûlure dans le canal de l'urèthre et de douleur dans la vessie. Ce symptôme n'a duré que quelques heures, et chez tous les malades que j'ai observés il ne s'est montré qu'une fois et ne paraissait lié à aucune altération antérieure des voies urinaires.

APPAREIL GÉNÉRATEUR.

Chez plusieurs femmes, la maladie survint à l'époque menstruelle; l'écoulement périodique fut retardé chez quelques-unes, et ce retard amena des accidents qui cédèrent promptement sous l'influence des moyens qui ramenèrent les règles. Chez d'autres (j'ai observé cinq ou six malades dans ces conditions) l'écoulement des règles se fit régulièrement.

Enfin, chez une femme, le flux périodique avança de deux jours et présenta, au rapport de la malade, une fétidité insupportable.

J'ai observé plusieurs nourrices atteintes de la maladie : elles continuaient à nourrir sans la transmettre à leur nourrisson ; la sécrétion du lait fut seulement diminuée.

SYMPTÔMES PARTICULIERS. — ÉPISTAXIS.

Plusieurs malades eurent des épistaxis. Chez quelques-uns elles furent très-abondantes, et on eut de la peine à les arrêter. J'ai observé un jeune homme qui eut pendant trois jours des hémorrhagies nasales abondantes; la quantité de sang qu'il perdit a pu s'élever à trois palettes; le sang était rouge, épais, coagulé et laissait surnager une petite quantité de sérum. Parmi les malades qui présentèrent ce symptôme, un seul succomba à la maladie. Chez les autres, elle eut une terminaison heureuse.

ÉTAT DU SANG.

Quelques médecins crurent devoir pratiquer des saignées.

Le sang tiré de la veine était en général très-fluide, contenait beaucoup de sérum, et le coagulum était mou, comme diffluent (1).

Pour compléter la description d'une maladie épidémique, pour légitimer la place qu'on lui assigne dans le cadre nosologique, il faut la mettre en parallèle avec les affections analogues consignées dans les

(1) ANATOMIE PATHOLOGIQUE.

Il nous a été impossible de faire des recherches nécroscopiques, d'autant plus importantes que sur ce point on n'a jusqu'ici que des renseignements très-incomplets. M. le docteur Bourgeois, médecin des épidémies de l'arrondissement de Coulommiers, avait fait trois autopsies, dont il a bien voulu nous communiquer les résultats principaux; nous les donnons textuellement, d'après la note qu'il nous a remise.

AUTOPSIE I. — Temps chaud et humide. Femme Duruy, âgée de quarante-sept ans, morte depuis dix heures, le huitième jour de la maladie. L'éruption complète avait disparu.

Poitrine. — Partie postérieure des poumons gorgée d'un sang noir et liquide.

Cœur. — Petit, flasque, cavités vides.

Abdomen. — Injection extérieure du péritoine, engorgement des ganglions mésentériques.

Estomac. — Surface interne arborisée; quelques plaques emphysémateuses.

Duodénum. — Injecté; boursouflement de la muqueuse.

Intestins. — Quelques plaques de Peyer développées, saillantes, blanchâtres.

Éruption vésiculeuse dans tout l'iléum et dans le gros intestin. Dans ce dernier, les vésicules paraissent ombiliquées, ce qui tient à ce que leur partie moyenne est transparente et vésiculeuse; il en sort un liquide d'un blanc nacré.

Quelques plaques arborisées et injectées. Nous croyons que ceci ne se rapporte pas aux plaques de Peyer, mais que M. Bourgeois a voulu dire qu'il y avait par places de l'injection. Rate engorgée, molle, friable; foie normal; reins, *idem.*

Cerveau. — Injection légère des méninges, substance cérébrale saine.

AUTOPSIE II. — Femme Lamiesse, vingt-sept ans, nourrice de deux mois. Trois jours de maladie. Poumons congestionnés en arrière; cœur et foie, comme dans la précédente autopsie; rate engorgée, ramollie; sang noir, fluide; rein sain; injection légère du péritoine.

Estomac. — Arborisation très-prononcée dans le cul-de-sac; muqueuse légèrement

annales de la science; il faut chercher à faire ressortir leurs analogies et leurs différences : telle est la marche qui nous a été tracée par les anciens observateurs; et c'est la seule qui puisse conduire à des classifications fondées sur les rapports pathogéniques des maladies.

M. Rayer, dans sa monographie de la suette du département de l'Oise, après avoir analysé l'histoire des épidémies antérieures, les a comparées à celle qu'il avait observée; nous nous croyons dispensé d'entreprendre une tâche accomplie par une main si habile, et nous nous contenterons de faire un court parallèle entre l'affection décrite par cet auteur et celle que nous avons étudiée.

A l'exception de quelques nuances légères que nous allons signaler ici, ces deux épidémies ont présenté dans leurs caractères une similitude presque complète. Sous le rapport du pronostic, l'épidémie de Saint-Cyr a été beaucoup moins grave que celle du département de l'Oise; elle a sévi dans un rayon beaucoup plus limité, a persisté moins longtemps dans les communes envahies; sa forme a été en général plus bénigne, les

ramollie. Duodénum : injection légère, ascarides nombreux; injection vers le tiers inférieur de l'iléum, dans le cæcum et dans le côlon. Cerveau sain.

Autopsie III. — Femme Bourgeois, malade depuis cinq jours : ancienne affection de cœur; poumon très-volumineux, congestionné. Mort depuis trois heures.

Vésicules très-nombreuses sur toute la surface cutanée, surtout dans la région dorsale; couleur violacée des téguments en arrière.

Cœur. — Ventricule gauche hypertrophié; ossifications et ulcérations de la valvule mitrale; estomac fortement injecté, dans quelques endroits violacé, noirâtre; la muqueuse conserve sa consistance; injection très-prononcée dans toute l'étendue de l'intestin; vésicules nombreuses depuis le duodénum jusqu'à la fin du rectum; rate volumineuse et molle, moins que dans les cas précédents; sang fluide.

Nous avons regretté vivement de ne pouvoir vérifier par nous-mêmes les résultats qui nous ont été transmis par M. Bourgeois; mais deux malades seulement ont succombé pendant notre séjour à Saint-Cyr, et, malgré tous nos efforts, il nous a été impossible d'en faire l'autopsie. Existait-il seulement dans ces trois cas un développement très-prononcé des follicules isolés, comme on le voit si souvent dans les affections éruptives, ou était-ce véritablement une éruption vésiculeuse?

Nous ne pouvons résoudre complétement la question; mais nous devons dire que, d'après la note de M. Bourgeois, et d'après les renseignements qu'il nous a donnés de vive voix, cette éruption avait tout à fait l'aspect d'une éruption vésiculeuse, formée de boutons transparents, ombiliqués au centre et laissant écouler par la section un liquide blanchâtre.

D'un autre côté, la lésion des follicules isolés, qui est si prononcée dans le choléra et qu'on rencontre dans d'autres maladies aiguës, a pu être prise pour une éruption particulière, et nous regardons comme non résolue encore cette question importante d'anatomie pathologique.

complications cérébrales ont été plus rares et se sont exprimées par des symptômes moins graves.

D'ailleurs, mêmes phénomènes au début, même marche de la maladie, même degré de chaque symptôme; mêmes sueurs, mêmes picotements de la peau, même éruption, même constriction épigastrique, même constipation, etc.; et enfin, pour rendre l'analogie plus complète, les moyens thérapeutiques dont l'observation a constaté les avantages ont été les mêmes dans les deux cas.

Comme je l'ai dit plus haut, cependant, dans l'épidémie de Seine-et-Marne, les symptômes encéphaliques ont été beaucoup moins prononcés que dans celle de Seine-et-Oise. D'après une lecture attentive des observations publiées à différentes époques sur la suette, on peut croire que la constriction épigastrique et l'étouffement ont été chez plusieurs de nos malades beaucoup plus prononcés que dans les précédentes épidémies; mais, contrairement à ce qui a existé en 1824, je n'ai jamais observé la moindre complication affectant les organes thoraciques.

Enfin, comme en 1821, j'ai observé plusieurs fois un phénomène remarquable : c'étaient, en l'absence de vésicatoires ou de cause capable d'amener une modification dans l'appareil urinaire, des douleurs profondes à l'hypogastre accompagnées de dysurie et de diminution notable dans la sécrétion urinaire; et ce phénomène ne peut guère être attribué à l'abondance de sueurs, car il n'a été noté que très-rarement, et non dans les cas où elles étaient le plus abondantes.

Je ferai remarquer, en outre, une variété bien tranchée dans la forme de l'éruption. M. Rayer décrit la *miliaris rubra* comme étant ferme, solide, conique, semblable à des parties molles injectées de sang; et pour lui cette forme était la plus fréquente. Dans l'épidémie actuelle, au contraire, j'ai toujours observé, au sommet de ces papules, des vésicules qui quelquefois n'étaient perceptibles qu'à l'aide d'un examen très-attentif. Plusieurs fois même j'ai été obligé de me servir de la loupe pour en déterminer l'existence, et je me demande si cette dernière circonstance ne pourrait pas expliquer la différence que je signale ici.

TRAITEMENT (1).

Le traitement adopté par mes collègues et par moi consista essentiel-

(1) Cette note sur le traitement de la suette est presque entièrement extraite de la partie du mémoire qui avait été rédigée par MM. Landouzy et Barthez.

lement en moyens hygiéniques, aidés de quelques médications qui s'adressaient aux symptômes les plus saillants de la maladie.

De ces symptômes, le plus considérable était évidemment cette transpiration excessive qui en est la manifestation caractéristique. Sans chercher à la provoquer ni à l'augmenter, nous nous efforçâmes de prévenir les imprudences qui pouvaient en amener la brusque suppression. Cette suppression, en effet, a été plusieurs fois suivie d'accidents redoutables. Nous eûmes à combattre le préjugé qui portait les malades à rester enfermés sous des rideaux épais, accablés sous le poids de nombreuses couvertures, au milieu d'une atmosphère fétide.

Nous avons eu soin de faire renouveler l'air des chambres, de ne laisser sur les malades que les couvertures commandées par la saison, et d'ordonner qu'on les changeât de temps en temps de linge et de lit avec toutes les précautions qui pouvaient mettre à l'abri d'un refroidissement. Ainsi on choisissait pour ces changements le moment où la sécrétion sudorale était arrêtée ou diminuée. Des serviettes chaudes enveloppaient le malade pendant qu'on lui ôtait sa chemise humide et qu'on lui en passait une autre ; puis on le transportait dans un lit voisin, dans lequel on le laissait, jusqu'à ce qu'un nouveau changement devînt nécessaire (1).

A l'épigastralgie nous avons opposé les sinapismes, les vésicatoires, les épithèmes calmants, en même temps qu'à l'intérieur nous donnions des potions éthérées, opiacées. Plusieurs fois nous avons eu recours à des applications de sangsues, quand l'état du pouls et de la constitution le permettait ; et cette médication nous a paru agir d'une manière favorable sur la douleur et sur la dyspnée qui l'accompagnait.

Nous avons encore quelquefois appliqué des sangsues en très-petit nombre sur le haut des cuisses pour rappeler le flux menstruel, quand

(1) Dans le cours de ce travail j'ai parlé des caractères chimiques des sécrétions cutanées. Si l'on applique du papier de tournesol sur la peau pendant la transpiration, le liquide exhalé donnera des réactions variées suivant les régions soumises à cet examen : sur la poitrine, par exemple, le papier rougira ; dans les régions où il existe un grand nombre de follicules sébacés, comme dans l'aine, dans l'aisselle, tantôt la réaction acide sera très-faible, tantôt même la teinte bleue se prononcera davantage, suivant que la transpiration sera plus ou moins abondante ; sur le nez, on obtiendra habituellement un mélange de taches rouges et bleues, dues à l'action différente de la sueur et du fluide sébacé. Il importe donc, dans les expériences, de distinguer la réaction chimique déterminée par la sueur, de celle que produit la sécrétion folliculaire, puisque, dans l'état normal, l'une est acide et l'autre alcaline.

son apparition paraissait entravée par le désordre fonctionnel qui accompagnait l'invasion de la maladie.

Nous avons prescrit des sangsues à l'anus dans des cas où des phénomènes de congestion encéphalique semblaient en présenter l'indication.

Chez aucun de nos malades nous n'avons pratiqué la phlébotomie, qui avait été mise en usage par plusieurs médecins de la localité, sans qu'ils en eussent retiré aucun avantage.

Pour apaiser la soif et réparer les liquides dont l'organisme faisait une si grande dépense, nous donnions des boissons aqueuses, ou des liquides nutritifs, tels que limonade, eau d'orge, bouillons, lait, petit-lait, infusés aromatiques suivant le goût et les instincts des malades; nous leur recommandions de boire peu à la fois et des boissons à peine tièdes pour ne pas augmenter l'activité sécrétoire de la peau.

Aux troubles encéphaliques nous opposâmes surtout les vésicatoires, les sinapismes, et, comme je l'ai dit plus haut, dans quelques cas, les sangsues à l'anus.

La constipation a été une complication presque constante de la suette pendant cette épidémie. Elle a persisté quelquefois plus de huit jours sans inconvénients notables et sans influence appréciable sur la marche de la maladie. Elle n'a cédé, chez quelques malades, que quand ils ont pu se lever et prendre de l'exercice; ordinairement on lui opposait avec succès des lavements laxatifs.

Tirant parti des moyens que nous avions sous la main, nous composions ces lavements avec du lait et de la mélasse, de l'huile, de l'eau de savon, de l'infusion de mercuriale ou de l'eau salée. Quand ces moyens échouaient nous avions recours à des laxatifs doux ; nous n'en avons fait usage que pendant la convalescence ou dans la période de déclin. Nous eussions craint, pendant la période d'état, de troubler par une révulsion sur l'intestin le mouvement périphérique qui semblait une crise de l'action morbide, et d'exaspérer l'épigastralgie, qui était un symptôme si pénible de cette affection.

Si j'avais à lutter de nouveau contre cette maladie, tenant compte de ces paroxysmes si nettement dessinés et à physionomie pernicieuse, j'essayerais le sulfate de quinine, qui a été proposé par le docteur Barre, de Montpellier; je le ferais prendre en lavement, ou par la bouche, si l'état de l'estomac ne paraissait pas s'y opposer.

Pour le régime, nous nous sommes restreints aux boissons alimentaires. Les troubles gastriques nous firent reculer devant les toniques et les alcooliques, qui paraissaient indiqués pour relever les forces épuisées par les pertes excessives que l'organisme avait subies ; nous nous contentions de les administrer quelquefois en lavements.

Telle fut la direction thérapeutique que j'adoptai de concert avec mes collègues : MM. Barthez et Landouzy. Nous n'eûmes pas à nous en repentir, et nous n'eûmes à enregistrer qu'un très-petit nombre de décès. Il faut convenir que quand nous arrivâmes, l'épidémie avait atteint son apogée, et bientôt elle déclina. L'impression morale produite par notre arrivée a dû contribuer à ce résultat. Nous trouvâmes ces malheureuses populations affolées par une panique telle que dans quelques localités les maires avaient pris la fuite. Des médecins, les uns avaient été atteints par l'épidémie ; les autres habitaient des communes éloignées et ne pouvaient suffire à la tâche. Notre présence, notre intervention mise jour et nuit à la disposition des malades, raffermirent les courages et furent certainement le plus efficace des antispasmodiques.

Il appartient à l'avenir de fixer la méthode de traitement la mieux appropriée à cette maladie. Comme on a rarement l'occasion de l'observer, nous avons pensé que nous devions apporter notre contribution à son histoire, et exposer la ligne de conduite que nous avons suivie, inspirés par l'expérience de nos devanciers et par nos propres observations.

DE LA

SOPHISTICATION SATURNINE DES BOISSONS (1)

Sommaire. — Accidents déterminés par la sophistication saturnine des boissons.

Observations cliniques.

Symptômes. — Liséré ardoisé, colique, arthralgie. — Crampes. — Anesthésies partielles, amyosthénie, insomnie, teinte cachectique de la peau. — Troubles digestifs : constipation. — Dysurie. — Impuissance.

Traitement. — Purgatifs, bains de vapeur, bains sulfureux. — Belladone.

Analyse chimique des boissons frelatées par les sels de plomb. — Procédés de l'auteur.

MESSIEURS,

Les sophistications accidentelles ou involontaires des boissons par les préparations saturnines ont souvent donné lieu à des phénomènes d'empoisonnement qui, se manifestant simultanément chez un grand nombre d'individus, ont été plusieurs fois attribués à des influences épidémiques.

Wepser, le premier, détermina la véritable cause de ces accidents; depuis lors, les observations de ce genre se sont multipliées et sont devenues vulgaires dans la science. Néanmoins les accidents saturnins sont tellement regardés dans la pratique comme l'apanage de certaines professions, qu'ils peuvent être méconnus lorsqu'ils se présentent en dehors de ces conditions communes, et cela surtout si leurs caractères ne sont pas très-tranchés. Il est, je crois, utile, quand des faits semblables se présentent, de les signaler à l'attention des médecins.

(1) Extrait de la *Gazette médicale de Paris*, n° 11, 13 mars 1852.

Obs. I. — Le 8 janvier dernier, un homme âgé de vingt-cinq ans fut admis à l'hôpital Sainte-Marguerite, dans une des salles dont j'étais chargé; il était pâle, maigre; sa peau présentait une coloration jaunâtre; il avait l'apparence cachectique. J'appris de lui qu'il était malade depuis deux mois. Il y avait peu de temps que cet homme avait quitté le service militaire; depuis lors il avait vécu avec un de ses frères sans exercer aucune profession.

Pendant les dix ou douze premiers jours de sa maladie, il avait ressenti des malaises, de l'inappétence, de la faiblesse générale, des douleurs quelquefois accompagnées de crampes dans les membres inférieurs, très-vives surtout dans la plante des pieds, lorsque le matin, en se levant, il appuyait cette partie sur le sol, ou lorsqu'il remuait les orteils. Bientôt à ces symptômes s'ajouta une rachialgie violente, qu'il soulageait en plaçant un coussin sous ses reins.

Un mois avant son entrée à l'hôpital, des coliques se déclarèrent, continues, mais avec des exacerbations, revenant par accès irréguliers qui duraient de trois à quatre heures.

Ces douleurs occupaient toute l'étendue de l'abdomen, la pression les adoucissait momentanément; souvent elles étaient accompagnées de rétraction douloureuse des testicules. Des nausées et des vomissements survenaient quelquefois pendant ces accès, dont le malade atténuait un peu la violence en plaçant son tronc et ses membres dans une flexion aussi complète que possible.

Le sommeil était presque nul; il y avait des vertiges sans céphalalgie; les selles étaient laborieuses, constituées par des matières d'un noir foncé, et elles n'avaient lieu que tous les cinq ou six jours; il n'y en avait pas eu depuis douze jours lorsqu'il sollicita son admission à l'hôpital. Il lui était impossible de supporter aucune nourriture, excepté le vin et la tisane : tout ce qu'il ingérait dans son estomac était immédiatement rejeté par le vomissement. Les urines étaient habituellement troubles; les facultés génitales étaient complétement anéanties depuis le début des accidents. L'ensemble de ces symptômes me fit immédiatement admettre une intoxication saturnine. L'examen des gencives me montra le liséré caractéristique qui venait confirmer mes présomptions; restait à découvrir la source de cet empoisonnement, que je ne trouvais pas dans la profession du malade, ni dans le milieu qu'il habitait.

Je me rappelai alors avoir été consulté, il y a une dizaine d'années, par un Polonais que l'on traitait depuis plusieurs mois pour une prétendue gastro-entérite. Il accusait des coliques, des vomissements, une faiblesse extrême dans les jambes, des crampes, des douleurs articulaires. Sa physionomie portait l'empreinte des longues souffrances qu'il avait éprouvées. En interrogeant ce malade, j'appris avec étonnement que cette gastro-entérite, à laquelle on avait inutilement opposé mainte application de sangsues, était accompagnée d'une constipation opiniâtre. L'inspection des gencives me fit voir le liséré ardoisé qui accuse la présence du plomb dans l'organisme. Cet homme buvait habituellement du cidre ; je pensai que ce cidre avait pu être renfermé dans des vases de plomb, ou sophistiqué par quelque préparation saturnine.

Je traitai le malade dans cette vue par les purgatifs et les sulfureux ; je lui interdis l'usage du cidre, et j'eus la satisfaction de le voir rendu à la santé.

Ce fait était resté gravé dans ma mémoire. Je demandai au malade de quelle boisson il faisait usage. Il me répondit qu'il buvait exclusivement du cidre. J'en fis prendre une bouteille chez le débitant qui le lui fournissait, les résultats de l'analyse furent négatifs ; je n'en persistai pas moins dans ma première impression, pensant que le même débitant pouvait avoir des cidres de diverses provenances, comme les recherches de la police l'ont démontré depuis.

Le malade fut traité par l'emploi alternatif des purgatifs et des bains de vapeur ; tous les soirs il prenait un julep avec 0,05 à 0,10 centigrammes d'extrait de belladone. Le soulagement fut immédiat, la guérison fut rapide. Une fois les coliques apaisées et la constipation vaincue, des bains sulfureux combinés avec l'usage interne d'un opiat (1) soufré contribuèrent à achever la cure. Après avoir institué ce traitement, je laissai l'hôpital Sainte-Marguerite pour aller prendre la direction d'un autre service à l'hôpital Saint-Antoine. Quand je retournai le voir, vers le 20 janvier, huit jours après l'avoir quitté, je remarquai que la coloration jaunâtre de la peau s'effaçait, que son teint s'animait de couleurs plus naturelles ; il n'éprouvait plus aucune douleur ; il m'annonça qu'il avait eu, la nuit précédente, un témoignage du retour des facultés viriles : il se regardait comme guéri.

Voilà le premier fait qui éveilla mon attention.

Obs. II. — Le 13 janvier, je reçus à l'hôpital Saint-Antoine une femme âgée de cinquante-huit ans, employée dans la caserne de la rue de Reuilly. Six semaines auparavant, elle avait commencé à ressentir quelques coliques dans les régions épigastrique et ombilicale, avec un sentiment de constriction au niveau du diaphragme.

L'appétit avait diminué, les selles étaient naturelles ; elle éprouvait dans

(1) L'opiat dont je parle dans ce travail, publié en 1852, et que je prescrivais depuis plusieurs années dans les coliques saturnines, est composé de parties égales de fleur de soufre et de miel. En l'employant, je n'ai pas cru qu'il constituât une découverte thérapeutique ; et ce n'est pas sans étonnement que, huit ou dix ans après, j'ai vu indiquer ce remède comme une méthode nouvelle dans le traitement de l'intoxication saturnine.

les masses musculaires des cuisses des douleurs qui rendaient la marche difficile.

Quinze jours avant son entrée, les douleurs abdominales étaient devenues plus intenses ; elles étaient continues avec des exacerbations, quelquefois assez violentes pour lui arracher des larmes. La pression la soulageait, bien qu'il y eût habituellement un peu de sensibilité à l'épigastre.

Le teint de notre malade était pâle, jaunâtre ; la langue était blanche ; elle n'avait pas eu d'évacuation alvine depuis l'avant-veille. En examinant la bouche, l'apparition du liséré saturnin m'éclaira sur la cause des symptômes qu'elle éprouvait et qui n'avait pas été saisie par ceux qui jusque-là lui avaient donné des soins. Je lui demandai quelle était sa boisson habituelle, elle me répondit qu'elle faisait usage du cidre. Les jours suivants, trois autres cas analogues se présentèrent à mon observation, et je sus de mes malades que plusieurs de leurs parents ou commensaux, soumis au même régime, avaient été affectés de la même manière.

Ce fait me parut tellement grave, que je crus devoir le signaler à l'autorité, pendant qu'un habile chimiste, M. Gobley, analysait, à ma demande, une bouteille que j'étais parvenu à me procurer.

J'appris alors que l'attention des magistrats avait été déjà appelée sur ce sujet par le docteur Bonvalet et par un fabricant du faubourg, patron d'une des malades que je soignais dans mes salles : celui-ci avait appris de ma malade que le cidre dont il faisait usage était regardé par moi comme la cause d'accidents qu'il éprouvait lui-même et dont la nature n'avait pas été jusque-là reconnue.

Les analyses de M. Gobley concordèrent avec celles que la police faisait exécuter, en même temps, pour démontrer qu'une quantité très-notable de sels de plomb existait dans les cidres examinés. Des recherches, faites d'après les indications du docteur Bonvalet et d'après les miennes, amenèrent la découverte d'immenses quantités de cidres sophistiqués. Une de ces maisons, celle où s'approvisionnait ma seconde malade, fournissait à toutes les cantines de la garnison. J'ai demandé qu'on appelât sur ce fait l'attention de nos confrères préposés aux hôpitaux militaires, pensant que chez des soldats qui ne font qu'exceptionnellement usage du cidre, les accidents auxquels cette boisson aurait peut-être donné lieu pouvaient être assez obscurs, assez masqués, pour échapper à la sagacité la plus attentive, quand elle n'est pas avertie.

Le fabricant de ces cidres, interrogé par la police, a avoué qu'il avait employé du sous-acétate de plomb pour les clarifier ; il avait espéré d'ailleurs qu'étendu dans une aussi grande masse de liquide, le principe vénéneux n'aurait aucune influence fâcheuse sur la santé des consommateurs : telle était sa bonne foi, que lui-même avait bu de ce cidre; et bien qu'il n'eût éprouvé aucun accident, l'interne de mon service, qui l'a examiné, a trouvé sur ses gencives le signe accusateur de l'ingestion du plomb.

Je n'ai observé personnellement que six faits d'empoisonnement par ces cidres saturninés; aussi n'ai-je pas la prétention d'en déduire des conclusions générales sur les modifications apportées à la marche et à la physionomie des accidents saturnins par ce mode particulier d'intoxication.

Je dirai seulement ce qu'il y avait de commun et de saillant dans les cas que j'ai étudiés.

Tous ces malades faisaient un usage à peu près exclusif du cidre.

Les effets du poison ont été généralement rapides : au bout de quinze jours chez un; un autre n'en avait bu que six ou sept bouteilles ; il est vrai qu'elles étaient les dernières tirées de la pièce, et les préparations de plomb doivent, en vertu de leur pesanteur spécifique, se concentrer au fond des barriques.

Un de mes malades vit deux fois les coliques se réveiller avec une violence extrême pour avoir bu un seul verre de ce cidre, après avoir été forcé d'en suspendre l'usage. Si chez quelques malades, comme chez le sujet de la première observation, les accidents étaient tellement caractérisés, qu'il était impossible d'en méconnaître la nature, chez d'autres ils étaient beaucoup plus obscurs et eussent été d'une détermination beaucoup plus difficile si les gencives n'avaient pas été marquées du cachet de l'intoxication saturnine. Ce liséré ardoisé est certainement un des signes les plus constants, les plus caractéristiques de ces affections; il peut même exister et attester la pénétration du plomb dans l'économie avant qu'aucun trouble fonctionnel se soit encore manifesté. Plusieurs observateurs ont déjà fait cette remarque.

Tous les malades accusaient des coliques; ce symptôme, le plus souvent, avait précédé les autres. Chez quelques-uns, il a été dominé par les phénomènes arthralgiques. En général, ces coliques ont été la manifestation morbide dont le traitement a le plus facilement et le plus rapidement triomphé. Ces douleurs, dans lesquelles il semblait aux malades, suivant leur expression énergique, qu'on leur arrachait, qu'on leur tordait les entrailles, étaient tantôt intermittentes, tantôt continues avec des exacerbations. Occupant une partie ou la totalité de l'abdomen, elles irradiaient quelquefois dans les parois thoraciques;

où elles étaient accompagnées d'un sentiment de constriction vers les attaches du diaphragme. La pression les soulageait un peu, bien que dans l'intervalle de ces crises l'épigastre fût sensible quand on le comprimait. Nous avons vu dans la première observation qu'elles étaient accompagnées d'une rétraction douloureuse des cordons spermatiques. Les malades fléchissaient le tronc et se courbaient en avant pour favoriser le relâchement des muscles abdominaux contractés.

A côté de ces coliques et quelquefois sur le premier plan, se sont montrées des douleurs occupant les articulations ou la continuité des membres, dans les membres inférieurs surtout; elles s'exaspéraient principalement dans les mouvements d'extension; en général diffuses, affectant rarement la forme névralgique, ces douleurs étaient accompagnées de rachialgie, de crampes, de soubresauts, d'anesthésies partielles. Chez le plus grand nombre, des élancements douloureux se faisaient sentir dans la plante des pieds quand ils appuyaient cette partie sur le sol. Chez tous, il y a eu un affaiblissement très-prononcé des forces musculaires, de l'insomnie, et cette teinte cachectique de la peau qu'on a improprement désignée sous le nom d'ictère saturnin, et qui offre une grande analogie avec celle qu'on observe dans les maladies cancéreuses. Les fonctions digestives ont été profondément troublées, la constipation n'a manqué qu'une seule fois; presque tous avaient des flatuosités, des éructations, des vomissements quelquefois très-abondants d'une bile épaisse, noirâtre, survenant assez souvent à la suite des coliques. Dans un cas, presque toutes les substances ingérées dans l'estomac étaient rejetées au dehors.

J'ai observé une fois de la dysurie, une autre fois de l'impuissance; j'ai noté chez un malade des urines troubles et épaisses.

J'ai peu de chose à dire du traitement employé, fondé sur les principes qui ont inspiré la fameuse formule de la Charité. Pendant longtemps j'ai substitué les bains de vapeur, administrés tous les deux jours, aux sudorifiques, dont l'action était si souvent douteuse; il m'a semblé que spécialement dans cette forme où les phénomènes arthralgiques étaient prononcés, ce moyen amenait un soulagement très-rapide. Mais ayant vu une fois une attaque d'épilepsie saturnine succéder à un bain de vapeur, j'ai, depuis lors, renoncé à ce moyen. Je reconnais cependant qu'il n'y avait peut-être là qu'une coïncidence, et qu'en outre, contrairement à mes prescriptions, on avait donné au malade un bain de vapeur général, au lieu d'en limiter l'action sur la partie inférieure du corps. Malgré ces considérations très-plausibles, j'abandonnai, sous l'impression d'un cas malheureux, une médication qui n'était qu'un auxiliaire de modificateurs plus directs et plus efficaces. Aujourd'hui que nous possédons dans le jaborandi un sudorifique incontestable, il serait rationnel d'en prescrire l'emploi dans l'intoxication saturnine.

J'ai préféré, en général, la belladone à l'opium, dans la pensée que ce médicament, outre son action générale stupéfiante, pourrait devenir un auxiliaire utile des moyens employés contre la constipation; enfin j'ai employé de bonne heure les bains sulfureux, si justement préconisés dans les affections saturnines, et spécialement dans les formes arthralgiques (Tanquerel).

Deux mots sur l'analyse chimique des boissons frelatées par les sels de plomb. La couleur pâle du cidre permet facilement de voir le précipité noir qui se forme quand on y verse de l'acide hydrosulfurique ou un hydrosulfate. Dans un vin de couleur foncée, il serait beaucoup moins aisé d'apprécier cette réaction. J'ai trouvé un procédé qui isole le sulfure de plomb de la matière colorante. Je prends un tube fermé à l'une de ses extrémités par une baudruche, et après y avoir fait un petit trou capillaire à l'aide d'une aiguille, j'y verse une solution concentrée d'hydrosulfate de soude. Je plonge ce petit appareil au fond d'un verre rempli de vin sophistiqué, en ayant soin que la colonne du liquide réactif n'atteigne pas la hauteur à laquelle le vin s'élève dans le verre.

Aussitôt, instantanément en quelque sorte, une couche noire, floconneuse, de sulfure de plomb vient surnager la solution d'hydrosulfate. Si la colonne du réactif dépassait celle du vin, l'hydrosulfate se précipiterait dans le verre à travers l'ouverture de la baudruche, et la réaction se ferait au milieu du vin. Il faut, pour que l'expérience réussisse, que cette réaction s'accomplisse au niveau même du trou capillaire.

Le sulfure formé s'élève dans le tube en vertu de sa légèreté spécifique.

Un tube éprouvette de verre percé d'un trou capillaire donne le même résultat (1).

(1) C'est le hasard qui m'a fait trouver ce procédé. J'avais eu l'idée d'appliquer l'endosmose à cette analyse, et j'avais employé d'abord des tubes-éprouvettes fermés à leur extrémité inférieure par une baudruche. Je les remplis successivement de soluté d'hydrosulfate réactif et de vin frelaté, pour les plonger dans le second ou dans le premier de ces liquides. Mais soit que l'immersion n'ait pas été assez prolongée ou que l'action endosmotique ne se produise pas dans ces conditions, je n'obtins aucun résultat, jusqu'au moment où l'une de ces baudruches se trouva percée ; et j'obtins immédiate-

Un autre procédé plus simple encore, mais qui ne permet pas, comme celui-ci, d'isoler le sulfure de plomb, consiste à verser dans un verre la solution d'hydrosulfate; on y place ensuite une petite feuille de liége sur laquelle on fait tomber goutte à goutte le vin qu'on veut analyser. Le vin surnage la solution aqueuse, mais bientôt entre les deux couches on aperçoit une zone noire très-nettement distincte et constituée par du sulfure de plomb.

ment la réaction que je cherchais. Ayant reconnu la cause de ce phénomène, il me fut facile de le reproduire à volonté. En cherchant à obtenir des effets d'entosmose, j'avais fait de la dyalise; et c'est une des premières fois, je crois, que l'action dyalitique a été employée comme procédé d'analyse appliqué à la médecine. Ces recherches ont été faites dans le laboratoire de M. Gobley, qui a bien voulu me prêter son concours.

FIN DU TOME SECOND.

TABLE DES MATIÈRES

CONTENUES DANS LE TOME SECOND.

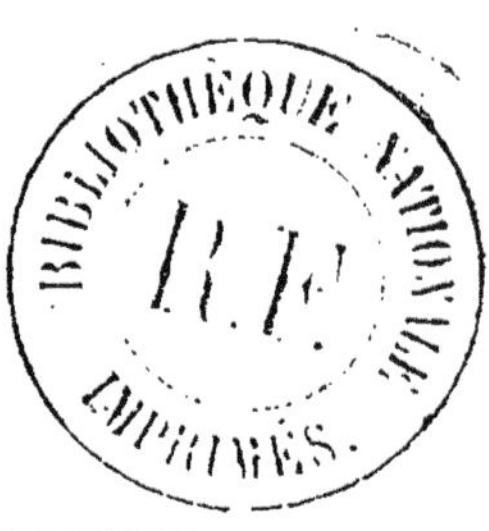

FIN DE LA TABLE DES MATIÈRES CONTENUES DANS LE SECOND VOLUME.

TABLE ALPHABÉTIQUE

DES MATIÈRES

CONTENUES DANS LES DEUX VOLUMES

B

C

F

G

H

I

J

K

L

M

N

O

S

T

U

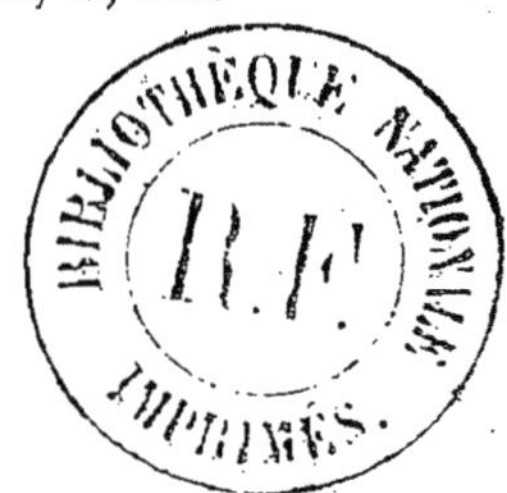

FIN DE LA TABLE ALPHABÉTIQUE.

ERRATA

Page 583, *au lieu de* l'exanthème, *lisez* énanthème.

PARIS. — IMPRIMERIE DE E. MARTINET, RUE MIGNON, 2.

www.ingramcontent.com/pod-product-compliance
Ingram Content Group UK Ltd.
Pitfield, Milton Keynes, MK11 3LW, UK
UKHW022317190726
13856UKWH00001B/54